肝臓専門医テキスト

改訂第4版

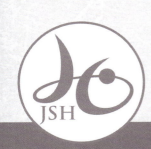

日本肝臓学会 編

南江堂

編集
日本肝臓学会

第4版編集委員 (五十音順, *: 委員長)

赤羽たけみ	あかはね たけみ	宇陀市立病院
芥田 憲夫	あくた のりお	虎の門病院肝臓内科
梅村 武司	うめむら たけじ	信州大学内科学第二教室
小玉 尚宏	こだま たかひろ	大阪大学消化器内科学
坂本 直哉	さかもと なおや	北海道大学消化器内科学教室
清水 雅仁	しみず まさひと	岐阜大学消化器内科学
須田 剛生	すだ ごうき	北海道大学消化器内科
高橋 宏和	たかはし ひろかず	佐賀大学医学部附属病院肝疾患センター
中川 勇人	なかがわ はやと	三重大学消化器内科学
持田 智*	もちだ さとし	埼玉医科大学消化器内科・肝臓内科
由雄 祥代	よしお さちよ	国立国際医療研究センター研究所免疫病態研究部
吉田 寛	よしだ ひろし	日本医科大学消化器外科
四柳 宏	よつやなぎ ひろし	東京大学医科学研究所先端医療研究センター感染症分野

第3版編集委員 (五十音順, *: 委員長, 所属は第3版刊行時のもの)

今村 道雄	いまむら みちお	広島大学病院消化器・代謝内科
上野 義之	うえの よしゆき	山形大学内科学第二講座 (消化器内科学)
川村 祐介	かわむら ゆうすけ	虎の門病院肝臓センター内科
工藤 正俊	くどう まさとし	近畿大学消化器内科
是永 匡紹	これなが まさあき	国立国際医療研究センター肝炎・免疫研究センター肝炎情報センター
田中 篤	たなか あつし	帝京大学内科学講座
寺井 崇二	てらい しゅうじ	新潟大学大学院消化器内科学分野
中川 美奈	なかがわ みな	東京医科歯科大学統合教育機構
長谷川 潔	はせがわ きよし	東京大学肝胆膵外科
平松 直樹	ひらまつ なおき	大阪労災病院消化器内科
持田 智*	もちだ さとし	埼玉医科大学消化器内科・肝臓内科

第2版編集委員 (五十音順, *: 委員長, 所属は第2版刊行時のもの)

井戸 章雄	いど あきお	鹿児島大学消化器内科
伊藤 義人	いとう よしと	京都府立医科大学消化器内科
大平 弘正	おおひら ひろまさ	福島県立医科大学消化器内科
河田 則文	かわだ のりふみ	大阪市立大学肝胆膵病態内科
工藤 正俊	くどう まさとし	近畿大学消化器内科
坂本 直哉	さかもと なおや	北海道大学消化器内科
島田 光生	しまだ みつお	徳島大学消化器・移植外科
鈴木 文孝	すずき ふみたか	虎の門病院肝臓内科
田中 靖人	たなか やすひと	名古屋市立大学病態医科学
寺井 崇二	てらい しゅうじ	新潟大学消化器内科
中村 郁夫	なかむら いくお	東京医科大学消化器内科
橋本 悦子	はしもと えつこ	東京女子医科大学消化器内科
平松 直樹	ひらまつ なおき	大阪労災病院消化器内科
持田 智*	もちだ さとし	埼玉医科大学消化器内科・肝臓内科

初版編集委員 (五十音順, *: 委員長, 所属は初版刊行時のもの)

飯島 尋子	いいじま ひろこ	兵庫医科大学内科学肝・胆・膵科
佐々木 裕	ささき ゆたか	熊本大学消化器内科
高安 賢一	たかやす けんいち	国立がん研究センター中央病院放射線診断科
坪内 博仁*	つぼうち ひろひと	鹿児島大学消化器内科
松﨑 靖司	まつざき やすし	東京医科大学茨城医療センター
矢永 勝彦	やなが かつひこ	東京慈恵会医科大学消化器外科

初版査読委員 （五十音順，所属は初版刊行時のもの）

有井	滋樹	ありい しげき	浜松労災病院
泉	並木	いずみ なみき	武蔵野赤十字病院消化器科
井廻	道夫	いまわり みちお	新百合ケ丘総合病院消化器・肝臓病研究所
上野	義之	うえの よしゆき	山形大学消化器内科
恩地	森一	おんぢ もりかず	愛媛大学先端病態制御内科学
加藤	淳二	かとう じゅんじ	札幌医科大学内科学第四講座
金子	周一	かねこ しゅういち	金沢大学消化器内科
具	英成	ぐ えいせい	神戸大学肝胆膵外科学分野
工藤	正俊	くどう まさとし	近畿大学消化器内科
熊田	博光	くまだ ひろみつ	虎の門病院肝臓センター内科
小池	和彦	こいけ かずひこ	東京大学消化器内科
佐田	通夫	さた みちお	久留米大学消化器内科
滝川	一	たきかわ はじめ	帝京大学内科
武冨	紹信	たけとみ あきのぶ	北海道大学消化器外科学分野Ⅰ
竹原	徹郎	たけはら てつお	大阪大学消化器内科
田中	榮司	たなか えいじ	信州大学消化器内科
谷合	信彦	たにあい のぶひこ	日本医科大学消化器外科
茶山	一彰	ちゃやま かずあき	広島大学消化器・代謝内科学
中沼	安二	なかぬま やすに	金沢大学形態機能病理学
中村	仁信	なかむら ひろのぶ	彩都友紘会病院
橋爪	誠	はしづめ まこと	九州大学先端医療医学講座
林	紀夫	はやし のりお	関西労災病院
幕内	雅敏	まくうち まさとし	日本赤十字社医療センター
松井	陽	まつい あきら	国立成育医療研究センター
松井	修	まつい おさむ	金沢大学放射線科
三代	俊治	みしろ しゅんじ	東芝病院研究部
溝上	雅史	みぞかみ まさし	国立国際医療研究センター国府台病院消化器科
村脇	義和	むらわき よしかず	鳥取大学消化器内科
吉田	寛	よしだ ひろし	日本医科大学多摩永山病院外科
渡辺	純夫	わたなべ すみお	順天堂大学消化器内科

第4版改訂者 （五十音順）

相方	浩	あいかた ひろし	県立広島病院消化器・肝臓内科
芥田	憲夫	あくた のりお	虎の門病院肝臓内科
厚川	正則	あつかわ まさのり	日本医科大学消化器内科
阿部	雅則	あべ まさのり	愛媛大学地域医療学
飯尾	悦子	いいお えつこ	熊本大学消化器内科学
石川	剛	いしかわ つよし	山口大学消化器内科学
石川	達	いしかわ とおる	済生会新潟病院消化器内科
磯田	広史	いそだ ひろし	佐賀大学医学部附属病院肝疾患センター
乾	あやの	いぬい あやの	済生会横浜市東部病院小児肝臓消化器科
岩佐	元雄	いわさ もとお	三重大学消化器内科
榎本	平之	えのもと ひらゆき	兵庫医科大学消化器内科学（肝・胆・膵内科）
大平	弘正	おおひら ひろまさ	福島県立医科大学消化器内科学
大屋	敏秀	おおや としひで	中国労災病院内科
岡本	宏明	おかもと ひろあき	自治医科大学感染・免疫学
尾島	英知	おじま ひでのり	栃木県立がんセンター研究所
海道	利実	かいどう としみ	聖路加国際病院消化器・一般外科
加川	建弘	かがわ たてひろ	東海大学消化器内科
柿坂	啓介	かきさか けいすけ	岩手医科大学消化器内科
柿﨑	暁	かきざき さとる	国立病院機構高崎総合医療センター臨床研究部
川口	巧	かわぐち たくみ	久留米大学消化器内科
河田	則文	かわだ のりふみ	大阪公立大学肝胆膵内科
川村	祐介	かわむら ゆうすけ	虎の門病院肝臓内科
神田	達郎	かんだ たつお	新潟大学医歯学総合病院魚沼地域医療教育センター
菅野	啓司	かんの けいし	広島大学病院総合診療科

栗原 啓介	くりはら けいすけ	市立三次中央病院消化器内科
黒崎 雅之	くろさき まさゆき	武蔵野赤十字病院消化器科
玄田 拓哉	げんだ たくや	順天堂大学医学部附属静岡病院消化器内科
小松 陽樹	こまつ はるき	小松こどもクリニック
今 一義	こん かずよし	順天堂大学消化器内科
齋藤 英胤	さいとう ひでつぐ	北里研究所病院肝センター
坂元 亨宇	さかもと みちいえ	国際医療福祉大学
汐田 剛史	しおだ ごうし	鳥取大学遺伝子医療学
島田 光生	しまだ みつお	徳島大学消化器・移植外科
清水 晃典	しみず あきのり	JA尾道総合病院消化器内科
清水 雅仁	しみず まさひと	岐阜大学消化器内科学
白上 洋平	しらかみ ようへい	岐阜大学消化器内科学
白木 亮	しらき まこと	JA岐阜厚生連中濃厚生病院
調 憲	しらべ けん	群馬大学肝胆膵外科
清家 正隆	せいけ まさたか	大分循環器病院消化器内科
瀬戸山博子	せとやま ひろこ	熊本大学消化器内科学
副島 雄二	そえじま ゆうじ	信州大学消化器・移植・小児外科
祖父江慶太郎	そふえ けいたろう	神戸大学放射線診断・IVR科
武冨 紹信	たけとみ あきのぶ	北海道大学消化器外科I
田妻 進	たづま すすむ	JR広島病院
建石 良介	たていし りょうすけ	東京大学消化器内科
田中 篤	たなか あつし	帝京大学消化器内科
田中 基彦	たなか もとひこ	済生会熊本病院消化器内科
玉城 信治	たまき のぶはる	武蔵野赤十字病院消化器内科
柘植 雅貴	つげ まさたか	広島大学病院肝疾患センター
辻川 華子	つじかわ はなこ	国立病院機構埼玉病院病理診断科
土谷 薫	つちや かおる	武蔵野赤十字病院消化器内科
杜 雯林	と ぶんりん	川崎市立井田病院病理診断科/検査科
鳥村 拓司	とりむら たくじ	大牟田市立病院
中尾 一彦	なかお かずひこ	長崎大学消化器内科
中西 裕之	なかにし ひろゆき	武蔵野赤十字病院消化器内科
永野 浩昭	ながの ひろあき	山口大学消化器・腫瘍外科
中本 伸宏	なかもと のぶひろ	慶應義塾大学消化器内科
中山 伸朗	なかやま のぶあき	埼玉医科大学消化器内科・肝臓内科
能祖 一裕	のうそ かずひろ	岡山市立市民病院消化器内科
華井 竜徳	はない たつのり	岐阜大学消化器内科学
花田 敬士	はなだ けいじ	JA尾道総合病院消化器内科
原田 憲一	はらだ けんいち	金沢大学人体病理学
疋田 隼人	ひきた はやと	大阪大学消化器内科
日高 央	ひだか ひさし	北里大学消化器内科
平岡 淳	ひらおか あつし	愛媛県立中央病院消化器内科
平野 巨通	ひらの なおみち	JA尾道総合病院
保坂 哲也	ほさか てつや	虎の門病院肝臓内科
本多 彰	ほんだ あきら	東京医科大学茨城医療センター消化器内科
正木 尚彦	まさき なおひこ	医療法人財団健和会四ツ木診療所
丸山 紀史	まるやま ひとし	順天堂大学消化器内科
水腰英四郎	みずこし えいしろう	金沢大学消化器内科
三田 英治	みた えいじ	医療法人朋愛会淀屋橋健診プラザ
村上 卓道	むらかみ たかみち	神戸大学放射線医学分野
元山 宏行	もとやま ひろゆき	大阪公立大学肝胆膵内科
森根 裕二	もりね ゆうじ	徳島大学病院がん診療連携センター
八橋 弘	やつはし ひろし	国立病院機構長崎医療センター臨床研究センター
由雄 祥代	よしお さちよ	国立国際医療研究センター研究所免疫病態研究部
吉田 寛	よしだ ひろし	日本医科大学消化器外科
四柳 宏	よつやなぎ ひろし	東京大学医科学研究所先端医療研究センター感染症分野
米田 政志	よねだ まさし	一般社団法人労働医学研究会新橋クリニック
米田 正人	よねだ まさと	横浜市立大学肝胆膵消化器病学

第3版改訂者(五十音順, 所属は第3版刊行時のもの)

相方	浩	あいかた ひろし	広島大学消化器・代謝内科
芥田	憲夫	あくた のりお	虎の門病院肝臓センター内科
厚川	正則	あつかわ まさのり	日本医科大学消化器内科
阿部	雅則	あべ まさのり	愛媛大学消化器・内分泌・代謝内科学
荒川	悠佑	あらかわ ゆうすけ	徳島大学消化器・移植外科
飯尾	悦子	いいお えつこ	名古屋市立大学病院肝膵臓内科
石川	剛	いしかわ つよし	山口大学消化器内科学
石川	達	いしかわ とおる	済生会新潟病院消化器内科
板倉	潤	いたくら じゅん	武蔵野赤十字病院消化器科
乾	あやの	いぬい あやの	済生会横浜市東部病院小児肝臓消化器科
岩佐	元雄	いわさ もとお	三重大学消化器・肝臓内科
榎本	平之	えのもと ひらゆき	兵庫医科大学消化器内科学
大平	弘正	おおひら ひろまさ	福島県立医科大学消化器内科
大屋	敏秀	おおや としひで	中国労災病院消化器内科
岡本	宏明	おかもと ひろあき	自治医科大学感染・免疫学
海道	利実	かいどう としみ	聖路加国際病院消化器・一般外科
加川	建弘	かがわ たてひろ	東海大学消化器内科
柿崎	暁	かきざき さとる	群馬大学消化器・肝臓内科
川口	巧	かわぐち たくみ	久留米大学消化器内科
河田	則文	かわだ のりふみ	大阪市立大学肝胆膵病態内科学
神田	達郎	かんだ たつお	日本大学消化器・肝臓内科
栗原	啓介	くりはら けいすけ	JA尾道総合病院消化器内科
黒崎	雅之	くろさき まさゆき	武蔵野赤十字病院消化器科
玄田	拓哉	げんだ たくや	順天堂大学医学部附属静岡病院消化器内科
小林	正宏	こばやし まさひろ	虎の門病院肝臓センター内科
小松	陽樹	こまつ はるき	東邦大学医療センター佐倉病院小児科
今	一義	こん かずよし	順天堂大学消化器内科
齋藤	英胤	さいとう ひでつぐ	慶應義塾大学薬学部薬物治療学
汐田	剛史	しおた ごうし	鳥取大学遺伝子医療学
島田	光生	しまだ みつお	徳島大学消化器・移植外科
清水	晃典	しみず あきのり	JA尾道総合病院消化器内科
清水	雅仁	しみず まさひと	岐阜大学消化器内科
白木	亮	しらき まこと	岐阜大学消化器内科
調	憲	しらべ けん	群馬大学肝胆膵外科
鈴木	裕	すずき ゆたか	杏林大学消化器・一般外科
清家	正隆	せいけ まさたか	大分循環器病院肝疾患センター
副島	雄二	そえじま ゆうじ	信州大学消化器・移植・小児外科
祖父江慶太郎		そふえ けいたろう	神戸大学放射線診断学
滝川	康裕	たきかわ やすひろ	岩手医科大学内科学講座
武冨	紹信	たけとみ あきのぶ	北海道大学消化器外科
田妻	進	たづま すすむ	JA尾道総合病院
建石	良介	たていし りょうすけ	東京大学消化器内科
田中	基彦	たなか もとひこ	熊本大学消化器内科
柘植	雅貴	つげ まさたか	広島大学消化器・代謝内科
土谷	薫	つちや かおる	武蔵野赤十字病院消化器科
鳥村	拓司	とりむら たくじ	久留米大学消化器内科
中尾	一彦	なかお かずひこ	長崎大学消化器内科
中西	裕之	なかにし ひろゆき	武蔵野赤十字病院消化器科
永野	浩昭	ながの ひろあき	山口大学消化器・腫瘍外科
中本	伸宏	なかもと のぶひろ	慶應義塾大学消化器内科
中山	伸朗	なかやま のぶあき	埼玉医科大学消化器内科・肝臓内科
西口	修平	にしぐち しゅうへい	加納総合病院消化器内科
能祖	一裕	のうそ かずひろ	岡山市立市民病院消化器内科
花田	敬士	はなだ けいじ	JA尾道総合病院消化器内科
原田	憲一	はらだ けんいち	金沢大学人体病理学
疋田	隼人	ひきた はやと	大阪大学消化器内科
日高	央	ひだか ひさし	北里大学消化器内科

平岡　淳	ひらおか　あつし	愛媛県立中央病院消化器内科
平野　巨通	ひらの　なおみち	JA尾道総合病院消化器内科
保坂　哲也	ほさか　てつや	虎の門病院肝臓センター内科
本多　彰	ほんだ　あきら	東京医科大学茨城医療センター消化器内科
正木　尚彦	まさき　なおひこ	国立国際医療研究センター病院中央検査部門
丸山　紀史	まるやま　ひとし	順天堂大学消化器内科
水腰英四郎	みずこし　えいしろう	金沢大学消化器内科
三田　英治	みた　えいじ	国立病院機構大阪医療センター消化器内科
村上　卓道	むらかみ　たかみち	神戸大学放射線診断学
元山　宏行	もとやま　ひろゆき	大阪市立大学肝胆膵病態内科学
八橋　弘	やつはし　ひろし	国立病院機構長崎医療センター臨床研究センター
吉田　寛	よしだ　ひろし	日本医科大学消化器外科
四柳　宏	よつやなぎ　ひろし	東京大学医科学研究所先端医療研究センター
米田　政志	よねだ　まさし	愛知医科大学肝胆膵内科
米田　正人	よねだ　まさと	横浜市立大学肝胆膵消化器病学

初版・第2版 執筆者・執筆協力者（五十音順，所属は第2版刊行時のもの）

赤星朋比古	あかほし　ともひこ	九州大学先端医療医学
赤松　延久	あかまつ　のぶひさ	東京大学肝胆膵外科・人工臓器移植外科
阿比留正剛	あびる　せいごう	長崎医療センター臨床研究センター肝臓内科
阿部　和道	あべ　かずみち	福島県立医科大学消化器内科
飯島　尋子	いいじま　ひろこ	兵庫医科大学肝・胆・膵内科
飯室　勇二	いいむろ　ゆうじ	韮崎市立病院外科
池上　正	いけがみ　ただし	東京医科大学茨城医療センター消化器内科
池田　健次	いけだ　けんじ	虎の門病院肝臓センター内科
石川　哲也	いしかわ　てつや	名古屋大学医療技術学専攻
泉　和寛	いずみ　かずひろ	熊本大学消化器内科
泉　並木	いずみ　なみき	武蔵野赤十字病院
板倉　潤	いたくら　じゅん	武蔵野赤十字病院消化器科
板野　理	いたの　おさむ	慶應義塾大学一般・消化器外科学
市川　辰樹	いちかわ　たつき	長崎みなとメディカルセンター市民病院消化器内科
市田　隆文	いちだ　たかふみ	湘南東部総合病院
井戸　章雄	いど　あきお	鹿児島大学消化器内科
今井　康陽	いまい　やすはる	市立池田病院消化器内科
今村　道雄	いまむら　みちお	広島大学消化器・代謝内科学
榎本　平之	えのもと　ひらゆき	兵庫医科大学肝・胆・膵内科
大石　和佳	おおいし　わか	放射線影響研究所臨床研究部
大久保裕直	おおくぼ　ひろなお	順天堂大学医学部附属練馬病院消化器内科
大竹　孝明	おおたけ　たかあき	国際医療福祉大学病院消化器内科
大平　弘正	おおひら　ひろまさ	福島県立医科大学消化器内科
大屋　敏秀	おおや　としひで	中国労災病院消化器内科
桶谷　眞	おけたに　まこと	鹿児島大学消化器内科
尾島　英知	おじま　ひでのり	慶應義塾大学病理学
小田　耕平	おだ　こうへい	鹿児島大学消化器内科
加藤　章信	かとう　あきのぶ	盛岡市立病院
金澤　秀典	かなざわ　ひでのり	金澤病院
金森　英彬	かなもり　ひであき	日野市立病院内科
川口　巧	かわぐち　たくみ	久留米大学消化器内科
川野　陽一	かわの　よういち	日本医科大学外科
菅野　啓司	かんの　けいし	広島大学総合内科・総合診療科
北川　雄光	きたがわ　ゆうこう	慶應義塾大学一般・消化器外科
北郷　実	きたごう　みのる	慶應義塾大学一般・消化器外科
熊谷公太郎	くまがい　こうたろう	鹿児島大学消化器内科
黒松　亮子	くろまつ　りょうこ	久留米大学消化器内科
高後　裕	こうご　ゆたか	国際医療福祉大学病院消化器内科
国府島庸之	こうじま　もとゆき	九州大学病態制御内科学
國土　典宏	こくど　のりひろ	東京大学肝胆膵外科・人工臓器移植外科
國分　茂博	こくぶ　しげひろ	新百合ヶ丘総合病院肝疾患低侵襲治療センター

小林　　聡	こばやし　さとし	金沢大学医薬保健研究域保健学系
小林　正宏	こばやし　まさひろ	虎の門病院肝臓内科
最勝寺晶子	さいしょうじ　あきこ	鹿児島大学消化器内科
斎藤　明子	さいとう　あきこ	日本赤十字医療センター消化器内科
齋藤　英胤	さいとう　ひでつぐ	慶應義塾大学薬学部
坂井田　功	さかいだ　いさお	山口大学消化器内科
坂元　亨宇	さかもと　みちいえ	慶應義塾大学病理学
佐々木　裕	ささき　ゆたか	熊本大学消化器内科
佐田　通夫	さた　みちお	西日本病院
汐田　剛史	しおた　ごうし	鳥取大学遺伝子医療学
塩見　　進	しおみ　すすむ	大阪市立大学核医学
柴田　英貴	しばた　ひでたか	長崎大学消化器内科
清水　雅仁	しみず　まさひと	岐阜大学消化器内科
菅原　信二	すがわら　しんじ	東京医科大学茨城医療センター放射線科
鈴木　一幸	すずき　かずゆき	盛岡大学栄養科学部
鈴木　文孝	すずき　ふみたか	虎の門病院肝臓内科
瀬川　　誠	せがわ　まこと	山口大学漢方診療科
瀬戸山博子	せとやま　ひろこ	熊本大学消化器内科
田浦　直太	たうら　なおた	長崎大学消化器内科
高橋　敦史	たかはし　あつし	福島県立医科大学消化器内科
高原　照美	たかはら　てるみ	富山大学第三内科
高安　賢一	たかやす　けんいち	前 国立がん研究センター中央病院放射線診断科
滝川　康裕	たきかわ　やすひろ	岩手医科大学肝臓内科
田妻　　進	たづま　すすむ	広島大学総合内科・総合診療科
立山　雅邦	たてやま　まさくに	熊本大学消化器内科
田中　榮司	たなか　えいじ	信州大学消化器内科
田中　弘教	たなか　ひろのり	宝塚市立病院消化器内科
田中　基彦	たなか　もとひこ	熊本大学消化器内科
田中　靖人	たなか　やすひと	名古屋市立大学病態医科学
茶山　一彰	ちゃやま　かずあき	広島大学消化器・代謝内科
柘植　雅貴	つげ　まさたか	広島大学消化器・代謝内科
辻川　華子	つじかわ　はなこ	慶應義塾大学病理学
杜　　雯林	と　ぶんりん	慶應義塾大学病理学
鳥村　拓司	とりむら　たくじ	久留米大学消化器内科
直江　秀昭	なおえ　ひであき	熊本大学消化器内科
中尾　一彦	なかお　かずひこ	長崎大学消化器内科
永濱　裕康	ながはま　ひろやす	熊本大学消化器内科・瀬戸病院
中牟田　誠	なかむた　まこと	九州医療センター消化器内科
西口　修平	にしぐち　しゅうへい	兵庫医科大学肝・胆・膵内科
西村　貴士	にしむら　たかし	兵庫医科大学肝・胆・膵内科
橋爪　　誠	はしづめ　まこと	九州大学先端医療医学
日高　　央	ひだか　ひさし	北里大学消化器内科
平野　公通	ひらの　ただみち	兵庫医科大学肝・胆・膵外科
福林光太郎	ふくばやし　こうたろう	熊本大学消化器内科・公立玉名中央病院
藤澤　知雄	ふじさわ　ともお	済生会横浜市東部病院小児肝臓消化器科
藤元　治朗	ふじもと　じろう	兵庫医科大学肝・胆・膵外科
堀江　義則	ほりえ　よしのり	国際福祉大学山王メディカルセンター
本多　　彰	ほんだ　あきら	東京医科大学茨城医療センター消化器内科
本田　琢也	ほんだ　たくや	長崎大学消化器内科
前田　誠士	まえだ　せいし	帯山中央病院
正木　尚彦	まさき　なおひこ	国立国際医療研究センター病院中央検査部門
松井　　修	まつい　おさむ	金沢大学放射線科
松浦健太郎	まつうら　けんたろう	名古屋市立大学消化器・代謝内科学
松﨑　靖司	まつざき　やすし	東京医科大学茨城医療センター消化器内科
馬渡　誠一	まわたり　せいいち	鹿児島大学消化器内科
三馬　　聡	みうま　さとし	長崎大学消化器内科
南　　祐仁	みなみ　まさひと	愛生会山科病院内科
峯　　徹哉	みね　てつや	東海大学消化器内科
宮明　寿光	みやあき　ひさみつ	長崎大学消化器内科

村上 匡人	むらかみ まさと	村上記念病院
持田 智	もちだ さとし	埼玉医科大学消化器内科・肝臓内科
森内 昭博	もりうち あきひろ	鹿児島大学消化器内科
森脇 久隆	もりわき ひさたか	岐阜大学
矢田 豊	やた ゆたか	阪和住吉総合病院消化器センター
八橋 弘	やつはし ひろし	長崎医療センター臨床研究センター
矢永 勝彦	やなが かつひこ	東京慈恵会医科大学消化器外科
山岸 由幸	やまぎし よしゆき	東京歯科大学水道橋病院
山敷 宣代	やましき のりよ	京都大学医学部附属病院臓器移植医療部
吉田 寛	よしだ ひろし	日本医科大学多摩永山病院
吉丸 洋子	よしまる ようこ	熊本大学消化器内科
四柳 宏	よつやなぎ ひろし	東京大学医科学研究所附属病院感染免疫内科

刊行にあたって

　肝硬変や肝細胞癌などの慢性肝疾患による死亡は，年間4万～5万人にのぼると推計されています．国民の死亡原因のなかで大きなウエイトを占めるとともに，有病率も高く国民の健康・福祉を脅かす著しい問題となっています．国も2009年に「肝炎対策基本法」を制定し，その克服に向けて国を挙げて対策を講じているところです．慢性肝疾患を引き起こす原因は極めて多様です．主だったものだけを列挙しても，B型やC型のウイルス性肝疾患，アルコール関連肝疾患（ALD）・代謝機能障害関連脂肪性肝疾患（MASLD）・代謝機能障害アルコール関連肝疾患（MetALD）などの生活習慣に基づくもの，自己免疫性肝疾患など，極めて多彩です．肝硬変の合併症も，肝性脳症，難治性腹水，門脈圧亢進症，食道・胃静脈瘤出血，肝腎・肝肺症候群，感染症など極めて多岐にわたります．肝癌の早期診断は，日本は世界でも屈指のレベルに達していますが，治療も従来の外科治療やラジオ波焼灼治療以外に，進行肝癌に対する分子標的治療薬や免疫治療薬の選択肢が増えてきています．最近，頻度は減ってきましたが，急性肝不全も，突然発症し死にいたる病として，極めて重要な疾患です．究極の肝不全治療法である脳死あるいは生体肝移植は内科・外科の密接な連携のもと行われています．このように，肝疾患の診療は極めて専門性が高く，また裾野の広い分野です．また，複雑な病態を理解するためには，深い知識が必要です．

　日本肝臓学会では，肝疾患診療のエビデンスとして，「B型肝炎治療ガイドライン」，「C型肝炎治療ガイドライン」，「肝癌診療ガイドライン」，「NAFLD/NASH診療ガイドライン」，「肝硬変診療ガイドライン」を出版してきました．また，ガイドラインとは別に，わかりやすく疾患を解説した書籍として，「慢性肝炎・肝硬変の診療ガイド」，「肝癌診療マニュアル」，「NASH・NAFLDの診療ガイド」，「アルコール性肝障害（アルコール性肝疾患）診療ガイド」，「門脈圧亢進症の診療ガイド」，「肝生検ガイダンス」などを出版しています．

　この「肝臓専門医テキスト」は，特定の疾患に焦点を合わせたものではなく，まさに肝疾患全般にわたって，基礎的知識から臨床的事項まで網羅した解説書です．日本肝臓学会の専門医制度は，1989年に認定制度を発足させ，2002年に専門医に呼称変更し，現在は日本専門医機構が認定する内科系subspecialty 15領域のひとつになっています．この書籍は，これから肝臓専門医を目指す若い先生方の参考になるように，企画広報委員会が作成したものです．今回4回目の改訂となり，最近の肝疾患診療の急速の進歩を踏まえ，内容を刷新しました．また，移行期医療のなかで，重要な疾患になっている「FALD」も新たにトピックスとしてとりあげました．すでに専門医を取得された先生方にとっても，ご自身の専門知識のアップデイトに最良の書籍になっていると思います．ご活用を期待しております．

　最後になりましたが，多忙な臨床や研究業務のなか，ご執筆いただいた諸先生方に，心より感謝申し上げますとともに，出版にあたってご尽力いただいた南江堂の諸氏にも深謝申し上げます．

2024年10月

一般社団法人日本肝臓学会　理事長

竹原　徹郎

序文

　わが国の専門医制度では，日本肝臓学会の肝臓専門医はsubspeciality領域専門医に位置づけられ，その総数は2023年度末で8,000人を超えています．日本専門医制度概報（令和5年度版）によると，内科系の臓器別subspecialty領域では，肝臓専門医の総数は日本消化器病学会，日本循環器病学会の専門医に次いで3番目になります．本テキスト改訂第3版が刊行された2020年以降も，毎年400名弱が肝臓専門医認定試験を受験し，2023年度までの4年間で計1,350人の専門医が誕生しました．肝臓専門医の資格は多くの都道府県で「肝炎治療特別促進事業」，「ウイルス性肝炎等の重症化予防推進事業」，「身体障害者福祉法による肝臓機能障害認定」などの事業に参画する条件になっています．国民病である肝硬変，肝癌を撲滅するために，肝臓専門医は地域医療を支える必須の存在になっています．

　肝臓専門医の資格を希望する医師の増加に鑑みて，日本肝臓学会は2013年3月に「肝臓専門医テキスト」を刊行しました．同テキストは2012年に改訂された研修カリキュラムに準拠して，肝臓専門医に求められる事項を，「基礎知識編」，「検査編」，「疾患編」，「治療と予防編」，「行政と肝疾患診療編」の5編に分けて網羅しました．多数の学会評議員が，短期間に無報酬で執筆した膨大な原稿を，当時，企画広報委員会の委員長であった坪内博仁先生が中心となってまとめられました．しかし，その後，肝臓病の診療は大きな進歩を遂げています．肝炎ウイルスはほぼ全例でコントロールが可能になった一方で，脂肪性肝疾患などの生活習慣病が増加しています．また，肝硬変，肝癌などの新たな治療薬も続々と登場し，これら疾患の治療体系は大きく変わりました．そこで，日本肝臓学会は「肝臓病専門医テキスト」を改訂し，2016年に第2版，2020年に第3版を刊行しました．その後，肝癌の薬物療法が飛躍的に進歩し，脂肪性肝疾患はその病名と分類法が改編されるなど，肝臓専門医を目指す医師が理解しておくべき事項は新たになっています．そこで，このたび，「肝臓専門医テキスト」をさらに改訂し，第4版を発刊することになりました．本テキストは初版の段階から完成度が高いことから，第4版も基本的に前版までの記述を尊重し，肝臓学の進歩を反映した追記，修正を学会評議員に依頼しました．提出いただいた原稿は，2024年6月までが任期の企画広報委員会の委員全員で査読しています．これら作業のすべてに携わった多数の先生に深謝申し上げます．

　本テキストは日本肝臓学会の肝臓専門医認定医試験に合格するために有用であり，受験する学会員は雑誌「肝臓」に掲載される過去問題とともに，ご活用ください．また，既に肝臓専門医の資格を取得している学会員にも，最近の動向を把握して，診療の質を向上させるために役立つと考えています．今回の改訂が，わが国における肝臓病診療の均てん化に寄与し，多数の患者さんの利益につながることを期待します．

2024年10月

一般社団法人日本肝臓学会　理事
企画広報委員会　前委員長
持田　智

第3版 刊行にあたって

　肝硬変や肝細胞癌などの慢性肝疾患による死亡は，年間4万〜5万人にのぼると推計されています．国民の死亡原因のなかで大きなウエイトを占めるとともに，有病率も高く国民の健康・福祉を脅かす著しい問題となっています．国も2009年に「肝炎対策基本法」を制定し，その克服に向けて国を挙げて対策を講じているところです．慢性肝疾患を引き起こす原因は極めて多様です．主だったものだけを列挙しても，B型やC型のウイルス性肝疾患，アルコール性肝障害・非アルコール性脂肪肝炎などの生活習慣に基づくもの，自己免疫性肝疾患など，極めて多彩です．肝硬変の合併症も，肝性脳症，難治性腹水，門脈圧亢進症，食道・胃静脈瘤出血，肝腎・肝肺症候群，感染症など極めて多岐にわたります．肝癌の早期診断は，日本は世界でも屈指のレベルに達していますが，治療も従来の外科治療やラジオ波焼灼治療以外に，進行肝癌に対する分子標的治療薬の選択肢が増えてきています．最近，頻度は減ってきましたが，急性肝不全も，突然発症し死にいたる病として，極めて重要な疾患であり，血液浄化療法の分野で格段の治療の進歩がみられています．究極の肝不全治療法である脳死あるいは生体肝移植は内科・外科の密接な連携のもと行われています．このように，肝疾患の診療は極めて専門性が高く，また裾野の広い分野です．また，複雑な病態を理解するためには，深い知識が必要です．

　日本肝臓学会では，肝疾患診療のエビデンスとして，「B型肝炎治療ガイドライン」，「C型肝炎治療ガイドライン」，「肝癌診療ガイドライン」を出版し，今年は「NAFLD/NASH診療ガイドライン」，「肝硬変診療ガイドライン」を日本消化器病学会と合同で改訂する予定です．また，ガイドラインとは別に，わかりやすく疾患を解説した書籍として，「慢性肝炎・肝硬変の診療ガイド」，「肝癌診療マニュアル」，「NASH・NAFLDの診療ガイド」を刊行し，定期的に改訂してきました．

　この「肝臓専門医テキスト」は，特定の疾患に焦点を合わせたものではなく，まさに肝疾患全般にわたって，基礎的事項から臨床的事項まで網羅した解説書です．日本肝臓学会の専門医制度は，1989年に認定制度を発足させ，2002年に専門医に呼称変更，現在は日本専門医機構が認定する内科系subspecialty 15領域のひとつになっています．この書籍は，これから肝臓専門医を目指す若い先生方の参考になるように，企画広報委員会の持田智委員長にお願いして作成いただいているものです．今回3回目の改訂となり，最近の肝疾患診療の急速の進歩を踏まえ，内容を刷新しました．すでに専門医を取得された先生方にとっても，ご自身の専門知識のアップデートに最良の書籍になっていると思います．ご活用を期待しております．

　最後になりましたが，多忙な臨床や研究業務のなか，ご執筆いただいた諸先生方に，心より感謝申し上げますとともに，出版にあたってご尽力いただいた南江堂の諸氏にも深謝申し上げます．

2020年10月

一般社団法人日本肝臓学会　理事長

竹原　徹郎

第3版 序文

　わが国の専門医制度では，日本肝臓学会の肝臓専門医はsubspecialty領域専門医に位置づけられ，その総数は2020年度には7,000人を超えました．日本専門医制度既報（令和元年度版）によると，内科系の臓器別subspecialty領域では，肝臓専門医の総数は日本消化器病学会，日本循環器学会の専門医に次いで3番目になります．本テキスト第2版が刊行された2016年以降も，毎年360人以上が肝臓専門医認定試験を受験し，4年間で計1,260人の専門医が誕生しています．肝臓専門医の資格は多くの都道府県で「肝炎治療特別促進事業」，「ウイルス性肝炎等の重症化予防推進事業」，「身体障害者福祉法による肝臓機能障害認定」などの事業に参画する条件になっています．国民病である肝硬変，肝癌を撲滅するために，肝臓専門医は地域医療を支える必須の存在になっています．

　肝臓専門医の資格を希望する医師の増加に鑑みて，日本肝臓学会は2013年3月に「肝臓専門医テキスト」を刊行しました．同テキストは2012年に改訂された研修カリキュラムに準拠して，肝臓専門医に求められる事項を，「基礎知識編」，「検査編」，「疾患編」，「治療と予防編」，「行政と肝疾患診療編」の5編に分けて網羅しました．多数の学会評議員が，短期間に無報酬で執筆した膨大な原稿を，当時，企画広報委員会の委員長であった坪内博仁先生が中心となってまとめられた力作です．しかし，その後，肝臓病の診療は大きな進歩を遂げています．肝炎ウイルスはほぼ全例でコントロールが可能になった一方で，脂肪性肝疾患などの生活習慣病が増加しています．また，肝硬変，肝癌などの新たな治療薬も続々と登場しています．そこで，日本肝臓学会は2016年に「肝臓病専門医テキスト」を改訂し，第2版を刊行しました．さらに，2020年には研修カリキュラムも改訂されることから，この度，更なる改訂を行い，第3版を発刊することになりました．本テキスト初版は完成度が高いことから，第3版も基本的に前版までの記述を尊重し，肝臓学の進歩を反映した追記，修正を学会評議員に依頼しました．提出いただいた原稿は，企画広報委員会の委員全員で査読しています．これら作業のすべてに携わった多数の先生に深謝申し上げます．

　本テキストは合格率が約80％である日本肝臓学会の肝臓専門医認定医試験に合格するために有用であり，受験する学会員は雑誌「肝臓」に掲載される過去問題とともに，ご活用ください．また，すでに肝臓専門医の学会員にも，最近の動向を把握して，診療の質を向上させるために役立つと考えています．今回の改訂が，わが国における肝臓病診療の均霑化に寄与し，多数の患者さんの利益につながることを期待します．

2020年10月

一般社団法人日本肝臓学会　副理事長
企画広報委員会　委員長
持田　智

第2版 刊行にあたって

　慢性肝炎，肝硬変，肝細胞癌などの肝疾患は，わが国の国民病とも呼ばれています．これまでは B 型肝炎，C 型肝炎が大部分を占めてきました．これらの疾患は肝細胞癌や肝不全を惹起することもあり，適切に診断して治療していくことが極めて重要です．日本肝臓学会では，これまでに「肝がん白書」，「慢性肝炎診療マニュアル」，「慢性肝炎・肝硬変の治療ガイド」などを刊行し，肝臓病の診療レベルを向上させ，肝臓病による死亡率を減少させるように努めてきました．実際，わが国の肝細胞癌による死亡数は減少してきており，発生数も減少に転じてきております．このように，これまでの活動が大きな成果をあげてきています．しかし，最近は非アルコール性脂肪肝炎 (NASH) という病態の存在が明らかになり，脂肪性肝疾患を放置していられる時代ではなくなってきました．また，アルコール性肝疾患は再興肝疾患として対応していかなくてはなりません．また，C 型肝炎ウイルス (HCV)，B 型肝炎ウイルス (HBV) 感染者の拾い出し，個々の病状の適切な評価，抗ウイルス療法の適用判断などはまだ十分とはいえず，更なる啓発活動が必要です．しかしながら，患者教育だけでは十分とはいえず，病状を適切に評価して必要な治療へと導く医療従事者側への情報提供も極めて重要です．肝臓専門医の役割は極めて大きいといえます．

　現在，C 型慢性肝炎では，インターフェロン・フリーの DAA (direct-acting antiviral) 治療が主体となり，ウイルス排除 (SVR) 率が格段に上昇しました．SVR となることで肝細胞癌の発生も大幅に減少させることができますが，また一方，肝細胞癌発生はゼロにはならないことも強く認識する必要があります．一方，B 型慢性肝炎では，現在までに 4 種類の核酸アナログ逆転写酵素阻害薬がわが国で使用できるようになり，B 型慢性肝炎の予後は著明に改善しました．ただ，長期にわたる治療であるため，耐性ウイルスの出現は常に念頭に置かなくてはなりません．適切な治療を行うためには最新の治療法に関する知識が必須であり，専門医の役割は重大です．さらに，専門医であるためには広範囲にわたる深い理解と知識が必要になります．

　今回，企画広報委員会の持田智委員長にお願いをして，日本肝臓学会編集『肝臓専門医テキスト』改訂第 2 版を出版する運びとなりました．肝臓専門医を目指す先生方にとっては非常に力強い助けとなり，また，既に専門医となっている先生方にとっても，専門知識を refresh するための最良の書籍となっていると思います．ご活用を期待しております．

　最後に，多忙な臨床や研究の時間をやりくりしてご執筆いただいた諸先生方に，心より感謝申し上げますとともに，出版にあたってご尽力をいただいた南江堂の諸氏にも深謝申し上げます．

2016 年 10 月

一般社団法人日本肝臓学会　理事長
小池　和彦

第2版 序文

　わが国の専門医制度では，日本肝臓学会の肝臓専門医はSubspecialty領域専門医に位置づけられ，その総数は2015年度に6,000人を超えました．日本専門医制評価・認定機構が2013年に公表した資料によると，内科系のSubspecialty領域では，肝臓専門医の総数は日本消化器病学会，日本循環器病学会の専門医に次いで3番目に多いことになります．2013〜2015年の3年間でも，1,285名の学会員が肝臓専門医認定試験を受験し，新たな専門医1,012名が誕生しました．多くの都道府県で，肝臓専門医の資格が「肝炎治療特別促進事業」，「ウイルス性肝炎等の重症化予防推進事業」，「身体障害者福祉法による肝臓機能障害認定」などに参画する条件になっています．国民病である肝硬変，肝癌を撲滅するために，肝臓専門医は各地域の医療を支える必須の存在と言えるでしょう．これら社会的な要請が，肝臓専門医の資格を希望する医師増加の要因と考えられます．

　以上の状況を鑑み，日本肝臓学会は2013年3月に「肝臓専門医テキスト」を刊行しました．日本肝臓学会の研修カリキュラムは2012年4月に改訂されました．同テキストはこれに準拠して，肝臓専門医に求められる事項を，「基礎知識編」，「検査編」，「疾患編」，「治療と予防編」，「行政と肝疾患診療編」の5編に分けて網羅しています．多数の学会評議員が，短期間に無報酬で執筆した膨大な原稿を，当時の企画広報委員会が，委員長であった坪内博仁先生を中心にまとめられた大作です．

　しかし，その後の3年間で肝臓病の診療はさらに進歩しました．C型肝炎はdirect-acting antivirals（DAAs）を用いたインターフェロン・フリーの治療で，ほぼ全例でウイルス排除が可能になりました．その一方で，非アルコール性脂肪性肝疾患に起因する肝癌が増加しています．原発性胆汁性肝硬変は原発性胆汁性胆管炎と病名を変更しました．肝不全の治療法も選択肢が広がっています．そこで，日本肝臓学会は2016年に「肝臓病専門医テキスト」を改訂し，第2版を発刊することを決定しました．しかし，初版は完成度が高いことから，前版の執筆者を中心に見直しを依頼し，2014〜2015年度の企画広報委員会委員が分担して査読しました．これら作業の全てに携わった多数の先生に深謝申し上げます．

　本テキストは最近の合格率が80％以下と発表されている日本肝臓学会の肝臓専門医認定医試験に合格するために有用であり，受験する学会員は雑誌「肝臓」に掲載される過去問題とともに，ご活用ください．また，既に肝臓専門医の学会員にも，最近の動向を把握して，診療の質を向上させるために役立つと考えられます．今回の改訂が，わが国における肝臓病診療の均霑化に寄与し，多数の患者さんの利益として還元されることを期待します．

2016年10月

一般社団法人日本肝臓学会　企画広報委員会

委員長　持田　智

初版 刊行にあたって

　慢性肝炎，肝硬変，肝癌などの肝臓病は，わが国の国民病とも呼ばれてきています．これまではB型肝炎，C型肝炎が大部分を占め，自己免疫性の肝疾患が次いでおりました．これらの疾患は肝癌や肝不全を惹起することもあり，適切に診断して治療していくことが極めて重要です．日本肝臓学会では，これまでに「肝がん白書」，「慢性肝炎診療マニュアル」，「慢性肝炎・肝硬変の治療ガイド」などを刊行し，肝臓病の診療レベルを向上させ，肝臓病による死亡率を減少させるように努めてきました．実際，近年のわが国の肝癌死亡率をみると，頭打ちからやや減少に転じてきており，これまでの活動が大きな成果をあげてきていると考えられます．しかしながら，最近は非アルコール性脂肪性肝炎（NASH）という病態の存在が明らかになり，脂肪肝（NAFLD）を放置していられる時代ではなくなってきました．すなわち，NASHにおいては高率に肝癌を発生しますが，その抑制のためには食事，生活を含めた医療側の指導が極めて重要です．また，C型肝炎ウイルス（HCV），B型肝炎ウイルス（HBV）感染者の洗い出し，個々の病状の適切な評価，抗ウイルス療法の適用判断などはまだ十分とはいえず，更なる啓蒙活動が必要と思われます．しかしながら，患者教育だけでは十分とはいえず，病状を適切に評価して必要な治療へと導く医療従事者側への情報提供も極めて重要です．肝臓専門医の役割は極めて大きいといえます．

　最近，C型慢性肝炎では，リバビリン併用ペグ・インターフェロンとNS3/4プロテアーゼ阻害薬を併用する3者併用療法がSOC（standard of care）となり，ウイルス排除（SVR）率が格段に上昇しました．SVRとなることで肝癌の発生も大幅に減少させることができます．一方，B型慢性肝炎では，現在までに3種類の核酸アナログ逆転写酵素阻害薬がわが国で使用できるようになり，B型慢性肝炎の予後は著明に改善しました．ただ，長期にわたる治療であるため，耐性ウイルスの出現は常に念頭に置かなくてはなりません．4剤目の核酸アナログの国内開発も待たれます．ただし，実際に治療を行うに際しては副作用など多くの問題があり，適切な治療を行うためには最新の治療法に関する知識が必須であり，専門医の役割は重大です．さらに，専門医であるためには広範囲にわたる深い理解と知識が必要になります．

　今回，企画広報委員会の坪内博仁委員長にお願いをして，日本肝臓学会編集『肝臓専門医テキスト』を新規に出版する運びとなりました．肝臓専門医を目指す先生方にとっては非常に力強い助けとなり，また，既に専門医となっている先生方にとっても，最新の知識をrefreshするための最良の書籍となっていると思います．ご活用を期待しております．

　最後に，多忙な臨床の時間をやりくりして，あるいは睡眠時間を削ってご執筆いただいた諸先生方に心より感謝申し上げますとともに，出版にあたってご尽力をいただいた南江堂の諸氏にも深謝申し上げます．

2013年3月

一般社団法人日本肝臓学会　理事長

小池　和彦

初版 序文

　日本肝臓学会の専門医制度は 1988 年 (昭和 63 年) に発足し，会員約 11,000 名のうち約 5,100 名がすでに専門医の資格を取得しており，毎年約 400 名程度新規の専門医が認定されています．日本肝臓学会専門医制度は，他の学会の専門医制度と同様，専門医の認定とそれに関連する認定施設および関連施設の認定によって支えられており，専門医の取得に際しては，認定施設や関連施設での研修カリキュラムにのっとって研修し，専門医試験に合格することが必要です．日本肝臓学会の研修カリキュラムは，2012 年 4 月に 7 年ぶりに大幅に改訂されました．これを機会に，日本肝臓学会では，井廻道夫前理事長の頃から企画が進んでいました「肝臓専門医テキスト」を，小池和彦理事長の指導の下，新しい研修カリキュラムに沿った形で発刊することになりました．新カリキュラムは，肝疾患の病態解明の進歩によって明らかになった B 型肝炎ウイルスの再活性化などの新しい概念や，ウイルス肝炎の治療の進歩およびそれと関連するウイルス因子や宿主因子などが大きく改訂されています．また，全身疾患と肝臓，栄養療法も最近の進歩を取り入れたものになっています．さらに，国が肝炎に対する医療費助成を行い，積極的に肝炎対策を推進していることから，肝臓専門医として行政的な知識を必要となってきました．本テキストは，これらの改訂を踏まえて，基礎知識編，検査編，疾患編，治療と予防編，行政と肝疾患診療編の 5 編から構成されています．

　本テキストは，まず，これから日本肝臓学会肝臓専門医を取得しようとする先生のテキストとして極めて有用です．また，すでに専門医の資格を取得している先生方にとっても大きく進歩した肝疾患の病態解明，診断および治療などを学ぶ際にも，有用なテキストに仕上がっていると思います．本書は，評議員を中心とする執筆していただいた先生方，および佐々木 裕 理事をはじめとした企画広報委員会委員の先生方のご尽力で作成されました．執筆していただいた先生方には臨床や研究でお忙しいなか，本テキストの目的を十分ご理解していただき，快く執筆していただき，本当にありがとうございました．また，企画広報委員を含む査読委員や役員の先生方も，肝臓専門医テキストという観点から査読していただき，目的に沿ったテキストが完成いたしました．心から感謝申し上げます．最後に，本テキストの出版にご尽力いただいた河野壮一氏をはじめ南江堂の方々にも厚くお礼申し上げます．

2013 年 3 月

一般社団法人日本肝臓学会　企画広報委員会委員長

坪内　博仁

『肝臓専門医テキスト 改訂第4版』編集委員・改訂者の利益相反に関して

　日本肝臓学会では，「肝臓専門医テキスト改訂第4版」編集委員，改訂者と特定企業との経済的関係につき，下記の基準で編集委員・改訂者より利益相反状況の申告を得た.
申告された企業名は下記の通りである（対象期間は2021年1月〜2023年12月まで）．企業名は2024年9月現在の名称とした（五十音順）（法人表記は省略）.

　＜利益相反開示項目＞　該当する場合は具体的な企業名（団体名）を記載．該当しない場合は「−」を記載する.

　　A.　自己申告者自身の申告事項
　　1.　企業や営利を目的とした団体の役員，顧問職の有無と報酬額（1つの企業・団体からの報酬額が年間100万円以上）
　　2.　株の保有と，その株式から得られる利益（最近1年間の本株式による利益）（1つの企業の株式の5％以上保有のもの，あるいは当該株式の1年間の配当及び売却利益が100万円以上）
　　3.　企業や営利を目的とした団体から特許権使用料として支払われた報酬（1つの特許使用料が年間100万円以上）
　　4.　企業や営利を目的とした団体より，会議の出席（発表）に対し，研究者を拘束した時間・労力に対して支払われた日当（講演料など）（1つの企業・団体からの講演料が年間合計50万円以上）
　　5.　企業や営利を目的とした団体がパンフレットなどの執筆に対して支払った原稿料（1つの企業・団体からの原稿料が年間合計50万円以上）
　　6.　企業や営利を目的とした団体が提供する研究費（1つの臨床研究（共同研究，受託研究など）に対して支払われた総額が年間100万円以上）
　　7.　企業や営利を目的とした団体が提供する奨学（奨励）寄付金（1つの企業・団体から，申告者個人または申告者が所属する講座・分野または研究室に対して，申告者が実質的に使途を決定し得る寄附金で実際に割り当てられた100万円以上）
　　8.　企業などが提供する寄付講座（企業などからの寄付講座に所属している場合）
　　9.　その他の報酬（研究とは直接無関係な，旅行，贈答品など（1つの企業・団体から受けた報酬が年間5万円以上）
　　B.　申告者の配偶者，一親等内の親族，または収入・財産を共有する者の申告事項
　　1.　企業や営利を目的とした団体の役員，顧問職の有無と報酬額（1つの企業・団体からの報酬額が年間100万円以上のものを記載）
　　2.　株の保有と，その株式から得られる利益（最近1年間の本株式による利益）（1つの企業の1年間の利益が100万円以上のもの，あるいは当該株式の5％以上保有のものを記載）
　　3.　企業や営利を目的とした団体から特許権使用料として支払われた報酬（1つの特許使用料が年間100万円以上のものを記載）

利益相反項目の開示

第4版編集委員（五十音順）

氏名	A-1	A-2	A-3	A-4	A-5	A-6
	A-7	A-8	A-9	B-1	B-2	B-3
赤羽たけみ	–	–	–	–	–	–
		–	–	–	–	–
芥田憲夫	–	–	–	アッヴィ	–	キューピー
	–	–	–	–	–	–
梅村武司	–	–	–	アッヴィ，ギリアド・サイエンシズ	–	東ソー，富士レビオ
	旭化成メディカル，アッヴィ，エーザイ，大塚製薬，住友ファーマ	–	–	–		
小玉尚宏	–	–	–	アストラゼネカ，中外製薬	–	アストラゼネカ
	–	–	–	–	–	–
坂本直哉	–	–	–	アストラゼネカ，アッヴィ，エーザイ，大塚製薬，ギリアド・サイエンシズ，中外製薬	–	–
	アッヴィ，エーザイ，大塚製薬，渓和会 江別病院，塩野義製薬，住友ファーマ，中外製薬	つしまマネージメント，長野県飯山市	–	–	–	–
清水雅仁	–	–	–	EAファーマ，あすか製薬，アッヴィ，大塚製薬，武田薬品工業	–	–
	EAファーマ，アッヴィ，エーザイ，大塚製薬	–	–	–	–	–
須田剛生	–	–	–	–	–	ギリアド・サイエンシズ
高橋宏和	–	–	–	アステラスファーマ，アッヴィ，興和，住友ファーマ，ノボ ノルディスクファーマ	–	シスメックス，ノボ ノルディスクファーマ，ベーリンガー
	アッヴィ	–	–	–	–	–
中川勇人	–	–	–	アストラゼネカ，アッヴィ，ギリアド・サイエンシズ，興和，大正製薬，中外製薬	–	–
	大塚製薬	–	–	–	–	–
持田 智	–	–	–	あすか製薬，アッヴィ，エーザイ，大塚製薬，ギリアド・サイエンシズ，中外製薬，東レ	–	MSD/インテリム
	アッヴィ，エーザイ，住友ファーマ	–	–	–	–	–
由雄祥代	–	–	–	ギリアド・サイエンシズ	–	–
	–	–	–	–	–	–
吉田 寛						
	大鵬薬品工業	–	–	–	–	–
四柳 宏						

第4版改訂者（五十音順）

氏名	A-1	A-2	A-3	A-4	A-5	A-6
	A-7	A-8	A-9	B-1	B-2	B-3
相方 浩	–	–	–	エーザイ，中外製薬	–	–
	–	–		–	–	–
厚川正則	–	–	–	あすか製薬，アッヴィ，ギリアド・サイエンシズ，ヤンセンファーマ	–	–
	–	–	–	–	–	–
阿部雅則	–	–	–	–	–	–
	–	–	–	–	–	–
飯尾悦子	–	–	–	–	–	–
	–	–	–	–	–	–
石川 剛	–	–	–	ヤンセンファーマ	–	–
	–	–	–	–	–	–
石川 達	–	–	–	–	–	–
	–	–	–	–	–	–
磯田広史	–	–	–	–	–	–
	–	–	–	–	–	–
乾 あやの	–	–	–	–	–	–
	–	–	–	–	–	–
岩佐元雄	–	–	–	–	–	–
	–	–	–	–	–	–
榎本平之	–	–	–	–	–	–
	–	–	–	–	–	–
大平弘正	–	–	–	–	–	–
	–	–	–	–	–	–
大屋敏秀	–	–	–	–	–	–
	–	–	–	–	–	–
岡本宏明	–	–	–	–	–	–
	–	–	–	–	–	–
尾島英知	–	–	–	–	–	–
	–	–	–	–	–	–
海道利実	–	–	–	大塚製薬工場，ツムラ，ノーベルファーマ，ミヤリサン製薬	–	–
	–	–	–	–	–	–
加川建弘	–	–	–	アッヴィ	–	–
	アッヴィ，エーザイ	–	–	–	–	–
柿坂啓介	–	–	–	–	–	–
	–	–	–	–	–	–
柿﨑 暁	–	–	–	アッヴィ	–	アッヴィ
	–	–	–	–	–	–
川口 巧	–	–	–	EAファーマ，あすか製薬，アッヴィ，エーザイ，興和，大正製薬，ノボ ノルディスクファーマ，ヤンセンファーマ	–	–
	–	–	–	–	–	–
河田則文	–	–	–	アッヴィ，ギリアド・サイエンシズ	–	MSD，アストラゼネカ，エーザイ，ノボ ノルディスクファーマ，ブリストル マイヤーズ スクイブ
	アッヴィ，大塚製薬	–	錦秀会	–	–	–
川村祐介	–	–	–	エーザイ，中外製薬，テルモ	–	–
	–	–	–	–	–	–
神田達郎	–	–	–	–	–	–
	–	–	–	–	–	–
菅野啓司	–	–	–	–	–	曽根ファーム
	ツムラ	–	–	–	–	–

| 氏名 | A-1 | A-2 | A-3 | A-4 | A-5 | A-6 |
	A-7	A-8	A-9	B-1	B-2	B-3
栗原啓介	−	−	−	−	−	−
	−	−	−	−	−	−
黒崎雅之	−	−	−	アストラゼネカ，アッヴィ，エーザイ，大塚製薬，ギリアド・サイエンシズ，中外製薬，日本イーライリリー，バイエル，ヤンセンファーマ	−	−
	−	−	−	−	−	−
玄田拓哉	−	−	−	アッヴィ，ギリアド・サイエンシズ	−	−
	JIMRO，アッヴィ，エーザイ，大塚製薬	−	−	−	−	−
小松陽樹	−	−	−	−	−	−
	−	−	−	−	−	−
今 一義	−	−	−	−	−	−
	−	−	−	−	−	−
齋藤英胤	−	−	−	−	−	−
	−	−	−	−	−	−
坂元亨宇	−	−	−	−	−	エーザイ，第一三共
	−	−	−	−	−	−
汐田剛史	カノンキュア	カノンキュア	−	−	−	カノンキュア
	−	−	−	−	−	−
島田光生	−	−	−	−	−	大鵬薬品工業，中外製薬，ツムラ，ロート製薬
	大鵬薬品工業，中外製薬	−	−	−	−	−
清水晃典	−	−	−	−	−	−
	−	−	−	−	−	−
白上洋平	−	−	−	−	−	−
	−	−	−	−	−	−
白木 亮	−	−	−	−	−	−
	−	−	−	−	−	−
調 憲	−	−	−	−	−	−
	旭化成ファーマ，エーザイ，大鵬薬品工業	−	−	−	−	−
清家正隆	−	−	−	−	−	ノボ ノルディスクファーマ
	−	−	−	−	−	−
瀬戸山博子	−	−	−	−	−	−
	−	−	−	−	−	−
副島雄二	−	−	−	−	−	−
	−	−	−	−	−	−
祖父江慶太郎	−	−	−	−	−	−
	−	−	−	−	−	−
武冨紹信	−	−	−	−	−	小野薬品工業
	旭化成ファーマ，麻生乳腺甲状腺クリニック，網走中央病院，エーザイ，北札幌病院，渓和会 江別病院，弘遠会 すずかけセントラル病院，翔嶺館，新札幌聖陵ホスピタル，静和会 静和記念病院，大鵬薬品工業，東桑会 札幌北クリニック，洞爺協会病院，はまなす医院，母恋 日鋼記念病院，北辰会 恵み野病院，北楡会 札幌北楡病院，北海道厚生農業協同組合，北海道対がん協会，養生館 苫小牧日翔病院	ムトウ，メディカルシステムネットワーク	−	−	−	−
田妻 進	−	−	−	−	−	−
	−	−	−	−	−	−
建石良介	−	−	−	アストラゼネカ	−	−

氏名	A-1 / A-7	A-2 / A-8	A-3 / A-9	A-4 / B-1	A-5 / B-2	A-6 / B-3
田中 篤	−	−	−	−	−	−
	−	−	−	−	−	−
田中基彦	−	−	−	−	−	−
	−	−	−	−	−	−
玉城信治	−	−	−	−	−	−
	−	−	−	−	−	−
柘植雅貴	−	−	−	−	−	−
	−	−	−	−	−	−
辻川華子	−	−	−	−	−	−
	−	−	−	−	−	−
土谷 薫	−	−	−	アストラゼネカ, エーザイ, 武田薬品工業, 中外製薬, 日本イーライリリー	−	−
	−	−	−	−	−	−
杜 雯林	−	−	−	−	−	−
	−	−	−	−	−	−
鳥村拓司	−	−	−	−	−	−
	EAファーマ, アッヴィ, エーザイ, ブリストル マイヤーズ スクイブ	−	−	−	−	−
中尾一彦	−	−	−	−	−	−
	アッヴィ, 大塚製薬	−	−	−	−	−
中西裕之	−	−	−	−	−	−
	−	−	−	−	−	−
永野浩昭	−	−	−	−	−	サイトリミック, 東洋鋼鈑
	大鵬薬品工業	−	−	−	−	−
中本伸宏	−	−	−	−	−	−
	−	−	−	−	−	−
中山伸朗	−	−	−	−	−	−
	−	−	−	−	−	−
能祖一裕	−	−	−	−	−	−
	−	−	−	−	−	−
華井竜徳	−	−	−	−	−	−
	−	−	−	−	−	−
花田敬士	−	−	−	−	−	−
	−	−	−	−	−	−
原田憲一	−	−	−	−	−	−
	−	−	−	−	−	−
疋田隼人	−	−	−	ギリアド・サイエンシズ	−	−
	−	−	−	−	−	−
日高 央	−	−	−	−	−	−
	−	−	−	−	−	−
平岡 淳	−	−	−	アストラゼネカ, 中外製薬, 日本イーライリリー, バイエル	−	−
	−	−	−	−	−	−
平野巨通	−	−	−	−	−	−
	−	−	−	−	−	−
保坂哲也	−	−	−	−	エーザイ, ギリアド・サイエンシズ	−
	−	−	−	−	−	−
本多 彰	−	−	−	−	−	−
	−	−	−	−	−	−
正木尚彦	−	−	−	−	−	−
	−	−	−	−	−	−
丸山紀史	−	−	−	−	−	−
	−	−	−	−	−	−

氏名	A-1	A-2	A-3	A-4	A-5	A-6
	A-7	A-8	A-9	B-1	B-2	B-3
水腰英四郎	–	–	–	–	–	中外製薬
	大塚製薬, 中外製薬	–	–	–	–	–
三田英治	–	–	–	–	–	–
	–	–	–	–	–	–
村上卓道					–	GEヘルスケア・ジャパン, HACARUS, キヤノンメディカルシステムズ, フィリップス・ジャパン
	ゲルベ・ジャパン, シーメンスヘルスケア, 日本メジフィジックス	–	–	–	–	–
元山宏行	–	–	–	–	–	–
	–	–	–	–	–	–
森根裕二	–	–	–	–	–	ツムラ
	–	–	–	–	–	–
八橋 弘	–	–	–	–	–	–
	–	–	–	–	–	–
米田政志	日東電工	–	–	大塚製薬, 住友ファーマ, 大正製薬, ヤンセンファーマ	–	–
	アッヴィ	–	–	–	–	–
米田正人	–	–	–	興和	–	興和, ギリアド・サイエンシズ
	–	–	–	–	–	–

目　次

Ⅰ章　基本的事項

A．肝・胆道の解剖と機能

- **1** 肝の解剖，区域，亜区域 ･･ 1
- **2** 肝の脈管構造 ･･ 4
- **3** 肝臓の構成細胞，Zonation ･･ 7
- **4** 肝細胞の機能 ･･ 11
- **5** 胆道の構造と機能 ･･ 17
- **6** 薬物代謝 ･･ 20
- **7** アルコール代謝（遺伝的素因を含む） ････････････････････････････････････ 23
- **8** 胆汁分泌機構 ･･ 25

B．病態生理

- **1** ウイルス肝炎の発症機序（免疫の関与を含めて） ････････････････････････ 28
- **2** ウイルス肝炎の臨床像と慢性化（特に B 型肝炎における genotype の関与） ･･････ 31
- **3** 肝炎ウイルスの感染様式 ･･ 33
- **4** HBe 抗原セロコンバージョンの意義 ･･････････････････････････････････････ 35
- **5** 肝炎の再活性化の機序（*de novo* B 型肝炎を含む） ････････････････････････ 37
- **6** 急性肝不全の発症機序 ･･ 41
- **7** 肝再生の機序 ･･ 44
- **8** 肝発癌の機序 ･･ 46
- **9** 肝細胞傷害機序 ･･ 49
- **10** 肝性脳症の病態 ･･ 53
- **11** 肝線維化の機序 ･･ 56
- **12** インスリン抵抗性と肝疾患 ･･ 60
- **13** 一塩基多型（SNP）の意義と肝疾患診療との関連 ････････････････････････ 62
- **14** 門脈圧亢進症の病態 ･･ 66
- **15** 腹水の発生機序 ･･ 71
- **16** 黄疸・胆汁うっ滞の発生機序 ･･ 74

Ⅱ章　肝疾患

A．検　査

- **1** 肝機能検査 ･･ 78
  - ① 肝予備能評価［Child-Pugh score（分類），肝障害度，ALBI grade，MELD score］ ･･････ 78
  - ② その他の肝機能検査 ･･ 81

● *xxiii* ●

2 肝炎ウイルスマーカー ··· 90

　① HA 抗体，IgM-HA 抗体，HAV RNA ··· 90

　② HBs 抗原・抗体，HBe 抗原・抗体，HBc 抗体，IgM-HBc 抗体，HBc 関連抗原，HBV
　　 DNA，HBV genotype，変異株，HBV PCR ··· 91

　③ HCV 抗体，HCV RNA，HCV タイピング（serotype，genotype），HCV コア抗原，
　　 HCV コア領域（70 番・91 番）アミノ酸変異，ISDR，DAA 耐性変異 ················· 94

　④ HDV 抗体，HDV RNA ··· 96

　⑤ HEV 抗体（IgM-HEV 抗体，IgA-HEV 抗体，IgG-HEV 抗体），HEV RNA ·········· 97

　⑥ EBV，CMV ··· 99

3 免疫学的検査 ·· 101

4 腫瘍マーカー ·· 106

　① AFP，レクチン結合型 AFP ·· 106

　② PIVKA-Ⅱ ··· 108

　③ CEA ·· 110

　④ CA19-9 ·· 112

5 線維化関連マーカー ·· 114

6 尿ビリルビン，ウロビリノーゲン ··· 118

7 画像診断 ··· 120

　① 腹部単純撮影 ··· 120

　② CT ·· 122

　③ 排泄性胆道造影 ·· 126

　④ 直接胆道穿刺法 ·· 127

　⑤ 腹部血管造影 ··· 129

　⑥ 核医学検査 ·· 133

　⑦ 超音波検査 ·· 137

　⑧ 肝硬度評価法 ··· 142

　⑨ 磁気共鳴画像（MRI） ·· 146

　⑩ 超音波誘導下穿刺・生検（肝生検，腫瘍生検を含む） ·· 151

　⑪ 胆道鏡検査 ·· 153

　⑫ 腹腔鏡検査 ·· 156

8 肝臓の病理診断 ·· 160

9 腹水穿刺 ··· 168

10 腹水一般検査 ··· 170

11 肥満度 / 体格指数 ··· 173

12 経口糖負荷試験，IRI，HOMA-IR，HOMA-β ·· 175

B. 食事・栄養療法・生活指導

1 肝硬変に対する栄養療法 ·· 178

　① 就寝前補食（LES） ·· 178

　② 分割食 ·· 180

2 C 型肝炎に対する鉄制限食 ··· 182

C. 薬物療法

1 ウイルス性肝炎に対する薬物治療 ･････････････････････････････････････ 186
   ① B 型肝炎に対する治療薬（インターフェロン，核酸アナログ）･･････ 186
   ② C 型肝炎に対する治療薬（インターフェロン，DAA）････････････ 193

2 肝庇護療法（ウルソデオキシコール酸（UDCA），グリチルリチン製剤）･･ 198

3 分岐鎖アミノ酸製剤，アルブミン製剤 ･････････････････････････････ 199

4 利尿薬 ･･･ 202

5 ステロイド治療・免疫抑制薬治療 ･････････････････････････････････ 205

6 分子標的治療薬 ･･･ 207

7 がん免疫療法 ･･･ 210

8 その他（ベザフィブレート，ビタミン C，E，インスリン抵抗性改善薬など）･･ 212

9 予防薬 ･･･ 214
   ① 肝炎ワクチン ･･ 214
   ② 免疫グロブリン製剤 ･･ 220
   ③ 発癌予防薬 ･･ 222

D. 専門的治療

1 経皮経肝胆管ドレナージ（PTBD），経皮経肝胆嚢ドレナージ（PTGBD）････ 226

2 経皮的膿瘍ドレナージ ･･･ 228

3 肝動脈塞栓療法（TAE），肝動脈化学塞栓療法（TACE），肝動脈化学療法（TAI）･･ 229

4 動注化学療法 ･･･ 232

5 経皮的エタノール注入（PEI）･････････････････････････････････････ 234

6 マイクロ波焼灼療法 ･･･ 236

7 ラジオ波焼灼療法 ･･･ 238

8 内視鏡的治療手技（EST，EPBD，EBD，ENBD）･･･････････････････ 241

9 がん化学療法（分子標的治療薬、免疫療法も含めて）･････････････････ 243

10 血漿交換，血液濾過透析療法 ････････････････････････････････････ 246

11 放射線治療 ･･･ 248

12 門脈圧亢進症の治療 ･･･ 250
   ① 食道（胃）バルーンタンポナーゼによる止血 ･･････････････････ 250
   ② 内視鏡的静脈瘤硬化療法（EIS）･････････････････････････････ 252
   ③ 内視鏡的静脈瘤結紮術（EVL）･･･････････････････････････････ 256
   ④ バルーン閉塞下逆行性経静脈的塞栓術（BRTO）･････････････････ 259
   ⑤ 経皮経肝的門脈塞栓術（PTO）････････････････････････････････ 263
   ⑥ 経頸静脈的肝内門脈大循環短絡路（TIPS）･････････････････････ 266
   ⑦ 経皮的シャント塞栓術 ･･････････････････････････････････････ 268
   ⑧ 部分的脾動脈塞栓術（PSE）・脾臓摘出術（脾摘）･････････････ 272

13 肝性脳症の治療 ･･･ 275

14 瀉血療法 ･･･ 278

15 肝胆道疾患の手術療法 ･･ 279
   ① 肝切除術式（葉切除，区域切除，亜区域切除など）･･････････････ 279
   ② 肝切除の適応疾患と適応条件 ････････････････････････････････ 282

③ 胆道再建法 ··· 284
16 肝移植 ··· 286
① 肝移植の適応条件と適応疾患 ······················· 286
② 脳死肝移植の臓器分配 ·································· 289
③ 生体肝移植ドナーの適応基準 ·························· 291
④ 肝移植の合併症 ··· 293
⑤ 肝移植後の抗ウイルス療法 ···························· 295

E. 疾患

1 急性肝炎（A 型肝炎，B 型肝炎，C 型肝炎，D 型肝炎，E 型肝炎）···· 298
2 急性肝不全 ··· 303
3 慢性肝炎 ··· 308
① B 型慢性肝炎 ··· 308
② C 型慢性肝炎 ··· 313
③ 非 B 非 C 型肝炎 ······································· 316
4 その他のウイルス肝炎 ·· 318
5 自己免疫性肝炎 ··· 321
6 肝硬変（アルコール性，ウイルス性を含む）······················ 325
7 原発性胆汁性胆管炎（PBC）··· 331
8 原発性硬化性胆管炎（PSC）··· 335
9 肝内胆汁うっ滞（進行性家族性肝内胆汁うっ滞症）················ 338
10 アラジール症候群/非症候性肝内胆管減少症 ······················ 340
11 胆道閉鎖症（先天性胆道閉鎖症）··································· 343
12 閉塞性黄疸 ··· 345
13 体質性黄疸 ··· 346
14 薬物性肝障害 ·· 349
15 アルコール関連肝疾患 ·· 354
16 代謝機能障害関連脂肪性肝疾患（MASLD）························· 358
17 肝感染症 ··· 362
① 肝膿瘍（細菌性，アメーバ性）························ 362
② 肝寄生虫症 ··· 364
③ Weil 病 ··· 365
④ クラミジア，淋菌（Fitz-Hugh-Curtis 症候群）········ 366
⑤ 肝結核 ·· 367
⑥ 梅毒 ·· 368
18 肝囊胞 ··· 369
19 カロリー病/先天性肝線維症 ··· 373
20 肝良性腫瘍 ··· 375
21 原発性肝癌 ··· 380
① 肝細胞癌 ··· 380
② 肝内胆管癌（胆管細胞癌）····························· 385
③ その他の肝悪性腫瘍 ··································· 387

22 転移性肝癌 ·· 390

23 門脈圧亢進症（食道・胃静脈瘤を含む） ··· 393

24 特発性門脈圧亢進症 ·· 397

25 肝外門脈閉塞症 ··· 399

26 Budd-Chiari 症候群 ··· 401

27 肝類洞閉塞症候群（SOS）/肝中心静脈閉塞症（VOD） ·································· 403

28 FALD ··· 405

29 代謝性肝疾患（糖原病，肝アミロイドーシス，ヘモクロマトーシス） ················ 410

    ① 糖原病 ··· 410

    ② 肝アミロイドーシス ·· 411

    ③ ヘモクロマトーシス ·· 412

    ④ Wilson 病 ·· 413

    ⑤ 肝性ポルフィリン症 ·· 414

    ⑥ 尿素サイクル（代謝）異常症 ·· 415

    ⑦ 脂質蓄積症（ライソゾーム病を含む） ··· 416

    ⑧ シトリン欠損による新生児肝内胆汁うっ滞（NICCD） ························· 417

30 放射線肝炎 ··· 418

31 Reye 症候群 ·· 421

32 肝内結石症 ··· 424

33 全身疾患と肝 ··· 428

    ① 甲状腺疾患 ·· 428

    ② 肝腎症候群 ·· 430

    ③ 循環不全 ·· 433

    ④ 自己免疫疾患（膠原病） ··· 436

    ⑤ 血液疾患 ·· 438

    ⑥ 消化器疾患 ·· 440

    ⑦ 血球貪食症候群（HPS） ·· 442

    ⑧ IgG4 関連疾患 ··· 445

    ⑨ HIV 感染症 ·· 450

34 新生児肝炎 ··· 453

35 小児肝疾患の移行期医療 ·· 455

36 妊娠と肝 ··· 457

Ⅲ章　胆道疾患

1 胆石症 ·· 462

2 胆道感染症 ··· 469

3 胆嚢腺筋腫症 ··· 475

4 胆嚢胆道腫瘍 ··· 478

5 膵・胆管合流異常 ·· 480

6 先天性胆道拡張症 ·· 483

Ⅳ章　腹腔疾患

1 特発性細菌性腹膜炎 ………………………………………………………………… 488

Ⅴ章　行政と肝疾患診療

A. 肝疾患診療に関する病診連携
1 肝疾患診療連携拠点病院ならびに肝疾患診療ネットワーク ……………………… 492
2 肝疾患治療パス ……………………………………………………………………… 496

B. 肝疾患診療に関連する法律，制度
1 B型肝炎母子感染防止対策 ………………………………………………………… 504
2 肝炎対策基本法 ……………………………………………………………………… 507
3 肝炎治療特別促進事業（医療費助成制度） ……………………………………… 509
4 改正臓器移植法 ……………………………………………………………………… 514
5 身体障害者福祉法 …………………………………………………………………… 516
6 肝がん・重度肝硬変治療研究促進事業 …………………………………………… 518

索引 ……………………………………………………………………………………… 521

I 章

基本的事項

A．肝・胆道の解剖と機能

Ⅰ章 基本的事項／A．肝・胆道の解剖と機能

1 肝の解剖，区域，亜区域

到達目標
● 肝の区域・亜区域と脈管との位置関係を正しく理解する．

1 肝臓の位置，構造

　肝臓は最大の腹腔内の臓器で，成人では重量が約1,200～1,400 g前後あり，右横隔膜下に位置している．肝冠状間膜，左右の三角間膜で横隔膜に固定され，肝背側は，肝冠状間膜により囲まれた裸領域(bare area)により固定される．腹側は，肝腎間膜，肝十二指腸間膜，肝胃間膜，肝結腸間膜などにより固定される．肝内はGlisson系脈管(門脈，肝動脈，胆管)と肝静脈が立体的に交差した形態をとる．

2 区域・亜区域

　肝臓の区域・亜区域については，「原発性肝癌取扱い規約(第6版補訂版)」[1]に準じて記載する(図1)．

1) 区域

　Healey & Schroyの分類[2]に準ずる．肝はまず胆嚢床中央部と下大静脈の肝静脈入口を結ぶRex-Cantlie線で左葉・右葉に二分され，左葉はさらに肝鎌状間膜で外側区域(lateral segment[L])および内側区域(medial segment[M])に，右葉は前区域(anterior segment[A])と後区域(posterior segment[P])に区分され，尾状葉(caudate lobe[C])と合わせて5区域に大別する．

2) 亜区域(subsegment)

　Couinaudの分類[3]に準ずる．
　　Segment 1：尾状葉
　　Segment 2：外側区域で左肝静脈主幹より背側の領域
　　Segment 3：外側区域で左肝静脈主幹より腹側の領域

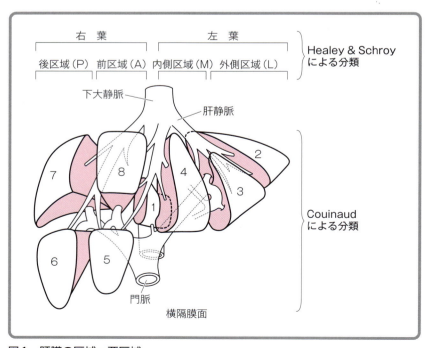

図1　肝臓の区域・亜区域
(日本肝癌研究会(編)：原発性肝癌取扱い規約，第6版補訂版，金原出版，p9, 2019[1]より許諾を得て転載)

Segment 4：内側区域

Segment 5：前区域で前区域Glisson主分岐より尾側の領域

Segment 6：後区域で後区域Glisson主分岐より尾側の領域

Segment 7：後区域で後区域Glisson主分岐より頭側の領域

Segment 8：前区域で前区域Glisson主分岐より頭側の領域

　肝臓の基本構造は，各区域の中央をGlissonが各区域の境界を肝静脈が走行することである．左肝静脈本幹は左葉外側区（S2，S3）の中央を走り，外側後亜区（S2）と外側前亜区（S3）を境界する．中肝静脈本幹は内側区（S4）と右葉前区（S5，S8）を境界する．右肝静脈本幹は右葉の中央を貫き右葉前区（S5，S8）と後区（S6，S7）を境界する．

文献

1) 日本肝癌研究会（編）：原発性肝癌取扱い規約，第6版補訂版，金原出版，東京，2019
2) Healey JE Jr, Schroy PC：Anatomy of the biliary ducts within the human liver：analysis of the prevailing pattern of branchings and the major variations of the biliary ducts. AMA Arch Surg 1953；66：599-616
3) Couinaud C：Surgical Anatomy of the Liver Revisited（邦訳　肝臓の外科解剖），医学書院，東京，1996
4) Terminology Committee of the International Hepato-Pancreato-Biliary Association：The Brisbane 2000 Terminology of Liver Anatomy and Resections. HPB 2000；2：333-339

Advanced

● Healey & Schroy分類，Couinaud分類，Brisbane分類の相違点

　現在，「原発性肝癌取扱い規約」はHealey & Schroyの分類およびCouinaudの分類が混在するかたちをとっている．肝の区域解剖は，欧州ではCouinaudの分類，米国および日本ではHealey & Schroyの分類が伝統的に用いられてきた．両分類の主な相違は，lobe（葉）およびsegment（区域）という用語が異なるものを指していることと，左肝のsubdivisionの概念が異なる点にある（表1）．

　Couinaudは，左右門脈枝の支配領域を片肝（hemiliver）と命名し，右肝と左肝に分けている．これらはH＆Sでは右葉と左葉に相当する．一方，Couinaudにも肝臓の外見上の「分葉」に従った「肝葉」という命名があり，肝鎌状間膜にて左右に分け，日本では解剖学的右葉および左葉として呼ばれている．CouinaudのsectorあるいはH＆Sのsegmentの下位の区域分類の概念がCouinaudのsegment（S1〜S8）である．H＆Sではareaと呼び，それぞれの区域を上（superior）と下（inferior）に二分して命名している．このように両者が異なる概念に同じlobe（葉）およびsegment（区域）という用語を対応させて使用している点が混乱を生じる原因となっている．英文論文においても手術名などは混乱がみられており，注意が必要である．

　このような混乱を受けて2000年にBrisbaneに集合した世界の肝臓外科医により肝区域の統一的な名称が提案された．そこでは亜区域分けにはCouinaudのSegment 1〜9が採用され，区域分けにはHealey & Schroyの区分けが採用されている．亜区域の名称はsegmentを，区域の名称はsectionを用いることとなった．また，区域の個別の名称もBrisbaneではleft lateral section, left medial section, right anterior section, right posterior sectionと呼称している．

表1　Healey & Schroy分類，Couinaud分類，Brisbane 2000分類の相違点

Healey & Schroy			Couinaud			Brisbane 2000		
Lobe（葉）	Segment（区域）	Area	(Hemi) liver（（片）肝）	Sector（領域）	Segment（区域）	(Hemi) liver（（片）肝）	Section	Segment（区域）
Caudate				dorsal	S1			S1
left	left lateral	left lateral sup. left lateral inf.	left	left lateral	S2	left	left lateral	S2 S3
	left medial	left medial sup. left medial inf.		left paramedian	S3 S4		left medial	S4
right	right anterior	right anterior sup. right anterior inf.	right	right paramedian	S8 S5	right	right anterior	S8 S5
	right posterior	right anterior sup. right anterior inf.		right lateral	S7 S6		right posterior	S7 S6

2 肝の脈管構造

【到達目標】
●肝臓の脈管構造を理解できる．

1 肝の脈管

　肝臓の脈管には，Glisson系脈管群と肝静脈がある．Glisson系脈管群は流入血管である肝動脈と門脈，胆汁の排出管である胆管で構成され，肝門部からGlisson鞘に包まれて区域，亜区域へと分岐し最終的には小葉間動脈，小葉間静脈，小葉間胆管へとつながる．小葉間動脈・静脈から類洞を介して流出血管の中心静脈へと血液は流れ，中心静脈から小葉下静脈，区域肝静脈，右・中・左肝静脈となり下大静脈へと流入する．

2 肝動脈

　総肝動脈は一般的に腹腔動脈から分岐するが，まれに上腸間膜動脈から分岐する（3～6％）[1～3]．最も多くみられる形式は，腹腔動脈より分岐した総肝動脈が胃十二指腸動脈を分枝したのち，固有肝動脈となって肝十二指腸間膜を上行し右・左肝動脈へと分岐する．右肝動脈が上腸間膜動脈から分岐するreplaced right hepatic arteryが9～20％，左肝動脈が左胃動脈から分岐するaberrant left hepatic arteryが10～20％でみられるため（図1）[1～3]．手術や肝動脈化学塞栓療法（TACE）前に肝動脈の走行を画像にて把握しておくことは重要である．

3 門　脈

　門脈には上腸間膜静脈や下腸間膜静脈を介して消化管から血液が送られてくる以外に脾臓・膵臓からの脾静脈や胃・食道などからの胃冠状静脈などが合流する．門脈血流量は1,000～1,200 mL/分と極めて多く，肝臓に流入する血液量の70～80％を占める．肝硬変などで門脈血流が阻害されると静脈に逆流を起こし，次のような側副血行路を形成する．
①胃冠状静脈→食道静脈叢（胃・食道静脈瘤）→奇静脈・半奇静脈→上大静脈
②肝内門脈左枝→臍静脈→腹壁（メズサの頭）・胸

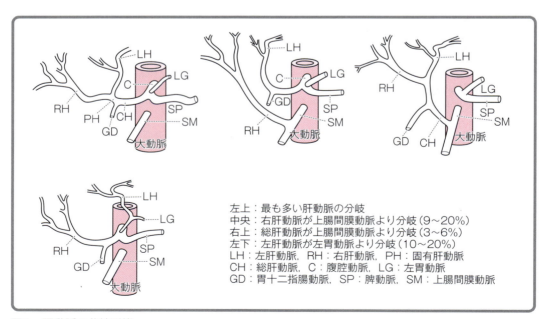

図1　肝動脈の分岐形態
　　（平松京一：腹部血管造影診断の基本と実際，金原出版，p92，1997[2]より引用）

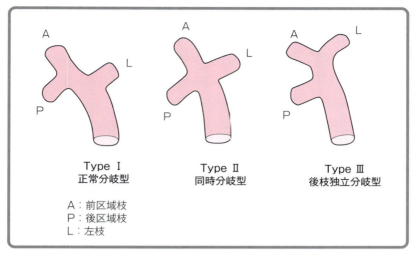

図2　肝門部門脈の分岐様式
（小西　大：肝門部の立体外科解剖，竜　崇正（編），医学図書出版，p1-8，2002[3]）より引用）

壁の静脈→内胸静脈→上大静脈
③下腸間膜静脈→上直腸静脈→直腸静脈叢（痔静脈）
　→下直腸静脈→内腸骨静脈→下大静脈
④左胃・後胃・短胃静脈→胃静脈瘤→胃腎シャント
　→左腎静脈→下大静脈

門脈は動脈と比べて分岐の変異が少なく，肝内門脈分枝は肝区域設定の基本となるが，門脈本幹の左右分岐様式において若干の変異がみられる．後区域枝の分岐部位により以下のように分類される（図2）[2,3]．
①門脈右枝を形成して前区域枝と後区域枝に分岐する正常分岐型（71〜88％）
②右枝を形成せず前区域枝と後区域枝が同時に分岐する同時分岐型（6〜20％）
③後区域枝が独立して分岐する独立分岐型（4〜9％）

門脈の前区域枝と後区域枝からそれぞれP5・P8とP6・P7が分岐する．門脈左枝はP2を分岐したのち，ほぼ直角に腹側に走行して門脈臍部（umbilical portion：UP）となり左側にP3，右側にP4を分岐する．また，門脈本幹や左右門脈から数本の尾状葉枝（P1）が分岐する．

4　胆　管

胆管は肝臓内で細かく枝分かれして樹状のネットワークを形成している．その経路は肝細胞に隣接する毛細胆管がHering管を経て小葉間胆管となり，合流を繰り返して最終的に右・左肝管となる．肝外に出た2本の肝管は肝門部で合流して総肝管となり，肝十二指腸間膜を下行し胆嚢管と合流して総胆管となり十二指腸乳頭部で十二指腸に開口する．

胆管にも様々な合流形態がある（図3）．右肝では前区域枝と後区域枝が合流して右肝管を形成するものや前区域枝と後区域枝が左肝管と同一部位に合流するものが最も多く認められるが，後区域枝が左肝管に合流するものや前区域枝が左肝管に合流するものもあり，肝を左右で離断する際には注意を要する．後下区域枝（B6）はほとんどが後区域枝に合流する（86％）がまれに前下区域枝（B5），右肝管，総肝管に合流する．前下区域枝（B5）もほとんどが前区域枝に合流する（91％）が右肝管や後区域枝に合流するものも数％にみられる．前上区域枝（B8）は80％が前区域枝に合流するが，20％は後区域枝に合流する．左肝では，内側区域枝（B4）が外側区域枝と合流して左肝管を形成するものが67％，内側区域枝（B4）が外側後区域枝（B2），外側前区域枝（B3）の分枝に合流するものが31％，まれに総肝管に合流するものが2％にみられる．また，肝内から直接胆嚢管や総肝管，総胆管に流入する異所性肝管が存在するので注意を要する．

5　肝静脈

肝静脈は主に右・中・左肝静脈があり，中肝静脈と左肝静脈は84％で共通幹を形成し，16％でそれぞれが個別に下大静脈に流入する[5]．右・中・左肝静脈以外に肝臓から下大静脈に直接流入する静脈を短肝静脈といい，短肝静脈にはS6，S7をドレナージする下右肝静脈，中右肝静脈や尾状葉静脈があり，平均7±3本認める．肝静脈は画像診断，肝切除範囲の決定，あるいは肝実質切離中の位置確認の目安として重要な意味を持つ．特に肝静脈の還流領域は，肝移植の普及と

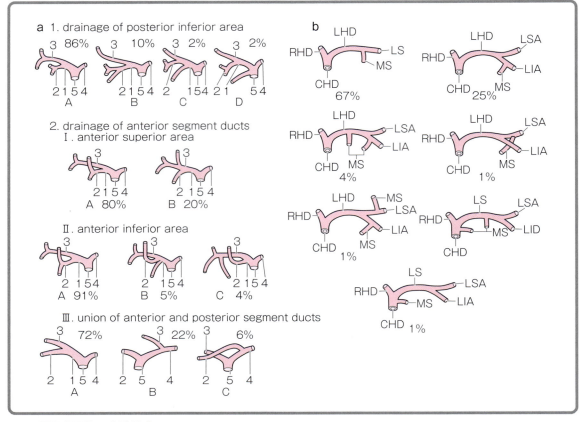

図3 肝門部胆管の分岐様式
a:前区域枝,後区域枝
1:右肝管,2:前区域枝,3:後区域枝,4:左肝管,5:総肝管
b:内側区域枝
CHD:総肝管,RHD:右肝管,LHD:左肝管,LS:外側区域枝,MS:内側区域枝,LSA:外側上行枝,LIA:外側下行枝
(Healey JE et al:Arch Surg 1953;66:599-616[4]より引用)

ともに改めて注目されており,静脈枝のドレナージパターンを術前画像にて把握しておくことは非常に重要である.

文献

1) 平松京一:腹部血管のX線解剖図譜,医学書院,東京,p48-72,1982
2) 平松京一:腹部血管造影診断の基本と実際,金原出版,東京,p92,1997
3) 小西 大:肝門部の動脈と門脈の分岐様式.肝門部の立体外科解剖,竜 崇正(編),医学図書出版,東京,p1-8,2002
4) Healey JE et al:Anatomy of the biliary ducts within the human liver. Arch Surg 1953;66:599-616
5) Nakamura S et al:Surgical anatomy of the hepatic veins and inferior vena cava. Surg Gynecol Obstet 1981;152:43-50

3 肝臓の構成細胞，Zonation

到達目標
● 肝臓構成細胞の機能および分布域による差異について理解できる．

1 肝細胞（図1）

　肝内細胞数の65％，容積の80％を占める肝細胞（hepatocytes）は，直径25～40μmの多角形細胞で，1～2層性細胞配列である肝細胞索（hepatic cords）を形成する．細胞表面は，Disse腔を介し類洞に接する類洞面（sinusoidal surface），毛細胆管を構成する毛細胆管面（canalicular surface），隣の肝細胞同士が細胞間接着装置により接着する側面（lateral surface）の3つに分類される．細胞の中心にある直径約10μmの核は1～6個の核小体および凝集クロマチンを含み，通常単核だが，成人や再生過程の細胞では二葉核がみられる．グリコーゲン，脂肪滴，リポフスチン，ヘモジデリン，胆汁などが細胞質内に光学顕微鏡でみられる．肝細胞1つに2,200個までのミトコンドリアがあり，酸化的リン酸化，脂肪酸代謝，尿素回路，クエン酸回路などの各種代謝が行われる．滑面小胞体では胆汁および脂質合成，cytochrome P450による薬物代謝が，粗面小胞体では蛋白質合成が行われる．Golgi装置は胆汁分泌，膜合成および修復，蛋白質輸送のための分泌液胞の生成に関与する．リソソームは貪食作用に関与し，酸性ホスファターゼ，エステラーゼ，プロテアーゼ，リパーゼなどの酵素による分解機能を持つ．ペルオキシソームでは様々な基質の酸化および分解反応が行われ，過酸化水素が生成される．

2 胆管上皮細胞

　肝内胆管は，1層の胆管上皮細胞（biliary epithelial cells, cholangiocytes）による被覆上皮で内面が覆われ，肉眼的に同定される肝内大型胆管（intrahepatic large bile duct）と顕微鏡下で同定される肝内小型胆管（intrahepatic small bile duct）に大別される．肝内小型胆管は太さおよび周囲組織との関連性から隔壁胆管，小葉間胆管，細胆管に亜分類される．胆管上皮には基底膜があり，さらに肝内大型胆管および隔壁胆管では比較的密な線維性結合組織である胆管壁（bile duct wall）が胆管上皮外側を支えるが，小葉間胆管や細胆管は胆管壁を欠く．胆管上皮細胞は基底側に円～卵円形の核を，内腔面に短い微絨毛を有する．胞体は肝細胞に比べ狭く，細胆管レベルでは立方状を呈し，肝門に近づくにつれて円柱～高円柱状になる．細胞内小器官は肝細胞に比べ少なく，特にミトコンドリアは少ない．隣接する胆管上皮細胞同士は接着装置で結合

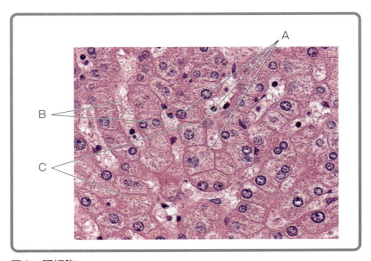

図1　肝細胞
　　A：肝細胞および肝細胞索，B：類洞，C：毛細胆管

し，肝細胞間と同様にタイト結合（tight junction）やデスモソーム（desmosome）がみられる．すべてのレベルの胆管上皮細胞にγ-glutamyl transpeptidase（γ-GTP）が存在する．

3 類洞内皮細胞（図2）

　肝類洞（hepatic sinusoids）は肝細胞索間に存在し，門脈および肝動脈から血流が供給される．平坦な細胞質を持つ類洞内皮細胞（sinusoidal endothelial cells）は非連続性に類洞表面を覆う．基底膜や細胞間結合の欠如，内皮細胞の有窓構造（小孔）により，カイロミクロンを除くリポ蛋白質などの高分子の通過が可能な点で類洞は通常の毛細血管と異なる．直径約 $0.15\mu m$ の小孔は小葉中心域で数が多く，アルコール，エンドトキシン，肝切除などの様々な影響により大きさを変え，数個の小孔が集簇し篩板（sieve plate）を形成する．通常の血管内皮細胞が発現する第Ⅷ因子関連抗原，UEA-1結合分子，PECAM-1，CD34は類洞内皮細胞では発現せず，類洞内皮細胞が特徴的に発現するのは低親和性Fcγ受容体（CD32），CD14，CD36，CD4，ICAM-1である．慢性肝障害では，類洞内皮細胞がPECAM-1やCD34を発現するようになり，小孔減少や基底膜出現も観察され，類洞の毛細血管化（capillarization of sinusoids）と呼ばれる．類洞内皮細胞は高度の貪食能を持ち，トランスフェリン，セルロプラスミン，リポ蛋白質などは受容体を介して類洞内皮細胞に貪食される．また，骨髄系やリンパ系に常在する免疫細胞は，門脈周囲領域に集中して存在しているが，このような偏在は発生過程ではなく，肝類洞内皮細胞において共生細菌によって誘導される持続的なMYD（myeloid differentiation primary response gene）88依存性シグナル伝達の結果として生じている．つまり肝類洞内皮細胞が免疫細胞の局在を調整し宿主の防御最適化に寄与していると考えられる．

4 Kupffer細胞

　類洞内マクロファージであるKupffer細胞（Kupffer cells）は門脈周辺域に多く存在し，肝内細胞数の約15％を占め，CD68（KP1）などの単球系マーカーが識別に有用である．類洞壁の一部をKupffer細胞が構成することもある．Kupffer細胞は破砕血球，細胞破片，ウイルス，細菌などを貪食するが，貪食作用は受容体を介さない場合と細胞表面の免疫グロブリンFc部や補体の受容体を介する場合がある．血漿フィブロネクチンにより粒子が覆われると，細胞表面にフィブロネクチン結合部位を持つKupffer細胞による食作用が増強される．アルコール摂取はKupffer細胞の貪食能力を減少させる．Kupffer細胞がエンドトキシン，敗血症，ショック，インターフェロンγ，アラキドン酸，腫瘍壊死因子（tumor necrosis factor：TNF）など

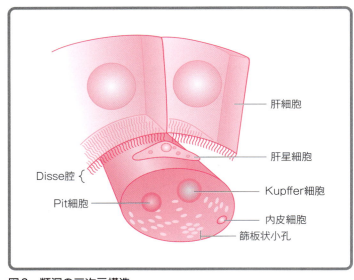

図2　類洞の三次元構造
（井廻道夫ほか（編）：肝臓病学，朝倉書店，p14，2006[4]）より引用）

により活性化されると，さらにサイトカイン，過酸化水素，一酸化炭素，TNF，インターロイキン1および6，インターフェロンαおよびβ，形質転換成長因子β（transforming growth factor-β：TGF-β），プロスタノイドなどが放出される．エンドトキシン自体に直接的肝細胞毒性はなく，エンドトキシン刺激によりKupffer細胞から分泌される活性物質によりはじめて毒性が発揮される．

5 肝星細胞

肝星細胞（hepatic stellate cells）は類洞内皮細胞の肝細胞側に位置し，細胞質が長く伸展して，類洞内皮細胞のみならず，Disse腔を介して肝実質細胞とも接触している．複数の類洞への接触を保つことで血流を調節し，門脈圧亢進症との関連が示唆されている．外からエンドセリン1やサブスタンスPの刺激を受けると，細胞質内のアクチンやミオシンを介し星細胞は収縮する．正常時，星細胞はその細胞質内脂肪滴にビタミンAを貯蔵する．肝障害時，星細胞は活性化により脂肪滴を喪失し，α平滑筋アクチン（α-smooth muscle actin：α-SMA）陽性の筋線維芽細胞様に形質転換し，I型，III型，IV型コラーゲンやラミニンを産生する．また，星細胞は細胞外基質分解酵素（matrix metalloproteinase：MMP）およびその阻害因子である組織メタロプロテアーゼ阻害因子（tissue inhibitor of metalloproteinase：TIMP）の両方を分泌する．また，肝星細胞自身がTGF-βやケモカインなどの産生を介して，肝の炎症や線維化反応を調節する．

6 ピット細胞

ピット細胞（pit cells）は肝類洞内のナチュラルキラー細胞であり，門脈周辺域に多く存在し，類洞内を循環する大顆粒リンパ球から分化する．細胞質顆粒内のパーフォリンの細胞膜破壊能を介し，ピット細胞はがん細胞やウイルス感染細胞への細胞毒性を発揮すると考えられている．

7 肝前駆細胞

高度肝障害や肝切除術後の肝細胞の著しい再生は，門脈周辺域のHering管（canals of Hering，肝内胆管系の最小根）に存在し，多系統分化能を持つと考えられている肝前駆細胞のひとつ，卵円形の核を持つoval cellが活性化されることで可能となると考えられている．肝前駆細胞活性化により門脈域と肝実質との境界域に細胆管細胞増生が起こる．この細胆管細胞は肝細胞と胆管細胞への分化能を持ち，肝細胞に特徴的なα-フェトプロテイン，胆管細胞に特徴的なサイトケラチン7および19を発現する．肝細胞は骨髄などの肝外由来の幹細胞が分化するとも考えられている．その説を支持する例として，男性に移植された女性ドナー由来の移植肝や，男性ドナーから骨髄移植を受けた女性の肝細胞および胆管細胞にY染色体陽性のものが認められることがあげられる．

8 zonation（図3）

肝障害を理解するうえで，肝臓の機能的単位内の分布帯（zonation）による構成細胞の不均一性（heterogeneity）の把握は重要である．中心静脈を中心とし，門脈域を辺縁の頂点とした古典的肝小葉（hepatic lobule）は代謝などの細胞機能を反映した単位ではない．脈管系への注入実験の結果を経て，Rappaportにより肝細葉（liver acinus）が機能的単位として提唱された．肝細葉構造説は血流動態異常に基づく肝障害の解釈に有用である．肝細葉は，古典的肝小葉辺縁で隣接門脈域を結ぶ線に一致する終末門脈枝および肝動脈枝，胆管末端を中心とし，中心側からzone 1（門脈周辺域），2（中間帯），3（小葉中心域）に分類され，zone 3は中心静脈に接する．zone 1は門脈および肝動脈からの血流が最初に供給され，糖新生，脂肪酸β酸化，アミノ酸代謝，尿素生成，コレステロール合成などが優位に行われ，zone 3では解糖，脂質生成，解毒作用，薬物代謝が主に行われる役割分担（metabolic zonation）がある．metabolic zonationには空間的要素と時間的要素があり代謝タスクを適切な環境に割り当てるために必要である．近年の研究では遺伝子発現プロファイルが明らかとなった．空間的要素は肝細胞における代謝機能の空間的分布であり，多段階代謝プロセスを行うために必要であり，periportal hepatocyteはPck1，Hal，Gls2，Hsd17b13，Ass1，Arg1をpericentral hepatocyteはGlul，Cyp2e1，Cyp1a2，Cyp3a4，and Oatを発現している．時間的要素は必要な代謝プロセスを摂食・絶食サイクルに合わせるために重要でありBmal1，Clock，Periods，Cryptochromesを発現している．この複雑な時空間的要素が破壊されると代謝プロセスが破壊され，薬物の肝毒性や肝線維化などが部位特異的に生じることが知られている．アセトアミノフェン，ピロリジンアルカロイド，ハロタン，四塩化炭素などへの過剰曝露，全身性低酸素状態では，zone 3の肝細胞壊死が生じる．ウイルス性肝炎では単細胞壊死（spotty necrosis）が肝全域で，ややzone 3優位に生じるとされる．鉄過剰，アリルアルコール，リンによる肝障害ではzone 1がおかされる．一般的にzone 3に比べ，酸素および栄養素供給がより豊富なzone 1のほうが障害に強く，

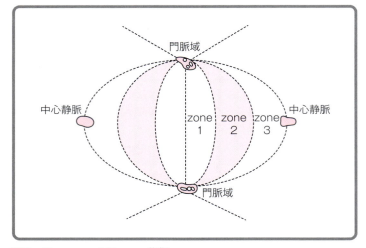

図3 Rappaportのzone分類
隣接する最小の門脈域と門脈域を結ぶ線と血流分布をもとに，肝実質をzone 1，zone 2，zone 3に分ける．zone 3の最遠部に中心静脈が位置する．
（中沼安二：組織病理アトラス，第5版，文光堂，p172，2005より引用）

障害後の再生において中心的役割を果たすと考えられている．また，アルコール関連肝疾患（ALD）および代謝機能障害関連脂肪肝炎（MASH）では，一般的にzone 3から線維化は始まり，進展するとzone 2，zone 1の肝細胞へと連続性にみられるようになる．

文献

1) Schiff ER et al：Schiff's Diseases of the Liver, 10th Ed, Schiff ER et al (eds), Lippincot Willams & Wilkins, Philadelphia, p181-209, 2007
2) Sherlock S et al：Diseases of the Liver and Biliary System, 11th Ed, p1-17, 2008
3) Kanel GC et al：Atlas of Liver Pathology, 3rd Ed, p3-15, 2011
4) 井廻道夫ほか（編）：肝臓病学，朝倉書店，東京，p2-19, 2006
5) Halpern KB et al：Single-cell spatial reconstruction reveals global division of labour in the mammalian liver. Nature 2017；**542**：352-356
6) Ben-Moshe S et al：Spatial heterogeneity in the mammalian liver. Nat Rev Gastroenterol Hepatol 2019；**16**：395-410
7) Schleicher J et al：Zonation of hepatic fatty acid metabolism-The diversity of its regulation and the benefit of modeling. Biochim Biophys Acta 2015；**1851**：641-656
8) Schleicher J et al：Zonation of hepatic fat accumulation：insights frommathematicalmodelling of nutrient gradients and fatty acid uptake. J R Soc Interface **14**. https://doi.org/10.1098/rsif.2017.0443, 2017
9) Kakazu E et al：Branched chain amino acids are associated with the heterogeneity of the area of lipid droplets in hepatocytes of patients with non-alcoholic fatty liver disease. Hepatol Res 2019；**49**：859-870
10) Anita Gola et al：Commensal-driven immune zonation of the liver promotes host defence. Natur 2021；**589**：131-136
11) Martini T et al：Spatiotemporal Metabolic Liver Zonation and Consequences on Pathophysiology. Annu Rev Pathol 2023；**18**：439-466
12) Halpern KB et al：Single-cell spatial reconstruction reveals global division of labour in the mammalian liver. Nature 2017；**542**：352-356
13) Droin C et al：Space-time logic of liver Gene expression at sub-lobular scale. Nat Metab 2021；**3**：43-58
14) Andrews TS et al：Single-cell, single-nucleus, and spatial RNA sequencing of the human liver identifies cholangiocyte and mesenchymal heterogeneity. Hepatol Commun 2021；**6**：821-840
15) Hildebrandt F et al：Spatial transcriptomics to define transcriptional patterns of zonation and structural components in the mouse liver. Nat Commun 2021；**12**：7046.
16) Ben-Moshe S et al：Spatial heterogeneity in the mammalian liver. Nat Rev Gastroenterol. Hepatol 2019；**16**：395-410

4 肝細胞の機能

到達目標
- 肝細胞で行われる種々の代謝機構を理解する．

1 蛋白・アミノ酸・アンモニア代謝

1) 蛋白代謝

体重60 kgの成人男性において，体蛋白は約8 kgである（図1）．60 g/日の蛋白が摂取され，消化酵素によりペプチドやアミノ酸に分解されたのち，小腸上皮より吸収される[1]．小腸上皮から門脈を介し，肝臓へ運ばれ蛋白に合成される．

体内のアミノ酸プールは約80 gであり，必要に応じて蛋白，ほかの窒素を含む生体成分の合成に利用され，一部は分解される．蛋白の合成は，細胞核のDNAより遺伝情報がmRNAへ転写されリボソームに運ばれ，アミノ酸に翻訳される．アミノ酸はペプチドに合成され，さらに蛋白が合成される．蛋白は200 g/日合成され，同量が分解されている．蛋白の分解はリソソーム系とプロテオソーム系で行われ，毛髪，爪，皮膚の脱落，唾液，汗，尿などにより約60 gが喪失される．

2) アミノ酸代謝

アミノ酸は小腸で消化吸収され，門脈を介して肝臓へ運ばれ，肝臓，骨格筋，脳，腎臓などで代謝される[2]．アミノ酸は20種類あり，体内で合成できない必須アミノ酸と体内で合成される非必須アミノ酸に大別される．

肝臓はアミノ酸代謝の主要臓器であり，肝障害により血中アミノ酸濃度に変化が生じる[2]．特に芳香族アミノ酸（aromatic amino acid：AAA）は大部分が肝臓で異化される．必須アミノ酸の40％を占めるバリン，ロイシン，イソロイシンは，分岐鎖アミノ酸（branched-chain amino acid：BCAA）と呼ばれ，骨格筋はBCAAを取り込み，蛋白合成に利用され，また異化されエネルギー源にもなる．

非代償性肝硬変，急性肝不全では，BCAAの低下，AAAの増加が特徴的で，Fischer比（BCAA/AAAモル比）は，1.8以下に低下する．メチオニン濃度は，肝障害の重症度判定に有用であり，急性肝不全では

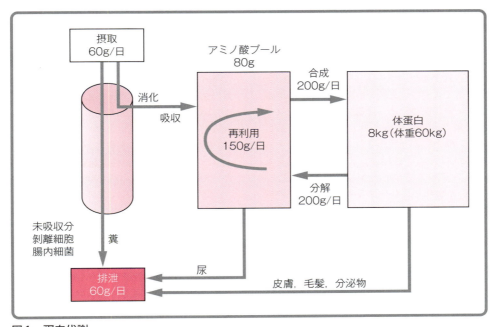

図1　蛋白代謝
（馬場俊之ほか：新臨床内科学，第9版，高久史麿ほか（監），医学書院，p722-723，2010[1]を参考に作成）

90％以上の症例で100 nmol/mL以上となる．BCAA製剤が非代償性肝硬変の血清アルブミンを増加させるとともに，肝硬変に伴う肝不全の悪化・食道静脈瘤破裂・肝細胞癌の発生などの有事事象の発症を遅らせ，生命予後を改善したと報告された[3]．

3) アンモニア代謝

　生体でのアンモニア生成は，内因性と外因性に行われる[2]．内因性アンモニアは，骨格筋，腎臓，腸管壁においてグルタミンがグルタミナーゼにより脱アミノ反応を受け生じる．外因性アンモニアは，腸内細菌のアミノ酸オキシダーゼによる窒素化合物の酸化や尿素のウレアーゼ分解により生じる．腎臓由来のアンモニアは大部分が水素イオンと結合しNH_4^+として尿中に排泄されるが，そのほかのアンモニアは肝臓まで運搬され，尿素サイクルで尿素に変換され処理される[4]．肝硬変ではこの代謝経路が障害され，骨格筋や脳でグルタミン酸からグルタミンを合成する過程でアンモニアを取り込み処理される．この経路を円滑に進めるにはグルタミン酸の供給が不可欠であり，その前段階でBCAAが必要であり，肝硬変患者の骨格筋はアンモニア解毒のためBCAAを利用する．

　高アンモニア血症の原因には，肝細胞機能の低下，門脈-体循環シャント，尿素サイクル酵素欠損症がある[2]．アンモニアは肝性脳症惹起物質のひとつとされるが，血中アンモニア濃度と肝性脳症の程度には必ずしも相関しない．

2 糖代謝

　食物として摂取消化されたグルコースは各組織に運ばれ，ヘキソキナーゼ（肝臓ではグルコキナーゼ）によりリン酸化されグルコース6-リン酸（G6P）となり，図2に示す経路で代謝される[5]．空腹時には血中グルコース濃度を一定に保つため，肝臓に貯蔵されたグリコーゲンが分解される．生成されたG6Pは解糖系とペントースリン酸系により代謝される．解糖系で生じたアセチルCoAはクエン酸経路により二酸化炭素と水に分解され，このとき生じたNAD^+がNADHに，FADが$FADH_2$となり，これらはミトコンドリアの電子伝達系による酸化的リン酸化反応でATP合成に使われる．

　解糖系（Embden-Meyerhof経路）では，ミトコンドリアを持たない嫌気的状態でも最低限のエネルギーが確保できる．本経路ではグルコースがG6Pとなり，フルクトース1,6-二リン酸を経由してピルビン酸に至る．この経路では1分子のグルコースから2分子のATPが産生される．ピルビン酸はアセチルCoAとなり，クエン酸回路で酸化される．グルコース以外の糖は解糖系で代謝される．

　クエン酸経路（クレブス経路，TCA回路）は，アセチルCoAのアセチル基を完全燃焼して二酸化炭素と水に分解する．これらの反応はミトコンドリアで行われる．本経路で利用されるアセチルCoAは解糖系のみでなく，脂肪酸β酸化によっても生成される．

　電子伝達系は，クエン酸回路により生じたNADH，$FADH_2$を還元される．本経路では多数の電子伝達体が還元，酸化を繰り返して電子を呼吸で取り込まれた酸素により水が合成される．この電子伝達系（NADHと$FADH_2$のO_2による酸化）は酸化的リン酸化（ATP合成）と共役（カップル）しており，この反応でATPが産生される．

　ペントースリン酸経路は好気的代謝経路で，核酸合成に必要なリボース5-リン酸，脂質合成に必要なNADPH，トリオースからヘプトースに至る各種単糖類の生成などの役目がある．

　糖新生は，乳酸，ピルビン酸，オキサロ酢酸，アミノ酸などの低分子からグルコースを合成する反応で肝臓に活性が高い．筋肉でグルコースの解糖により生じた乳酸は肝臓で乳酸ヒドロキシゲナーゼの作用でピルビン酸となり，グルコースへ再変換される．グルコースは筋肉へ戻りグリコーゲンとして貯蔵され，この経路をコリ回路という．アラニン，グルタミン酸，アスパラギン酸は糖原性アミノ酸といわれ，糖新生に利用される[6]．

3 脂質代謝

1) 脂肪酸代謝

　肝臓おける脂肪酸代謝は，図3に示すように，①脂肪酸合成系とその取り込み，②脂肪酸分解系，③酸化により生じた活性酸素消去系，④中性脂肪合成系によりなる[7]．脂肪酸はアセチルCoAよりアセチルCoAカルボキシラーゼによりマロニルCoAを経て脂肪酸合成酵素により合成される．脂肪酸合成は転写因子SREBP1cにより正に制御されている．脂肪酸はグリセロールと反応し，中性脂肪となり，肝臓内に脂肪滴として蓄積されるか，VLDLとして分泌される．

　脂肪酸分解は，ミトコンドリアやペルオキシソームでベータ酸化され，ミクロソームでオメガ酸化されている．ペルオキシソーム，ミクロソームでの脂肪酸分解は活性酸素を生じるため，カタラーゼ，SOD，グルタチオンなどが活性酸素の消去を担っている．代謝機能障害関連脂肪性肝疾患（MASLD）では，脂肪酸の取り込み・合成の亢進，ミトコンドリアでのβ酸化低下，末梢組織への中性脂肪の分泌障害がその原因として注目されている．

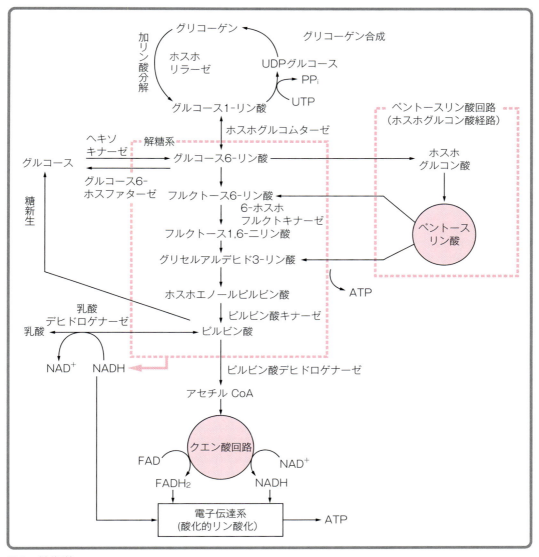

図2 糖代謝
(井上圭三, 富田基郎:病態生理・生化学I, 共立出版, p1-29, 1998[5]を参考に作成)

2) コレステロール代謝

肝臓でのコレステロール代謝は，①アセチルCoAからメバロン酸を介するコレステロール合成系，②リポ蛋白レセプターを介したコレステロールの取り込み系，③VLDLによる排出系，④毛細胆管への排出と取り込み系，⑤胆汁酸合成系より構成される[7]．肝細胞へのコレステロール貯留は，LXRα〜SREBP1cを活性化し，MASLDの形成に関与すると推測されている．

4 ビリルビン代謝

ビリルビンは約80%が老廃赤血球ヘモグロビンに由来し，脾臓で生成される[8]．成人のビリルビン生成量は300 mg/日で，血中の非抱合ビリルビンは水溶性が低くアルブミンと結合して運搬される．肝臓へのビリルビンの取り込みは輸送蛋白OATP-2 (OATP-C, OATP1B1) により行われる (図4)．さらに，小胞体に輸送され，小胞体膜状のUDP1A1によりグルクロン酸抱合を受け，水溶性の抱合型ビリルビンとなる[9]．抱合型ビリルビンは毛細胆管膜上のATP依存性のMRP2により胆汁中に能動輸送される．

血中でビリルビンが上昇し，皮膚や粘膜が黄染した状態を黄疸という．小胞体のグルクロン酸抱合およびそれ以前の異常では非抱合型ビリルビンが優位に，抱

Ⅰ章 基本的事項／A. 肝・胆道の解剖と機能

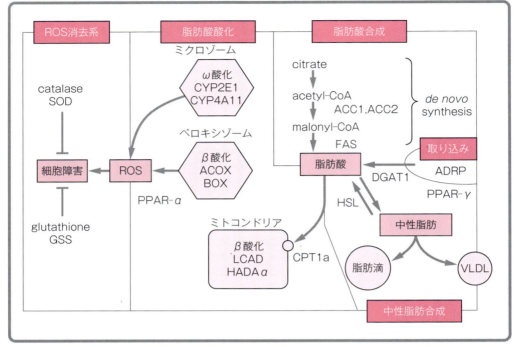

図3 肝臓での脂肪酸代謝
(中牟田 誠ほか：肝胆膵 2008；**56**：9-16[7])を参考に作成)

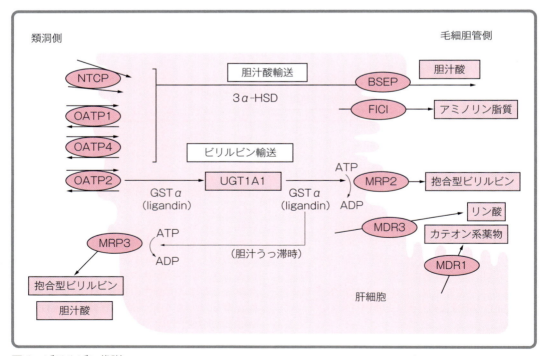

図4 ビリルビン代謝
(足立幸彦ほか：胆道 2009；**23**：174-180[9])を参考に作成)

合後の異常では抱合型ビリルビンが優位に増加する[8]．前者には，溶血性黄疸やシャント高ビリルビン血症などのビリルビン産生過剰，Gilbert症候群，Crigler-Najjar症候群Ⅱ型などの体質性黄疸がある（表1）．後者には，ウイルス性肝炎，アルコール関連肝疾患（ALD），自己免疫性肝炎などの肝細胞性黄疸，急性・反復性・慢性の肝内胆汁うっ滞，腫瘍・結石による閉塞性黄疸，Dubin-Johnson症候群・Rotor症候群の体質性黄疸が含まれている[8]．

5 胆汁酸代謝

胆汁酸には，コレステロールなどの脂溶性老廃物を胆汁中に溶存させ排泄する働きや小腸内の脂質や脂溶性ビタミンの消化吸収を助ける働きがあるが，胆汁酸レセプターのシグナル分子としての作用が明らかにされている[10]．胆汁酸は十二指腸に分泌されたのち，主として遠位回腸で再吸収され，95％以上が門脈を介して肝臓に戻る（図5）．これを腸肝循環という．

表1 高ビリルビン血症の原因疾患

1. 非抱合型優位の高ビリルビン血症
　　1）ビリルビン産生過剰：溶血性貧血，シャント高ビリルビン血症
　　2）体質性黄疸：Gilbert症候群，Crigler-Najjar症候群Ⅱ型
2. 抱合型優位の高ビリルビン血症
　　1）肝細胞性黄疸：ウイルス性肝炎，アルコール関連肝疾患（ALD），自己免疫性肝炎，薬物性肝障害，肝硬変
　　2）肝内胆汁うっ滞
　　　　急性：ウイルス性，薬物性
　　　　反復性：良性反復性，妊娠性反復性
　　　　慢性：原発性胆汁性胆管炎，原発性硬化性胆管炎，慢性薬物性
　　3）閉塞性黄疸：腫瘍，結石，炎症
　　4）体質性黄疸：Dubin-Johnson症候群，Rotor症候群

（滝川 一：新臨床内科学，第9版，高久史麿ほか（監），医学書院，p524-528，2010[8]を参考に作成）

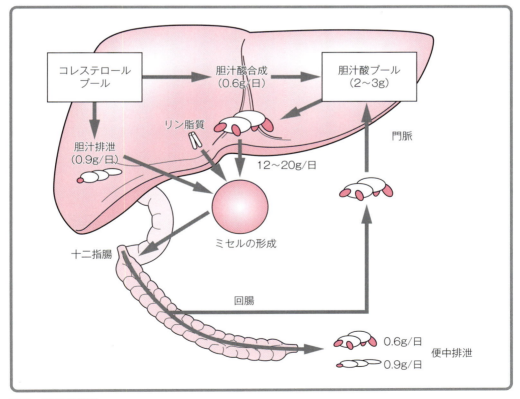

図5 胆汁酸代謝
　（本多 彰ほか：肝胆膵 2005；51：699-709[10]を参考に作成）

Ⅰ章　基本的事項／A．肝・胆道の解剖と機能

胆汁酸合成は律速酵素CYP7A1による経路と，CYP27A1による経路があり，特にヒトでは90％以上が前者で合成される[10]．胆汁酸代謝に影響する食事成分として，コレステロール，植物ステロール，食物繊維，脂肪酸，糖質，アルコールなどが報告されている[10]．

文献

1) 馬場俊之ほか：蛋白代謝異常．新臨床内科学，第9版，高久史麿ほか（監），医学書院，東京，p722-723，2010
2) 白木　亮ほか：アミノ酸分析，アンモニア．肝胆膵 2010；**60**：579-585
3) Muto Y et al：Effects of oral branched-chain amino acid granules on wevent-free survival in patients with liver cirrhosis. Clin Gastroenterol Hepatol 2005；**3**：705-713
4) Butterworth RF et al：Hepatic encephalopathy. The Liver Biology and Pathobiology, 5th Ed, Wiley, p599-617, 2009
5) 井上圭三，富田基郎：糖質エネルギー代謝．病態生理・生化学Ⅰ，井上圭三，富田基郎（編），共立出版，東京，p1-29，1998
6) 宇都浩文ほか：健常時の肝臓を中心とした糖代謝．肝胆膵 2008；**56**：9-16
7) 中牟田　誠ほか：脂質代謝異常と肝臓．肝胆膵 2008；**56**：103-110
8) 滝川　一：症候学―黄疸．新臨床内科学，第9版，高久史麿ほか（監），医学書院，東京，p524-528，2010
9) 足立幸彦ほか：黄疸の成因と病態．胆道 2009；**23**：174-180
10) 本多　彰ほか：胆汁酸と生活習慣．肝胆膵 2005；**51**：699-709

5 胆道の構造と機能

到達目標
● 胆道の構造と機能の概略を説明できる．

1 胆道の構造

　胆道は肝細胞および胆管細胞から分泌された胆汁が十二指腸Vater乳頭の開口部に流出するまでの経路の総称で，胆管と胆囊より成る．一方，肝癌に対する胆道癌のように「肝臓」に相対する意味として「胆道」という言葉を用いる場合には，一般に肝外胆道系を指す．

1）胆管
　図1に示すように，胆管系は最上流の毛細胆管から合流を繰り返しながら徐々に太くなり，やがて肝外へ出て最終的に十二指腸に達する．肝内胆管と肝外胆管のそれぞれについて以下に述べる．

a）肝内胆管
　肝細胞の細胞膜には半管状の溝が存在し，隣接する肝細胞の溝と合わさって1本の細管を形成している．この直径0.5〜1μmの細管を毛細胆管と呼び，胆道の出発点である．肝小葉全体として立体的にみると，この毛細胆管は互いに吻合する細管網をつくりながら肝小葉の辺縁方向に向かう．肝小葉の辺縁では直径15〜20μmの細胆管を形成し，Glisson鞘へと向かう．この細胆管は，固有の胆管上皮を有する最小の胆管である．また，細胆管のうち特に肝細胞に直接接する部分は，管腔が胆管上皮と肝細胞の両者からなり，Hering管とも呼ばれている．
　細胆管はGlisson鞘内で直径40〜80μmの小葉間胆管に合流する．小葉間胆管は単層の立方上皮または低い円柱上皮とその外側の基底膜とで囲まれている．小葉間胆管はさらに集合して上皮細胞は高円柱状となり，直径80〜100μmの隔壁胆管を経て，亜区域胆管（Couinaudのsegment 1〜8に対応），区域胆管（外側，内側，前，後区域に対応）へと移行していく．この区域胆管より上流は通常肝内に位置するため，肝内胆管と呼ばれる．

b）肝外胆管
　一方，次の肝管から下流は肝外に位置するため肝外胆管と呼ばれる．左右の肝管が合流して総肝管となり，さらに胆囊管の合流によって総胆管となって十二指腸に達する．肝外胆管は単層円柱上皮と小粘液腺が散在する粘膜固有層からなり，基底膜の外側には膠原線維と弾性線維を含む結合組織層が加わる．さらに下部胆管では平滑筋線維も混在する．肝管の長さの平均は，左1.3cmに対して右0.7cmであり，左肝管は右肝管の約2倍である．一方，総肝管の長さは0.8〜5.2cm，総胆管の長さは1.5〜9.5cmで，両者の直径は0.5〜1.0cmである．総肝管と総胆管の長さの幅が大きいのは，胆囊管の合流位置に変異が多いためである．
　総胆管は十二指腸の背側を下降し，約80％は膵頭部を貫通してVater乳頭部に入り，乳頭部胆管となる．通常は膵管と共通管を形成して十二指腸に開口するが，胆管と膵管が別々に開口する例もある．また，膵管と胆管が十二指腸壁外で合流する先天性の形成異常として膵・胆管合流異常症がある．乳頭部胆管では平滑筋層が比較的よく発達し，輪走するOddi括約筋をつくる．

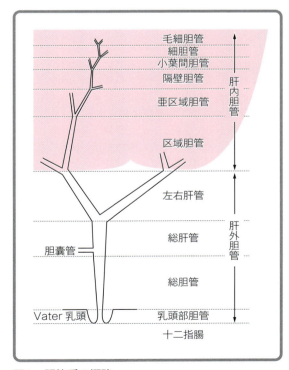

図1　胆管系の概略

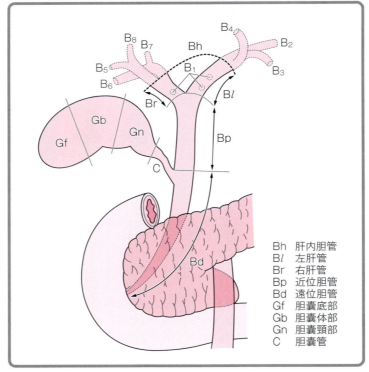

図2 胆道系の区分
B番号はCouinaud分類に相当する．左右肝管合流部下縁から膵上縁までの部分を二等分し，上部胆管（Bs）と中部胆管（Bm）とする．
（日本肝癌研究会（編）：原発性肝癌取扱い規約，第6版補訂版，金原出版，p12，2019より許諾を得て転載）

肝外胆管の区分法としては種々のものがあり，図1に示す肝管，総肝管，総胆管という解剖学的名称に従うもののほか，臨床では，図2に示すように左右肝管合流部下縁から十二指腸壁に貫入するまでを二等分し，肝臓側を近位胆管，十二指腸側を遠位胆管とする区分法もよく使われてきた．最近では，図3に示す肝外胆管を肝門部領域胆管と遠位胆管の区分法が定義され，胆道癌の臨床分類として用いられている．この区分法では，肝門部領域胆管の肝側の左側を門脈左枝臍部の右縁まで，右側を門脈前後枝の分岐点の左縁までとし，十二指腸側は左右肝管合流部下縁から十二指腸壁に貫入するまでを二等分した部位を下縁としており，遠位胆管は肝門部領域胆管より十二指腸に貫入するまでとしている．

2) 胆囊

胆囊は肝臓の下面で右葉前区域と左葉内側区域の間の胆囊床に位置する西洋梨形の袋である．長径7～10 cm，短径2.5～3.5 cm，容積30～50 mLで，胆汁を貯留している．胆囊壁は粘膜，筋層，漿膜下組織，漿膜の4層からなる．粘膜は単層高円柱上皮で覆われ，粘膜固有層と漿膜下組織では血管，リンパ管，神経の発達が良好である．胆囊内面には無数の微小な襞があり，通常容積の2～3倍まで拡張しうる．

胆囊は図2に示すように底部，体部，頸部の3つに区分される．頸部は胆囊床に固定されているが，底部の位置は一定していない．頸部はS状を形成し，次第に細くなって胆囊管へ移行する．

胆囊管の長さは0.4～6.0 cm，直径2～3 mmであり，胆囊に近い部分の粘膜面にはらせん状の強い襞があり，らせん弁（Heister弁）と呼ばれる．組織は胆囊壁に似ているが，筋線維成分を欠き，らせん弁の基部にわずかに認めるのみである．

2 胆道の機能

胆道の機能は，肝臓から分泌された胆汁を胆囊に運搬して濃縮し，胆囊胆汁として十二指腸に排出することである．その主な目的は，①コレステロール，ビリルビン，外来性薬物などの排泄，および②脂肪の消化

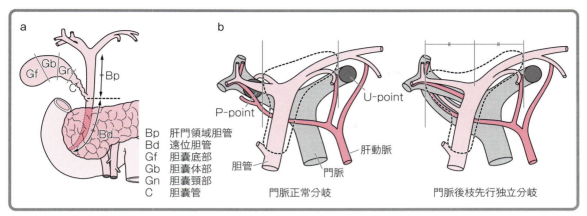

図3　胆道癌における胆道系の区分
a：肝外胆道系の区分
b：肝門部領域胆管の目安
（日本肝胆膵外科学会（編）：胆道癌取扱い規約，第7版，金原出版，p18，2021より許諾を得て転載）

吸収に必要な胆汁酸の分泌，の2点である．胆管には運動機能はないが，胆嚢への胆汁運搬と十二指腸への排出は，胆管と十二指腸内圧の圧格差および胆嚢とOddi括約筋の運動によって調節されていると考えられている．以下に胆管，胆嚢，Oddi括約筋それぞれの機能について概説する．

1）胆管の機能

肝内胆汁の分泌圧は25～40 cmH$_2$Oであるのに対して，総胆管の内圧は15～20 cmH$_2$O，十二指腸の内圧は約7 cmH$_2$Oである．したがって，胆嚢摘出後の患者であってもOddi括約筋が弛緩していれば，圧の勾配にしたがって胆汁は十二指腸に流出する．

2）胆嚢の機能

胆嚢粘膜は肝胆汁中の水分と電解質を吸収することによって1/6～1/10の容量まで濃縮する．一方，肝胆汁の分泌増加や総胆管の通過障害のときには2～3倍まで拡張し，胆道内圧の一定化に寄与している．胆嚢の収縮には迷走神経刺激やコレシストキニンなどの液性因子が影響するが，正常者では液性因子のほうがより大きく関与していると考えられている．

3）Oddi括約筋の機能

Oddi括約筋はコレシストキニンによって胆嚢の収縮と連動して弛緩し，胆嚢胆汁の十二指腸への排出に寄与している．一方，胆嚢の弛緩時（胆汁がまだ満たされていないとき）にはOddi括約筋は収縮して胆道内圧が上昇し，胆嚢への肝胆汁の充満が起こる．一方，自律神経によるOddi括約筋の調節については相反する報告があり，いまだ不明な点が多いが，臨床的に抗コリン薬のアトロピンはOddi括約筋の弛緩に有効である．

Ⅰ章　基本的事項／A．肝・胆道の解剖と機能

6 薬物代謝

到達目標
- 肝臓における薬物代謝の目的と主な反応機構を説明できる．
- 薬物相互作用，プロドラッグ，薬物性肝障害や発癌との関連を理解できる．
- アセトアミノフェン肝障害のメカニズムを説明できる．

1 薬物代謝の目的

　薬物代謝とは薬物や毒物などの生体外物質を体外へ排泄するための代謝反応の総称である．

2 薬物動態と肝代謝・腎代謝

　薬物が服用されたあとの血中・組織中濃度の時間的推移を決定する薬物動態は個人的に変動する．その要因として代謝酵素やトランスポーターの遺伝子多型，疾患，併用薬との相互作用などが明らかにされている．
　薬物は，胃や腸管から吸収され門脈から肝臓へ移り，肝細胞内の酵素により代謝される．一部代謝されなかった薬物は血流に乗りアルブミンと結合し全身へ運ばれるが，結合しないフリーの薬物が標的臓器で効果を発揮する．低栄養状態や肝硬変では薬の効果は増強する．体内に入った薬物は，①吸収，②分布，③代謝，④排泄により運命が決まり，それぞれ様々な因子に影響されている（図1の①〜④参照）．
　肝代謝（肝消失型）とは，肝臓で代謝され薬効を失い尿中に排泄される未変化体の割合が約40％以下の場合をいう．肝臓で代謝されにくく未変化体のまま腎臓を通過する割合が約60％以上のものを腎排泄型（腎代謝）と呼んでいる．薬物が血中から消失するのは，その薬物血中濃度半減期の4〜5倍とされている．

3 薬物代謝反応 （図1の③）

　薬物代謝反応は全身の組織で行われるが，その中心臓器は肝臓である．一般に肝臓は対象物質の親水性を高めることによって，組織中に蓄積しにくく，また尿中や胆汁中に排泄しやすくしている．親水性を高める方法として，第1相の酸化・還元・分解反応と第2相の抱合反応に分類される．

1) 第1相反応

　第1相反応には，対象物質の分子量に大きな変化をもたらさない酸化・還元反応と，分子量が減少する加水分解反応などが含まれる．なかでもcytochrome P450（CYP）による酸化反応が重要で，医薬品の70％以上がこの反応を受け，水酸化や脱アルキル化などによって親水性が高められる．CYPは全身の臓器で発現しているが，薬物代謝では，最も発現量が多い肝臓と内服薬が最初に通過する小腸のCYPが重要である．特にCYP3A4で代謝される薬物が多い．

2) 第2相反応

　第1相反応の代謝物には，抱合酵素と呼ばれる一連の酵素によって硫酸，グルクロン酸，グルタチオン（GSH）などの内因性物質が付加される．これが第2相反応であり，分子量の増大とともに水溶性がさらに高められる．一方，もともと水溶性が高い化合物では，第1相反応を受けずに直接第2相反応を受けるものもある．アセトアミノフェン（AcAP）肝障害は，GSH枯渇により生じる．

4 薬物相互作用 （図1参照）

　複数の薬物が同時に投与されると，それらが吸収されてから排泄されるまでの様々な過程で，相互作用による作用増強，減弱，新たな副作用の発現などが起こりうるが，CYPが関係する相互作用が最も多い．薬物のなかにはCYPを阻害するものや誘導するものがある．「医薬品開発と適正な情報提供のための薬物相互作用ガイドライン」（厚生労働省）「医療現場における薬物相互作用へのかかわり方ガイド」（日本医療薬学会）が出ている．

1) CYPが関係する相互作用

　主な薬物代謝の阻害様式は次の3つがある．①競合阻害は，同じCYPで代謝される複数の薬物の併用によるもの，②不可逆的阻害は，不安定な反応性中間体がCYPの活性中心近傍に不可逆的に共有結合して酵素が失活するもの（エリスロマイシンによるCYP3A4阻害），③非特異的阻害は，CYPに特徴的な阻害様式で，ヘムの第6配位子に分子種非特異的に薬物が配位結合し酵素を可逆的に阻害するものである（シメチジンに

6. 薬物代謝

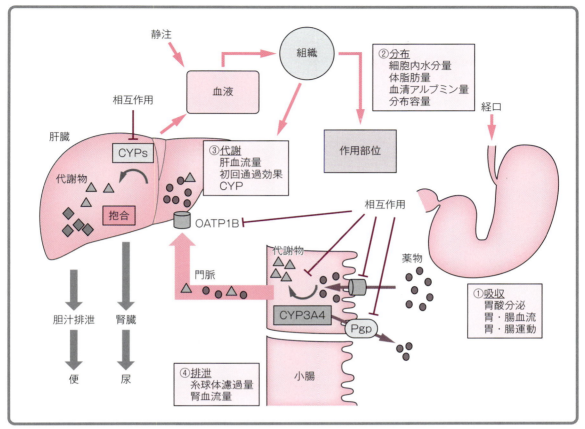

図1　薬物動態に影響する主な生理機能や相互反応
CYP：cytochrome P450，Pgp：P-glycoprotein

よるCYP2D6，アゾール系抗真菌薬によるCYP3A4の阻害）．また，いくつかのゲノム変異が薬物動態に影響する．CYP以外の酵素では，グルクロン酸抱合の競合阻害が知られている．

2) トランスポーターを介した相互作用

肝臓の取り込み過程において働くトランスポーターを介した薬物相互作用が報告されている．肝細胞のOATP1Bを強力に阻害する薬としてシクロスポリンAやリファンピシンが知られる．その基質であるスタチン系の薬を併用すると，競合阻害を受け肝細胞への取り込みが減り，肝代謝が低下するため血中濃度が上昇する．また，シメプレビルやアスナプレビルがOATP1B阻害薬であるリファンピシンとの併用で血漿中AUCが大きく上昇することはよく知られている．また，ゲノム変異の関与も報告されている．

いずれの相互作用もサプリメントの服用により血中濃度が変化する可能性があることにも注意すべきである．

5 プロドラッグ

内服した薬剤が薬効を保ったまま目標組織に到達するまでには，消化管粘膜通過，小腸や肝臓での代謝による薬効消失などいくつかの障害がある．これらの障害をクリアするために，消化管から吸収されやすく，しかも吸収後の代謝作用を受けてはじめて薬効が発揮されるように化学的に修飾された薬がプロドラッグである．代表例として，エナラプリル（レニベース），ソホスブビル（ソバルディ），オセルタミビル（タミフル）などがある．

6 薬物性肝障害，発癌との関連

薬物性肝障害の原因化合物や発癌物質といわれるもののなかには，生体内での代謝物が原因になっているものがある．たとえば，AcAP肝障害は，それ自体でなくCYP2E1で酸化されて生じたN-acetyl-p-benzoquinone imineがGSH抱合で無毒化される過程で，大量投与に

Ⅰ章　基本的事項／A．肝・胆道の解剖と機能

よりGSHが枯渇し，発生する．また，肝細胞癌の原因となるカビ毒のaflatoxin B1は，CYP3A4によってaflatoxin B1-8, 9-epoxideに酸化されることによってDNAに結合し，発癌性を獲得する．また，多くの薬物性肝障害では，薬物代謝の第1相反応で生じた中間代謝物がハプテンとなり，蛋白と結合して抗原性を獲得し，アレルギー反応を惹起することが原因となっている．

7 アルコール代謝（遺伝的素因を含む）

到達目標
- 肝でのアルコール代謝とアルコール性肝障害との関係，遺伝子多型の影響を理解する．

1 アルコールの吸収と代謝

経口摂取されたアルコール（エタノール）は，胃や上部小腸から吸収される．吸収されたアルコールのうち2〜10％は未変化体のまま呼気や汗，尿から排泄されるが，90％は門脈より肝に到達し代謝されて，毒性の強いアセトアルデヒドとなる．アセトアルデヒドは肝臓内で無害な酢酸へと代謝される．酢酸は全身組織に運ばれ，最終的にTCA回路を経て二酸化炭素と水に分解される．一般に，肝臓が1時間に処理できるアルコール量は体重60 kgの人で6〜7 g程度とされるが，代謝酵素の遺伝子多型や飲酒状況の影響を受ける．

2 肝でのエタノール代謝と肝障害

摂取されたアルコールは，主に肝細胞質に存在するアルコール脱水素酵素（alcohol dehydrogenase：ADH）と，小胞体に存在するチトクロムP450（CYP）を介したミクロソーム・エタノール酸化系（microsomal ethanol oxidizing system：MEOS），ペルオキシソームに存在するカタラーゼにより代謝される（図1）．いずれの系においてもエタノールの酸化により有害なアセトアルデヒドが産生され，主にアルデヒド脱水素酵素（aldehyde dehydrogenase：ALDH）によって酢酸へと代謝される．この代謝過程において肝障害が発症する．ADHとMEOS，ALDHは中心静脈周囲（zone 3）に多く分布しており，アルコール性肝障害では脂肪変性や線維化がzone 3優位に生じる．また，アルコールは類洞内皮細胞でも代謝されるが，この際に類洞径の狭小化をきたし，循環障害を介した肝障害を起こす．

1）ADH系

ADHによるエタノール酸化に伴い過剰の還元型nicotinamide adenine dinucleotide（NADH）が産生さ

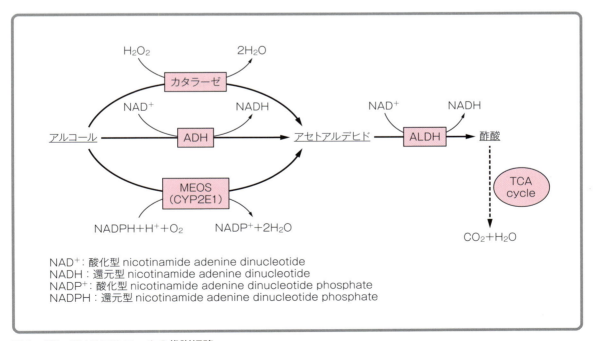

図1　肝におけるアルコールの代謝経路

れる．これにより，NADH/NAD比が増大（redox shift）し，ミトコンドリアの電子伝達系に過負荷がかかり活性酸素種（reactive oxygen species：ROS）が増加する．ROSはアポトーシス促進蛋白の放出を介して，アポトーシスの原因となる．また，脂質合成系亢進，脂肪酸β酸化抑制をきたし，肝細胞内に中性脂肪が沈着する．なお，ADHは通常状態ではアルコール代謝の8割以上を担っている．

2) MEOS系

CYP2E1はMEOSによるエタノール代謝を担う酵素であり，本酵素が基質を酸化する際，ROSが産生される．CYP2E1はアルコールで誘導され，長期大量飲酒者ではアルコール代謝の5割以上を担うまでになる．CYP2E1の発現増加やROSの蓄積は小胞体ストレスの原因となり，アポトーシスを引き起こす．飲酒によるMEOS活性の誘導はアルコール耐性の一因であり，長期大量飲酒にてCYP2E1が誘導され，ADH低活性型でも酒に強くなる．

3) カタラーゼ

過酸化水素（H_2O_2）の存在下にエタノールをアセトアルデヒドに酸化する能力を持つ．

4) アセトアルデヒドとALDH

アセトアルデヒドは極めて反応性の高い物質であり，血中濃度が数十μmol/Lになると顔面紅潮，動悸，嘔気，頭痛などの不快なフラッシング反応が起こる．アセトアルデヒドは肝星細胞を直接活性化し肝線維化を進展させる．また，細胞内グルタチオンを枯渇させてROSが産生される．さらに，ALDHを介したアセトアルデヒドから酢酸への代謝においても，還元型NADHが生成されROSが増加する．酸化ストレスによりアポトーシスに陥った肝細胞は，肝内マクロファージを活性化させ，腫瘍壊死因子（tumor necrosis factor：TNF)-α分泌を介して直接的に，あるいは炎症細胞の誘導を介して間接的に細胞死増悪に寄与する．

ALDHにはアイソザイムが存在するが，生体内でアセトアルデヒドの代謝に最も強く関与するのはALDH2である．

3 ADH1BおよびALDH2の遺伝子多型

ADHを構成する*ADH1B*遺伝子にはrs1229984多型（Arg47His多型）が知られ，変異型ホモ接合体ではADH低活性型となる．日本人では5〜7%にADH低活性型がみられ，飲酒の翌日もアルコールが残りやすいが，アセトアルデヒドの産生が遅いことから不快なフラッシング反応が起きにくく，多量飲酒者になりやすい．

肝でのアセトアルデヒド代謝に最も重要な*ALDH2*にはrs671多型（Glu487Lys多型）が知られており，活性型（*ALDH2*1*）と非活性型（*ALDH2*2*）に分類される．*ALDH2*2*のホモ接合体はごく少量のアルコール摂取でも血中のアセトアルデヒド濃度が高くなり，ほとんど飲酒できない．*ALDH2*1/*2*のヘテロの場合もアセトアルデヒド分解能が低下しているためアルコール依存症になることが少ない．しかし，より少量の飲酒で肝障害を呈し，食道癌，咽喉頭癌など，上部消化管の発癌リスクが上昇する．

*ALDH2*遺伝子型の頻度は人種間で大きく異なり，白人はほとんど*ALDH2*1*ホモ接合体であるのに対し，日本人は*ALDH2*1*の保有者が45%，*ALDH2*1/*2*が45%，*ALDH2*2*が10%とされているが，地域差がみられる．

文献

1) Lieber CS：Metabolism of alcohol. Clin Liver Dis 2005：**9**：1-35
2) Lucey MR et al：Alcoholic hepatitis. N Engl J Med 2009：**360**：2758-2769

8 胆汁分泌機構

> 到達目標
> ● 胆汁を構成する主要成分とその分泌機構を理解する．

1 胆汁の組成と胆汁分泌の意義

　肝細胞から分泌される胆汁（肝胆汁）の95〜97％は水から成り，残りの3〜5％が固形質である．固形質の内訳は，胆汁酸（41％），電解質・外来性薬物（31％），リン脂質（17％），蛋白（7％），コレステロール（3％），ビリルビン（1％）程度である（図1）．その後，胆汁は固形質が約15％になるまで胆囊内で濃縮され（胆囊胆汁），胆囊収縮によって十二指腸に分泌される．胆汁はコレステロール，ビリルビンおよび外来性薬物の排泄経路であると同時に，主要成分である胆汁酸は，コレステロールの排泄と脂肪の消化吸収に必須の界面活性剤である．

2 胆汁主要成分の分泌機構

1) 胆汁酸

　胆汁酸はステロイド骨格に水酸基とカルボキシル基を持つ界面活性剤である．肝細胞中胆汁酸の大部分は，側鎖のカルボキシル基にグリシンまたはタウリンが結合したアミノ酸抱合体のかたちで存在し，毛細胆管側細胞膜にあるbile salt export pump（BSEP）によって毛細胆管へ輸送される（図2）．また，胆汁うっ滞時には，肝細胞内で胆汁酸の水酸基が硫酸またはグルクロン酸抱合を受け，腸管から再吸収されにくく，親水性が増して腎からも排泄されやすいかたちに変化する．これらの硫酸・グルクロン酸抱合型胆汁酸はmultidrug resistance-associated protein 2（MRP2）と呼ばれるトランスポーターによって毛細胆管へ分泌されると同時に，一部はMRP3およびMRP4によって血液中へ分泌され，腎から排泄される．

2) リン脂質

　ホスファチジルコリン（レシチン）を中心とするリン脂質の分泌には，毛細胆管側細胞膜に存在する蛋白multidrug resistance 3（MDR3）が重要な働きを担っている．この蛋白は脂質二重層の内側（細胞質側）から外側（毛細胆管側）にレシチンを転位させ，細胞膜内外のレシチンの非対称分布を引き起こす．その後，外側のレシチンは，毛細胆管中に分泌された胆汁酸の界面活性作用により胆汁中に放出されると考えられている．

3) コレステロール

　肝細胞からのコレステロールの分泌には，ABCG5およびABCG8と呼ばれる2つの蛋白が関与している．これらは毛細胆管側細胞膜上でヘテロ二量体を形成し，コレステロールのトランスポーターとして機能し

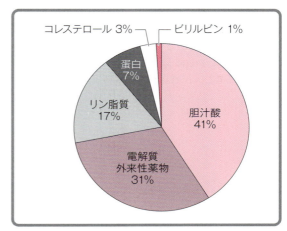

図1　胆汁成分（固形質）の内訳

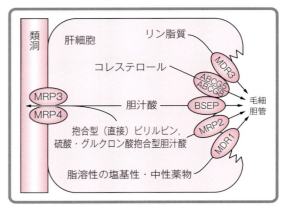

図2　肝細胞における胆汁分泌システム
　MDR：multidrug resistance，ABC：ATP-binding cassette transporter，BSEP：bile salt export pump，MRP：multidrug resistance-associated protein

ている．コレステロールは非水溶性であるため，リン脂質や胆汁酸とミセルや小胞を形成することによってはじめて胆汁中に溶存可能である．

4) ビリルビン

　肝細胞でグルクロン酸抱合を受けたビリルビン（抱合型ビリルビン，直接ビリルビン）は，グルクロン酸抱合型胆汁酸と同様にMRP2によって毛細胆管へ分泌される．また，閉塞性黄疸では，直接ビリルビンはグルクロン酸抱合型胆汁酸と同様にMRP3およびMRP4によって血液中へ分泌される．

5) 水

　胆汁中の水分はその約60%が肝細胞から，残り約40%が胆管細胞から分泌されると考えられている．肝細胞からの水の分泌には胆汁酸依存性の分泌と非依存性の分泌があり，前者はBSEPによって分泌された胆汁酸，後者はMRP2によって分泌されたグルタチオンが主要な役割を演じている．胆汁酸，グルタチオンの毛細胆管への分泌により，カウンターイオンであるNa^+が肝細胞のtight junctionを通って類洞から毛細胆管内に移動し，浸透圧利胆によって水分も毛細胆管内に移動してくるためとされている．一方，胆管細胞からの水の分泌はセクレチンによって刺激される．セクレチンが胆管細胞膜の受容体に結合すると，胆管細胞中Cl^-の胆管腔への排出とそれに続くCl^-とHCO_3^-の交換反応が促進され，最終的に胆汁中にHCO_3^-とカウンターイオンのNa^+が増加する．このときの浸透圧利胆による胆管腔への水分の移動は，水チャネルaquaporin-1を介して行われる．

3　十二指腸への分泌機構

　総胆管には運動機能がなく，十二指腸への胆汁分泌は胆嚢とOddi括約筋の運動によって調節されている．胆嚢の収縮は消化管ホルモンのひとつであるコレシストキニンによって促進される．コレシストキニンは食後に十二指腸および上部空腸粘膜から血中に分泌されるが，消化産物としてのアミノ酸や脂肪酸が主な分泌刺激になっていると考えられている．一方，胆嚢収縮により十二指腸内に増加した胆汁酸やトリプシンはコレシストキニンの分泌を抑制し，胆嚢収縮に対してフィードバックをかけていると考えられる．

I 章

基本的事項

B. 病態生理

Ⅰ章　基本的事項／B．病態生理

1 ウイルス肝炎の発症機序（免疫の関与を含めて）

到達目標
● ウイルス肝炎の発症にかかわる免疫応答の働きが理解できる．

1 肝炎ウイルス感染時の細胞傷害機序

一般にウイルス感染時の細胞・組織傷害は，ウイルス増殖によってもたらされる感染細胞の死に起因するものと，免疫応答による感染細胞排除に起因するものとに大別される．感染細胞内でのウイルス増殖が，細胞の生理機能の破綻，細胞周期の停止，細胞膜の破壊などを引き起こす場合は，感染細胞に変性，細胞死をもたらし，培養系では感染細胞の変性効果（cytopathic effect：CPE）などが観察される．

A～E型の肝炎ウイルス感染では，いずれのウイルスにおいてもウイルス血症が肝炎発症に先行して起こる．さらにB型肝炎ウイルス（HBV），C型肝炎ウイルス（HCV）の持続感染では肝障害を認めない無症候性キャリアが存在する．このような臨床経過から，いずれの肝炎ウイルスも直接の細胞傷害性はないか，あっても軽度であることを示唆している．A型肝炎ウイルス（HAV），E型肝炎ウイルス（HEV），HCVの*in vitro*の培養系においても，ウイルス感染による明らかなCPEは報告されていない．肝細胞内でHBVの複製が起こるトランスジェニックマウスなどの動物モデルでも，通常の免疫寛容の状態では，肝障害，肝の組織学的変化はないか，軽度にとどまる．以上より，いずれの肝炎ウイルスにおいても，感染時の肝障害の主体は，ウイルス自身の直接の細胞傷害によるものではなく，宿主免疫応答による感染肝細胞排除の結果であると考えられる[1]．

ウイルス肝炎とは肝炎ウイルスによって引き起こされる肝炎であるが，肝炎ウイルス以外で肝障害をもたらす主たるウイルスとして，EBウイルス，サイトメガロウイルス，単純ヘルペスウイルス，アデノウイルスなどが知られている．これらのウイルスは，いずれも培養系でのCPEが確認されており，肝障害に直接の細胞傷害が関与する可能性がある点で肝炎ウイルスとは異なっている．一方で，これらのウイルスの多くで，ウイルス抗原特異的免疫応答が肝障害と同期して認められることより，やはり宿主免疫応答による感染細胞排除が肝障害の発現に関与していることが示唆される．

2 肝組織像と肝障害発症機序

ウイルス肝炎の組織像では，肝細胞の腫大，変性，壊死，脱落，リンパ球，マクロファージを主体とした炎症細胞浸潤などの壊死・炎症反応が認められる．急性肝炎では，これらの変化が肝全体にびまん性に出現する．急性肝不全では，小葉中心帯から起こる帯状壊死の融合により広範肝壊死を呈するようになる．慢性肝炎では，門脈域への炎症細胞浸潤が目立つようになり，小葉への炎症波及，すなわちinterface hepatitis（piecemeal necrosis）がみられることが活動性の指標となる．また，活動性が高くなれば，小葉内にも壊死巣が認められるようになる[2]（他項参照）．

これらはウイルス肝炎で，ある程度共通してみられる組織像であることより，起因ウイルスの違いにかかわらず，肝障害がほぼ同様の機序によって引き起こされることを示唆している．また，肝細胞の変性，壊死像とともに観察される炎症細胞浸潤の存在は，病像の形成に免疫応答が関与することを意味している．

3 肝臓における免疫担当細胞の比率と役割

肝臓は，肝細胞，胆管細胞などの実質細胞，類洞内皮細胞，肝常在マクロファージであるKupffer細胞（KC），同じく肝常在のnatural killer細胞（NK）であるピット細胞（natural killer T細胞：NKTの一部も含む），主に肝線維化に関与する星細胞（stellate cell）などの非実質細胞から構成される．肝臓における免疫担当細胞の構成比率は，末梢血におけるそれと大きく異なっている．肝内では，NK，NKTの比率が末梢血より高く，T細胞（$\alpha\beta$T細胞）の比率は末梢血よりもやや低い．また，CD4陽性T細胞とCD8陽性T細胞との比率は1：1.5～2とCD8陽性T細胞の比率が高く，ほぼ末梢血での比率と逆になっている．$\gamma\delta$T細胞の比率，樹状細胞（dendritic cell：DC）の比率も末梢血に比較し高くなっている．

このように末梢血と異なる免疫担当細胞の構成により，肝臓には独特の免疫環境が構築されている．また，肝臓におけるKC，DC，類洞内皮細胞などは，免疫抑制の方向に作用することが報告されている[3]．

● *28* ●

この作用は，腸管から門脈を経て大量の抗原が流入する場である肝臓において，定常状態（炎症の非存在下）で過度の免疫応答が起こらない状態を維持するために重要であると考えられている．

しかし，肝炎ウイルスの感染が起これば，それを契機としてこれらの免疫環境には変化が生じ，肝炎ウイルス排除に向けた免疫応答とそれに随伴する肝障害が惹起される．

4 ウイルス肝炎と自然免疫（innate immunity）

肝炎ウイルス感染に対する免疫応答は，HBV，HCV感染で詳細に解析されている．

一般にウイルス感染では，ウイルス感染細胞自身，あるいは抗原を取り込んだDCによるinterferon (IFN)-α/β産生，DCから産生されるinterleukin (IL)-12などにより活性化されたNK，NKTによる直接の細胞傷害，IFN-γ産生などの自然免疫応答が，感染初期のウイルス排除に作用する（図1）．肝炎ウイルス感染でも同様のウイルス排除機構が作用すると考えられているが，一方で，これらの機構が十分に機能していない可能性もある．

HBVは潜伏期間中にほとんどすべての肝細胞に感染し，HCVも30〜50％の肝細胞に感染しているとされている．さらに肝障害を伴わないHBV，HCVキャリアも存在する．これらは，潜伏期あるいはキャリア期において，ウイルス排除に作用する自然免疫応答が十分に機能していないことを示唆している．HBVでは，ウイルスmRNAの鋳型となるcovalently closed circular DNA（cccDNA）が核内にとどまるなど，その複製機構の特徴が自然免疫応答の回避に関連していると考えられている[4]．また，HCVでは種々のウイルス蛋白の作用により細胞内のウイルス感知システムを阻害し，感染細胞自身によるウイルス排除機構であるIFN-α/β産生を抑制するなど，自然免疫応答を積極的に回避していることが明らかにされている[5]．HAVもHCVと同様，ウイルス自身が自然免疫応答を抑制する機能を有することが報告されている．一方で，HBVにおいては急性感染初期（潜伏期）のウイルス減少にNK，NKTが関与することも示されているが，やはり臨床的な治癒とされるレベルのウイルス制御・排除を得るためには適応免疫の作用が必要である．

ウイルス肝炎全般において，いったん肝障害が惹起された状態では，NK，NKT，マクロファージなどが活性化され，炎症が進展し，ウイルス排除がもたらされる．さらに，マクロファージの過剰な活性化が起こった場合には，tumor necrosis factor（TNF）-α産生

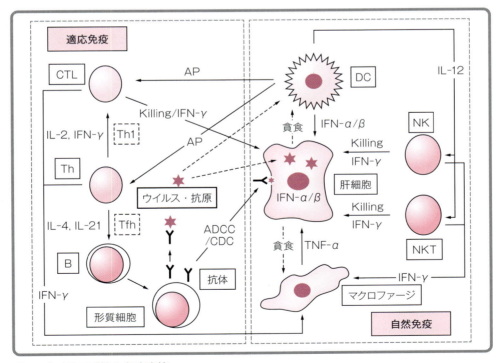

図1　ウイルス感染と免疫応答
　　AP：antigen presentation，抗原提示

Ⅰ章　基本的事項／B．病態生理

などを通じて非特異的な肝細胞破壊が広がり，それが肝炎の重症化，急性肝不全への進展につながる．

5　ウイルス肝炎と適応免疫 (adaptive immunity)

　一般に，感染ウイルスの排除に最終的に作用するのは適応免疫（獲得免疫）であり，そのなかでもCD8陽性T細胞である細胞傷害性Tリンパ球（CTL）と中和抗体の作用が重要である．また，CTLの活性化，増殖，中和抗体の産生には，CD4陽性T細胞であるヘルパーT細胞（Th）も重要な役割を果たしている．すなわち，DCなどの抗原提示細胞により誘導されたウイルス抗原特異的Thのうち，Th1がやはりDCにより抗原提示を受けた抗原特異的CTLの誘導を促進し，Tfh（濾胞T細胞）がB細胞に作用し抗体産生を誘導するとされている（図1）．中和抗体は体液中のウイルスを排除するように作用するが，十分な中和抗体が産生されるまでには時間がかかり，比較的早期のウイルス排除には，ウイルス感染細胞を直接傷害するCTLのほうが重要と考えられる．

　チンパンジーを用いたHBV，HCV感染実験では，肝障害の発現は肝内へのウイルス抗原特異的CTLの浸潤と同期している．また，ヒトでのウイルス肝炎においても肝障害の程度とウイルス抗原特異的CTLの頻度との間で強い相関を認める．特に，HBV，HCVの排除が観察された急性肝炎においては，比較的高度の肝障害とともに，活発なCTL応答が観察される．このように，ウイルス肝炎においては，CTLが肝障害を惹起する主要なエフェクター細胞であるとともに，感染肝細胞への直接傷害，さらにはIFN-γ産生を通じた非細胞傷害性のウイルス排除にも重要な役割を果たしていると考えられる．HAV，HEV感染においても，同様にCTLが肝障害発現に関与することが示されている．

　チンパンジーを用いたHBV感染実験では，ウイルス抗原特異的CTLの誘導に，CD4陽性T細胞が必要であることが示されている．さらに，ヒトにおいても，HBV，HCVの一過性感染でウイルスの排除が起こる場合には，CTL応答のみならず，活発なウイルス抗原特異的Th応答が観察される．以上より，Thは主にCTLの誘導を介して，間接的に肝障害の発現やウイルス排除に関与している[6]．

　中和抗体は，ウイルス粒子に結合することによる中和作用のみでなく，抗体依存性細胞傷害（antibody-dependent cell-mediated cytotoxicity：ADCC），補体依存性細胞傷害（complement-dependent cytotoxicity：CDC）を通じて，感染細胞の排除にもかかわる．HBVにおけるHBs抗体のように，多くの肝炎ウイルスではウイルス粒子に結合し感染の収束に作用する中和抗体が存在するが，これらの中和抗体の肝障害への関与は明らかにされていない．一方，HCVでは中和抗体の存在が確認されていない．これは，いったん中和抗体が誘導されても，ウイルス変異により抗体の認識できないウイルスが選択されてしまうためと考えられている．HBVにおいては，HBc抗体，HBe抗体などが感染経過中に誘導されるが，これらの肝細胞傷害への関与についても明らかにはされていない．

文献

1) Kumar V et al：The biology and pathogenesis of hepatitis viruses. Current Science 2010；**89**：312-325
2) 中野雅之：慢性肝炎の病理．振り返ってみた肝臓病理の世界．DTP出版，東京，p47-52，2006
3) Knolle PA, Thimme R：Hepatic immune regulation and its involvement in viral hepatitis infection. Gastroenterology 2014；**146**：1193-1207
4) Faure-Dupuy S et al：Interplay between the Hepatitis B Virus and Innate Immunity：From an Understanding to the Development of Therapeutic Concepts. Viruses 2017；**9**：5
5) Xu Y, Zhong J：Innate immunity against hepatitis C virus. Curr Opin Immunol 2016；**42**：98-104
6) Guidotti LG, Chisari FV：Immunobiology and pathogenesis of viral hepatitis. Annu Rev Pathol Mech Dis 2006；**1**：23-61

Advanced

● B型慢性肝炎と免疫チェックポイント阻害薬

　B型慢性肝炎において，HBV特異的T細胞はPD-1，CTLA4などの抑制性受容体を発現し，抗原の認識能ならびに反応性が低下し，抗ウイルス活性が低下（疲弊）している．そこで，PD1/PD-L1を標的とした免疫チェックポイント阻害薬により免疫寛容を克服させる抗HBV治療が研究開発されている[a, b]．一方，免疫チェックポイント阻害薬は直接免疫能を低下させるわけではないが，化学療法中のHBV再活性化の報告もあり[c]，機序解明が進められているが日常診療では注意が必要である．

[文献]

a) Gehring AJ, Protzer U：Targeting innate and adaptive immune responses to cure chronic HBV infection. Gastroenterology 2019；**156**：325-337
b) Su M et al：Possibility of PD-1/PD-L1 inhibitors for the treatment of patients with chronic hepatitis B infection. Dig Dis 2023 Oct 11. doi：10.1159/000534535.
c) Zhang X et al：Hepatitis B virus reactivation in cancer patients with positive Hepatitis B surface antigen undergoing PD-1 inhibition. J Immunother Cancer 2019；**7**：322

2 ウイルス肝炎の臨床像と慢性化（特にB型肝炎におけるgenotypeの関与）

到達目標
● ウイルス肝炎の自然経過が理解できる．

1 B型肝炎

1) 急性感染後の経過（図1）

B型肝炎ウイルス感染の大部分は一過性の感染に終わり，臨床的治癒に至る．しかし，一部の症例で慢性化，キャリア化を引き起こす．台湾での疫学調査からは，HBV感染のあった乳児の90％，1歳から5歳の幼児の25〜50％，成人の5％が慢性化するとされる[1,2]．HBVに対する十分な免疫応答の起きない場合に慢性化する．

成人のB型肝炎ウイルス感染は，70％前後が不顕性感染で，20〜30％が急性肝炎を発症する[3]．急性肝炎の95％は自然治癒し，5％前後が慢性化する．また，急性感染の1％程度が劇症化し，致死的となるケースが存在する．

2) HBV genotypeと臨床経過

B型肝炎ウイルスは，その塩基配列の違いにより，A型からJ型（Iを除く）までの9種類に細分される．アジアや欧米で一般的なのは，genotype A, B, C, Dであるが，genotype AとBは，インターフェロン治療に反応しやすく，genotype C，Dは難治であるとされる[4]．

日本での多施設共同研究では，genotype Cが約85％，Bが約12％で，この2つが大部分を占め，genotype Aが2％，Dが1％であった．また，genotype Bは沖縄，東北地方に多いと，地理的分布にも違いがあった[5]．genotype Bの感染では，セロコンバージョンが若年で起こり，非活動性キャリアの割合が多かったとされる[5]．

近年，日本のB型急性肝炎患者に占めるgenotype Aの比率が増加しており，1992〜2001年の報告では，HBV genotype AによるB型急性肝炎が，都市部では30％にみられたとされる[6]．genotype Aは，日本には本来少なく，欧米（genotype Ae），東南アジア（genotype Aa）に多い型である．genotype AによるB型急性肝炎は，性交渉により感染することが多く，同性愛者を含む集団で，慢性化率が23％と高値であったと報告されている[7]．欧米では，成人の水平感染での慢性化率が10％前後と高く，genotype Aの急性肝炎は慢性化率が高いと予想されている．

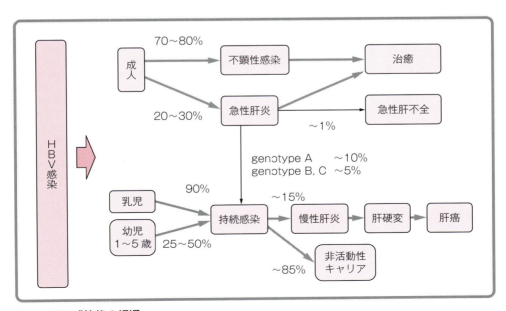

図1　HBV感染後の経過

Ⅰ章　基本的事項／B. 病態生理

3) 慢性化後の経過

　乳幼児期にキャリア化が成立したあとは，80％前後の患者では，20歳前後になり免疫系が成熟してくると，一過性に肝炎を生じたのち，ウイルスの大部分を排除し，鎮静化した状態となる（非活動性キャリア）。20％前後の患者ではウイルスを制御できず，慢性肝炎から肝硬変，肝癌へと進展しうる。また，頻度は低いものの，非活動性キャリアから肝癌を生じる例も存在する。海外のデータでは，HBVのキャリア化が成立したあとの経過で，乳幼児期の感染では25％，成人の感染では15％が肝硬変や肝癌などで死亡するとされる[8]が，日本では，このような長期間に及ぶ調査はない。

2 C型肝炎

1) 急性感染後の経過

　C型肝炎ウイルスの急性感染の症状は一般的に軽く，不顕性のことも多い。劇症化はまれである。免疫力の正常な成人に感染した場合でも，慢性化率（6ヵ月以上のウイルス血症の持続）は70％前後と高い。残りの約30％は，一過性感染後，自然治癒する。

2) 慢性化後の経過

　持続感染が成立したあと，60〜70％では慢性肝炎を起こす。慢性化後の自然治癒も年率0.4〜0.6％と低頻度ながら認められる[9]。20％程度は非活動性キャリア（persistently normal ALT：PNALT）の状態となるが，この場合にも経過中に肝炎を生じる例が存在する[10]。

　米国での肝硬変への進展率は，25〜30年の観察期間で5〜25％とされる[11]が，HCVキャリアがより高齢である日本の報告では，HCVキャリアの176例中70例（40％）が肝関連死であり，非キャリアより5.9倍のリスクがあったとされている[12]。

3 E型肝炎

1) 急性感染後の経過

　E型肝炎ウイルス（HEV）感染は，通常，一過性の急性感染で治癒し，慢性化することはない。しかしながら，Kamarら[13]は臓器移植後に肝障害を認めた患者217例中14例（6.5％）に血中HEV RNAを検出し，うち8例では血清学的にも組織学的にも慢性肝炎を認めたと報告した。その後，主に欧州から，臓器移植後，造血幹細胞移植後，リツキシマブ投与を受けた者などにHEV感染の慢性化が報告されている。感染経路は通常と同様に経口感染が多いと推測されているが，輸血，移植臓器からの感染も否定はできない。慢性化したHEVはすべてgenotype 3に属し，他の

genotype 1，2，4からの慢性化はこれまで報告されていない。本邦でも肝移植後患者のスクリーニングで，1,651例中2例にHEVの慢性感染が検出され[14]，この2例では輸血からのHEV感染が示唆された。

　免疫抑制状態の原因不明の肝障害ではHEVの慢性感染も念頭に置く必要がある。

2) 慢性化後の経過

　Kamarらによると，臓器移植後のように強い免疫抑制状態が続く場合，HEVの慢性感染から3〜5年の経過で肝硬変に進展する例もある[15]。

文献

1) Stevens CE et al：Vertical transmission of hepatitis B antigen in Taiwan. N Engl J Med 1975；**292**：771-774

2) Beasley RP et al：Incidence of hepatitis B virus infections in preschool children in Taiwa. J Infect Dis 1982；**146**：198-204

3) 国立感染症研究所：B型肝炎ワクチンに関するファクトシート（平成22年7月7日版）．http://www.mhlw.go.jp/stf/shingi/2r9852000000bx23.html

4) Lok ASF, McMahon BJ：Chronic hepatitis B. Hepatology 2007；**45**：507-539

5) Orito E et al：Geographic distribution of hepatitis B virus（HBV）genotype in patients with chronic HBV infection in Japan. Hepatolgoy 2001；**34**：590-594

6) Yotsuyanagi H et al：Distinct geographic distributions of hepatitis B virus genotypes in patients with acute infection in Japan. J Med Virol 2005；**77**：39-46

7) Suzuki Y et al：Persistence of acute infection with hepatitis B virus genotype A and treatment in Japan. J Med Virol 2005；**76**：33-39

8) Weinbaum CM et al：Recommendations for identification and public health management of persons with chronic hepatitis B virus infection. MMWR Recomm Rep 2008；**57**：1-20

9) Watanabe H et al：Spontaneous elimination of serum hepatitis C virus（HCV）RNA in chronic HCV carriers：a population-based study. J Med Virol 2003；**71**：56-61

10) Okanoue T et al：A follow-up study to determine the value of liver biopsy and need for antiviral therapy for hepatitis C virus carriers with persistently normal serum aminotransferase. J Hepatol 2005；**5**：599-605

11) Ghany MG et al：Diagnosis, management, and treatment of hepatitis C：an update. Hepatology 2009；**49**：1335-1374

12) Uto H et al：Increased rate of death related to presence of viremia among hepatitis C virus antibody-positive subjects in a community-based cohort study. Hepatology 2009；**50**：393-399

13) Kamar et al：Hepatitis E virus and chronic hepatitis in organ-transplant recipients. N Engl J Med 2008；**358**：811-817

14) Inagaki et al：A nationwide survey of hepatitis E virus infection and chronic hepatitis E in liver transplant recipients in Japan. E Bio Medicine 2015；**2**：1607-1612

15) Kamar et al：Hepatitis E virus：Chronic infection extra-hepatic manifestations, and treatment. Clin Res Hepatol Gastroenterol 2015；**39**：20-27

3 肝炎ウイルスの感染様式

到達目標
●肝炎ウイルスの主な感染経路が理解できる.

1 B型肝炎ウイルス

　HBVは，感染者の血液や体液（唾液，精液など）を介して感染する．HBVキャリアの母からの周産期の感染を垂直感染，家族内や日常生活での感染を水平感染と呼ぶ．また，予防接種や医療行為による（注射器や針の連続使用や不十分な消毒による）水平感染も，過去には存在したことが推定される.

　乳幼児期の感染は慢性化しやすく，キャリア化の成立に重要である．ウイルス量の多いHBe抗原陽性の母から生まれた児は90％が，ウイルス量の少ないHBe抗原陰性の母から生まれた児は10％がキャリア化するとされる．日本では1970年から1980年ごろは，垂直感染と水平感染の比率は約半数ずつとされていたが，衛生環境や医療環境の改善とともに水平感染が減り[1]，また，1986年からの母児感染防止事業により垂直感染も大幅に減少している．母がキャリアの場合でも，児へのHBワクチン接種と抗HBsグロブリンにより95％で感染が予防できる．しかし，胎内感染やワクチン無効例，不適切な予防手技などにより，5〜10％でキャリア化が成立するといわれる．乳幼児期の水平感染においては，家族内感染が重要である．父，同胞，祖父母などからの水平感染が報告されている[2]．HBVキャリアと同居する者においては，14〜60％がHBV感染を生じ，3〜20％が慢性感染となるとされる[3]．乳幼児での家族内水平感染がどのような経路で起こるかは明らかではないが，皮膚や粘膜の微細な傷にHBV感染者の体液が付着し，ウイルスが侵入するのではないかと推測されている[3].

　成人の水平感染の多くは性行為を介したものであり，HBV感染は成人における重要な性行為感染症（sexually transmitted disease：STD）である．ヒト免疫不全ウイルス（human immunodeficiency virus：HIV）との重複感染もしばしばみられ，性行為による同一経路からの感染と免疫不全状態でのHBV感染が慢性化しやすいことを反映していると考えられる[3]（genotypeによる慢性化率の違いについては第I章-B-2「ウイルス肝炎の臨床像と慢性化」参照.

2 D型肝炎ウイルス

　D型肝炎ウイルスは，HBVをヘルパーウイルスとしてのみ増殖できる不完全ウイルスであり，HDVの感染粒子の形成にはHBs抗原が必要である．日本では九州や沖縄の一部で感染が報告されている．感染様式は，HBVとHDVを有するキャリアからの同時感染（coinfection）とHBVキャリアへのHDVの重複感染（superinfection）の2つが考えられている．感染経路はHBVと同じく血液や体液を介した水平感染や垂直感染である.

3 C型肝炎ウイルス

　HCVも感染者の血液や体液（唾液，精液など）を介して感染する．しかし，HCVの体液中のウイルス量はHBVと比べると少なく，感染力は低い．PCR法を用いた定量では，HCVキャリアの血中ウイルス量は高くても10^7 copies/mL前後であり，HBe抗原陽性HBVキャリアの10^7〜10^9 copies/mLより1〜2オーダー低く，HBe抗原陰性HBVキャリアのウイルス量に近い.

　HCVは，免疫力の正常な成人に感染しても約70％が慢性化するウイルスであり，乳幼児期に感染することで持続感染するHBVと異なり，全年齢層で慢性化のリスクが存在する.

　HCVの水平感染は，輸血や注射器・針からの感染など医療行為によるもの，入れ墨，ピアス，針，カミソリなどからの非経口感染により生じる.

　性行為による感染については，横断調査では夫婦間でHCVに感染している頻度は2〜10％であるが，年齢や生活パターンなどの背景因子を合わせると，性行為によるHCV感染の証拠は得られなかった[4]．一方，複数パートナー，同性愛者，HIV重感染者では，HCV感染のリスクが高まる[4]ことより，性行為による感染リスクは存在するが，通常の異性間性交渉での頻度は2〜10％より低いと考えられる.

　母児間の垂直感染は日本では約10％[5]，海外の報告では3.2〜6.4％[6]に起こるとされるが，母にHIVの重感染があると感染率は15.1〜22.5％に上昇する[6]．母のウイルス量が多い（10^6 copies/mL以上）と感染のリ

Ⅰ章　基本的事項／B. 病態生理

スクが上昇する[5]. 出産経路（帝王切開か自然分娩か）や授乳は，感染率に大きな影響を及ぼさないとされ[6]，出産直前の胎盤の破綻などによる胎盤内でのHCVへの曝露が児への感染に関与すると推測される.

4　A型肝炎とE型肝炎

A型肝炎ウイルス（HAV）とE型肝炎ウイルス（HEV）は，経口感染するウイルスである. 肝で増殖したウイルスが，胆汁から便中に排泄され，汚染された水や食物を介して感染する. また，家庭内などでの排泄物への接触でも感染しうる.

上下水道などの環境整備により，日本国内での感染は減少傾向にあり，高浸淫地域（上下水道が整備されていない国や島が多い）への渡航による感染が増えている. HAVではウイルスにより汚染された貝類（特に牡蠣）の生食による感染がよく知られている. HEVは，ブタ，イノシシなどの動物にも感染する人畜共通感染症であり，感染動物の肉や肝臓によっても感染する. 日本では加熱不十分なブタ，イノシシ，シカなどの肉や肝臓の摂取による感染が報告されている.

なお，2018年シーズンには性交渉を通した糞口感染としてのA型肝炎が本邦も含めた数ヵ国で話題になった[7].

文献

1) 八橋 弘：感染症—最近の世界の現状「B型肝炎」. 臨と微生物 2006；**33**：367-372
2) 小松陽樹ほか：母子および家族内感染によるHBV感染と予防対策. 日臨 2011；**69**（増）：390-396
3) Weinbaum CM et al：Recommendations for identification and public health management of persons with chronic hepatitis B virus infection. MMWR Recomm Rep 2008；**57**：1-20
4) Tohme RA, Holmberg SD：Is sexual contact a major mode of hepatitis C virus transmission? Hepatology 2010；**52**：1497-1505
5) Shiraki K et al：Guidelines for care of pregnant woman carrying hepatitis C virus and their infants. Pediatr Int 2008；**50**：138-140
6) Hsu EK, Murray KF：Hepatitis B and C in children. Nat Clin Pract Gastroenterol Hepatol 2008；**5**：311-320
7) Tanaka S et al：Outbreak of hepatitis A linked to European outbreaks among men who have sex with men in Osaka, Japan, from March to July 2018. Hepatol Res 2019；**49**：705-710

Advanced

性感染症としてのA型肝炎は1998年から1999年にかけて流行がみられた[a]. このときは通常の経口感染でも流行がみられ，2年近くにわたって発生がみられた. HIV感染者では糞便中へのウイルス排泄は長期にわたることが知られているが[b]，そうしたことと関連していた可能性がある. A型肝炎を合併したHIV感染者では，B型肝炎・梅毒など他の性感染症の既往もしばしばあるため[c]，A型肝炎の症例に遭遇した際に他の性感染症の合併に注意することも大切である.

[文献]
a) Ida S et a：Influence of human immunodeficiency virus type 1 infection on acute hepatitis A virus infection. Clin Infect Dis 2002；**34**：379-385
b) Ishizaka A et al：Prolonged Gut Dysbiosis and Fecal Excretion of Hepatitis A Virus in Patients Infected with Human Immunodeficiency Virus. Viruses 2021；**13**：2101
c) Koibuchi T et al：Prevalence of Hepatitis A Immunity and Decision-tree Analysis Among Men Who Have Sex With Men and Are Living With Human Immunodeficiency Virus in Tokyo. Clin Infect Dis 2020；**71**：473-479

HBe抗原セロコンバージョンの意義

4

到達目標
● HBe抗原と肝炎の病態との関係が理解できる.

1 HBe抗原とは

　HBe抗原はウイルス粒子の形成に関与しない非構造蛋白であり，肝細胞内で産生され血液中に直接分泌される．HBe抗原の大部分はコア抗原と同じアミノ酸配列を持つが，HBe抗原に固有なプレコア領域に分泌蛋白としてのシグナル配列があるため，小胞体膜に輸送されるとアミノ端とカルボキシ端が切断され血中に放出される（図1）.

2 HBe抗原の産生

　HBVゲノムから転写される最も大きいRNAは約3.5 kbあり，これには転写開始部位が少し異なる2種類が存在する．一方はpregenomic RNAとしてDNA複製の鋳型となりウイルス粒子形成に関与するとともに，mRNAとしてコア蛋白，ポリメラーゼ蛋白が翻訳される．もう一方は，転写開始部位が前者より数十ベース上流に存在し，precore/core遺伝子が連続で翻訳されることからprecore/core RNAと呼ばれる．このRNAからHBe抗原の前駆体が翻訳される.

3 HBe抗原の臨床的意義

　HBe抗原は，ウイルス量が多く活動性の高いHBVキャリアに検出され，経過でウイルス量が減り非活動性になると消失する．この消失に伴いHBe抗体が陽性になることが多く，これをHBe抗原のセロコンバージョンという．病態の評価や抗ウイルス治療効果の指標として用いられる.

　しかし，プレコア領域に変異のあるHBe抗原非産生HBVが増殖すると，HBe抗原陰性でありながらウイルス量の多い慢性肝炎となることがある．このため，HBe抗原がセロコンバージョンしても，HBV DNA量と併せて病態や治療効果を判断する必要がある（詳細は第Ⅱ章-E-3-①「B型慢性肝炎」参照）.

4 HBVプレコア領域の変異とHBe抗原

　HBe抗原陰性/HBe抗体陽性でウイルスの増殖を伴う慢性肝炎患者では，プレコア領域に特徴的な変異の

あるウイルスが高頻度に存在することがCarmanらにより報告された[1]．この変異によりプレコア領域にstop codonが生じ，HBe抗原産生ができなくなることから，HBe抗原陰性/HBe抗体陽性慢性肝炎の病態が明確となり注目を集めた．のちの報告では，HBe抗原とHBe抗体は，HBe抗原陽性およびHBe抗体陽性のいずれの時期でも免疫複合体として共存していることがあり，HBe抗原のセロコンバージョンとプレコア領域のgenome conversionとは必ずしも時期が一致しないことが明らかになった[2]．臨床的には，HBe抗原陰性かつHBe抗体陽性にもかかわらずDNA量が多いキャリアではプレコア変異ウイルス（HBe抗原を産生できないウイルス）が増殖していることが多く，HBe抗原陰性でDNA量が少ないキャリアではHBe抗原産生可能なwild typeウイルスが低レベルで存在していることがありうる[3].

5 HBVコアプロモーター領域の変異とHBe抗原

　ウイルスのHBe抗原産生に影響を及ぼす別の変異がコアプロモーター領域に報告されている[4]．この変異によりprecore/core RNAの転写活性が低下し，HBe抗原の産生量が低下するとされる．HBe抗原陰性者であっても，このコアプロモーターや先述のプレコア領域の変異が存在するとHBV DNA量が有意に高いことが報告されている[5].

6 HBe抗原のウイルス学的意義

　HBe抗原は分泌蛋白であることや，HBe抗原が産生できない変異ウイルスがin vitroで維持可能なことから，ウイルス増殖に必須の蛋白ではないといえる．HBe抗原の生物学的な役割の全貌はいまだ明らかにされていないが，宿主の免疫を撹乱しウイルスの持続感染を助けることが働きのひとつと考えられている.

　HBe抗原陰性の母親から感染した児はキャリア化せずに急性肝炎を起こして一過性の感染で終わりやすいことや，マウスを使ったウイルス排除の実験結果[6,7]から，HBe抗原がHBV（特にコア抗原）に対する宿主の免疫を弱め，持続感染を成立しやすくしていること

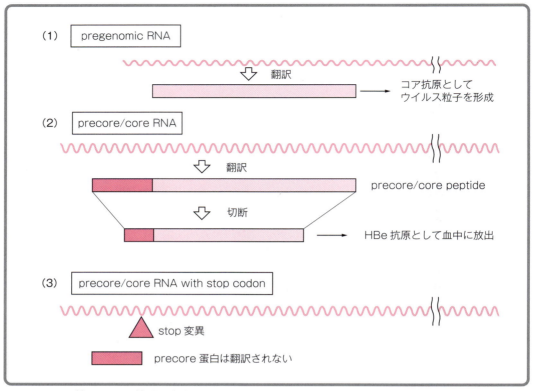

図1　HBコア抗原とHBe抗原の産生.
　(1) pregenomic RNAからは，precore/core RNAよりひとつ下流の開始コドンからコア抗原が翻訳されウイルス粒子の形成に使われる．
　(2) precore/core RNAからはHBe抗原の前駆蛋白であるprecore/core peptideが翻訳される．pregenomic RNAと読み取り枠が同じであるため，コア抗原と重なる部分のアミノ酸配列は同一であるが，立体構造が異なるため抗原性は異なる．このHBe抗原の前駆蛋白は，分泌の過程でN末端とC末端が切断され，最終的にHBe抗原として血中に放出される．
　(3) precore領域の塩基配列にstopコドン変異が生ずるとHBe抗原を産生できない変異株ができる．このHBe抗原非産生HBVはHBe抗原陰性活動性肝炎患者の多くに検出される．

が推測されている．また，HBe抗原非産生ウイルスが成人に初感染すると急性肝不全をきたしやすい[8]ことも，HBe抗原が存在しないため，より強い免疫反応とこれに伴う急激なウイルス排除が起こることがひとつの理由と考えられる．

文献

1) Carman WF et al：Mutation preventing formation of hepatitis B e antigen in patients with chronic hepatitis B infection. Lancet 1989；**2**：588-591
2) Maruyama T et al：Precore wild-type DNA and immune complexes persist in chronic hepatitis B after seroconversion：no association between genome conversion and seroconversion. Hepatology 1998；**27**：245-253
3) Kawabe N et al：The loss of HBeAg without precore mutation results in lower HBV DNA levels and ALT levels in chronic hepatitis B virus infection. J Gastroenterol 2009；**44**：751-756
4) Buckwold VE et al：Effects of a naturally occurring mutation in the hepatitis B virus basal core promoter on precore gene expression and viral replication. J Virol 1996；**70**：5845-5851
5) Chu CJ et al：Prevalence of HBV precore/core promoter variants in the United states. Hepatology 2003；**38**：619-628
6) Milich DR et al：Is a function of the secreted hepatitis B e antigen to induce immunologic tolerance in utero? Proc Natl Acad Sci USA 1990；**87**：6599-6603
7) Chen MT et al：A function of the hepatitis B virus precore protein is to regulate the immune response to the core antigen. Proc Natl Acad Sci USA 2004；**101**：14913-14918
8) Omata M et al：Mutations in the precore region of hepatitis B virus DNA in patients with fulminant and severe hepatitis. N Engl J Med 1991；**324**：1699-1704

5 肝炎の再活性化の機序 (*de novo* B型肝炎を含む)

到達目標
- B型肝炎再活性の機序と病態を理解できる.
- B型肝炎再活性化のリスクを理解できる.

1 B型肝炎ウイルスの増殖と再活性化

B型肝炎ウイルスが肝細胞内に感染すると, ウイルス遺伝子は肝細胞核内に移行し, 不完全二本鎖のHBV DNAから完全二本鎖を経て, cccDNA (covalently closed circular DNA) となる. HBV cccDNAは非常に安定した分子で, 肝細胞核内に5～50コピーのプールを形成する. cccDNAはHBV複製の起点となり, pregenomic RNAへの転写, DNAへの逆転写を経て, 不完全二本鎖DNA遺伝子となり, ウイルス粒子の形成にあずかる. また, HBs抗原, HBc抗原などのウイルス抗原もcccDNAを鋳型として, 転写・翻訳される. cccDNAを起点とする増殖機構は, 宿主の免疫学的監視からの回避に有利に作用する.

HBVの感染に対して, ウイルス特異的な細胞傷害性T細胞 (CTL) による細胞性免疫は, ウイルス感染細胞の排除に働き, ウイルスの増殖を制御している. 一方, 液性免疫であるHBs抗体は, ウイルス粒子を中和化することにより感染防御抗体として作用する. HBc抗体はnucleocapsidに対する抗体で, 細胞性免疫によるウイルス感染細胞の排除にも関係している. ウイルス複製を制御している宿主の免疫監視が何らかの原因で低下すると, HBV cccDNAからウイルス複製が活性化される.

2 非活動性HBVキャリアと再活性化

HBVキャリアの多くは母児感染によるものである. その自然経過は, 主に免疫寛容期, HBe抗原陽性または陰性の免疫応答期, 低増殖期, 寛解期の4期に分類される. 10歳代後半から30歳代にHBVに対する免疫応答が活発となり, 活動性肝炎が起こる免疫活動期に入る. HBe抗原陽性からHBe抗体陽性へのセロコンバージョンに伴い, HBV DNAの複製は抑制される. 一般に低増殖期においては, HBV DNA量は3.3 Log IU/mL未満の低値となる.

非活動性キャリアに化学療法薬や免疫抑制薬を使用すると, HBVに対する免疫監視が低下し, ウイルスの再増殖が起こる. HBV DNA量で10倍以上増加するとHBV再活性化と診断されるが, 再活性化ではしばしば6.0 Log IU/mL以上の高増殖状態となる. 化学療法薬や免疫抑制薬を減量または中止すると, 抑制されていた免疫能が回復 (再構築) し, 強いウイルス排除反応である肝炎が惹起される. ウイルス感染細胞が排除されて免疫学的均衡が回復すると再び肝炎は鎮静化するが, 過剰な免疫応答が起ると肝炎は重症化・劇症化し, ときに致死的になる (図1a).

3 既往感染者と再活性化 (*de novo* B型肝炎)

成人期にHBVに感染すると急性肝炎が起こるが, 通常は1～3ヵ月の経過で肝炎は鎮静化する. 肝炎の回復期では, HBs抗原の陰性化とHBs抗体の陽性化がみられ, HBc抗体は感染1ヵ月後より持続陽性化する. 一方, HBVキャリアの一部では, 寛解期になるとHBs抗原の陰性化とHBs抗体の陽性化がみられる. HBc抗体は, 終生陽性のままである. 以上から, HBs抗原が陰性でHBc抗体またはHBs抗体が陽性の場合, 急性感染および慢性感染からの寛解期, すなわち既往感染者と診断される. 抗体は両者とも陽性の場合が多いが, いずれかの抗体のみが陽性の場合もある. HBs抗原が陰性でありながら, 肝組織中 (一部は血液中にも) ウイルス遺伝子が検出される状態は, オカルトHBV感染と呼ばれている.

既往感染者やオカルトHBV感染者の血中HBV DNAは検出感度以下であることが多いが, HBVはcccDNAの形で存在し, 免疫監視下の状態にある. 化学療法薬や免疫抑制薬により宿主の免疫監視が高度に低下するとHBVの増殖が始まり, HBs抗原が陽性化する. その後, 免疫の再構築とともにB型肝炎が再燃する. これが*de novo* B型肝炎と呼ばれる病態である. *de novo* B型肝炎では, 非活動性キャリアと比較して, 化学療法・免疫抑制療法からHBV DNAの上昇まで, HBV DNAの上昇から肝炎発症までの間隔が長い傾向がみられる (図1b)[1].

4 再活性化のリスク

HBV再活性化のリスクは, 原疾患, 免疫抑制の程

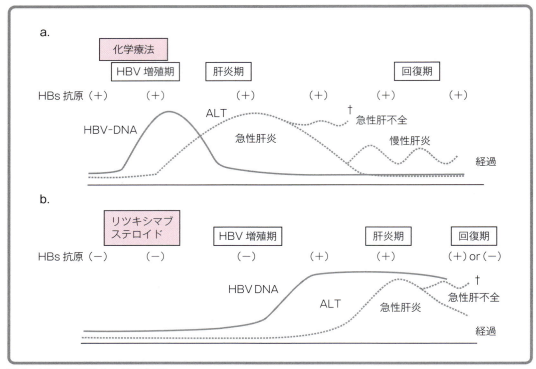

図1　HBV再活性化の臨床経過
　a：非活動性キャリア
　b：既往感染者

度，HBVの感染状態により影響される（図2）[2]．原疾患としては，悪性リンパ腫，形質細胞腫などの血液悪性腫瘍が多い．固形癌では乳癌の頻度が高く，膠原病やリウマチ性疾患でもみられる．

　免疫抑制の程度として，造血幹細胞移植や臓器移植＞リツキシマブ＋ステロイド併用化学療法＞ステロイド併用全身化学療法の順で再活性化リスクが高い．

　造血幹細胞移植では免疫の再構築が起こるが，特に同種造血幹細胞移植では，移植片対宿主病（graft-versus-host disease：GVHD）の発症予防としてステロイドや免疫抑制薬が長期間にわたり使用されるため，HBV再活性化のリスクが高い．また，免疫の再構築が遷延し，移植からHBV再活性化までの期間が延長する傾向があり，長期間のHBV DNAモニタリングが必要である．

　リツキシマブは抗CD20モノクローナル抗体で，HBs抗体をはじめとする液性免疫能を低下させ，再活性化のリスクを高める．悪性リンパ腫に対する通常の全身化学療法では，de novo B型肝炎の発症頻度は2％程度であるが，リツキシマブとステロイドを併用した全身化学療法では，12〜24％と高率となる[2]．本邦における前向き観察研究で，リツキシマブ＋ステロイド併用化学療法を施行した症例のHBV再活性化率は1.5年で8.3％（95％ CI 5.5〜12.4）であったと報告された[3]．2018年に承認された糖鎖改変型タイプⅡ抗CD20モノクローナル抗体のオビヌツズマブまたはリツキシマブのどちらかを含む化学療法で治療したB細胞リンパ腫の臨床試験において，両群間でHBV再活性化のリスクに有意な差はなかった[4]．一方，近年，多発性骨髄腫に対するボルテゾミブ，成人T細胞白血病リンパ腫治療に対するモガムリズマブといった分子標的治療薬投与例からもHBV再活性化例が報告されている．

　ステロイドは，HBVゲノム内のglucocorticoid responsive elementに作用し，直接的にウイルスを増殖させる．また，ステロイドの中断や急速な減量は，免疫賦活を生じやすく，再活性化肝炎を起こしやすい．アントラサイクリン系抗がん薬も in vitro でHBV DNAの産生を増加させる．リウマチ性疾患や膠原病などの自己免疫疾患に対してメトトレキサートや副腎皮質ステロイドなどの複数の免疫調整薬が使用されるが，使用期間が長期となるため，再活性化のリスクとなる．また，インフリキシマブ，エタネルセプト，アダリムマブといった抗TNF-α抗体薬をはじめとする生物学的製剤の投与症例においてもHBV再活性化がみられる．関節リウマチなどの免疫抑制療法では，前

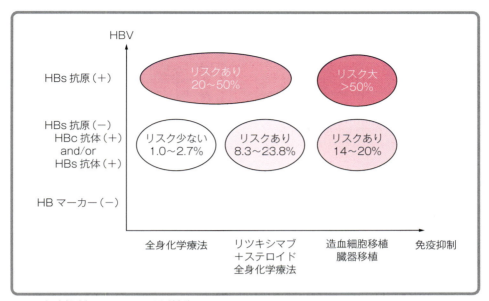

図2 免疫抑制によるHBV再活性化のリスク
（Kusumoto S et al：Int J Hematol 2009；90：13-23[2]）を参考に作成）

向き研究の結果，既往感染者において血清HBV-DNA＞1.3Log IU/mLに上昇する頻度は3.2％で，6ヵ月を過ぎると再活性化の頻度は低下した[5]．エビデンスは不十分であるが，免疫チェックポイント阻害薬による再活性化例が報告されている[6]．

HBVの感染状態として，HBs抗原陽性例では，HBV DNA量高値，HBe抗原陽性，肝硬変/肝癌の合併がリスク因子となる[7]．既往感染者はHBc抗体，HBs抗体ともに陽性例が多いが，単独陽性例でも再活性化例が存在する．特にHBs抗体陰性例や治療中にHBs抗体価が低下した症例は注意が必要である．

宿主側の因子として，ヒト白血球抗原（HLA）領域にあるHLA-DPを介したウイルス抗原提示が再活性化の機序に関与している可能性がある．B型肝炎慢性化抵抗性と関連するHLA-DP4がアリル特異的に結合するHBs抗原，HBc抗原領域が複数個所検出された[8]．Matsudaらは既往感染例の解析により，rs872956（HLA-DPB1領域SNP）AA型が日本人における再活性化の独立したリスク因子であることを見出した[9]．

5 HBV再活性化と重症化

HBV再活性化肝炎の経過は，不顕性なものから重症肝炎まで多様である．HBs抗原陽性キャリアからの再活性化肝炎は，通常のB型急性肝炎に比べ重症化しやすい．プレコア/コアプロモーター変異を持つHBe抗原陰性/HBe抗体陽性のキャリアからの再活性化では，劇症化しやすい可能性がある．Umemuraらの報告では，de novo B型肝炎の劇症化率は22％と，B型急性肝炎の9％に比べ高い[10]．劇症化例の予後は不良で，特に悪性リンパ腫に対するリツキシマブとステロイド併用化学療法による急性肝不全の死亡率はほぼ100％である．

本邦におけるHBV既往感染者のB細胞非ホジキンリンパ腫に対してリツキシマブとステロイド併用化学療法を行い，HBV DNAを毎月測定する前向き研究で，HBV DNAを毎月モニタリングすることでHBV再活性化に伴う肝炎を100％予防できたと報告され[4]，「免疫抑制・化学療法により発症するB型肝炎対策ガイドライン」[7]の遵守が重要である．

文献

1) Hui CK et al：Kinetics and risk of de novo hepatitis B infection in HBsAg-negative patients undergoing cytotoxic chemotherapy. Gastroenterology 2006；131：59-68
2) Kusumoto S et al：Reactivation of hepatitis B virus following systemic chemotherapy for malignant lymphoma. Int J Hematol 2009；90：13-23
3) Kusumoto S et al：Monitoring of Hepatitis B Virus（HBV）DNA and Risk of HBV Reactivation in B-Cell Lymphoma：A Prospective Observational Study. Clin Infect Dis 2015；61：719-729
4) Kusumoto S et al：Risk of HBV reactivation in patients with B-cell lymphomas receiving obinutuzumab or rituximab immunochemotherapy. Blood 2019；133：137-146
5) Mochida S et al：Nationwide prospective and retrospective

Ⅰ章　基本的事項／B. 病態生理

surveys for hepatitis B virus reactivation during immuno-suppressive therapies. J Gastroenterol 2016；**51**：999-1010
6）Kusumoto S et al：Reactivation of hepatitis B virus follow-ing rituximab-plus-steroid combination chemotherapy. J J Gastroenterol 2011；**46**：9-16
7）免疫抑制・化学療法により発症するB型肝炎対策ガイドライン．https://www.jsh.or.jp/lib/files/medical/guidelines/jsh_guidlines/B_v4.pdf
8）宮寺浩子：B型肝炎ウイルス再活性化例におけるHLA-DPの解析．がん化学療法及び免疫抑制療法中のB型肝炎ウイルス再活性化予防対策法の確立を目指したウイルス要因と

宿主要因の包括的研究：平成26年度総括・分担研究報告書：厚生労働科学研究費補助金肝炎等克服実用化研究事業（肝炎等克服緊急対策研究事業）2015：p.29-30
9）Matsuda H, et al. Genetic polymorphism and decreased ex-pression of HLA class II DP genes are associated with HBV reactivation in patients treated with immunomodulatory agents. J Med Virol 2018；**90**：712-720.
10）Umemura T et al：Mortality secondary to fulminant hepatic failure in patients with prior resolution of hepatitis B virus infection in Japan. Clin Infect Dis 2008；**47**：e52-e56

6 急性肝不全の発症機序

> **到達目標**
> ● 急性肝障害が肝不全に進行する機序を理解し，臨床場面での診療に応用できる．

1 急性肝不全の概念

　急性肝不全（acute liver failure：ALF）とは急激かつ高度の肝細胞機能障害に基づいて肝性脳症をはじめとする肝不全症状をきたす予後不良の疾患群である[1]．多くの場合，ウイルスや薬物による広汎あるいは亜広汎肝細胞死によって引き起こされるが，Reye症候群や急性妊娠性脂肪肝のように壊死・炎症がほとんどない病態でも起こりうる．また，生体肝移植ドナーの術後回復にみられるように，肝は本来再生能の旺盛な臓器であるが，急性肝不全ではしばしば肝再生不全がみられ，予後を不良にしている大きな要因である．

2 広汎（亜広汎）肝細胞死への進展機序

　通常の自己終息的な急性肝障害では，組織学的には壊死の程度は巣状壊死にとどまるが，これがどのような機序で，亜広汎性から広汎性の肝細胞死に進展するのかについて，古くから過剰免疫・炎症，変異ウイルス，循環障害などの機序が提唱されている．

1）過剰免疫・炎症，内因性炎症反応

　ウイルス性肝炎の場合，肝細胞障害機序はウイルスの直接の細胞障害性よりも，感染細胞に対する宿主の免疫機構が主体と考えられるため，液性・細胞性の免疫，あるいはサイトカインなどの過剰反応が肝細胞死の増幅をきたすことが想定されている．一例として肝細胞がFas/CD95リガンドに感受性が高いことが示され，death receptorsを介したアポトーシスの誘導に注目が集まった[2]．肝細胞はFas/CD95によるアポトーシスのシグナル伝達に，ミトコンドリア膜電位低下の経路を必要とするType Ⅱ cellである．Bcl-2ファミリーのうち，アポトーシス促進に機能するBaxおよびBakの作用により，広汎肝壊死が惹起される[3]（図1）．

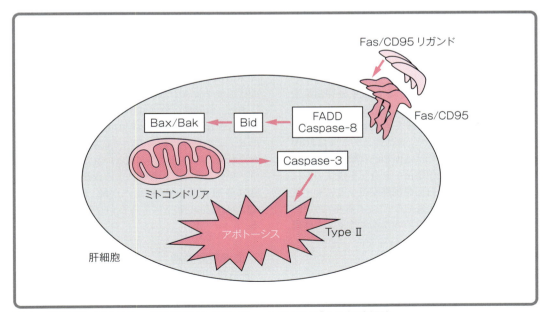

図1　肝細胞におけるFas/CD95によるアポトーシスのシグナル伝達経路
　肝細胞はFas/CD95によるアポトーシスのシグナル伝達に，ミトコンドリア膜電位低下の経路を必要とするType Ⅱ cellである．Bax/Bakの作用により，広汎肝壊死が惹起される[3]．
　FADD：Fas-associated death domain-containing protein

Ⅰ章　基本的事項／B．病態生理

また，近年，内因性の物質（生体内組織由来物質）による慢性の炎症性変化が，潜在性に臓器障害を進行させたり，外因性の組織障害を増幅させる機構が明らかになりつつあり，内臓肥満に伴うメタボリックシンドロームがその代表として認識されつつある．こういった内因性の炎症性メディエーターの代表にhigh mobility group box-1（HMGB1）があり，アセトアミノフェン肝障害による中毒性の肝細胞死（ネクローシス）に炎症性の肝組織障害が加わる際の，炎症惹起物質として着目されている．

2型糖尿病や肥満が急性肝不全の発症に関与するか否かは議論のあるところであるが，肥満が急性肝不全の予後を悪化させることが示されており，肝再生の障害あるいは移植成績との関連が考えられている．

2）変異ウイルス

性交渉や院内感染などによるB型急性肝不全で，ひとつの感染源から複数の急性肝不全が発症した事例がいくつか報告されたことから，宿主の反応性よりも特殊なウイルス株が広汎肝細胞死の原因と考えられる場合もある．これまで，HBVを中心に検討され，変異による抗原性，複製活性，蛋白転写活性の変化などが想定されている．

3）HBV再活性化（第Ⅰ章-B-5「肝炎の再活性化の機序」参照）

HBV既往感染者の肝細胞核内にはHBVのcovalently closed circular DNA（cccDNA）が残存し，ウイルス複製の起点となりうる．このため，造血細胞移植や免疫抑制療法，がん化学療法など，免疫監視機構が減弱・消失するような状況下では，HBVが再活性化して肝炎を発症することがあり，*de novo* B型肝炎と呼ばれる．HBVキャリアの再燃あるいは免疫抑制療法に伴う再活性化による肝炎は重症化しやすいことが知られていたが，*de novo* B型肝炎も高率に劇症化し，また，致命率も極めて高い[4]．再活性化の危険はHBVキャリアで高く，治療法では造血細胞移植，リツキシマブ＋ステロイド併用化学療法，全身化学療法の順に高いといわれる．また，自己免疫性疾患などに対する免疫抑制療法や抗TNF-α製剤などによる再活性化，劇症化も報告されており，予防のガイドラインも作成されている．

4）循環障害

肝類洞は基底膜を欠き，内皮に100Å程度の無数の小孔を有するため，血漿はDisse腔に流出し，肝実質細胞や結合織と直接接する構造となっている．一方，肝類洞には，常在マクロファージであるKupffer細胞が多数存在し，消化管から門脈を介して流れ込むエンドトキシンなどの有害物質を除去するなど，生体防御に重要な役割を果たしている．しかし，Kupffer細胞のこの働きは，逆に肝での過剰な炎症の原因にもなりうると考えられ，炎症による類洞内の血液凝固を惹起する可能性がある．したがって，肝類洞は解剖・生理学的には血栓をつくりやすい構造と考えられ，事実，広汎肝細胞死の原因として，類洞内凝固による循環障害が古くから提唱されている[5]．

3 主要病態

1）肝性脳症・脳浮腫

急性肝不全における肝性脳症の機序としては，血液あるいは脳内のアンモニア濃度の上昇が大きな要因と考えられている．アンモニアは神経細胞のTCAサイクルを抑制することが知られ，ブドウ糖代謝の抑制，乳酸の蓄積，ATP生合成の低下を引き起こす．また，アンモニアは，脳における興奮性の神経伝達物質であるグルタミン酸の生成を障害する一方で，グルタミン酸の受容体を活性化したり，放出されたグルタミン酸の取り込みやグルタミンへの生合成を抑制するなど，多彩な作用を示し，シナプス近傍のグルタミン酸代謝に強い影響を及ぼす[6]．

アンモニアを中心としたこれらの機序の他に，急性肝不全では抑制性の脳内神経伝達物質であるγ-アミノ酪酸（GABA）の受容体を介する機序が想定されている．すなわち，GABA受容体に共役するベンゾジアゼピン受容体あるいは神経ステロイド受容体のアゴニストが急性肝不全患者の脳内に増加しており，これがGABAの作用を増強して神経機能を抑制すると考えられている．事実，臨床的にもベンゾジアゼピン受容体拮抗物質（フルマゼニル）が一時的に急性肝不全の昏睡度を改善することが知られている．

また，脳浮腫は急性肝不全に比較的高頻度かつ特異的な合併症で，しかも致死的という点で極めて重要である．その機序はいまだ十分に解明されていないが，血液脳関門の通過性の亢進という説と，アンモニウムやグルタミンなどの蓄積による浸透圧効果が星状膠細胞に腫脹をもたらすという説，あるいはNa$^+$/K$^+$ATPase活性の低下によるという細胞障害説などがある．

2）血液凝固障害

血液凝固因子のほとんどは肝細胞で生成，分泌される糖蛋白であり，しかも，その血中半減期は数時間から数日と極めて短い．したがって，急性肝不全では，肝細胞機能不全による肝の蛋白合成能の低下を鋭敏に反映して速やかに低下し，血小板の低下と相まって出血傾向の原因となる．また，凝固因子の低下は肝細胞

機能障害の鋭敏な指標となり，特にプロトロンビン時間は，ほとんどの国の肝不全の診断基準に採用されている[7]．

一方，凝固因子や血小板は，消費性の凝固障害すなわち播種性血管内血液凝固症（DIC）でも低下する．特に，肝不全にDICが合併した場合には，肝による合成の代償ができないため，凝固因子は著しく低下し致命的な出血（消化管出血や頭蓋内出血）を引き起こすことがある．

3) systemic inflammatory response syndrome (SIRS)

急性肝不全の半数以上がSIRSの状態にあることが知られ，全身性に炎症性サイトカインが上昇，すなわち敗血症類似の状態にあると考えられる．SIRSの状態は，肝性脳症の増悪とも関連するのみならず，感染症の合併やDIC，多臓器不全の原因となり，予後不良の徴候と考えられている．

4) 肝再生不全

生体肝移植ドナーにみられる正常肝の再生では，正常の成熟肝細胞の増殖のみで再生が完了するが，重症肝炎の再生には肝前駆細胞が動員されるといわれている．しかし，組織学的にみると軽症肝炎に比し重症肝炎では増殖細胞の割合は少なく，肝再生不全の状態にあると考えられている．また，急性肝不全に対し自己肝温存同所性部分肝移植を行った症例において，自己肝の再生過程をみると1/3程度の症例に肝再生不全が認められる[8]．移植により肝不全から脱却した状態においてもこのように再生の遅延がみられることから，肝再生不全は，広汎肝細胞死と並ぶ急性肝不全の重要な病態といえる．マイクロRNAが急性肝不全患者における肝再生不全に関与するとの知見が集積してお

り，今後，診断バイオマーカーや治療薬の開発につながると期待されている[8,9]．

急性肝障害においてはp21依存性の細胞老化が重症度に比例して誘導され，肝再生不全の原因となり得る．TGFβレセプター1（TGFβR1）を阻害することで細胞老化を抑制し，生存率が向上したことがアセトアミノフェンを用いた急性肝不全動物モデルで報告されている[10]．

文献

1) Trey C et al：Fulminant hepatic failure. Presumable contribution to halothane. N Engl J Med 1968；**279**：798-801
2) Luedde T et al：Cell death and cell death responses in liver disease：mechanisms and clinical relevance. Gastroenterology 2014；**147**：765-783
3) Hikita H et al：Delayed-onset caspase-dependent massive hepatocyte apoptosis upon Fas activation in Bak/Bax-deficient mice. Hepatology 2011；**54**：240-251
4) 楠本 茂，田中靖人：免疫抑制剤使用時の肝炎ウイルス再活性化．日内会誌2014；**103**：1645-1653
5) Rake MO et al：Intravascular coagulation in acute hepatic necrosis. Lancet 1970；**I**：533-537
6) Butterworth RF：Pathophysiology of hepatic encephalopathy：a new look at ammonia. Metab Brain Dis 2002；**17**：221-227
7) 滝川康裕ほか：プロトロンビン時間による肝障害の評価．日本臨床検査自働化学会誌2010；**35**：192-196
8) Salehi S et al：Human liver regeneration is characterized by the coordinated expression of distinct microRNA governing cell cycle fate. Am J Transplant 2013；**13**：1282-1295
9) Roy S et al：miR-1224 inhibits cell proliferation in acute liver failure by targeting the antiapoptotic gene Nfib. J Hepatol 2017；**67**：966-978
10) Bird TG et al：TGFβ inhibition restores a regenerative response in acute liver injury by suppressing paracrine senescence. Sci Transl Med 2018；**10**（454）：eaan1230

I章 基本的事項／B. 病態生理

7 肝再生の機序

到達目標
- 肝再生機序と再生医療への応用を理解する．

1 成熟肝細胞による肝再生

1) 再生初期のサイトカイン変動

通常の肝再生は成熟肝細胞が担っているが，急性肝不全などでは成熟肝細胞の増殖が抑制され，肝前駆細胞が肝再生を担っている[1,2]．成熟幹細胞が担う肝再生として，70％肝部分切除後に種々のサイトカインが発現し，肝細胞周期がG0からG1へ移行した増殖因子へのレスポンスの準備状態であるプライミングフェーズがある．肝障害後，Kupffer細胞から産生されたTNFαはその受容体に結合し，NF-κBを活性化する（図1）．TNFαによりKupffer細胞より産生されたIL-6はその受容体へ作用し，STAT3二量体が核内へ移行し，転写調節に関与する．

2) 増殖因子と細胞周期

プライミングフェーズから細胞周期を進めるのは増殖因子であり，HGF，TGF-α，HB-EGFが重要である[2]．70％部分肝切除後には，HB-EGF，HGF，TGF-αがこの順番に出現する[3,4]．HGFはc-metを介しRas-Raf-Mek，ERK1/2，AKTへシグナルを伝え，TGF-α，HB-EGFはともにEGFRを受容体として，下流にそのシグナルを伝える．HGFとHB-EGFはともに肝非実質細胞で産生され，肝実質細胞に作用するパラクラインファクターであり，TGF-αは肝実質細胞で産生され，自らに働くオートクリンファクターである．

2 肝前駆細胞が関与する肝再生

急性肝不全では成熟肝細胞の増殖が著しく抑制さ

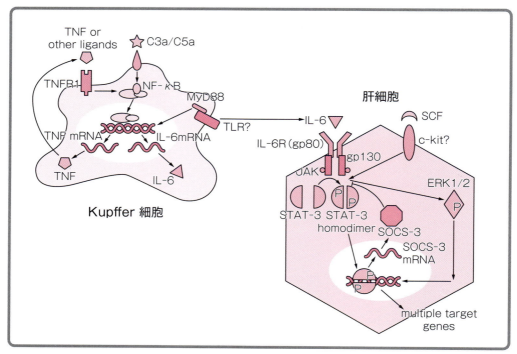

図1 肝再生のプライミングフェーズ
肝障害後，kupffer細胞より分泌されたIL-6により肝細胞はプライミングフェーズ（増殖準備状態）となる．
（Fausto N et al：Hepatology 2006；43：S45-S53[1]）を参考に作成）

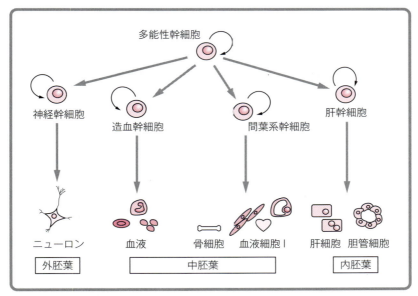

図2　多能性幹細胞からの個体発生
(Shiota G et al：Hepatol Res 2012；42：15-21[6])を参考に作成)

れ，これが急性肝不全の予後不良の最大の原因である．ラットの実験系ではHering管より発生し，やがて肝細胞や胆管細胞へ分化する卵円形のoval cellと呼ばれる細胞が増殖する．これらの肝前駆細胞は，肝臓由来の肝幹細胞の他，骨髄由来との報告もある．骨髄移植を施行された患者の肝臓にはドナー由来の肝細胞へ分化転換すると報告されている[5]．

3 幹細胞による肝再生医療

1) 多能性幹細胞からの個体発生

多能性幹細胞からそれぞれの組織に特異的な組織幹細胞が形成される（図2）[6]．外胚葉系の神経幹細胞からニューロンやグリアに分化する．中胚葉系の造血幹細胞，間葉系幹細胞は，それぞれ赤血球，白血球，血小板や，骨細胞や脂肪細胞に分化する．内胚葉系の肝幹細胞は肝細胞，胆管細胞へ分化する．近年iPS細胞より，3次元の肝芽形成の報告がなされている[7]．

2) 組織幹細胞による肝再生医療

再生医療に使用される組織幹細胞の代表的な細胞として，間葉系幹細胞があげられる．間葉系幹細胞は，骨髄，脂肪組織，臍帯血に存在する細胞であり，優れた増殖能と分化能を有する．間葉系幹細胞の定義は，第一にプラスチック培養皿に付着し，第二に表面マーカーとして，CD73, CD90, CD105が陽性であり，CD34, CD14, CD11b, CD70alpha, CD19, HLA-DRが陰性である．第三に骨芽細胞，脂肪細胞，軟骨細胞に分化可能である．間葉系幹細胞は，肝細胞にも分化可能である．造血幹細胞も再生医療によく使用される細胞である．造血幹細胞は，本来造血系細胞に分化するが，非造血系細胞への分化も可能である．肝障害後には，骨髄より造血幹細胞が末梢血中に流入し，肝臓へ達する．造血幹細胞は，肝オーバル細胞，肝細胞，胆管上皮細胞に分化することで肝臓の修復を促す．

文献

1) Fausto N et al：Liver regeneration. Hepatology 2006；43：S45-S53
2) 汐田剛史：肝・膵再生の分子機序，医学のあゆみ　消化器疾患Ver.3—state of arts II．肝・胆・膵，医歯薬出版，p117-121，2006
3) Gohda E et al：Purification and partial characterization of hepatocyte growth factor from plasma of a patient with fulminant hepatic failure. J Clin Invest 1988；81：414-419
4) Nakamura T et al：Purification and subunit structure of hepatocyte growth factor from rat platelets. FEBS Lett 1987；224：311-316
5) Theise ND et al：Liver from bone marrow in humans. Hepatology 2000；32：11-16
6) Shiota G et al：Progress in stem cell biology in regenerative medicine for liver disease. Hepatol Res 2012；42：15-21
7) Takebe T et al：Vascularized and functional human liver from an iPSC-deviced organ but transplant. Nature 2013；499：481-484

I章　基本的事項／B. 病態生理

8　肝発癌の機序

到達目標
●肝発癌の病因と分子メカニズムを理解できる.

1　肝発癌の病因

　わが国における肝細胞癌の多くはC型肝炎ウイルス（hepatitis C virus：HCV）およびB型肝炎ウイルス（hepatitis B virus：HBV）感染による慢性肝疾患を背景に発症し，特にC型慢性肝疾患が肝細胞癌の最大の背景肝疾患となっていた. 近年ではわが国ではHBV，HCVともに新規感染は減少傾向となっている. また抗ウイルス薬の進歩により，特にHCVに対して治療効果が飛躍的に向上した. 1990年代は初発肝細胞癌の9割程度がウイルス性であったが，その割合は徐々に減少し，2015年には約7割となっている[1]. 一方，ウイルス性慢性肝疾患を背景としない，いわゆる非B非C型肝細胞癌が3割程度となっている[1]. 2019-2021年の肝疾患拠点病院を中心とした調査では，初発肝癌における非B非C型肝細胞癌は過半数を超えている[2]. 非B非C型肝細胞癌の病因にはアルコール関連肝疾患（ALD），代謝機能障害関連脂肪肝炎（MASH），自己免疫性肝疾患などがあげられる. 非B非C型肝細胞癌の40％程度は成因不明であるが，ALDを背景とした肝癌は非B非C型肝細胞癌の30％程度と頻度が高い[1]. MASHは肥満・2型糖尿病などの生活習慣病を背景に生じ，わが国では生活習慣の変化に伴いMASH由来肝細胞癌は増加傾向であり，非B非C型肝細胞癌の15％程度となっている[1]. 自己免疫性肝疾患には自己免疫性肝炎，原発性胆汁性胆管炎（PBC）が含まれ，非B非C型肝細胞癌の5％前後を占める[1]. またわが国における頻度は低いが，強い肝発癌性を示すアフラトキシンによる食物の汚染も開発途上国においては重要な病因である.

2　慢性炎症と肝発癌

　肝発癌の背景肝疾患である慢性肝疾患はいずれも肝障害を引き起こし，肝細胞死と肝再生の持続が慢性炎症を誘導する. 慢性肝疾患の肝像では炎症細胞浸潤，肝星細胞の活性化，肝前駆細胞の活性化が認められる. 浸潤した炎症細胞や活性化した肝星細胞は増殖因子，サイトカイン，ケモカインなどの液性因子を分泌する. 肝発癌における重要な液性因子としてIL-6とTNF-αがあげられる[3]. これらは転写因子STAT-3を

活性化させ，肝細胞の悪性転化を誘導しうる分子である. またTNF-αは肝細胞のIKK/NF-κB経路を活性化するが，この経路は炎症反応応答に関与するとともに細胞増殖を促進し，アポトーシスを抑制する経路であり，肝発癌を促進する. さらにTNF-αは肝臓における幹細胞様の細胞集団である肝前駆細胞の活性化・悪性転化を誘導し，肝前駆細胞に由来する発癌を促進することも報告されている[4].

　また慢性肝疾患の組織中においては，Kupffer細胞などの貪食細胞や肝細胞自身から活性酸素種（reactive oxygen species：ROS）の産生が増加しており，酸化ストレスが亢進した状態となっている. ROSはDNA傷害により遺伝子変異をきたしうる. さらにROSはKupffer細胞に作用してTNF-αやTGF-βなどのサイトカイン分泌を誘導する. TNF-αは上述のように肝発癌に促進的に作用し，TGF-βは肝星細胞を活性化してコラーゲン産生を促し，肝線維化を促進する.

　このように，慢性肝疾患で認める持続的な炎症，肝細胞死，肝再生は，肝細胞の遺伝子変異を蓄積させ，悪性転化を誘導する微小環境の形成に寄与している. これは肝臓に限らず，種々の慢性炎症を背景とした発癌過程で想定されているものと同様の機序である（図1）.

3　肝癌の遺伝子異常

　近年，ゲノム解析技術の進歩により癌の全ゲノム解読が可能となり，肝癌のゲノム異常の実態が明らかとなってきている. 肝細胞癌の発生や進展に直接的に重要な役割を持つドライバー変異として多くの遺伝子変異が報告されている[5~7]. 高頻度に変異が認められるものとしてテロメラーゼのサブユニットをコードするTERT（telomere reverse transcriptase）遺伝子，β-cateninをコードするCTNNB1遺伝子，P53をコードするTP53遺伝子がある. 真核生物の染色体の端（テロメア）には細胞分裂のたびに短縮する特異的な反復配列が存在し，テロメアが一定長より短くなると細胞増殖が不可逆的に停止する. TERTはテロメアを伸長する酵素であり，通常ヒトの体細胞ではその活性は非常に低いが，がん細胞などでは活性が高いためテロメアが短縮せず，不死化の状態となっている. 肝細胞癌で

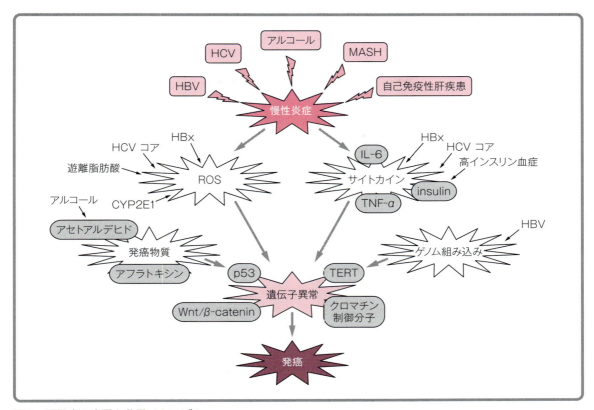

図1 肝発癌の病因と分子メカニズム

は約60％において*TERT*遺伝子のプロモーター領域に活性型変異が認められる．この変異は前癌病変であるdysplastic noduleにおいても認められ[6]，初期の段階から肝発癌に関与する可能性が示唆される．*CTNNB1*遺伝子は，肝細胞癌において30〜40％程度に活性化型の変異が認められる．Wnt/β-catenin経路は臓器発生や発癌に深く関与することが知られている．*CTNNB1*変異は肝細胞腺腫においても認められ[7]，肝癌への進展に関与する可能性が示唆される．*TP53*遺伝子は種々の癌の発生に関与する代表的な癌抑制遺伝子であり，DNA修復，細胞周期の停止，アポトーシスに関与している．肝細胞癌においても13〜48％と高頻度に変異が認められるが，特にアフラトキシンの曝露により生じた肝細胞癌では，249番目コドンにArg＞Serの変異が生じることが特徴である．真核細胞のDNAはヒストンなどの蛋白質がつくるヌクレオソームという複合体に巻き付き，クロマチンと呼ばれる構造を形成している．肝細胞癌では約60％においてARID1A，ARID2，MLL4など何らかのクロマチン制御分子に変異が認められる．これらの分子の多くは癌抑制遺伝子として機能していると考えられている．

その他にも，JAK/STATシグナル経路，FGF経路，IGF経路などに関連した多彩な遺伝子変異が低頻度ながら数多く報告されており，肝細胞癌の遺伝子異常は極めて多様性に富んでいる．

4 各病因に特有の発癌機序

上述の慢性炎症からの発癌機序および発癌に関与する遺伝子変異は慢性肝疾患の病因に共通して認められるものである．一方で，各慢性肝疾患に特有の肝発癌機序も存在する．

1）B型肝炎

HBVの産生するHBx蛋白は転写因子として作用し，癌遺伝子やTNF-α，IL-6などのサイトカインの転写を活性化することで宿主細胞の増殖，アポトーシスを制御し，癌化に寄与している．またHBVはDNAウイルスであり，宿主ゲノムへの組み込みが高頻度に生じている．HBV陽性肝細胞癌において，肝発癌ドライバーとなりうる*TERT*遺伝子，*MLL4*遺伝子の近傍に高頻度にHBVの組み込みが認められる．組み込ま

Ⅰ章　基本的事項／B．病態生理

れたHBVゲノムはそれらの遺伝子発現を亢進させており，HBVによる発癌機序の一端を担っていると考えられる．

2) C型肝炎

　HCVのコア遺伝子を導入したトランスジェニックマウスでは肝臓の炎症・線維化を伴わずに肝細胞癌が発生することが報告されている[8]．この結果はHCV自体が肝発癌活性を有していることを示しているが，このモデルにおいて肝脂肪化，インスリン抵抗性，酸化ストレスの亢進が認められる．コア蛋白はTNF-αの発現上昇，IRS-1のチロシンリン酸化障害を介してインスリン抵抗性を誘導する．高インスリン血症は肝臓への脂肪蓄積をきたす一方，コア蛋白は中性脂肪をVLDLとして放出する際に必要なmicrosomal triglyceride transfer protein活性を抑制し，肝脂肪化を促進する．またコア蛋白はROSを増加させるほか，鉄沈着により酸化ストレスを亢進させ，DNA損傷を引き起こす．

3) アルコール関連肝疾患 (ALD)

　アルコールはその分解産物であるアセトアルデヒドが変異原性を有している．またアルコールの大量摂取により肝臓でcytochrome P450 2E1 (CYP2E1) が誘導されるが，CYP2E1はROSを産生してDNA傷害を誘導するほか，ジメチルニトロサミンやアフラトキシンなどの発癌物質を酸化して活性化する[9]．またアルコールによる免疫監視機構の抑制やDNAのメチル化作用も発癌に関与しているとされる．

4) 代謝機能障害関連脂肪肝炎 (MASH)

　MASHの背景にはインスリン抵抗性と高インスリン血症が存在することが多い．そのためインスリンやinsulin-like growth factor-1 (IGF-1) が高発現しているが，これらはinsulin receptor substrate-1 (IRS-1) を介してPI3KおよびMAPK経路を活性化させ，肝細胞の細胞増殖を亢進し，アポトーシスを抑制する[10]．ま

た高インスリン血症により肝臓への脂肪蓄積が生じ，遊離脂肪酸が過剰に産生される脂肪毒性の状態となる．遊離脂肪酸はミトコンドリアでβ酸化によりアセチルCoAに分解される際にROSを発生させ，DNA傷害を引き起こす．MASHにおける疾患感受性遺伝子としてPNPLA3遺伝子のSNP (rs738409 C>G) が同定され，MASH由来の肝発癌にも関連している[11]．

文献

1) Tateishi R et al：A nationwide survey on non-B, non-C hepatocellular carcinoma in Japan：2011-2015 update. J Gastroenterol 2019；**54**：367-376
2) Murai KR et al：he impact of the COVID-19 pandemic on hepatocellular carcinoma diagnosis and treatment in Japan-a multicenter collaborative observational study- Hepatol Res. In Press
3) Affo S et al：The Role of Cancer-Associated Fibroblasts and Fibrosis in Liver Cancer. Annu Rev Pathol 2017；**12**：153-186
4) Jing Y et al：Tumor necrosis factor-α promotes hepatocellular carcinogenesis through the activation of hepatic progenitor cells. Cancer Lett 2018；**434**：22-32
5) Shibata T et al：Molecular genomic landscapes of hepatobiliary cancer. Cancer Sci 2018；**109**：1282-1291
6) Müller M et al：The landscape of gene mutations in cirrhosis and hepatocellular carcinoma. J Hepatol. 2020；**72**：990-1002
7) Craig AJ et al：Tumour evolution in hepatocellular carcinoma. Nat Rev Gastroenterol Hepatol. 2020；**17**：139-152
8) Moriya K et al：The core protein of hepatitis C virus induces hepatocellular carcinoma in transgenic mice. Nat Med 1998；**4**：1065-1067
9) Morgan TR et al：Alcohol and hepatocellular carcinoma. Gastroenterology 2004；**127** (5 Suppl 1)：S87-S96
10) Kutlu O et al：Molecular Pathogenesis of Nonalcoholic Steatohepatitis-(NASH-) Related Hepatocellular Carcinoma. Can J Gastroenterol Hepatol 2018；**2018**：8543763
11) Grimaudo S et al：Association Between PNPLA3 rs738409 C>G Variant and Liver-Related Outcomes in Patients with Non-alcoholic Fatty Liver Disease. Clin Gastroenterol Hepatol 2020；**18**：935-944. e3

9 肝細胞傷害機序

到達目標
●肝細胞傷害と炎症，線維化の関連について理解できる．

1 肝細胞傷害と肝細胞死

　肝細胞傷害は日常診療でよく遭遇する病態で，その多くは肝細胞死を伴っている．細胞死は古典的には形態学的にType 1細胞死：アポトーシス，Type 2細胞死：オートファジー，Type 3細胞死：ネクローシスの3つに分けられていた[1]．アポトーシスは，細胞内分子機構によって制御される「プログラム細胞死」として知られている．一方でネクローシスは制御されていない細胞死と考えられてきたが，近年では，ネクロトーシス，パイロトーシス，フェロトーシスなど様々な「非アポトーシス型のプログラム細胞死」（Advanced参照）によっても惹起されることが明らかになってきた[2]．

　プログラム細胞死は，組織の恒常性や健全性を保つ重要な過程である．通常，障害を受けた，あるいは古くなった細胞の排除と細胞増殖の均衡は保たれているが，その均衡が崩れると，病的な状態につながる．広範な肝細胞死は急性肝不全となり，一方，持続的な肝細胞死は肝線維化や慢性的な肝機能障害，癌の進展を引き起こす[3]．

2 アポトーシスの機序

　アポトーシスは，細胞萎縮，クロマチン濃縮，核断片化，小胞形成を特徴とした細胞死で，様々な細胞内外の刺激によって誘導される．アポトーシスには，①デスレセプター［Fas, TNF-α（tumor necrosis factor-α）レセプター，TRAIL（TNF-related apoptosis-inducing ligand receptor）レセプター］を介した外因性の刺激により活性化する経路と，②ERストレスなどの内因性のストレスにより活性化する経路が存在する（図1）[4,5]．いずれの経路もカスパーゼ（caspase：cysteine-dependent aspartate specific protease）と呼ばれる酵素の活性化が重要である．カスパーゼは，アポトーシスの初期にかかわる誘導型カスパーゼ（カスパーゼ8，9など）と，実行型カスパーゼ（カスパーゼ3，7など）に分けられる．

1) 外因性刺激によるアポトーシス誘導

　Fasリガンド，TNF-α，TRAILはデスリガンドと呼ばれるサイトカインで，細胞膜に存在するデスレセプターに結合すると，カスパーゼ8がデスレセプター複合体内で二量体を形成して活性化される．活性化したカスパーゼ8は，ミトコンドリア経路を介してもしくは直接カスパーゼ3や7を活性化させる（図1）．肝細胞ではミトコンドリアを介する経路が優位である．

2) ミトコンドリア経路

　ミトコンドリア経路はBcl-2ファミリー蛋白によって制御されている．アポトーシス抑制蛋白（Bcl-xL，Mcl-1など）と，アポトーシス促進蛋白に大別され，後者はさらにエフェクター分子であるBak，Baxと細胞ストレスシグナルで活性化されるBH3-only蛋白（Bid, Bim，Puma, Noxaなど）に分けられる．内因性のストレスはBH3-only蛋白であるBim，Puma，Noxaなどの活性化を介して，デスレセプター経路からのカスパーゼ8の活性化はBH3-only蛋白であるBidの活性化を介して，ミトコンドリア外膜上にBakおよびBaxの重合化によるpore（孔）を形成し，外膜の透過性を亢進させる（図1）．アポトーシス抑制蛋白はBak・Baxの重合を抑制し，アポトーシスを抑制する．ミトコンドリア外膜の透過性が亢進すると，poreを通ってミトコンドリアからチトクロムcが放出され，アポソーム形成およびカスパーゼ9の活性化を介して，実行型カスパーゼを活性化させる．

　実行型カスパーゼは，CAD（caspase-activated DNase：カスパーゼ活性化DNA分解酵素）を阻害するICAD（inhibitor of CAD）を切断することによってCADを活性化する．CADはDNAを180塩基対のヌクレオソーム単位で切断する．断片化された細胞は膜につつまれた小胞（アポトーシス小体）となり，近傍の貪食細胞に処理される．

3 細胞死と肝線維化，炎症

　肝細胞がアポトーシスなどの細胞死を起こすと，肝臓内の貪食細胞であるKupffer細胞などに貪食される．貪食後，死細胞成分がリソソーム内に輸送されると，変性したDNAがTLR9（toll-like receptor 9）のリガンドとなってTLR9が活性化され，IL-1b，インターフェロンなどサイトカイン・ケモカインが誘導さ

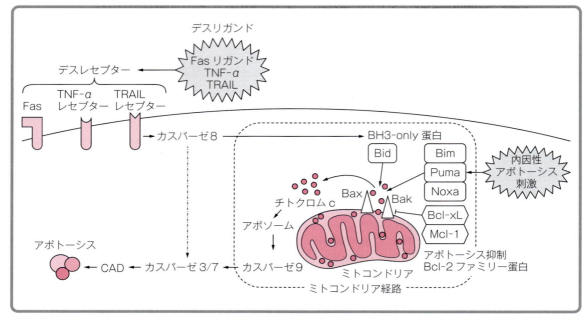

図1 外因性および内因性刺激によるアポトーシスシグナル経路

れる.ケモカインによって免疫細胞は肝内に導引され,FasリガンドやTRAILを介して更なる肝細胞アポトーシスを惹起し,肝細胞傷害を増悪させる.また,貪食した細胞で誘導される炎症性サイトカインのひとつであるTNF-αや酸化ストレスの亢進も,更なる肝細胞アポトーシスを惹起する.このように,肝細胞死は免疫細胞やサイトカインによる炎症を介して,肝細胞傷害をさらに増悪させる.

一方,肝細胞は細胞死刺激を受けるとTGF-βを産生し,酸化ストレスも亢進する.また,死細胞からはUTPやATPといったヌクレオチドが放出される.これらは肝星細胞を活性化させる.貪食した細胞で誘導されるサイトカインのひとつであるTGF-βや酸化ストレスの亢進も,肝星細胞を活性化させる.また活性化星細胞自身もTGF-βを産生し,星細胞の活性化を増強する.活性化した星細胞は1型コラーゲンなどを産生し,肝線維化が進展する(図2)(詳細は第Ⅰ章-B-11「肝線維化の機序」参照).

4 肝疾患と細胞死

細胞死のなかでもアポトーシスは,ウイルス性肝炎,急性肝不全,胆汁うっ滞性肝障害,アルコール関連肝疾患(ALD),代謝機能障害関連脂肪性肝疾患(MASLD),代謝機能障害関連脂肪肝炎(MASH),Wilson病,肝虚血再灌流障害など,多くの肝疾患に関連している.

1) ウイルス性肝炎

ウイルス性肝炎ではウイルスによる直接的な肝細胞傷害はわずかである.ウイルスに感染した肝細胞の表面にウイルス抗原が提示されると,CTL(cytotoxic T cell)が活性化される.CTL上のFasリガンドと感染肝細胞上のFasレセプターが結合することやCTLからグランザイムBやパーフォリンが分泌されることによって感染肝細胞にアポトーシスが誘導される.また,HCVウイルス蛋白のひとつであるコア蛋白はTRAIL,TNF-α,Fasにより誘導されるアポトーシスを促進させ,NS3蛋白もFasによって誘導されるアポトーシスを促進させる[6].

2) アルコール関連肝疾患(ALD)

ALDでは,アルコールによってcytochrome P450 2E1(CYP2E1)が誘導され,活性酸素が産生される.活性酸素はFasリガンドの発現を促進してアポトーシスを誘導する.また,アルコールはKupffer細胞の活性化やTNF-αの産生を誘導させて,肝細胞のTNF-α関連アポトーシスに対する感受性を高める.

3) 代謝機能障害関連脂肪性肝疾患(MASLD)

MASHでもFas関連アポトーシスは増加しているが,デスレセプターを介したアポトーシスのみなら

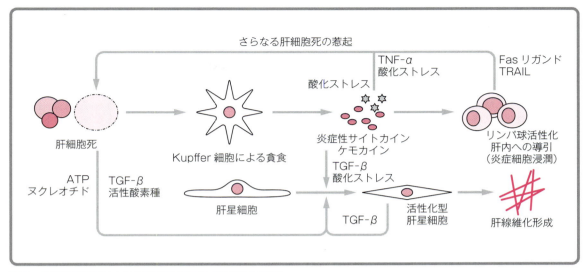

図2 肝細胞傷害による炎症細胞浸潤と肝線維化形成

ず，インスリン抵抗性によって蓄積した過剰な遊離脂肪酸が小胞体ストレスとなって，内在性刺激によるアポトーシスも誘導されている．またアポトーシスだけでなく，一部の肝細胞では非アポトーシス型のプログラム細胞死も認める（Advanced参照）．

4) 胆汁うっ滞性肝障害

原発性胆汁性胆管炎（PBC），原発性硬化性胆管炎（PSC），閉塞性黄疸などの胆汁うっ滞性肝障害では，有毒な胆汁酸塩の細胞内濃度が増加し細胞膜のFasの発現が増強してレセプターが活性化される．有毒な胆汁酸塩はTRAIL-R2の発現を増強することが報告されている．

また，PBCでは，胆汁うっ滞による機序の他に，胆管上皮細胞のアポトーシスが炎症細胞浸潤に続発して起こるとされるが，胆管上皮細胞は貪食能を有し，ミトコンドリア由来の自己ペプチドを提示し，自己反応性のリンパ球の活性化の原因となる抗原の源になっている可能性がある[6]．

5) 薬物性肝障害

薬物性肝障害の病態形成には，細胞ストレスやミトコンドリア障害，特異的な免疫反応が関連している．薬剤そのものやその代謝産物がサイトカインやROSといった細胞ストレスを誘導する．またミトコンドリア内におけるATP枯渇やROSの産生，β酸化の阻害，ミトコンドリアDNA障害を引き起こす[6]．これらが内在性の刺激となりアポトーシスが惹起される．またアセトアミノフェンによる薬物性肝障害では，アポトーシスよりネクローシスが優位であり，プログラム細胞死としてネクロトーシスの関与も報告されている．

5 アポトーシス抑制による肝障害，肝線維化の改善

動物モデルにおいて，カスパーゼ阻害薬が肝障害や肝線維化を減弱させたとの報告があり，カスパーゼ阻害薬による肝障害，肝線維化の改善が期待される．C型慢性肝炎やMASH患者に対してカスパーゼ阻害薬によるALT低下効果が報告されているが[1]，線維化や癌化抑制につながるか，臨床応用には十分な検討が必要である．

文献

1) Green DR, Llambi F : Cell Death Signaling. Cold Spring Harb Perspect Biol 2015 Dec 1 ; 7 (12) . pii : a006080. doi : 10.1101/cshperspect.a006080. Review.
2) Aizawa S et al : Cell Death and Liver Disease. Gut Liver 2019 Mar 19. doi : 10.5009/gnl18486
3) Schwabe RF, Luedde T : Apoptosis and necroptosis in the liver : a matter of life and death. Nat Rev Gastroenterol Hepatol 2018 ; 15 : 738-752
4) Guicciardi ME, Gores GJ : Apoptosis as a mechanism for liver disease progression. Semin Liver Dis 2010 ; 30 : 402-410
5) Malhi H et al : Hepatocyte death : a clear and present danger. Physiol Rev 2010 ; 90 : 1165-1194
6) Wang K : Molecular mechanisms of hepatic apoptosis regulated by nuclear factors. Cell Signal 2015 ; 27 : 729-738

Ⅰ章　基本的事項／B．病態生理

Advanced

● 非アポトーシス型のプログラム細胞死

　近年，アポトーシスとは異なるが，様々な分子によって制御された細胞死機構（プログラム細胞死）が報告されている．形態学的には細胞膜の破裂と細胞質内容物の漏出を伴いネクローシスと類似したプログラム細胞死として，ネクロトーシス（necroptois），パイロトーシス（pyroptosis），フェロトーシス（ferroptosis）がある．ネクロトーシスは，RIPK1, RIPK3, MLKL による構成されるネクロソームによって活性化される細胞死である．パイロトーシスは，炎症による活性化カスパーゼ1などによってガースダミンDが切断されることで誘導される細胞死である．フェロトーシスは，鉄イオン依存的に誘導される酸化ストレスの亢進を介した細胞死である．

　このような非アポトーシス型のプログラム細胞死について多くの肝疾患との関連が注目されている．特に代謝機能障害関連脂肪性肝疾患（MASLD）やアルコール関連肝疾患（ALD）では，アポトーシスだけでなく組織学的にネクローシス様の肝細胞死を生じている特徴があるが，ネクロトーシス，パイロトーシス，フェロトーシスの関与が報告されている．

10. 肝性脳症の病態

10 肝性脳症の病態

到達目標
- 肝性脳症の基本的病態を理解する.
- 症候や検査所見から発症病態や昏睡度が判断できる.
- 代謝性脳症の発症機序を理解し,治療標的,治療薬を選択できる.

1 肝性脳症の病態生理

　肝性脳症は急性肝不全や肝硬変など肝臓の生理機能破綻や門脈体循環短絡に起因する精神神経症状の総称である.睡眠覚醒リズムの変化など後方視的にのみ診断が可能な軽微な症状から深昏睡までを広く包含する症候である.

　基本的には,肝で解毒されるべき脳症起因物質が肝で代謝されず,全身に循環することで引き起こされる代謝性の脳症である.肝細胞障害または短絡が解消されると覚醒することから,おおむね肝性脳症の変化は可逆的であると考えられている.

　尿素回路以外に問題がない尿素サイクル異常症において血中アンモニア上昇で典型的な肝性脳症が引き起こされること,多くの肝性脳症の症例で血中アンモニアを低下させる介入で症状が改善することからアンモニアは脳症起因物質のひとつであると考えられている.一方で,血中アンモニアが高値でも肝性脳症を呈さない症例や低値でも脳症を発症している症例がいることから,アンモニアを介さない発症機序の存在も示唆されている.中枢神経系におけるγ-アミノ酪酸(GABA)受容体を介した抑制性神経伝達や中枢神経伝達物質も関与している可能性がある.これらの仮説は相互に排他的ではなく,複数の要因が同時に作用していると考えられている.肝性脳症の治療法はこれらの仮説に基づいている.

1) アンモニアの代謝

　アンモニアの主たる供給源は腸内細菌が食事性蛋白を分解することによる.そのほかに腸上皮細胞のグルタミンやヘリコバクター・ピロリによる尿素の分解が知られている.ヘリコバクター・ピロリによるアンモニア産生の肝性脳症発症への影響ははっきりしていない.腸管由来のアンモニアは門脈を通じて肝臓に達する.肝臓の生理機能が担保されている場合,ほぼすべてのアンモニアはグルタミンに変換され体循環には流入しない.また,筋肉にグルタミン酸とアンモニアからグルタミンを合成する経路が存在し,肝臓以外のアンモニア除去の重要な部位となっている.腸管や尿素

回路異常によるアンモニア供給の増加や肝の生理機能低下,門脈体循環短絡や骨格筋量の減少に起因するアンモニア代謝能力の低下により血中アンモニアが上昇する.

2) 肝性脳症におけるアンモニアの作用

　アンモニアは血液脳関門(BBB)のL-アミノ酸トランスポーターの活性を亢進させ,中性アミノ酸(チロシン,フェニルアラニン,トリプトファン)の脳への取り込みを増加させ,神経伝達物質の合成に影響することが示唆されている.また,BBBを通過したアンモニアはアストロサイトでグルタミン合成経路へ供給される.細胞内のグルタミン増加により細胞内浸透圧が上昇し,脳浮腫の原因となる.顕性脳症を繰り返す肝硬変患者において脳プロトン磁気共鳴分光法でグルタミンの増加とミオイノシトールの低下が報告されている[1].さらにミニマル肝性脳症では同様の変化に加え[2],脳白質の微小構造変化も見出されている[3].細胞内で増加したグルタミンはミトコンドリアに輸送され,phosphate-activated glutaminaseによりグルタミン酸とアンモニアに代謝される.ミトコンドリア内のアンモニアがミトコンドリア障害を惹起していると考えられている.

　低カリウム血症では,細胞外へのカリウム移行に伴い,水素が細胞内に移動し,細胞内アシドーシスが生じる.これにより腎尿細管細胞でアンモニアの産生が増加する.また代謝性アルカローシスでは,荷電粒子であるアンモニウムイオンがBBBを通過できるアンモニアへの変換が促進され,脳内へのアンモニア移行が増加する可能性が知られている.

3) GABA-ベンゾジアゼピン

　抑制性のGABA-ベンゾジアゼピン神経伝達系の亢進が,肝性脳症の発症に関与することが提唱されている.肝性脳症患者でGABA濃度やベンゾジアゼピン受容体の発現に変化はないことが報告される一方で,18 kDaトランスロケーター蛋白質(以前の末梢型ベンゾジアゼピン受容体[PTBR])のリガンド結合部位が門脈体循環短絡による肝性脳症患者の剖検脳組織で増

● **53** ●

Ⅰ章　基本的事項／B. 病態生理

表1　肝性脳症の臨床分類

病型	Grade		発症経過	誘因の有無
	WHC	ISHEN		
A（急性肝不全に起因するもの） B（主に門脈-体循環シャント・バイパスに起因するもの） C（肝硬変症に起因するもの）	ミニマル肝性脳症	不顕性（Covert）	単発（Episodic） 再発（Recurrent） 持続（Persistent）	誘因なし（Spontaneous） 誘因あり（Precipitated）
	Grade Ⅰ			
	Grade Ⅱ	顕性（Overt）		
	Grade Ⅲ			
	Grade Ⅳ			

（肝硬変診療ガイドライン2020（改訂第3版），Clin Liver Dis 2015；5：68-70，Hepatology 2014；60：715-735を参考に筆者作成）

加していた[4]．培養アストロサイトでPTBR発現を抑制するとアンモニア添加後の細胞膨化を抑制することから[5]，アンモニアによる肝性脳症発症の病態にPTBRが重要であることが示唆されている．ベンゾジアゼピン拮抗薬であるフルマゼニルが肝性脳症からの覚醒に寄与することから，肝性脳症の発症にベンゾジアゼピン神経伝達系が関与していることが想定されている[6]．しかし，システマティックレビューでは，大規模な無作為試験が不足しておりフルマゼニルの肝性脳症への有効性を証明するには至っていないと結論づけている[7]．臨床的にはベンゾジアゼピンの使用が肝性脳症の増悪因子として知られている．

4）グルタミン酸

　急性肝不全モデル動物における肝性脳症では細胞外グルタミン濃度が上昇する[8]．これはニューロンからの過剰放出およびアストロサイトやグリア細胞での再取り込みが障害されたためと考えられている[9]．モデル動物においてグルタミン酸受容体の一部のサブタイプの発現低下がアストロサイトの形態的変化に寄与しているとの報告がある[10]．しかし，多くの研究が実験動物を用いたものであり，臨床における肝性脳症発症とグルタミン酸の関連については今後の研究結果の集積が待たれる．

② 肝性脳症の臨床分類

　肝性脳症は肝細胞機能不全と門脈-体循環短絡による場合に大別される．前者のうち急激かつ広範な肝細胞死によるものが昏睡型急性肝不全に，慢性経過により肝生理機能が低下したものが非代償期肝硬変にあたる．後者は非肝硬変性門脈-体循環短絡による脳症である．肝硬変は経過中，門脈圧亢進症を背景として門脈-体循環短絡が形成されることがあり肝細胞機能不全および短絡が混在している場合もある（表1）．

　本邦では肝性脳症の意識障害の程度は犬山シンポジウムで提唱された昏睡度分類（犬山分類）が用いられ

ている．一方，欧米のガイドラインではWest Haven Criteria（WHC）およびInternational society for hepatic encephalopathy and nitrogen metabolism（ISHEN）が用いられている．表1に分類を示す．WHCで異常なしとGrade Ⅰの間で，明らかな臨床症状はないものの，心理テストもしくは神経心理テストで異常を示す状態をMinimalと定義している．ISHENではWHCのMinimalとGrade Ⅰを合わせて不顕性（Covert），Grade Ⅱ以上を顕性（Overt）と定義している（表2）．犬山分類はWHCのGrade ⅠからⅣまでをⅠからⅤまでの5段階で分類している．先述のミニマル肝性脳症は肝硬変患者の約30％が診断基準を満たすと報告されている．顕性脳症への移行，QOL低下，転倒および交通事故の頻度増加とも関連しており，治療対象の状態である．

　また，発症経過で分類した場合，単発，再発，持続性に分類している（表1）．誘因の有無も治療方針決定に重要な項目のため臨床分類として重要である．肝性脳症の誘因となりうる増悪因子は多岐にわたる．肝性脳症の発症や増悪を疑った場合には，増悪因子の有無を臨床的に評価することが重要である（表3）．

文献

1) Laubenberger J et al：Proton magnetic resonance spectroscopy of the brain in symptomatic and asymptomatic patients with liver cirrhosis. Gastroenterology 1997；112：1610-1616
2) Kooka Y et al：Brain metabolism in minimal hepatic encephalopathy assessed by 3.0-Tesla magnetic resonance spectroscopy. Hepatol Res 2016；46：269-276
3) Sato T et al：Decreased Mean Kurtosis in the Putamen is a Diagnostic Feature of Minimal Hepatic Encephalopathy in Patients with Cirrhosis. Intern Med 2019；58：1217-1224
4) Butterworth RF：The astrocytic（"peripheral-type"）benzodiazepine receptor：role in the pathogenesis of portal-systemic encephalopathy. Neurochem Int 2000；36：411-416
5) Panickar KS et al：Downregulation of the 18-kDa translocator protein：effects on the ammonia-induced mitochondrial permeability transition and cell swelling in cultured astrocytes. Glia 2007；55：1720-1727

10. 肝性脳症の病態

表2　肝性脳症の昏睡度

欧米で用いられる肝性脳症昏睡度分類				日本の犬山シンポジウム昏睡度分類		
WHC	ISHEN	精神・神経症状	基準	昏睡度分類	精神症状	参考
異常なし		神経・心理機能検査正常臨床症状なし	神経・心理検査で正常			
Minimal	Covert（不顕性）	心理または神経生理学的試験で異常臨床的には神経精神症状なし	心理テストもしくは神経心理テストで異常臨床症状なし			
Grade I		わずかな注意欠如多幸感もしくは不安注意力の持続短縮睡眠リズムの変化	時間空間的認知機能は保たれているが，本来よりも低下している	I	睡眠-覚醒のリズムの逆転多幸気分，ときに抑うつだらしなく，気にもとめない態度	後方視的にしか判断できないことが多い
Grade II		無気力・無関心時間の認識障害顕著な性格変化失調症羽ばたき振戦あり	時間の認識障害	II	指南力障害異常行動傾眠傾向	興奮状態がない尿，便失禁がない羽ばたき振戦あり
Grade III	Overt（顕性）	傾眠一班昏睡刺激に反応あり錯乱全体的な見当識障害奇妙な行動	空間の認識障害	III	興奮状態反抗的態度嗜眠状態医師の指示に従えない	羽ばたき振戦あり指南力が高度に障害
Grade IV		昏睡	痛覚刺激にも無反応	IV	昏睡痛み刺激に反応	痛み刺激に払いのける動作や顔をしかめる動作がある
				V	深昏睡痛み刺激に反応しない	

WHC：westHeaven Criteria，ISHEN：Internationa；l society for Hepatic Encephalopathy and Nirogen Metabolism
（肝硬変診療ガイドライン2020（改訂第3版），Hepatology 2014；**60**：715-735，犬山シンポジウム記録刊行会（編）第12回犬山シンポジウム，A型肝炎・劇症肝炎．中外医学社，1982を参考に筆者作成）

表3　肝性脳症の増悪因子（筆者作成）

薬剤使用
　　ベンゾジアゼピン
　　非ベンゾジアゼピン系睡眠薬
　　麻薬
　　アルコール
アンモニア産生増加，脳内への移行増加
　　蛋白質摂取過多
　　消化管出血
　　感染
　　電解質異常（低カリウム血症）
　　便秘
　　代謝性アルカローシス
脱水
　　嘔吐
　　下痢
　　出血
　　利尿薬の使用
　　大量の腹水穿刺
門脈-体循環短絡
　　外科的・放射線科的短絡路の作成
　　自然発生的な短絡路の形成
脈管閉塞（まれ）
　　肝静脈血栓症
　　門脈血栓症
肝細胞癌（まれ）

6）Bansky G et al：Effects of the benzodiazepine receptor antagonist flumazenil in hepatic encephalopathy in humans. Gastroenterology 1989；**97**：744-750

7）Goh ET et al：Flumazenil versus placebo or no intervention for people with cirrhosis and hepatic encephalopathy. Cochrane Database Syst Rev 2017；**8**：CD002798

8）de Knegt RJ et al：Extracellular brain glutamate during acute liver failure and during acute hyperammonemia simulating acute liver failure：an experimental study based on in vivo brain dialysis. J Hepatol 1994；**20**：19-26

9）Michalak A et al：Neuroactive amino acids and glutamate（NMDA）receptors in frontal cortex of rats with experimental acute liver failure. Hepatology 1996；**24**：908-913

10）Michalak A, Butterworth RF：Selective loss of binding sites for the glutamate receptor ligands［3H］kainate and（S）-［3H］5-fluorowillardiine in the brains of rats with acute liver failure. Hepatology 1997；**25**：631-635

I章　基本的事項／B. 病態生理

11 肝線維化の機序

到達目標
● 肝線維化における形態変化とその機序を理解する.

1 肝線維化とは

　肝線維化は，ウイルス性肝炎，アルコール関連肝疾患（ALD），自己免疫性肝疾患，代謝機能障害関連脂肪肝炎（MASH）などを起因とする慢性肝障害の結果，肝細胞の破壊と再生のバランスが崩れ，壊死組織に線維化が惹起され，コラーゲンを主体とする細胞外マトリックス（extracellular matrix：ECM）が肝実質に増加する現象であり，最終的には肝硬変へと進行する.肝線維化の進展には多種の細胞が関与するが，とりわけ活性化された肝星細胞や筋線維芽細胞がECM産生に働き，肝線維化を担っている.また，星細胞の活性化には近隣に存在する傷害肝細胞，Kupffer細胞，類洞内皮細胞や胆管上皮細胞との，また，循環血液中の単球，好中球，リンパ球などの細胞群との密接な相互作用が関与する.

2 創傷治癒としての線維化

　線維化とは慢性創傷治癒過程の結果として捉えることができる.具体的には，何らかの原因で肝細胞に障害が生じると，凝固系カスケードが活性化されて血小板凝集が生じる.これに呼応して免疫担当細胞や炎症細胞の障害局所への浸潤が起こり，多くのメディエーターが放出される.それらに反応して局所のマクロファージや筋線維芽細胞が活性化して細胞外マトリックスを産生し，新たに基底膜様構造を構築する.最終的には，それを足場として上皮細胞が増殖して組織修復が完成する.障害が一過性であれば組織修復は終了するが，障害が慢性に持続する場合，筋線維芽細胞の活性化が持続し，ECMの産生が分解系を上まわり，ECMが蓄積する（図1）[1].

3 肝星細胞の特徴と肝線維化への関与

　正常肝の類洞では，類洞内皮細胞と肝細胞間のDisse腔に肝星細胞が存在する.肝星細胞は枝状の突起で類洞内皮細胞を包囲しつつ肝細胞とも接している.ビタミンA含有脂肪滴を持つが，他臓器のpericyte（周皮細胞）に類似している.細胞マーカーとして細胞骨格蛋白であるデスミンのほか，神経系マーカー glial fibrily acidic protein（GFAP）などがあげられる.正常肝における星細胞の主たる機能はビタミンAを貯蔵すること，エンドセリン，一酸化窒素，アンジオテンシンなどの血管作動性メディエーターに応じて収縮・弛緩して類洞の微小循環を調節することである.肝星細胞には静止型，活性化型，不活性化型，老化型という4つの表現型が知られており，それぞれが肝線維化とその退縮に重要な役割を担っている.また近年，肝星細胞は主に存在する肝小葉内の領域に応じてその形質が異なることが報告されている.肝星細胞のなかにはデスミンの発現を欠くものや，ビタミンA含有脂肪滴を持たないものも存在しており，このような肝星細胞の形質の不均一性は同じ肝星細胞でもビタミンAの貯蔵に重要な役割を果たす細胞集団や，急速な活性化を可能とする状態にある細胞集団が存在するとの報告もある[2~4].

　肝臓が障害を受けると肝星細胞は活性化され，脂肪滴も減少・消失し，α-平滑筋アクチン（α-SMA）を発現する筋線維芽様細胞（myofibroblast-like cell）へ形質転換する.肝星細胞の活性化には，凝集した血小板や活性化Kupffer細胞，マクロファージから放出されるPDGF，TGF-β1のほか，肝障害に起因する活性酸素が関与する.

　活性化によって，デスミンやα-SMAが増加することで細胞の収縮能が増強するとともに，I型，III型コラーゲンを主とするECMを過剰に産生する.また，TGFβ1を自ら産生し，TGF-β1，PDGFレセプターの発現増加が相まってオートクライン的に活性化を持続させ，増殖する.また活性化星細胞はVEGFを産生し，炎症局所での血管新生を促す.

　一方，マトリックス分解酵素（matrix metalloproteinase：MMP）のうち特にコラゲナーゼとして働くMMP-1/MMP-13は，コラーゲン線維を分解する重要なMMPであるが，活性化星細胞では発現が低下する.さらに，MMPを阻害するtissue inhibitor of metalloproteinase（TIMP）の発現が活性化星細胞で増加するため分解系が相対的に低下し，産生系の亢進と相まってECM蓄積に進む（図2）.このように肝線維化は，ECMの産生と分解のアンバランス，つまり産生が分解を上回った結果もたらされる.さらに活性化星細胞は nuclear factor-κB（NF-κB）や phosphoinositide

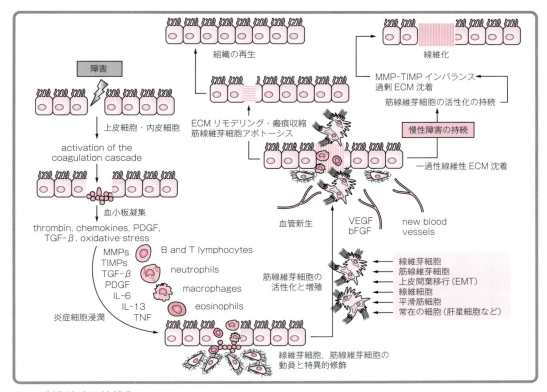

図1 創傷治癒と線維化
　　（Wynn TA：J Clin Invest 2007；117：524-529[1]）を参考に作成）

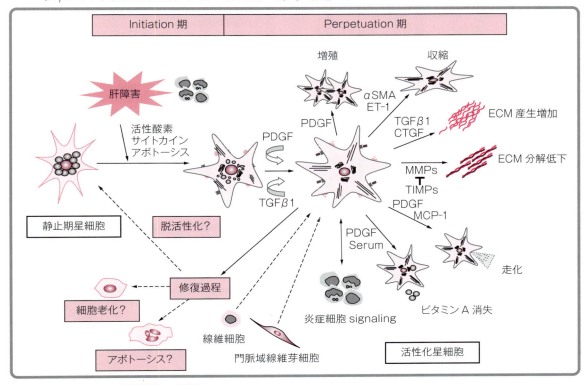

図2 肝障害における肝星細胞の活性化

Ⅰ章　基本的事項／B．病態生理

3-kinase-Akt経路の活性化により細胞死抵抗性となり，血管新生を伴いながら線維性隔壁を構成して瘢痕形成を行う．また，monocyte chemotactic protein-1（MCP-1），CC chemokine receptorなどの発現，抗原提示，toll-like receptor 4（TLR4）やCD14の発現によりエンドトキシンへの反応性も高まり，nitric oxideなどの活性酸素種を産生させて局所炎症を持続させる[5]．また，肝線維化の過程において，持続的に活性化を生じた星細胞は細胞老化を起こすと考えられている．細胞老化を起こしたHSCは線維産生能が弱く，アポトーシスを起こしやすくなっているが老化星細胞はextracellular signal-regulated kinase 1/2依存的に調節されangiopoietin like 4，interleukin-8，platelet factor 4 variant 1を分泌する．これらは慢性的に分泌され肝発癌を促進する可能性が報告されている[6,7]．

４ 肝線維化の持続にかかわる諸因子

持続する肝線維化の原因として，①酸化ストレス，②TGF-β1の増加，③肝細胞死，④慢性炎症，が重要である[8]．酸化ストレスは，アルコール，アンジオテンシンⅡ，HCVウイルス感染などに起因する．肝細胞ではミトコンドリアでのROS産生が主体だが，Kupffer細胞や肝星細胞ではNADPH oxidaseによりROSが産生され，それが肝細胞のアポトーシスを誘導し同時に星細胞を活性化させる．TGF-β1は血小板，活性化Kupffer細胞，炎症細胞などから産生される最強の線維化誘導物質である．星細胞の活性化，ECM産生増加，ならびにTIMPの発現亢進により分解系抑制を引き起こす．3つ目として肝細胞死が線維化を誘導する．肝細胞のアポトーシスはC型肝炎や代謝機能障害関連脂肪性肝疾患（MASLD）の線維化に相関するがapoptotic bodyが肝細胞，Kupffer細胞，星細胞に貪食されMIP-2，TGFβが産生されて星細胞の活性化につながる．また傷害細胞や組織から放出されるdamage-associated molecular patterns（DAMPs）も関与する．4つ目として慢性炎症で産生される種々の炎症性メディエーターは星細胞を活性化させる．細菌やLPSはTLR4を活性化させて多くのメディエーターを産生させる．また，NK細胞，NKT細胞，樹状細胞もTLRを介して線維化に関与する．近年，腸内細菌に由来するpathogen-associated molecular patterns（PAMPs）も注目されている．

５ 線維化改善

肝障害の原因を除去することで線維化は改善する．たとえば，C型肝炎ウイルスの駆除や核酸アナログ製剤によるB型肝炎ウイルスの制御，禁酒，肥満の改善により線維化は軽減する．軽度の肝障害では，炎症反応終焉後数日または数週間で組織が修復されるため，肝線維化は可逆的である．線維化改善過程では，①肝細胞の再生，②活性化星細胞の脱活性化，③筋線維芽細胞のアポトーシスや細胞老化，④ECM分解が生じる[9]．一方，難治性の肝線維化に対して，①星細胞の活性化の制御，②活性化肝星細胞のECM産生の抑制[10,11]，③星細胞のアポトーシスないし脱活性化の誘導[12]，④MMPによるコラーゲン線維の分解[13]，などを低分子化合物，抗体，リポソームを用いた複合体によって行う抗線維化治療戦略が考案されている．また，原因を除去したが一定の割合で線維化が改善しない症例があり遺伝的/エピジェネティックな機序が関与している可能性が示唆される．ABCB4，ASL，ALDOB，GBE1，SLC25A13，FAH，SERPIN1，PNPLA3などの遺伝子の多くは肝臓で高発現しており，遺伝子変異が起こると肝線維化を進展させる．特にPNPLA3はMASLDや小児肝硬変の主な素因として報告されている．線維化プロセスを制御する複雑なエピジェネティック・メカニズムを選択的阻害する薬剤も開発されており，今後の治療戦略の進展が期待される[14~16]．

文献

1) Wynn TA：Common and unique mechanisms regulate fibrosis in various fibroproliferative diseases. J Clin Invest 2007；**117**：524-529
2) Kamm DR, McCommis KS：J Physiol 2022；**600**：1825-1837
3) Dobie R et al：Single-Cell Transcriptomics Uncovers Zonation of Function in the Mesenchyme during Liver Fibrosis. Cell Rep 2019；**29**：1832-1847
4) Payen VL et al：Single-cell RNA sequencing of human liver reveals hepatic stellate cell heterogeneity. J HEP REP 2021；**3**：100278
5) Kawada N：Evolution of hepatic fibrosis research. Hepatol Res 2011；**41**：199-208
6) Odagiri N et al：Mol Cell Biochem 2019；**455**：7-19
7) Yoshimoto S et al：Nature 2013；**499**：97-101
8) Friedman SL：Hepatic stellate cells：protein, multifunctional, and enigmatic cells of the liver. Physiol Rev 2008；**88**：125-172
9) 稲垣 豊，住吉秀明：肝臓の線維化とその治療．日内会誌 2014；**103**：2171-2175
10) Nishikawa K et al：Wnt/β-Catenin Signaling as a Potential Target for the Treatment of Liver Cirrhosis Using Antifibrotic Drugs. Int J Mol Sci 2018；**10**：19
11) Friedman SL et al：A randomized, placebo-controlled trial of cenicriviroc for treatment of nonalcoholic steatohepatitis with fibrosis. Hepatology 2018；**67**：1754-1767
12) Barreyro FJ et al：The pan-caspase inhibitor Emricasan（IDN-6556）decreases liver injury and fibrosis in a murine model of non-alcoholic steatohepatitis. Liver Int 2015；**35**：953-966
13) Kawasaki K et al：Deletion of the collagen-specific

molecular chaperone Hsp47 causes endoplasmic reticulum stress-mediated apoptosis of hepatic stellate cells. J Biol Chem 2015 ; 6 ; 290 ; 3639-3646

14) Kisseleva T et al : Nature Reviews Gastroenterology & Hepatology 2021 ; 18 ; 151-166

15) Alessandra C et al : Cellular and Molecular Mechanisms Underlying Liver Fibrosis Regression. Cells 2021 ; 10 ; 2759

16) Ding D et al : Trichostatin A inhibits the activation of Hepatic stellate cells by Increasing C/EBP-_ Acetylation in vivo and in vitro. Sci Rep 2018 ; 8 ; 4395

Ⅰ章　基本的事項／B．病態生理

12 インスリン抵抗性と肝疾患

到達目標
- インスリン抵抗性の病態を理解する．
- インスリン抵抗性の指標を把握するとともに臨床で活用する．
- インスリン抵抗性と肝疾患の関係を理解する．

1 インスリン抵抗性

インスリンは，膵ランゲルハンス島のβ細胞より分泌されるペプチドホルモンである．インスリンは，プレプロインスリンとして合成され，最終的には21個のアミノ酸残基からなるA鎖と30個のアミノ酸残基からなるB鎖がS-S結合により結合した形態となる．インスリンは，骨格筋や脂肪組織においてブドウ糖の取り込みを促進し血糖降下作用を示すとともに，蛋白質や脂肪の合成を亢進させる．肝臓においてはグリコーゲンの合成を促進し糖新生を抑制するが，肝臓におけるブドウ糖の取り込みはインスリンの作用に依存しないGLUT2により行われると考えられている．インスリン抵抗性とは，肝臓・骨格筋・脂肪組織などのインスリン標的臓器が過剰な脂肪沈着や炎症などにより障害され，インスリンに対する感受性が低下することで，インスリンの作用が十分に発揮できない状態を示す．インスリン抵抗性が増強すると，血糖調節など様々な代謝のホメオスターシスを維持するため，過剰なインスリンが分泌され高インスリン血症となる．このため，種々の肝疾患患者において高インスリン血症を特徴としたインスリン抵抗性が認められる．

2 インスリン抵抗性の指標

インスリン抵抗性の正確な評価はグルコースクランプ法でなされるが，特殊な機器や熟練したスタッフを要する検査であり一般臨床では使用される機会は少ない．一般診療では，下記の3つの指標が用いられる（第Ⅱ章-A-12「経口糖負荷試験，IRI，HOMA-IR，HOMA-β」参照）．各指標の右に記した値の場合，インスリン抵抗性があると判断される．

1) 空腹時インスリン（immuno-reactive insulin：IRI）値：15 mU/mL以上
2) HOMA-IR（homeostasis model assessment of insulin resistance）＝空腹時血糖（mg/dL）×空腹時IRI（μU/mL）÷405：2.5以上
3) QUICKI（quantitative insulin sensitivity check index）＝1÷［$\log_{10}$空腹時IRI（μU/mL）＋$\log_{10}$空

腹時血糖（mg/dL）］：0.3未満

3 インスリン抵抗性と肝疾患

1) 代謝機能障害関連脂肪性肝疾患（MASLD）

生活習慣の変化に伴い日本においても肥満や糖尿病などの生活習慣病が増加するとともに，MASLDの症例数も増加している．MASLDは肝臓におけるメタボリックシンドロームの表現形であり，インスリン抵抗性を高率に合併している[1,2]．インスリン抵抗性の形成には，内臓脂肪より分泌されるアディポカイン，サイトカインや脂肪酸が深くかかわっている．内臓脂肪蓄積に伴い，アディポネクチンの低下，レジチンの増加，TNF-αの増加，脂肪酸の増加が生じる．これらの変化は肝臓や筋肉におけるインスリン抵抗性を惹起する．また，インスリン抵抗性の形成には，腸内細菌叢の変化，胆汁酸組成の変化やサルコペニアなど複数の要因もかかわる．肝細胞でインスリン抵抗性が増強すると，インスリンシグナルの低下に伴い糖新生の抑制が障害され，高血糖の原因となる．一方，SREBP1cを介した脂肪合成経路は亢進しており，脂肪化が促進される．MASLD患者において，インスリン抵抗性は肝線維化，肝発癌や予後にかかわる因子であり，重要な治療ターゲットである[3]．

2) C型慢性肝炎

C型慢性肝炎患者は，高頻度にインスリン抵抗性を合併している．①肝障害の程度が軽度の状態でもインスリン抵抗性が存在すること，②HCVコア蛋白質のトランスジェニックマウスでは肝臓での脂肪化に先行してインスリン抵抗性が惹起されること，③抗ウイルス療法に伴いウイルス学的著効を示した症例ではインスリン抵抗性が改善されることなどから，C型慢性肝炎患者におけるインスリン抵抗性は肝障害の進展に伴うものだけではなく，C型肝炎ウイルスの作用も関与すると考えられる．インスリン抵抗性はC型慢性肝炎に対するインターフェロン治療の治療効果の低下に関与するが，現在主流となっているインターフェロンフ

リーの直接作用型抗ウイルス薬による治療効果には影響を及ぼさない[4].

3) 肝硬変

肝硬変患者は，インスリン抵抗性のため糖質利用が障害されるためエネルギー基質が糖質から脂質へと変化する．また，糖質の利用障害は，蛋白異化亢進による低蛋白血症や高アンモニア血症にも関与し，浮腫，腹水，肝性脳症などの肝硬変合併症の悪化を招く引き起こす可能性がある．さらに肝細胞におけるインスリンシグナルの低下（インスリン抵抗性）は，肝細胞の再生を抑制し，肝機能のさらなる低下を招く危険性がある[3].

肝硬変患者では，糖質の利用障害だけでなく，肝実質細胞数の低下に伴う肝での糖の取り込みの低下，肝硬変に伴う門脈-大循環シャントの形成により，食後の著明な高血糖とインスリンの過剰分泌が認められる．また，肝臓のインスリンの取り込み（インスリンクリアランス）も減弱するため，高インスリン血症となりやすい．インスリンは，肝星細胞の connective tissue growth factor（CTGF）の活性化などによりコラーゲン産生を亢進させ，肝線維化の進展に関与する．

インスリン抵抗性は肝線維化や肝硬変の進展にかかわることから，肝硬変においてはインスリン抵抗性の評価と適切な栄養食事療法に加え，必要に応じてインスリン抵抗性（糖尿病）に対する薬物療法などが必要である．また，分岐鎖アミノ酸製剤の投与は，アミノ酸インバランスの改善のみならず，インスリン抵抗性改善の点からも有用と考えられている[3].

4) 肝癌

インスリンは細胞増殖作用を有するホルモンである．そのため，障害肝におけるインスリン抵抗性は，糖利用障害を起こすだけではなく，高インスリン血症を引き起こし，肝発癌のリスク因子となる可能性がある[3]．事実，糖尿病患者では肝癌発症のリスクが約2倍に上昇することや，日本の糖尿病患者の死因において，肝癌の割合は約6％を占めていることが報告されている[5,6]．がん細胞のインスリンシグナルは非がん部組織に比べると亢進しており，高インスリン血症（インスリン抵抗性）は発生のみならずがん細胞の増殖を促進している可能性がある．さらに糖尿病の治療において，インスリンやスルホニル尿素薬（インスリン分泌刺激）の使用と肝癌の発生との関連が指摘されている．近年の生活習慣の変化に伴い，肝細胞癌の原因に占める非B非C型肝癌，特にアルコール関連肝疾患（ALD）やMASLDの割合は増加しており，肝癌全体約50％を占めるに至っている[7~9]．今後もインスリン抵抗性を基盤とする肝癌患者数はますます増加するものと考えられる．

文献

1) 日本肝臓学会（編）：NASH・NAFLDの診療ガイド2021，文光堂，東京，2021
2) 日本消化器病学会・日本肝臓学会（編）：NAFLD/NASH診療ガイドライン2020（改訂第2版），南江堂，東京，2020
3) Kawaguchi T et al：Branched-chain amino acids as pharmacological nutrients in chronic liver disease. Hepatology 2011；54：1063-107
4) Elhelbawy et al：Insulin resistance does not impair response of chronic hepatitis C virus to direct-acting antivirals, and improves with the treatment. Eur J Gastroenterol Hepatol 2019；31：16-23
5) Goto A et al：Report of the Japan Diabetes Society（JDS）/Japanese Cancer Association（JCA）Joint Committee on Diabetes and Cancer, Second Report. Diabetol Int 2016；7：12-15
6) 中村 二郎ほか：―糖尿病の死因に関する委員会報告―アンケート調査による日本人糖尿病の死因―2001～2010年の10年間，45,708名での検討―．糖尿病2016；59：667-684
7) Tateishi R et al：A nationwide survey on non-B, non-C hepatocellular carcinoma in Japan：2011-2015 update. J Gastroenterol 2019；54：367-376
8) Enomoto H et al：The transition in the etiologies of hepatocellular carcinoma-complicated liver cirrhosis in a nationwide survey of Japan. J Gastroenterol 2021；56：158-167
9) 日本肝臓学会，吉治仁志（監修）：肝硬変の成因別実態調査2023，文光堂，東京，2024

Ⅰ章 基本的事項／B. 病態生理

13 一塩基多型（SNP）の意義と肝疾患診療との関連

到達目標

● SNP が治療，病態に与える影響について理解できる．

1 ゲノムワイド関連解析による疾患関連因子の同定

ヒト遺伝子は個人差として約300個に1個，全ゲノムで約1,000万ヵ所の一塩基多型（single nucleotide polymorphism：SNP）が存在し，このSNPが個々の疾患の発症，薬剤反応性や副作用に大きく関与することが様々な疾患において明らかとなっている．近年，網羅的なSNPのタイピング技術が飛躍的に進歩し，ゲノムワイド関連分析法（genome-wide association study：GWAS）を用いることにより，肝疾患領域においても治療，病態に関連する宿主因子が明らかにされており，以下に解説する（表1）．

2 C型慢性肝疾患に関連する遺伝子多型

肝疾患領域におけるGWAS研究はHCV関連領域を中心に進められてきた．C型慢性肝疾患患者における治療は現在直接作用型抗ウイルス薬（direct-acting antiviral agent：DAA）併用療法が主流になっているが，ペグインターフェロン・リバビリン（PEG-IFN/RBV）併用療法においては，IL28B（現在の正式な遺伝子シンボルはIFNL3）遺伝子周辺の複数のSNP（rs8099917，rs12979860が代表的）は治療効果に極めて強く関連していることが報告された[1]．これまでPEG-IFN/RBV併用療法における副作用に関して，溶血性貧血に関連するITPA遺伝子多型[2]，血小板減少に関連するDDRGK1遺伝子多型[3]，好中球減少に関連するPSMD3遺伝子多型[4]，うつ病発症に関連するZNF354C遺伝子多型[5]などが同定されてきた．

3 C型肝炎ウイルス自然排除や病態進展に関連する遺伝子多型

C型肝炎ウイルス（HCV）に感染すると約20～30%の患者においてHCVの自然排除が起きることが知られている．IFNL3-IFNL4遺伝子多型はHCVの自然排除にも関連していることが報告された[8]．すなわち，IFNL3-IFNL4遺伝子多型がIFN治療感受性である遺伝子型を有する患者において，HCVの自然排除率が

高いことが示された．以前よりHCV自然排除に関連する要因として人種差が報告されていたが，IFNL3-IFNL4 SNPのアリル頻度は人種によって異なることが示され，この頻度がHCV自然排除率と相関することが示唆された[7]．ヨーロッパ人種のHCV感染者において，肝線維化進展に関連する宿主要因の同定を目的としたGWASにより，RNF7，MERTK，TULP1遺伝子周辺のSNPが関連していることが報告された[8]．これらの遺伝子はアポトーシスを制御することが知られており，肝線維化進展のメカニズムの解明が期待される．また，日本人集団におけるC型肝硬変とC型慢性肝炎をCase-ControlとしたGWASによりHLA classⅡ領域のSNPが肝硬変のリスク要因であることが報告された[9]．

4 B型肝炎ウイルスの持続感染に関連するHLA-DP遺伝子多型

わが国におけるB型肝炎ウイルス（HBV）キャリアの多くは，母子感染や乳幼児期の水平感染などにより持続感染が成立している．一方，近年のHBV genotype Aの増加に伴い，成人期においても，B型急性肝炎発症後に遷延化・慢性化する症例が増えている．このB型肝炎の持続感染にかかわる宿主因子として6番染色体上MHC領域内のHLA-DPA1，DPB1遺伝子が関連することが本邦のグループによるGWASにより明らかにされた[10]．これらHLA-DPを含むHLA classⅡ領域のSNPとHBV持続感染との関連は，その後，主にアジア人種を対象としたいくつかのGWASにより再現されている．HLA-DPA1，DPB1はMHC classⅡ分子であるHLA-DPのα，βサブユニットをコードし，ウイルスや細菌などの外来抗原をCD4陽性T細胞に抗原提示する際に重要な役割を担う．このHLA-DP分子の抗原結合部位の多型により免疫応答に影響し，HBV持続感染に寄与するものと推測される．

5 肝硬変，肝細胞癌に関連する遺伝子多型

最近日本人を対象としたGWASにより難治性肝性腹水患者に対するトルバプタン（バソプレシンV2受

表1 ゲノムワイド関連解析によって明らかとなった肝疾患の病態，治療に関連する遺伝子多型

	人種	染色体	遺伝子	SNP	文献
抗HCV治療関連					
PEG-IFN/RBV治療効果	日本	19q13.13	*IFNL3-IFNL4*	rs8099917	1)
PEG-IFN/RBV療法における溶血性貧血	ヨーロッパ，アフリカ，ヒスパニック	20p13	*ITPA*	rs1127354	2)
PEG-IFN/RBV療法における血小板減少	日本	20p13	*ITPA-DDRGK1*	rs11697186	
				rs1127354	3)
IFN療法における好中球減少	日本	17q12	*PSMD3*	rs2305482	4)
IFN療法におけるうつ病	日本	5q35.3	*ZNF354C*	rs1863918	5)
HCV自然排除	ヨーロッパ	19q13.13	*IFNL3-IFNL4*	rs8099917	6)
	ヨーロッパ，アフリカ，その他	19q13.13	*IFNL4*	rs12979860	7)
		6p21.3	*HLA-DQ*	rs4273729	
C型慢性肝炎における線維化進展	ヨーロッパ	3q23	*RNF7*	rs16851720	8)
		2q13	*MERTK*	rs4374383	
		6p21.3	*TULP1*	rs9380516	
	日本	6p21.3	*C6orf10*	rs910049	9)
		6p21.3	*BTNL2-HLA-DRA*	rs3135363	
HBV持続感染	日本，タイ	6p21.32	*HLA-DPA1*	rs3077	10)
			HLA-DPB1	rs9277535	
トルバプタン	日本	9q31	*SVEP1*	rs2991364	11)
HBV関連肝細胞癌	中国	1p36.22	*KIF1B*	rs17401966	12)
	中国	6p21.32	*HLA-DQA1/DRB1*	rs9272105	13)
		21q21.3	*GRIK1*	rs455804	
	中国	6p21.32	*HLA-DQB1/DQA2*	rs9275319	14)
		2q32.2-2q32.3	*STAT4*	rs7574865	
HCV関連肝細胞癌	日本	6p21.33	*MICA*	rs2596542	15)
	日本	22q12.2-3	*DEPDC5*	rs1012068	16)
HCV SVR後肝細胞癌	日本	4q32.3	*TLL1*	rs17047200	17) 18)
線維化促進因子（MASH）	ヨーロッパ，アフリカ，ヒスパニック	22p12	*PNPLA3*	rs738409	19)
	日本，ヨーロッパ	2p23	*GCKR*	rs1260326	20)
線維化促進因子（アルコール）	ヨーロッパ	22p12	*PNPLA3*	rs738409	21)
irAE	ヨーロッパ	8q21	*IL-7*	rs16906115	22)

容体アンタゴニスト）の有効性に関連するSVEP1遺伝子のSNP（rs2991364）が同定された[11]．また，中国人を対象としたGWASにより，KIF1B，HLA-DQ/DR，GRIK1，STAT4遺伝子周辺のSNPがB型肝炎関連の肝細胞癌に関連していることが報告された[12~14]．また，MICA，DEPDC5遺伝子多型が，C型肝炎関連の肝細胞癌に関連することが本邦より報告されている[15~16]．近年TLL1遺伝子多型が，HCV SVR後肝細胞癌に関連することが日本人コホートから報告されたが[17]，海外からは否定的な報告もあり，評価は定まっていない．一方で，TLL1は線維化進展との関連[18]や，代謝機能障害関連脂肪性肝疾患（MASLD）における線維化進展例の予測にPNPLA3とTLL1遺伝子多型の組み合わせ

ることが有効であることが報告されており[18]，臨床的な発癌高リスク要因にこれらの遺伝的背景を加えることにより，肝細胞癌のリスクの予測が可能となることが期待される．

6 代謝機能障害関連脂肪性肝疾患（MASLD）の病態進行に関連する遺伝子多型

MASLDの発症には日本人を対象とした検討で，PNPLA3遺伝子多型が関連することが広く知られているが[19]，PNPLA3以外にも複数の遺伝子多型がMASLD発症および病態進行と関与していることが示

I章　基本的事項／B. 病態生理

された．GCKR（glucokinase regulatory protei）は日本人を対象としても有意差を認める一方[20]，LPIAT1/MBOAT7（depletion increases triglyceride synthesis fueled by high phosphatidylinositol turnover）多型は黒人白人MASLDにおいて線維化進展に関与していることが示されたが，日本人集団では有意差が認められていない．また最近ではアルコール関連肝疾患（ALD）でもPNPLA3が肝硬変や肝細胞癌などの病態進展に関連することが示唆されている[21]．

7 がん化学療法の副作用に関連する遺伝子多型

　近年がん化学療法に使用される免疫チェックポイント阻害薬（immune checkpoint inhibitor：ICI）における免疫関連有害事象（immune-related Adverse Events：irAE）への対策が重要になっている．irAEはこれまでの殺細胞性抗がん薬や分子標的薬剤での有害事象とは異なるメカニズムで出現するが，このirAEの発現に関してもGWAS研究が多数進行中である．白人において，IL7イントロン内SNP（rs16906115）がirAEと関連することが報告がされたが[22]，アジア人と白人ではリスクアリル頻度も異なり，これまでのところ日本人では有意な結果は得られていない．

8 個別化医療の実現へ

　これまで肝疾患診療の中心であったウイルス性肝炎の感染，病態の解明には従来ウイルス側因子を中心に進められてきたが，GWASにより様々な宿主因子が同定されている．また，非ウイルス性肝疾患の病態進行にかかわる宿主因子や，薬剤応答性や副作用発現にかかわる宿主因子の解明も進んでいる．これらの宿主因子の同定により治療効果や副作用の発現，病態進展の予測能が向上し，個々の患者に合わせた治療の選択，病態進展・発癌のサーベイランスといった個別化医療の実現が可能となる．また，GWASで同定された宿主因子をきっかけに，これら肝疾患の病態，メカニズムの解明，新たな診断，治療法の確立などが期待される．

文献

1) Tanaka Y et al：Genome-wide association of IL28B with response to pegylated interferon-alpha and ribavirin therapy for chronic hepatitis C. Nat Genet 2009；**41**：1105-1109
2) Fellay J et al：ITPA gene variants protect against anaemia in patients treated for chronic hepatitis C. Nature 2010；**464**：405-408
3) Tanaka Y et al：Genome-wide association study identified ITPA/DDRGK1 variants reflecting thrombocytopenia in pegylated interferon and ribavirin therapy for chronic hepatitis C. Hum Mol Genet 2011；**20**：3507-3516
4) Iio E et al：Genome-wide association study identifies a PSMD3 variant associated with neutropenia in interferon-based therapy for chronic hepatitis C. Hum Genet 2015；**134**：279-289
5) Matsunami K et al：Genome-Wide Association Study Identifies ZNF354C Variants Associated with Depression from Interferon-Based Therapy for Chronic Hepatitis C. PLoS One 2016；**10**：11（10）
6) Rauch A et al：Genetic variation in IL28B is associated with chronic hepatitis C and treatment failure：a genome-wide association study. Gastroenterology 2010；**138**：1338-1345
7) Duggal P et al：Genome-wide association study of spontaneous resolution of hepatitis C virus infection：data from multiple cohorts. Ann Intern Med 2013；**158**：235-245
8) Patin E et al：Genome-wide association study identifies variants associated with progression of liver fibrosis from HCV infection. Gastroenterology 2012；**143**：1244-1252
9) Urabe Y et al：A genome-wide association study of HCV-induced liver cirrhosis in the Japanese population identifies novel susceptibility loci at the MHC region. J Hepatol 2013；**58**：875-882
10) Kamatani Y et al：A genome-wide association study identifies variants in the HLA-DP locus associated with chronic hepatitis B in Asians. Nat Genet 2009；**41**：591-595
11) Seko Y et al：Combination of PNPLA3 and TLL1 polymorphism can predict advanced fibrosis in Japanese patients with nonalcoholic fatty liver disease. J Gastroenterol 2018；**53**：438-448
12) Zhang H et al：Genome-wide association study identifies 1p36.22 as a new susceptibility locus for hepatocellular carcinoma in chronic hepatitis B virus carriers. Nat Genet 2010；**42**：755-758
13) Li S et al：GWAS identifies novel susceptibility loci on 6p21.32 and 21q21.3 for hepatocellular carcinoma in chronic hepatitis B virus carriers. PLoS Genet 2012；**8**：e1002791
14) Jiang DK et al：Genetic variants in STAT4 and HLA-DQ genes confer risk of hepatitis B virus-related hepatocellular carcinoma. Nat Genet 2013；**45**：72-75
15) Kumar V et al：Genome-wide association study identifies a susceptibility locus for HCV-induced hepatocellular carcinoma. Nat Genet 2011；**43**：455-458
16) Miki D et al：Variation in the DEPDC5 locus is associated with progression to hepatocellular carcinoma in chronic hepatitis C virus carriers. Nat Genet 2011；**43**：797-800
17) Matsuura K et al：Genome-Wide Association Study Identifies TLL1 Variant Associated With Development of Hepatocellular Carcinoma After Eradication of Hepatitis C Virus Infection. Gastroenterology 2017；152：**6**：1383-1394
18) Matsumoto K et al：The impact of single-nucleotide polymorphisms on liver stiffness and controlled attenuation parameter in patients treated with direct-acting antiviral drugs for hepatitis C infection.Biomed Rep 2022；**16**：9
19) Romeo S et al：Genetic variation in PNPLA3 confers susceptibility to nonalcoholic fatty liver disease. Nat Genet 2008；**40**：1461-1465

20) Kawaguchi T et al：Risk estimation model for nonalcoholic fatty liver disease in the Japanese using multiple genetic markers. PLoS One. 2018. 31：13（1）
21) Tian C et al：Variant in PNPLA3 is associated with alcoholic liver disease Nat Genet 2010；42：21-23
22) Chelsea A Taylor et al：IL7 genetic variation and toxicity to immune checkpoint blockade in patients with melanoma. Nat Med. 2022；28：2592-2600

Ⅰ章　基本的事項／B．病態生理

14　門脈圧亢進症の病態

【到達目標】
● 門脈圧亢進の原因となる疾患と病態を理解する．

　門脈圧は腹腔内臓器からの血流量と肝臓の毛細管網を中心とする肝内の血管抵抗によって規定される．門脈圧の正常値は100〜150 mmH$_2$Oであり，これが常時200 mmH$_2$O（14.7 mmHg）以上に亢進し，その結果として様々な症状を現すものが門脈圧亢進症であり，単一の疾患名ではなく臨床概念である[1]．

1　基礎疾患

　門脈圧亢進症をきたす主な基礎疾患は肝硬変（約80%）によるものが多く，そのほかに特発性門脈圧亢進症，肝外門脈閉塞症，Budd-Chiari症候群がある．門脈圧亢進症は肝前性，肝内性，肝後性の3種類に分類される（表1）．

1) 肝硬変
　肝硬変（liver cirrhosis：LC）は，肝炎ウイルス，薬剤，自己免疫性，代謝異常，そのほかが原因となって発症する．日本では肝炎ウイルスによるものが多かったが，最近ではメタボリックシンドロームに関連した代謝機能障害関連脂肪肝炎（MASH）やアルコール関連肝疾患（ALD）など非ウイルス性の原因が注目されている．

2) 特発性門脈圧亢進症
　特発性門脈圧亢進症（idiopathic portal hypertension：IPH）は，肝硬変，肝外門脈閉塞症，肝静脈閉塞，およびそのほかの原因となるべき疾患を認めずに門脈圧亢進症を呈するもので，理由として免疫学的機序などが報告されているが，いまだ解明されていない．門脈圧亢進症とともに著明な脾腫・脾機能亢進症を示す．

3) 肝外門脈閉塞症
　肝外門脈閉塞症（extrahepatic portal obstruction：EHO）は，肝門部を含めた肝外門脈に閉塞を生じて門脈圧の亢進と症状を呈するもので，原因の明らかでないものを原発性，明らかなものを続発性と分類する．原発性は血管形成異常，血液凝固異常の関与が指摘されており，続発性は，新生児臍炎，腫瘍などによる．

4) Budd-Chiari症候群
　Budd-Chiari症候群（Budd-Chiari syndrome：BCS）は，原発性がいまだに明らかではないが，血管形成異常，血液凝固能異常，骨髄増殖性疾患の関与がいわれている．続発性の原因としては，肝腫瘍などがある．
　注）IPH，EHO，BCSの診断基準は，厚生労働省難治性疾患政策研究事業「難治性の肝・胆道疾患に関する調査研究班」の定めた「門脈血行異常症ガイドライン」（2018）に則る[2]．

2　症候・身体所見（表2）

　門脈圧亢進症により側副血行路が形成されることにより，特に左胃静脈，短胃静脈から奇静脈や腎静脈方向へ向かう短絡路として，食道静脈瘤と胃静脈瘤は発

表1　門脈圧亢進症の分類

肝前性	a) 肝外門脈閉塞症（EHO） 　ⅰ）原発性肝外門脈閉塞症：原因不明 　ⅱ）続発性肝外門脈閉塞症：血栓症，外傷， 　　　炎症など b) 門脈欠損症
肝内性	a) 前類洞性 　ⅰ）特発性門脈圧亢進症（IPH） 　ⅱ）日本住血吸虫症 b) 後類洞性 　肝硬変（LC）
肝後性	a) Budd-Chiari症候群（BCS） b) うっ血性心不全

表2　門脈圧亢進症の症候

門脈圧亢進症においては，通常，以下の症候を呈する．
1) 門脈圧の亢進
2) 全身の循環亢進状態
2) 門脈系-大循環系シャントの発達
3) 食道胃静脈瘤
4) 異所性静脈瘤
5) 肝機能障害
6) 脾腫，脾機能亢進症
7) 腹水
8) 肝性脳症
9) 門脈圧亢進症性胃腸症
10) その他：皮下静脈の怒張（図1）メデューサの頭（caput medusa），女性化乳房（gynecomastia），クモ状血管腫（vascular spider），手掌紅斑（palmer Erythema）

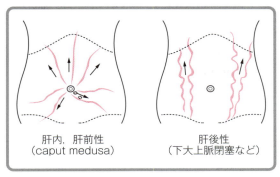

図1　皮下腹壁静脈の怒張

達する．食道および胃静脈瘤は，出血をきたし，致死的となりうる．また，門脈圧亢進による側副血行路（門脈系-大循環系シャント）は腸からの毒性物質が大循環に直接流入し肝性脳症の原因となる．

さらに，門脈圧亢進症による腹部臓器のうっ血は脾腫やそれに続く脾機能亢進症，腹水産生を引き起こし，患者のQOLを著しく阻害する．胃においては，門脈圧亢進症性胃症をきたし，ときに出血の原因となる．腹壁皮下静脈の怒張は門脈圧亢進症の原因を知るうえでも重要である（図1）．

特発性門脈圧亢進症，肝外門脈閉塞症，Budd-Chiari症候群は厚生労働省の難治性疾患克服事業が対象とする特定疾患である．特にBudd-Chiari症候群は平成13年度より公費対象疾患となっている．またそれらの重症度分類と治療指針として厚生労働省難治性疾患政策研究事業の「難治性の肝・胆道疾患に関する調査研究」班による「門脈血行異常症ガイドライン」（2018年）がある[2]．

3　門脈圧亢進症の成立機序

1）"hyperdynamic state"と"hyperdynamic circulation"

門脈圧亢進症の病態に関する研究の歴史を遡ると，1928年，McIndoeは摘出肝の血管標本および灌流実験から肝硬変症においては肝内門脈枝の閉塞による門脈血流阻害が門脈血のうっ滞と門脈圧亢進症の原因となっていることを推論し，「門脈圧亢進症」という名称をはじめて用いた．1945年，Whippleは門脈圧亢進症の成因が門脈血流の機械的閉塞であるという学説を唱え，その後のSherlock，今永らの門脈血流の阻害部位別，閉塞原因別の分類へと引き継がれた．その後1950年代に入り色素希釈法，1970年代にはSwan-Ganzカテーテルが開発されたことに伴い，さらに全身循環の検討が進み，肝硬変患者における全身循環の亢進状態が次第に注目され，肝内および脾内の循環亢進が，門脈系全体としての流入血流量の増大として，門脈圧の亢進機序に関与していることが明らかになってきた．1977年には胃上部局所の循環亢進状態いわゆる"hyperdynamic state"が静脈瘤の発生と進展には重要であるという概念が，井口・小林らにより提唱された[3]．彼らは門脈系諸血管の圧測定の解析結果から，左胃動脈・左胃静脈間の血管抵抗が著明に減少し，胃側動脈から門脈系へ流入する血液量が増加することが食道静脈瘤の成因の本質的なものを構成していると推論し，arterio-venous anastomosis（A-VA）の病的開存に伴う局所門脈系の循環亢進状態を"hyperdynamic state"とはじめて命名した．また，橋爪ら[4]は，剖検または手術から得られた胃の透徹標本で検討し，胃上部の粘膜下層において細動脈-細静脈吻合（A-VA）がみられることを報告し，局所の"hyperdynamic state"を形態学的に証明した．その後1983年にVorobioffら[5]も末梢血管の拡張，心拍出量の上昇などの肝硬変下における全身の循環亢進状態をhyperdynamic circulationと称した論文を発表し，門脈圧亢進症の成因として，循環亢進状態が重要な役割を果たしていることを報告した．

現在では門脈圧亢進症の原因である①肝内血管抵抗の上昇と，②循環亢進状態，いわゆるhyperdynamic stateとhyperdynamic circulationは，分子生物学的手法によりその成因にかかわるサイトカインやシグナルトランスダクションの解明が進んでいる．

2）肝内血管抵抗の上昇

肝硬変における肝内の血管抵抗の上昇にかかわる因子として，nitric oxide（NO）とエンドセリン-1（ET-1）が，ヒトおよび動物実験においてよく検討されている．肝硬変下では，肝内のNOの産生が著しく減少し，一方エンドセリン（ET）-1の上昇と肝星細胞（ito cell）が活性化し増加することで，類洞が過収縮方向に著しく傾くため，血流抵抗が増大すると理解されている（図2）．また，肝類洞内皮のNOの産生にはendothelial nitric oxide synthase（eNOS）が重要であるが，肝硬変下でのeNOS活性の低下には，caveolin-1，エンドセリン-1，酸化ストレスが関与していることが報告されている．近年，eNOSの内皮での活性化低下の原因としてRho A/Rhoキナーゼpathwayが報告されている（図3）．また，肝障害による肝星細胞の活性化に伴い生じる類洞の再構築は，リモデリング（sinusoidal remodeling）ともいわれ，PDGF，TGF-β，VEGFといった血管新生因子が関与している．これにより，類洞は，活性化された線維芽細胞様の星細胞に裏打ちされ，収縮性が高くなり，類洞の有窓性も失われ，肝内微小循環障害が進展する．そのほか，シクロオキシゲ

ナーゼ系（主にcycloxygenase-1：COX-1）により産生される血管収縮物質であるthromboxane A_2（TXA_2）およびアンジオテンシンIIが肝硬変における肝内血管抵抗を上昇させるものとして報告されている．門脈圧亢進症患者においては，循環有効血液量の減少に伴うレニン・アンジオテンシン系（renin-angiotensin system：RAS）上昇が指摘されていたが，近年，アンジオテンシンIIに対するAT1受容体がヒト肝星細胞に存在し，肝星細胞の収縮性と増殖性に関与していることが明らかとなった．また，線維芽細胞様に変化した肝星細胞においては，reactive oxygen species（ROS）の存在下で，コラーゲンの産生が亢進し，肝線維化に促進的に働くことが報告されている（図4）．

3）全身の循環亢進状態（hyperdynamic circulation）

hyperdynamic circulationとは，循環血液量の増加，心拍出量増加，動脈圧低下，末梢血管抵抗の低下を特徴とする病態である．近年のヒトおよび動物実験において門脈圧亢進症の増悪の機序としては，側副血行路の形成と動脈拡張による門脈血流量の増加が主因とされている．

a）循環亢進状態とnitric oxide（NO）

門脈圧亢進症を呈する原因としての肝硬変において，肝内では，類洞内皮細胞の機能が低下し，弛緩性物質であるNOの産生が低下しているのに対し，腸管および全身における血管内皮においてはNOの産生が亢進している．NOの産生亢進においては，細胞内でのシグナルトランスダクションが解明され，それを調

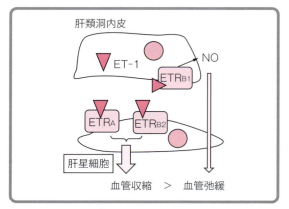

図2 ET-1レセプターとNO
エンドセリン-1（ET-1）は，エンドセリン受容体を介して，近接する肝星細胞と血管平滑筋に対して収縮作用および弛緩作用を示す．エンドセリンtype A受容体は血管平滑筋と肝星細胞に存在し，血管収縮作用に働く．エンドセリンtype B受容体は，存在する細胞によりその作用が異なり，内皮細胞のETR_{B1}はNO産生を介して血管内皮の弛緩させる．しかしながら肝星細胞のETR_{B2}は，ETR_Aと同様に血管収縮作用を示し，特に肝硬変下では，ET-1が過剰に産生され肝内血管抵抗を上昇させる．
（Iwakiri Y：Liver Int 2012；32：199-213[6]）を参考に作成）

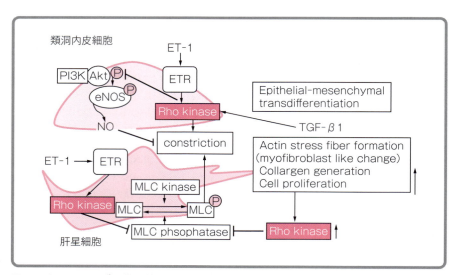

図3 Rhoキナーゼの作用機序
RhoキナーゼはMLC（myosin light chain）のリン酸化を持続することにより線維芽細胞様に変化した星細胞の収縮性を高くする．また内皮においてRhoキナーゼの活性化は，eNOS活性をAKT/PI3経路を介して抑制していることが報告されている．さらに硬変肝においてET-1，urotensinIIの血中濃度は上昇しており，それらはRhoA/Rhoシグナルを介して肝類洞内圧の上昇に寄与していることが報告されている．
（Anegawa G et al：Hepatology 2008；47：966-977[7]）を参考に作成）

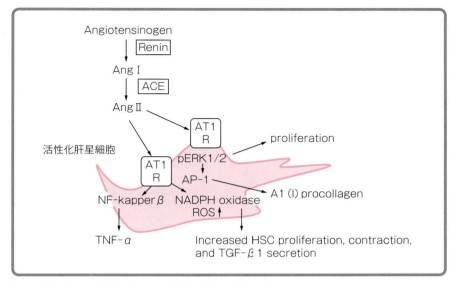

図4 アンジオテンシン系による肝線維化のメカニズム
　肝臓にて産生されたアンジオテンシノゲンは肺上皮においてACEによりアンジオテンシンIIに変換される．活性化肝星細胞においてはAT1レセプターが発現しており，AT2のシグナルにより，TNF-α，reactive oxygen species (ROS)の産生，活性化星細胞の増殖，コラーゲン線維の産生が促進される．
　(Grace JA et al：Clin Sci (Lond) 2012；**123**：225-239[8])を参考に作成)

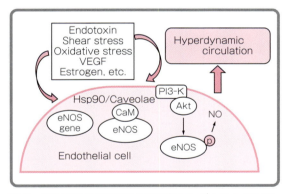

図5　NO産生亢進における細胞内シグナルトランスダクション
　弛緩物質であるNOの内皮での発現には，endothelial NO syntase (eNOS)の活性化が必要であり，eNOSの遺伝子発現およびeNOS活性化 (eNOSリン酸化)にはshear stress，酸化ストレスやendotoxinなどの因子が複雑に影響している．
　(Iwakiri Y：Liver Int 2012；**32**：199-213[6])を参考に作成)

節するHSP90やcaveolinの働きが報告されている（図5）．

　b）そのほかの全身循環亢進状態を促進する因子
　NO以外にも，PGI$_2$，CO，endocannabinoids，EDHF，ブラジキニンが血管弛緩因子として門脈圧亢進症の成因として報告されている[6]．また，レニン・アンジオテンシン系の亢進状態も門脈圧亢進におけ

る全身循環状態の亢進を説明するうえでは重要なものと考えられる．従来より門脈系および末梢血管の慢性的な拡張は，中心静脈での循環有効血液量を減少させ，RASを亢進し，全身血漿量を増加させ，hyperdynamic circulationを増悪させていると報告されている．近年，活性化星細胞の増殖と過収縮性アンジオテンシンIIが関与していることから，アンジオテンシン変換酵素（ACE）阻害薬やアンジオテンシンII受容体拮抗薬は，全身の循環亢進と肝内血管抵抗の両方に対して有効と考えられ臨床研究がなされているが，門脈圧亢進症の諸症状の改善は，今のところ不十分である[8]．
　全身の血管内皮以外の平滑筋細胞や神経系を介する全身末梢血管の収縮物質への不応性については，Rho A/Rhoキナーゼ経路の不応性が指摘されており，neuropeptide Y，urotensin IIの関与が報告されている．また，側副血行路の発達は，門脈圧亢進症において，重要であることが従来より示唆されてきていたが，動物実験においてVEGF-R2阻害薬やチロシンキナーゼ阻害薬（ソラフェニブ）などにより側副血行路の発達が抑制され側副血行路の抑制が門脈圧亢進症の進展を防ぐことが動物実験で報告されている[6]．
　肝硬変下の肝臓においては肝星細胞の活性化による，線維芽細胞様細胞への分化と増生，類洞内皮における弛緩性の低下を特徴とする類洞内皮機能不全により肝微小循環が障害され，肝内血管抵抗は増大してい

Ⅰ章 基本的事項／B. 病態生理

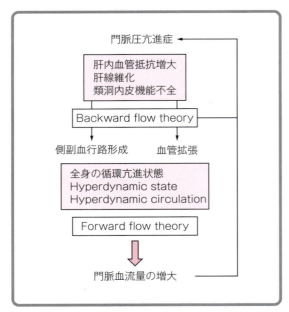

図6 門脈圧亢進症のメカニズム

る．一方で全身においては，NO，PGI_2をはじめとする弛緩因子による末梢血管の拡張および末梢血管収縮物質への反応性の低下によりhyperdynamic circulationとなり，門脈血流が増加する．肝臓における血管抵抗の増大による門脈圧の上昇に伴う側副血行路の形成とそれに引き続き生じる全身での血管弛緩因子の増大により，循環亢進状態が引き起こされ，さらに門脈圧亢進症は形成されると理解される（図6）．

文献

1) 日本門脈圧亢進症学会（編）：門脈圧亢進症取扱い規約，第14版，金原出版，東京，2022
2) 厚生労働省難治性疾患政策研究事業「難治性の肝・胆道疾患に関する調査研究」班：門脈血行異常症ガイドライン2018年改訂版
3) 井口 潔ほか：門脈圧亢進症における門脈循環の特性と食道静脈瘤の成因に関する考察．肝臓 1977；18：891-898
4) Hashizume M et al：Morphology of gastric microcirculation in cirrhosis. Hepatology 1983；3：1008-1012
5) Vorobioff J et al：Hyperdynamic circulation in portal hypertensive rat model. Am J Physiol 1983；244：G52-G57
6) Iwakiri Y：Endothelial dysfunction in the regulation of cirrhosis and portal hypertension. Liver Int 2012；32：199-213
7) Anegawa G et al：Defective endothelial nitric oxide synthase signaling is mediated by rho-kinase activation in rats with secondary biliary cirrhosis. Hepatology 2008；47：966-977
8) Grace JA et al：Update on new aspects of the renin-angiotensin system in liver disease：clinical implications and new therapeutic options. Clin Sci (Lond) 2012；123：225-239

15 腹水の発生機序

到達目標

● 腹水の発生機序とその関連因子を理解する.

腹水とは, 腹腔内に生理的限度を超えて貯留した体液を指すが, 肝硬変での肝機能低下の臨床症状として非常に重要である. 腹水の原因は数々あるが, 本項目では, 肝硬変に伴う腹水発生機序について述べる.

1 肝硬変に伴う腹水発生機序に関する説

従来から諸説が提唱されているが, 循環動態の変化に対する腎における過剰なナトリウム (Na)・水貯留を, 一次的な現象とする説 (overflow説) と二次的な現象とする (underfilling説および末梢動脈拡張説) とに大別される. しかし, このNa・水貯留が腹水発現にかかわることは提唱されているほぼすべての学説に共通する. ここでは, 以下の3説に分けて記述する.

1) underfilling説

肝線維化の進展による門脈圧亢進の結果, 肝類洞内圧が上昇し, リンパ管系への流入以上に, 肝内に過剰なリンパ液が産生され, 余剰分が肝表面から腹腔内に漏出し腹水となる. このために有効循環血液量が減少する (underfilling)[1]. その結果, レニン・アンジオテンシン・アルドステロン系 (renin-angiotensin-aldosterone system:RAAS) が活性化され, 腎交感神経の亢進, 抗利尿ホルモンの上昇により, 腎尿細管でのNa・水の再吸収が増加し, 腹水が増加するという説である. しかし, 腹水出現前から腎でのNa再吸収亢進が認められ, この説だけでは説明できない部分がある.

2) overflow仮説

1960〜1970年代の研究により, 肝硬変患者は腹水の有無にかかわらず, 循環血漿量が増加しており, 腎のNa貯留が腹水出現に先立って起こることが明らかにされた. 本説は, Na利尿ホルモンの肝臓での合成低下やNa貯留ホルモンの肝でのクリアランス低下, あるいは類洞内圧上昇に伴う圧受容体刺激による肝腎反射などにより, 腎臓でのNa・水の再吸収の亢進が一次的に生じた結果として, 循環血液量が増加し, その後, 血漿膠質浸透圧の低下と肝静脈流出障害により, 腹水が出現するというものである. この説を支持

する根拠として, 血中アンジオテンシンⅡが低値で腹水貯留のない肝硬変患者において, すでに軽度の腎Na貯留がアンジオテンシンⅡ受容体拮抗薬であるロサルタン投与により是正される事実が報告されている[2].

3) 末梢動脈血管拡張説 (peripheral arterial vasodilatation説)[3]

肝硬変では, 門脈圧亢進の結果, 動静脈吻合に関連した末梢血管拡張とともに内臓静脈領域への血液貯留が生じるとされている. また, 内臓動脈拡張がみられ, これには一酸化窒素 (NO) が中心的役割を果たしていると考えられる. NOは末梢動脈を拡張させ, 動脈血管抵抗の低下を引き起こし, 心拍出量を増加させる. 末梢動脈の拡張のため, 有効循環血液量の減少が生じて, 腎での圧受容体を刺激し, その結果RAASおよび交感神経系の活性化が生じる. これに引き続いて, 腎でのNa・水貯留が生じると考えられる. また, ノルアドレナリンが増加し腎血流は反応性に低下する. 血管拡張因子として, アドレノメジュリン, サブスタンスP, vasoactive intestinal peptideの関与も指摘されている.

2 肝硬変腹水発生に関連する諸因子について

腹水発生機序に関しては上記のような説があるが, ここでは, 肝硬変における腹水発生に関連する因子別に述べる. その因子としては, 肝性因子, 全身循環動態因子, 腎性因子があげられ, 主に門脈圧亢進症, 腎Na貯留, 内臓血管拡張, 全身血管異常 (動静脈吻合), 内臓・肝リンパ液産生の増加, 低アルブミン血症などが複雑に関与しており, どの因子がはじめの現象として現れるかで, 前述の腹水発生機序の説が成り立っている (表1)[4].

1) 肝性因子

肝硬変では, 結合織の増殖, 結節などによる肝静脈枝と肝内門脈枝の閉塞, 肝内動脈枝と肝内門脈枝間の吻合などが原因となり門脈圧亢進が生じ, 肝類洞圧上昇により肝リンパ液の産生が増加する. 門脈圧の指標

I章　基本的事項／B. 病態生理

表1　肝硬変による浮腫，腹水の成立に関与する病態と諸因子

肝性因子	全身循環動態因子	腎性因子
●門脈圧亢進 　肝内血流障害 ●血漿膠質浸透圧低下 　アルブミン合成障害 ●肝リンパ液産生亢進 　肝類洞内圧上昇 ●ホルモン不活性化 　アルドステロン↑ 　抗利尿ホルモン↑ 　エストロゲン↑	● hyperdynamic state 　心拍出量増加 　循環血液量増加 　有効循環血液量減少 　動静脈シャント形成 　末梢血管拡張 　hANP↑ ●レニン・アンジオテンシン系活性化 　有効循環血液量減少 ●交感神経系亢進 　有効循環血液量減少 ●血管拡張因子の上昇 　サブスタンスP↑ 　一酸化窒素（NO）↑ 　vasoactive intestinal peptide↑	●糸球体濾過率の低下（機能異常） 　有効循環血液量減少 　腎血流量減少 　腎内血流分布シフト 　ホルモン，全身循環因子 ●糸球体硬化症（形態異常） 　hyperdynamic state 　免疫複合体沈着 　IgA腎症 ●プロスタグランジン系調整機構の破綻 　（腎PGE$_2$減少） 　有効循環血液量減少 ●カリクレイン・キニン系の低下，ナトリウム 　利尿因子の欠乏 　全身循環因子

（鈴木一幸ほか：日臨 1994；52：97-103[4]）を参考に作成）

である肝静脈圧格差が8 mmHg未満の場合には，体液貯留が起きないことからも門脈圧亢進が重要な因子であると考えられる[5]．また，アルブミンの合成能低下による低アルブミン血症は，血漿膠質浸透圧の低下を生じ，間質への水分移動を引き起こすと考えられている．

2）腎性因子

　有効循環血液量の低下により，皮質から髄質への腎内血流分布の移行，腎血流量の低下が生じ，RAASや腎交感神経系の活性化が生じる．その結果，近位尿細管でのNa・水の再吸収亢進，遠位尿細管でのNa再吸収亢進が生じる．遠位尿細管でのNa再吸収は，アルドステロンが関与し，近位尿細管でのNa・水の再吸収亢進は，RAASや交感神経系の亢進が関与している．

　肝硬変では，近位尿細管におけるNa・水再吸収亢進のため，Henle上行脚および集合管に到達する糸球体濾過液が減少し，自由水の産生が低下する．有効循環血液量の減少は，圧受容体刺激を介し，抗利尿ホルモン（バソプレシン）の分泌を亢進させ，水排泄障害を引き起こす．その結果，尿中のNa排泄は低下し，乏尿となり，水過剰による希釈性低Na血症を伴うことになる．

　プロスタグランジン（PG）E$_2$，I$_2$は腎で産生される血管拡張因子であり，Henle係蹄および集合管でのNaの再吸収を阻害し，Na排泄を増加させる．肝硬変では，尿中PGE$_2$，6ケトPGF$_1$排泄量が増加しており，肝硬変患者に，PG合成酵素阻害薬である非ステロイド抗炎症薬を投与すると，腎糸球体濾過量の低下と体内Naの貯留がみられ，血管拡張性のPGを投与すると，腎糸球体濾過量の上昇とNa利尿が亢進することから，肝硬変ではNa貯留に対するPG系の代償

機能が働いているが，このバランスが破綻することで腹水の増悪が生じると考えられている．

3）全身循環動態因子

　肝硬変では，腸管由来のエンドトキシンを処理する肝Kupffer細胞の機能が低下し，側副血行路が発達するため，エンドトキシン血症をきたしやすい．エンドトキシンやサイトカインは，内皮細胞に作用して，一酸化窒素（NO）を産生させ，血管を弛緩させる．内臓動脈は拡張し，血管収縮因子であるカテコラミンに対する血管の感受性低下も加わり，血管拡張が亢進する．循環血液量と心拍出量は増加し，hyperdynamic stateの状態となり，門脈血流量も増加する．一酸化窒素のほか，サブスタンスPやエストロゲン，プロスタグランジンE$_2$などの血管拡張因子の増加による末梢血管抵抗の低下や末梢動静脈吻合の開大などで有効循環血液量は低下し，腎血流量は低下する．

③ 低ナトリウム血症

　低ナトリウム（Na）血症（＜130 mEq/L）は，肝硬変腹水の約30％にみられる一般的な検査異常である[6]．これらの患者では，摂取した水分を尿中に排泄する調整能が障害され，過剰の水分が貯留して低Na血症が生じる．

　バソプレシンは，血圧や血漿浸透圧の変化に反応して，脳下垂体後葉から放出される抗利尿ホルモンであり，バソプレシンV1a受容体を介して，血管平滑筋細胞に作用して血管収縮をきたし，V2受容体を介して腎での水の再吸収を促進する[7]．V2受容体は，腎集合管の主要細胞の毛細血管側の膜に存在する．V2受容体を介するバソプレシンの作用は，アクアポリン（AQP）水チャネルを介して行われる．

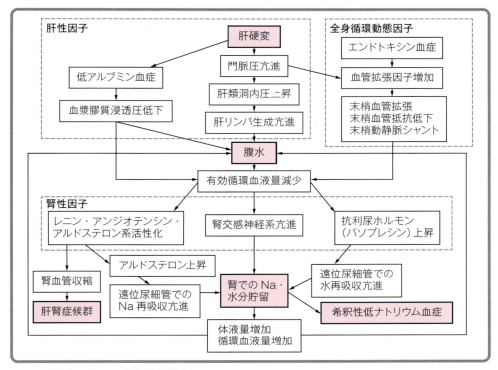

図1 肝硬変における腹水発現機序
(島田昌明：アルブミン臨床マニュアル―適正使用の実際, 山本保博(監), メディカルレビュー社, p113-119, 2003[9]) および, 福井 博：肝臓 1999；40：113-127[10] を参考に作成)

　血漿バソプレシン濃度の上昇は, 肝硬変や心不全, 抗利尿ホルモン分泌不全症候群の病態で認められる. 肝硬変患者における希釈性低Na血症は, 有効動脈血流量の低下に基づくバソプレシン分泌亢進が主因であり, 肝臓での分解低下, 尿細管でのバソプレシンに対する感受性亢進が加わり, 水排泄障害が助長される.

　バソプレシンV2受容体拮抗薬は, 遠位尿細管のバソプレシンV2受容体に選択的に結合して, 腎集合管における水チャネル(AQP2)を抑制し, 水再吸収を阻害し, Naの排泄を増加させず, 水の尿中排泄を増加させるため, 低Na血症を有する腹水の改善に有効である. 選択的V2受容体拮抗薬には, トルバプタン, lixivaptan, satavaptan, conivaptanなどがある. トルバプタンは肝硬変に伴う体液貯留に対して保険適用があり, 肝性腹水に対する国内治験では, 強力な水利尿効果が得られ, 腹水を減少させることが報告されている[8]. このことから, バソプレシンも腹水貯留に深く関与していることが判明し, 今後さらに研究が進められるものと期待される. 以上を総合して腹水発生機序を概略すると図1[9,10]のようになる.

文献

1) Chung RT, Podlsky DK：Cirrhosis and its complications. Harrison's Principles of Internal Medicine, 16th Ed, McGraw-Hill, New York, p1858-1869, 2005
2) Girgrah N et al：Haemodynamic, renal sodium handling, and neurohormonal effects of acute administration of low dose losartan, an angiotensin II receptor antagonist, in preascitic cirrhosis. Gut 2000；46：114-120
3) Ginès P et al：Management of cirrhosis and ascites. N Engl J Med 2004；350：1646-1654
4) 鈴木一幸ほか：腹水, 浮腫. 日臨 1994；52：97-103
5) Aithal GP et al：Guidelines on the management of ascites in cirrhosis. Gut 2021；70：9-29
6) Gines P et al：Hyponatremia in cirrhosis：from pathogenesis to treatment. Hepatology 1998；28：851-864
7) 内田耕一, 坂井田 功：肝性浮腫. バソプレシンと受容体拮抗―その基礎と臨床, 折田義正(監), メディカルレビュー社, 大阪, p125-130, 2011
8) Sakaida I et al：Tolvaptan for improvement of hepatic edema：A phase 3, multicenter, randomized, double-blind, placebo-controlled trial. Hepatol Res 2014；44：73-82
9) 島田昌明：肝硬変(難治性浮腫). アルブミン臨床マニュアル―適正使用の実際, 山本保博(監), メディカルレビュー社, 大阪, p113-119, 2003
10) 福井 博：肝硬変腹水の病態と治療―最近の進歩. 肝臓 1999；40：113-127

Ⅰ章　基本的事項／B．病態生理

16 黄疸・胆汁うっ滞の発生機序

到達目標
●黄疸・胆汁うっ滞の発生機序について理解できる．

1 黄疸

黄疸は高ビリルビン血症によって起こり，眼球や皮膚などの組織，体液が黄染する状態を指す．通常，血清総ビリルビン濃度が3〜4mg/dL程度にまで上昇しないと臨床上は認識しがたい．カロチノイド色素を多く含むミカンなどの食品を過剰に摂取したときに起こる柑皮症と区別する必要があり，この場合は眼球結膜の黄染を伴わない．

1）発生機序

黄疸（＝高ビリルビン血症）発症のメカニズムは，a）ビリルビンの産生亢進，b）ビリルビンの運搬障害，c）ビリルビンの排泄障害，の3つに分類できる．代表的な疾患とそのメカニズムについて述べる（**表1**）．

a）ビリルビンの産生亢進

ビリルビンは赤血球の破壊の結果，その成分であるヘモグロビンが放出され，これが分解されることによって生じる．健常人でも老廃赤血球が脾などの網内系で破壊されることにより，1日250mg以上のビリルビンが常に産生されている．ここで生じたビリルビンは非水溶性であり，間接ビリルビンと呼ばれる．間接ビリルビンという名称は，古典的なジアゾ反応でビリルビンを定量する際，血清にジアゾ試薬を直接（direct）添加しても反応せず，血清にメタノールを添加した時のみ測定できる非水溶性の分画がありindirectビリルビンと呼ばれたことに由来する．

溶血性貧血がこのカテゴリーでは大きな原因となるが，その他に骨髄の無効造血などに由来するものがあり，ヘモグロビン由来以外のものをシャントビリルビンと呼ぶ．溶血性貧血を起こす疾患としては，遺伝性球状赤血球症，寒冷凝集素症，自己免疫性溶血性貧血，マラリアなどが知られる．このほか，物理的に赤血球の破壊が起きやすい状態，すなわち弁置換後の患者や腹部外傷のケースでも溶血性貧血がみられる．一方，新生児では，相対的に低酸素状態にある胎児期の過剰な赤血球が出生後に分解される．これらの病態では，いずれも高間接ビリルビン血症を呈する．

b）ビリルビンの運搬障害

うっ血性心不全患者が重度のうっ血肝をきたすような状況にあるとき，ビリルビン運搬が障害され，血清ビリルビン値が上昇することがある．

c）ビリルビンの排泄障害

アルブミンと結合して肝に到達した間接ビリルビンは，肝細胞に取り込まれ，UDP-glucuronyl transferase（UGT1A1）によってグルクロン酸抱合を受け，水溶性の直接ビリルビンとなる．直接ビリルビンは毛細胆管に運ばれ，毛細胆管膜に局在するトランスポーター（MRP2）によって胆汁中に排泄される．さらに胆汁は肝内胆管，総胆管を経て十二指腸内に排泄される．この経路のいずれかに障害が起きたときに高ビリルビン血症が発生する．このタイプの黄疸は臨床上最も遭遇する機会が多いが，これらは，①ビリルビンの抱合ができないために起こるものと，②抱合されたビリルビンの排泄ができないために起こるものの2つに大きく分類される．

①ビリルビン抱合障害による高ビリルビン血症

新生児ではグルクロン酸抱合活性が未熟なことも，間接ビリルビンが上昇しやすい一因と考えられている．体質性黄疸の症例のうち多くを占めるGilbert症

表1　黄疸の発生機序と代表的な疾患

主な機序		代表的疾患	優位に上昇するビリルビン
ビリルビンの産生亢進		溶血性貧血，無効造血（シャントビリルビン），新生児黄疸	間接型
ビリルビンの運搬障害		うっ血性心不全	間接型
ビリルビンの排泄障害	グルクロン酸抱合能低下	新生児黄疸，Gilbert症候群，Crigler-Najjar症候群，非代償性肝硬変，急性肝不全	間接型
	肝トランスポーターの障害	Dubin-Johnson症候群，Roter症候群，急性・慢性肝炎，代償性肝硬変	直接型
	毛細胆管以降の閉塞機転	原発性胆汁性胆管炎，原発性硬化性胆管炎，総胆管結石，胆管腫瘍，膵頭部癌	直接型

候群や，Crigler-Najjar症候群は，遺伝子異常による UGT1A1の発現低下，機能低下が原因である．間接ビリルビンの抱合が低下するため胆汁中に排泄できるビリルビンが減少し，高ビリルビン血症を起こす．また，急性・慢性肝炎や肝硬変の際には，肝細胞機能低下の程度に応じて，グルクロン酸抱合能低下と次項の抱合型ビリルビンの排泄障害が同時に起きる．一般的には肝予備能がまだ保たれているうちはビリルビンの排泄障害のほうがメインであり，予備能がなくなると抱合能低下が明らかになってくるといわれている．急性肝不全の際に，直接ビリルビンと総ビリルビンの比を測定し（D/T比），この値（肝細胞障害による抱合能の程度）は重症度を表しているとされ，低下症例は予後不良と考えられている．

②抱合型ビリルビンの排泄障害による高ビリルビン血症

Dubin-Johnson症候群は毛細胆管膜に局在する MRP2遺伝子の変異により，抱合後のビリルビンの毛細胆管レベルでの排泄障害の結果起きる（その他体質性黄疸の詳細は第Ⅱ章-E-13「体質性黄疸」参照）．また上述のとおり，急性・慢性肝炎や肝硬変の際にも肝細胞からの抱合型ビリルビンの排泄障害によって直接ビリルビンの上昇をみることがある．

③毛細胆管レベル以降の閉塞機転による高ビリルビン血症

毛細胆管以降，どのレベルでの物理的閉塞も高ビリルビン血症の原因となりうる．原発性胆汁性胆管炎は肝内胆汁うっ滞の結果黄疸をきたすが，自己免疫機序による肝小葉間胆管の破壊，消失がその本態である．そのほか，原発性硬化性胆管炎はあらゆる部位の胆管に狭窄が生じた結果，黄疸をきたす．また，結石や腫瘍による胆管閉塞が肝内胆管から肝門部，下部胆管までのすべての部位で起こる可能性があり，高ビリルビン血症の原因となりうる（＝閉塞性黄疸）．臨床上胆管閉塞の可能性が高い場合はMRCPやERCPなどの画像モダリティーを用いて閉塞部位と原因を明らかにする必要がある．

② 胆汁うっ滞

胆汁うっ滞は，胆汁の流出障害であり，肝細胞の類洞側（basolateral）膜からVater乳頭までのいずれの場所の障害でも起こりうる．障害部位によってa）肝外胆汁うっ滞とb）肝内胆汁うっ滞に分類できる．黄疸と胆汁うっ滞は原因疾患が同じであることも多いが，黄疸はビリルビン過剰の結果であるのに対して，胆汁うっ滞は胆汁成分の流出が低下することによって起きる．したがって，胆汁うっ滞があるからといって必ずしも黄疸を伴わない場合，あるいはその逆があるとい

うことを認識すべきである．

1）発生機序

a）肝外胆汁うっ滞

肝外胆汁うっ滞は物理的な胆管閉塞によって起こる．原因として，総胆管結石や，胆道癌（Vater乳頭部癌を含む），膵癌，良性胆管狭窄，原発性ならびに続発性硬化性胆管炎（自己免疫性胆管炎を含む）などがある．この場合は物理的な閉塞であり抱合型ビリルビンも胆管から排泄されないため，通常は黄疸を伴う．前述した黄疸の発生機序のうち，ビリルビンの排泄障害にあたる疾患群と重複するが，Gilbert症候群や，Crigler-Najjar症候群などのような体質性黄疸ではビリルビンの排泄のみが低下するため，胆汁うっ滞とは呼ばない．

b）肝内胆汁うっ滞

胆汁うっ滞の機序を理解するには，正常な胆汁流出機構について知る必要がある．胆汁の流れは，主として毛細胆管への胆汁酸分泌によって生じる胆汁酸濃度差の浸透圧のために水分が流出することによって生じている．胆汁酸は肝細胞内でのコレステロール異化の結果生じるものと，回腸末端からの再吸収に起因するものとがある．再吸収された抱合型胆汁酸は，類洞側（basolateral）の肝細胞膜に位置する Na^+ 依存性のポンプ（Na^+ dependent taurocholate cotransporting polypeptide：NTCP）などによって肝細胞内に取り込まれる．細胞内外の Na^+ 濃度を維持するために，ATP依存性の Na^+/K^+-ATPポンプがあり，胆汁酸の取り込みを支えている．タウリン，グリシン抱合を受けていない胆汁酸は主としてOATP1B1，OATP1B3のような Na^+ 非依存性のトランスポーターを介して取り込まれる．類洞側から毛細胆管側へ，肝細胞内を細胞質内蛋白との結合などを介して運ばれ，毛細胆管側に位置するATP依存性のトランスポーター（bile salt export pump：BSEP）によって毛細胆管内に分泌される．これら以外にも，リン脂質を毛細胆管内へ分泌するMDR3や，有機カチオンを分泌するMDR1のようなトランスポーターが存在する．水分や無機イオンは tight junctionを越えて拡散によって胆汁中に流入する．この tight junctionは胆汁酸がDisse腔内へ逆流しないように予防している（図1）．

これらの経路のいずれかに問題が生じたときに，肝内胆汁うっ滞が起こる．遺伝性の肝内胆汁うっ滞（PFIC，BRICなど）は，原因遺伝子が明らかになっており，多くは胆汁分泌に関与するトランスポーターやその関連蛋白の遺伝子異常によって起こる（第Ⅱ章-E-9「肝内胆汁うっ滞」参照）．一方，非遺伝性の肝内胆汁うっ滞の原因としては，ウイルス性肝炎や，薬物性，敗血症，中心静脈栄養，妊娠などがあり，それぞ

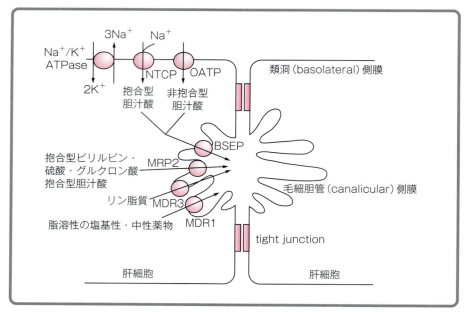

図1 胆汁の流出機構

れの原因について多くの報告がある．たとえば，経口避妊薬の内服はしばしば胆汁うっ滞型の薬物性肝障害を引き起こすが，これは同薬剤によるBSEPの阻害作用によるものと考えられている．敗血症性に起因する胆汁うっ滞は多因子性であり，TNF-αやIL-6などの放出の結果，類洞側や毛細胆管側のトランスポーターに質的，量的な異常を起こすためと考えられている．妊娠肝内胆汁うっ滞は妊娠後期に起こることが多いが，MDR3の変異の存在に加え，複数の要素が加わることによって類洞ならびに毛細胆管側膜の変化が起きるためと考えられている．

Ⅱ章

肝疾患

A. 検 査

Ⅱ章　肝疾患／A. 検査

1 肝機能検査

1 肝予備能評価 [Child-Pugh score（分類），肝障害度，ALBI grade，MELD score]

到達目標
● 肝予備能について理解し，日常臨床に応用できる．

　肝臓は代謝の中心臓器であり，慢性肝疾患患者では肝機能の低下に伴い様々な代謝異常を呈する[1]．肝予備能の評価法として肝硬変に対する「Child-Pugh score（分類）」[2]と「肝障害度」[3]が日本の日常臨床で一般的に用いられてきた．ALBI grade，MELD scoreも最近頻用されるようになったが，これらの評価項目は主に肝臓の代謝能を反映したものである．

1 Child-Pugh score（分類）

　Child-Pugh score（分類）はChild-Turcotte分類[4]の変法であり，①肝性脳症，②腹水，③血清ビリルビン値，④血清アルブミン値，⑤プロトロンビン活性の5項目による肝硬変の機能評価法である（表1）[2]．各項目の点数の合計によりclass A（5〜6点），class B（7〜9点），class C（10〜15点）の3段階に評価される（表1）．原発性胆汁性胆管炎では，その他の成因による肝硬変と比較し血清ビリルビン値が高値となるため，その基準値が異なる（表1）．

　Child-Pugh score（分類）は門脈圧亢進症に対する食道離断術後の予後を評価する方法として報告されたが[2]，現在では肝硬変患者の肝機能評価や予後予測だけでなく[5]，C型肝硬変患者に対する直接型抗ウイルス薬の使用適応判断にも用いられている．また，日本肝臓学会によって提案されたコンセンサスに基づく肝癌治療アルゴリズムにおいて，Child-Pugh score（分類）は治療法を決定する上で肝外病変に次ぐ重要な因子として位置づけられている[6]．Child-Pugh score（分類）は簡便かつ予後を予測しうる肝機能評価法であり，代償期・非代償期を問わずその有用性は高い．しかし，一方でビリルビン・アルブミン・プロトロンビン活性がカテゴリー化されているために，天井効果（ceiling effect）がある[5]．また，Child-Pugh score（分類）を用いる際の注意点として，評価者の主観によって肝性脳症と腹水の評価が異なりうることがあげられる．また，原発性胆汁性胆管炎（PBC）や原発性硬化性胆管炎（PSC）では血清ビリルビン値が必ずしも肝予備能を反映しないことから疾患特異的な予後予測式などの使用が推奨される．さらに，肝移植後の予後には，感染症などの影響もあるためChild-Pugh score（分類）だけでは予後予測が困難であることにも留意すべきである．

2 肝障害度分類

　肝細胞癌は肝硬変患者における主な死因のひとつで

表1　Child-Pugh score（分類）

	1点	2点	3点
肝性脳症	なし	軽度	時々昏睡あり
腹水	なし	少量	中等量
血清アルブミン (g/dL)	3.5超	2.8〜3.5	2.8未満
プロトロンビン時間 (%)	70超	40〜70	40未満
血清ビリルビン (mg/dL)	2.0未満	2.0〜3.0	3.0超
PBCにおける血清ビリルビン (mg/dL)	4.0未満	4.0〜10.0	10.0超

5〜6点：A
7〜9点：B
10〜15点：C

(Pugh RN et al：Br J Surg 1973：**60**：646-649[2]より引用)

1. 肝機能検査

表2　肝障害度分類

項目	肝障害度		
	A	B	C
腹水	ない	治療効果あり	治療効果少ない
血清ビリルビン値 (mg/dL)	2.0未満	2.0〜3.0	3.0超
血清アルブミン値 (g/dL)	3.5超	3.0〜3.5	3.0未満
ICG R$_{15}$ (%)	15未満	15〜40	40超
プロトロンビン活性値 (%)	80超	50〜80	50未満

註：2項目以上の項目に該当した肝障害度が2ヵ所に生じる場合には高い方の肝障害度をとる．たとえば，肝障害度Bが3項目，肝障害度Cが2項目の場合には肝障害度Cとする．また，肝障害度Aが3項目，B，Cがそれぞれ1項目の場合はBが2項目相当以上の肝障害と判断して肝障害度Bと判定する．
(日本肝癌研究会（編）：原発性肝癌取扱い規約，第6版補訂版，金原出版，p15，2019[3]より許諾を得て転載)

ある．肝細胞癌に対して適切な治療法を選択するためには癌の病期だけでなく，発生母地となった肝臓の機能を併せて評価する必要がある．日本肝臓学会　肝癌診療ガイドラインにおいては，肝切除を検討する場合は，肝障害度分類を用いて肝機能を評価することがfirst stepである[7]．

肝障害度分類は，①腹水，②血清ビリルビン値，③血清アルブミン値，④インドシアニン・グリーン静注後15分の血中停滞率（ICG$_{R15}$），⑤プロトロンビン活性の5項目をA，B，Cの3段階に障害度を分類し，2項目以上が該当した分類を肝障害度とする（**表2**）．2項目以上が該当した重症度が2つ以上認められる場合にはより重篤な肝障害度とする．たとえば，肝障害度Aが3項目該当しても，肝障害度Bが2項目該当する場合は肝障害度Bとなる．

③ Albumin-bilirubin (ALBI) grade

ALBI gradeはアルブミン値とビリルビン値のみで計算されるALBI scoreを元に肝予備能を3段階に評価する肝予備能評価法として新たに提唱された［(0.66 × log$_{10}$ bilirubin（μmol/L）) + (−0.085 × Albumin (g/L))：Grade 1：2：3 = ≤−2.60：>−2.60 to ≤−1.39：>−1.39][8]．

Child-Pugh score（分類）や肝障害度は半定量データをscore化した因子を用いている点，アルブミン値と腹水といった交絡する因子を含んでいる点，先に述べられているように主観的な評価項目（腹水・脳症）を含む点，また統計学的に成立したものではないという点などが欠点である．一方でALBI gradeは一般的な採血2項目で算出できるため後方視的な検討を行う際にデータ欠損が少なく，統計学的に成立しているという利点がある．また，ALBI gradeにおいても先述の評価法同様に中間gradeのカバーする範囲が広いとい

う懸念があるが，ALBI gradeは連続変数によるscoreを元にしているため任意の値を用いて新しいカットオフ値を設定することが可能である．系統的肝切除の最低ラインであるICG-R 15分値30%を予想するカットオフ値（−2.27）を用いて中間grade（grade 2）をsub-grade（2a/2b）に分けた4段階評価法のmodified ALBI（mALBI）gradeも報告されている[9]．

ALBI gradeが一般に使用されるようになり，外科的切除，ラジオ波，肝動脈塞栓術，分子標的薬治療といった肝癌治療における肝予備能評価としてChild-Pugh score（分類）に比べてALBI gradeが有用であることが報告されている[10]．しかし，経静脈的肝内門脈体循環シャント術（TIPS）を施行した肝予備能不良症例においてはALBI gradeよりも後述するMELD scoreのほうが30日以内の死亡率や生存予測能力がよかったとされている[11]．

日本肝臓学会のwebsiteにアクセスするとALBI scoreの計算結果が簡便に入手できる（https://www.g-station-plus.com/pages/forpatient/hcv/score）．

④ Model for end-stage liver disease (MELD) score

MELD scoreはTIPSを施行した患者の予後予測式として提唱されたが[12]，その後，非代償性肝硬変患者の短期予後予測および肝移植適応の判断にも有用であることが明らかになっている[5]．

MELD scoreは①血清ビリルビン値，②プロトロンビン時間-国際標準化比（PT-INR），③血清クレアチニン値の3項目より算出される．Child-Pugh分類や肝障害度分類と異なり，非代償性肝硬変患者を対象としたものであるが，ALBI scoreと同様に肝性脳症や腹水などの主観に基づく評価項目がなく，全項目が連続変数であることからceiling effectもない．

Ⅱ章　肝疾患／A．検査

透析患者では血清クレアチニン値が過小評価となるため透析患者に対応したMELD score United Network for Organ Sharing（UNOS）modificationを用いて予後予測を行う．また，低ナトリウム血症が肝硬変患者の予後にかかわることから，血清ナトリウム濃度を評価項目に加えたMELD-Na[13]も提唱され，日本肝臓学会のwebsiteから自動計算が可能である（https://www.g-station-plus.com/pages/forpatient/hcv/score）．

文献

1) Kawaguchi T et al：Branched-chain amino acids as pharmacological nutrients in chronic liver disease. Hepatology 2011；**54**：1063-1070
2) Pugh RN et al：Transection of the oesophagus for bleeding oesophageal varices. Br J Surg 1973；**60**：646-649
3) 日本肝癌研究会（編）：原発性肝癌取扱い規約，第6版補訂版，金原出版，東京，2019
4) Child C et al（eds）：The Liver and Portal Hypertension, Saunders, Philadelphia, p50-64, 1964
5) Durand F, Valla D：Assessment of the prognosis of cirrhosis：Child-Pugh versus MELD. J Hepatol 2005；**42**（Suppl 1）：S100-S107
6) Kudo M et al：JSH Consensus-Based Clinical Practice Guidelines for the Management of Hepatocellular Carcinoma：2014 Update by the Liver Cancer Study Group of Japan. Liver Cancer 2014；**3**：458-468
7) 日本肝臓学会（編）：肝癌診療ガイドライン2021年版，金原出版，東京，2021
8) Johnson PJ et al：Assessment of liver function in patients with hepatocellular carcinoma：a new evidence-based approach-the ALBI grade. J Clin Oncol 2015；**33**：550-558
9) Hiraoka A et al：Validation and Potential of Albumin-Bilirubin Grade and Prognostication in a Nationwide Survey of 46,681 Hepatocellular Carcinoma Patients in Japan：The Need for a More Detailed Evaluation of Hepatic Function. Liver Cancer 2017；**6**：325-336
10) Hiraoka A et al：Newly Proposed ALBI Grade and ALBI-T Score as Tools for Assessment of Hepatic Function and Prognosis in Hepatocellular Carcinoma Patients. Liver Cancer 2019；**8**：312-325
11) Ronald J et al：Albumin-bilirubin grade versus MELD score for predicting survival after transjugular intrahepatic portosystemic shunt（TIPS）creation. Diagn Interv Imaging 2018；**99**：163-168
12) Malinchoc M et al：A model to predict poor survival in patients undergoing transjugular intrahepatic portosystemic shunts. Hepatology 2000；**31**：864-871
13) Kim WR et al：Hyponatremia and mortality among patients on the liver-transplant waiting list. N Engl J Med 2008；**359**：1018-1026

1 肝機能検査

2 その他の肝機能検査

到達目標
● 各種血液生化学検査について，その意義を理解し，適切に検査を行い，正しく評価できる．

1 血清酵素

1) AST (aspartate aminotransferase)
［基準値］10〜40（U/L）
　L-アスパラギン酸のアミノ基をα-ケトグルタル酸に転移させるアミノ基転移酵素で酵素活性を測定．ASTは，心，肺，肝，腎，筋肉，赤血球に分布し，肝特異性は低い．これらの臓器障害により血中に逸脱し上昇する．

2) ALT (alanine aminotransferase)
［基準値］5〜40（U/L）
　L-アラニンのアミノ基をα-ケトグルタル酸に転移させるアミノ基転移酵素で酵素活性を測定．ALTは肝の細胞質に多く含まれ，肝特異性が高い．肝障害で血中に逸脱し上昇する．
　ASTの血中半減期は10〜20時間でALTの半減期40〜50時間より短い．肝障害時には血清AST・ALTはともに上昇するが，半減期の違いで，急性肝炎極期にはAST＞ALTとなり，経過とともにALT＞ASTとなる．慢性肝炎，脂肪肝ではALT＞ASTとなるが，アルコール関連肝疾患（ALD），肝硬変ではAST＞ALTとなる．ASTのみが高値の場合は心臓，骨格筋，赤血球などの肝臓以外の臓器障害を考える．ALTの基準値は〜40 U/Lとされているが，ALT値が30を超えると肝に何らかの異常があると考えるべきである．

3) LDH (lactate dehydrogenase)，LDHアイソザイム
［基準値］115〜245（U/L）
　ピルビン酸と乳酸の変化を触媒する酵素．LDHもAST同様広く臓器に分布し，臓器障害により血中に逸脱する．胃癌，大腸癌，白血病，悪性リンパ腫などの悪性腫瘍からも産生される．LDHは心筋型H鎖と骨格筋型M鎖の2種類のサブユニットからなる四量体で，5種類のアイソザイムがある．由来臓器の疾病により上昇するアイソザイムに特徴がある（**表1**）．

4) ALP (alkaline phosphatase)，ALPアイソザイム
［基準値］115〜359（U/L）
　肝臓，腎臓，骨芽細胞，胎盤，小腸など，広く臓器に分布し，細胞膜上に局在しており，その一部が血清中に放出される．胆道系酵素に属し，閉塞性黄疸，肝内胆汁うっ滞で上昇する．ALP1〜6のアイソザイムがあり，成人血清中に存在するALPのほとんどは肝臓型ALP2，骨型ALP3である．ALP1は肝，胆管上皮に結合した高分子ALPで胆管閉塞により血中に出現する．肝臓型ALP2は胆管に何らかの障害が及べば合成が亢進し，多くの肝胆道疾患で上昇する（**表2**）．

5) LAP (leucine aminopeptidase)
［基準値］35〜73（U/L）
　LAPは肝，胆管に主に分布する．胆道系酵素に属し，胆汁うっ滞時に上昇する．

6) γ-GTP (γ-glutamyl-transpeptidase)
［基準値］男性70以下，女性30以下（U/L）
　胆道系酵素に属し，胆汁うっ滞により上昇するが，ALP，LAPと異なり妊娠性胆汁うっ滞，経口避妊薬による胆汁うっ滞では上昇しない．女性ホルモンはγ-GTPを低下させる．アルコールの常習飲酒，抗てんかん薬，向精神薬，睡眠薬の常習的服用により，γ-GTPは誘導され上昇する．禁酒すると半減期約2週

表1　LDHアイソザイムと疾患

アイソザイム	由来臓器	疾患
LDH1，2型優位 多くはLDH1＞2	心筋，赤血球，赤芽球，腎臓，骨格筋	心筋梗塞，溶血性貧血，悪性貧血，腎梗塞，セミノーマ
LDH2，3型優位 多くはLDH2＞3	白血球，リンパ球，肺，骨格筋，腫瘍細胞	白血病，悪性リンパ腫，肺梗塞，間質性肺炎，筋ジストロフィー，多発性筋炎，肺癌，胃癌，大腸癌
LDH5型優位 多くはLDH5＞4	肝臓，腫瘍細胞	急性肝炎，慢性肝炎，肝硬変，肝細胞癌，子宮癌，前立腺癌

II章　肝疾患／A. 検査

表2　ALPアイソザイムと疾患

アイソザイム	由来臓器	疾患
ALP1	肝（高分子）	閉塞性黄疸
ALP2	肝	胆汁うっ滞，急性肝炎，慢性肝疾患，
ALP3	骨	成長期，骨肉腫
ALP4	胎盤・癌	妊娠末期，生殖器腫瘍
ALP5	小腸	血液型O型，B型，肝硬変，糖尿病
ALP6	免疫グロブリン結合型	潰瘍性大腸炎，自己免疫性疾患

表3　ビリルビンが上昇する病態，疾患

間接ビリルビン優位	ビリルビン産生亢進	溶血性貧血，シャントビリルビン血症
	ビリルビン抱合障害	Gilbert症候群，Crigler-Najjar症候群，新生児黄疸
直接ビリルビン優位	ビリルビン輸送排泄障害	Rotor症候群，Dubin-Johnson症候群
	肝細胞障害	急性肝炎，慢性肝炎，肝硬変，肝癌，肝膿瘍，寄生虫肝障害
	肝内胆汁うっ滞	薬物性・ウイルス性胆汁うっ滞，原発性胆汁性胆管炎，原発性硬化性胆管炎，妊娠性反復性胆汁うっ滞
	閉塞性黄疸	総胆管結石，胆道癌，膵癌，腫瘤形成性膵炎

間で低下する．肝細胞癌では糖鎖の異常を伴う肝癌特異的γ-GTPが産生される．

7) ChE (cholinesterase)

［基準値］男性242〜495，女性200〜459（U/L）

肝細胞で産生され，肝の蛋白合成能を反映し，栄養状態の指標となる．肝硬変，低栄養状態で低下，有機リン中毒で著減する．過栄養状態，代謝機能障害関連脂肪性肝疾患（MASLD）で上昇する．

2　血清ビリルビン

［基準値］0.3〜1.2（mg/dL）

網内系で老廃赤血球のヘモグロビンが分解されヘムが開裂し非抱合型（間接）ビリルビンが産生される．非抱合型ビリルビンはアルブミンと結合し，肝へ運ばれ類洞側から肝細胞へ取り込まれる．取り込まれたビリルビンはリガンディンに結合し，小胞体に運ばれbilirubin UDP-glucuronosyl transferase（BUGT）によりグルクロン酸抱合を受け，毛細胆管側へ運ばれmultidrug resistance protein 2（MRP2）により毛細胆管から胆管を経由し十二指腸へ排出される．この，ビリルビン代謝，排出経路の異常により高ビリルビン血症が生じる．ビリルビンが上昇する疾患を示す（表3）．

3　血清総蛋白，蛋白分画，アルブミン

［基準値］血清総蛋白：6.7〜8.3（g/dL），アルブミン：4.0〜5.0（g/dL）

血清蛋白は電気泳動により，アルブミン，α_1，α_2，β，γ-グロブリンに分画される．アルブミンは肝で合成され血清蛋白の約65％を占め，血中半減期は14〜20日である．1日100〜200 mg/kgが合成される．その同じ量が分解される．肝硬変などのアルブミンの合成能が低下している場合は，半減期は延長する．アルブミンは血漿膠質浸透圧の維持のほか，キャリア蛋白（脂肪酸，ビリルビン，無機イオン，酸性薬物などを結合），pH緩衝作用，アミノ酸供給源などの機能を持つ．

血清総蛋白濃度が減少する低蛋白血症は血清アルブミン濃度の低下によるもので，その原因として，低栄養状態，アルブミン合成障害（肝硬変，急性肝不全），蛋白喪失（ネフローゼ症候群，蛋白漏出性胃腸症），蛋白異化亢進（慢性炎症，癌などの消耗性疾患），水分過剰（溢水）による希釈があげられる．一方，血清総蛋白濃度が上昇する高蛋白血症は，免疫グロブリンの上昇（多クローン性，単クローン性）ならびに，脱水による血液濃縮によって生じる．蛋白分画は，各種病態によって異常をきたし，特徴的な電気泳動パターンを示す．アルブミン，α_1，α_2，β分画の低下とブロードγの出現は慢性肝炎，肝硬変にみられ，さらに，IgG，IgAが著増し，βとγ分画の谷が消失するβ-γ bridgingは肝硬変に特徴的とされる．

4　免疫グロブリン

［基準値］IgG：870〜1,700（mg/dL），IgA：110〜410（mg/dL），IgM：男性33〜190，女性46〜260（mg/dL），IgD：9.0以下（mg/dL），IgE：173以下（U/mL）

●82●

慢性肝疾患では，血清中の免疫グロブリンが非特異的に上昇する．IgGは急性肝炎ではわずかな上昇にとどまるが，進行した慢性肝炎や肝硬変では高値となる．また，自己免疫性肝炎では初期から高値となる．IgMはA型急性肝炎や原発性胆汁性胆管炎で高値になる．アルコール性肝硬変ではIgAが高くなる．C型肝炎でみられるクリオグロブリン血症は，HCVウイルス粒子を含むIgM，IgGからなる免疫複合体で，ポリクローナルIgGと少量のモノクローナルIgMから構成されている．

5 血清コレステロール

[基準値] 150〜219（mg/dL）

血清中では脂肪酸と結合したエステル型コレステロールが優位で血清リポ蛋白のLDLに最も多く含まれる．コレステロールの80％は肝臓で合成され，肝での合成亢進，肝へのLDLの取り込み低下により血清コレステロール値は上昇し，肝での合成低下，LDL異化亢進によりコレステロール値は低下する．重症肝障害時にはlecithin cholesterol acyltransferase（LCAT）合成が低下し，エステル型コレステロールの比率は低下する．胆汁うっ滞時には血清コレステロールは上昇し，異常なリポ蛋白LpXが上昇する．肝硬変ではコレステロール合成低下により総コレステロール値は低値を示す．肝癌の腫瘍随伴症候群のひとつに高コレステロール血症がある．

6 血中アンモニア

[基準値] 30〜80（μg/dL）

尿素や食事由来のアミノ酸が腸内細菌によって分解され産生される．腸管から吸収されたアンモニア（腸管内のpHが低下すると産生されたNH_3はNH_4^+となり腸管から吸収されにくくなる）は，門脈により肝へ運ばれ，肝細胞の尿素サイクルで尿素に変換される．よって，進展した肝障害時や門脈-体循環シャント時に高アンモニア血症を生じる．また，尿素サイクル異常症においても高値を示す．高アンモニア血症は肝性

脳症の原因となる．

7 血漿遊離アミノ酸

[基準値] BCAA/AAA比（Fischer比）：2.43〜4.40，BTR：4.41〜10.05

血中アミノ酸は体内総アミノ酸プールの1％程度で，約40種のアミノ酸からなる．血中アミノ酸は各種疾患で変動する（表4）．

肝硬変，慢性肝不全時には，分岐鎖アミノ酸（BCAA）であるバリン，ロイシン，イソロイシンと芳香族アミノ酸（AAA）であるチロシン，フェニルアラニンのモル比，BCAA/AAA比（Fischer比）が低下する．BCAAは骨格筋で分岐鎖ケト酸脱水素酵素の作用で代謝されエネルギーとして利用されるが，肝不全時には筋肉においてエネルギー源として，そしてグルタミン生成系によるアンモニア処理のため消費が亢進し，血中濃度が低下する．一方で，肝臓で代謝を受けるAAAは，肝不全時に代謝が遅延し血中濃度が上昇する．よって，肝不全時にはBCAA/AAA比が低下し1.8以下となる．近年では，酵素反応を利用してBCAAとAAAのうちチロシン濃度のみを測定しモル比を求めるBCAA/tyrosine molar ratio（BTR）測定が簡便，迅速，安価であることから普及している．Fischer比とBTRの相関は良好であり，代償性肝硬変で3.72±1.37，非代償性肝硬変で2.08±0.42と肝障害度が増すにつれ低値となる．

8 血清胆汁酸

[基準値] 10.0以下（μmol/L）

肝臓においてコレステロールから一次胆汁酸であるコール酸（CA）とケノデオキシコール酸（CDCA）が合成され，胆汁中に分泌される．CAとCDCAは腸内細菌の作用で脱水酸化を受け，それぞれ，二次胆汁酸であるデオキシコール酸（DCA），リトコール酸（LCA）に変換される．CDCAの一部は腸内細菌の働きで立体異性体であるウルソデオキシコール酸（UDCA）となる．胆汁酸は界面活性作用を持ち，脂肪の消化・吸

表4　各種病態の血中アミノ酸濃度

病態・疾患	アミノ酸の血中濃度	
	上昇	低下
低蛋白栄養状態	Ala	Val, Leu, Ileu, Thr, Tyr, Met, Lys
糖尿病, 肥満	Val, Leu, Ileu, Phe, Tyr	Ala
慢性腎不全	Cit, Arg. Asp	Val, Leu, Ileu, Thr, His, Tyr
慢性肝不全	Met, Phe, Tyr	Val, Leu, Ileu
重症感染症	Phe, Try	Val, Leu, Ileu

Ⅱ章　肝疾患／A. 検査

収を助ける．回腸末端に達した胆汁酸の95％は吸収され，再利用される（腸肝循環）．

早朝空腹時の血清総胆汁酸（TBA）は10 μmol/L以下であるが，急性肝炎などの肝実質障害，胆汁うっ滞で上昇し，40 μmol/L以上になる．また，ICG15分値と相関し，肝硬変の診断に有用である．間接ビリルビンが上昇するGilbert症候群のTBAは正常である．血中胆汁酸分画は，健康人ではCDCAが多くCA/CDCA比は0.7〜1.0程度だが，胆汁うっ滞ではCAが上昇しCA/CDCA比は1以上となる．腸内細菌が過剰増殖すると，血清中に二次胆汁酸や遊離胆汁酸分画が増加する．

9 プロトロンビン時間（PT），ヘパプラスチンテスト（HPT），アンチトロンビン（AT）

[基準値] PT：80〜130（％），HPT：70〜130（％），AT：79〜121（％）

プロトロンビン時間（PT）は外因系凝固因子である第Ⅶ，Ⅹ，Ⅴ，Ⅱ因子（プロトロンビン），フィブリノゲンの総合的凝固活性を反映する．PTは，実測値（秒），正常血漿に対する活性％，INRでAPTTは実測値（秒）で表現される．重症肝障害（重症肝炎，急性肝不全，肝硬変），ビタミンK欠乏症，ワルファリン内服によりPTは延長する．外因系凝固因子は肝臓で産生され半減期はアルブミンに比して短いため（最も短いⅦ因子は4〜6時間），PTはアルブミンよりも肝予備能（蛋白合成能）の鋭敏な指標となり，重症肝炎・急性肝不全の病態把握に必須である．ヘパプラスチンテスト（HPT）は試薬中にフィブリノゲン，第Ⅴ因子が含まれているため，第Ⅶ，Ⅹ，プロトロンビンの変化を反映し，活性％で表現される．PT同様，重症肝障害，ビタミンK欠乏症，ワルファリン内服により低値となる．アンチトロンビン（AT）は肝臓で合成され，トロンビンと複合体（thrombin-antithrombin complex：TAT）を形成し，抗凝固作用を示す．ATの抗凝固活性はヘパリン存在下で1,000倍近く促進される．ATは活性，抗原量で表現され，重症肝障害，DIC，ネフローゼ症候群，重症感染症で低下する．

10 rapid turnover protein：レチノール結合蛋白，プレアルブミン

[基準値] レチノール結合蛋白：男性2.7〜6.0，女性1.9〜4.6（mg/dL），プレアルブミン：22.0〜40.0（mg/dL）

レチノール結合蛋白（RBP）は，ビタミンA（レチノール）を貯蔵している肝臓（星細胞）から消費臓器ま

で運ぶ蛋白で，肝細胞，脂肪細胞，尿細管で産生される．血中ではプレアルブミンと複合体を形成している．レチノール結合蛋白の血中半減期は1.5日と短くrapid turnover proteinに属する．蛋白栄養状態を表す鋭敏な指標であり，蛋白エネルギー栄養状態の悪化で早期から低下し，改善により速やかに上昇する．肝の蛋白合成能の低下，ビタミンA欠乏症でも低下する．プレアルブミンもrapid turnover proteinに属し，血中半減期は1.9日と短く肝細胞で合成される．上述のように，レチノール結合蛋白と複合体を形成するほか，別名トランスサイレチンと呼ばれ，甲状腺ホルモンT4サイロキシンの輸送蛋白の機能を持つ．蛋白栄養状態ならびに肝の蛋白合成能の鋭敏な指標となる．急性肝炎回復期，ネフローゼ症候群で高値を示す．

11 肝細胞増殖因子（HGF）

[基準値] 0.40以下（ng/mL）

肝細胞増殖因子は肝細胞をはじめとした種々の細胞の増殖，運動能を促進する増殖因子である．臨床的には，重症急性肝炎，急性肝不全の予後予測マーカーとして用いられる．予後不良例の血清HGFは1 ng/mL以上となり，高値が持続あるいはさらに高値となる．一方，予後良好例の血清HGFは1 ng/mL以下の一過性上昇を示すにとどまる．

12 セルロプラスミン（Cp）

[基準値] 21〜37（mg/dL）

セルロプラスミン（Cp）は肝で産生される1分子中6〜8個の銅原子を持つ糖蛋白である．肝のミクロソームで銅とアポCpが結合してCpが合成され，血中または胆汁中に分泌，排泄される．よって，胆汁うっ滞，閉塞性黄疸で血中Cpは上昇する．Cpは急性相反応蛋白に属し，CRP同様，炎症性疾患，膠原病，悪性腫瘍で上昇する．常染色体劣性遺伝を示すWilson病では，銅輸送ATPase（ATP7B）遺伝子の異常により，銅とアポCpの結合が阻害されCpは低値となる．本疾患遺伝子のヘテロ接合体（保因者）の血中Cp値は健常者と患者の中間値を示す．Menkes症候群では，銅輸送ATPase（ATP7A）遺伝子の異常により，腸管からの銅吸収障害のためCpは低値となる．後天的には，吸収不良症候群，合成障害（急性肝不全，肝硬変），ネフローゼ症候群などで血中Cpは低値となる．

13 微量元素

1) Fe

[**基準値**] 男性54〜200，女性48〜154（μg/dL）

体内の総鉄量は3〜4gでその70％が赤血球中のヘム鉄で残りが貯蔵鉄（フェリチン）と各組織に分布する．1日に1mgの鉄が吸収され，排泄される．血清鉄はトランスフェリンと結合して存在し，総鉄結合能（TIBC）＝血清鉄＋不飽和鉄結合能（UIBC）の関係にある．血清鉄値の異常を呈する病態を示す（**表5**）．C型慢性肝炎では鉄の移動を調整しているhepcidinの産生が低下し，腸管からの鉄吸収が増加し，肝臓に鉄が沈着するとされる．代謝機能障害関連脂肪肝炎（MASH），ALDにおいても肝臓に鉄の過剰沈着がみられる．過剰の鉄沈着によりヒドロキシルラジカル産生が亢進し，肝障害が促進される．

2) Cu

[**基準値**] 68〜128（μg/dL）

血中銅の95％はセルロプラスミン結合しており安定だが，残りはアルブミンやアミノ酸にゆるく結合しており遊離しやすい．よって，血清銅の異常はセルロプラスミンの異常と関係が深い．銅が欠乏すると，好中球減少，鉄不応性貧血，骨異常（成人ではまれ），毛髪・皮膚の色素脱失，特有の毛髪異常（ねじれ毛），湿疹，精神運動発育遅延などの症状を呈する．Wilson病では前述のように，銅輸送ATPase（ATP7B）遺伝子の異常により，銅とアポCpの結合ができず，銅の血中，胆汁中への分泌が障害され，銅は肝をはじめとした諸臓器に沈着し，臓器障害を起こす．

3) Zn

[**基準値**] 65〜110（μg/dL）

亜鉛は生体のあらゆる組織に存在し，300種以上の酵素活性に必須の微量元素である．亜鉛が欠乏すると，味覚・嗅覚障害，食欲低下，皮膚炎，脱毛，創傷治癒遅延，易感染性，男性の性機能低下，胎児の成長遅延，傾眠，うつ状態など多彩な症状を呈する．肝硬変では腸管からの吸収低下，肝での貯蔵能の低下，尿中排泄の増加により，血中亜鉛は低値を示す．肝での亜鉛欠乏は，アンモニア代謝など各種酵素活性の低下につながる．

14 ビタミン

表6に各種ビタミンの作用と欠乏，過剰症状をまとめた．アルコール性肝硬変では長期にわたるアルコールの多量摂取により，低栄養，ビタミン欠乏をきたし，ビタミンB群，ナイアシン，葉酸，ビタミンD，Kの欠乏症状がみられる．また，肝のビタミンA含有量も減少している．胆汁うっ滞，閉塞性黄疸では脂溶性ビタミンの吸収障害によりビタミンD，K，E欠乏となる．

15 α_1-アンチトリプシン（α_1-AT）

[**基準値**] 94〜150（mg/dL）

α_1-ATは急性相反応蛋白に属し，主に肝臓で産生され，セリン・プロテアーゼ阻害活性を持ち，好中球エラスターゼなどの蛋白分解酵素の活性を阻害する．先天性α_1-AT欠損症では，血清α_1-ATが50mg/dL以下となり，蛋白分解酵素との均衡が破綻し組織破壊と肺気腫の増大を招く．一方で，異常なα_1-ATは肝細胞内へ蓄積し，肝障害や肝硬変の原因となる．先天性α_1-AT欠損症は常染色体劣性遺伝を示し，欧米人に多いZ型欠損は日本ではほとんどなく，長野県飯山市で見い出されたS iiyama欠損亜系が散見されるに過ぎない．

16 フェリチン

[**基準値**] 男性39.4〜340，女性3.6〜114（ng/mL）

フェリチンは組織の貯蔵鉄量の変化に応じて増減する鉄結合蛋白でHおよびLサブユニットから構成され

表5　血清鉄が異常となる病態

血清鉄低下の病態	疾患
鉄吸収低下	吸収不良症候群，上部消化管術後，胃低酸症
鉄の体外喪失	出血（消化管出血，婦人科出血），血液透析
需要の増大	妊娠・出産，成長
貯蔵鉄からの供給障害	症候性貧血（慢性炎症，膠原病など）
血清鉄上昇の病態	疾患
鉄吸収の増加	ヘモクロマトーシス
鉄利用障害・無効造血	再生不良性貧血，悪性貧血
組織崩壊	溶血性貧血，急性肝炎

Ⅱ章　肝疾患／A．検査

る．網内系組織である肝臓，脾臓に多く存在する．血清フェリチンは組織フェリチン値を反映し，鉄欠乏状態で低値を，鉄過剰状態（ヘモクロマトーシス，ヘモジデローシス）で高値を示す．慢性炎症，成人Still病，骨髄貪食症候群では，炎症性サイトカイン，マクロファージ活性化によりフェリチンの合成が亢進し，血清フェリチン値は上昇する．慢性炎症時の血清鉄の低下，貧血は炎症性サイトカインにより肝でのhepcidinの合成が高まり，網内系から血中トランスフェリンへの鉄移動が低下する影響である．一方，肝炎，悪性腫瘍では組織崩壊により血中にフェリチンが逸脱し血清フェリチンは高値となる（表7）．

17 ICG試験（ICG15分値，KICG，ICGRmax）

インドシアニン・グリーン（ICG）試験は肝機能や肝予備能を知るための色素負荷試験である．経静脈的に投与されたICGは血中のリポ蛋白と結合し，尿中排泄されることなく，肝細胞に特異的に取り込まれ，胆汁中に排泄される．ICGの血中から胆汁への移行量は，主として肝有効血流量と肝細胞の色素摂取量により決定される．このため，肝細胞数の減少，肝血流量の減少などにより，ICGの血中からの消失は遅延する．通常は，ICG（標準体重換算0.5 mg/kg）を静注後15分の血中濃度を測定し血中停滞率（ICG15値）を算出する．血漿消失率（KICG）は，静注後5，10，15分後に採血して半減時間$T_{1/2}$（分）を求め，$K=0.693/T_{1/2}$を算出する．ICG15分値の正常は10％未満．ICG15分値＞20％は小葉改築傾向を伴う慢性肝炎，ICG15分値＞30％またはK＜0.05は肝硬変，ICG15分値＞70％はRotor症候群とされる．

さらに肝の最大色素排泄機能を知る目的でICG最大除去率（ICGRmax）の算出も行われ，負荷量を変えた2回以上のICG試験を行う．0.5 mg/kgと5.0 mg/kgの2回負荷法の場合，それぞれの血漿消失率をK1，

表6　各種ビタミンの機能と欠乏・過剰症状

ビタミン	生理的機能	欠乏症	過剰症
A	皮膚粘膜の構造保持，視覚サイクル，成長，生殖機能	夜盲症，皮膚炎	頭痛，めまい，悪心
B$_1$	糖代謝の補酵素，神経機能維持，心機能維持	脚気，Wernicke脳症	特になし
B$_2$	脂質代謝の補酵素	口角炎，口唇炎，舌炎	特になし
B$_6$	蛋白代謝の補酵素，神経伝達物質GABAの合成	貧血，発赤，脂漏性皮膚炎，意識障害，神経過敏，うつ状態	下肢痛，麻痺
B$_{12}$	核酸合成	悪性貧血，消化器症状，亜急性脊髄連合変性症	特になし
C	コラーゲン合成，損傷治癒，還元・抗酸化作用	壊血病	特になし
D	カルシウム代謝	くる病，骨軟化症	高カルシウム血症
E	抗酸化作用	反射低下，協調運動・位置感覚の低下，筋力低下，歩行障害	出血傾向，悪心，下痢
K	血液凝固因子（Ⅱ，Ⅶ，Ⅸ，Ⅹ）の活性化，カルシウム代謝	出血傾向，新生児出血症	吐気，呼吸困難，血圧低下
ナイアシン	ビタミンB群に属し，糖代謝・脂質代謝の補酵素	ペラグラ，舌炎，口内炎，消化器症状，神経症状	ほてり，かゆみ，肝障害
葉酸	ビタミンB群に属し，ビタミンB$_{12}$と協調し核酸合成	悪性貧血，舌炎，味覚低下，下痢，体重減少，先天性脊椎奇形	特になし

表7　血清フェリチン値が異常となる病態

血清フェリチン低値	
＜12 ng/mL	鉄欠乏状態
血清フェリチン高値	
250～500 ng/mL	悪性腫瘍，慢性肝炎，慢性炎症，感染症，リウマチ・膠原病
500～1,000 ng/mL	悪性腫瘍，急性肝炎，鉄過剰初期
1,000～5,000 ng/mL	成人Still病，血球貪食症候群，鉄過剰状態
＞5,000 ng/mL	鉄過剰状態

K2とすれば，ICG除去率R（mg/kg/分）はそれぞれR1＝K1×0.5，R2＝K2×5.0で表される．x軸：1/dose，y軸：1/R上に（1/0.5，1/R1）および（1/5.0，1/R2）をプロットして回帰直線y＝ax＋bを求めれば，この直線のbが1/Rmaxであり，Rmax＝1/b（mg/kg/分）を求めることができる．肝切除範囲を決定する場合に，Rmaxは残存肝細胞機能を予測する指標となる．ICGRmax＜0.2では肝切除の適応なし．亜区域切除はRmax＞0.4，一区域切除はRmax＞1.0を適応の目安とする．

18 レプチン

[基準値]男性0.9〜13.0，女性2.5〜21.8（ng/mL）

レプチンは脂肪細胞由来のアディポサイトカインであり，視床下部のレプチン受容体に作用し，摂食抑制，エネルギー消費亢進，交感神経系の調整を行い，体重減少を促す．成人では女性は男性に比して血中レプチン濃度が高い．肥満者の血中レプチン濃度は高くBMI，体脂肪率，血中インスリン値と正の相関を示す．多くの肥満者では，レプチンによる摂食抑制は起こらず，レプチン抵抗性状態にあると考えられている．肥満やインスリン抵抗性を伴うMASH症例の血中レプチン濃度も高く，レプチンは肝のKupffer細胞，類洞内皮細胞，星細胞に作用し，TNF-α産生，TGF-β産生を介して肝の炎症，線維化に促進的に働くことが示唆されている．

19 血清脂質

[基準値]TG：50〜149（mg/dL），HDL-C：男性40〜86，女性40〜96（mg/dL），LDL-C：70〜139（mg/dL）

食物として摂取された中性脂肪（TG）は腸管から吸収後，カイロミクロンとして血中に入る（外因性中性脂肪），一方，肝では脂肪酸とグリセリンからTGが合成され，超低比重リポ蛋白（VLDL）として血中に放出される．中性脂肪が150 mg/dL以上となる病態を示す（表8）．

高比重リポ蛋白（HDL）は，主に肝臓と小腸で合成され，末梢から肝臓へのコレステロールの逆転送に重要な働きをしている．構成アポ蛋白はアポA-1が7割を占める．末梢から引き抜かれた遊離コレステロール（FC）は，lecithin cholesterol acyltransferase（LCAT）の働きでエステル化（CE）され，cholesteryl-ester transfer protein（CETP）を介して低比重リポ蛋白（LDL）にわたされ，肝臓に運ばれ異化される．一方，HDLが直接肝臓へCEを運ぶ経路も存在する．LCATは肝臓で合成され，肝硬変では低値となる．

VLDLは，リポ蛋白リパーゼによって，含まれているトリグリセリドを喪失しIDLになる．IDLは，肝性トリグリセリドリパーゼにより分解され，LDLになる．LDLに含まれるアポ蛋白はアポB（B-100）が98％を占め，脂質の約45％がコレステロール（FC 8％，CE 37％）である．LDLは，肝臓で合成されたコレステロールを，末梢組織に供給する．

LDL-C高値，HDL-C低値，LDL-C/HDL-C上昇は動脈硬化の危険因子となる．LDL-Cが異常を呈する病態を示す（表9）．

20 空腹時血糖，HbA1c，グリコアルブミン

[基準値]空腹時血糖：70〜109（mg/dL），HbA1c：4.7〜6.2（％），グリコアルブミン：12.4〜16.3（％）

血糖は，健常人では食前〜食後を通して，70〜160 mg/dLに維持されているが，これには血糖調節にかかわるインスリンや拮抗ホルモンとともに，その作用点である肝臓が極めて重要な働きを担っている．肝臓は，空腹時，絶食時には，貯蔵しているグリコーゲンの分解や糖新生により血中（肝静脈血）にブドウ糖を供給し，食事摂取時には，門脈血からブドウ糖を取り込み，肝静脈血へのブドウ糖供給を停止し，血糖値を一定に維持している．肝臓のブドウ糖取り込みは，インスリンの作用に依存しないGLUT2により行われる．肝硬変では，肝でのブドウ糖取り込みの低

表8　中性脂肪が上昇する病態

原発性	○家族性高リポ蛋白血症（WHO分類） ○I，IIa，IIb，III，IV，V型
続発性	○食事性：高脂肪，高炭水化物，高カロリー，アルコール ○代謝異常：糖尿病，肥満，高尿酸血症，インスリン抵抗性 ○肝疾患：脂肪肝，アルコール関連肝疾患（ALD），Zieve症候群，中毒性肝障害，閉塞性黄疸 ○内分泌疾患：甲状腺機能低下症，先端肥大症，Cushing症候群 ○膵疾患：急性膵炎，慢性膵炎 ○腎疾患：ネフローゼ症候群，慢性腎不全 ○血液疾患：多発性骨髄腫，マクログロブリン血症，高度貧血 ○妊娠

Ⅱ章　肝疾患／A. 検査

表9　LDL-Cが異常を示す病態

LDL-C増加	LDL-C低下
原発性 　家族性高リポ蛋白血症（WHO分類） 　Ⅱa，Ⅱb型	原発性 　家族性低βリポ蛋白血症 　MTP欠損症（無βリポ蛋白血症）
続発性 　肝内胆汁うっ滞，閉塞性黄疸 　肝細胞癌（LDL-C産生） 　糖尿病・肥満 　甲状腺機能低下症 　ネフローゼ症候群	続発性 　肝硬変，アルコール関連肝疾患（ALD） 　吸収不良症候群 　悪性腫瘍 　甲状腺機能亢進症 　Addison病

表10　CRP上昇と病態

	陰性	陽性		
		軽度	中等度	高度
感染症	ウイルス・真菌感染症 （急性ウイルス性肝炎）	深部真菌感染症・細菌感染症 （胆道感染症・肺炎・敗血症）		
リウマチ膠原病 炎症性疾患	SLE・皮膚筋炎・強皮症 Crohn病・潰瘍性大腸炎	関節リウマチ Behçet病		
悪性腫瘍	白血病	悪性リンパ腫		転移性腫瘍

下，門脈-大循環シャントにより，食後高血糖を示す．一方で，肝硬変の進展に伴い，グリコーゲン貯蔵，糖新生の低下により肝臓からの糖放出が低下し，早朝空腹時に低血糖を呈することがある．すなわち，体脂肪や蛋白が分解されてエネルギーとして利用される飢餓状態に陥っている．

HbA1cは非酵素的糖化反応によってHbAにグルコースが結合したものである．HbA1cの半減期は約30日で，血中濃度は測定前1〜2ヵ月の平均血糖値を表す．グリコアルブミンも糖化されたアルブミンで，半減期は14〜20日で，過去2週間〜1ヵ月の血糖コントロール状態を反映する．HbA1cに比べて早く大きく変動するので治療効果の把握や薬剤投与量の指標に有用である．肝硬変では赤血球寿命の短縮により，血糖値に比しHbA1cは低値となり，グリコアルブミンはアルブミンの合成低下による半減期延長のため，高値となる．

21 CRP

[基準値] 0.30以下（mg/dL）

病原体，炎症，組織障害などによって活性化された単球，マクロファージが産生するinterleukin-6（IL-6）が肝細胞に作用し，CRPの産生を誘導する．CRPも急性相反応蛋白に属する．血清CRP値は，感染症，炎症性疾患，外傷，悪性腫瘍，リウマチ膠原病，心筋梗塞などで，上昇し，疾患活動性の指標となる．高感度CRP測定は動脈硬化の指標として用いられる．血

清CRP値は細菌感染症，深部真菌感染症に反応して高値を示すが，急性ウイルス性肝炎などのウイルス感染症では軽度の上昇にとどまる（表10）．

22 カルニチン

[基準値] 総カルニチン45〜91（µmol/L），遊離カルニチン36〜74以下（µmol/L），アシルカルニチン6〜23（µmol/L），アシルカルニチン/遊離カルニチン比0.25以下

長鎖脂肪酸のβ酸化によるエネルギー代謝（ATP産生）を促進したり，細胞内のアシルCoA/CoA比率の調整により，種々の代謝に重要な遊離CoAプールを維持したり，種々の病態で蓄積する有害なアシルCoAのアシル基と結合してアシルカルニチンとなって細胞外，尿中へ排泄する内因性解毒剤として作用するとされる[3]．肝硬変患者ではカルニチン欠乏症を起こすとされるが，必ずしも血中遊離カルニチンの低下はなく，時に正常値より高い場合もあることに留意する必要がある．これは肝細胞が破壊され，細胞内のカルニチンがわずかな血液プールに出てくるためと考えられている．肝硬変や肝不全患者は，肝臓や骨格筋，ミトコンドリアレベルにおいて相対的カルニチン欠乏状態に陥っている可能性が高い．そのため臨床症状・徴候やアンモニア値，サルコペニア合併などを総合的に判断してカルニチン欠乏を疑う場合は補充治療を考慮する必要があるとされる[3]．また現行の測定系で得られた結果でアシルカルニチン/遊離カルニチン比が

>0.4である場合はカルニチン欠乏症が発症する頻度が高いとされる[3].

[23] M2BPGi (Mac-2結合蛋白糖鎖修飾異性体)

[基準値] 健常者：(－) 1.00 (COI) 未満，慢性肝炎：(1＋) 1.00-2.99 (COI)，肝硬変：(2＋) 3.00 (COI) 以上 (HCV症例)

肝線維化の進展度や線維化ステージを反映する糖鎖マーカーとして使用される．糖鎖は病態の変化や疾患の違い，進行によって変化するためバイオマーカーとして有用であり，分泌性糖蛋白M2BPとレクチンWFAを組み合わせて測定されるようになったのがM2BPGiである．肝線維化が進展するにつれて変化する蛋白質の糖鎖構造を捉えるとされ，侵襲的な肝生検による組織学的線維化ステージ (F1～F4) と高い相関性があり，高度線維化 (F3，F4) の鑑別能力が優れるとされる．特にC型肝炎 (HCV) 症例において診断能が優れているが，それ以外のB型肝炎や非B非C症例では肝硬変であってもカットオフ値はHCVの半分程度と報告されており[4]，MASLDや2型糖尿病などでは高度線維化症例におけるM2BPGi値が1.46 (AUC 0.879) と報告され[5]，カットオフ値が背景肝疾患において異なることも理解して使用する必要がある．

基準値は測定法，測定キットによって異なる場合があるので，各施設における基準値を参考にすること．

文献

1) 橋本信也 (監)：最新 臨床検査のABC，日本医師会雑誌第135巻・特別号 (2)
2) 日本臨床67巻 増刊号8：広範囲血液・尿化学検査 免疫学的検査 第7版その数値をどう読むか (1) ～ (3)
3) 日本小児科学会：カルニチン欠乏症の診断・治療指針2018 http://www.jpeds.or.jp/uploads/files/20181207_shishin.pdf [2024年8月10日閲覧]
4) Fujiyoshi M et al：Clinicopathological characteristics and diagnostic performance of Wisteria floribunda agglutinin positive Mac-2-binding protein as a preoperative serum marker of liver fibrosis in hepatocellular carcinoma. J Gastroenterol 2015；**50**：1134-1144
5) Abe M et al：Association between Wisteria floribunda agglutinin-positive Mac-2 binding protein and the fibrosis stage of non-alcoholic fatty liver disease. J Gastroenterol 2015；**50**：776-784

Ⅱ章 肝疾患／A. 検査

2 肝炎ウイルスマーカー

1 HA抗体，IgM-HA抗体，HAV RNA

> **到達目標**
> ● 各種ウイルスマーカーの意義を理解し，その使い分けができる．

1 HA抗体

HAVの抗原であるHA抗原に対する抗体であり，主体はIgGクラスである．HAV感染後に血中に出現し，長年月にわたって検出される（図1）．また，ワクチン接種後にも陽性化するため，効果判定に用いる．このため，HA抗体は過去のHAV感染を知るマーカーとして，疫学調査，ワクチン接種対象者選別，ワクチン接種効果判定などに使用される．

2 IgM-HA抗体

IgM-HA抗体はHAV感染後，最初に反応してくる抗体であり，発症後，比較的早期から数ヵ月間一過性に陽性となる（図1）．そのため，A型肝炎の確定診断に使用される．

3 HAV RNA

RT-PCR法によりHAV RNAを検出することが可能で，血中からの検出によりウイルス血症の判定に，また糞便中からの検出によりウイルス排泄期間の決定に使用される．さらに，遺伝子解析を加えることにより感染経路の解明などに役立つ．保険適用はない．

文献
1) 日本消化器病学会関連研究会 肝機能研究班：肝疾患における肝炎ウイルスマーカーの選択基準（4版）．日消誌 2006；**103**：79
2) Yotsuyanagi H et al：Prolonged fecal excretion of hepatitis A virus in adult patients with hepatitis A as determined by polymerase chain reaction. Hepatology 1996；**24**：10-13
3) Fujiwara K et al：Frequent detection of hepatitis A viral RNA in serum during the early convalescent phase of acute hepatitis A. Hepatology 1997；**26**：1634-1639
4) Miyamura T et al：Possible widespread presence of hepatitis A virus subgenotype IIIA in Japan：Recent trend of hepatitis A causing acute liver failure. Hepatol Res 2012；**42**：248-253
5) Yan J et al：Hepatitis A, B, C and E virus markers in Chinese residing in Tokyo, Japan. Hepatol Res 2012；**42**：974-981

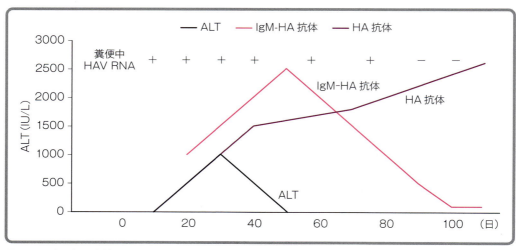

図1　A型肝炎の自然経過とHAVマーカー
IgM-HA抗体およびHA抗体はそれぞれ急性感染および既往感染のマーカーである．

2. 肝炎ウイルスマーカー

2 肝炎ウイルスマーカー

2 HBs抗原・抗体，HBe抗原・抗体，HBc抗体，IgM-HBc抗体，HBc関連抗原，HBV DNA，HBV genotype，変異株，HBV PCR

到達目標
● 各種ウイルスマーカーの意義を理解し，その使い分けができる．

1 HBs抗原

HBVの表面抗原であり，血中にはウイルス粒子のほかに小型球形粒子や管状粒子として過剰に存在する．このため，HBs抗原はHBV感染症の診断に広く用いられている．急性肝炎では一過性に，キャリアでは持続性に陽性となり，その陰性化は臨床的にHBV感染の終息を示す．しかし，最近の研究でHBs抗原消失後も肝細胞核内にcccDNAの形でHBVが潜伏感染していることが明らかになった．宿主の免疫が抑制されると，ここからHBVが再び増殖し肝炎が再活性化するので注意が喚起されている．HBVキャリアの経過は病期に分けると理解しやすく，この分類にはウイルスマーカーが重要な役目を果たす（表1）[1]．

HBs抗原検査試薬には一般測定用と精密測定用がある．前者は感度の点でやや劣るが経済的であり，一般的なHBV感染のスクリーニングに用いる．これに対し後者は高感度であり，厳密にHBV感染を確認する場合などに用いる．

HBs抗原はWHO標準品を用いて定量的（IU/L）に測定することが可能である．HBs抗原量の測定がインターフェロン治療の効果予測や核酸アナログ薬中止の判定基準として有用であることが報告され注目されている[2]．

2 HBs抗体

HBs抗原に対する抗体であり，HBVに対して中和抗体としての機能を持つ．したがって，HBs抗体陽性者は原則としてHBVに対して免疫がある．HBs抗体が陽性であることは過去にHBV感染を受けたこと，またはHBワクチン接種を受けたことを示す．機会は少ないが，HBIG投与後，輸血・血液製剤使用後などに，受動的にこの抗体が陽性となることがある．HBs抗体はWHO標準品を用いて定量的（IU/L）に測定することが可能である．

3 HBe抗原

HBVゲノムのプレコアとコア遺伝子が続けて転写翻訳された場合，このペプチドは小胞体膜を通過し，血中に分泌されHBe抗原として検出される．HBe抗原は臨床的にHBV増殖力を反映するマーカーとして用いられており，陽性者ではHBVの増殖力は強く血中のウイルス量は多い．HBe抗原陽性の無症候性キャリアでは将来肝炎を発症する可能性が高く，肝炎を有する患者では活動性の病態を示す．経過でHBe抗原が陰性化すると約80％の症例で肝炎は鎮静化に向かう．

表1　HBV慢性感染の病期とその病態

病期	血中		肝臓				
	ALT値	DNA量	HBe抗原	HBs抗原	HBVコア関連抗原	cccDNA	
免疫寛容期	無症候性キャリア　正常	7〜10	++	+++	6.8<	+++	
免疫排除期（免疫応答期）	慢性肝炎HBe抗原陽性　持続高値または　変動	5〜10	+	++〜+++	5〜6.8<	++	
	慢性肝炎HBe抗原陰性　変動または軽度高値	2〜7	−	++	3〜6	++	
免疫監視期	非活動性キャリア　正常	<3	−	+〜++	<3〜4	+	
	回復期　正常	−	−	−	−	+	

HBV DNA量：Log IU/mL
HBコア関連抗原：Log U/mL
（筆者作成）

● **91** ●

4 HBe抗体

　HBe抗原に対する抗体である．肝炎を発症すると産生されるが，HBe抗原が減少・陰性化したあとで検出されるようになる．一般に，HBe抗体が持続的に検出される場合はHBVの増殖力は低下している．しかし，HBe抗体陽性であっても，HBe抗原非産生変異株が増殖しウイルス量が低下しない場合は活動性肝炎となるので注意が必要である．

5 HBc抗体

　HBc抗原に対する抗体であり（主にIgG型），感染の比較的早期から血中に出現し，長年月持続する．HBV感染者を既往感染者も含めて最も広く拾い出す検査である．

　既往感染者は低抗体価で，通常HBs抗体も同時に陽性である．HBVキャリアでは通常高抗体価であるが，肝炎を経験していない症例では低抗体価陽性または陰性である．

　従来より，HBc抗体を低抗体価と高抗体価に分けることによりHBV感染状態の把握を行ってきた．しかし，その後の研究や測定系の進歩によりこの分類の意義は薄れてきた．具体的には，HBV感染の判定にはHBs抗原の精密測定が，また急性肝炎かキャリアの急性増悪かの鑑別には後述のIgM-HBc抗体の測定が優れている．

　HBs抗原陰性でHBc抗体陽性の場合は，HBs抗体の有無にかかわらずHBVの既往感染であることを示す．このような症例においてもHBVは肝内に潜伏感染していることが知られているが，宿主の免疫能によりHBV増殖が抑えられている健常者では臨床上問題は生じない．しかし，何らかの要因により宿主の免疫能が低下すると，HBV再増殖に伴う肝炎の再燃がみられるので注意が喚起されている．

6 IgM-HBc抗体

　IgM-HBc抗体はHBV感染初期に3～12ヵ月間一過性に高力価で出現するため，B型急性肝炎の診断に有用である（図1）．HBVキャリアの急性増悪でも低力価で陽性化することがあるが，測定レンジが広い測定系を用いると抗体価により（CLIA法，10COI）この2つの病態を90％以上の精度で鑑別することが可能である．

7 HBVコア関連抗原

　HBVコア関連抗原（HBcrAg）は，プレコア・コア遺伝子から転写翻訳されるHBe抗原，HBc抗原，p22cr抗原をまとめて定量的に測定するマーカーである[3]．特にHBe抗原陰性例での有用性が高い．HBe抗原陰性例でこのマーカーが中等量以上の値を示す場合は，活動性肝炎や線維化進行をきたしている場合があり注意が必要である．この抗原量は核酸アナログ薬治療下においても肝細胞中のHBV cccDNA量を反映し，肝発癌や治療中止後の肝炎再燃と関連する因子であることが報告されている[2,4]．核酸アナログ薬治療下でもこのマーカーが中等量以上を示す線維化進行例は肝癌発症に注意すべきである．

　また2022年10月より高感度測定系が保険収載され実臨床での測定が可能となった．この系は根本的な測定原理は従来法と同様で，測定系，検体前処理条件，試薬の改良により高感度化したものであり，immunoassay for total antigen including complex via pretreatment-HBcrAg（iTACT-HBcrAg）アッセイと

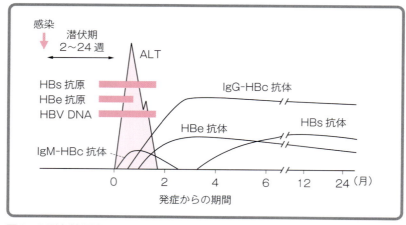

図1　B型急性肝炎とウイルスマーカー

呼ばれている．このiTACT-HBcrAgの定量範囲は2.1〜7.0 log U/mLとなり，定量感度は従来法の約8倍まで広がった．今後この測定系での臨床での有用性が期待されるところである．

8 HBV DNA

血中HBV DNA量は肝細胞でのHBV増殖状態を反映する．これらは肝炎の増悪に数週間先行して血中で増加する．HBV DNA量の測定は病態の把握や予後の予測に有用である．さらに，抗ウイルス薬の適応決定や治療効果判定にも用いられる最も重要なHBVマーカーである．

近年，HBV DNA量の測定には高感度で定量域の広いreal time PCR法が用いられている（1.3〜8.2 Log IU/mL（TaqMan法，最近では測定レンジを1.0〜9.0 Log IU/mLに改良されたコバス 6800/8800キットも使用されている），1.0〜9.0 Log IU/mL（AccuGene法））．HBV DNA量が高ウイルス量の状態では活動性肝炎をきたしやすく，3.3 Log IU/mL（2,000 IU/mL）未満に低下すると通常肝炎は鎮静化する[5]．これまでHBV DNA量の測定法はcopies/mL単位が使用されてきたが，最近では国際的に認可されたIU/mL単位を使用されるようになり，2016年6月に日本肝臓学会より正式にIU/mL単位使用の正式な通知がなされ，現在の検査結果の報告はIU/mL単位のみの報告となっている．

9 HBV遺伝子型

HBVの遺伝子型はA〜Jの9型に分類されている（IはCの亜型）．日本では遺伝子型Cが最も多く，Bがこれに次ぐ．前者は後者に比較し肝硬変や肝癌に進行しやすく，インターフェロン治療に対する感受性も低い．遺伝子型Aでは成人の初感染でもキャリア化しやすいことが知られており，近年，日本での増加が確認されている．2011年から遺伝子型の検査が保険適用となり，現在市販のEIAキットではA〜Dの4型が判定可能である．

10 プレコア変異，コアプロモーター変異

HBe抗原の合成が停止または減少するプレコアとコアプロモーターの変異が測定可能である．これらは，HBe抗原セロコンバージョンの予測や急性増悪時の重症化の予測に有用である．さらに，これら変異株の存在と肝発癌との関連が指摘されている．

11 抗ウイルス薬の耐性株検出

核酸アナログ薬の問題点のひとつは耐性株の出現であり，主にポリメラーゼ遺伝子の逆転写酵素領域のアミノ酸置換によりもたらされる．現在用いられている核酸アナログ薬にはそれぞれ固有の耐性置換（一部共通）が複数個あり，それらの検討には塩基配列の決定が必要である．現在の第一選択の核酸アナログ製剤は耐性株出現率が非常に低く，耐性置換を測定する場面は減少している．

文献

1) Hoofnagle JH et al：Management of hepatitis B：summary of a clinical research workshop. Hepatology 2007；**45**：1056-1075
2) Matsumoto A et al：Combination of hepatitis B viral antigens and DNA for prediction of relapse after discontinuation of nucleos（t）ide analogues in patients with chronic hepatitis B. Hepatol Res 2012；**42**：139-149
3) Kimura T et al：New enzyme immunoassay for detection of hepatitis B virus core antigen（HBcAg）and relation between levels of HBcAg and HBV DNA. J Clin Microbiol 2003；**41**：1901-1906
4) Hosaka T et al：Impact of hepatitis B core-related antigen on the incidence of hepatocellular carcinoma in patients treated with nucleos（t）ide analogues. Aliment Pharmacol Ther 2019；**49**：457-471
5) 日本肝臓学会 肝炎診療ガイドライン作成委員会（編）：B型肝炎治療ガイドライン（第4版）2022年6月　https://www.jsh.or.jp/medical/guidelines/jsh_guidlines/hepatitis_b

2 肝炎ウイルスマーカー

3 HCV抗体，HCV RNA，HCVタイピング（serotype, genotype），HCVコア抗原，HCVコア領域（70番，91番）アミノ酸変異，ISDR，DAA耐性変異

到達目標
- 各種ウイルスマーカーの意義を理解し，その使い分けができる．

1 HCV抗体

HCV複合抗原に対する抗体検出系であり，HCV感染者で広く陽性となるのでそのスクリーニングに適している．ただし，過去の感染でも陽性（低抗体価）となるので，最終的にはHCV RNA測定による感染の確認が必要である．C型急性肝炎では遅れて陽性となることがあり，HCV抗体が陰性でもC型急性肝炎は否定できない．このような場合はHCV RNAまたはHCVコア抗原を測定しウイルス血症を確認する（図1）．慢性肝炎ではHCV抗体が陽性でウイルス血症を伴う．

測定レンジが広く定量的なHCV抗体価の測定が可能な試薬では，その抗体価によりウイルス血症の有無を予測できるので，検診などで応用されている．

2 HCV RNA

現在，real time PCR法（1.2〜7.8 Log IU/mL）にて測定されており，従来の測定法に比較し感度，定量性とも優れている．HCV RNA量は，インターフェロン（IFN）などの抗ウイルス療法に対する反応性から5.0 Log IU/mL（100 KIU/mL）以上が高ウイルス量と定義されているが，IFNフリー治療においては高ウイルス量と定義することの臨床的意義は乏しい．

3 HCVコア抗原

HCV粒子中のコア抗原を定量測定する方法で，HCV RNAと同様にウイルス量を反映する．検出感度はHCV RNAの測定に劣るが定量性に優れ，高ウイルス量の判定（300 fmol/mL以上）や治療効果のモニターに使用されている．また，測定が簡便・安価で短時間で結果を出せる点がHCV RNA測定にない長所である．

4 HCV遺伝子型

HCV遺伝子型は世界で6型以上あるとされている．日本では1型（1a，1b）と2型（2a，2b）が主な遺伝子型であり，この判定はIFN治療効果予測やIFNフリー治療における薬剤選択などに有用である．

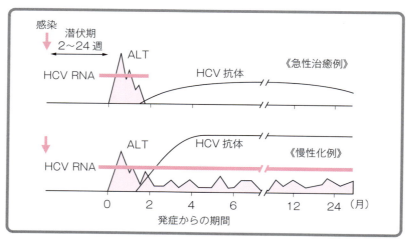

図1 C型急性肝炎とウイルスマーカー

遺伝子型の判定には血清学的方法と遺伝子工学的方法がある．前者は，塩基配列の差を抗原性の差に置き換え判定する方法で，1型と2型の判定が可能である．HCV群別（グルーピング）の名称で保険適用がある．後者では，型特異的なプライマーを用いる方法などが報告されており，亜型まで判定可能であるが保険適用はない．

5 IFN治療効果や肝発癌と関連したHCV遺伝子変異

IFN治療効果と関連したHCV遺伝子変異としては，遺伝子型1bの場合，NS5A領域のISDR（interferon sensitivity determining region）[1]やIRRDR（IFN/RBV resistance-determining region）の変異[2]，コア領域の70番・91番アミノ酸変異などが報告されている[3]．特に，コア領域の70番アミノ酸変異は肝発癌予測にも有用であり[4]，ウイルス排除された症例からの肝発癌への関与も示唆されている[5]．これら保険適用はないが外注検査機関での測定が可能である．

6 IFNλ3（IL28B）遺伝子多型

ウイルスマーカーではないが，SNPを用いたヒト遺伝子の網羅的解析により，IFNλ3（IL28B）遺伝子多型がIFN/リバビリン（RBV）併用療法の治療効果と強く関連し，IFN治療効果予測因子のなかで最も重要な宿主要因として報告された．日本から報告されたrs8099917では，メジャータイプ（TT）はマイナータイプ（TG or GG）に比較しIFN/RBV治療効果が良好であり，その差は38倍とされている[6]．IFN/RBVにDAAs（direct-acting antivirals）を加えた3剤併用療法においても治療効果予測に有用であることが報告されているが[7]，IFNフリー療法における治療効果予測因子としての臨床的意義は乏しい．

IL28B rs8099917遺伝子多型がマイナータイプ（IFN治療抵抗性タイプ）の症例では，コア領域の70番アミノ酸が野生型（IFN治療感受性タイプ）から変異型（IFN治療抵抗性タイプ）に自然経過で経時的に変化する現象が確認されている[4,8]．すなわち，ウイルスは宿主の影響を受けながら経時的に変化し，肝癌を含む病態進行や抗ウイルス療法における治療抵抗性に関与している可能性を示唆する知見が得られている．

7 IFNフリー治療効果と関連したHCV遺伝子変異

IFNフリー治療効果と関連したHCV遺伝子変異としては，遺伝子型1の場合，NS3/4A領域の168番，NS5A領域の31番・32番・93番，NS5B領域の282番のアミノ酸変異が代表的である．特に，NS5A領域のP32欠失は強い耐性ウイルスとされる[5]．これら保険適用はないが外注検査機関での測定が可能である．

IFNフリー前治療不成功例ではNS5A領域のL31やY93以外にP32欠失やA92など多彩な変異が出現する．中でもP32欠失は，ダクラタスビル＋アスナプレビル併用治療（製造終了）不成功例だけでなく，オムビタスビル/パリタプレビル/リトナビル配合錠（製造終了），ソホスブビル/レジパスビル配合錠，エルバスビル＋グラゾプレビル併用（製造終了）による不成功例でも出現し，NS5A阻害薬に対して強い耐性を示す．またP32欠失以外の変異が治療効果低下に関与する可能性もある．したがって，IFNフリー前治療不成功例に対するIFNフリー再治療を検討する際には，遺伝子型1の場合，NS3/4AならびにNS5A領域の薬剤耐性変異，特にP32欠失の有無を測定したうえで，肝臓専門医によって慎重な治療薬選択がなされることが推奨されている[5]．

文献

1) Enomoto N et al：Mutations in the nonstructural protein 5A gene and response to interferon in patients with chronic hepatitis C virus 1b infection. N Engl J Med 1996；**334**：77-81

2) El-Shamy A et al：Sequence variation in hepatitis C virus nonstructural protein 5A predicts clinical outcome of pegylated interferon/ribavirin combination therapy. Hepatology 2008；**48**：38-47

3) Akuta N et al：Association of amino acid substitution pattern in core protein of hepatitis C virus genotype 1b high viral load and non-virological response to interferon-ribavirin combination therapy. Intervirology 2005；**48**：372-380

4) Akuta N et al：Complicated relationships of amino acid substitution in hepatitis C virus core region and IL28B genotype influencing hepatocarcinogenesis. Hepatology 2012；**56**：2134-2141

5) 日本肝臓学会 肝炎診療ガイドライン作成委員会（編）：C型肝炎治療ガイドライン（第8.3版）2024年5月 https://www.jsh.or.jp/medical/guidelines/jsh_guidlines/hepatitis_c

6) Tanaka Y et al：Genome-wide association of IL28B with response to pegylated interferon-alpha and ribavirin therapy for chronic hepatitis C. Nat Genet 2009；**41**：1105-1109

7) Chayama K et al：IL28B but not ITPA polymorphism is predictive of response to pegylated interferon, ribavirin, and telaprevir triple therapy in patients with genotype 1 hepatitis C. J Infect Dis 2011；**204**：84-93

8) Miura M et al：Deep-sequencing analysis of the association between the quasispecies nature of the hepatitis C virus core region and disease progression. J Virol 2013；**87**：12541-12551

Ⅱ章　肝疾患／A. 検査

2　肝炎ウイルスマーカー

4　HDV 抗体，HDV RNA

到達目標
● 各種ウイルスマーカーの意義を理解し，その使い分けができる．

　HDV は HBV のヘルパー作用を必要とする不完全ウイルスであり，HBV と同時に感染して急性肝炎を起こす場合と HBV キャリアに重複感染し急性増悪を起こす場合がある．前者では二峰性の肝炎を呈し，二峰目が HDV 増殖に伴うものである．日本ではまれな肝炎である．

　HDV 感染の診断方法としては HD 抗体，IgM-HD 抗体，HDV RNA などの測定があるが，国内では現在 HD 抗体検査試薬がない．研究目的で PCR 法による HDV RNA 測定が可能である．

2 肝炎ウイルスマーカー

5 HEV 抗体（IgM-HEV 抗体，IgA-HEV 抗体，IgG-HEV 抗体），HEV RNA

到達目標
● 各種ウイルスマーカーの意義を理解し，その使い分けができる．

　HEV 感染は通常一過性であり，顕性感染の場合，E 型肝炎と呼称され，一般に"急性"を冠して急性 E 型肝炎と呼ばれることはない．しかし，免疫能が低下した状態にある臓器移植患者や造血器腫瘍患者，HIV 感染者では HEV 感染が高率に慢性化し，慢性肝炎や肝硬変を発症することが知られている[1]．そこで，ここでは慢性の場合にのみ，慢性を冠して記載する．

1 HEV 抗体（IgM-HEV 抗体，IgA-HEV 抗体，IgG-HEV 抗体）

　HEV 抗体は，HEV 粒子（カプシド：ORF2 蛋白質）に対する抗体であり，中和活性を有する．イムノグロブリンのクラス別に，IgM，IgA，IgG クラスの抗体が ELISA 法によって検出されている．E 型肝炎患者から分離される HEV の主たる遺伝子型として 1 型から 4 型までの 4 種類があるが，血清型は 1 種類であり，どの遺伝子型の HEV 抗原を用いてもすべての感染患者で HEV 抗体を検出可能である．カイコ蛹で発現された組換え HEV 抗原（ORF2 抗原）蛋白質を固相抗原とする ELISA 法での抗体の測定結果を比較すると，IgA-HEV 抗体測定系のほうが IgM-HEV 抗体測定系よりも非特異反応が 4 倍も少なく，感度も優れていることから[2]，保険収載されている E 型肝炎の診断用の抗体検査として，わが国では IgA-HEV 抗体測定が採用されている[3]．IgA-HEV 抗体は出現時期や陽性持続期間に関して IgM-HEV 抗体と同等の推移を示し，発症時には陽転しており，発症後約 3 ヵ月から 6 ヵ月後に消失する．換言すると，発症から 2 ヵ月後に IgA-HEV 抗体が陰転する患者は全体の 10 % 程度で，半数の患者は 5 ヵ月後でも IgA-HEV 抗体が陽性である（IgM-HEV 抗体も同様である）．したがって，急性期に診断の機会を逃した場合でも，抗体力価は低下しているが回復期でもレトロスペクティブに診断することも可能である．

　なお，IgG-HEV 抗体は，E 型肝炎の初診時にすでに陽転していることがほとんどであり，年余に亘って持続する．不顕性感染では IgG-HEV 抗体は数年で検出感度以下となることもあるが，顕性感染では少なくとも発症から 20 年後でも IgG-HEV 抗体が陽性である

ことが確認されている．

2 HEV RNA

　HEV は RNA ウイルスであり，RT-PCR 法によって HEV RNA が検出されている．HEV は遺伝子型の違いによって，ゲノムの全塩基配列が互いに 24～28 % 異なることから，HEV RNA の定性・定量測定に用いられるプライマーやプローブは HEV ゲノムの保存性の高い領域の配列に基づいて設計される必要がある．HEV RNA 検査は保険適用外であるため，大手の検査センターでは受託検査として HEV RNA 測定が行われている．

　HEV RNA の出現は HEV 抗体よりも早く，発症に先立って末梢血中および糞便中で検出され，発症時点では E 型肝炎のすべての患者で末梢血中や糞便中の HEV RNA は陽性である．血中 HEV RNA は通常，発症後 1 ヵ月から 2 ヵ月後に陰性化する．詳細には，発症から 1 ヵ月以内に約 10 % の症例で陰性化し，約半数は 1 ヵ月半後も HEV RNA が陽性であるが，2 ヵ月後にも陽性である症例はわずか数 % に過ぎない．筆者らの解析では，免疫抑制薬が投与されておらず，HIV にも感染していない患者で HEV 血症が 3 ヵ月以上遷延する頻度は 1 % 未満であった．E 型肝炎のすべての症例で HEV RNA を検出するためには，発症後 2 週以内の検体での検査が推奨される．一般に，糞便から HEV RNA を検出できる期間は血中よりもやや長いとされている．しかし，筆者らの検討では，より長い期間糞便中で HEV RNA が検出されたのは半数以下に過ぎなかった[4]．検体の扱いやすさや，糞便中の様々な RT-PCR への阻害物質の存在を考慮すると，実臨床で HEV RNA を検出する場合，血清をサンプルとして用いるほうが適している．

　免疫能が低下した状態にある患者では，抗体産生能も低下しており，HEV に感染しても HEV 抗体が検出されないこともある．実際に HEV RNA が検出された国内の肝臓や腎臓，心臓の臓器移植患者の半数は HEV 抗体が陰性であった．したがって，免疫能が低下した状態にある患者での HEV 感染の診断には HEV 抗体検査は不向きであり，HEV RNA の定性・定量検

Ⅱ章　肝疾患／A. 検査

査が推奨される[5]．しかし，現時点ではHEV RNA検査は保険適用外であり，HEV RNA測定法の早期の診断薬化と保険収載が望まれている．

文献

1) Kamar N et al：Hepatitis E virus infection in immunosuppressed patients：natural history and therapy. Semin Liver Dis 2013；**33**：62-70
2) Takahashi M et al：Simultaneous detection of immunoglobulin A（IgA）and IgM antibodies against

hepatitis E virus（HEV）is highly specific for diagnosis of acute HEV infection. J Clin Microbiol 2005；**43**：49-56
3) 岡本宏明：新規に保険収載された検査法「IgA-HE抗体価（定性）」モダンメディア 2012；**58**：182-187
4) Takahashi M et al：Prolonged fecal shedding of hepatitis E virus（HEV）during sporadic acute hepatitis E：evaluation of infectivity of HEV in fecal specimens in a cell culture system. J Clin Microbiol 2007；**45**：3671-3679
5) Kanda T et al：Recent advances in hepatitis E virus research and the Japanese clinical practice guidelines for hepatitis E virus infection. Hepatol Res 2024；**54**：1-30

Advanced

　筆者らの検討によると，塩基配列の保存性が高いORF2とORF3のオーバーラップ領域を標的とするnested RT-PCR法（ORF2/3-138 PCR法）は最も高感度である[a,b]．2nd PCR産物の両末端のプライマー配列を除いた配列は98塩基長に過ぎず，遺伝子型（genotype）を決定できても，亜型（subtype）分類やHEV株の特徴の解析には不向きである．一方，この方法に次いで高感度であるのがORF2領域の中央部分を標的とするORF2-457 PCRであり，2nd PCR産物の両末端のプライマー配列を除いた配列の長さが412塩基長である．しかもその配列にはsubtypeに特徴的な配列も含まれているため，subtype分類も可能である．筆者らはHEV RNAが陽性か陰性かのスクリーニング検査，また陰性化したか否かの評価にはORF2/3-137 PCR法を用い，陽性と判明した検体に対してgenotype/subtype分類を目的としてORF2-457 PCR法を実施している．決定した塩基配列に基づいて分子系統樹を作成するとともに，異なるgenotype/subtypeのレファレンス株[c]との比較（分子系統解析）により，タイプ分けを行っている．

　リアルタイムRT-PCR法においても，最も保存性が高いORF2とORF3のオーバーラップ領域を標的としてプライマーとプローブを設計し，Applied Biosystems 7900 HT Fast Real-time PCR system（サーモフィッシャーサイエンティフィック社）やLightCycler 96 system（日本ジェネティクス社）を用い，HEV RNAの定量測定を行っている[d]．

[文献]

a) Inoue J et al：Development and validation of an improved RT-PCR assay with nested universal primers for detection of hepatitis E virus strains with significant sequence divergence. J Virol Methods 2006；**137**：325-333
b) Nishizawa T et al：Identification and a full genome analysis of novel camel hepatitis E virus strains obtained from Bactrian camels in Mongolia. Virus Res 2021；**299**：198355
c) Smith DB et al：Proposed reference sequences for hepatitis E virus subtypes. J Gen Virol 2016；**97**：537-542
d) Tanaka T et al：Development and evaluation of an efficient cell-culture system for Hepatitis E virus. J Gen Virol 2007；**88**：903-911

2 肝炎ウイルスマーカー

6 EBV, CMV

到達目標
● 各種ウイルスマーカーの意義を理解し，その使い分けができる．

1 Epstein-Barrウイルス (EBV)

EBVに対する抗体検査には蛍光抗体法（FA）と酵素免疫法（EIA）があり，EIAが高感度である．virus capsid antigen（VCA，外殻抗原），early antigen（EA，早期抗原），EBV nuclear antigen（EBNA，核内抗原）に対する抗体がそれぞれある．また近年はEBV DNAリアルタイムPCR法も臨床で用いられているため十分な理解が必要である．

1) IgM-EBV VCA抗体，IgG-EBV VCA抗体など

VCAはEBVが溶解感染を起こしたときに発現する蛋白である．抗EBV VCA IgM抗体および抗EBV VCA IgG抗体はそれぞれEBVの初感染および既往感染を示す．EBVの初感染でみられる伝染性単核球症（infectious mononucleosis）では抗EBV VCA IgM抗体が陽性であり，抗EBV VCA IgG抗体は陰性である．抗EBV VCA IgG抗体はEBVの急性感染後上昇し，終生持続陽性となる．慢性活動性EBV感染症などでは，抗EBV VCA IgG抗体の異常高値がみられる．抗EBV VCA IgA抗体はEBV関連上咽頭癌に特徴的とされる．

2) EBV EA-DR IgG抗体，EBV EA-DR IgA抗体

EA-DRもVCAと同じくEBVが溶解感染を起こしたときに発現する蛋白である．慢性活動性EBV感染症ではEBV EA抗体異常高値を伴うEBVゲノム増殖がみられる．

3) EBNA抗体

EBNAは潜伏感染したときに発現する蛋白であり，EBNA抗体は伝染性単核球症病初期には陰性で，EBV感染回復期から陽性となる．IgM-EBV VCA抗体とEBNA抗体の両者測定によりEBV初感染を診断する．

4) EBV DNA（リアルタイムPCR法），EBV DNA（サザンブロット法）

高感度，特異性に優れたEBVゲノムを検出・定量する方法である．EBVは白血球細胞に潜伏感染するので，健常人でも陽性になることがある．EBV再活性化に際しては血漿中EBV DNAが検出され，臓器移植時のEBV感染・再活性化のモニタリングに有用である．

サザンブロット法によるHBV DNAの検出では伝染性単核球症など通常の急性感染などではポリクローナルなバンドが検出される．しかしEBV関連腫瘍やEBV関連リンパ球増多症などではモノクローナルなバンドが検出される．

2 Cytomegalovirus (CMV)

CMV（サイトメガロウイルス）感染症の診断検査としてCMV抗体やCMVアンチゲネミア法，CMV DNA（リアルタイムPCR法）などが用いられている．

1) IgM-CMV抗体，IgG-CMV抗体

酵素免疫法（EIA）による検査が用いられている．IgM-CMV抗体およびIgG-CMV抗体はそれぞれCMVの初感染および既往感染を示す．CMV肝炎はCMVの初感染でみられる．IgM-CMV陽性で診断する．

2) CMVアンチゲネミア法

末梢血中のCMV抗原陽性多核白血球数を定量する検査である．CMVの初期構造抗原low matrix phosphoprotein 65（pp65）に対する抗体を用いて検出する方法であり，HRP-C7法とC10C11法が利用されている．白血球を免疫染色し，光学顕微鏡で全視野を観察し，CMV抗原陽性細胞数を目視にて観察する．免疫抑制薬使用時などCMV感染症のモニタリング，治療効果の指標などに使用する．

3) CMV DNA（リアルタイムPCR法）

高感度，特異性に優れたCMVゲノムを検出・定量する方法である．微量のCMVも検出してしまう欠点もあるが，定量性に優れ，治療のモニタリングやCMV感染症の活動性の評価に用いられる．

文献

1) Dunmire SK et al：Infectious Mononucleosis. Curr Top Microbiol Immunol 2015；**390**（Pt 1）：211-240
2) Cohen JI：Epstein-Barr virus infection. N Engl J Med

Ⅱ章　肝疾患／A．検査

2000；**343**：481-492

3）半田　寛：EBウイルス関連検査．日常診療のための検査値のみかた，野村文夫ほか（編）．中外医学社，東京，p441-443，2015

4）半田　寛：サイトメガロウイルス（CMV）関連検査．日常

診療のための検査値のみかた，野村文夫ほか（編）．中外医学社，東京，p444-446，2015

5）武田直人ほか：健康成人に発症したサイトメガロウイルス肝炎とEBウイルス肝炎の比較．感染症誌2000；**74**：828-833．

3 免疫学的検査

到達目標
● 免疫学検査の内容と意義を理解できる．

1 抗核抗体，抗DNA抗体など

　自己免疫性疾患患者の血清中には，自己の細胞成分や核内成分を対応抗原とする臓器非特異的な種々の自己抗体が検出される．抗核抗体（anti-nuclear antibody：ANA）は自己抗体のひとつであり，特定の病態や疾患と関連するため疾患標識自己抗体とも呼ばれ，補助診断，病型分類，治療方針の決定，予後の推定などに応用されている．特に自己免疫性疾患を疑った場合には，自己抗体のスクリーニングとして有用である．測定の原理はヒト喉頭癌上皮細胞由来のHEp-2細胞を基質とした間接蛍光抗体法（indirect immunofluorrescence：IIF法）であり，IIF法で検出されるANAはFANAといわれ，基準範囲は40倍未満が陰性で160倍以上が陽性とされる．健常者の10～20％が40倍希釈で陽性となるが比較的低抗体価が多いのに対し，全身性エリテマトーデス（SLE）やSjögren症候群では320倍以上と高い例が多い．抗体価は食事や採血の影響は受けないが，高ガンマグロブリン血症では非特異的反応で疑陽性となりやすく，免疫抑制状態や低ガンマグロブリン血症では低値になりうる．対応抗原の細胞内分布により特徴的な蛍光像が観察され，染色パターンは主にperipheral型（辺縁型），homogeneous型（均質型），speckled型（斑紋型），nucleolar型（核小体型），centromere型（セントロメア型）に分類される（図1）．均質型は抗DNA抗体や抗ヒストン抗体，辺縁型は抗dsDNA抗体，斑紋型は各種可溶性核抗原の存在を示唆する．自己免疫性肝炎（AIH）患者の抗核抗体の染色パターンは，homogeneous型（34～58％）とspeckled型（21～34％）が多い[1]．

　抗DNA抗体は細胞核内の遺伝子であるDNAに反応する自己抗体であり，現在抗原として二本鎖DNA（dsDNA）抗原と一本鎖DNA（ssDNA）抗原が使われ

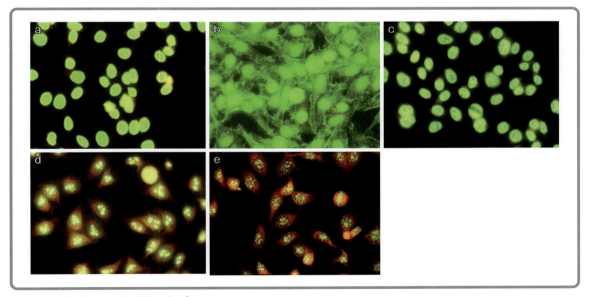

図1　抗核抗体の蛍光抗体法染色パターン
　a：peripheral型（周辺型）
　b：homogeneous型（均質型）
　c：speckled型（斑紋型）
　d：nucleolar型（核小体型）
　e：centromere型（セントロメア型）

ている．抗DNA抗体は①dsDNAの二重らせん構造，②DNAの糖-リン酸骨格部，③塩基または塩基配列を認識する．抗dsDNA抗体は①と②を認識し，抗ssDNA抗体は①②③いずれも認識し，抗DNA抗体の全体を反映している．抗DNA抗体（特に抗dsDNA抗体）の検出は，自己免疫異常の存在を意味する．SLEではDNA抗体免疫複合体が腎障害をはじめほかの臓器障害にも関与し，特に補体結合性DNA抗体が臓器障害に関連する．抗dsDNA抗体はSLEの診断マーカーであるだけでなく，その抗体価は活動性を反映し治療の指標にもなっている．一方，抗ssDNA抗体はSLEだけでなく，ほかの膠原病や各種自己免疫疾患，肝疾患でも陽性となる．測定には酵素免疫測定法（ELISA）や放射免疫測定法（RIA）が用いられることが多い．

2 抗ミトコンドリア抗体

抗ミトコンドリア抗体（anti-mitochondrial antibodies：AMA）にはM1からM9までの対応抗原があり，M2は原発性胆汁性胆管炎（PBC）に特異的である．ピルビン酸脱水素酵素複合体（pyruvate dehydrogenase complex：PDC）はM2抗原の代表格であり真核細胞のミトコンドリア内膜に存在し，ピルビン酸をアセチルCoAに変換させクエン酸回路につなげる重要な酵素複合体である．PDCのE2コンポーネントであるPDC-E2はAMA M2抗体が認識する主要なミトコンドリア抗原であり，PBC患者血清の85〜95％でAMA M2抗体が陽性となる．M2抗原にはPDCのほかに2-オキソ酸脱水素酵素複合体（branched-chain 2-oxo-acid dehydrogenase complex：BCOADC），2-オキソグルタル酸脱水素酵素複合体（2-oxo-glutarate dehydrogenase complex：OGDC）がある．AMAはIIF法でPBC患者の85〜90％に検出されるが偽陽性を呈する場合もある．IIF法でAMAが陰性または低力価の場合には酵素抗体法（ELISA）よるM2抗体の測定を行う．ELISAではPDC-E2，BCOADC-E2，OGDC-E2の3つの抗原が用いられ，検出率は95〜98％である[2]．

3 抗平滑筋抗体

抗平滑筋抗体（anti-smooth muscle antibody：ASMA）はAIHの疾患標識自己抗体であり，診断基準にも含まれている[3]．ASMAの対応抗原は細胞骨格の構成成分（アクチン，トロポニン，トロポミオシン，ビメンチン）であり，AIH以外にもウイルス性肝炎やPBC，アルコール関連肝疾患（ALD）などの肝疾患，またはウイルス感染症や悪性腫瘍などでも陽性とな

る．ASMAには種および臓器特異性がないため，測定にはラットまたはマウスの胃，腎切片を基質として平滑筋との反応をみるIIF法が用いられる．20倍以上で陽性とされるが，AIHの簡易診断スコアでは80倍以上で2点，40倍以上80倍未満で1点を加算することになっている．AIHは自己抗体により2型に分類され，日本のAIHは90％程度がⅠ型である．Ⅰ型はANAおよびASMAが単独あるいは両方出現する場合とされる．日本のⅠ型AIHの約95％でANAが陽性で，ASMAが単独で陽性となるのは残り5％程度であり，ANA陽性の約半数でASMAも陽性となる．ASMAは病因や重症度，予後との直接的な関連はなく，診断マーカーとして利用される．

4 抗LKM抗体

抗liver-kidney microsome（LKM）抗体はcytochrome P450ⅡD6（CYP450ⅡD6）を対応抗原とし，慢性活動性肝炎患者血清を用いたIIF法でAMAと異なる自己抗体として発見され，腎では近位尿細管上皮細胞の細胞質が均一に染色される．抗LKM抗体はIIF法の染色パターンで抗LKM-1, 2, 3抗体の3種に分類され，抗LKM-1抗体は三環系抗うつ薬の代謝に関与するcytochrome P450ⅡD6（CYP450ⅡD6），抗LKM-2抗体はtienilic acidやmephenytoinの代謝に関与するcytochrome P450ⅡC9，抗LKM-3抗体はDP-glucuronosyltransferase family 1群の酵素群が対応抗原である．抗LKM-1抗体はⅡ型のAIHで陽性となり，抗LKM-2抗体はtienilic acidによる薬物性肝障害，抗LKM-3抗体はD型肝炎例の約10％で陽性となる．測定法としてはELISA法が広く用いられている．C型肝炎で抗LKM-1抗体が陽性となる場合があるが，HCV感染に伴う自己免疫現象によるものでAIHと区別される．原因不明の急性肝不全例では，日本ではまれではあるがⅡ型AIHも疑い抗LKM-1抗体測定を考慮する．

5 薬剤リンパ球刺激試験

薬物アレルギーは，発熱や皮疹をはじめ急性肝不全などの重篤な臓器障害まで臨床症状は様々で，その発症機序も即時型から細胞性免疫がかかわるⅣ型アレルギーまで種々の型が存在する．薬剤リンパ球刺激試験（drug lymphocyte stimulating test：DLST）は，このうちⅣ型アレルギーによる起因薬剤の検査である．医薬品は低分子のものが多く，生体内の蛋白質などの高分子と結合することで抗原性を有するアレルゲンとなる．DLSTは，リンパ球が抗原刺激により核酸合成が活性化し幼弱化現象が起きることを利用している．薬

物アレルギー患者には薬物を異物として認識する感作リンパ球が存在し，同種薬剤の投与でリンパ球が増殖する．これをDNAの前駆物質であるチミジンをトリチウムで標識した^{3}H–チミジンの細胞内への取り込みを測定し，芽球化率を測定し算出される．SI（stimulation index）＝薬剤添加検体cpm/薬剤無添加検体cpmで計算され，基準範囲は陽性：SI＝2.0以上，陰性：SI＝1.8以下，擬陽性：SI＝1.8〜2.0である．近年では，FCM法が進歩し5-bromo-2'-deoxyuridineとpropidium iodide（BrdU/PI）の二重染色法により，直接セルサイクルが分析できる高精度の方法が確立してきている．測定や結果の解釈には注意が必要で，ステロイド，抗腫瘍薬，免疫抑制薬などの併用で陰性になりやすく，反対に非ステロイド抗炎症薬では陽性になりやすい．

6 免疫複合体

免疫複合体（immune complex：IC）は，自然免疫や獲得免疫からなる生体防御機構の必須要素である．局所やリンパ節で処理しきれず血管内に侵入した抗原に抗体と補体が結合したICは，血管内を流れる循環免疫複合体（circulating immune complex：CIC）となる．正常な状態ではCICは肝臓や脾臓などの網内系で迅速に処理されるため，測定感度以下あるいは極めて低濃度に維持されている．免疫複合体が形成される疾患は，関節リウマチ（RA）や全身性エリテマトーデス（SLE）などの膠原病やそのほかの自己免疫疾患，C型慢性肝炎，悪性腫瘍など多彩で，病理組織中にICが同定される例が多い．一方，RAやSLE，血管炎ではCICが高頻度で陽性となり，診断の補助や重症度の判定，また疾患活動性の指標として治療効果の判定にも利用される．CICの検出法には，C1q固相法，コングルチン結合テスト，抗C3d-IgG抗体法，ポリエチレングリコール沈殿物補体消費試験など多岐にわたり，同じ測定法でも施設により基準範囲は異なっている．

7 補体

補体は生体に侵入した病原体を排除するために重要な機能を果たす30種類以上の一群の蛋白の総称である．補体系は病原体に貪食の標識としてC4bやC3bを結合させ，さらにアナフィラトキシン（C4a, C3a, C5a）を放出し病原体へ食細胞を誘導するとともに，最終産物である膜侵襲複合体（membrane attack complex（MAC）；C5b-9）を病原体上に形成し病原体を破壊する機能を有する自然免疫機構である．補体系は病原体排除に加え，アポトーシスを起こした細胞や免疫複合体の除去にも作用しており，補体系機能低下はSLEなどの自己免疫疾患の病因にも関与する．

補体系の活性化経路は，病原体に結合した抗体に補体C1qが結合し開始される古典的経路（classical pathway），病原体上の糖鎖を認識するレクチンによって開始されるレクチン経路（lectin pathway），認識分子を介さずC3が加水分解して開始される第2経路（alternative pathway）の3つの活性化経路から構成されている（図2）[4,5]．II型，III型アレルギー反応における組織障害には，抗原抗体結合物の生成による補体系の活性化が関与し，血清補体価はSLE，RAなどの膠原病，腎疾患，肝疾患で低下し病勢の指標となる（図3）[6]．

補体系の測定には，活性を指標とする補体価と蛋白量として補体成分を測定する方法がある．血清補体価（CH50）は，感作ヒツジ赤血球が血清補体と反応すると古典的経路が活性化され溶血が起こる原理を利用し，50％溶血単位（CH50）で表される．CH50は，古典的経路にかかわるC1-C9の補体成分の活性を一括して測定おり，メイヤー法が一般的であるが操作が煩雑なため，簡便なワイポイント法や各種自動化法が行われており，最近ではELISAによる血清補体測定法も開発されている．

CH50は各種疾患で増減し，補体成分の多くは急性期蛋白であることから炎症時に上昇する．CH50が上昇する疾患には，RAや潰瘍性大腸炎，急性肝炎などがあげられる．一方，SLE，急性糸球体腎炎，膜性増殖性糸球体腎炎などでは補体の活性化による消費亢進のためCH50が低下し，重症肝炎や肝硬変では補体の産生低下により低下する．補体の活性化によるCH50低下の場合，古典的経路の活性化では，おもにC1，C4，C2，C3が低下し，第2経路の活性化ではC3が低下する．補体系蛋白の各成分に対する特異抗血清が市販され免疫測定が行われているが，補体レベルは産生量以外に免疫複合体の生成や炎症に伴う蛋白分解酵素活性による消費に強く影響されるため，同一疾患でも経過により大きく変動する．補体活性は通常CH50，C3，C4の値で代表され，CH50の低下を認めた場合C4の低値は古典的経路の活性化を，C4が正常でC3が低値であれば第2経路の活性化を反映する．また，採血後に補体の活性化が起こるcold activation現象がよく知られている．これは，血清中にクリオグロブリンが存在するときに血清を低温（常温でも）に置くことによって古典的経路が活性化される現象（C4分解産物は試験管に保たれるためC4値は低下しない）であり，CH50は著しく低下する．C型肝炎患者ではよくみられる現象であり，疑わしい場合にはEDTA血漿のCH50やC4の蛋白濃度と活性，C2活性などを測定して確認する．

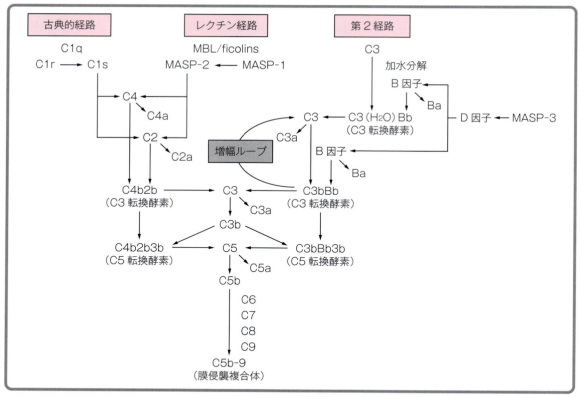

図2 補体系の活性化経路

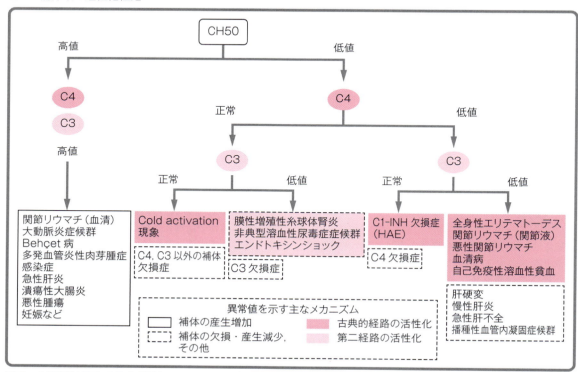

図3 血清補体値からみた診断のためのアルゴリズム
(関根英治ほか:福島医学雑誌 2013;63:93-107[6])を参考に作成)

8 リンパ球表面マーカー

リンパ球は成熟と分化に伴い種々の分化抗原が存在しており、構造や機能の特性により受容体、接着分子、サイトカイン、ケモカインと呼ばれ細胞識別のマーカーとして利用されている。これらの抗原を特異的に認識するモノクローナル抗体群はCD（cluster of differentiation）分類として番号で国際的に統一されており、同一抗原に別の名称がつけられることが防がれている。CD抗原の解析方法は、免疫組織化学的染色法とフローサイトメトリー（FCM）法に大別される。FCM法は多重染色法により詳細な抗原の同定が可能である。正確なCD抗原の同定には目的とする細胞集団を適格に選択（gating）することが必要であり、gatingされたなかの標的細胞の抗原プロファイルから細胞の系統性、分化度、亜系、サブセットなどの解析が行われる。リンパ球は抗体産生細胞であるB細胞とT細胞に大別され、T細胞はさらにヘルパーT細胞と細胞傷害性T細胞に分けられる。これらは表面抗原によってある程度区別が可能であり、CD20はすべてのB細胞に発現しており、ヘルパーT細胞はCD4陽性で、細胞傷害性T細胞はCD8陽性である。また、免疫反応を制御している制御性T細胞（regulatory T cells：T reg）は自己免疫、感染免疫、腫瘍免疫などに関与しているが、表面にCD25（IL-2a鎖）を発現しているCD4陽性T細胞である。CD抗原の測定は腫瘍細胞の特性の評価や同定には不可欠であり、腫瘍細胞の場合、系統性（B細胞系、T細胞系など）、分化・成熟度、サブセットの抗原系の有無から腫瘍細胞の帰属が評価され、病型が診断される。また、Tリンパ球は活性化されるとサイトカインを産生するが、Th1, Th2, Th17などT細胞亜集団はそれぞれ異なるサイトカインを産生することから、産生されたサイトカインを解析することによりリンパ球の亜集団を推測することが可能であり、肝疾患でも病態解析に利用されている。

文献

1) Zachou K et al：Autoantibodies and autoantigens in autoimmune hepatitis：important tools in clinical practice and to study pathogenesis of the disease. J Autoimmune Dis 2004：1：2
2) Miyakawa H et al：Detection of antimitochondrial autoantibodies in immunofluorescent AMA-negative patients with primary biliary cirrhosis using recombinant autoantigens. Hepatology 2001：34：243-248
3) Alvarez F et al：International Autoimmune Hepatitis Group Report：review of criteria for diagnosis of autoimmune hepatitis. J Hepatol 1999：31：929-938
4) Bohlson SS et al：Complement Nomenclature-Deconvoluted. Front Immunol. 2019：10：1308
5) Hayashi M et al：Cutting Edge：Role of MASP-3 in the Physiological Activation of Factor D of the Alternative Complement Pathway. J Immunol. 2019：203：1411-1416
6) 関根英治ほか：補体の異常と疾患. 福島医学雑誌 2013：63：93-107

Ⅱ章　肝疾患／A．検査

4 腫瘍マーカー

1 AFP，レクチン結合型 AFP

到達目標
● AFP，レクチン結合型AFP検査の意義を理解し，正しく評価できる．

1 概要と検査目的

　α-フェトプロテイン（AFP）は，最も古くから使用されている腫瘍マーカーであり，かつては肝細胞癌早期診断の方法として受け入れられていた．しかし，最近の定期的スクリーニングによって発見されるような小肝細胞癌においてAFP値が高値であることはまれである．レクチン結合型AFP（AFP-L3分画）は，AFPの特異性を改善したものであり，最近では悪性度評価の指標としても使われる．

2 測定方法と基準値

　AFPの測定法としては，電気化学発光測定法（ECLIA法），化学発光酵素免疫測定法（CLEIA法）などの化学発光が用いられている．基準値はその測定法により異なるが，10 ng/mL前後の間に設定されている．日本肝癌研究会では15 ng/mLをカットオフ値としており，第19回全国原発性肝癌追跡調査報告（2006〜2007年の全国集計）によれば，HCC 18,400例中，AFPが基準値（15 ng/mL）以上であった症例は10,973例（59.6％）と報告されている[1]．

　レクチン結合型AFPは，当初はLCA（レンズマメレクチン）存在下の親和性電気泳動法が行われ，その後は自動化されたLAB（liquid-phase binding assay）法が行われ，最近では高感度化EATS法（electokinetic analyte transport assay）とLAB法の組み合わせが行われるようになった．

　レクチン結合型AFPの基準値は10％とされている．第19回肝癌追跡調査報告によると，レクチン結合型AFPのカットオフ値を10％とすると陽性率は33％である[1]．

3 生理的変動

　新生児では高値を示す（生後12ヵ月まで）．成人では基準値以下であるが，妊婦血中では胎児からの移行で，10週ころより上昇し，33〜34週を最大値（200〜500 ng/mL）とし，その後減少する．

4 AFPの臨床的意義（表1）

　表1に示すようにAFPの軽度上昇は慢性肝炎や肝硬変でもみられる．

　1,000 ng/mL以上の高度上昇を成人でみた場合は肝細胞癌の可能性が高い．

　一方で全国原発性性肝癌追跡調査におけるAFP濃度と肝細胞癌診断の関係を年次推移でみると，近年では画像診断を中心とした肝細胞癌診断法の確立により，年々AFP陽性者中に1,000 ng/mL以上が占める割合の低下を認めている．

　しかし，ここ10年間のAFP陽性率は60％程度で変化なく，スクリーニング検査としての価値はいまだに高いと思われる．

　また，最近では肝硬変症例においてAFP値10 ng/mL程度の軽度上昇が長期的な発癌リスクの指標となりうると報告されている[2]．

5 レクチン結合型AFPの臨床的意義

　AFPの疾患特異性の向上のため，レクチン結合型AFPの測定が行われている．

　第19回全国肝癌追跡調査報告[1]によれば，レクチン結合型AFPのカットオフ値を10％とすると陽性率は33.2％，カットオフ値を5％とすると陽性率は42.0％となる．

表1　AFPが上昇しうる疾患

AFPの軽度〜中等度の上昇 （10〜1,000 ng/mL）	AFPの高度の上昇 （1,000 ng/mL以上）
肝細胞癌 ヨークサック腫瘍 肝硬変 慢性肝炎 急性肝炎 急性肝不全回復期 妊娠後期	肝細胞癌 肝芽腫 ヨークサック腫瘍 乳児肝炎

本検査の特徴はその高い特異性（specificity）にあり，肝硬変などのハイリスクグループにおける本分画の上昇は，肝細胞癌の存在が強く疑われ，各種画像診断を行う必要がある．最近は高感度法が行われるようになり，90％以上の高い特異性を保ったまま，陽性率がおよそ60％に上昇している[3]．

また，レクチン結合型AFPは肝細胞癌の診断的マーカーとしての意義に加えて，生物学的悪性度を示すマーカーとしての意義が明らかにされつつある．レクチン結合型AFP陽性群では予後不良であると報告されている[4,5]．切除術，塞栓術，ラジオ波などによる治療効果判定にも，治療前後にレクチン結合型AFPの測定は有用である．

文献

1) 日本肝癌研究会，肝癌追跡調査委員会：第19回全国原発性肝癌追跡調査報告，2014
2) Tateyama M et al：Alpha-fetoprotein above normal levels as a risk factor for the development of hepatocellular carcinoma in patients infected with hepatitis C virus. J Gastroenterol 2011；**46**：92-100
3) Tamura Y et al：Fucosylated fraction of alpha-fetoprotein as a predictor of prognosis in patients with hepatocellular carcinoma after curative treatment. Dig Dis Sci 2010；**55**：2095-2101
4) Yamashita F et al：Prognostic significance of Lens culinaris agglutinin A-reactive alpha-fetoprotein in small hepatocellular carcinomas. Gatroenterology 1996；**111**：996-1001
5) Aoyagi Y et al：The fucosylation index of alpha-fetoprotein as a possible prognostic indicator for patients with hepatocellular carcinoma. Cancer 1998；**83**：2076-2082

Ⅱ章　肝疾患／A. 検査

4 腫瘍マーカー

2 PIVKA-Ⅱ

到達目標
● PIVKA-Ⅱ（protein induced by vitamin K absence or antagonist Ⅱ）検査の意義を理解し，正しく評価できる．

1 概説

　Ⅱ因子，Ⅶ因子，Ⅸ因子，Ⅹ因子などの血液凝固因子は，正常に機能するためにビタミンKを要する．ビタミンK依存性凝固因子のN末端側は翻訳直後はグルタミン酸であるが，これがビタミンKの存在下でγ-カルボキシグルタミン酸残基へとカルボキシル化されてはじめて正常な凝固機能を全うできるからである．ビタミンKが欠乏するとグルタミン酸のまま血中に出現する．この正常の凝固因子活性を持たない蛋白をPIVKAあるいはdes-γ-carboxy prothrombin（DCP）と呼ぶ．欧米では一般的にDCPと呼ばれている．このPIVKA-ⅡがHCCで高率に出現することが報告され，肝細胞癌の腫瘍マーカーとして見い出された．現在ではPIVKA-ⅡはAFPとならぶ代表的な腫瘍マーカーである．

2 検査目的

　AFPと同様に肝細胞癌の診断目的に検査される．小肝癌に対する有用性は報告されているが，早期の肝細胞癌に対するスクリーニング検査として用いる場合は，超音波検査などの画像診断とともに実施することが適切な使用方法である．

3 測定法と基準値

　PIVKA-Ⅱ測定法には，測定感度の低いラテックス凝集法，モノクローナル抗体を用いた高感度測定法であるEIA法，ECLIA法などがある．従来のカットオフ値は0.06 AU/mL単位であったが，本検査は1997年に高感度化されている．
　ラテックス凝集法のカットオフ値は＜1 mg/mL，EIA法，ECLIA法では＜40 mAU/mLとなる．

4 生理的変動

　精密測定法であるEIA法によりPIVKA-Ⅱ測定法においては，年代間で差は認められないが，男性が女性に比べるとやや高値を示すとされている．

5 肝細胞癌以外のPIVKA-Ⅱの増加（表1）

　前述したようにPIVKA-ⅡはビタミンKの欠乏により上昇しうる．長期間の経静脈栄養によるビタミンの摂取不足，吸収不良症候群や閉塞性黄疸などの吸収障害，ワルファリンによる薬剤投与によりPIVKA-Ⅱが上昇しうる．また，逆にビタミンK製剤投与中の肝細胞癌患者ではPIVKA-Ⅱが低値となる．

6 臨床的意義（表2）

　第19回全国原発性肝癌追跡調査報告の結果では，肝細胞癌でPIVKA-Ⅱが40 mAU/mL以上を示した例は16,956例中10,130例であり59.7％とされている．これは第16回報告では62％であり大きな変動はないと考えられる[1]．
　そのほかの肝硬変などの良性肝疾患でPIVKA-Ⅱの陽性はほとんど認められず，肝細胞癌での特異性は高感度法への変更後も90％以上と高い．肝疾患ではア

表1　PIVKA-Ⅱ増加の原因と疾患

原因	疾患
薬剤投与	ワルファリン（ビタミンK拮抗薬）投与 セフェム系抗生剤投与
吸収障害	吸収不良症候群 潰瘍性大腸炎 閉塞性黄疸 胆石症
摂取不足	長期間の経静脈栄養 低栄養状態

表2　PIVKA-Ⅱとその測定意義

測定時期	PIVKA-Ⅱ上昇の意義
治療前	肝細胞癌のスクリーニング AFP（レクチン結合型AFP）との併用により感度上昇．
治療後	肝細胞癌の再発診断に有用である．根治術前に上昇を認めなくても治療後経過中に上昇することもありうる．

ルコール性の肝硬変では軽度の上昇を示す場合があり，また閉塞性黄疸や胆汁うっ滞による胆汁不足によりビタミンKの吸収障害が起こると上昇するため，注意を要する．また，肝癌でのPIVKA-Ⅱの上昇例はその予後が不良とされており，悪性度の指標になりうる[2]ため移植前のレシピエントの基準としても有用とされている[3]．切除術，ラジオ波ではその根治度をTACEでは治療による腫瘍量の減少効果をPIVKA-Ⅱを治療前後に測定することにより，客観的に評価することが可能である[4,5]．

7 AFPとの関連

AFPとPIVKA-Ⅱは相関がなく相補的であると報告されている．OkudaらによればPIVKA-Ⅱ単独では肝細胞癌の感度は2cm以下では38.5%，3cm以下では48.6%であるが，AFPとの組み合わせにより2cm以下では61.5%，3cm以下では82.9%と感度が上昇する[6]．現在ではAFPとPIVKA-Ⅱの同時測定が保険収載されており，診断能の向上に寄与すると考えられる．

文献

1) 日本肝癌研究会，肝癌追跡調査委員会：第19回全国原発性肝癌追跡調査報告，2014
2) Sugimoto H et al：Des-gamma-carboxy prothrombin（DCP）ratio, a novel parameter measured by monoclonal antibodies MU-3 and 19B7, as a new prognostic indicator for hepatocellular carcinoma. Liver Int 2003；**23**：38-44
3) Fujiki M et al：Significance of des-gamma-carboxy prothrombin in selection criteria for living donor liver transplantation for hepatocellular carcinoma. Am J Transplant 2009；**9**：2362-2371
4) Yamamoto K et al：Significance of alpha-fetoprotein and des-gamma-carboxy prothrombin in patients with hepatocellular carcinoma undergoing hepatectomy. Ann Surg Oncol 2009；**16**：2795-2804
5) Okuwaki Y et al：Intrahepatic distant recurrence after radiofrequency ablation for a single small hepatocellular carcinoma：risk factors and patterns. J Gastoenteol 2008；**43**：71-78
6) Okuda H et al：Measurement of serum levels of des-gamma-carboxy prothrombin in patients with hepatocellular carcinoma by a revised enzyme immunoassay kit with increased sensitivity. Cancer 1999；**85**：812-818

Ⅱ章　肝疾患／A．検査

4 腫瘍マーカー

3 CEA

【到達目標】
● CEAの上昇しやすい悪性腫瘍を理解できる．
● CEAの一般的な偽陽性率と偽陽性をきたす疾患を列挙できる．

1 CEAとは

　癌胎児性抗原（CEA）は1965年，カナダのGoldとFreedmanにより成人の大腸癌組織をはじめとした消化器癌と胎児の消化器に特異的な抗原として見い出された[1,2]．しかし，その後に消化器以外の臓器癌でも高値を示すことがあり，現在では各種臓器の癌において使用される，最も利用頻度の高い重要な腫瘍マーカーである．また，CEAは癌特異的に産生されるものではなく，健常成人の種々の管腔臓器の粘膜組織でも産生することが明らかとなっている．CEAは膜結合型の糖蛋白質で，細胞間接着にかかわっているとされる[3]．

2 測定と生理的変動

　通常は血清で測定されるが，血漿，胸水，腹水，穿刺液，乳汁，胆汁なども用いることがある．CEAは比較的安定で室温で放置しても失活しない．長期保存は−20℃以下での凍結保存が望ましい．通常の基準値は5.0 ng/mL以下である．女性よりも男性のほうが，また若年者よりも高齢者のほうがしばしば高値を示しやすく，喫煙者では非喫煙者より高値になることも知られている[3]．

3 異常値を示すメカニズム

　前述のようにCEAは健常成人の種々の管腔臓器でも産生される．しかし，通常は産生細胞の管腔側を覆う糖鎖構造中に極性をもって存在し，膜を通過して粘液とともに管腔に分泌される[4]．このためCEAは正常では血液やリンパ液あるいは組織液に流出することなく体外へ排泄される．一方，癌組織では組織構築が壊れて細胞極性も乱れる．また，CEAは細胞膜上でも管腔側のみならず全周性に発現する．これらのことからCEAが上記の体液に直接触れるようになり，血中にも流出する[5]．CEAは肝で異化されるため，その血中濃度は腫瘍組織における産生量，血中への移行量や肝での異化量に依存している[4]．

4 臨床的有用性

　CEAが陽性を示す悪性腫瘍とその陽性率を表1に示す[6]．消化器癌が多いが，ほかの臓器の癌も多岐にわたる．ほかの多くの腫瘍マーカーと同様に早期の癌では陽性率が低く，進行度が上がるにつれて陽性率は高くなる．このためほかの腫瘍マーカーと同じように，癌のスクリーニングには必ずしも適していない．臨床的には，ハイリスクグループにおける癌の早期発見，進展度の判定，確定診断における補助的指標，治療効果のモニタリングや再発の予測に利用されている．

　偽陽性を示すことがある良性疾患や要因を表2にあげる[6]．偽陽性率は一般に5%程度といわれているが，その場合の上昇は軽度であることが多い．10.0 ng/mL以上を示す場合は悪性疾患を疑って積極的に精査をすべきである．まず消化管癌や転移性肝腫瘍，次に胆，膵，肺，乳腺および甲状腺癌の順に検査を進める．

表1　主な悪性腫瘍におけるCEA陽性率の範囲

部位	陽性率（%）	部位	陽性率（%）
大腸癌	50〜80	膀胱癌	15〜35
胃癌	30〜70	卵巣癌	30〜40
胆嚢・胆管癌	40〜60	子宮頸癌	20〜50
肝細胞癌	10〜60	乳癌	20〜50
膵癌	40〜80	甲状腺髄様癌	85〜95
肺癌	30〜60		

（黒木政秀：日臨 2010；**68**（Suppl 7）：674-677[6]を参考に作成）

表2　CEAが偽陽性を示すことがある良性疾患や要因

消化器系	肝硬変，慢性肝炎，慢性膵炎，胆道症，閉塞性黄疸，潰瘍性大腸炎，Crohn病，胃潰瘍，アメーバ赤痢
呼吸器系	肺炎，慢性気管支炎，結核
泌尿器系	腎不全
生殖器系	子宮内膜症，良性卵巣腫瘍
その他	加齢，喫煙習慣，糖尿病，強度の便秘

（黒木政秀：日臨 2010；**68**（Suppl 7）：674-677[6]を参考に作成）

文献

1) Gold P, Freedman SO：Demonstration of tumor-specific antigens in human colonic carcinomata by immunological tolerance and absorption techniques. J Exp Med 1965；**121**：439-462

2) Gold P, Freedman SO：Specific carcinoembryonic antigens of the human digestive system. J Exp Med 1965；**122**：467-481

3) Gold P, Goldenberg NA：The carcinoembryonic antigen（CEA）：past present, and future. McGill J Med 1997；**3**：46-66

4) 田中真樹ほか：腫瘍検査―血清腫瘍マーカー．臨と研 2010；**87**：209-215

5) 黒木政秀：腫瘍マーカー　その診断的意義と今後の展望―CEA．日医師会誌 2004；**131**：625-628

6) 黒木政秀：広範囲血液・尿化学検査免疫学的検査（第7版）その数値をどう読むか―腫瘍マーカー　癌胎児性抗原（CEA）．日臨 2010；**68**（Suppl 7）：674-677

4 腫瘍マーカー

4 CA19-9

> **到達目標**
> ●CA19-9の上昇しやすい悪性腫瘍を理解できる．CA19-9とルイス式血液型のルイスAとの関連を説明できる．CA19-9が陽性となりやすい良性疾患を理解できる．

　CA19-9（carbohydrate antigen 19-9）は，1978年にKoprowskiらがヒト結腸・直腸癌培養株（SW1116）を免疫原として用い作製したモノクローナル抗体NS19-9により認識される糖鎖抗原である[1]．一般に糖蛋白の構造は，コア蛋白，母核糖鎖，基幹糖鎖および末端糖鎖により成り立っており，モノクローナル抗体がどの部位を抗原として認識するかによって，糖鎖関連マーカーが分類されている（図1）．基幹糖鎖関連抗原はI型糖鎖とII型糖鎖とに分けられ，CA19-9は代表的なI型糖鎖抗原であるが[2]，その構造はルイス式血液型のルイスA（Le^a）の糖鎖をシアル化したシアリルLe^{a}抗原である[3]．シアリルLe^{a}は血管内皮細胞に発現される細胞接着分子のひとつであるE-セレクチンに対するリガンドであることが示されている．このためシアリルLe^{a}は細胞接着にかかわり，この機構は血行性転移に深いかかわりがあると考えられている[4]．

1 測定と生理的変動

　CA19-9は通常血清で測定される．安定性は高く，室温で1日，4℃で1週間，−20℃で長期保存が可能である．しかし，室温，4℃で長期保存したり頻回の凍結・融解により測定値が変化することが報告されている．カットオフ値は当初RIによる測定法で37 U/mL以下とされ，その後発売されたnon-RIのキットも同じカットオフ値を使用しているものが多い[5]．CA19-9は日内変動や季節内変動は認めず，加齢の影響も受けない．日本人で5〜10%程度のLe^{a}陰性者が存在するが，このような患者ではI型糖鎖からLe^{a}糖鎖をつくることができない．このため担癌患者であってもCA19-9は検出感度以下となり，腫瘍マーカーとして使用できず，ほかの腫瘍マーカーの検討が求められる．

2 異常値を示すメカニズム

　CA19-9は各種臓器の上皮細胞膜表面上に微量に存在しているが，特に膵管，胆管，胆嚢に多い．がん細胞ではβ1.3ガラクトース転移酵素，α2.3シアル酸転移酵素やα1.4フコース転移酵素など，シアリルLe^{a}の産生に関与する糖転移酵素の発現が増強している．その結果，CA19-9の産生が亢進し血中に逸脱されるようになる[2]．

3 臨床的有用性

　CA19-9は消化器癌で有用性が高いが，陽性率は膵癌で最も高く，およそ80〜90%である．胆道癌でも70〜80%の陽性率を示す．このため膵・胆道癌の腫瘍マーカーとして最も高い評価を受けている．肝癌，大腸癌，胃癌などでは10〜40%の陽性率を示す[6]．そのほかに肺癌，乳癌，男性，女性生殖器などの癌においても上昇していることが報告され，広く種々の癌で腫瘍マーカーとして臨床応用されている．CA19-9はほかの腫瘍マーカーと同様，初期癌での陽性率は5%台と低く，癌のスクリーニングとしての意義は低いが，癌の進行度にしたがって陽性率は上昇する[5]．一般的なほかの腫瘍マーカーと同様に，確定診断の補助，術後の再発の補助，治療効果のモニタリングとして有用である．
　ただし，通常のカットオフ値（37 U/mL）では，良性の肝・胆道・膵疾患で7〜43%に偽陽性がみられる．特に胆管炎や膵炎で閉塞性病変を呈する場合には，高度の上昇を示すことが多い点に留意すべきであ

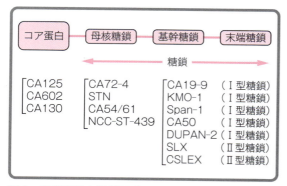

図1　糖鎖構造と糖鎖関連腫瘍マーカー認識部位
（田中真樹，渡邉直樹：臨と研 2010；87：209-215[2]を参考に作成）

る．そのほかの偽陽性を示す頻度の高い良性疾患として，糖尿病，気管支拡張症，気管支嚢胞，間質性肺炎，良性卵巣嚢腫，子宮筋腫などがある[7]．

文献

1) Koprowski H et al：Colorectal carcinoma antigens detected by hybridoma antibodies. Somatic Cell Genet 1979；**5**：957-971
2) 田中真樹，渡邉直樹：腫瘍検査—血清腫瘍マーカー．臨と研 2010；**87**：209-215
3) Magnani JL et al：A monoclonal antibody-defined antigen associated with gastrointestinal cancer is a ganglioside con-taining sialylated lacto-N-fucopentaose II. J Biol Chem 1982；**257**：14365-14369
4) Takada A et al：Adhesion of human cancer cells to vascu-lar endothelium mediated by a carbohydrate antigen, sialyl Lewis A. Biochem Biophys Res Commun 1991；**179**：713-719
5) 小田桐恵美：腫瘍マーカー—CA19-9，CA242．日臨 2010；**68**（Suppl 7）：685-687
6) 神奈木玲児：癌関連性糖鎖抗原の分類とその機能．日臨 1996；**54**：1551-1559
7) 渡邊弘之，澤武紀雄：CA19-9とCA50．日医師会誌 2004；**131**：619-623

II章　肝疾患／A．検査

5 線維化関連マーカー

到達目標
● 肝線維化関連マーカー産生の機序と測定の意義，検査値のピットフォールについて理解できる．

1 線維化関連マーカー測定の意義

　慢性肝疾患において肝線維化の進行は，肝硬変への進展のみならず肝発癌のリスクとも関連が深く，極めて重要な予後規定因子である．肝線維化をより正確に評価する方法は生検による組織診断だが，侵襲的検査であるため経時的な変化の評価には不向きで，かつサンプリングエラーのリスクなどの問題点がある．肝線維化関連マーカーは日常診療で非侵襲的に繰り返し施行でき，疾患活動性や治療効果判定にも有用である．他の非侵襲的な肝線維化評価法として超音波やMRIによるエラストグラフィー検査や，複数の検査値などを組み合わせて算出する計算式によるものがあるが，線維化関連マーカーはどの医療機関でも比較的低コストで施行でき，計算式による線維化予測より煩雑さが少ないという利点がある．また，非侵襲的な肝線維化の評価法にはそれぞれ他の要因に測定値が修飾されるピットフォールが存在するが，複数の方法を組み合わせることによりそれらの弱点を補い合うことも可能である．

　従来からの肝線維化関連マーカーとして，コラーゲン産生を反映するPⅢPと，線維の蓄積を反映するⅣ型コラーゲン，Ⅳ型コラーゲン7S，ヒアルロン酸がある．2015年に糖鎖マーカーのMac-2 binding protein糖鎖修飾異性体（M2BPGi）が，2018年にオートタキシンが保険収載され，次いで2023年8月にTIMP-1の測定試薬が販売開始となった．

2 線維化関連マーカーの特徴

1) Ⅲ型プロコラーゲンN末端ペプチド（PⅢP）

　コラーゲンは結合組織の主要な構成蛋白であり，正常肝における細胞外マトリクスの主要成分はⅣ型コラーゲンとラミニンだが，慢性肝障害で活性化星細胞や線維芽細胞から細胞外マトリクスが大量に産生されるようになると，Ⅰ型およびⅢ型コラーゲンの比率が増加する．Ⅲ型コラーゲンは前駆体（プロコラーゲン）の状態で細胞外に分泌され，コラーゲン分子を形成する過程でC末端およびN末端ペプチドがペプチダーゼにより特異的に切り離され，このうち循環血中に流出したN末端側のペプチドを測定する（図1）[1]．PⅢP

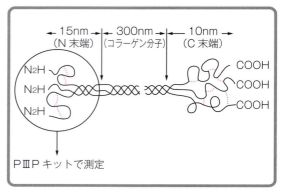

図1　Ⅲ型コラーゲン分子とPⅢP測定キットの関係
（上野隆登：日臨 2009；67（増刊8）：350-353[1]を参考に作成）

は肝臓の類洞内皮細胞で代謝され，血清PⅢP値が，肝線維化だけではなく肝の壊死炎症とも密接に関連し，急性肝炎，慢性肝炎，肝硬変における炎症活動期により高い値を示す[2]．

　血清PⅢP値はC型慢性肝炎例では抗ウイルス療法後の炎症の改善や線維化の改善により低下し，肝癌合併で高値を示す[1]．肝疾患以外では慢性膵炎，放射性肺臓炎，肺線維症，間質性肺炎，サルコイドーシス，肺結核，心筋梗塞，糖尿病性細小血管症，骨髄線維症で高値になるほか，糸球体腎炎および腎不全でも高値となる．

2) Ⅳ型コラーゲン，Ⅳ型コラーゲン7S

　Ⅳ型コラーゲンは基底膜の主要構成成分である．Ⅳ型コラーゲン分子はN末端7S領域（7Sドメイン），非コラーゲン領域2（NC2ドメイン），中心部三重らせん領域（THドメイン），C末端非コラーゲン領域（NC1ドメイン）から成り，Ⅲ型コラーゲンと異なり分泌後もN末端，C末端ドメインとも切断されず，互いに結合して格子状構造を形成する（図2）．正常な肝の類洞中には基底膜は存在しないが，慢性肝疾患における肝線維化過程では類洞のDisse腔に基底膜成分が沈着し（類洞の毛細血管化），その一部が血中に漏出してⅣ型コラーゲンとして検出されると考えられている．血清中のⅣ型コラーゲン濃度は肝線維化の進展に伴って上昇し，炎症の影響を比較的受けにくい．2種類のモノ

5. 線維化関連マーカー

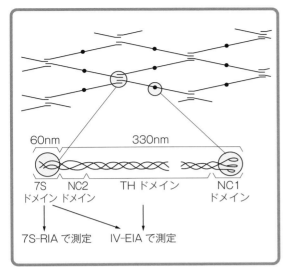

図2 Ⅳ型コラーゲン分子の格子構造と測定キットの関係
(村脇義和, 岸田芳幸：肝胆膵 2010 ; 60 : 559-567を参考に作成)

クロナール抗体（7Sドメイン認識抗体とTHドメイン認識抗体）を用いたラテックス凝集法で検出するものがⅣ型コラーゲンで，N末端に存在する7Sドメイン四量体に対するポリクロナール抗体を用いたラジオイムノアッセイ（RIA）で検出したのがⅣ型コラーゲン7Sである．Ⅳ型コラーゲンおよびⅣ型コラーゲン7S値の測定はウイルス肝炎だけでなく代謝機能障害関連脂肪肝炎（MASH）の線維化の評価における有用性も証明され[3]，NAFICスコアなどMASHのスコアリングの計算式にもⅣ型コラーゲン7Sが組み込まれている．Ⅳ型コラーゲンおよびⅣ型コラーゲン7Sは腎機能障害で高値となるほか，糖尿病，甲状腺機能亢進症といった代謝疾患，間質性肺炎，心筋症，癌の転移によっても高値となるため，注意を要する．

3) ヒアルロン酸

ヒアルロン酸は生体内結合織に広く分布する，D-グルクロン酸とN-アセチル-D-グルコサミンが重合した酸性ムコ多糖体である．生理的には細胞外基質として関節液，軟骨，皮膚，硝子体などに多く含まれるが，健常人の血清には微量しか検出されない．ヒアルロン酸は主に線維芽細胞や活性化肝星細胞で産生され肝類洞内皮細胞で代謝されるが，肝線維化に伴い産生が亢進し，かつ類洞の毛細血管化に伴う取り込み・分解の低下が生じることにより，血中濃度が上昇する．血清ヒアルロン酸の血中半減期は短く，炎症の活動度ともよく相関する．F3〜F4の中等度以上に進行した肝線維化の診断においては高い感度と特異度を有する

が[4]，MASLD・MASHの患者を対象とした検討では軽度の線維化（F1）の診断においてⅣ型コラーゲンおよびⅣ型コラーゲン7Sより敏感度が低いと報告された[3]．なお，ヒアルロン酸は肝線維化以外にも食後や高齢者，胃癌術後などの生理的条件や，関節リウマチおよび強皮症といった結合組織疾患，癌の結合組織への浸潤によっても上昇する．

4) M2BPGi (Mac-2 binding protein glycosylation isomer)

M2BPGiは肝線維化の進展に伴って生じる糖蛋白の糖鎖構造の変化を捉える肝線維化マーカーである．糖蛋白の糖鎖構造には臓器特異性があり，疾患や癌化によってさらに変化することが知られている．通常のM2BP（Mac-2 binding protein）の蛋白量も肝線維化の進行に伴い増加するが，個体差が大きいために診断的価値は低い．M2BPGiではWisteria floribunda lectin（WFA）というレクチン（糖鎖と結合する蛋白質）を用いて，WFAに結合する糖鎖構造を有するM2BP（WFA$^+$-M2BP）を測定する．M2BPGiは活性化した肝星細胞から分泌され，それ自体が肝臓内のKupffer細胞や星細胞の活性化に寄与する[5]．M2BPGi値はC型慢性肝炎患者では肝線維化の進行に伴い顕著に増加し，現在採用されているカットオフ値もそれに準拠したものである[6]．C型肝炎以外の慢性肝疾患でも線維化の進行に伴って上昇するが，値は全体的に低値となるため，肝線維化を評価する際には注意を要する[7]．これまでにB型肝炎，MASLD，自己免疫性肝炎，原発性胆汁性胆管炎，原発性胆汁性胆管炎，胆道閉鎖症に伴う肝線維化など多岐にわたる肝病態の評価にも有効性が示されている．さらに，M2BPGiは肝線維化関連マーカーとしての測定意義の他にも，B型肝炎，C型肝炎およびMASLD患者における肝発癌予測因子であることも報告されている（図3）[7,8]．また，M2BPGi値は線維化だけではなく炎症でも増加し，急性肝炎では肝炎の増悪に合わせて高値になり，炎症の軽減とともに低下する[9]．M2BPGi値は慢性心不全および特発性肺線維症で高値を示す[10]．また，透析例で全体的に高値となる[11]．

5) オートタキシン

オートタキシンはリゾホスファチジルコリンをリゾホスファチジン酸とコリンに分解する酵素蛋白質である．肝線維化の進行に伴いリゾホスファチジン酸とオートタキシンの血中濃度が上昇するが，リゾホスファチジン酸は測定系として不安定であるためにオートタキシンが肝線維化マーカーとして用いられるようになった．オートタキシンは全身の細胞で広く産生されるが肝線維化の進行に伴って肝類洞内皮細胞への取

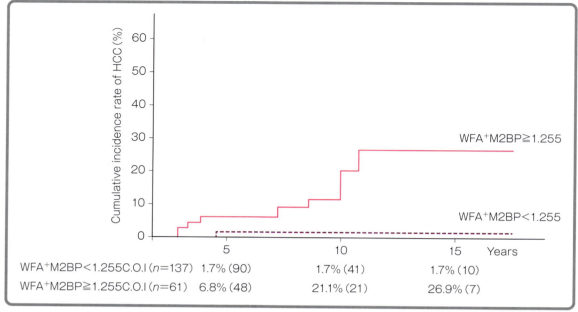

図3 M2BPGi値1.255をカットオフとした場合のMASLD-HCCの累積発生率
(Kawanaka M et al：Hepatol Res 2018；48：521-528 Fig. 3より引用)

り込みが減少し，血中濃度が上昇すると考えられている．ヒアルロン酸と比較すると，線維化ステージF2以上の診断において感度，特異度ともにヒアルロン酸より良好な結果が報告されている[12]．オートタキシンは比較的慢性肝疾患に特異性の高いマーカーだが，特発性肺線維症や関節リウマチなどの慢性炎症性疾患でも発現が亢進する[13]．また，男性よりも女性で高値である点にも注意が必要で，基準値も女性が高めに設定されている．

6）組織メタプロテアーゼ阻害物質（TIMP-1）

肝の線維化過程で産生されたコラーゲンはマトリックスメタロプロテアーゼ（MMPs）によって分解されるが，TIMP-1はMMPの活性を阻害する内因性物質である．慢性肝疾患の線維化進行に伴ってTIMP1の血中濃度は増加し，TIMP-1とPⅢPおよびヒアルロン酸の組み合わせで算出するEnhanced Liver Fibrosis（ELF）スコアが欧米を中心に広く用いられている（ELFスコア＝$2.278+0.851\times \ln[\text{ヒアルロン酸}]+0.751\times \ln[\text{PIIINP}]+0.394\times \ln[\text{TIMP-1}]$）．2023年の米国肝臓病学会（AASLD）編集のNAFLDの診療ガイドラインでは，FIB-4 indexによる拾い上げでFIB-4 index 1.3以上2.67以下の中間群であった場合の二次検査として，ELFスコアと超音波エラストグラフィーによる肝硬度測定が推奨されている．ELFスコア7.7〜9.8，>9.8ではそれぞれ中・高リスクとなり，消化器/肝臓専門医の診療対象と判断される．また，ELFスコア>11.3で肝硬変が疑われる[14]．本邦では2023年8月からTIMP-1の測定試薬が販売されるようになり，ELFスコアが2024年2月に保険収載された．

文献

1) 上野隆登：タイプⅢプロコラーゲン-N-末端ペプチド（PⅢP）．日臨 2009；67（増刊8）：350-353
2) Murawaki Y et al：Serum typeⅢ procollagen peptide, type Ⅳ collagen 7S domain, central triple-helix of typeⅣ collagen and tissue inhibitor of metalloproteinases in patients with chronic viral liver disease：relationship to liver histology. Hepatology 1994；20：780-787
3) Mizuno M et al：Classification of patients with non-alcoholic fatty liver disease using rapid immunoassay of serum type Ⅳ collagen compared with liver histology and other fibrosis markers. Hepatol Res 2017；47：216-225
4) Gudowska M et al：The role of serum hyaluronic acid determination in the diagnosis of liver fibrosis. Acta Biochim Pol 2017；64：451-457
5) Bekki Y et al：Hepatic stellate cells secreting WFA+-M2BP：Its role in biological interactions with Kupffer cells. J Gastroenterol Hepatol 2017；32：1387-1393
6) Yamasaki K et al：Elevated serum levels of Wisteria floribunda agglutinin-positive human Mac-2 binding protein predict the development of hepatocellular carcinoma in hepatitis C patients. Hepatology 2014；60：1563-1570
7) Fujiyoshi M, et al：Clinicopathological characteristics and diagnostic performance of Wisteria floribunda agglutinin positive Mac-2-binding protein as a preoperative serum

marker of liver fibrosis in hepatocellular carcinoma. J Gastroenterol 2015；**50**：1134-1144

8) Hanai T et al：Impact of serum glycosylated Wisteria floribunda agglutinin positive Mac-2 binding protein levels on liver functional reserves and mortality in patients with liver cirrhosis. Hepatol Res 2015；**45**：1083-1090

9) Morio K et al：*Wisteria floribunda* agglutinin positive Mac-2-binding protein level increases in patients with acute liver injury. J Gastroenterol 2017；**52**：1252-1257

10) Okada A et al：Increased serum *Wisteria floribunda* agglutinin positive Mac-2 binding protein（Mac-2 binding protein glycosylation isomer）in chronic heart failure：a pilot study. Heart Vessels 2018；**33**：385-392

11) Sulaiman AS et al：Diagnostic performance of Mac-2-binding protein glycosylation isomer（M2BPGi）as a liver fibrosis marker in chronic hepatitis C patients with chronic kidney disease on hemodialysis. Clin Exp Nephrol 2023；**27**：557-564

12) Nakagawa H et al：Autotaxin as a novel serum marker of liver fibrosis. Clinica Chimica Acta 2011；**412**：1201-1206

13) Magkrioti C et al：Autotaxin and Chronic Inflammatory Diseases. J Autoimmun 2019；**104**：10232

14) Rinella ME et al：AASLD Practice Guidance on the clinical assessment and management of nonalcoholic fatty liver disease. Hepatology 2023；**77**：1797-1835

II章 肝疾患／A. 検査

6 尿ビリルビン，ウロビリノーゲン

到達目標
● 尿ビリルビン，ウロビリノーゲン測定の意義を理解し，検査結果の判断ができる．

1 ビリルビン代謝産物の尿中への排泄

抱合型ビリルビン（直接ビリルビン）が血液中に逆流して尿中に排泄されたものが尿ビリルビンである．赤血球は約120日の寿命をもって網内系で破壊され，ヘモグロビンのヘムは鉄を失って環状構造を失い間接ビリルビンとなる．非水溶性の間接ビリルビンは，肝細胞に取り込まれるとグルクロン酸による抱合を受け，水溶性の抱合型ビリルビンとなる．抱合型ビリルビンのほとんどは胆道系から胆汁中に排泄されるが，一部が血液中に逆流する．血液中の直接ビリルビン濃度が腎での排泄閾値（2.4 mg/dL）を超えるレベルに至った場合，尿中に排泄される．

一方，ウロビリノーゲンは肝臓より胆道系を経て排泄された抱合型ビリルビンが，腸内細菌の働きにより脱抱合と還元を受けて生じたものである．ウロビリノーゲンの大部分は糞便中に排泄されるが，約20％弱は腸管から吸収され，肝臓で酸化されて再び間接ビリルビンに戻るほか，一部は大循環系に入り，ウロビリノーゲンの形で尿中に排泄される．肝臓でウロビリノーゲンから再合成された間接ビリルビンは，再びグルクロン酸抱合を受けて直接ビリルビンとなり，胆道を経てウロビリノーゲンになるという腸肝循環をしている（図1）．

2 尿ビリルビン，ウロビリノーゲンの臨床的意義と検査値の読み方

尿ビリルビン，ウロビリノーゲンとも簡易的な試験紙や試薬の使用にて容易に定性が可能である．このためスクリーニング検査として用いられるが，疾患的な特異性はない．しかし，上記の産生機序を考慮し，組み合わせて使用すると様々な病態が推定できる（表1）．

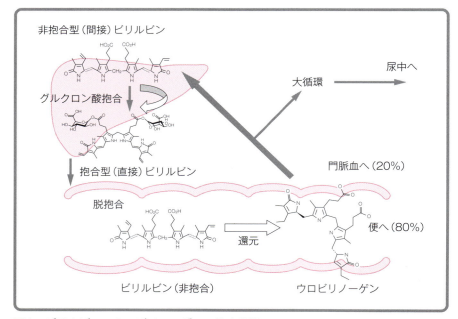

図1 ビリルビン，ウロビリノーゲンの体内動態

6. 尿ビリルビン，ウロビリノーゲン

表1　尿中ウロビリノーゲン，尿中ビリルビンによる疾患の鑑別

尿中ウロビリノーゲン	尿中ビリルビン	代表的な疾患・病態
（±）	（－）	健常者，Gilbert症候群，Crigler-Najjar症候群Ⅱ型
（±）	（＋）	肝内胆汁うっ滞，Dubin-Johnson症候群の一部，Roter症候群の一部
（＋＋）	（－）	間接ビリルビン産生亢進（溶血性貧血など），便秘，イレウス
（＋＋）	（＋）	黄疸を伴う肝細胞障害，Dubin-Johnson症候群，Roter症候群
（－）	（－）	Crigler-Najjar症候群Ⅰ型，重症下痢，抗生剤投与による腸内細菌減少
（－）	（＋）	閉塞性黄疸

　尿中ビリルビンが陽性の場合，肝・胆道系疾患が疑われ，血液生化学検査により肝・胆道系酵素を中心とした肝機能検査を行う．画像検査，特に腹部超音波やMRIも有用である．臨床上黄疸があるにもかかわらず尿ビリルビンが陰性の場合は，溶血性貧血など非抱合型ビリルビンが増加する疾患を考える．尿中ウロビリノーゲンは健常人でも少量検出され，定性試験では（±）と判定されるのが正常だが，生体内での溶血によって胆汁への抱合型ビリルビン排泄が促進している場合には，腸管でのウロビリノーゲン産生が増加し，尿中ウロビリノーゲンも増加する．また，便秘やイレウスなどでウロビリノーゲンの腸管内停滞時間が延長して吸収量が増加した場合や，重症肝障害によって肝でウロビリノーゲンの再処理ができない場合にも，尿中ウロビリノーゲンは増加する．逆に，閉塞性黄疸によって抱合型ビリルビンが腸管内へ排泄されない場合や，重症の下痢によって腸管でのウロビリノーゲン吸収が低下した場合，また抗生剤投与によって，抱合型ビリルビンの脱抱合とウロビリノーゲンへの還元に関与する腸内細菌が著明に減少した場合などでは，尿中ウロビリノーゲンが陰性化する．

Ⅱ章　肝疾患／A.　検査

7 画像診断

1 腹部単純撮影

到達目標
●肝胆道疾患診断の際の腹部単純X線の適応と画像所見を把握する.

1 腹部単純X線の特徴

　腹部単純X線は安価で簡便であるが，超音波やCTのように，より直接的に肝胆道系を評価可能な画像機器の普及に伴い，その重要性は低下している.

2 腹部単純X線施行の目的

　肝，脾腫の確認，腹水のチェック，腸管ガス像（腸管ニボー形成など）の確認，腹腔内遊離ガスの確認，異物や石灰化の確認，イレウス診断後の経過観察，術後のドレーンやチューブ位置の確認などに用いられる. 肝動注カテーテル埋め込み患者では薬剤注入前にカテーテル先端位置の確認にも用いられる.

3 画像所見とその解釈

1) 臓器サイズの評価
　右横隔膜最上縁の高さと肝下角との距離は約10〜22cm程度，肝の容積の増大として22cm以上は肝腫大が疑われる. 肝右葉の腫大では右横隔膜の挙上，右結腸曲の下方偏位，十二指腸球部ガス・胃内ガスの左方偏位が観察される. 肝左葉の腫大では左横隔膜の挙上，胃底部と横隔膜の距離の開大，左結腸曲の下方偏位が観察される.

2) 腹水貯留所見
　肝臓，脾臓の下極外側は腹膜外脂肪内に埋没しているために辺縁は描写されやすく，肝臓は肝角，脾臓では脾角と呼ばれる. 腹水貯留の際には肝角，脾角が前方に圧排され，腹膜外脂肪より押し出されるため辺縁のコントラストが消失する. これを肝角徴候（hepatic angle sign），脾角徴候（splenic angle sign）と呼ぶ. ただし，肝角，脾角は正常でも確認できない場合がある.
　また通常，腹筋の内側には低濃度の脂肪線条（＝側腹線条：flank stripe）を認め，さらにその内側に上行結腸や下行結腸の糞便やガス像を認められるが，腹水が貯留すると結腸内の糞便を内側に，側腹線条を外側に圧排するような均等な水濃度の陰影を認めるようになる. このような場合，側腹線条徴候（flank stripe sign）陽性と呼び，腹水貯留を示唆する所見である. なお，側腹線条徴候と同様の徴候としてdog's ears signがある. これは膀胱周囲脂肪陰影の頭側に均等な水陰影を認めるもので，骨盤内の腹水貯留を示唆する.

4 腸管への炎症波及所見

　腸管に炎症が波及し局所的に麻痺性イレウスが生じた際に観察されうる所見として，colon cut off sign, sentinel loopが有名である. 前者では大腸への炎症波及により横行結腸はガスで拡張するが，下行結腸はナイフで切られたようにガス像が途切れ，それより肛門側にはガス像がみられない. 後者では小腸への炎症波及により数珠状の拡張した小腸ループを左腹部などに限局性に認める.
　小腸の輪状皺襞は腸管の長軸に対して規則正しく並んだ像を示すのに対し，結腸の結腸隆起（ハウストラ）の間隔は小腸の皺襞と皺襞との距離に比べて長く，完全に対側の壁までは達しない.

5 腹腔内遊離ガス

　消化管穿孔などで異所性のガスを横隔膜下に認める場合がある. 鑑別すべきものにはChilaiditi症候群，横隔膜下脂肪層，横隔膜下腹膜外腔ガスなどがある. なお，横隔膜下ガスは腹部立位撮影より胸部立位撮影で描出されやすい.
　開腹術後の腹腔内遊離ガスは，多くの場合5〜10日でみえなくなるのが普通であり，術後経時的観察で増加する場合は異常で，消化管縫合不全を疑う.
　腹部単純X線で肝の陰影のなかに樹枝状を呈する透亮像がみえる場合がある. これは門脈，胆管，肝静脈，肝実質における異常ガスである.
　門脈内ガスは門脈の流れに従い肝の辺縁に近い部位に位置する. 胆管内ガスは肝門部寄りに観察される.

● **120** ●

肝静脈内のガスはまれである. 肝実質内ガスは肝膿瘍で観察される.

6 石灰化病変

　肝臓の石灰化としては，結核性肉芽腫，サルコイドーシス，大腸癌などの肝転移の石灰化，血管腫の石灰化，肝内結石，寄生虫の石灰化などが知られるが，腹部単純X線では目立たない場合が多い. 肝動脈塞栓術後の肝細胞癌へのリピオドールの集積も高吸収病変として認識される.

Ⅱ章　肝疾患／A．検査

7 画像診断

2 CT

到達目標
● 肝，胆道疾患の診断におけるCTの位置づけを把握し，適応と限界について理解する．

1 各種画像診断におけるCTの位置づけ

　超音波に比べ客観性が高く死角がない点が利点だが，機能的診断やリアルタイムの動的観察が難しい点，可搬性がない（病室での撮影ができない）点で超音波に劣る．

　MRIと比較すると検査スループットが高い点，ペースメーカーや生命維持装置などがあっても撮影可能である点が優れるが，被曝の面ではMRIに劣る．

2 CT最近の進歩

　検出器の多列化に伴い撮影時間が短縮し，わずかな呼吸停止時間で広範囲の撮影が可能であり，状態不良の患者でも撮影しやすいことから，救急現場などでも全身スクリーニングに積極的に活用されている．また，薄いスライス厚の画像をコンピュータで再構成したMPR（multi-planer reconstruction）画像（図1）や3D画像により横断面だけではなく多方向からの観察

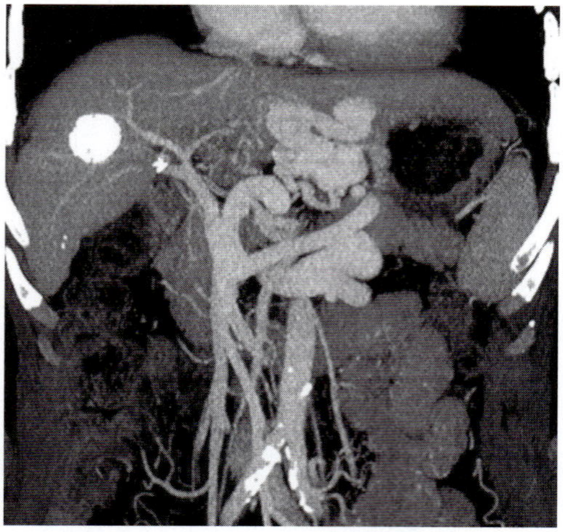

図1　肝硬変．造影CT．門脈相冠状断再構成画像
門脈圧亢進症に伴う側副血行路の発達が良好に描出されている．肝臓には肝細胞癌塞栓療法後のリピオドール集積を認める．

も可能となっている．

3 適応と禁忌

　腹痛や黄疸などの症状，採血データの異常から，肝・胆道疾患が疑われた場合，超音波やCTが行われる．CTはほとんどの肝疾患に適応があり，禁忌は被曝に関するものとして妊娠中，特に初期（奇形など）である．

　ダイナミック造影剤の使用により情報量が増加する．特に肝腫瘍性病変の鑑別診断や胆道癌の進展度診断などには動脈相での撮影を含めた造影CTの実施が不可欠といえる．最新のCTでは撮影時間が非常に短いことから，造影剤投与速度や投与量，撮影開始タイミングの設定を精密に行わなければ良好な動脈相造影CT画像が得られない点に留意すべきであり，各施設の使用CT機種に合わせた最適な条件での撮影が望まれる．ヨード造影剤の禁忌として過敏症（アナフィラキシーショック）や重篤な甲状腺疾患，腎障害などがある．

4 CT画像所見総論

1）単純CTでわかること

　形態情報としては，肝変形，脾腫，側副路の発達，門脈域の浮腫や胆嚢壁の浮腫，肝静脈の拡張，肝腫脹，中心性肥大パターン（図2）の有無，腹水の有無や量の評価などが可能である．濃度（CT値）変化としては肝臓への脂肪沈着（図3）の程度の評価，石灰化病変（図4）の有無の評価などが可能である．

2）造影CTでわかること

　肝臓はほかの多くの臓器とは異なり肝動脈と門脈の二重支配を有する特徴を持つ．肝内の病変部では種々の程度に肝動脈と門脈血流のバランスの変化が生じることが多く，ヨード系造影剤を急速静注して行うダイナミック造影CTで，肝動脈相，門脈相，平衡相画像などを撮影し所見を確認することが肝病変，特に肝腫瘍性病変の診断に有用である．

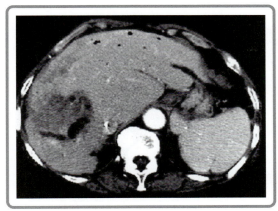

図2　肝内結石症例にみられた中心性肥大型の肝変形
尾状葉を中心とした肝臓の中心領域の腫大と被膜下を中心とする辺縁領域の萎縮を認める．右葉のLDAは肝内結石症によるもの．

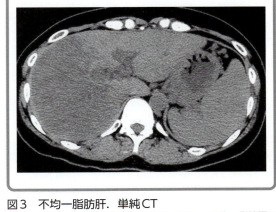

図3　不均一脂肪肝．単純CT
肝右葉を中心とする実質の濃度低下を認め，不均一脂肪肝の所見である．

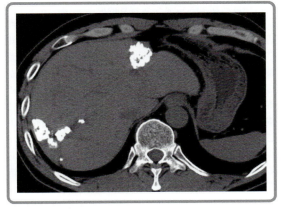

図4　肝類上皮性血管内皮腫にみられる腫瘍石灰化
類上皮性血管内皮腫はしばしば石灰化を呈することが知られている．

5 CT画像所見各論

1) びまん性肝疾患

急性肝炎では肝腫大，脾腫，腹水貯留などが観察される．肝門部の太い門脈周囲に門脈域の浮腫が生じるが，造影CTでより明瞭となる．慢性肝炎では肝辺縁の鈍化や脾腫などが観察される．急性肝不全では広範な肝細胞壊死を反映して経過の速い肝萎縮，肝内濃度の不均一な低下や腹水貯留などが観察される．

脂肪肝では肝細胞への脂肪沈着に伴って肝実質のCT値が低下し，高度脂肪肝では肝内の血管が肝実質より高濃度を呈するようになる．脂肪沈着が不均一な場合 (focal fat deposition や focal sparing of fatty liver)，一見すると限局性腫瘍があるようにみえる場合があり，注意を要する．

肝硬変では肝萎縮，特に右葉や左葉内側区が萎縮し左葉外側区や尾状葉が腫大して特徴的な肝変形をきたす．また，肝辺縁の鈍化や肝表面の凹凸不整，脾腫も観察される．門脈圧亢進症に伴い食道胃静脈瘤などの門脈-大循環シャントが発達し，腹水貯留がみられる．

Wilson病の進行例では萎縮した肝のなかに軽度高濃度の再生結節の多発を呈する特徴的な画像がみられる場合がある．原発性胆汁性胆管炎（PBC）では，肝硬変が完成する前の比較的早期から脾腫が目立つ．

肝内にガスを認める病態としては，ガス産生肝膿瘍，肝内胆管内ガス，門脈内ガスなどがある．肝内胆管内ガスは乳頭切開術後，胆道系手術後に観察され，これ自体は病的意義が乏しい場合が多い．一方，門脈内ガスは腸管壊死，腸管内圧の上昇，ガス産生菌の門脈内移行などの可能性があり，重篤な消化器疾患を示唆する重要な所見である（図5）．しかし，ときに腸管壊死を伴わず予後良好な症例もあることに留意する．

2) 肝腫瘍性病変

多血性の中分化型肝細胞癌は，造影CTの動脈相で早期濃染を呈し，平衡相で背景肝より腫瘍部が低濃度（washout）を呈する．単純CTでは，背景肝と比べて低吸収，等吸収，軽度高吸収など種々の濃度を呈するが，腫瘍内に脂肪成分を有して強い低吸収を呈する場合もある．このような場合，同じく造影CTで早期濃染を呈する良性の腫瘍性病変である肝血管筋脂肪腫との鑑別が問題となる．進行した肝細胞癌で門脈腫瘍栓を形成した場合は，造影CT動脈相で門脈血流障害範囲に一致した区域性濃染がみられる．

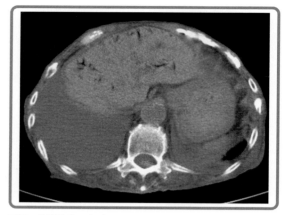

図5　門脈ガス血症
　肝臓の末梢を中心とする分枝状の低吸収部の多発を認める．門脈内ガス像である．

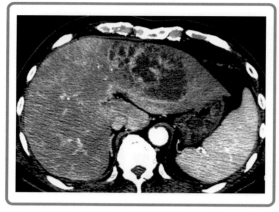

図6　肝膿瘍に併発した肝内胆管炎
　肝内胆管炎では造影CT動脈相で肝実質の不均一なムラ状の濃染を認める．外側区には肝膿瘍を認める．

　低分化肝細胞癌や未分化肝細胞癌，肉腫様肝癌などでは乏血性を呈するようになり，造影早期の腫瘍濃染の程度が乏しくなる．
　進行肝細胞癌の破裂による腹腔内出血・血腫は，単純CTで比較的高濃度の液体として認識されることから，単純な腹水貯留と鑑別可能な場合が多い．
　早期肝細胞癌や，より良性に近い肝細胞性結節性病変であるdysplastic noduleは，造影早期濃染を呈さず平衡相で背景肝より軽度低吸収を呈する．
　肝内胆管癌で腫瘤形成型のものは，胃癌や大腸癌などの腺癌の肝転移と同様に単純CTでは等〜軽度低吸収を呈し，早期濃染は弱く辺縁優位であり，平衡相で背景肝より低吸収を呈する乏血性の腫瘤として認識できる場合が多い．線維成分が多い腫瘍では造影CT平衡相などで間質に染み出した造影剤による遅延性濃染像を認める．腺癌の肝転移では転移巣に石灰化を伴う場合がある．
　小型胆管癌や一部の胃癌の肝転移は，サイズが小さいあいだは比較的多血性を呈し造影CT早期相で濃染を呈する場合もあり注意が必要である．原発巣が腎癌や神経内分泌腫瘍などの多血性腫瘍の場合は，転移巣も多血性を呈し造影CT早期相で濃染を呈する．
　良性肝腫瘤で最も頻度が高い肝血管腫は，単純CTで血管と同程度の低吸収を呈し，造影CT動脈相では辺縁部を中心とする濃染を示し，平衡相にかけて濃染域が拡大していくfill-inパターンを呈する場合が多いが，サイズが小さく全体が早期に濃染してしまうタイプや周囲肝実質にも早期濃染がみられるタイプの病変（動静脈短絡を伴う血管腫）もある．いずれの場合も平衡相で背景肝と等吸収〜高吸収を呈することに着目

すれば診断可能なことが多いものの，MRIなどほかの画像診断が必要となる場合もある．
　良性の肝細胞の過形成性変化とされる限局性結節性過形成（focal nodular hyperplasia：FNH）は，単純CTでは背景肝と等〜わずかに低吸収，造影早期に濃染し，典型例では内部に中心性瘢痕ならびに中心部から広がる栄養血管（spoke-wheel appearance）を認める．良性の腫瘍性病変である肝細胞腺腫も造影早期に濃染を呈するが，増大すると内部に出血，壊死を生じ，染まりの乏しい部分を伴う場合がある．
　肝腫瘍と鑑別を要する腫瘤様病変として肝膿瘍がある．典型的な肝膿瘍は単純CTでは低吸収を呈し，造影早期や平衡相で液化膿瘍部は濃染を示さず膿瘍壁が染まりを呈する．しかし，治癒期の肝膿瘍では液化部分が不明瞭化し，充実部が漸増性の濃染を呈し，肝転移などと鑑別が難しい場合がある．

3) 胆道疾患

　活動性胆囊炎や総胆管結石で胆道感染・肝内胆管炎を併発している場合，造影CT動脈相で肝内が不均一なムラ状の濃染を呈する（図6）．胆囊腺筋腫症では胆囊のくびれを伴う壁肥厚を認め，スライス厚の薄い造影CTでは肥厚した壁内にRokitansky-Aschoff sinusの拡張が観察される場合がある．CT上胆囊壁の肥厚を認めた場合，慢性胆囊炎と胆囊癌の鑑別が必要となるが，造影CTで限局性の濃染を伴う壁肥厚を認めた場合は，癌の可能性を疑い精査や厳重経過観察をするべきである．肝外胆管癌の精査には薄いスライス厚の造影CTでMPR画像を作成し，多方向から観察することで腫瘍の進展範囲の診断に役立つ．

7. 画像診断

Advanced

　CT画像をリアルタイムで確認できるようになってきており，CT透視下のCTガイド下生検や細胞診なども可能となってきている．また，ワークステーション機能の進歩により三次元画像の作成やそれを応用した肝切除前の切除肝や残肝のvolume測定，CT画像を用いたreal time virtual sonography（RVS）なども可能となってきている．さらに，脳血管障害の評価などですでに臨床使用されているCT灌流画像（perfusion image）や，2つの異なる管電圧でCT撮像を行うことで組織（組成）の判別が可能なDual-energy CTの肝臓への応用が進んでおり[a]，肝実質や腫瘍の血流・組織解析が各社の最新CTでは可能となってきている．

［文献］
a) Sofue K et al : Dual-energy computed tomography for non-invasive staging of liver fibrosis : Accuracy of iodine density measurements from contrast-enhanced data. Hepatol Res 2018 ; **48** : 1008-1019

7 画像診断

3 排泄性胆道造影

到達目標
● DIC-CTが施行でき，所見が読める．

1 歴史

胆道造影は昔は経口胆道造影が行われていたが，腹部超音波の登場により，ほとんど行われなくなった．その後，経静脈性（点滴）胆道造影（drip infusion cholecystocholangiography：DIC）が行われるようにもなったが，1969年ERCPの登場により，その施行の適応は狭められた．DICはMRCPの普及に伴って一時は行われなくなったが，ヘリカルCTさらにはMD-CTと併用して，DIC-CTとして使われている．

2 実際の検出能

DICによる総胆管結石の検出能に関する検討では，感度93.3％，特異度99.3％であった[1]．術前のDICと術中胆道造影をRCTで評価した報告は胆管像はDICでは90.1％で術中胆道造影では96.8％に得られ，両方の比較では統計学的な差はなかった．

内視鏡的逆行性膵胆管造影（endoscopic retrograde cholangiopancreatography：ERCP）と比較検討した報告によると，DICの総胆管描出率は96.3％と良好であったが，ERCPのほうがさらに高値であった．またDICの胆嚢管の描出率は54.6％であった．これによりDICは有症状の総胆管結石患者には必要ないとされて

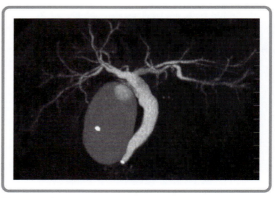

図1　DIC-CT
総胆管と肝内胆管が描出されている．
胆嚢には結石が存在しており造影剤の流入が不十分であり描出が不良である．

いる．
実際のDIC-CTの画像を図1に示す．

文献

1) Lindsey I et al：Preoperative screening for common bile duct stones with infusion cholangiography：review of 1000 patients. Ann Surg 1997；**226**：174-178

7. 画像診断

7 画像診断

4 直接胆道穿刺法

到達目標
● 直接胆道穿刺法の手技の概要と偶発症への対策法を理解する.

1 歴史

現在, 胆道造影は内視鏡的逆行性胆管造影によるアプローチが第一選択となるが十二指腸乳頭部への到達が困難な場合, たとえば幽門狭窄や十二指腸狭窄, 胃癌術後のBillroth II法, Roux-en-Y再建などでは直接胆道穿刺法による胆管へのアプローチを行う. MRCPやMDCTにより非侵襲的に胆管像の評価ができるようになっており, 胆管造影のみを目的として胆道穿刺を行うことは極めてまれであり, 多くは閉塞性黄疸に対する胆道ドレナージを目的として行い, 現在は腹部エコーを用いた経皮経肝胆道ドレナージ (percutaneous transhepatic biliary drainage：PTBD) による直接胆道穿刺法が主流となっている (第II章-D-1「経皮経肝胆管ドレナージ (PTBD), 経皮経肝胆嚢ドレナージ (PTGBD)」参照).

本邦では1972年に小幡がPTBDを報告している[1]. 当初は透視下で行われていたが腹部エコーの進歩により1980年ころから腹部エコー下で穿刺が行われるようになり現在の主流となっている. また近年は超音波内視鏡 (endoscopic ultrasound：EUS) 下に経胃的に肝内胆管を穿刺するEUS-hepaticogastrostrostomy (EUS-HGS) や経十二指腸的に肝外胆管を穿刺するEUS-choledochoduodenostomy (EUS-CDS) などの超音波内視鏡下胆道ドレナージ (EUS-biliary drainage：EUS-BD) も多く報告されるようになっている. EUS-BDとPTBDを比較した無作為比較試験では手技成功率と臨床的成功率は同等で偶発症発生率も同等と報告されている[2].

本項では腹部エコー下での直接胆道穿刺について解説する.

2 手技の説明

1) 術前検査
処置開始前にMRCPやMDCTによる胆管全体像の評価を行う必要がある. これらの検査をもとに穿刺ルートを選考し腹部エコーにて穿刺可能か確認を行う. 穿刺部位の決定は遠位胆管に狭窄があり, 左右胆管が交通している場合は肝左葉からのアプローチを第一選択とし, 肝表面から距離の近いB3を主に標的と

するがB2を穿刺する場合もある. 肝門部に狭窄があり左右胆管に交通がない"泣き別れ"になっている場合は残肝となる区域のドレナージをすることを基本としている. また穿刺後のワイヤー操作を有利にするため, 穿刺針は胆管に対して垂直ではなく, 肝門部側に角度を付けて穿刺ルートを決定する必要もある. 以上の点を考慮し, ドプラを用いて血管損傷が生じない穿刺ルートを確保する.

2) 穿刺の実際
穿刺方法は主にOne step法 (18 G針で穿刺しガイドワイヤーを留置し, そのままカテーテルを挿入), Two step法 (21 G針で穿刺しガイドワイヤーを留置, その後ダイレーターで拡張してからカテーテルを挿入) がある. いずれの方法も腹部エコーにて前述した穿刺ルートを確認し腹部を消毒する. 穿刺部の皮下から腹膜前組織までエコー下で十分に局所麻酔を行い, 必要に応じて鎮痛薬の静注を行う. 穿刺部の皮膚切開をしたうえで, 再度腹部エコーにて胆管を描出し穿刺針を肝実質内へ進める. 穿刺ルートに脈管がないことを確認し穿刺針を深部まで進め胆管壁を貫く. 穿刺針の内筒を抜き胆汁の逆流を確認し造影剤で胆管の走行を確認する. One step法ではその後に0.035ガイドワイヤーを挿入し最終的にカテーテルを留置する. Two step法では胆管の走行を確認後, 0.018ガイドワイヤーを挿入, その後のダイレーターで拡張し0.035ガイドワイヤーを挿入してカテーテルを留置する. One step法は穿刺針が太く超音波画面での視認性がよく, 直進性がよい利点があるが脈管損傷をした場合は出血のリスクが高い欠点がある. Two step法は出血のリスクは低くなるが, 穿刺針がたわみ直進性が劣ることや0.018ガイドワイヤーの操作性が悪いことなどが欠点となる.

3 偶発症について

胆道穿刺の主な偶発症を以下に記述する.
①胆道出血：多くは門脈出血で一過性だが, 時に肝動脈損傷による拍動性の出血が生じることがある. カテーテルのサイズアップによる圧迫により止血可能な場合が多いが, 止血困難な場合は肝動脈塞栓によ

127

Ⅱ章　肝疾患／A.　検査

る止血が必要になる場合もある.

②胆管炎・敗血症：胆管内圧の上昇により胆管内細菌が静脈内に流入し生じる. 感染を伴う症例では処置前後に適切な抗生剤投与を行い, 処置時は過度な造影は避けドレナージを優先させ, 感染コントロールがついた時点で胆管造影にて胆管の評価を行う.

③チューブ逸脱：体外の物理的な外力や, 腹壁と肝臓との呼吸性変動により生じることがある. 排液胆汁の減少や性状の変化した場合はチューブ位置の確認を行う. 逸脱を予防する方法としては深吸気時での穿刺は避け, 瘻孔形成するまではバルーン付きカテーテルやピッグテールカテーテルを使用する.

④胆汁性腹膜炎：チューブ逸脱により穿刺部の肝表面から胆汁が腹腔内に漏出することにより生じる. 抗生剤投与にて改善することが多いが改善がみられない場合は腹腔内ドレナージが必要になる場合がある.

⑤気胸：肝右葉を穿刺した際に生じることがあり, 時に胆汁漏出により膿胸になる場合がある. 病態に応じて胸腔ドレナージが必要になる場合がある.

文献

1) 小幡五郎：経皮的胆管ドレナージについて. 日獨医報 1972；**17**：48-61
2) Artifon EL et al：Biliary drainage in patients with unresectable, malignant obstruction where ERCP fails：endoscopic ultrasonography-guided choledochoduodenostomy versus percutaneous drainage. J Clin Gastroenterol 2012；**46**：768-774

7 画像診断

5 腹部血管造影

到達目標
- 肝臓の血管造影法，解剖学的特徴，撮影目的を理解できる．
- 血管造影下CT（CTAPとCTHA）検査の位置づけと，多段階発癌における結節の悪性度と，動脈血および門脈血の関係を理解できる．

　Multidetector-row CT（MDCT）やMRIなどの非侵襲性検査の進歩により，診断のみを目的とした血管造影検査は，外科的切除前の精査を含めてほぼみられなくなっている．多発肝細胞癌では，診断に引き続き肝動脈化学塞栓療法（TACE）などのinterventionalな治療を目的に，精密検査として血管造影とCTの併用検査（血管造影下CT）が行われる．

　肝臓の血管造影として，肝動脈，門脈，肝静脈および下大静脈造影がある．目的とする脈管へカテーテルを挿入して行う直接造影法と，経上腸間膜動脈性門脈造影のような間接造影法がある．

1 肝動脈造影

　通常，局所麻酔下で鼠径靭帯より2 cm下の大腿動脈からセルジンガー法にて穿刺し，カテーテルを腹腔動脈（動脈分岐の破格の確認），上腸間膜動脈（主に門脈の開存確認），必要に応じて肝固有動脈や右・左肝動脈に進めて選択的造影を行う．肝動脈は45%の症例で分岐・走行の破格（variation）を認めるため，腹腔動脈，次いで上腸間膜動脈の造影を行い，破格の有無を確認する．肝内末梢動脈の造影には，2 Fr程度の子カテーテルを用いる．血管造影は二次元画像であり背腹の脈管が重なるため，斜位像を用いた立体画像診断が有用である．読影時，門脈左枝臍部に対応するU-pointと，右葉後区域門脈にあたるP-pointの確認は，区域診断と破格動脈の有無を確認するうえで重要である（図1）．腹部大動脈の閉塞などで大腿動脈からのアプローチが困難な場合は，上腕動脈や橈骨動脈を用いる．

2 門脈造影

　経上腸間膜動脈性門脈造影は門脈の間接造影法であるが，簡便であることから最も頻繁に行われる．良好な造影効果を得るために，血管拡張薬であるプロスタグランジンE_1を造影直前に経カテーテル的に投与して造影を行うことがある．直接造影法としては超音波誘導下に肝内門脈を穿刺し，カテーテル挿入による経

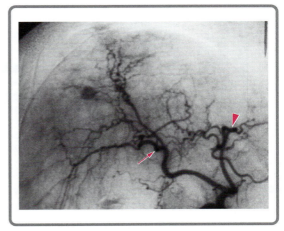

図1　肝動脈造影における区域診断
　肝動脈造影では，背腹方向に走行するU-point（矢頭，門脈左枝臍部に対応）とP-point（矢印，門脈後区域枝に対応）は，高濃度の点ないし脈管としてみられ，区域診断の重要な目安となる．S8に1 cmの腫瘍濃染を認める（結節内結節型肝癌）．

皮経肝的門脈造影法（percutaneous transhepatic portography：PTP）がある．門脈圧の測定や血行動態の詳細な解析が可能であるが，侵襲性が高いため切除に先行する経皮経肝的門脈塞栓術（PTPE）などの付加治療を目的に行うことが多い．PTPEは切除に先行して担癌肝葉の門脈を塞栓し，予定残存肝葉の体積増加を待って（約3週後）広範な肝切除を安全に行う補助療法として現在，国内外で広く行われている[1]．門脈の間接造影法として，カテーテルを肝静脈にwedgeさせて撮影する逆行性門脈造影法もあるが，肝実質の損傷が報告されており，現在ほとんど行われない．動脈に比して，門脈の解剖学的破格がみられる頻度は低いものの，門脈右枝本幹を有さずに左枝，右前枝，右後枝が同時に分岐する破格や，右後枝が尾側から低位分岐する破格が有名である．

3 肝静脈-下大静脈造影

　肝静脈は，右・中・左の主要脈管から成り，85%の

129

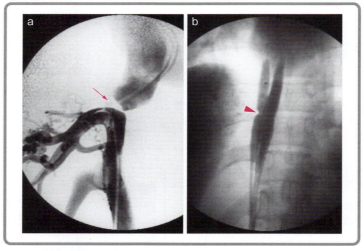

図2 原発性Budd-Chiari症候群.
a：上大静脈と下大静脈の同時造影により，拡張した右肝静脈の開口部上縁に膜様閉塞を認める（矢印）．
b：下大静脈より膜様閉塞部にバルーンカテーテル3本を挿入し，拡張術を行い再疎通した（矢頭，膜様閉塞の残存部）．

症例で中・左肝静脈の共通幹形成が認められる．そのほか，尾側下大静脈に直接開口する右下肝静脈や尾状葉静脈があり，原発性Budd-Chiari症候群など，主要肝静脈の閉塞例で拡張した側副路として発達することがある．

　検査は，セルジンガー法を用いて大腿静脈より穿刺造影する．下大静脈の膜様閉塞を呈する原発性Budd-Chiari症候群では，診断と治療を兼ねて右外頸静脈経由の上大静脈と下大静脈の同時造影が有用である（図2a）．治療としてバルーン拡張術（図2b）や金属ステントの留置術などがある．また，門脈圧亢進症に伴う難治性腹水の減圧療法として，経頸静脈的肝内門脈体循環シャント術（transjugular intrahepatic portosystemic shunt：TIPS）の施行時，シャント造成に最適な肝静脈の穿刺部位の決定に肝静脈造影が行われる．動脈に比して，肝静脈の破格をみる頻度は低いが，右下肝静脈の有無は肝移植ドナー決定の際に重要である．

4 脈管の相互関係：肝区域

　病変の部位（区域）診断としてCouinaudの分類が広く使われている．肝臓を尾状葉（Ⅰ）から右葉前上亜区域（Ⅷ）まで，肝臓を裏返し反時計回りに8つの亜区域（subsegment）に区分している．右葉の前・後区域は右肝静脈（right portal fissure面）で，右・左葉間は中肝静脈で（Rex線，Rex-Cantlie線，またはmain portal fissure），左葉外側と内側は肝鎌状間膜（umbilical fissure）で区分される．右葉の前・後区域の上下を区分する目安となる肝静脈は明確に定義されていない．

5 血管造影下CT（CTAP，CTHA）

　血管造影下CTは，血管造影とCTの併用検査で，手術やTACE施行前の精密検査法として行われる．本法には，腫瘍内の門脈血流を評価する門脈造影下CT（CTAP：CT arterial portography）と，動脈血流を評価する肝動脈CT（CTHA：CT during hepatic arteriography）があり，はじめにCTAPで病変の存在診断を行い，次いでCTHAにて鑑別診断を行う．血管造影とCTが一体化したアンギオCT装置がある場合は，CTAPとCTHAの検査は容易であるが，CT装置が別室の場合は，肝動脈と上腸間膜動脈にカテーテルを別個に挿入するなどの工夫が必要である．一方，血管撮影装置でフラットパネルディテクタが搭載されたことにより，回転撮影を応用したコーンビームCT技術によるCT-like imageが得られるようになり，アンギオCT装置のない施設において血管造影下CTの代用が可能となっている．

1) CTAP

　CTAPは，カテーテルを上腸間膜動脈に留置しプロスタグランジンE1投与後，造影剤の注入開始25秒後に肝全体をMDCTで撮影する．注入造影剤の量と注入速度は，使用するCT装置の性能や肝臓の大きさに応じて決定するが，肝尾側まで門脈血優位の画像が得

7. 画像診断

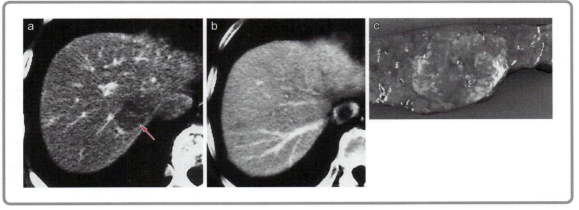

図3 早期肝細胞癌.
 a：CTHAでS8に2cmの乏血性結節を認める（矢印）.
 b：CTAPで，同部は等吸収であった.
 c：切除標本の割面で，境界不鮮明で内部に散在する門脈域を認め，脂肪化を伴う高分化癌であった.

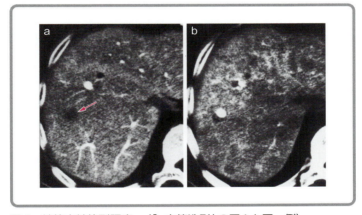

図4 結節内結節型肝癌　（「e血管造影」の図1と同一例）
 a：CTAPで1.8 cmの低血流性結節を認める（矢印）.
 b：CTHAで結節の一部に1 cm大の高血流域を認める．病理診断は，早期肝細胞癌（1.8 cm）の内部に脱分化した進行肝癌（1 cm）を有していた.

られるように設定する．肝臓には，門脈本幹を流れる通常の経路のほかに，解剖学的な破格として上腸間膜動脈領域以外の動脈（右胃動脈や胆嚢動脈など）経由で流入する副門脈があり，CTAPで欠損（偽病変）を呈することがある[2]．その好発部位としてS1, S2やS4の背側，ならびに胆嚢静脈が直接流入する肝床領域があげられ，腫瘍性病変との鑑別が重要である.

2) CTHA/CTA

CTHAは，カテーテル先端を固有肝動脈以遠に，CTAは総肝動脈に留置して撮影する方法であるが，膵十二指腸からの門脈血流還流を排除し純粋に肝動脈血のみが得られるCTHAが理想的である．高速MDCTの導入により，動脈2相を撮る施設が増えている．造影剤注入10秒後に撮影する早期相（第1相）で腫瘍の動脈血流の多寡を調べ，早期相撮影終了25〜30秒後に晩期相（第2相）でコロナ濃染があれば肝細胞癌と診断でき[3]，1 cm前後の微小肝細胞癌と動-門脈シャント（A-P shunt）との鑑別に有用である.

3) 早期肝細胞癌と多段階発癌

古典的な進行肝細胞癌は，CTAPで欠損を呈し，CTHAの早期相で腫瘍内濃染を認め，後期相でコロナ濃染を認める（腫瘍内の血流が周囲の肝実質に排泄されるため）．一方，早期肝細胞癌は，2 cm以下と小さく血管新生が未熟であるため，CTHAで大部分の

症例が周囲の肝実質に比して低（図3a）ないし等血流を示し，CTAPでは低ないし等血流（図3b）を呈している[4]．病変の進行に伴い，早期肝細胞癌の一部に濃染する結節，すなわち結節内結節（nodule-in-nodule）（図4a, b）が出現し，さらに古典的肝癌へ進展する一連の多段階発育が，血流評価の解析で明らかになっている[5]．

Gd-EOB-DTPA（Gd-ethoxybenzyl-DTPA，gadoxetic acid）を用いたMRIは検査が簡便で，早期肝細胞癌の検出率も血管造影下CTに比して高く，動-門脈シャントなどの偽病変の検出も少ないため，血管造影下CTに置き換わっている．

早期肝細胞癌は，肉眼的に小結節境界不明瞭型で，結節の内部に門脈域の成分を有している（図3c）．細胞密度の増加（周囲肝組織の2倍以上）と，領域性を有する構造異型を認め，背景肝に比して門脈域成分の密度の減少が病理学的な特徴である．その結果，門脈血（CTAP）および/または動脈血（CTHA）で，血流量の低下を呈する．腫瘍径の増大に伴って，血管新生（unpaired artery，胆管と門脈成分を持たない血管）が発達し，CTHAで乏血から多血性へ変化する．高度異型結節と早期肝細胞癌との鑑別は容易でないが，前者は後者に比してCTAPやCTHAで等血流を呈し，腫瘍径が小さいことが多い．

文献

1) Sofue K et al：Right portal vein embolization with absolute ethanol in major hepatic resection for hepatobiliary malignancy. Br J Surg 2014；**101**：1122-1128

2) Takayasu K et al：Aberrant right gastric vein directly communicating with left portal vein system. Incidence and implications. Acta Radiol 1990；**31**：575-577

3) Ueda K et al：Hypervascular hepatocellular carcinoma：evaluation of hemodynamics with dynamic CT during hepatic arteriography. Radiology 1998；**206**：161-166

4) Takayasu K et al：Early hepatocellular carcinoma：appearance at CT during arterial portography and CT arteriography with pathologic correlation. Radiology 1995；**194**：101-105

5) Hayashi M et al：Correlation between the blood supply and grade of malignancy of hepatocellular nodules associated with liver cirrhosis：evaluation by CT during intraarterial injection of contrast medium. AJR Am J Roentgenol 1999；**172**：969-976

7 画像診断

6 核医学検査

到達目標
● 各種核医学検査の原理を理解できる.
● 各種核医学検査の臨床応用をあげることができる.

1 肝胆道シンチグラフィ

1) 原理

肝胆道シンチグラフィは肝実質細胞の代謝に基づくものであり,放射性医薬品としては^{99m}Tc-PMT（N-pyridoxyl-5-methyl tryptophan）が使用されている.PMTは肝細胞に摂取されたのち,ビリルビンと同様に胆汁の一部として小葉間胆管などの肝内胆管,肝外胆管を介して十二指腸に排泄される.本検査が経口胆嚢造影や経静脈胆道造影に比べ有利な点は,血中ビリルビン値やALP値がかなり高値を示す症例でも検査が施行でき,またヨード過敏症患者に対しても行えることである.

2) 方法

空腹時に^{99m}Tc-PMT（74〜185 MBq）を静注し,10〜15分間隔で60分間,肝を中心に経時的に撮像する.60分後でも胆嚢描出や腸管への排泄が認められない場合は2〜4時間後および必要に応じて24時間後に撮像を行う.60分で胆嚢描出があり腸管排泄がみられない場合や胆嚢内に放射能が多く残存する場合,セオスニンなど胆嚢収縮薬を投与し胆嚢排出能を調べる.正常例ではアイソトープの静注後,肝臓に続いて10〜30分後に胆管,胆嚢,総胆管が順次描出され,30〜60分後には腸管への排泄を認め,肝臓の集積はほとんど認めない（図1）.

3) 臨床的意義

a) 急性胆嚢炎

急性胆嚢炎で最も高頻度に認められる病態学変化は胆嚢管の閉塞であり,画像上胆嚢の描出を認めない.また,胆嚢の炎症が上部の肝組織に波及して肝内胆管に部分的なRI貯留像（rim sign）を示すことがあり,炎症の強い例でみられる.

b) 総胆管拡張症

静注5〜10分後ではRIは肝に集積するが,胆管の拡張した部位に一致してRIの低下部を認める.しかし,次第にこの部位へのRI集積を認め,120分後に肝のRIがほとんど消失しても拡張部のRI残留を認める.

c) 乳児黄疸の鑑別

生後2週間を超えて黄疸が続き,直接型ビリルビンが増加している場合,先天性胆道閉鎖症と乳児肝炎の鑑別が緊急課題である.胆道閉鎖症ではPMT静注初期の肝臓への取り込み障害は軽度であるが,腸管への排泄像は静注後1時間以上経過しても認められず,24時間後でも認められない.

d) 肝細胞癌

肝細胞癌においてPMTの集積を認めることがしばしばあり,非腫瘍部からRI排泄がほとんど終了した2〜4時間後の後期相でも病変部に集積が残存している.この集積は比較的分化度の高いタイプに認められることが多い.また,RIが肝細胞癌の転移巣に集積することより,肝細胞癌の転移巣の検索にも有用である.

e) その他

PMTの集積が肝細胞機能を反映することより,肝移植後の肝機能の評価や拒絶の診断にも用いられている.さらに,体質性黄疸（Dubin-Johnson症候群,Rotor症候群）の鑑別,胆汁漏出の検出,PTCD内瘻術や胆道再建術後の通過性の評価などに有用である.

2 アシアロ肝シンチグラフィ

1) 原理

アシアロ糖蛋白質は糖蛋白質の糖鎖非還元末端のシアル酸が外れてガラクトース残基が表面に露出したもので,肝細胞膜表面の受容体に特異的に結合し,肝細胞内に取り込まれる.このアシアロ糖蛋白受容体は哺乳動物の肝細胞にのみ存在する.アシアロ肝シンチグラフィはアシアロ糖蛋白受容体に特異的に結合し,肝内の受容体の分布状態を調べる検査法である.

2) 方法

放射性医薬品として人血清アルブミンに人工的にガラクトースを結合させた合成蛋白質である^{99m}Tc-GSA（garactosyl human serum albumin）（74〜185 MBq）を用い,静注後20〜30分間核医学データ処理装置にデータを収集する.その後,シンチカメラにて肝シンチグラムを撮像する.さらに,収集されたデータを用い肝臓,心臓の放射能曲線を解析することにより肝内

II章 肝疾患／A. 検査

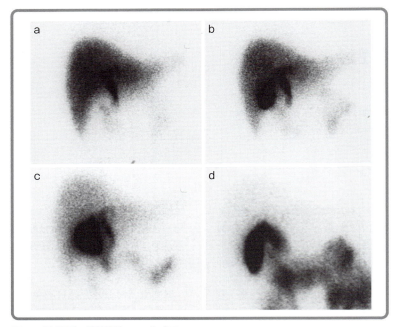

図1 健常例の肝胆道シンチグラフィ
a：10分後
b：30分後
c：60分後
d：セオスニン投与後

のレセプター数の評価（肝予備能の評価）を行う（図2）．^{99m}Tc-GSAの肝集積率を示す指標としてLHL15および血中消失速度を示す指標としてHH15，さらにコンパートメントモデル解析により種々の指標を算出し，肝予備能の評価に使われている（図3）．

3) 臨床応用
a) びまん性肝疾患
GSAの肝機能指標であるLHL15，HH15は慢性肝炎や肝硬変患者において各種肝機能検査成績や組織学的所見とよく相関し，肝機能評価に有用である．すなわち肝病変の進展に伴いLHL15は低下し，HH15は上昇傾向を示す．また，急性肝不全では血漿交換などの治療により血液検査値が修飾を受けるが，アシアロ肝シンチではそのような影響を受けず，急性肝不全の予後推定や治療効果を客観的に評価できる．さらに，SPECTを行うことにより機能肝細胞分布を立体的に把握できるため，肝切除術や肝動脈塞栓術前後の肝予備能の評価などにも有用である．

b) 限局性肝疾患
肝細胞癌や転移性肝癌にはアシアロ糖蛋白受容体が存在しないため，GSAは集積せず欠損像となる．また，肝癌類似病変である異型結節（DN）や限局性結節性過形成（FNH）ではGSAは正常〜高集積を示し，肝細胞癌との鑑別に有用である．

3 PET

1) 原理
超音波検査，CT，MRIなど従来の画像診断は，肝細胞癌の診断を周辺の組織との超音波，X線，磁力線などに対する物理学的差として評価するもので主として形態を画像化するものであった．一方，PET（positron emission tomography）は従来の画像診断では得られない機能を画像化できる．さらに，近年PET/CTを用いてPETとCTの融合画像を作製することにより，形態診断が困難である欠点を補えるようになってきた．悪性腫瘍では糖代謝が亢進していることより，PET製剤として生体内の糖代謝状態を画像化する^{18}F-FDG（fluorodeoxyglucose）が最もよく使われている．2010年4月より肝細胞癌など肝内腫瘍性病変の診断に関してFDG-PETが保険適用されるようになり，FDG-PETを用いた肝内腫瘍性病変の診断が普及しつつある．

2) FDGの腫瘍集積機序
悪性腫瘍細胞は一般に細胞膜上にグルコース・トランスポーターが過剰発現し，腫瘍細胞内へグルコース

7. 画像診断

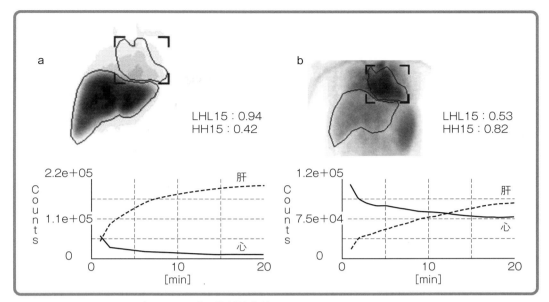

図2 アシアロ肝シンチグラフィと時間放射能曲線
a：慢性肝炎患者．肝予備能は正常範囲である．
b：非代償性肝硬変患者．肝予備能は著明に低下している．

$$LHL15 = \frac{15分後の肝放射能カウント}{15分後の肝放射能カウント＋15分後の心放射能カウント}$$

$$HH15 = \frac{15分後の心放射能カウント}{3分後の心放射能カウント}$$

図3 LHL15，HH15の算出法

$$SUV = \frac{関心領域のカウント（MBq/g）}{FDG投与量（MBq）/体重（g）}$$

　FDGは高血糖の場合，腫瘍への集積が不良となるため血糖値が150 mg/dL以下であることが望ましい．また，高インスリン状態では筋肉に集積し，診断の妨げになるので食後や検査日のインスリン投与は避けたほうがよい．さらにFDGは尿中に排泄されるため，撮影前に排尿を行い，膀胱の尿貯留を減らしておく必要がある．

4) 臨床応用
a) 肝細胞癌
　組織学的分化度の高い肝細胞癌では解糖しか行わない通常の細胞と違い，グリコーゲン生成や貯蔵のためにG-6-Paseが豊富であるという肝細胞の性質を持っているため，G-6-Paseにより再び脱リン酸化され過剰になったFDGが肝細胞外に放出されてしまう．そのため高分化型肝細胞癌や一部の中分化型肝細胞癌ではFDGが集積せず偽陰性を示すことがある（図5）．
　FDGの集積は腫瘍のviabilityを表すため，肝細胞癌のTAEやラジオ波凝固療法，薬物化学療法の治療効果を早期に判定できる．また，FDG-PETの全身スキャンを行うことにより，近接リンパ節や遠隔臓器への転移巣の診断にも有用である．さらにFDGの集積の指標であるSUVは腫瘍の悪性度と良好な相関を示す．そのためSUV高値群はSUV低値群に比べ生存率

の取り込みを促進している．また，グルコース酸化酵素であるヘキソキナーゼが活性化しており，グルコースを解糖系へ送り込む働きをする．その反対に糖新生系に作用するグルコース脱リン酸酵素であるグルコース-6-ホスファターゼ（G-6-Pase）は多くの腫瘍細胞で活性が低下している．このためグルコースと同様の動きをするFDGは腫瘍細胞に取り込まれるが解糖系に進まず，脱リン酸もされずに腫瘍細胞に蓄積する（図4）．

3) 方法
　被検者は少なくとも4～5時間絶食としたのちに検査を行う．FDGを静脈内投与し，45分後からPET装置にて撮像を開始する．得られた画像はその平均カウントからFDG集積の指標であるSUV（standardized uptake value）を算出する．

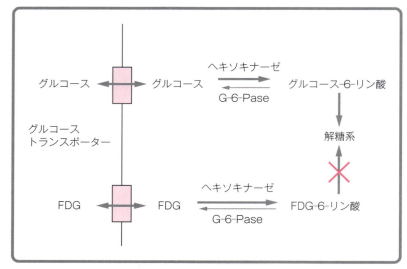

図4 腫瘍細胞におけるFDGの代謝経路

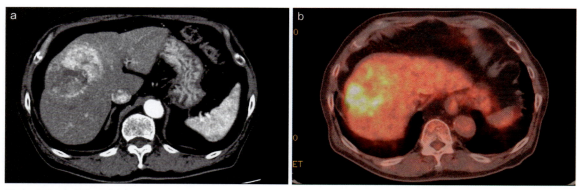

図5 肝細胞癌偽陰性例
a：造影CT動脈相にてふたこぶ状の肝細胞癌を認める．腫瘍の腹側は動脈濃染が明瞭であるが，背側は造影効果不良な病変である．
b：FDG-PET/CT融合画像では，背側病変にはFDGの強い集積を認めるが，腹側病変のFDG集積は不良である．

が有意に低く，FDG-PETは肝癌患者の予後推定にも有用である．

b) 転移性肝癌
転移性肝癌は多くの症例でFDGの高集積を認める．消化器癌の肝転移巣の診断能を検討したメタアナリシスでは超音波検査，CT，MRIに比べPETの診断能が最も高いとの報告がある．

c) 胆嚢癌・胆管癌
胆嚢癌・胆管癌はいずれもFDGの高集積を認めるため診断に有用である．さらにほかの画像にて診断が困難な壁肥厚タイプの胆嚢癌でもFDGの集積を認め，診断が可能な場合がある．

d) その他の悪性腫瘍
肝内胆管癌や混合型肝癌（HCC-CCC）は肝細胞と異なりG-6-Paseを有さないため，FDGの高集積を示す．また，腫瘤を形成するタイプの胆管細胞癌診断には有用であるが，浸潤型の胆管細胞癌の診断能はやや低い．

e) 偽陽性・偽陰性
FDGは悪性腫瘍のみならず炎症細胞にも集積する．そのため活動性の肝膿瘍，胆嚢炎・胆管炎などでは集積を示すことがあり，偽陽性を示すので注意が必要である．一方，高分化型肝細胞癌ではFDGの集積を認めず，偽陰性を示すことがある．

7. 画像診断

7 画像診断

7 超音波検査

到達目標
- 肝疾患診療に必要な超音波の基礎知識を知り，超音波を使用した診断プロセスを理解できる．
- 肝疾患における背景の病態や病理学的変化を把握し，超音波所見との対応を理解できる．

1 はじめに

　肝疾患を対象とした場合，通常3.5 MHz前後のコンベックス型プローブを使用する[1]．ゲインやSensitivity time controlなどの条件を適切に設定し，死角を減らすために深吸気・呼気や体位変換（側臥位・坐位・四つん這い姿勢など）を適宜利用して観察する．

　非造影の表示法としては，Bモードと血流評価を目的としたドプラ法がある．後者には，血流速度の計測が可能なパルスドプラと，関心領域内の血流をカラー表示するカラードプラがある．カラー表示法については，メーカー毎に種々の工夫がなされ，独自の名称が付記されている．超音波は，観察だけではなく侵襲的手技（各種穿刺など）にも用いられる．詳細は各項に譲るが，肝疾患診療における超音波の応用範囲は極めて広く，その有用性は著しく高い．

2 びまん性肝疾患

1) 急性・慢性肝疾患

　急性肝炎では肝腫大を認めることが多く，その程度は経時的に変化する．びまん性の胆嚢壁肥厚がしばしば認められ，内腔は虚脱して観察される．また，肝細胞浮腫のために肝実質輝度が低下し，肝内脈管が目立って観察されることもある（starry sky）．一方，急性肝不全では肝萎縮が進行し，肝細胞壊死を反映して不均一な肝実質エコー像を呈する．

　慢性肝炎では，病期の進行とともに肝内部エコーに乱れが生じる．肝硬変では，その傾向が顕著となり粗な実質エコーを示す．またB型肝硬変では約30％の例でメッシュ状の肝実質エコーパターンを呈することが知られる．肝表面の凹凸や肝辺縁の鈍化も肝硬変に特徴的な所見である．

　脂肪肝では肝実質輝度が上昇し，高度の場合には深部減衰や脈管不明瞭化を伴う．日本住血吸虫症では特徴的な網目状の高エコーがみられるが，小網目状の場合には肝硬変との鑑別が困難なこともある[2]．

2) 非硬変性門亢症

　特発性門脈圧亢進症（IPH），肝外門脈閉塞症（EHO），そしてBudd-Chiari症候群が非硬変性門亢症の代表疾患である．IPHでは右葉に強い萎縮を認めることが多いが，肝表面の凹凸や肝縁の高度鈍化はみられない．また肝内の門脈周囲に低エコー帯をしばしば認め，高度な脾腫を伴う．EHOでは，肝内外において既存の門脈構造が消失し，胆管周囲あるいは肝十二指腸靱帯内に求肝性の門脈側副血行路が発達する．この側副路は海綿状血管を含む厚い高エコー帯として観察されることから，超音波での診断は比較的容易である．Budd-Chiari症候群では，肝静脈や下大静脈に種々の程度の狭窄や閉塞，血栓形成がみられる．肝血流の障害程度に依存して肝実質エコーも不均一なパターンを呈する．また，肝内門脈血流が逆流を示すこともある[1,2]．

3) 付随所見

　肝臓疾患に対する超音波検査では，肝臓以外にみられる付随所見の評価も重要である．まず，脾腫は肝硬変や非硬変性門亢症でしばしば認められる所見である．しかし，門脈圧の程度と脾臓の大きさの間には相関はみられない．腹水は，非代償性肝硬変で認められることが多いが，急性肝炎急性期や急性肝不全においてみられることもある．また門脈圧亢進症患者では，門脈系における側副血行路が観察されることも多い．リンパ節腫大（#8）は，慢性肝炎患者でしばしば認められる所見である．

3 限局性肝疾患

1) 良性疾患

a) 肝嚢胞

　平滑な輪郭を有する類円形腫瘤として観察され，大きさや個数は様々である．内部は無エコーで，後方エコー増強を伴う．また，内腔に隔壁を伴うこともある．一方，出血や感染を合併した嚢胞はcomplicated cystと呼ばれ，超音波では嚢胞内に種々の形状の実質エコーが認められる．

b) 肝血管腫

　20 mm以下の小型の場合には，類円形の高エコー腫瘤として観察されることが多い（図1）．辺縁部には

II章 肝疾患／A. 検査

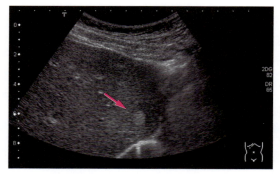

図1　肝血管腫
46歳，男性，肝S7に，10 mmの高エコー腫瘤を認める．

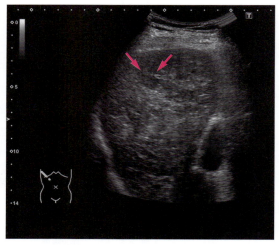

図2　再生結節
67歳，男性，C型肝硬変，肝S8に，12 mmの低エコー腫瘤を認める．生検で再生結節と診断された．

高エコーの縁取り（marginal strong echo）をしばしば認める．体位変換によって内部エコーが変化するカメレオンサインは特異性の高い所見である．一方，腫瘍径が大きい場合には，高エコーと低エコーが混在したエコーパターンを呈することもあり，他の腫瘍性病変との鑑別が問題となる．

　c）肝膿瘍
　周囲肝実質との境界が不明瞭な不整形腫瘤像を呈する．エコーパターンは病期に伴って変化し，早期には充実性，後期には囊胞成分が目立って観察されることが多い．膿瘍腔内に壊死物質が存在すると，同部に微細な点状高エコーを認めることもある．特に小型の肝膿瘍では，転移性肝癌との鑑別も問題となる．類縁疾患として炎症性偽腫瘍があり，単発の不整形腫瘤として観察されることが多い．内部エコーは低エコーあるいは混合エコーパターンを呈し，経過とともに変化する．

　d）限局性結節性過形成
　通常，正常肝に併存する．類円形で，等〜低エコーパターンを呈することが多い．典型例では中心に高エコー部（星芒状中心瘢痕）を伴うが，小型の場合には検出されないこともある．中心部から辺縁へむかう血流（spoke-wheel appearance）が特徴的であり，カラードプラや造影超音波で観察された場合，診断的価値が高い．

　e）肝細胞腺腫
　肝上皮性腫瘍に分類され，単発のことが多い．通常は正常肝を背景とし，類円形，境界明瞭な充実性腫瘤像を呈する．小型のものでは境界不明瞭で均一な高エコーあるいは低エコー腫瘤として観察されることが多い．一方，大型の場合には内部壊死や出血を伴うことがあり，それらを反映した混合エコー像を示すようになる．血流の程度も様々で，多血性肝細胞癌との鑑別が問題となることもある．最近，分子生物学的解析が進み，出血や悪性化にかかわる遺伝子異常が明らかとなった．

　f）血管筋脂肪腫
　通常，正常肝に併存する．境界明瞭な類円形腫瘤として観察され，脂肪・筋・血管成分の比率によって様々な内部エコー像を呈する．脂肪成分に富む場合，高エコー腫瘤として観察され血管腫との鑑別が問題となる．また多血性であることが多く，肝細胞癌も鑑別にあげられる．本疾患の流出血流は肝静脈に連絡しており，カラードプラや造影超音波で観察された場合（早期静脈還流），診断の一助となる．

　g）再生結節
　肝硬変にしばしば認められる非腫瘍性病変で，一般には単発あるいは多発する低エコー腫瘤として観察される（図2）．B型肝硬変例では，比較的大径の結節を認めることもある．小型肝細胞癌との鑑別は必ずしも容易でなく，生検を要する場合もある．

　h）限局性脂肪化
　不整形の高エコー域として観察される（図3a）．健常者だけでなくB型肝炎ウイルスやアルコールに関連した慢性肝疾患にも認められ，多発例も少なくない．高分化型肝癌との鑑別が問題となる場合もある．

　i）限局性低脂肪域
　脂肪肝を背景としており，限局性で境界明瞭な低エコー域として観察される（図3b）．胆囊周囲（S4，S5）が好発部位である．

2）悪性疾患
　a）肝細胞癌
　超音波像は腫瘍径や分化度によって異なる．早期肝

7. 画像診断

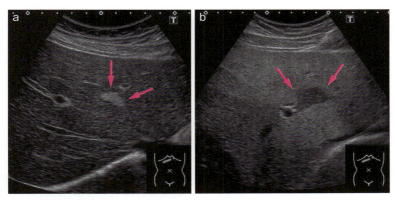

図3　脂肪に関連した良性病変
　a：限局性脂肪化．52歳，女性，肝疾患なし．肝S5に，長径16 mmの不整形高エコー部を認める．
　b：限局性低脂肪域．34歳，男性，脂肪肝．肝S4に，境界明瞭な低エコー部を認める．

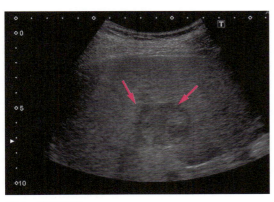

図4　肝細胞癌
　69歳，女性，MASHによる肝硬変．肝S5に，35 mmの腫瘤を認める．
　本例では，辺縁低エコー帯によるRing sign，腫瘍深部側の外側陰影，後方音響増強，そしてモザイク（nodule in nodule）が観察され，典型的な肝細胞癌の像である．

細胞癌では境界不明瞭な低エコーあるいは高エコー結節として観察される．脂肪化を伴った高分化型肝細胞癌では，高エコーを呈することが多い．被膜を有する典型的な肝細胞癌では，辺縁低エコー帯によるRing signが特徴的で，腫瘍深部側に外側陰影や後方音響増強を伴う（図4）．また，ひとつの結節内に隔壁で区分される複数の小結節が内包される構造も肝細胞癌を強く疑う所見であり，モザイク（nodule in nodule）と表現される[2]．進行例では，近接する門脈枝への腫瘍の進展（門脈腫瘍塞栓）を伴うこともあり注意を要する．ここで，門脈系には時に血栓も認められるため，腫瘍栓との鑑別が問題となる．腫瘍栓は肝細胞癌との連続性をもって観察されるが，血流表示モード（パルス・カラードプラ，造影）で塞栓部に逆行性拍動波や動脈

相での濃染所見を認めた場合には腫瘍栓が強く疑われる．

b）転移性肝癌
　典型的な超音波像は，幅広い辺縁低エコー帯を有し中心部が高エコー（あるいは辺縁が高エコーで中心部が低〜無エコー）の同心円状構造であり，Target（Bull's eye）signと呼ばれる．病理組織学的には中心部に壊死巣，辺縁部には壊死に陥っていない腫瘍が存在する．その他，多数の腫瘍病巣が集合体を形成して一塊となったCluster sign，腫瘍の壊死を反映した中心無エコー所見，石灰化＋音響陰影所見（粘液産生性の性質を有する消化管腫瘍や卵巣腫瘍に由来する転移巣の場合）などは転移性肝癌を強く疑う所見である．

c）肝内胆管癌（胆管細胞癌）
　肝内胆管癌は，胆管上皮に似る，あるいはそれに由来する細胞からなる上皮性悪性腫瘍である．腫瘤像を呈する腫瘤形成型の場合，単発のことが多く，周囲肝実質との境界が比較的明瞭な低エコー腫瘤として観察されることが多い．しかし内部のエコーパターンは線維化や石灰沈着の程度によっても異なる．肝細胞癌や転移性肝癌が鑑別疾患としてあげられるが，本疾患における肝内胆管拡張の併存は，その診断に役に立つ．

4 造影超音波検査

1）超音波造影剤
　1999年に，微小気泡を反射体とした経静脈性超音波造影剤レボビスト™が導入された[3]．しかし，体内循環における気泡の不安定性や超音波照射に対する限定された音響特性などの点から，広く普及するに至らなかった．2007年に本法で市販されるようになった第二世代超音波造影剤ソナゾイド™（GE Healthcare

Ⅱ章　肝疾患／A. 検査

表1　造影超音波における時相

時相	造影剤注入からの時間	
	始点	終点
動脈相	10〜20秒	30〜50秒
門脈相	30〜50秒	120秒
後期相	>120秒	4〜6分*
後血管相（ソナゾイド）	10分	

*：後期相の終点時間は目安であり，血管内造影効果の消失時点を終点とすることが望ましい

Pharma）は，Perfluorobutaneを気体成分としリン脂質のshellを有した安定性の高い製剤である[4]．低い音圧では，最小限の気泡崩壊下で一定の造影効果を長く観察することができる．一方，高めの音圧設定では，気泡崩壊をきたすため有効造影時間は短くなるが，より強い造影効果を得ることができる[3,4]．このように広い音圧域で映像化が可能な製剤で，レボビストに比べて血流検出感度にも優れていることから，肝腫瘍の診断に広く活用されている．本剤は卵アレルギー例には慎重投与であるが，ヨードアレルギーや腎機能低下を示す症例に対しても安全に使用できる点で実臨床での有用性は高い．

2) 時相

造影超音波の時相については，WFUMB・EFSUMBやAFSUMBから報告されたガイドランでの定義が広く用いられており[3,4]，造影剤注入後10〜20秒から30〜50秒を動脈相，30〜50秒から120秒までを門脈相，120秒から血管内造影効果消失までを後期相としてい

る（表1）．とくにソナゾイドの場合，気泡がKupffer細胞など網内系組織に取り込まれる性質があり，10分以降の時相について後血管相（post-vascular phase）と定義されている．本時相は，非腫瘍部肝実質と腫瘍部との造影コントラストを利用することで，肝腫瘍の同定や鑑別診断に応用されている[4,5]．

3) 肝腫瘍

肝細胞癌については，腫瘍の血流評価や輪郭の同定，分化度診断，他の腫瘍との鑑別診断などに活用されている[5]．造影CTで多血性病巣として検出され，B-mode超音波では認識困難であった小型肝細胞癌に対するソナゾイド造影超音波の検出率は93〜100％と高率であり[5]，本法のよい適応である．また，腫瘍部を正しく検出するという点で，アブレーションや手術における支援検査法としての有用性も高い[5]．転移性肝腫瘍例に対してもしばしば使用され，CTなど他の画像診断で検出されていない小転移巣の拾い上げに優れている[6]．肝良性腫瘍の診断にも有用であり，肝血管腫におけるglobular enhancementやcentripetal fill-in，限局性結節性過形成におけるspoke-wheel patternなどは特異性の高い所見である[7]．

文献

1) 日本超音波医学会（編）：新超音波医学—2消化器，医学書院，東京，2000
2) 日本医師会（編）：腹部エコーのABC，第2版，医学書院，東京，2004
3) Claudon M et al：Guidelines and good clinical practice recommendations for contrast enhanced ultrasound

---

▶ Advanced

造影超音波は肝腫瘍だけでなく，びまん性肝疾患の診断にも応用されている[a]．造影所見のパラメータは，動的な気泡（血管内循環中の気泡）の移動時間あるいは静的な気泡（肝実質に停滞した気泡）の蓄積所見を利用している．前者については，欧米で広く使用されている超音波造影剤SonoVueでの研究成果が多く，末梢静脈投与から肝静脈到達までの時間（Hepatic vein arrival time [HVAT]）がよく検討されている．慢性肝疾患の病期進行に伴って移動時間が短縮することを利用しており，Moderate to severe (cirrhosis) fibrosisに対するHVATのArea under the receiver operating characteristics (AUROC) は0.71〜0.72程度である[a]．肝内に限定された移動時間（肝動脈〜肝静脈，門脈〜肝静脈）を利用したパラメータでは全身循環の影響が少なく，同様の検討でAUROC 0.76〜0.95と高い診断能を示す．HVATは門脈圧亢進症の重症度の指標である肝静脈圧較差（HVPG）の推定にも有用であり，HVPG 10〜12 mmHgに対する診断能はAUROC 0.72〜0.97と報告されている[a]．

一方，後者（静的な気泡）については，網内系に蓄積性のあるソナゾイドを使用して検討され，高音圧照射前後での肝実質輝度変化を基に気泡蓄積度が評価されている．肝線維化の進展に伴って気泡蓄積度が低下することを利用した手法であり，F3〜F4に対する診断能はAUROC 0.95〜0.97である[a]．この気泡蓄積性の程度は，肝硬変とIPHの鑑別や脂肪性肝疾患（SLD）の診断にも応用されている．ただし，本邦でのソナゾイドの保険適用は肝腫瘤性病変ならびに乳房腫瘤性病変のみであり注意を要する．

[文献]

a) Maruyama H et al：Non-invasive assessment of portal hypertension and liver fibrosis using contrast-enhanced ultrasonography. Hepatol Int 2016；10：267-276

（CEUS）in the liver - update 2012：A WFUMB-EFSUMB initiative in cooperation with representatives of AFSUMB, AIUM, ASUM, FLAUS and ICUS. Ultrasound Med Biol 2013；**39**：187-210

4) Lee JY et al：The AFSUMB Consensus Statements and Recommendations for the Clinical Practice of Contrast-Enhanced Ultrasound using Sonazoid. J Med Ultrasound 2020；**28**：59-82

5) Maruyama H et al：Role of contrast-enhanced ultrasonography with Sonazoid for hepatocellular carcinoma：Evidence from a 10-year experience. J Gastroenterol 2016；**51**：421-433

6) Kobayashi K et al：Histology-based assessment of Sonazoid-enhanced ultrasonography for the diagnosis of liver metastasis. Ultrasound Med Biol 2017；**43**：2151-2158

7) D'Onofrio M et al：Contrast-enhanced ultrasound of focal liver lesions. AJR Am J Roentgenol 2015；**205**：W56-W66

II章　肝疾患／A．検査

7 画像診断

8 肝硬度評価法

到達目標
● 肝硬度評価法の種類と原理を理解する.

　肝線維化診断は, 肝生検による病理学的評価が gold standardであるが, 超音波やMRIを用いて組織の性状診断を行う組織弾性イメージング法(elasticity imaging)の登場により, 肝臓の硬さを非侵襲的に測定し, 肝線維化の状態を推定することが可能となった.

　外から力を加えて弾性体内部に生じた変位や弾性波の速度を画像診断技術により計測することで, 非侵襲的に生体臓器や病変の硬さを測定する診断法をエラストグラフィという. 超音波エラストグラフィは, 生体に一定の静的圧力(static compression)を加えて, 生体内の変位を観察し, 歪みを算出する静的エラストグラフィ(static elastography)と, 振動(vibration)を加え弾性波の速度から硬さの指標である弾性係数(弾性率)を算出する動的エラストグラフィ(dynamic elastography)に分類される[1]. 動的エラストグラフィには, 一定時間連続的な振動(連続波, continuous wave)を加える方法と, 1周期だけの振動を加える方法(transient elastography)がある. 現在, 多くの機器が開発され, 表1のように大別される.

　本項では動的エラストグラフィの原理を用いた FibroScan®, point shear wave elastography,

表1　超音波エラストグラフィの分類

測定物理量	ひずみ (Strain) もしくは変位 (Displacement)		剪断波速度 (Shear wave speed)	
方法	Strain imaging		Strain wave imaging	
励起方法 (Excitation method)	Strain elastography		N/A	
(A) 手動圧迫 (Manual compression) —Palpitation —Cardiovascular pulsation —Respiration	ElaXto™	Esaote		
	Real-time tissue elastography™	Hitachi		
	Strain elastography	GE, philips, Cannon		
	elastography	Mindray		
	ElastoScan™	Samsung		
	eSie Touch™ elasticity imaging	Siemens		
(B) Acoustic radiation force impulse excitation	ARFI Imaging		point shear wave elastogpraphy (pSWE)	
	Virtual Touch™ Imaging (VTI/ARFI)	Siemens	Virtual Touch™ Quantification (VTQ/ARFI)	Siemens
			ElastPQ™	Philips
			Shear Wave Measurement™ (SWM)	Hitachi
			2D-Shear wave elastography (2D-SWE)	
			ShearWave™ elastography (SWE™)	Supersonic Imagine
			Virtual Touch™ Image (VTIQ/ARFI)	Siemens
			Shear wave Elastography	GE helthcare, Cannon, Philips
(C) 調整された外部振動 (Controlled external vibration)			Vibration-controlled transient elastography (VCTE)	
			FibroScan™	Echosens

(Shiina T et al：Ultrasound Med Biol 2015；41：1126-1147[11]より許諾を得て転載・一部改変)

● **142** ●

7. 画像診断

表2 各手技の特徴

	肝生検	VCTE	pSWE	RTE	2D-SWE	MRE
侵襲性	あり	なし	なし	なし	なし	なし
検査時間	準備を含め長い	約5分	約5分	約5分	約5分	約20分
評価部位	穿刺部位のみ	皮膚表面から2.5〜6.5cmの範囲（XLプローブは3.5〜7.5cm）	関心領域（自由に設定可能）	肝右葉の心拍動で圧迫される部位	関心領域（自由に設定可能）	全肝臓
定量性	半定量（F0-4）	定量	定量	半定量	定量	定量
再現性	あり（採取技量：主観）	あり	あり	あり（主観）	あり	あり
評価方法	標本の肉眼的評価	剪断弾性波の速度を測定し，弾性率を算出	剪断弾性波の速度を測定	組織の歪みを相対的な硬さ情報としてカラー表示	剪断弾性波の速度をカラー表示，弾性率を算出	弾性波の振動位相をカラー表示，弾性率を算出
頻回の検査	不可能	可能	可能	可能	可能	可能
腹水の影響	あり（施行困難）	あり	なし	なし	なし	なし
肝萎縮の影響	なし	あり	なし	なし	なし	なし

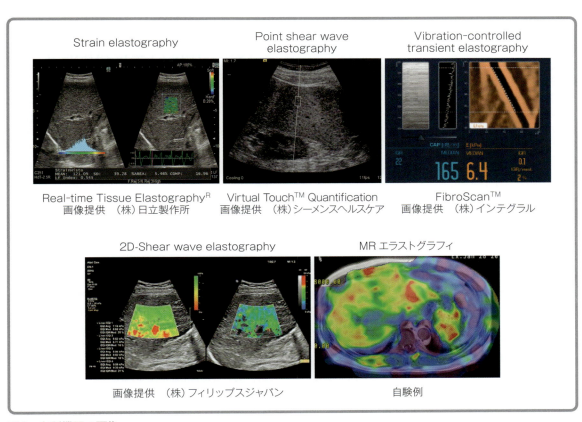

図1 各種機器の画像

2D-SWEと，静的エラストグラフィの原理を用いたReal-time Tissue Elastography®，またMRIを用いたMRエラストグラフィについて概説する（表2，図1）．

II章　肝疾患／A. 検査

1 Vibration-Controlled Transient Elastography (VCTE) (FibroScan™) (EchoSens)

　加振装置を用いて体表から極めて短時間の機械的振動を与え，後方から超音波パルスを繰り返し送受信することで，浅部から深部へ進行する横波の剪断弾性波速度を測定し，肝弾性率を求める（VCTE）[2]．剪断弾性波は，組織が硬ければ速く，軟らかければ遅く進む．検査時間は短く，再現性が高いが，腹水患者や肥満者は測定できない短所もある．標準プローブ（Mプローブ）を用いた場合，検査範囲は体表から2.5〜6.5 cmの深度で，直径1 cm・長さ4 cmの円柱体積に相当し，全肝体積の約1/500に相当する．また高度肥満者用のプローブ（XLプローブ）（検査範囲は体表から3.5〜7.5 cm）も開発され，施行不能例が劇的に減少している．

　現在，超音波エラストグラフィのなかで最も研究報告が多く，ウイルス性肝疾患，非ウイルス性肝疾患への線維化評価の有用性が確立している[3]．特に代謝機能障害関連脂肪性肝疾患（MASLD）において線維化高度進行例の判別に日本，米国，欧州の診療ガイドラインで推奨されている[4〜6]．肝弾性率は，肝線維化などの静的因子に加え，炎症，血流，胆汁うっ滞などの動的因子も関与しており，注意が必要である[7]．

2 Real-time Tissue Elastography™ (RTE) (日立製作所)

　組織の歪みを超音波のcombined autocorrelation methodにより相対的な硬さ情報としてカラー表示する．右肋間より肝右葉を観察し，探触子による圧迫は加えず，心拍動による肝臓の歪みを記録する．硬い部分（青）から軟らかい部分（赤）まで関心領域が256階調で相対表示される．9つのパラメーター（関心領域内相対的歪み値の平均値，標準偏差，青シグナル面積率，複雑度，ヒストグラムの歪み，ヒストグラムの分布の平均値への集中度，テクスチャの均等性，複雑度，一様性）を用いたLiver Fibrosis Index（LF Index）や肝実質と血管とのstrain比を評価するelastic ratioは，病理診断による肝線維化ステージと相関するとされる[7]．

3 Point Shear Wave Elastography (pSWE) [Virtual Touch Quantification (VTQ™)：シーメンス] (ElastPQ™：フィリップス)

　Bモードで肝臓内の関心領域を確認後，収束超音波パルス（プッシュパルス）による音響放射圧（acoustic radiation force impulse：ARFI）を送り，組織を圧迫すると，圧迫に対する復元力が発生し，肝組織内に横波の剪断弾性波を生じる．関心領域内を通常の超音波パルスで高速スキャンし，剪断弾性波の速度を測定し，組織の硬度を評価する方法でありpSWEに分類される．集束超音波パルスは皮下脂肪や腹水を透過するため，腹水患者・肥満者も測定可能であり，ウイルス性肝疾患，ウイルス性肝疾患に有用性が報告されている[7,8]．急性肝炎などの強い炎症の存在があると測定値が高くなり注意を要する[7]．

4 2D-Shear Wave Elastography (2D-SWE) (ShearWave™ Elastography：Supersonic imagine) (Virtual Touch™ Image Quantification：Siemens) (Applio/Xarioシリーズ：キャノンメディカルシステムズ) (EPIQ/Affinitiシリーズ：フィリップス)

　2D-SWEは圧縮用パルスの焦点を異なる深度に連続的に照射することで組織を上下に振動させて平面波のshear waveを発生させ，測定した速度をBモード画像と重ねてカラーコードマップで表示する．超音波エラストグラフィのなかで汎用される技術であり，多くの機種に搭載されている．ウイルス性肝疾患，非ウイルス性肝疾患において有用性が報告されている[7,9]．

5 MRエラストグラフィ

　MRエラストグラフィ（MRE）の基本的原理は，体外振動を起こす加配装置により肝内に生じたずり弾性波の振動位相をプロトンの回転位相に変換させ，この位相差をMRIの位相画像で検出し，ずり弾性率が得られる．肝臓内を伝搬する弾性波の速度（V）は物質のずり弾性率（剛性率）（μ）と密度（ρ）を用いて$V^2=\mu/\rho$の式で表される．MREは超音波エラストグラフィと比べても，高い肝線維化診断能が報告されており，肝臓全体を評価可能という測定領域の広さ，肝癌のスクリーニングが同時に可能であることが利点としてあげられ，MASLD疾患においてはAASLDの診療ガイドラインでも推奨されている[3,5]．米国では2009年に米国食品医薬品局（FDA）の承認が得られ，日本では2022年より代謝機能障害関連脂肪肝炎（MASH）の場合のみ（疑いを含む）保険収載となっている．

7. 画像診断

6 今後の展望

近年，超音波エラストグラフィに関する知見が蓄積され，日本[7]，欧州[10] に続いて，世界超音波医学学術連合[11,12] からガイドラインが発表された．2023年1月の時点で，診療報酬区分 D215-2「肝硬度測定」として FibroScan™ (EchoSens)，D215-3「超音波エラストグラフィー」として ARIETTA E70 に搭載されている Real-time Tissue Elastography（日立製作所），アキュソン S2000e（シーメンスヘルスケア），LOGIQ シリーズ（GE ヘルスケア），EPIQ/Affiniti シリーズ（フィリップス），Aplio/Xario（キヤノンメディカルシステムズ）を用いて肝硬度を測定した場合に保険収載されている．

超音波エラストグラフィと MRE は機器の精度の向上など，より精度の高い線維化診断が可能となることが期待される．また予後推測における有用性[13]，経時的変化によるモニタリングの有用性[14] なども報告されており，今後 EBM の蓄積が望まれる．

文献

1) 荒木 力：エラストグラフィ徹底解説，学研メディカル秀潤社，東京，2011
2) Sandrin L et al：Transient elastography：a new noninvasive method for assessment of hepatic fibrosis. Ultrasound in Med & Biol 2003；**29**：1705-1713
3) Singh S et al：American Gastroenterological Association Institute Technical Review on the Role of Elastography in Chronic Liver Diseases. Gastroenterology 2017；**152**：1544-1577
4) 日本消化器病学会・日本肝臓学会（編）：NAFLD/NASH 診療ガイドライン 2020（改訂第2版），南江堂，東京，2020
5) Rinella ME et al：AASLD Practice Guidance on the clinical assessment and management of nonalcoholic fatty liver disease. Hepatology 2023；**77**：1797-1835
6) EASL Clinical Practice Guidelines on non-invasive tests for evaluation of liver disease severity and prognosis－2021 update. J Hepatol 2021；**75**：659-689
7) Kudo M et al：JSUM ultrasound elastography practice guidelines：liver. J Med Ultrasonics 2013；**40**：325-357
8) Friedrich-Rust M et al：Performance of Acoustic Radiation Force Impulse imaging for the staging of liver fibrosis：a pooled meta-analysis. J Viral Hepat 2012；**19**：e212-e219
9) Herrmann E et al：Assessment of biopsy-proven liver fibrosis by two-dimensional shear wave elastography：An individual patient data-based meta-analysis. Hepatology 2018；**67**：260-272
10) Cosgrove D et al：EFSUMB guidelines and recommendations on the clinical use of ultrasound elastography. Part 2：Clinical applications. Ultraschall in Med 2013；**34**：238-253
11) Shiina T et al：WFUMB guidelines and recommendations for clinical use of ultrasound elastography：Part 1：basic principles and terminology. Ultrasound Med Biol 2015；**41**：1126-1147
12) Ferraioli G et al：WFUMB guidelines and recommendations for clinical use of ultrasound elastography：Part 3：liver. Ultrasound Med Biol 2015；**41**：1161-1179
13) Mózes FE et al：Performance of non-invasive tests and histology for the prediction of clinical outcomes in patients with non-alcoholic fatty liver disease：an individual participant data meta-analysis. Lancet Gastroenterol Hepatol 2023；**8**：704-713
14) Kobayashi T et al：Prediction of outcomes in patients with metabolic dysfunction-associated steatotic liver disease based on initial measurements and subsequent changes in magnetic resonance elastography. J Gastroenterol 2024；**59**：56-65

II章 肝疾患／A. 検査

7 画像診断

9 磁気共鳴画像（MRI）

> **到達目標**
> - MRIにおける各シークエンスの特性を理解し，肝細胞癌を含めた肝腫瘍性病変の診断を行う．
> - Gd-EOB-DTPA造影MRIは肝腫瘍性病変の診断能が高く，その撮像プロトコールをよく理解する．

1 MRI

1）T1強調画像，T2強調画像

　MRIは水素原子核の核磁気共鳴現象を利用し水素から信号を取り出して画像化している．使用される磁場強度は一般に1.5Tが多かったが，最近では3T装置が普及している．静磁場強度が大きくなると得られる信号が高くなり，画像コントラストが明瞭化する利点がある一方で，金属や空気など，磁場を乱す物質によるアーチファクトが強くなる欠点がある．MRIでは様々なシークエンスがあるが，基本となるのはT1強調画像，T2強調画像である．水はT1値，T2値が長いのでT1強調像で低信号，T2強調像で高信号となり，heavily T2強調像で脳脊髄液と同程度の高信号を示すことで水の存在診断ができる．肝囊胞ではT2強調像で極めて高信号となり診断に有用である．肝血管腫もT2強調像で高信号を呈するが，肝囊胞より高信号の程度は低い．また，肝細胞癌の多くがT2強調像にて高信号を示すが，肝血管腫より信号値は低いことが多い．多くの肝腫瘍性病変はT1強調画像で肝実質よりも低信号を呈するが，腫瘍内出血や治療後の凝固壊死，腫瘍内の脂肪，金属が沈着した再生結節などがT1強調画像で高信号を呈する．呼吸停止下のT1強調画像では，グラディエントエコー法を用いてin phaseとout of phase（opposed phase）のdual phase imageを得ることができ，in phaseに比べてopposed phaseで信号が低下することにより微量な脂肪を検出できる（図1）．よって脂肪を含有した高分化型肝細胞癌や肝細胞腺腫の補助的診断に有用である．

2）拡散強調画像

　MRI拡散強調画像は，echo planar imaging（EPI）やparallel imagingによる撮像時間の短縮による高速化，空間分解能の向上，アーチファクトの軽減などによって，肝腫瘍診断にも応用されている．拡散強調画像は組織内の水分子のランダムな動き（ブラウン運動）を強調した画像で，細胞密度が高い組織や粘稠度の高い液体など，拡散が低下している組織が高信号になる．細胞配列が不整な悪性腫瘍では拡散強調画像で高信号を呈することが多い．中～低分化型肝細胞癌や転移性肝癌の検出に有用であるが[1]，乏血性の高分化型肝細胞癌や早期肝細胞癌は拡散低下に乏しく病変の検出感

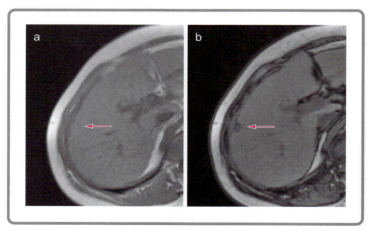

図1　肝細胞癌のT1強調画像
　　a：in phase
　　b：out of phase
out of phaseで信号が低下し，腫瘍部での脂肪の存在を示唆する．

度は低い．MRI拡散強調画像は空間分解能が低いが，造影剤を使用する必要がないので，腎機能低下例では有用な検査となりうる．水分子の動きの大きさは見かけの拡散係数（apparent diffusion coefficient：ADC）で数値化が可能である．

3）Gd-EOB-DTPA造影MRI

肝細胞特異性MR造影剤であるgadolinium ethoxybenzyl diethylenetriaminepentaacetic acid（Gd-EOB-DTPA，以下EOB）は，投与量の約50％が肝細胞に取り込まれたあとに胆汁中に排泄され，残りは腎に排泄される．ダイナミック造影による肝腫瘍の血流動態の評価だけでなく，肝細胞に取り込まれることにより，肝細胞機能評価も可能な造影剤である[2~9]．すなわち，EOB造影MRIは，Gd-DTPAによるダイナミック造影MRIやCTなどによる血流診断と肝細胞機能診断の両面から肝腫瘍の診断が可能である．高空間分解能の3D-T1強調画像とEOBを組み合わせたEOB造影MRIは，肝細胞癌において高い診断能を発揮する．EOBは静注後肝細胞へと取り込まれ，約15~20分後の肝細胞相において肝実質が高信号を呈し，肝細胞機能を有さない肝腫瘍では低信号を呈する．また肝細胞相では肝細胞機能を推定することができ，肝実質の造影効果は高度黄疸例やICG低下例では低下する．一方，120~180秒後の後期相（もしくは移行相）の腫瘍・肝臓コントラストは腫瘍内の造影剤のwashoutと肝細胞実質の両方の機序による造影から形成されていることに注意が必要である．EOB造影MRIの撮像プロトコールでは，in phase，out of phase T1強調画像，3D-T1強調画像によるダイナミック造影（造影前，動脈相，門脈相，後期相），T2強調画像，heavily T2強調画像，拡散強調画像，3D-T1強調画像の肝細胞相の順で施行していることが多く（図2），脂肪含有の有無，肝細胞癌と肝血管腫，肝囊胞など良性病変との鑑別，肝細胞癌悪性度診断の診断に役立つ[1,8]．

典型的な多血性中・低分化型肝細胞癌では，造影前3D-T1強調画像から低信号を示し，動脈相は比較的淡い高信号になることが多く，多血性肝細胞癌の診断には造影前3D-T1強調画像と動脈相を合わせ診断することが重要である（図2）．肝細胞造影相では明瞭な低信号を示す（図2）．早期肝細胞癌でも90％以上で肝細胞造影相において低信号を示し，CT during arterial portography（CTAP），経静脈CT，造影超音波検査のいずれよりも早い段階で早期肝細胞癌の検出が可能である[3,4]（図3）．また，dysplastic noduleの一部でEOB造影MRI肝細胞造影相において淡い低信号を示す[3]．多血性の中分化型あるいは高分化型肝細胞癌の5~10％において，肝細胞造影相で高信号を呈する症例が存在する（図4）．このような結節ではEOB

の肝細胞膜におけるトランスポーターであるOATP1B3（OATP8）の発現が亢進し，EOBの腫瘍への取り込みが増加していることが明らかとなっている[5]．

C型，B型ウイルス性肝硬変などの慢性肝疾患の経過観察中に，1cm前後のEOB-MRI肝細胞造影相で低信号を示す乏血性結節が発見される機会が多くなってきている．これらの結節は早期肝細胞癌，dysplastic noduleである可能性が高いが，特に10~15mm以上の大きさの場合，T2強調画像で高信号を示す場合，経過中に増大する場合などは，早期肝細胞癌である可能性，多血性肝細胞癌へ移行する可能性が特に高い[6,7]．

多血性肝細胞癌の診断においては，EOB造影MRIでは従来のdynamic studyではなかった肝細胞造影相が加わることにより，CTと同等あるいは同等以上の診断能があると報告されている[8~10]．また，転移性肝細胞癌の診断においてもEOB造影MRIはCTより優れている[11]．

肝の多血性腫瘍性病変には，肝細胞癌のほかに，肝細胞腺腫（hepatocellular adenoma），限局性結節性過形成（focal nodular hyperplasia）などがあげられる．肝細胞腺腫，限局性結節性過形成，特に肝細胞腺腫は日本ではまれであるが，欧米では頻度が高く，EOB造影MRIに関する報告も欧州からのものである[12]．肝細胞腺腫はdynamic studyの動脈相で強い早期濃染を示すが，肝細胞造影相では90％以上が低信号を示したと報告されている．限局性結節性過形成は，肝細胞腺腫同様動脈相で強い早期濃染を示すが，肝細胞造影相では90％以上の症例で高あるいは等信号を示したと報告されている．限局性結節性過形成では造影超音波検査などで，車軸状（spoke-wheel appearance）血管や中心性瘢痕の描出などで診断が可能であるが，肝細胞腺腫と多血性肝細胞癌の鑑別は画像診断のみでは困難である．肝良性腫瘍で最も多い肝血管腫の診断はEOB造影MRIにおいても，典型例ではdynamic study動脈相で腫瘍辺縁からspotty，globular，bright dotなどといわれる濃染がみられ，次第に中心部に向かって造影剤が充満していく遷延性濃染像が特徴的で診断は容易であるが，小さい血管腫で早期にwashoutがみられるものでは，T2強調画像を合わせても診断が困難なことがある．

近年ガドリニウム（gadolinium）造影剤の重篤な副作用として腎性全身性線維症（nephrogenic systemic fibrosis：NSF）が注目され，腎障害を有する患者では注意が必要である．

4）SPIO造影MRI

超常磁性酸化鉄（super paramagnetic iron oxide：SPIO）はT2*強調画像やT2強調画像において肝の信

Ⅱ章 肝疾患／A. 検査

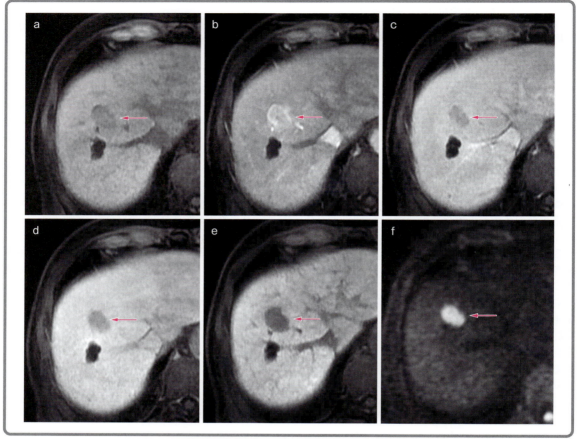

図2 多血性中分化型肝細胞癌のGd-EOB-DTPA造影MRIと拡散強調画像
　a：Gd-EOB-DTPA造影MRI造影前3D-T1強調画像
　b：動脈相
　c：門脈相
　d：後期相
　e：肝細胞造影相
　f：拡散強調像（b値1,000）
　腫瘍は造影前3D-T1強調画像から低信号を呈し，EOB造影MRI動脈相は淡い高信号を示す．肝細胞造影相では明瞭な低信号，拡散強調画像で明瞭な高信号を呈し，組織分化度の低いことを示唆する．
　（今井康陽ほか：日消誌 2011；108：916-927　Figure1より引用）

号を低下させる肝組織特異性造影剤である．高いT2緩和能を有しておりSPIO造影MRIでは，Kupffer細胞を有する肝実質の信号は低下し，Kupffer細胞を含まない腫瘍の信号が低下しないため腫瘍は高信号として描出される．中・低分化型肝細胞癌ではSPIOの取り込みは低下し，SPIO造影MRIで高信号として描出される．しかしながら，高分化型肝細胞癌，特に早期肝細胞癌の多くでSPIO造影MRIでは高信号とならず，等信号あるいは低信号を呈し，検出できないことが多い[13]．EOB造影MRI造影MRI肝細胞造影相と比較し，早期肝細胞癌の検出においてSPIO造影MRIが劣ることが明らかになっており，肝特異性造影剤とし

て，EOB造影MRI造影MRIが腎不全例を除いては，SPIO造影MRIにとって代わっている．

2 MRCP，MRA

　水はT2強調画像で高信号となるが，MRCP（magnetic resonance cholangiopancreatography）はheavily T2強調画像を用いて，胆管や膵管などを描出方法である．MRCPは時間分解能，空間分解能的に限界はあるが，造影剤を必要とせずERCP（endoscopic retrograde cholangiopancreatography）と比較し非侵襲的に胆管や膵管の描出が可能である．最大値投影法

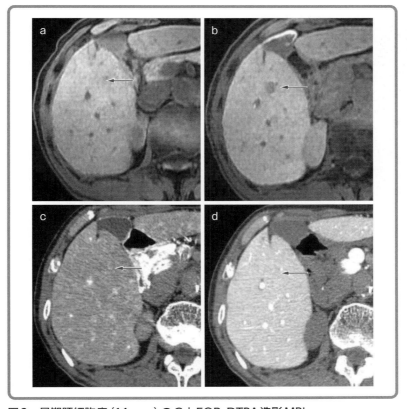

図3　早期肝細胞癌（11 mm）のGd-EOB-DTPA造影MRI
　a：EOB造影MRI造影前3D-T1強調画像
　b：EOB造影MRI肝細胞造影相
　c：CT hepatic arteriography (CTHA)
　d：CT during arterial portography (CTAP)
　CTHA，CTAPで等吸収を示し，動脈血流，門脈血流が正常に保たれている．腫瘍部（矢印）へのGd-EOB-DTPAの取り込みの低下が門脈血流の低下より先行して起こっていることを示す．
　（今井康陽ほか：日消誌 2011；108：916-927　Figure3より引用）

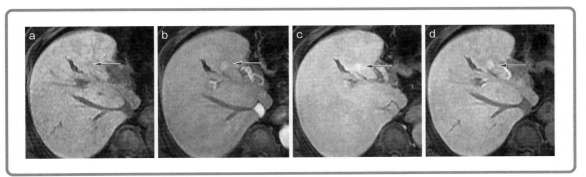

図4　Gd-EOB-DTPA造影MRI肝細胞造影相で高信号を示す多血性高分化型肝細胞癌
　a：EOB造影MRI造影前3D-T1強調画像
　b：動脈相
　c：後期相
　d：肝細胞造影相
（今井康陽ほか：The Liver Cancer Journal 2011；3；6-14　図10より引用）

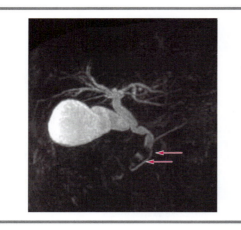

図5 総胆管結石のMRCP像
2個の総胆管結石が明瞭に描出されている．

(maximum intensity projection：MIP）法を用い，水が高信号になっている部位を強調し，胆管，膵管像の三次元画像を作成する．胆管の結石や胆道系悪性腫瘍の診断に有用である（図5）．造影，非造影MRA（magnetic resonance angiography）は門脈圧亢進症における門脈血流動態の評価に有用である．

文献

1) Nasu K et al：Diffusion-weighted imaging of surgically resected hepatocellular carcinoma：imaging characteristics and relationship among signal intensity, apparent diffusion coefficient, and histopathologic grade. AJR Am J Roentgenol 2009；**193**；438-444
2) Ichikawa T et al：Detection and characterization of focal liver lesions：a Japanese phaseⅢ, multicenter comparison between gadoxetic acid disodium-enhanced magnetic resonance imaging and contrast-enhanced computed tomography predominantly in patients with hepatocellular carcinoma and chronic liver disease. Invest Radiol 2010；**45**；133-141
3) Kogita S et al：Gd-EOB-DTPA-enhanced magnetic resonance images of hepatocellular carcinoma：correlation with histological grading and portal blood flow. Eur Radiol 2010；**20**；2405-2413
4) Sano K et al：Imaging study of early hepatocellular carcinoma：usefulness of gadoxetic acid-enhanced MR imaging. Radiology 2011；**261**；834-844
5) Kitao A et al：Hepatocellular carcinoma：signal intensity at gadoxetic acid-enhanced MR Imaging--correlation with molecular transporters and histo-pathologic features. Radiology 2010；**256**；817-826
6) Kumada T, et al. Evolution of hypointense hepatocellular nodules observed only in the hepatobiliary phase of gadoxetate disodium-enhanced MRI. AJR Am J Roentgenol 2011；**197**；58-63
7) Hyodo T, et al. Hypovascular nodules in chronic liver disease：Risk factors for developing hypervascular hepatocellular carcinoma. Radiology 2013；**266**；480-490
8) Ahn SS et al：Added value of gadoxetic acid-enhanced hepatobiliary phase MR imaging in the diagnosis of hepatocellular carcinoma. Radiology 2010；**255**；459-466
9) Onishi H et al：Hypervascular hepatocellular carcinomas：detection with gadoxetate disodium-enhanced MR imaging and multiphasic multidetector CT. Eur Radiol 2012；**22**；845-854
10) 今井康陽ほか：肝細胞癌の画像診断の進歩．日消誌 2011；**108**；916-927
11) Sofue K et al：Does Gadoxetic acid-enhanced 3.0 T MRI in addition to 64-detector-row contrast-enhanced CT provide better diagnostic performance and change the therapeutic strategy for the preoperative evaluation of colorectal liver metastases? Eur Radiol 2014；**24**；2532-2539
12) Grazioli L et al：Hepatocellular adenoma and focal nodular hyperplasia：value of gadoxetic acid-enhanced MR imaging in differential diagnosis. Radiology 2012；**262**；520-529
13) Imai Y et al：Superparamagnetic iron oxide-enhanced magnetic resonance images of hepatocellular carcinoma：correlation with histological grading. Hepatology 2000；**32**；205-212

Advanced

● **MRエラストグラフィ**

肝臓の線維化の評価方法として，非侵襲的に超音波検査やMRIを用いて肝硬度（liver stiffness）を測定する方法が臨床応用されている[a]．肝生検は侵襲的であり，繰り返し施行することが困難なことより，今後非侵襲的な画像診断を用いた線維化評価法が普及していくと考えられる．MRエラストグラフィは，生体表面に微細な振動を与え，剪断弾性波（shear wave）として肝臓へ伝播する様子をMRIにて画像化し，弾性率を定量化する方法である．MRエラストグラフィでは非侵襲的肝線維化診断法としては非常に優れた測定法であるが，高価なMRI装置が必要となる．また，MRIを用いた脂肪の定量も可能となっている[a]．

[文献]
a) Imajo K et al：Magnetic Resonance imaging more accurately classifies steatosis and fibrosis in patients with nonalcoholic fatty liver disease than transient elastography. Gastroenterology 2016；**150**；626-637

7 画像診断

10 超音波誘導下穿刺・生検（肝生検，腫瘍生検を含む）

到達目標
- 肝疾患の診断をするうえで必要な超音波基礎知識を理解し，超音波を使った診断や治療への応用ができる．
- 肝疾患に伴う形態の変化は様々であるが，多くはその病態や病理と一致した所見であり，それを理解できる．

1 目的

　肝臓における超音波下生検（肝生検）には，びまん性肝生検と肝腫瘍生検がある．肝生検はC型慢性肝炎やB型慢性肝炎の活動性の判定および線維化進展度診断のほか各種肝疾患（自己免疫性肝炎・PBC・MASLDなど）の確定診断などに有用である．また，移植前のドナー肝の評価や移植後の移植肝の評価にも用いられる．肝腫瘍生検では腫瘍の組織学的診断を行い，また標準的な薬物療法が困難ながん化学療法後に増悪した進行・再発の固形癌（肝細胞癌・肝内胆管癌・転移性肝癌など）の場合では必要時にがん遺伝子パネル検査を行う．

　肝生検は，日本肝臓学会「肝生検ガイダンス」[1]に準拠して実施する．

2 方法

　超音波下肝生検を安全に行うために，カラードプラで血管走行や穿刺部位を確認する．穿刺プローブは穿刺ラインが確認できる専用のものを使用する．穿刺針はびまん性肝生検の線維化診断には，門脈域が最低でも3箇所採取されるためには約15 mm程度の長さが必要である．穿刺針の太さは16〜20 Gのディスポーザブル生検針が使用される．腫瘍生検の場合は播種や出血のリスクを低減させるため21〜22 Gの吸引生検針が用いられることがある．穿刺後は必ずカラードプラで肝表面に出血がないことを確認して終了とする．検査後の安静時間は使用した針の太さにより異なり16〜18 Gでは4〜6時間，20〜22 Gでは2〜3時間程度としている施設が多い．

3 合併症

　疼痛（右肩放散痛や上腹部がほとんど）と出血（腹腔内および胆道内）が主な合併症であるが，これら合併症の96％が24時間以内にみられる．ごくまれに気胸・血胸をきたすことがあり呼吸状態の変化があれば胸部X線検査を施行することが重要である．輸血や侵襲的処置を必要とする出血の頻度は2000年以降では0.05〜1.2％と報告されている[2]．

4 禁忌

　出血のリスクが高い場合は禁忌となる．具体的にはプロトロンビン時間延長（70％未満），血小板の減少（$5 \times 10^4/\mu$L未満），出血時間の延長（10分以上）などが目安となる．抗凝固療法投与中の症例は，薬剤に応じて検査前に中止する．中止薬剤の再開は通常翌日以降が推奨されているが個々の症例で検討が必要であり，中止期間は日本消化器内視鏡学会の指針が参考になる[3]．プロトロンビン時間延長や血小板の減少があっても生検が必須の場合は，十分な説明と同意のもと新鮮凍結血漿や血小板輸血を行い，目標値以上に補正して施行する．少量の腹水の存在は禁忌ではないが慎重に行う．中等量以上の腹水は禁忌と考えて対処する．また，肝包虫症では，安易な生検は病巣の播種をきたすため原則として行わない．血液透析例では肝生検当日の透析と透析中のヘパリン使用を可能な限り回避することが推奨される．

5 腫瘍生検時における留意点

　腫瘍生検は，播種の危険性もあり適応は十分に検討する．画像診断の進歩およびガイドラインの普及により典型的な肝細胞癌が疑われる病変に対して診断目的に腫瘍生検を施行する症例は減少傾向であるが，乏血性肝腫瘍の診断や，原発不明の転移性肝癌が疑われる場合，治療適応や治療薬決定のために行われることがある．腫瘍生検時には播種や出血を最小限にするため，可能な限り正常肝を介して穿刺するようにする．本邦では2018年11月にがん化学療法後に増悪した進行・再発のMSI-Highを有する固形癌（標準的な治療が困難な場合に限る）に対してPD-1抗体であるペムブロリズマブが保険適用となり，実臨床ではMSI発現の評価目的の腫瘍生検が施行されるようになった．2021年6月にはFGFR2融合遺伝子陽性の治癒切除不能な胆道癌にペミガチニブが保険承認され，最近ではがん遺伝子パネル検査に提出するための腫瘍生検が急速に増加している．

Ⅱ章　肝疾患／A．検査

6 その他の超音波誘導下穿刺

　肝膿瘍ドレナージや経皮経肝胆道ドレナージおよび胆嚢ドレナージ，さらには門脈塞栓などでも超音波誘導下穿刺は重要である．膿瘍ドレナージの際は，造影USで膿瘍部の性状を確認し，液状化した部位（無エコー領域として描出されることが多い）を狙うとよい．その際にも正常肝を介して穿刺することが重要である．

文献
1) 日本肝臓学会（編）：肝生検ガイダンス，南江堂，東京，2024
2) Rockey DC et al：AASLD practice guideline "Liver Biopsy"．Hepatology 2009；**49**：1017-1043
3) 加藤元嗣ほか：抗血栓薬服用者に対する消化器内視鏡診療ガイドライン　直接経口抗凝固薬（DOAC）を含めた抗凝固薬に関する追補2017．日本消化器内視鏡学会雑誌 2017；**59**：1547-1558

7 画像診断

11 胆道鏡検査

> **到達目標**
> - 胆道鏡の適応理解から観察，処置までの一連の流れが理解できる．
> - 胆道鏡の最近の進歩と今後の課題が理解できる．

1 胆道鏡検査の歴史と進歩

胆道鏡は，1970年代に開発が始まり，術中胆道鏡や経皮経肝的胆道鏡として施行された．経口的胆道鏡は1970年代中ごろより使用されるようになり，1990年代からは親子スコープ式が主流となった．スコープの開発では，1990年代に超細径ファイバーが開発されたが，2003年には電子スコープが商品化され，格段に優れた高解像度画像が得られるようになった．従来の親子スコープの操作は親スコープと子スコープの操作に2人の術者が必要であったが2005年に一人で子スコープの操作が可能なシングルオペレーターシステムの親子式胆道鏡（Spyglassシステム）が開発された．

2 適応

胆管狭窄や壁肥厚，胆管内隆起病変などに対する質的診断，良・悪性の鑑別診断，胆管癌の進展度診断などが適応になる．

胆管癌の術前水平方向進展度診断には，胆道鏡による切除線の決定が行われてきたが，近年では，MD-CT，MRCPなどの低侵襲性画像診断の進歩により，進展度診断に胆道鏡を要する機会は限られてきた．浸潤型（結節浸潤型，平坦浸潤型）では，壁内に線維化を伴い浸潤するため，胆管内腔が狭小化し表層進展は伴わないことが多い[1]．限局型（乳頭型，結節膨張型）では，20〜30％に表層拡大進展を伴うため[2]，胆道鏡の適応例は限局型に限られる．

3 アプローチ法

1) 経皮経肝的胆道鏡[3]（PTCS）（図1）

[長所]
瘻孔完成後は，繰り返しの施行が容易に可能である．
生検の狙撃性が高い．

[短所]
経皮経肝胆道ドレナージ（PTBD）後にルートを拡張させてから施行するため，侵襲的，拡張期間を要する．
胆道出血などの偶発症を発症する．
癌の瘻孔部再発の危険性がある．

a) PTBDのアプローチ[4]
肝内胆管結石では可能な限り罹患部位の対側，胆管

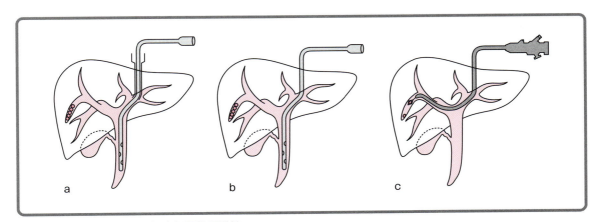

図1 肝内結石症に対する経皮経肝的胆道鏡
a：罹患部位の対側よりPTBDチューブ挿入
b：瘻孔拡張
c：胆道鏡による肝内結石摘出

炎合併症例では胆管炎を伴う肝内胆管側，肝門部胆管癌の診断では，肝切除時温存予定側を穿刺する．

　b）瘻孔拡張

初回穿刺時に7〜8 Frのカテーテルを留置し，以後2〜4 Frずつ週2回のペースで拡張する．初回穿刺より約2週間でPTCSが可能であるが，瘻孔未完成時での観察では，シースを使用する．

2）経口胆道鏡 (peroral cholangioscopy : POCS)

[長所]

PTBDルート作製が不要であり，低侵襲かつ短期間での検査施行が可能である．

瘻孔再発の危険がない．

[短所]

PTCSに比して生検組織が小さい．

部位によって生検，観察が困難である．

肝側進展範囲の診断には腫瘍狭窄部の拡張，通過が必要である．

スコープ挿入には内視鏡的乳頭切開術や乳頭バルーン拡張術，あるいは胆管ステント留置術などの乳頭処置が必要である．

スコープの耐久性が悪い．

　a）親子式胆道鏡 (mother-baby scope system)（図2a）

親スコープとしての十二指腸内視鏡の鉗子口を通して，子スコープとしての経口胆道鏡を十二指腸乳頭胆管開口部から胆管内に挿入し観察や処置を行う．従来の胆道鏡操作には熟練した内視鏡医を2人要したが，2005年にボストン・サイエンティック社製の術者1人で操作可能なディスポーザブルタイプのSpyglassシステムが開発された[5]．

　b）直接胆道鏡[6] (peroral direct cholangioscopy)（図2b）

解像度が高く，鮮明な画像が得られ，耐久性にも優れている．鉗子口が2 mmで，処置でも1.8 mm生検鉗子が使用できるため，直視下生検において十分な組織採取，巨大結石に対するelectrohydraulic lithotripsy (EHL)，胆管狭窄や胆管内腫瘍に対する局所治療としてのargon plasma coagulation (APC) が可能などの有用性が報告されている．しかし，スコープが軟らかく，胃内でたるみやすい，胆管挿管の困難性や挿管後の深部先進時に抜けやすいなどの問題点がある．オーバーチューブの使用や，後方斜視鏡によるガイドワイヤーやバルーンカテーテルの胆管内留置後に細径スコープを挿入する方法などが報告されている．

4 観察

1）悪性所見

結節状隆起または，乳頭・顆粒状粘膜，発赤調の不正粘膜，屈曲，蛇行する拡張血管（腫瘍血管），壁外圧排像などが代表的であるが，近年では電子スコープの登場により，今まで診断困難であった胆管癌やintraductal papillary neoplasm of the bile duct (IPNB) 例などの低乳頭状・顆粒状の表層進展の所見が得られるようになった．近年，narrow band imaging (NBI) 観察も可能となり，腫瘍表面の性状や腫瘍血管あるいは腫瘍周囲の細血管の観察が強調されるため，表層進展度診断に期待が持たれているが，胆汁が赤くみえるため十分な胆汁の洗浄が必要．現時点では拡大機能がなく，光量も通常光より弱いため，今後のさらなる改良が望まれる．

2）良性所見

狭窄部の瘢痕様所見などであるが，乳頭・顆粒状粘膜は化生性変化でも観察され，所見との鑑別が困難であることもあるため注意が必要となる．炎症性変化でも上記腫瘍血管に類似した血管増生が認められること

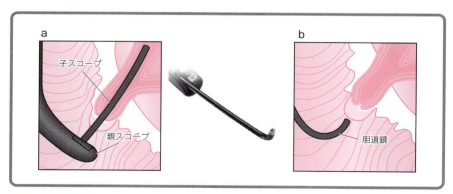

図2　経口胆道鏡
　a：親子式胆道鏡
　b：直接胆道鏡

があり，特に原発性硬化性胆管炎，自己免疫性膵炎合併胆管狭窄などでは，炎症増悪時期には over diagnosis をきたしやすいため，約1ヵ月後の炎症鎮静時に再検査することが勧められる．

5 治療

肝内結石に対する治療では，対側からのアプローチすることが重要である．結石径が大きい場合は，EHLやレーザーを用いて粉砕する．

悪性胆道狭窄に対しては，Nd-YAGレーザーなどのアブレーション治療が有用であると報告されている[7]．マイクロ凝固波は電極がステントに接触すると出力が大幅に低下するため，安全に tumor ingrowth の治療が可能となる[8]．

6 合併症

PTCSでは6.9%に合併症を認めたが，外科的治療や死亡症例はなかったとの報告がある[9]．初回PTCSでは，瘻孔形成を十分に確認し，胆道鏡の挿入時には瘻孔を破損しないように注意を払う．胆管狭窄がない症例では，灌流液が十二指腸に流れ，嘔吐の原因となるため必要最小限にする．

胆管炎，菌血症は頻発するため，処置前後の適切な抗菌薬投与，不要な造影を避けることが重要となる．過度の生理食塩水注入による内圧上昇にも注意を要する．処置関連では，EHLやバルーン拡張術による胆道出血，胆道損傷，膵炎などがある．多量胆道出血時や持続する場合は，ひとまわり太いドレナージチューブ挿入による圧迫止血を試みるが，止血不可の場合は血管造影検査を施行する．胆道癌の根治術後瘻孔部再発は9.5%で認め，原疾患では肝門部胆管癌，肉眼型は乳頭型，組織型は高分化型に多く，瘻孔合併切除やエタノール処理により3.6%まで減少させたとの報告がある[10]．胆管内への空気送気は空気塞栓を発症する可能性があり禁忌とされ，CO_2 を用いて検査を行う必要がある．

文献

1) 山雄健次ほか：粘液産生膵腫瘍に対する経口的膵管鏡の有用性．Gastroenterol Endosc 1988；**30**：563-569
2) 伊神 剛ほか：肝内胆管・胆道—表層拡大型胆管癌．肝胆膵 2011；**62**：149-154
3) 服部昌志ほか：胆道鏡—PTCS，経皮胆道鏡．消内視鏡 2009；**21**：1792-1798
4) 前谷 容ほか：手技の解説—経皮経肝胆道鏡のコツ．Gastroenterol Endosc 2007；**49**：60-69
5) 鎌田健太郎ほか：胆道鏡を用いた胆管疾患の診断・治療の現状と展望．Gastroenterol Endosc 2015；**57**：1135-1149
6) 小山内 学，真口宏介：変わりつつある胆膵内視鏡検査—胆管・膵管内視鏡．消内視鏡 2010；**22**：1901-1908
7) 糸井隆夫ほか：YAGレーザー治療併用による胆管Stenting．消内視鏡 2003；**15**：1241-1245
8) Maetani I et al：腫瘍により閉塞した自己拡張型金属ステントのマイクロ波凝固による再開通の試み．Dig Endosc 1999；**11**：158-164
9) Oh HC et al：Analysis of percutaneous transhepatic cholangioscopy-related complications and the risk factors for those complications. Endoscopy 2007；**39**：731-736
10) 髙橋 祐ほか：胆道癌における経皮経肝胆道ドレナージ瘻孔再発の検討．肝胆膵画像 2008；**10**：413-421

Ⅱ章　肝疾患／A．検査

7 画像診断

12 腹腔鏡検査

到達目標
- 腹腔鏡検査の手順の概略を理解し，検査によるメリットを把握する．
- 腹腔鏡検査での観察のポイントが言え，肉眼観察により得られる病態・診断を知る．

1 腹腔鏡検査の歴史と意義

　腹腔鏡検査は，肝・胆嚢・脾などを直接肉眼で観察することにより，各種肝胆道疾患の診断確定・病態把握を行うことを目的としている．日本では1950年代以後に腹腔鏡が導入され，B型肝炎・C型肝炎症例数の増加とともに1980年代には最も盛んに施行された．しかし，1990年代以後超音波下肝生検が安全に施行できるようになった．さらに近年血液での肝線維化マーカーであるMac-2 binding protein glycosylation isomer（M2BPGi）が保険適用となり，この他に超音波装置（保険適用あり）やMRI（保険適用あり）で肝臓の線維化進展度が肝生検なしに評価できるようになった．これらの医療技術の進歩と腹腔鏡検査の侵襲性と偶発症の危険，検査手技の習熟に時間がかかるなどの理由から，腹腔鏡検査が行われる頻度は実臨床では減少している．

　しかし，腹腔鏡検査は肝全体を肉眼的に観察でき，またこれを強拡大で観察することも可能であり，色調や微細な構造物を直接みることができる意義の大きい検査でもある．特に自己免疫性肝炎などで特徴的な所見が得られれば病理所見とともにより精度の高い診断が可能である．また検査中の所見（腹腔鏡写真）を患者・家族に供覧し病態の理解を深めることで，より効果的な日常診療を行うことが可能となる（代謝機能障害関連脂肪肝炎（MASH）患者における食事・運動療法など）．サンプリングエラーを防ぐなどの基本的なメリット以外に，診断・病態を把握することが必要な場合には依然「必要性のある」検査である．

2 腹腔鏡検査の適応

　肝疾患としてのびまん性肝疾患，限局性肝疾患，門脈圧亢進症．

3 腹腔鏡検査の禁忌

　出血傾向（血小板 $5×10^4/\mu L$ 以下，プロトロンビン時間40〜50％以下），検査に耐えられないと判断される心・肺機能，ワルファリンなどの抗凝固薬・抗血小板薬投与中，広範な腹腔内癒着，横隔膜ヘルニア，高度腹水例，検査非協力者など．

4 腹腔鏡検査の手技

　通常は術者による局所麻酔で行われ，適宜静脈注射・筋肉注射での鎮痛薬が使用される．腹腔内に空気（笑気・炭酸ガスなど）を注入し，またトラカール・腹腔鏡などによる腹膜への刺激は不可避であるため，迷走神経反射による徐脈・血圧低下の予防目的に，特別の事情がない限り事前の抗コリン薬（アトロピン，ブチルスコポラミン）の投与を行う．

　腹腔鏡を出し入れするトラカールは，臍の2横指左側，2横指頭側のあたりから挿入されることが多い．臍の右側の穿刺では，門脈圧亢進症が起こっている際に傍臍静脈損傷の危険があるため避けるべきである．皮膚・腹膜の十分な局所麻酔ののち，気腹針を刺入し，気腹ガス（笑気，二酸化炭素）を注入する．

　0.6〜2リットルの気腹を行い腹部がやや緊満した状態になったところで，トラカールを挿入する．トラカールの穿刺部位は腸管や大動脈の直上あたりになることが多く，深く入り過ぎないように留意して行う．

　トラカールが挿入され腹腔との間に安定した「通り道」ができたところで，腹腔鏡を挿入し，肝臓と周囲臓器を観察する．診断用の腹腔鏡は前方斜視の硬性鏡であり，先端部が腹膜や内部臓器に接触しないように手早く内部を観察し，写真撮影を行う．最近では挿入している時間のすべての動画を記録することも多い．観察は第1斜位にすると右葉，第2斜位にすると左葉の観察が行いやすく，適宜患者体位を変換することで安楽かつ良好な検査を行える．

　肝疾患診断目的の腹腔鏡では，通常針生検を検査中に行う．左右の肝臓での部位差や局在病変としての部位差がないことを確認し，右葉で厚みのある安全な部位から針生検を行う．肝臓に針が刺入される部分がよく観察できる場所で生検後の肝表面からの止血の確認が行えるとともに，出血が起こった際に止血手技が行いやすい部分から生検を行う．

　腹腔鏡を行っている際に行うオプション検査として，①色素散布（肝表面の微細な凹凸を強調するため

に行う),②ICG染色(インドシアニングリーンの大量を静注して肝細胞を緑色に染める),③腹腔鏡下超音波検査(肝腫瘍がある場合に内部構造などを調べる目的で行う)などがある.

観察が終了したら脱気(腹腔内のガスを排出する)し,1〜2針の縫合ののち,検査を終了する.

5 腹腔鏡で肝臓表面の所見(図1)

正常肝は,赤褐色・表面平滑で肝縁は鋭角を示しており,1〜1.5 mm大の規則正しい小葉紋理がみられる.被膜に分布する血管(数cmまたはそれ以上の長さ)を除くと,肝表面の脈管像はほとんど目立たない.

腹腔鏡検査での肝表面の観察のポイントを表1に記す.

ウイルス性慢性肝疾患では,慢性肝炎から初期肝硬変の時期には肝腫大を示すが,肝硬変となってから肝萎縮が始まる.ウイルス性肝疾患ではこの経過中に右葉萎縮・左葉相対的増大がみられる.肝腫大が目立つ前に肝縁の鈍化がみられる.肝縁はウイルス性肝疾患の際には表面と裏面との境目が明らかであるが,アルコール関連肝疾患(ALD)や脂肪性肝炎では表面・裏面の境目が判別できなくなることも多い.

肝表面の凹凸所見は最も重要な所見のひとつで,慢

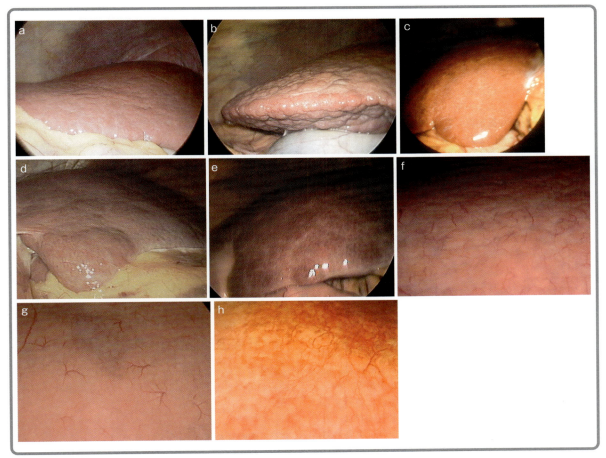

図1　腹腔鏡像
　a:凹凸肝(C型慢性肝炎症例)
　b:結節肝(C型肝硬変症例)
　c:斑紋肝(B型慢性肝炎)
　d:赤色紋理(自己免疫性肝炎)
　e:結節肝(原発性胆汁性胆管炎)
　f:黄色斑(MASH症例)
　g:細血管増生所見(C型慢性肝炎)
　h:赤色紋理(B型慢性肝炎)

Ⅱ章　肝疾患／A．検査

表1　腹腔鏡での肝臓観察のポイント

(1) 肝の大きさと右葉・左葉のプロポーション，肝縁所見
(2) 肝表面の凹凸
(3) 肝表面の色調
(4) 肝表面拡大所見での細血管増生，赤色紋理，白色紋理など
(5) 副次所見として脾腫，側副血行路，肝表面・胆嚢周囲の線維性癒着，肝腫瘤の観察

性肝疾患での線維化進行とともに平滑肝・陥凹肝・凹凸肝（図1a）・結節肝（図1b）の一連の進行を示す．凹凸の所見は，門脈-門脈結合から線維化が進行していく通常のウイルス性肝炎に比し，門脈-中心静脈の線維化の起こるALDやMASHではやや微小な凹凸～結節となることもある．B型肝炎が進行して肝硬変になる経過では小葉・偽小葉の表面が褐色状の斑点状（図1c）となり，C型ではほとんどみられない斑紋肝・斑紋結節肝の所見となることも多い．

　自己免疫性肝炎（autoimmune hepatitis）は，肝炎による壊死・炎症の起こる小葉毎の部位差が大きく，炎症の軽い部分からエコー下肝生検が行われた場合，自己免疫性肝炎の特徴が得られず正診に至らないこともある．腹腔鏡検査はこれを補う意味が大きく，自己免疫性肝炎が疑われた場合には考慮すべき診断手技である．部位差が大きいことを反映して，腹腔鏡での肝臓表面は「粗大な波うち状凹凸」を示すことが特徴である．門脈域を基本とする小葉単位で壊死炎症の起こるウイルス性肝炎に比べ，慢性肝炎時期・肝硬変時期ともに粗大な変化が中心で，広範な壊死が起こる場合には溝状陥凹，周囲臓器との癒着もしばしばみられる．炎症が強い場合には，細血管増生が目立ち，赤色紋理を示すことも多い（図1d）．

　原発性胆汁性胆管炎（primary biliary cholangitis：PBC）では，小葉間胆管を主体とする門脈域の炎症が主体で，やはりウイルス性肝炎とは異なった所見を示す．壊死炎症を免れて残った小葉部分は小葉より数倍大きなサイズの赤色パッチ（reddish marking）は，軽度隆起した肝表面部分にみられ，特徴的である．病変が進行すると，粗大凹凸から粗大な結節肝に進行するが，自己免疫性肝炎にみられるような赤色紋理はまれである（図1e）．原発性胆汁性胆管炎と自己免疫性肝炎は両方の病態が伴う「mixed type」があり，それぞれの要素による所見がみられるとともに，粗大凹凸の特徴は共通項でみられる．

　MASHでは一般的に肝は黄色調を示すが，線維化が進行したburn out MASHでは色調変化は目立たないことがある．MASHに特異的な腹腔鏡所見は報告されていないが，自己免疫性肝炎に認められる「粗大な波うち状凹凸」や赤色紋理を認めることは極めてま

れであり，抗核抗体が軽度上昇したMASHではこのような陰性所見が診断に有用である．線維化が進行すると直径2～3mm以下の均一な小結節が狭い間質幅をもってびまん性に認められ，小結節性肝硬変の像を呈することが多い[1]．

　薬物性肝障害では胆汁うっ滞型では小葉単位に一致して均一な大きさの緑色小斑点がびまん性にみられる．「緑色紋理」を呈することが多い[1]．

　肝表面の遠景・近景での色調変化も病態把握の点で重要である．一般に赤色調は肝炎活動性，白色調はやや鎮静化した門脈域・肝静脈周囲の線維化と相関する．黄色調は肝細胞の脂肪化を示す（図1f）．びまん性で粉状・点状の明瞭な黄色点が多発する場合には日本住血吸虫症を考える．やや粗大な凹凸の頂部に褐色斑状の模様がびまん性にみられると原発性胆汁性胆管炎を考える．遺伝性の体質性黄疸の各型のうち，比較的予後良好なDubin-Johnson症候群では，直接ビリルビンの排泄異常・肝内貯留を反映して特異的な黒色肝所見を示す．

　肝表面拡大所見では，細血管増生の所見（図1g）が最も重要で，組織学的な門脈枝の出現・延長所見と相関する．すなわち慢性肝炎や肝硬変のときには「必ず出現する」所見といえる．細血管の周囲を取り巻くような規則正しい網状の発赤が肝全体にみられると，活動性が高くやや進行したB型肝炎の所見（赤色紋理）（図1h）である．一方，肝表面の限局した部分に，出血状の点状の赤色部分（非定型赤色斑）が存在すると活動性の高いC型肝炎にみられやすい所見である．白色の線状・網状の模様（白色紋理）は，B型肝炎・C型肝炎の治療後に安定した病態やALDなどでみられる．白色で境界やや不鮮明な淡い点状の模様がびまん性にみられる場合には門脈域のリンパ濾胞を示していることがある．

6　肝疾患診断で腹腔鏡検査を行う意義

　通常のエコー下肝生検と比べて，腹腔鏡検査により得られるメリットとして表2のようなものがあげられる．

表2　腹腔鏡検査を行うメリット

(1) 左右肝葉で線維化に部位差がある病態の正確な診断
(2) 壊死炎症などに部位差のある病態の正確な診断
(3) 自己免疫性肝炎など粗大な単位で起こる病態の診断
(4) 線維化の組織学的分類を補完する情報
(5) 肝生検のみでは得られない病態情報
(6) 針生検の後の止血の確認と止血操作
(7) 門脈圧亢進など副次的な情報
(8) 腹腔鏡写真の提示による患者さんへの説明とコンプライアンスの向上
(9) 診断の即時性・迅速性

このうち，びまん性肝疾患でありながら部位差のある病態として，高度慢性肝炎では，外側区域では肝硬変所見であるのに右葉前面はF2〜F3程度の軽度の凹凸であることはまれなことではない．また，通常のウイルス性肝炎ではS4部分やカントリー線にあたる部位の壊死炎症が強いことが多く，大きな陥凹などもしばしばみられる．さらに，自己免疫性肝炎・原発性胆汁性胆管炎では，肝表面の粗大でなだらかな凹凸が特徴的で，サンプリングエラーの多い病変の診断を大きく補ってくれることが多い．

文献

1) 小橋 春彦：山本 和秀：肝疾患診断における腹腔鏡の今日的意義．日消誌 2008；**105**：1453-1461

8 肝臓の病理診断

到達目標
- 各肝疾患の典型的な病理組織像を把握できる．

1 肝臓の病理検体

　肝臓の病理検体は，主に肝針生検，外科切除肝，移植時摘出肝である．細胞診検体はまれである．術中迅速診断などに凍結標本も使用されるが，確定診断にはホルマリン固定パラフィン包埋組織が用いられる．小検体はそのまま標本とし，手術検体などの大きな検体は検査所見や手術所見と併せて肝癌取扱い規約での評価に必要な部位を切り出して標本とする．まずHE (hematoxylin-eosin) 染色標本で評価を行うが，特殊染色も行うことで，さらに情報が得られる．各種の線維染色，肝細胞を強調するPAS (periodic acid-Schiff stain) 染色，貪食細胞がわかるジアスターゼ消化後PAS染色 (d-PAS染色)，沈着を明らかにする銅や鉄染色，また胆管を明瞭化するkeratin 7, keratin 19抗体や肝細胞を確認するHepatocyte抗体 (Hep PAR1)，アルギナーゼ1抗体を用いた免疫染色などがあり，臨床情報に基づいてそれらを組み合わせて行う．また肝生検などの小検体の場合，病変部をより詳細に検討したい場合は，連続切片を作製し，評価する．

2 基本的な肝病理組織像

1) 急性肝炎 (acute hepatitis)

　急性肝炎の典型的な組織像として，肝細胞壊死 (単細胞壊死と複数細胞壊死による巣状壊死) の多発，肝細胞のアポトーシスに由来する好酸体 (acidophilic body) の出現，肝細胞腫大 (風船様変性：ballooning degeneration)，Kupffer細胞の腫大と貪食像，類洞内炎症細胞浸潤などの所見がある (図1a)．急性肝炎時，肝小葉内のこれらの変化がびまん性かつ著明で，門脈域における炎症所見は比較的軽い．肝細胞壊死の程度が高度になると，小葉中心性帯状壊死 (centrilobular zonal necrosis)，門脈域や中心静脈間を結ぶ架橋壊死 (bridging necrosis) (図1b) などの癒合性壊死をきたし，さらに大半の肝小葉が壊死に陥る亜広汎性壊死 (submassive necrosis) や肝細胞のほとんどが脱落している広汎性壊死 (massive necrosis) がみられる．

2) 慢性肝炎 (chronic hepatitis)

　慢性肝炎の病理組織像は主に門脈域の炎症，インターフェイス肝炎，肝小葉内の壊死炎症，線維化と肝細胞再生からなる．門脈域におけるリンパ球を中心とする慢性炎症細胞浸潤は慢性肝炎のどの段階でも共通する所見である．インターフェイス肝炎とは，門脈域の線維結合織に接する1～2層の肝細胞層で形成される限界板領域における炎症細胞浸潤と肝細胞の変性・壊死のことである (図2)．慢性肝炎の活動性が進行すると，肝小葉においても肝細胞の腫大，巣状壊死，好酸体の出現，リンパ球浸潤など壊死炎症反応がみられるようになる．インターフェイス肝炎と肝小葉における壊死炎症反応は慢性肝炎の活動性の指標とされる．病態が進行するにつれ，肝実質に種々の程度の線維化がみられ，肝細胞の壊死と併行して肝細胞の再生が不

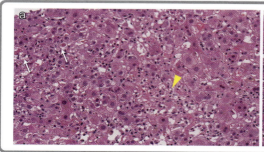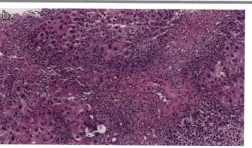

図1　急性肝炎
a：肝細胞腫大，好酸体 (矢印)，巣状壊死 (矢頭) の多発，Kupffer細胞腫大をみる．
b：癒合性壊死 (架橋壊死)

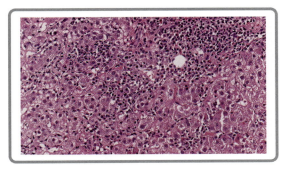

図2　インターフェイス肝炎
　限界板領域のリンパ球，形質細胞浸潤，肝細胞の変性・壊死をみる．

規則に出現する．慢性肝炎は新犬山分類（表1）によって，壊死炎症の活動性と線維化・病期の評価が行われる．

3）肝線維化と肝硬変

　慢性肝炎でみられる線維化は門脈域の線維化，門脈域周囲肝実質内への線維進展，肝細胞の壊死・脱落に伴う線維化である．線維化の進行による線維性隔壁形成（門脈域間あるいは門脈域・中心静脈間の架橋線維化）によって肝小葉構造の改変が生じ，再生結節が形成され，最終的に肝硬変へと進展する．脂肪肝炎は，小葉中心性の肝細胞周囲性線維化が特徴で，小葉中心性の線維化が進行し，中心静脈線維化巣間を繋ぐ架橋線維化さらに門脈域の線維化巣とも結ぶ架橋線維化により進行し，肝硬変へと進行する．形態学的に肝硬変は，直径が3 mm以上の再生結節が目立つ大結節性肝硬変，ほとんどが3 mm以下の再生結節からなる小結節性肝硬変，種々の大きさの再生結節が混在する混合結節性肝硬変の3種類に分類される．ウイルス性肝硬変は大結節性や混合結節性が多く，アルコール性肝硬変では小結節性となる．慢性胆汁うっ滞による胆汁性肝硬変は，はめ絵状の再生結節と緻密な線維性間質を特徴とする（図3）．

4）胆汁うっ滞

　急性の胆汁うっ滞は，毛細胆管内を中心とする胆汁栓（bile plug），肝細胞内の褐色の胆汁色素の沈着（bile pigment），Kupffer細胞による胆汁色素の貪食，として認識される．一方，慢性の胆汁うっ滞では胆汁を直接観察できることはなく，傍証としてオルセイン染色にて銅関連蛋白が黒色の顆粒として観察される．

5）脂肪変性

　脂肪滴を直接染色する脂肪染色は，凍結切片を使用する必要がある．ホルマリン固定パラフィン包埋切片

表1　慢性肝炎の組織学的診断（新犬山分類）

活動度（grading, activity）	病期（stage, fibrosis）
A0（活動性なし）壊死炎症所見なし	F0（線維化なし）
A1（軽度活動性）肝実質の壊死炎症反応は軽度でインターフェイス肝炎はほとんどない	F1（門脈域の線維性拡大）
A2（中等度活動性）軽度～中等度の肝小葉の壊死炎症反応，あるいは軽度～中等度のインターフェイス肝炎	F2（架橋性線維化）
A3（高度活動性）中等度～高度の肝小葉の壊死炎症反応あるいは癒合性壊死，中等度～高度のインターフェイス肝炎	F3（小葉の歪みを伴う線維化）
	F4（肝硬変）

のHE染色では肝細胞内の白く抜けた空胞として脂肪滴がみられる．形態的に大滴性と小滴性に分けられ，大滴性では主に中性脂肪の沈着からなり，脂肪滴による圧排により肝細胞の核が偏在する．小滴性では肝細胞の核は中央に位置したままであり，細胞質内に泡沫状の細かい脂肪滴として存在し，ミトコンドリア機能不全による脂肪滴の沈着と考えられている．

3 非腫瘍性肝疾患

1）ウイルス性肝炎

　急性ウイルス性肝炎は，主にA，B，C，E型肝炎ウイルスにより，前述の急性肝炎の組織像を呈する．A型急性肝炎は門脈域周辺の胆汁うっ滞，炎症や肝細胞壊死が目立ち，中心静脈周囲の炎症が比較的軽度の例が多い．一方，B型急性肝炎では小葉中心性の壊死炎症反応が強く，重症例では癒合性壊死（帯状壊死，架橋壊死）など高度の肝細胞壊死を伴う像がみられる．C型急性肝炎は壊死の程度が一般に弱く，急性肝炎の時点ですでに門脈域でのリンパ球・形質細胞浸潤や胆管障害が目立つ例がある．

　慢性ウイルス性肝炎は，主にB，C，D型肝炎ウイルスにより，慢性肝炎の病理組織像を呈する．基本的には類似した組織像を呈するが，慢性B型肝炎では肝小葉内の壊死炎症反応，肝細胞の再生が強く，しばしばliver cell dysplasiaがみられ，増殖したHBs抗原を含む小胞体がすりガラス状封入体（ground glass appearance）として認められる．またB型慢性肝炎では，移植後や免疫不全で急速に進行するfibrosing cholestatic hepatitis（FCH）を示す例があり，門脈域と小葉内の炎症所見が比較的軽度であるが，門脈域の線維性拡大，細胆管の増生，顕著な胆汁うっ滞と肝細胞腫大，小葉構造改変が目立つ．B型肝炎が肝硬変に

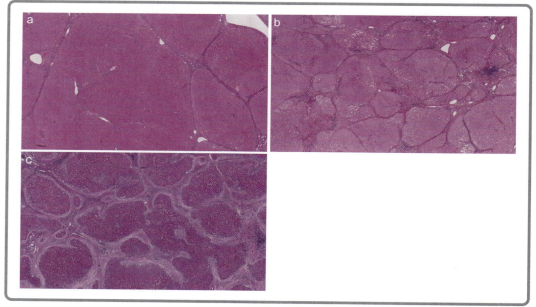

図3　肝硬変
 a：大結節性肝硬変．再生結節内に門脈域をみる．
 b：混合結節性肝硬変
 c：胆汁性肝硬変でみられるはめ絵状再生結節

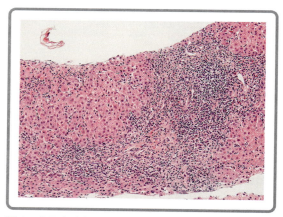

図4　自己免疫性肝炎
　門脈域の形質細胞浸潤が目立ち，インターフェイス肝炎像を伴う．

至った場合，大型再生結節を呈するため，針生検で得られる少量の検体量では，線維化のstaging評価は肝硬変（新犬山分類におけるF4）より低く評価される場合がある．C型慢性肝炎は，門脈域における密なリンパ球浸潤がB型より強く，リンパ濾胞構造を呈することがよくみられる．リンパ球浸潤による胆管障害像（肝炎性胆管障害）もしばしばみられる．脂肪変性を伴う頻度（genotypeによる）が高いが，栄養障害性と異なり不規則な脂肪変性を示す．

2) ほかの肝感染症

　寄生虫肝疾患があげられる．画像上，肝内結節性病変を呈するため，肝細胞癌や他臓器悪性腫瘍の肝転移巣との鑑別が必要である．原因寄生虫として，日本住血吸虫症やイヌ・ネコ蛔虫，肝包虫症，赤痢アメーバなどがあげられる．日本住血吸虫症では，門脈域に虫卵がみられ，ときに石灰化を伴っている．肝包虫症（エキノコックス症）は肉眼的に大小不同の囊胞状病変を呈し，組織学的にクチクラと呼ばれる幼虫の膜状成分が認められる．

3) 自己免疫性肝炎（autoimmune hepatitis：AIH）

　基本的な組織像は慢性肝炎で，形質細胞浸潤が目立つ傾向がある（図4）．国際自己免疫性肝炎グループの改訂版国際診断基準（スコアリングシステム）では，インターフェイス肝炎，リンパ球形質細胞優位な浸潤，肝細胞ロゼット形成に加え，原発性胆汁性胆管炎・原発性硬化性胆管炎を示唆する胆管障害像の有無で病理所見スコアが決定される（表2）．また，日常診療に即した簡易版国際診断基準では，リンパ球が肝細胞に取り込まれるemperipolesis（細胞貫入現象）も特徴所見として用いられている．AIHの活動度と病期

8. 肝臓の病理診断

表2　国際自己免疫性肝炎グループ診断スコアリングシステムの病理項目

肝組織所見	スコア
インターフェイス肝炎	+3
リンパ球，形質細胞中心の浸潤	+1
肝細胞のロゼット形成	+1
上記のいずれもみられない	−5
胆管病変（PBC，PSCを示唆する肉芽腫性胆管炎，胆管周囲の輪状線維化，胆管消失および慢性胆汁うっ滞像）	−3
その他の病変（他の病因を示唆する重要な所見）	−3

の診断は新犬山分類（表1）を用いている．AIHの進行で線維化が進み，最終的には肝硬変に至る．

　近年，臨床的に急性肝炎様を呈する急性肝炎期AIHの存在が明らかとなり，これらの多くは慢性肝炎AIHからの急性増悪であるが，先行する慢性肝炎を伴わない急性発症と思われるAIHも存在する．急性増悪，急性発症ともに特徴的な中心静脈周囲性帯状壊死を呈する症例が多い．

4) 原発性胆汁性胆管炎 (primary biliary cholangitis：PBC)

　外径40〜80 μmの小葉間胆管が選択的に障害され，胆管細胞の腫大，好酸化，細胞極性の乱れ，胆管上皮の多層化，胆管の破綻，胆管周囲のリンパ球形質細胞浸潤と胆管上皮へのリンパ球浸潤で構成される胆管病変は慢性非化膿性破壊性胆管炎（CNSDC）と呼ばれる．特に障害胆管周囲に類上皮肉芽腫形成を伴う肉芽腫性胆管炎は診断価値の高い所見である．胆管炎および胆管消失は種々の程度で肝内に散在性に分布し，針肝生検では典型的な胆管病変が捉えられないことがある．胆管障害が進行し，小葉間胆管が消失すると，胆汁うっ滞に加え，肝炎性変化も加わり，最終的には胆汁性肝硬変へと進展する．

5) PBC-AIHオーバーラップ症候群

　PBCとAIHが同時性あるいは異時性に共存する病態は従来からオーバーラップ症候群と呼ばれ，同時性についてはAIH様の肝炎の病態を併せ持つPBC（肝炎型PBC）として捉えられている．PBCの第一選択薬であるウルソデオキシコール酸（UDCA）に加えて副腎皮質ステロイドの投与により肝炎（ALT）の改善が期待できるため，PBC典型例とは区別して診断する必要がある．診断にはParis Criteriaが用いられることが多く，組織学的にはインターフェイス肝炎や肝実質炎の目立つPBCの像を示す．

6) 原発性硬化性胆管炎 (primary sclerosing cholangitis：PSC)

　基本的な病理所見は，①肝外胆管および肝内大型胆管における線維化，リンパ球・形質細胞を中心とした炎症細胞浸潤，胆管上皮のびらん・潰瘍形成，②肝内小型胆管における胆管周囲線維化（onion skin fibrosis）である．胆管減少，胆汁うっ滞をきたしつつ線維化が進行し，最終的には胆汁性肝硬変へ進展する．このような非特異的な慢性炎症と線維化の病理像を呈する二次性（続発性）硬化性胆管炎の原因は多々あり，病理検索は硬化性胆管炎の存在の確認，類縁疾患や悪性腫瘍の除外などに役立つが，病理所見のみでは原発性（PSC）か二次性かの鑑別はできない．

7) IgG4関連硬化性胆管炎

　血中IgG4値の上昇，病変局所の線維化とIgG4陽性形質細胞の著しい浸潤などを特徴とする原因不明の硬化性胆管炎であり，狭窄部位では全周性の壁肥厚を認める．非狭窄部位にも同様の炎症性変化がみられる．IgG4関連の1型自己免疫性膵炎を高率に合併し，硬化性唾液腺炎，後腹膜線維症などを合併する症例もあるが，単独で発症する場合もある．現在では，全身疾患であるIgG4関連疾患の胆管病変と考えられている．

　臨床的特徴として高齢男性に好発し，初発症状は閉塞性黄疸であることが多い．ステロイド治療の反応性が良好で，臨床徴候，画像所見などの改善を認めるが，長期予後は不明である．診断に最も有用な検査は，血中IgG4濃度の上昇である（135 mg/dL以上）．

8) アルコール関連肝疾患 (ALD)

　アルコール過剰摂取による肝疾患には，病理組織像からアルコール性脂肪肝，アルコール性肝線維症，アルコール性肝炎，アルコール性肝硬変といくつかの病型に分類され，症例により重複して出現する．アルコール性脂肪肝は小葉中心性ないし汎小葉性の大滴性脂肪沈着が特徴である．特殊な病態としてアルコール性泡沫状脂肪肝と称される疾患があり，トランスアミナーゼの高度上昇，高ビリルビン血症，組織学的に泡

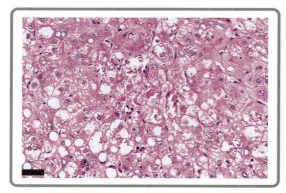

図5　MASH
Mallory-Denk体を伴う風船様変性を認める．

沫状の小滴性の脂肪沈着を特徴とし，小葉中心性の胆汁うっ滞（胆汁栓）を伴う症例も多い．アルコール性肝線維症では，小葉中心部の肝細胞周囲や中心静脈周囲の線維化が主で，進行すると隣接する中心静脈間や中心静脈・門脈域間に架橋線維化が生じ，アルコール性肝硬変へと進展する．アルコール性肝硬変は小結節性が主であり，線維性隔壁の炎症細胞浸潤は軽微である．アルコール性肝炎は，肝細胞の風船様変性，脂肪化，好中球浸潤，Mallory-Denk体の出現，肝細胞周囲性線維化などの組織所見にて診断される．アルコール性肝疾患では，中心静脈や肝静脈細枝に閉塞病変（veno-occlusive lesion）が出現し，門脈圧亢進症など肝循環異常に関与すると考えられている．

9）代謝機能障害関連脂肪性肝疾患（MASLD）

MASLDは10〜20％に代謝機能障害関連脂肪肝炎（MASH）を認める．MASLDは，肝小葉中心性に大滴性脂肪沈着がみられ，MASHでは脂肪沈着に加え，肝細胞の風船様変性（図5）と小葉炎がみられる．その他，MASHではMallory-Denk体形成（図5），肝小葉の好中球浸潤，肝細胞周囲性および中心静脈周囲性線維化，さらに門脈域には炎症と線維化も出現し，進行すると肝硬変となる．静脈閉塞病変は通常みられない．病理診断を用いたMASHの総合評価方法に関しては，Matteoni分類（評価：type1-4），Brunt分類（評価：grade1-3，stage1-4），NAS（NAFLD Activity score，評価：脂肪化0-3，小葉内炎症0-3，Ballooning変性0-2），FLIPアルゴリズム（評価方法：脂肪化，Ballooning，小葉内炎症でチャート化），SAFスコア（Steatosis S0-3，Activity A0-4［Ballooning：grade0-2＋lobular inflammation：grade0-2］，Fibrosis F0-4）などが報告されている．

10）薬物性肝障害（drug-induced liver injury；DILI）

薬物服用に伴う副作用の肝障害は，あらゆる肝病理像を呈しうる．肝生検の病理診断に際し，常に薬物関与の可能性を考慮する必要があり，薬物性肝障害の診断は臨床情報も併せて臨床病理学的に下されることが多い．薬物性肝障害は病理学的にいくつか代表的な病態がある．

①大滴性あるいは小滴性の脂肪沈着の目立つ薬物性脂肪肝．
②肝細胞障害と炎症反応が目立つ薬物性肝炎（肝細胞障害型）の病態は，急性ウイルス性肝炎に類似するもの，自己免疫性肝炎類似の慢性肝炎様のもの，脂肪肝炎様なものがある．
③薬物性胆管障害は，胆管系が選択的に障害され，胆管消失，急性の肝障害と胆汁うっ滞をきたす．
④薬物性胆汁うっ滞では，炎症性変化をほとんど伴わない純胆汁うっ滞と肝細胞障害を伴う肝炎・胆汁うっ滞混合型薬物性肝障害がある．
⑤高度の壊死を呈するが，炎症反応が乏しい急性肝不全．
⑥薬物起因の血管/循環障害，肝線維症，腫瘍形成など．

免疫チェックポイント阻害薬（ICI）治療の普及に伴い，DILIとは異なる機序の免疫関連有害事象（irAE）肝障害がみられ，ICIによる肝障害と呼ばれている．病型として，肝細胞障害型（肝炎型）と胆管障害型（硬化性胆管炎型）があり，肝細胞障害型では汎小葉炎，中心静脈周囲性壊死，肉芽腫性炎症を示す症例が多い．

11）代謝性肝障害

診断や病態の把握に肝生検，病理組織診断が役立つ代謝性疾患がいくつかある．

a）遺伝性ヘモクロマトーシス

鉄の沈着が増加し，門脈域周辺部の肝細胞から始まり肝小葉全体に強いヘモジデリン沈着（顆粒状褐色色素沈着）が特徴で，門脈域中心の線維化を伴い，最終的には小結節性肝硬変になる．

b）Wilson病

銅の代謝異常疾患で，肝は大量の銅沈着により，急性肝炎，慢性肝炎，脂肪肝炎，大結節性肝硬変など多彩な病態，病理像を示す．肝生検で銅染色により肝細胞内の銅顆粒を検出することが重要であるが，検出されないこともあり，また進行した慢性肝炎あるいは肝硬変期では分布が不均一のため，検出されないことがある．

c）糖原病

グリコーゲンの貯留による肝細胞腫大，細胞質の淡

明化を認める．Ⅳ型糖原病では肝細胞内にすりガラス様封入体をみる．

d）アミロイドーシス

肝小葉のDisse腔や門脈域内の血管壁にHE染色では好酸性無機質，Congoレッド染色では橙色の陽性像を呈するアミロイドが沈着し，高度の沈着例では肝細胞萎縮を伴う．

e）ポルフィリン症

晩発性皮膚ポルフィリン症は肝内に鉄の沈着と脂肪沈着，肝細胞内にferric ferricyanide還元試験で陽性となる針状封入体がみられる．骨髄性プロトポルフィリン症は黒色肝と偏光顕微鏡で赤色のマルタ十字の形態を呈するプロトポルフィリンを認める．

12）新生児肝炎

肝細胞の多核巨細胞化を特徴とする肝炎である．その他，種々の程度の胆汁うっ滞，好酸体出現，髄外造血，肝実質と門脈域の炎症，線維化がみられる．

13）特発性門脈圧亢進症

前類洞性の血行障害により門脈圧亢進症をきたす疾患である．肝内末梢の小型門脈域の緻密な線維化，門脈枝の潰れや狭小化が特徴的な所見である．門脈域に接して拡張した静脈性の異常血行路を伴うことが多い．肝内大型門脈枝あるいは門脈本幹は開存しているが，門脈壁の硬化，血栓がしばしばみられる．肝細胞の結節性過形成が散見されるが，肝硬変所見はない．肝外門脈閉塞症との鑑別点は，肝外門脈閉塞症では肝内末梢門脈域の門脈枝は開存し，著変がない点がポイントである．

14）Budd-Chiari症候群

Budd-Chiari症候群は肝静脈あるいは肝部下大静脈の閉塞ないし狭窄による種々の肝うっ血および門脈圧亢進症を伴う症候群である．閉塞は血栓が主要な原因と考えられている．肝内の組織所見として，肝小葉中心帯のうっ血像がみられ，うっ血が進行すると，肝静脈血栓，小葉中心性の肝細胞の壊死・脱落，出血がみられ，線維化が生じ，次第に架橋線維化，肝硬変へ進展する．

15）移植肝

肝移植後の移植肝には，拒絶反応，還流障害，胆管狭窄などの手術合併症，感染症，薬物性肝障害，原疾患の再発など多彩な病態が生じうる．拒絶反応には，超急性/液性拒絶反応，急性拒絶反応，慢性拒絶反応がある．液性拒絶時の肝生検では，門脈域の浮腫，フィブリン析出と好中球浸潤，出血がみられる．小血管の血栓形成，肝細胞凝固壊死がみられる症例があ

り，高度の症例では汎小葉性の出血・壊死がみられる．急性（細胞性）拒絶反応は，門脈域の混合細胞性炎症細胞浸潤，小葉間胆管の障害，門脈や中心静脈の内皮あるいは内皮直下に炎症細胞浸潤（内皮炎）などの所見が特徴的である．急性拒絶反応の全体的な重症度判定はBanff基準（不確実，軽度，中等度，高度に評価）が用いられ，必要があれば拒絶反応を半定量的に評価するために，急性拒絶反応の3徴候（門脈域炎症，胆管の炎症性障害，静脈内皮炎）をそれぞれ0〜3にスコア化し，その合計点をRejection Activity Index（RAI）として表現する．慢性拒絶反応は大部分の小葉間胆管の変性あるいは消失，内皮下泡沫細胞の出現を伴う肝動脈枝障害，中心静脈周囲の壊死炎症あるいは線維化などの組織像がみられる．移植肝において，上行性胆管炎や免疫抑制下のウイルス感染症，薬物性肝障害，原病再発などの病態はそれぞれの疾患と類似する組織像を呈し，肝生検の病理組織診断が各移植後合併症の診断に有用である．

4 腫瘍性，腫瘍類似性肝疾患

1）肝細胞腺腫（hepatocellular adenoma）

肝細胞腺腫は非硬変肝に発生する良性腫瘍である．薬剤との関連も指摘されている．組織像としては，異型性の乏しい肝細胞のシート状〜索状増生像，腫瘍細胞が周囲肝細胞より大型で淡明であり，異常筋性血管や線維性隔壁がみられることがあるが，胆管を有する完全な門脈域構造は腫瘍内にはみられない．肝生検などの小検体では，限局性結節性過形成や高分化型肝細胞癌との鑑別は困難なことがある．亜型分類のため，Liver-type Fatty Acid Binding Protein（L-FABP），β-catenine，Glutamin synthetase（GS），Serum amyloid A（SAA），C-reactive protein（CRP）などの染色を併せた評価が行われる．

2）限局性結節性過形成（focal nodular hyperplasia：FNH）

正常肝に発生する腫瘍類似性病変である．周囲肝実質より淡明な病変部は中心に線維性瘢痕があり，瘢痕部から伸びた線維性隔壁により病変がいくつかに区分されるという特徴的な割面の肉眼所見がみられる．組織学的には，正常肝細胞大あるいはやや大型で淡明化した細胞からなり，線維性隔壁に炎症細胞浸潤と細胆管増生，隔壁周囲に慢性胆汁うっ滞像（オルセイン陽性顆粒）がみられるが固有胆管構造はない．異常な筋性血管もみられる．中心部の線維性瘢痕が明らかでない症例もあり，FNH様病変と称される．

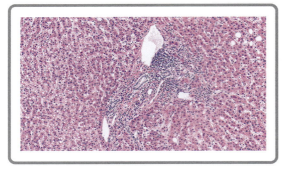

図6 早期肝細胞癌
早期肝細胞癌．結節内に残存する門脈域に間質浸潤を認める．

3) 異型結節 (dysplastic nodule：DN)

通常，硬変肝にみられ，大きさと色調の違いで周囲の再生結節と区別される．組織学的に，軽度異型結節 (low-grade DN) と高度異型結節 (high-grade DN) に分類される．軽度異型結節は単調な配列で細胞密度が軽度増大，大細胞化がみられることがあるが，細胞異型はなく，偽腺管や肝細胞索多層化もない．鉄・銅沈着がみられることがある．大型の再生結節との鑑別が困難なことがある．高度異型結節では細胞異型と細胞密度増加が一部で目立ち，脂肪化がみられる例もある．高度異型結節は境界病変であり，早期肝細胞癌/高分化型肝細胞癌との鑑別が困難なこともある．

4) 結節性再生性過形成 (nodular regenerative hyperplasia：NRH)

血行動態異常に対する反応性病変と考えられ，肝全体に出現するびまん性病変で，周囲に線維組織を伴わない結節状の肝細胞過形成像からなる．

5) 肝細胞癌 (hepatocellular carcinoma：HCC)

a) 早期肝細胞癌/高分化型肝細胞癌

直径2cm未満の腫瘍として，小結節境界不明瞭型の高分化型肝細胞癌（つまり早期肝細胞癌）と明瞭な結節型の高分化型肝細胞癌，中分化型肝細胞癌がある．早期肝細胞癌の主な組織像は，核/細胞質比増大と周囲組織の2倍以上の細胞密度増大，不規則な細い索状配列，結節内門脈域の遺残，偽腺管構造，びまん性脂肪変性，胆管が伴走しない異常動脈 (unpaired artery) の出現がある．高度異型結節との鑑別に際して，結節内残存門脈域内への腫瘍細胞浸潤が重要な所見である（図6）．また，種々の免疫染色 (heat shock protein 70：HSP70, glypican-3：GPC3, glumamine synthetase：GS) も鑑別に有用とされている．早期肝細胞癌を含む高分化型肝細胞癌は周囲の肝実質に対して置換性で移行するように発育し，血管侵襲はなく，肝内外転移はみられない．

b) 進行性肝細胞癌

肝細胞癌の進行癌は肉眼的に単純結節型，単純結節周囲増殖型，多結節癒合型，浸潤型に分類される．組織学的に，がん細胞は肝細胞に類似する形態を呈し，種々の異型を示す．正常肝細胞より核/細胞質比が増大し，クロマチン濃染，核形不整や核小体が目立つなどの細胞異型を示し，多くは好酸性で微細顆粒状の細胞質を有する．がん細胞間に毛細胆管（ポリクローナルCEAやCD10の免疫染色で同定）が形成され，がん細胞は肝細胞のように胆汁を産生し，ときに毛細胆管内に胆汁栓をみる．肝細胞癌の構造は基本的に肝細胞索に似た索状構造を呈し，索状配列間に類洞様血管をみる．そのほかに，毛細胆管が拡張し，腺房様構造を示す偽腺管型，類洞が圧排される充実性増殖パターンを呈する充実型，がん細胞の小索状配列が大量の線維性間質に取り囲まれる硬化型がある．構造異型と細胞異型をもとに，肝細胞癌は高分化型，中分化型，低分化型，未分化型に分けられている．

c) fibrolamellar hepatocellular carcinoma

一般に障害のない正常肝組織に発生し，肝左葉に発生することが多い．肉眼的には線維成分が多いため硬く，線維性隔壁と中心瘢痕による分葉状構造がFNHに類似する．組織学的に，目立つ核小体を有する類円形腫大核と豊富な好酸性細胞質を持つ腫瘍細胞が特徴的な層状，バンド状の膠原線維により囲まれて増生する像を示す．がん細胞の細胞質にしばしば淡明な封入体 (pale body) やMallory-Denk体をみる．免疫染色では，keratin 7強陽性所見を呈する．

6) 肝内胆管癌 (胆管細胞癌)

胆管細胞癌は通常腺癌であり，立方～円柱状の腫瘍細胞が管状構造を形成し，管腔内あるいは細胞内の粘液産生および線維性間質を伴って増殖する組織像を呈する．乳頭状，篩状構造や低分化を示唆する索状構造を呈する種々の組織像もみられる．リンパ管侵襲，静脈侵襲，神経周囲浸潤がしばしばみられる．胆管癌，特に肝門部から肝外胆管に発生する胆管癌（胆道癌）の前癌病変および初期癌病変として，胆管内乳頭状腫瘍 (intraductal papillary neoplasm of biliary tract：IPNB), 胆管内上皮内腫瘍 (biliary intraepithelial neoplasia：BilIN) がある．

7) 混合型肝癌 (combined hepatocellular and cholangiocarcinoma)

同一の腫瘍内に肝細胞癌成分と胆管細胞癌成分がみられる原発性肝癌である．HE染色標本上で肝細胞癌成分は索状構造，胆汁産生，毛細胆管形成で同定さ

れ，胆管細胞癌成分は腺腔構造，粘液産生像で認識される．免疫染色と併せての評価が行われており，肝細胞癌成分の評価には免疫染色の肝細胞抗原hepatocyte（HepPAR1），アルギナーゼ1や毛細胆管マーカーのポリクローナルCEAが用いられ，腺癌である胆管細胞癌の評価には粘液染色，Keratin7，Keratin19などが用いられる．

8) 細胆管細胞癌 (cholangiolocellular carcinoma)

増生細胆管やHering管に類似する異型腺管からなる肝原発癌である．粘液産生は認めない．その発生に肝前駆細胞が関与していると考えられている．

9) 肝芽腫 (hepatoblastoma)

肝芽腫は胎生期肝組織に類似し，種々の分化度の上皮成分や間葉成分を含む．胎児型（fetal type）では胎児肝細胞に似る小型細胞がシート状あるいは細索状構造を呈して増殖する像を呈し，しばしば造血細胞を伴う．胚芽型（embryonal type）では細胞は小型で核/細胞質比が高く，クロマチン濃染し，管状やロゼット様構造を形成する．大索状型（macrotrabecular type）は胎児型ないし胚芽型の細胞が太い索状配列を呈する像である．未分化小細胞型（small cell undifferentiated type）は接着性の乏しい小型細胞による．上皮間葉混合型では，類骨や軟骨，未熟間葉系細胞の増殖巣を伴う．

10) その他の肝良性，悪性腫瘍

a) 血管腫

肝血管腫は最も多くみられる肝良性腫瘍である．多くは径4 cm以下で，組織学的には平坦な内皮細胞に覆われる種々なサイズの血管ないし洞状構造の集簇像からなる．

b) 肝血管筋脂肪腫

境界明瞭，被膜のない腫瘍様病変で，成熟脂肪組織，壁厚の血管，平滑筋，造血組織が種々の割合で混在している．なお，本腫瘍はperivascular epithelioid cell（PEC）由来の腫瘍で，平滑筋成分のみからなる腫瘍はPEComaと呼ばれている．

c) 炎症性偽腫瘍

種々の炎症細胞浸潤を伴いつつ筋線維芽細胞，線維芽細胞，膠原線維の増生による充実結節性病変である．形質細胞の目立つ症例では，背景にIgG4関連胆管炎が存在する症例もある．

d) 血管肉腫

紡錘形ないし多形性の異型細胞が類洞壁を這うように，あるいは乳頭状に増殖し，ときに管腔構造不明瞭でシート状に増生する組織像を呈する．血管内皮マーカー（CD31，CD34，第Ⅷ因子）陽性である．

11) 転移性肝腫瘍

消化器癌，肺癌，乳癌，神経内分泌癌が肝に転移あるいは浸潤しやすい癌である．組織形態に加え，各種免疫染色が肝原発か転移かの鑑別，また原発巣検索に有用である．

文献

1) Alastair Burt et al：MacSween's Pathology of the Liver, 7th Ed, Churchill Livingstone, 2017
2) 坂元亨宇，原田憲一（編）：腫瘍病理鑑別診断アトラス—肝癌，第2版，文光堂，東京，2020
3) 原田憲一，能登原憲司（編）：非腫瘍性疾患病理アトラス—肝胆膵，文光堂，東京，2023

Ⅱ章 肝疾患／A．検査

9 腹水穿刺

到達目標
● 腹壁の解剖を理解し，安全な腹水穿刺の手技を理解する．

1 目的

経皮的に腹腔内に穿刺し，腹水を採取あるいは排液するもので，診断目的と治療目的に分けられる．診断目的の場合は，試験穿刺とも呼ばれ，癌性腹膜炎や細菌性腹膜炎，外傷時の腹腔内臓器損傷などの腹水の成因の診断目的に行われる．肝硬変患者が癌性腹膜炎を呈することもあり，腹水に対し慎重な診断が望ましい．治療目的の腹水穿刺は，腹水貯留に伴う腹部圧迫症状の改善のための排液（ドレナージ）や，抗がん薬などの薬物注入目的に行われる．

2 方法

体位は，仰臥位が原則であるが，腹水が少量の場合は，半坐位や側臥位にして腹水を移動して穿刺する．穿刺経路となる腹壁の前方には腹直筋が，側方には外腹斜筋，内腹斜筋，腹横筋が存在している．腹直筋は前葉と後葉からなる腹直筋鞘により包まれ，側方の筋系は浅腹筋膜に包まれている．浅腹壁動脈は，皮下組織と浅腹筋膜の間を走行し，上腹壁動脈と下腹壁動脈は，腹直筋のなかを走行する[1]．上下腹壁動静脈の損傷を避けるため，上前腸骨棘の2〜4 cm上内側の腹直筋鞘の外側を穿刺することが推奨される[2,3]．同部位は，臍と左上前腸骨棘を結ぶ線（Monro-Richter線）上の外側1/3の点であるMonro点やMonro点の反対側の点（McBurney点，逆Monro点）に相当する．正中線上の臍下部2横指の部位も穿刺可能であるが，腹部正中に手術瘢痕がある場合は避けなければならない．穿刺前に，腹部超音波検査を用いて穿刺部位付近の脈管や，腸管など腹腔内臓器を確認し，安全な穿刺部位を同定することが合併症回避のため有用と考えられる（図1）．

実際の手技としては，穿刺部位を中心に消毒後，局所麻酔を行う．刺入点に麻酔薬で膨疹をつくり，真皮に麻酔薬を浸潤させたあと，皮下，筋膜，筋肉，壁側腹膜に浸潤麻酔を行う．腹膜は，最も痛みを感じるため，麻酔を十分に行う．皮膚から腹膜までの距離を確認する．穿刺針は，テフロン静脈内留置針，エラスター針などを用い，注射筒をつけて陰圧をかけながら，腹壁に対して垂直に進める．腹膜を貫通すると抵

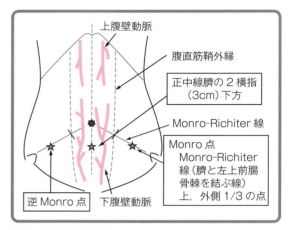

図1 腹腔穿刺部位
(Runyon BA：Hepatology 2009；49：2087-2107[3]　および豊田 茂：小児科診療 1995；58：866-867[4]を参考に作成)

抗がなくなり，腹水が流入してくる．腹壁を貫通した時点で，外筒を押し入れながら，内筒を抜く．腹水が自然流出する場所で固定し，検体を採取する．

腹水の性状を観察し，色調，混濁物，粘度などに留意する．生化学検査，細胞診，細菌培養などの検査に提出する．腹水の性状からは，原因疾患が推定される（表1）[4]．

排液に伴う循環不全（paracentesis-induced circulatory dysfunction：PICD）を予防するには排液速度は1,000 mL/時を超えないようにし，排液量が2,000 mLを超える場合は，代用血漿や生理食塩水やアルブミンの経静脈投与を考慮する[5〜8]．特に5 L以上の大量穿刺排液時には排液量に応じてアルブミン8 g/Lを点滴静注が強く推奨される[9]．腹水を採取後は，穿刺針を抜去し，圧迫固定する．術後は，バイタル，疼痛，液の漏出や感染の有無を確認する．なお，穿刺時に，皮膚を2 cm程度引きながら穿刺し，穿刺後の腹水漏出を軽減させるZ-tract法（Z刺入法）という手技も有用である[2]．

3 合併症

合併症には，腸管損傷，腹膜炎，腹壁の血管損傷，

表1　腹水の性状と原因疾患

外観	性状	原因疾患
漿液性	漏出液	肝硬変，特発性門脈圧亢進症，Budd-Chiari症候群，うっ血性心不全，ネフローゼ症候群，低栄養
	滲出液	細菌性腹膜炎，結核性腹膜炎，癌性腹膜炎，急性膵炎
血性		外傷や穿孔による腹腔内出血，急性膵炎，肝細胞癌破裂，肝静脈血栓，卵巣出血，卵巣嚢腫，結核性腹膜炎，腸管壊死，腸間膜血栓，腸間膜嚢胞，腹部大動脈瘤破裂
膿性	無臭	上部消化管穿孔，非穿孔性虫垂炎，腸間膜リンパ節炎，外傷性腹膜炎，卵管炎
	便臭	下部消化管穿孔，穿孔性虫垂炎，外傷性腹膜炎
乳び性		リンパ管閉塞（外傷性，後腹膜腫瘍による圧迫など）
胆汁性		胆嚢・胆管穿孔，胆汁性腹膜炎
粘性		腹膜偽粘液腫

（豊田 茂：小児科診療 1995；58：866-867[4)]を参考に作成）

肝臓・脾臓の穿刺による腹腔内出血，急激な排液に伴う急性循環不全（ショック）などがある.

4 禁忌

　禁忌は，高度の出血傾向を有する例，穿刺部位に感染や側副血行路がある例，広範な腹腔内癒着例，高度の腸管拡張例などである.

文献

1) 寺島裕夫：腹腔穿刺. レジデント 2011；4：120-121
2) Thomsen TW et al：Videos in clinical medicine paracentesis. N Engl J Med 2006；355：e21
3) Runyon BA：AASLD Practice guidelines. Management of adult patients with ascites due to cirrhosis：an uptdate. Hepatology 2009；49：2087-2107
4) 豊田 茂：腹腔穿刺. 小児科診療 1995；58：866-867
5) 深谷孝夫，山本寄人：腹腔穿刺. 日産婦会誌 2007；59：N150-N151
6) Fasso E et al：Paracentesis with Dextran 70 vs. paracentesis with albumin in cirrhosis with tense ascites. Results of a randomized study. J Hepatol 1992；14：310-316
7) Sola-Vera J et al：Randomized trial comparing albumin and saline in the prevention of paracentesis-induced circulatory dysfunction in cirrhotic patients with ascites. Hepatology 2003；37：1147-1153
8) Gines P et al：Randomized comparative study of therapeutic paracentesis with and without intravenous albumin in cirrhosis. Gastroenterology 1988；94：1493-1502
9) Beranardi M et al：Albumin infusion in patients undergoing large volume paracentesis：a meta-analysis of randomized trials. Hepatology 2012；55：1172-1181

Ⅱ章　肝疾患／A.　検査

10　腹水一般検査

到達目標
●腹水検査の種類とその目的を理解する.

1　腹水の性状による鑑別

　腹水は，滲出性腹水と漏出性腹水に大別される．滲出性と漏出性の鑑別（表1）は腹水の総蛋白濃度で行い，4.0g/dL以上は滲出性，2.5g/dL以下は漏出性である．滲出性腹水は，腹膜の炎症や腫瘍浸潤により，腹膜血管透過性が亢進し，血液成分が滲出して生成される炎症性・腫瘍性腹水であるのに対し，漏出性腹水は，腹膜には炎症はなく，門脈圧亢進，低アルブミン血症による浸透圧較差，腎での水・ナトリウムの貯留，抗利尿ホルモン異常などにより生じる非炎症性腹水である．癌性腹膜炎，細菌性腹膜炎，結核性腹膜炎，膵性腹水では滲出性腹水が，肝性腹水，心性腹水，腎性腹水では漏出性腹水が生じる．

　腹水の診断は，試験穿刺により採取した腹水を用いて，総蛋白，アルブミン，LDH測定，細胞数（赤血球数，白血球数，リンパ球数）算定，細菌培養などを行う（図1）[1]．腹水の原因を推定する指標として，血清と腹水のアルブミン濃度差（serum-ascites albumin gradient：SAAG）があり，SAAGが1.1以上の場合は門脈圧亢進症が関連する腹水であることを示唆し，1.1未満の場合は門脈圧亢進症との関連性は否定的とされる[2]．この指標は，肝硬変に伴う腹水の診断に有用である．しかし，例外もあるため，総合的判断が必要である．特に肝臓においては，肝細胞と類洞内皮細胞の間隙であるDisse腔で肝リンパが生成され，Glisson鞘内リンパ管を経由して，peribiliary plexusへ流入する．肝内リンパ管は門脈，肝動脈，胆管を取り巻きながら肝外へ出て肝門部リンパ節へ到達し，その後，乳び槽を経て胸管へ流入する．肝内では類洞から他の臓器よりも高濃度の血清蛋白が肝リンパへ供給される．肝硬変の初期では類洞の透過性亢進とリンパの過剰産生があると考えられ，また，肝腫瘍の肝静脈浸潤やBudd-Chiari症候群など様々な要因により，肝からの静脈血還流の障害が起きると肝内圧が高まり，肝リンパ生成が亢進するが，これらを肝リンパ管で処理しきれないと肝被膜からリンパが腹腔に漏出し，肝性腹水を形成する要因のひとつとなると考えられている．さらに，肝リンパの産生過剰はその下流の乳び槽や胸管内圧を亢進し，二次的に腸管膜リンパや下肢のリンパ流のうっ滞を惹起する懸念もある．一方で，肝硬変が進行すると，肝内血行路やリンパ路の障害が著明となり，肝被膜からのリンパ漏出が起き，かつ胸管のリンパ流量は減少すると考えられている．このように，肝疾患に伴う腹水中蛋白濃度には肝リンパの影響があるため，その評価は臨床病態を考慮して判断する必要がある．

表1　滲出液と漏出液の性状鑑別

	漏出液	滲出液
原因	非炎症性・非腫瘍性	炎症性・腫瘍性
外観	水様〜淡黄色　透明	淡黄色　混濁，ときに膿性，血性，乳び色
比重	1.015以下	1.018以上
総蛋白濃度	2.5g/dL以下	4.0g/dL以上
血清-腹水アルブミン濃度差	1.1g/dL以上	1.1g/dL以下
Rivalta反応	陰性	陽性
フィブリン析出	少ない	多い
LDH	上昇しない	上昇する
細胞成分	少ない（内皮細胞，組織球）	多い（多核白血球，リンパ球，赤血球，腫瘍細胞など）
細菌	陰性	感染時陽性

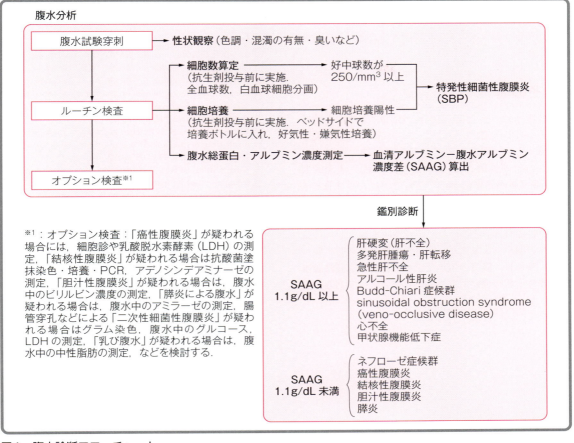

図1 腹水診断フローチャート
(日本消化器病学会・日本肝臓学会（編）：肝硬変診療ガイドライン2020（改訂第3版），南江堂，p.xx，2020[1]より転載)

2 特発性細菌性腹膜炎

　特発性細菌性腹膜炎（spontaneous bacterial peritonitis：SBP）は肝硬変の8〜18％に合併する感染症であり，消化管出血，肝腎症候群，DICなどを合併しやすく，診断の遅れは致死的な経過をとるため，早期診断と治療の開始が重要である．細菌培養が陽性の場合や，細菌培養が陰性であっても腹水中の好中球数が500/mm³以上，または好中球数が250〜500/mm³でも自他覚症状を伴えばSBPと診断される[3]．保険適用外だが，好中球エステラーゼ試験紙法は，好中球数算定が困難な状況での簡便な迅速検査法として有用である．また，腹水濾過濃縮再静注法を検討している症例では，腹水中エンドトキシンの測定が推奨されている[1]．

3 癌性腹水

　癌性腹水は，癌（腫瘍）細胞の腹膜浸潤による横隔膜リンパ管の吸収障害，腹膜における血管の異常な透過性亢進，悪液質に伴う低栄養，癌の浸潤や腫瘍の圧迫による門脈および静脈の循環障害などの多様な病態がかかわり発症するため，癌性腹水の性状は，がん細胞の腹膜播種の範囲，時期，原発病変の性格などにより差異がみられ一定しない．がん細胞の存在を腹水細胞診で証明することで診断される．多くは血性で，ときに淡黄色，混濁，あるいは乳び様となる．初期には漏出性の，後に滲出性の性状を呈することが多い．

4 結核性腹膜炎

　腹水は滲出性で，リンパ球優位の白血球数増加を認める．腹水の塗抹標本，腹水培養，PCR法の感度はそれぞれ3％，35％，60〜80％と低いが，adenosine deaminase（ADA）測定による診断法は，感度，特異度とも90％以上である[4]．腹膜生検にて病理学的に乾酪壊死を伴う類上皮肉芽腫を証明することで確定診断が得られる．

5 その他

　乳び腹水は，高濃度（250 mg/dL以上）の中性脂肪を含み，その発生機序は，①リンパ管の閉塞およびうっ滞（リンパ腫などの悪性腫瘍，結核，肝硬変），②リンパ管の損傷（胸腹部手術の合併症），先天的要因（小腸リンパ管拡張症）に大別される[5]．膵性腹水は膵炎や膵管破壊による偽嚢胞からの膵液漏出により生じ，腹水の蛋白濃度・白血球数・アミラーゼの増加（1,000 U/L以上）を認める．胆汁性腹水は，胆汁の腹腔内への漏出により生じ，胆汁性腹膜炎を呈し，腹水中のビリルビン濃度の増加を認める．粘液水腫性腹水は，慢性甲状腺機能低下症のまれな合併症であり，腹水中の総蛋白濃度の増加，SAAGの上昇を認める[6]．

文献

1) 日本消化器病学会・日本肝臓学会（編）：肝硬変診療ガイドライン2020（改訂第3版），南江堂，東京，2020
2) European Association for the Study of the Liver：EASL clinical practice guidelines on the management of ascites, spontaneous bacterial peritonitis, and hepatorenal syndrome in cirrhosis. J Hepatol 2010；**53**：397-417
3) Runyon BA：AASLD Practice guidelines：management of adult patients with ascites due to cirrhosis：an update. Hepatology 2009；**49**：2087-2107
4) Sanai FM, Bzeizi KI：Systematic review：tuberculous peritonitis-presenting features, diagnostic strategies and treatment. Aliment Pharmacol Ther 2005；**22**：685-700
5) Steinemann DC et al：Atraumatic chylous ascites：systematic review on symptoms and causes. J Am Coll Surg 2011；**212**：899-905
6) Caldwell SH, Battle EH：Ascites and spontaneous bacterial peritonitis. Schiff's Disease of the Liver, 8th Ed, Schiff ER et al（eds），Lippincott-Raven, p503-544

11. 肥満度/体格指数

11 肥満度/体格指数

到達目標
● BMIを日常診療に活かす.

1 BMI (body mass index)

　体格指数とは体格を把握するために用いられる指数であり，本項では体脂肪率と相関するBMIを取り上げる．BMIは身長と体重から算出される指数であり，BMI＝体重（kg）/身長（m）^{2}で算出される.

　判定基準は国によって異なり，日本肥満学会ではBMI 22を標準体重とし，BMI 25以上を肥満，18.5未満を低体重としている（表1）．一方，WHOでは25以上を「標準以上（overweight，preobese）」，30以上を「肥満（obese）」としている．BMIは成人の体脂肪率の指標として有用であり，簡便であるため広く用いられているが，実際に体脂肪率を測定するものではない．このため，筋肉量が多く高体重・低脂肪の場合には肥満と，筋肉量が少なく低体重・高脂肪の場合には正常と判定されてしまい，体脂肪率を反映しにくい場合があることも理解しておく必要がある.

　標準体重がBMI 22であることは，死亡や合併症発生のリスクがこの値を最低点としてカーブを描くことが根拠となっているが，生活習慣の変化や人種間の差異もあり，標準BMIについては再評価も考慮されつつある．また，乳幼児の場合には同数値をカウプ指数として使用するが，年齢によって正常域が異なる．学童期になると，Rohrer（ローレル）指数＝体重（kg）/身長（cm）^{3}×10^7が用いられる．なお，肥満度という場合にはBMIを指すことが多いが，（体重－標準体重）/標準体重×100（％）で表すこともあり，その場合には，10％以上は太り気味，20％以上は太りすぎ，逆に－10％以下はやせ気味，－20％以下はやせすぎとなる.

　前述のようにBMIは体脂肪率を測定するものではないが，体脂肪率は体組成計（体脂肪計）で推定することができる．体組成計では微弱な電流を体内に流し，電気抵抗を基に体組成を推定する生体インピーダンス法（bio-electrical impedance analysis：BIA）が用いられている．体脂肪率による肥満の目安として，軽度肥満は男性20％以上，女性30％以上であり，男女とも5％刻みで中等度肥満，重度肥満とされている．体組成計には，家庭用（簡易型）から業務・医療用（高精度）まで存在するが，後者では，体の部位別（右腕・左腕・体幹・右脚・左脚）に筋肉量などを推定するこ

表1　肥満度分類

分類	BMI	WHO分類
低体重	<18.5	Underweight
普通体重	18.5≦<25	Normal range
肥満（1度）	25≦<30	Preobese
肥満（2度）	30≦<35	Obese class I
肥満（3度）	35≦<40	Obese class II
肥満（4度）	40≦	Obese class III

とも可能である．体脂肪のなかでも，特に生活習慣病と関連が深い内臓脂肪は腹部CT検査により測定される．臍の断面で内臓脂肪面積が100 cm^{2}以上である場合に，内臓脂肪型肥満と判断される．また，簡便な評価方法としてウェスト周囲径も用いられる（男性85 cm以上，女性90 cm以上）.

2 日本におけるBMIの現状

　令和元年度の国民健康・栄養調査結果によると，肥満者（BMI≧25）の割合は，男性33.0％，女性22.3％であった．男性では40歳代がピークで39.7％であり，年齢とともに低下し70歳以上では28.5％であった．女性では年齢とともに増加の傾向にあり，40歳代で16.6％，70歳以上で26.4％である[1].

3 BMIと疾患有病率，特に脂肪肝

　肥満は生活習慣病をはじめ種々の疾患の発症にかかわる．BMIの上昇に伴い脂質異常症，高血圧症，糖尿病や冠動脈疾患の有病率は上昇し，肥満者では糖尿病や心血管障害の発生頻度が2〜5倍程度になる．脂肪肝も同様の傾向にあり，肥満者の68.6％に脂肪肝が認められる．ただし，BMI 25未満の非肥満者でも，15.2％に脂肪肝が認められる[2]．また，脂肪肝患者の20.7％は非肥満者である[3]．このように，BMIの上昇に伴い脂肪肝の有病率も上昇するが，非肥満者においても脂肪肝に留意する必要がある．これまでに，非肥満者における脂肪肝の原因として，骨格筋量の減少，腸内細菌叢の変化，PNPLA3 rs738409やHLAの遺伝子多型などが報告されている[4,5,6].

● **173** ●

Ⅱ章　肝疾患／A. 検査

　肥満は，代謝性疾患だけでなく，肝癌・大腸癌・膵癌・胆嚢癌などの消化器系癌，子宮癌・卵巣癌・乳癌などの婦人科系癌および，前立腺癌などの発生頻度が高いことが報告されている．

文献

1) 令和元年 国民健康・栄養調査結果 厚生労働省　https://www.mhlw.go.jp/stf/newpage_14156.html
2) Nishioji K et al：Prevalence of and risk factors for non-alcoholic fatty liver disease in a non-obese Japanese population, 2011-2012. J Gastroenterol 2015；**50**：95-108
3) Ito T et al：The epidemiology of NAFLD and lean NAFLD in Japan：a meta-analysis with individual and forecasting analysis, 1995-2040. Hepatol Int 2021；**15**：366-379
4) Tobari M et al：Characteristics of non-alcoholic steatohepatitis among lean patients in Japan：Not uncommon and not always benign. Journal of Gastroenterology and Hepatology 2019；**34**：1404-1410
5) Honda Y et al：Characteristics of non-obese non-alcoholic fatty liver disease：Effect of genetic and environmental factors. Hepatol Res 2016；**46**：1011-1018
6) Yoshida K et al：Genome-Wide Association Study of Lean Nonalcoholic Fatty Liver Disease Suggests Human Leukocyte Antigen as a Novel Candidate Locus. Hepatol Commun 2020；**4**：1124-1135

12 経口糖負荷試験，IRI，HOMA-IR，HOMA-β

到達目標

● インスリン抵抗性・糖尿病に関する諸検査を理解し，日常診療で活用する．

1 血糖値

血糖値は，血液中に含まれるブドウ糖の濃度であり，空腹時血糖値や随時血糖値は糖尿病診断の重要な指標である．空腹時血糖値109 mg/dL未満および75 g OGTT 2時間血糖値140 mg/dL未満を満たす場合を「正常型」とし，空腹時血糖値が126 mg/dL以上または随時血糖が200 mg/dL以上の場合を「糖尿病型」とする．「正常型」もしくは「糖尿病型」に属さない場合は「境界型」とする．別の日に行った検査で2回以上糖尿病型が認められれば糖尿病と診断される．また，血糖値が糖尿病型であり，かつHbA1c 6.5％以上の場合には一回の検査で糖尿病と診断される．血糖値が糖尿病型であり，糖尿病の典型的症状（口渇・多飲・多尿・体重減少）もしくは，確実な糖尿病網膜症が認められる場合も一回の検査で糖尿病と診断される．慢性肝疾患患者に合併する糖代謝異常の場合には，空腹時血糖は正常であるが，食後血糖が高値であることが多いので，食後血糖の測定も有用である．肝硬変患者では，肝グリコーゲン貯蔵量の減少や糖新生の障害などのため，空腹時血糖値が低値となりやすい．なお，持続血糖測定（continuous glucose monitoring：CGM）により詳細な血糖値の日内変動を評価することができる．

2 インスリン（IRI）

血中インスリン濃度は抗原抗体反応を用いて測定され，その値は抗体と反応したインスリン量（immunoreactive insulin：IRI）で示される．IRIは膵β細胞機能と末梢組織でのインスリン感受性を評価しうる検査であり，糖代謝異常を示す疾患（糖尿病，低血糖）の診断，鑑別，病態の解明などに広く用いられている．

インスリン抵抗性が増強すると，インスリン作用を維持するため膵β細胞からインスリンが過剰分泌されるため，通常IRIは高値を示す．空腹時IRIが10 μU/mL以上の場合にはインスリン抵抗性が疑われ，15 μU/mLの場合にはその存在が考えられる．ただし，IRIは血糖低下作用の力価に基づく測定値ではなく，抗原抗体反応に基づく測定値であり，血中にインスリン抗体が存在するとIRIでは正しい結果が得られ

ない場合がある．

3 C-ペプチド

C-ペプチドは，プロインスリンが切断された際にインスリンと同じモル数が出現するペプチドである．C-ペプチドは，血液中でほとんど分解されないまま血液中を循環し，尿中に排出される．血液中のインスリン濃度は外因性のインスリン投与により変化する．そのため，C-ペプチドはインスリン投与を受けている症例では内因性インスリン分泌の評価に有用である．また，インスリン抗体が存在する場合にも有用である．

4 経口糖負荷試験（75 g OGTT）

経口糖負荷試験は耐糖能を調べる検査であり，糖尿病の診断やインスリン分泌能の評価に有用な検査である．10時間以上絶食した空腹時に採血を行い，その後ブドウ糖75 gを経口負荷し，経時的に採血を行う．通常，負荷後30分，1時間と2時間に採血を行う．なお，経口糖負荷後30分の血中IRI値の増加量を血糖値の増加量で除したもの "（負荷後30分IRI値 − 空腹時IRI値）/（負荷後30分血糖値 − 空腹時血糖値）" をインスリン分泌指数と呼び，食後のインスリン追加初期分泌の指標となる．正常では1〜3程度が多く，0.4未満では初期分泌低下とされる．OGTTが境界型で0.4未満の場合に糖尿病への進展率が高いとされている．

5 HOMA-IR

HOMA-IR（homeostasis model assessment of insulin resistance）は空腹時血糖値と空腹時IRIより算出されるインスリン抵抗性を示す指標である：HOMA-IR = 空腹時血糖値（mg/dL）× 空腹時IRI値（μU/mL）÷ 405．正常値は1.6未満で，2.5以上ではインスリン抵抗性が存在すると考えられる．一回の採血にてインスリン抵抗性を評価し得ることから，HOMA-IRは日常臨床や研究で広く使用されている．これまでにHOMA-IR値は，代謝機能障害関連脂肪肝炎（MASH）や肝線維化の独立危険因子であること

Ⅱ章　肝疾患／A．検査

が報告されており[1]，慢性肝疾患患者のマネジメントにおいて重要な指標である．ただし，糖尿病では空腹時血糖が140 mg/dLをピークにインスリン値が低下することが知られており，HOMA-IRは空腹時血糖が140 mg/dL以下の場合に有効な指標といえる．また，インスリン治療中の場合は空腹時IRI値が高値となるため，HOMA-IRの解釈には注意を要する．

なお，そのほかのインスリン抵抗性指標として，QUICKI（quantitative insulin sensitivity check index）$=1\div(\log_{10}$空腹時IRI$(\mu U/mL)+\log_{10}$空腹時血糖$(mg/dL))$も用いられる．正常値は0.348〜0.430程度であり，0.3未満ではインスリン抵抗性と判断される．

6 HOMA-β

HOMA-β（homeostasis model assessment of beta cell function）は空腹時血糖値と空腹時IRIより算出される膵β細胞の基礎インスリン分泌能を示す指標である：HOMA-β＝空腹時IRI$(\mu U/mL)\times360/[$空腹時血糖$(mg/dL)-63](\%)$．健常白人でHOMA-β＝100％となるように定数が設定されている．日本では明確な基準はないが，正常では50％以上であり，30％以下では分泌低下があるとされ，特に15％以下では明らかな分泌低下があるとされる．HOMA-IRと同様に，HOMA-βも代謝機能障害関連脂肪性肝疾患（MASLD）患者の肝線維化の程度と相関することが報告されている[2]．

文献

1) 日本糖尿病学会（編・著）：糖尿病診療ガイドライン2019, 南江堂, 東京, 2019
2) Ballestri S et al：The independent predictors of non-alcoholic steatohepatitis and its individual histological features. : Insulin resistance, serum uric acid, metabolic syndrome, alanine aminotransferase and serum total cholesterol are a clue to pathogenesis and candidate targets for treatment. Hepatol Res 2016；46：1074-1087
3) Siddiqui MS et al：Nonalcoholic Steatohepatitis (NASH) Is Associated with a Decline in Pancreatic Beta Cell (â-Cell) Function. Dig Dis Sci 2015；60：2529-2537

II 章

肝疾患

B. 食事・栄養療法・生活指導

II章 肝疾患／B. 食事・栄養療法・生活指導

1 肝硬変に対する栄養療法

1 就寝前補食（LES）

到達目標
●就寝前補食（LES）の意義と適応を理解し，投与量を決定できる．

肝硬変患者は，高頻度に早朝空腹時にエネルギー低栄養状態となる．これは，エネルギー源である肝グリコーゲン貯蔵量が減少しているため，夜間（就寝中）に肝グリコーゲンが枯渇し，飢餓状態になることに起因する．また，エネルギー低栄養状態は，肝硬変の進展とともに悪化する，肝硬変患者の重要な予後因子である．したがって，エネルギー低栄養状態にある肝硬変患者には，夜間飢餓時間の改善を目指した栄養療法が必要である．就寝前補食（late evening snack：LES）は，夕食から就寝前までの間に食事を摂取し，夜間から就寝中の飢餓時間を改善する栄養療法である．LESは肝硬変患者のエネルギー低栄養状態改善に有効であり，日本のみならず[1]，米国[2]や欧州[3]のガイドラインにおいても推奨されている．

1 方法

LESの適応は肝硬変診療ガイドライン[1]のアルゴリズム（栄養療法のフローチャート）に沿って検討する．すなわち，血清アルブミン値3.5 g/dL以下，Child-Pugh class B/C，もしくはサルコペニアのいずれかを認める場合，下記の順序でLESを行う[4]．
　①エネルギー必要量は生活活動強度に応じ25〜35 kcal/kg（標準体重）/日とする．
　②上記で設定した1日総エネルギー必要量から200 kcal相当を就寝前に摂食する．

LESを開始するあたり，1日あたりの総エネルギー必要量を超えないよう注意する必要がある．また，肝グリコーゲンの枯渇を補うため，LESは炭水化物を主体としたものが望ましい．ただし，多くの症例でアミノ酸インバランスを合併しており，一般食よりも分岐鎖アミノ酸を含有する肝不全用経腸栄養製剤や経腸栄養剤をLESとして用いるほうが栄養状態の改善効果がよい[5]．

2 効果

肝不全用経腸栄養製剤を用いたLESを3ヵ月間行う

ことにより，エネルギー低栄養状態の改善と血清アルブミン値の上昇が認められる[5]．メタ解析においても，LESは上述の効果を有することが示されている[6,7,8]．また，LESにより易疲労感など患者の自覚症状やQOLも有意に改善される[9]．特に難治性腹水を伴う高度の肝機能低下例において，静脈栄養とLESによる栄養療法は生存率の向上に寄与する[10]．さらに，LESは筋蛋白分解を抑制することから，サルコペニアに対しても有効な栄養療法と考えられている[11]．日本人肝硬変患者を対象とした症例対照研究において，LESによる予後改善効果も報告されている[12]．

3 副作用

LESの副作用には高血糖，高アンモニア血症や体重増加がある．その理由として「1日あたりの総エネルギー必要量を超えないよう注意する」ことが遵守されないことがある．すなわち摂食量が過剰となることが副作用の発現にかかわると考えられる．このような副作用を防ぐためには，管理栄養士と協力した定期的な，さらに家族同席の栄養指導が望ましい．

文献

1) 日本消化器病学会・日本肝臓学会（編）：肝硬変診療ガイドライン2020（改訂第3版），南江堂，東京，2020
2) Lai JC et al：Malnutrition, Frailty, and Sarcopenia in Patients With Cirrhosis：2021 Practice Guidance by the American Association for the Study of Liver Diseases. Hepatology 2021；74：1611-1644
3) Bischoff SC et al：ESPEN practical guideline：Clinical nutrition in liver disease. Clin Nutr 2020；39：3533-3562
4) 鈴木一幸：肝発癌抑制を視野に入れた肝硬変の栄養療法のガイドライン作成を目指した総合的研究．厚生労働科学研究費補助金　肝炎等克服緊急対策研究事業　平成20〜22年度　総合研究報告書，p18，2011
5) Nakaya Y et al：BCAA-enriched snack improves nutritional state of cirrhosis. Nutrition 2007；23：113-120
6) Chen CJ et al：Late evening snack：exploiting a period of anabolic opportunity in cirrhosis. J Gastroenterol Hepatol 2012；27：430-441
7) Guo YJ et al：Effects of Late Evening Snack on Cirrhotic Patients：A Systematic Review and Meta-Analysis. Gastroen-

terol Res Pract 2018；**2018**：9189062

8) Chen N et al：Effects of late evening snacks on glucose homeostasis in cirrhotic patients：A meta-analysis. Medicine 2023；**102**：e32805

9) Plank LD et al：Nocturnal nutritional supplementation improves total body protein status of patients with liver cirrhosis：a randomized 12-month trial. Hepatology 2008；**48**：557-566

10) Sorrentino P et al：Preservation of nutritional-status in patients with refractory ascites due to hepatic cirrhosis who are undergoing repeated paracentesis. J Gastroenterol Hepatol 2012；**27**：813-822

11) Tsien CD et al：Significant effects of late evening snack on liver functions in patients with liver cirrhosis：A meta-analysis of randomized controlled trials. J Gastroenterol Hepatol 2019；**34**：1143-1152

12) Hanai T et al：Late Evening Snack with Branched-Chain Amino Acids Supplementation Improves Survival in Patients with Cirrhosis. J Clin Med 2020；**9**：1013

Ⅱ章 肝疾患／B. 食事・栄養療法・生活指導

1 肝硬変に対する栄養療法

2 分割食

> **到達目標**
> ● 肝硬変患者における分割食の臨床的意義を理解できる．

　肝硬変では肝グリコーゲン貯蔵能が低下する．このため，早朝空腹時には肝から血中へのブドウ糖放出量が不足し血糖値が低下する．また，食後には血中から肝へのブドウ糖取込みが遅延することや門脈-大循環短絡により高血糖をきたすことから，血糖値の日内変動は大きい（図1）[1]．血糖値の変動は睡眠障害や患者QOLにかかわるため[2]，分割食により血糖変動を小さくすることが望ましい．血糖変動に対する栄養療法として分割食があり，欧米，日本のガイドラインのいずれにおいても推奨されている[3〜7]．

1 方法

　下記①〜③の順に1日あたりの必要栄養素量を設定する[6]．
　①エネルギー必要量は生活活動強度に応じ25〜35 kcal/kg（標準体重）/日とする．
　②蛋白必要量は1.0〜1.5 g/kg/日とする．
　③脂肪必要量は総エネルギーの20〜25％とする．
　必要栄養素量の設定後に何回の分割食とするかを決定する．「朝食・10時・昼食・15時・夕食・就寝前補食（LES）」など，摂食間隔が一定となることが望ましいが，個人のライフスタイルに合わせて調整する．

2 効果

　食後の高血糖と空腹時の低血糖が改善され，血糖変動が小さくなる．分割食の効果は，血糖値の日内変動から算出される血糖曲線下面積（area under the curve：AUC）を指標として評価する（図1）[1]．また，持続血糖測定（continuous glucose monitoring：CGM）を用いると詳細な血糖値の日内変動の評価が可能となる[8]．分割食やLESにより血糖値の大きな変動が抑制され，栄養障害や代謝異常の改善が得られる[9, 10]．

3 副作用

　分割食では，摂食時間や摂食量を毎日一定にすることが困難である．特に1日摂食量がエネルギー必要量より増加すると，肥満や耐糖能の悪化を認める場合がある．また，窒素摂取過剰のため高アンモニア血症ひいては肝性脳症を惹起する可能性もある．これら副作

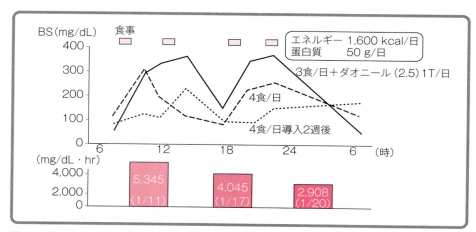

図1　糖尿病合併肝硬変患者の血糖日内変動に対する分割食の効果
　　1日3食の時期には食後300 mg/dLを超える過血糖と空腹時の50 mg/dLまで降下する低血糖がみられる（実線）．1日4回の分割食導入により，2週間後にはこれらが改善され（点線），血糖曲線下面積（area under the curve：AUC）もほぼ半減した（下パネル棒グラフ）．
　　(Miwa Y et al : Hepatol Res 2000 ; 18 : 184-189[1]より引用)

用を予防するため，管理栄養士と共同で，患者と同居する家族に対して定期的な栄養指導を行うことが望ましい．

文献

1) Miwa Y et al：Improvement of fuel metabolism by nocturnal energy supplementation in patients with liver cirrhosis. Hepatol Res 2000；**18**：184-189

2) Haraguchi M et al：Glucose fluctuations reduce quality of sleep and of life in patients with liver cirrhosis. Hepatol Int 2017；**11**：125-131

3) Lai JC et al：Malnutrition, Frailty, and Sarcopenia in Patients With Cirrhosis：2021 Practice Guidance by the Ameri-can Association for the Study of Liver Diseases. Hepatology 2021；**74**：1611-1644

4) Bischoff SC et al：ESPEN practical guideline：Clinical nutrition in liver disease. Clin Nutr 2020；**39**：3533-3562

5) 日本静脈経腸栄養学会（編）：静脈経腸栄養ガイドライン，第3版，南江堂，東京，p252，2013

6) 日本消化器病学会・日本肝臓学会（編）：肝硬変診療ガイドライン2020（改訂第3版），南江堂，東京，2020

7) 鈴木一幸：肝発癌抑制を視野に入れた肝硬変の栄養療法のガイドライン作成を目指した総合的研究．厚生労働科学研究費補助金　肝炎等克服緊急対策研究事業　平成20〜22年度　総合研究報告書，p18，2011

8) Costa D et al：Clinical Performance of Flash Glucose Monitoring System in Patients with Liver Cirrhosis and Diabetes Mellitus. Sci Rep 2020；**10**：7460

9) Suzuki K et al：Effects of late evening snack on diurnal plasma glucose profile in patients with chronic viral liver disease. Hepatol Res 2010；**40**：887-893

10) Verboeket-van de Venne WP et al：Energy expenditure and substrate metabolism in patients with cirrhosis of the liver：effects of the pattern of food intake. Gut 1995；**36**：110-116

II章 肝疾患／B. 食事・栄養療法・生活指導

2 C型肝炎に対する鉄制限食

到達目標
- 鉄制限食の意義と実際を理解する．

1 C型慢性肝炎に対する鉄制限食

　肝細胞内貯蔵鉄は通常フェリチン蛋白内に隔離されているが，過剰になると易反応性の不安定鉄が増加し，Fenton反応によって強力なフリーラジカルであるヒドロキシラジカルを産生し，肝細胞障害・肝線維化・肝発癌を促進する．肝内貯蔵鉄量は血清フェリチンの測定によって推定できる．C型慢性肝炎では鉄過剰にあることが多く，鉄制限食により血清トランスアミナーゼ値に改善効果がみられる[1]．瀉血療法も同様の目的で行われるが，治療効果を持続させるためには鉄制限の併用が有用である[2]．鉄制限食はALT高値のC型肝炎に適応されることが多く，直接作用型抗ウイルス薬（DAA）によるウイルス排除が容易になった現在，施行頻度が著減している．代謝機能障害関連脂肪性肝疾患（MASLD）で鉄過剰がある場合には，カロリー制限に加え鉄制限食を指導すると有効との報告がある[3]．

2 鉄制限食の実際

　通常食の鉄摂取量は9〜10 mg/日であるが，鉄制限食は6〜7 mg/日に設定する．鉄制限食を指導する際には管理栄養士の協力を得ることが望ましい．患者に3日間の食事内容を記録させ，鉄含有量の多い食品を頻繁にとっていないか調査する．資料として鉄含有量を示した食品交換表（図1）を適宜用いる．具体的にはレバー，ひじきは鉄量が非常に多いため制限する．あさり，しじみなどの貝類にも注意する．魚肉は獣肉に比べ鉄量が少ないため，動物性蛋白質の摂取には魚を勧める．血清ALTやフェリチン値が上昇してきた時には食事内容を調査し，再度，鉄制限食を指導してい

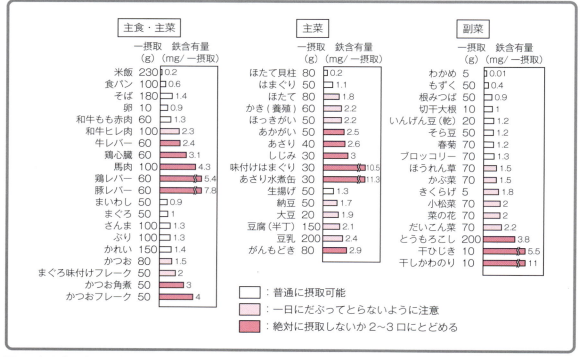

図1　主要食品中の鉄含有量

く．健康食品・サプリメントで鉄摂取が増加している場合もあるので注意する．肝硬変など線維化進展例においては，総エネルギー量，蛋白量，塩分，亜鉛などの他の栄養素にも配慮し栄養管理する．

文献

1) Tandon N et al：Beneficial influence of an indigenous low-iron diet on serum indicators of iron status in patients with chronic liver disease. Br J Nutr 2000；**83**：235-239

2) Kato J et al：Normalization of elevated hepatic 8-hydrosy-2'-deoxyguanosine levels in chronic hepatitis C patients by phlebotomy and low iron diet. Cancer Res 2001；**61**：8697-702

3) Yamamoto M et al：Restriction of dietary calories, fat and iron improves non-alcoholic fatty liver disease. J Gastroenterol Hepatol 2007；**22**：498-503

II章

肝疾患

C. 薬物療法

1 ウイルス性肝炎に対する薬物治療

1 B型肝炎に対する治療薬（インターフェロン，核酸アナログ）

到達目標
- B型肝炎に対するインターフェロン治療と核酸アナログ治療の長所・短所を知る．
- B型肝炎患者が治療適応であるのかを知り，どの治療がより適切かを理解できる．

1 B型慢性肝炎の経過と治療対象

B型肝炎ウイルス（HBV）感染者の15〜40％では慢性肝炎を発症し，肝硬変・肝不全に進行したり，肝細胞癌を発症したりするリスクが増大する．このような肝病変の進展を防ぐために，HBVの増殖を抑制し，肝炎を鎮静化させることが必要である．

HBV感染はウイルスの増殖と宿主の免疫応答のバランスにより，その病態が決まる．すなわち，ウイルス量が多いが免疫応答が未発達なため肝炎を起こさない免疫寛容（immune tolerance）期，HBVに対する免疫応答により肝炎が発症する免疫応答（immune clearance）期，HBVに対する免疫応答が優位になりHBe抗体が陽性化してウイルスの増殖が抑制される低増殖（low replicative）期，low replicative期に移行したあとにHBVが再増殖しALT値が変動する再活性期（reactivation）期，HBs抗原が消失するなどの寛解（recovery）期の各病期に分類される（図1）．特にimmune clearance期やreactivation期が長期間持続すると肝硬変進行や肝癌発症のリスクが上昇する．よって治療の対象となるのは，immune clearance期およびreactivation期の両者で，トランスアミナーゼが変動し，肝病変が活動性で進行性を示す時期である．

抗ウイルス治療としては，インターフェロンがウイルス増殖抑制作用と免疫賦活作用の両方の機序により効果を発揮し，核酸アナログ製剤はウイルス増殖を強力に抑制することにより肝炎の鎮静化を導く．免疫応答を誘導するなどの効果を示すステロイド離脱療法やプロパゲルマニウムは本項では論じないこととする．

2 インターフェロン治療

1）従来型インターフェロン

インターフェロンには抗ウイルス作用，抗増殖作

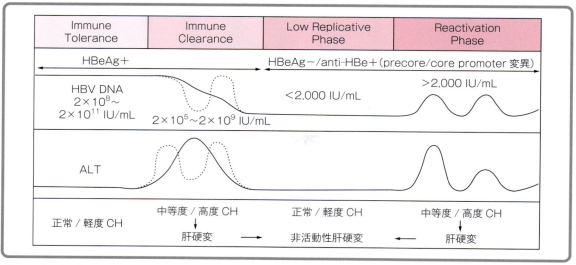

図1　B型慢性肝炎の病期
2,000 IU/mL＝3.3 Log IU/mL

用，免疫賦活作用がある．インターフェロンはHBVの複製を抑制し，肝炎の鎮静化を導くことが示されているが，著効率は限られている．当初日本では4週間の投与しか認められていなかったため，抗ウイルス効果は低かったが，現在は24週まで投与が認められている．現在使用可能なインターフェロンは，天然型インターフェロンα（スミフェロン™）のみとなっている．この薬剤は唯一自己注射が認められている．

HBe抗原陽性のALT上昇例において，インターフェロン治療群では無治療群に比し有意に高いHBe抗体へのセロコンバージョン率が認められている．4週以上の長期投与では，治療終了6ヵ月のHBe抗原の陰性化が28％，血清ALT値の正常化が38％と報告されている．またHBe抗原の陰性化，HBV DNA量が4.2 Log IU/mL未満，ALT値が正常化した症例を効果ありとした場合，長期的な解析では，6ヵ月後21％，1年後16％，3年後21％，5年後23％，10年後25％であった．一方HBs抗原の陰性化率は，5年後6.5％，10年後15％，15年35％であった[1,2]．効果に寄与する要因としては，治療前のHBV DNA量が低い，血清ALT値が高い，女性，治療期間が長い（1年以上），genotype AまたはBなどがあげられており，有効症例の選択や効果を上げるための治療タイミングなどが重要である．

2）ペグインターフェロン（PEG-IFNα）

B型肝炎に対するペグインターフェロンα2a（ペガシス™）は，海外では以前から使用されてきたが，日本でも2011年になり保険承認が得られた．現在のインターフェロン治療の第一選択薬剤となっている．

インターフェロンαを対照薬として行われた日本での無作為割り付け試験では，207例のHBe抗原陽性症例が検討された．ペグインターフェロンα2aは，90 mg/週・24週間投与，180 mg/週・24週投与，90 mg/48週投与，180 mg/48週投与の4群に治療が行われたが，複合評価（HBe抗原セロコンバージョン，DNA 4.2 Log IU/mL未満，ALT 40 U/L以下）を達成した率はそれぞれ，4.9％，9.8％，17.1％，19.5％であり，長期投与例での奏効率が高かった[3]．またその後の長期的解析では，1年後13％，2年後25％，3年後14％，4年後21％，5年後21％の効果であると報告されている．

一方，HBe抗原陰性例では，HBV DNAが4.2 Log IU/mL以上の症例に対して，ペグインターフェロンα2aを90 mg/週，180 mg/週の2群で，いずれも48週間の投与が行われた．各群でのHBV DNA陰性化（3.5 Log IU/mL未満）はそれぞれ37.5％，37.9％，ALT正常化率は68.8％，65.5％で，投与期間中は180 mg/週投与群でDNA低下率はより強かった．

またその後の長期的解析では，1年後0％，2年後20％，3年後20％，4年後20％，5年後25％の効果であると報告されている[3]．

3 核酸アナログ治療

核酸アナログはHBV自身がコードするDNAポリメラーゼを特異的に阻害し，HBVの生活環におけるマイナス鎖ならびにプラス鎖DNA合成を強力に抑制する．日本においては，2000年に最初の核酸アナログ製剤であるラミブジン（lamivudine：LAM）が保険適用となり，2004年にアデホビル（adefovir：ADV），2006年にエンテカビル（entecavir：ETV），2014年にテノホビルジソプロキシルフマル酸塩（tenofobir disoproxil fumarate：TDF），そして2016年12月にテノホビルアラフェナミド（tenofovir alafenamide：TAF）が承認を受けた．核酸アナログ製剤にはヌクレオシド誘導体とヌクレオチド誘導体の2つに分類され，LAMとETVはヌクレオシド誘導体，ADV，TDF，TAFはヌクレオチド誘導体となっている．現在，薬剤耐性変異の観点からLAMは第一選択薬からは外れ，ADVはすでに発売が中止となっている．以下に現在の標準治療薬である3つの薬剤（ETV，TDF，TAF）の特徴を記載する．

ETVの長期投与の成績は良好である．HBV DNAがAmplicor法で感度以下（1.8 Log IU/mL未満）になる頻度は，1年後88％，2年後93％，3年後95％，4年後96％[4]であり，TaqMan PCR法でのHBV DNA陰性化率では1年後82％，2年後90％，3年後91％，4年後94％であった．耐性ウイルスの出現は，核酸アナログ初回投与例では5年で約1％と非常に低率である．このように抗ウイルス効果に優れ，耐性ウイルスの発生も少なく，安全性も高いことから，ETVは10年以上に渡りB型慢性肝炎に対する第一選択薬となっている．

ただしETVは，LAM耐性ウイルスに対しては薬剤耐性出現の遺伝障壁が低下し，ETV耐性ウイルスが出現しやすい．よってLAM耐性出現例もしくはLAM既往例（LAM中止後の再投与）に対しては，ETVは使用せずに，後述するTDF/TAFを使用することが望ましい．

TDFの特徴は核酸アナログ未治療例，核酸アナログ不応例いずれに対しても抗ウイルス効果が認められること，および海外の長期成績（6年）から核酸アナログ未治療例ではTDF耐性ウイルスの出現を認めていないことである[5]．日本では核酸アナログ製剤未治療の代償性B型慢性肝疾患患者を対象に，TDF 300 mg投与の有用性および安全性についてETV 0.5 mgと比較する第Ⅲ相試験が行われた[6]．48週時点での平均

Ⅱ章　肝疾患／C．薬物療法

HBV DNA減少率はTDF群−4.10 Log IU/mL，ETV群−4.09 Log IU/mLであり，HBV DNAの陰性化率（1.3 Log IU/mL未満）はTDF群で77％，ETV群で66％であった．48週時点でのALT正常化率はTDF群75％，ETV群85％，であった．またHBs抗原量の変化量は，TDF群−0.208 IU/mL，ETV群−0.051 IU/mLでありTDF群で多かった（$p<0.05$）．これらの結果から，TDFの核酸アナログ未治療例に対する治療効果はETVと同等であることが示された．この結果よりTDFはETVと同様核酸アナログ未治療例に対する第一選択薬となっている．

　一方，LAMとADV，ETV，ETVとADV治療の治療抵抗例を対象とした試験も行われた．対象は核酸アナログを24週以上投与され，HBV DNAが3.2 Log IU/mL以上（慢性肝炎）あるいは2.2 Log IU/mL以上（肝硬変）の症例であったが，投与開始48週時におけるHBV DNAの陰性化率は全体で62％（21/34例）と良好であり，HBV DNA量はTDF投与開始後全例で減少していた．このように，TDFは従来の核酸アナログ製剤に抵抗性または無効例に対しても有効性が示された．またいずれの試験においても安全性，忍容性は保たれていた．

　FDA（U. S. Food and Drug Administration，米国食品医薬品局）の薬剤胎児危険度分類基準において，ETVを含めた他の核酸アナログ製剤よりも，TDFは胎児への安全性が比較的高いと報告されている．また耐性ウイルスに関しては，TDFは耐性ウイルスの出現はまれであると報告されている．しかし最近ETV耐性ウイルスに対してTDFとETVを併用した症例からウイルス再燃（viral breakthrough）の報告も認められており，長期投与においては，慎重な経過観察が必要である．一方副作用として，腎機能障害，低リン血症，骨密度低下などが報告されている．

　TAFは体内で抗ウイルス活性体であるテノホビル二リン酸が効率よく運ばれるように開発されたテノホビルのプロドラッグである．TDFとの違いは，TAFは血漿中での安定性が高く，血漿中でのテノホビルの曝露量が低い．結果として尿細管細胞へのテノホビルの曝露量も低くなり，抗ウイルス効果は保ちつつ，腎への影響がTDFよりも低くなることが期待される．TAFについては，TDFを対照群とした国際共同第Ⅲ相無作為化比較試験が代償性B型慢性肝疾患に対して行われた[7]．投与開始後96週時点において，HBV DNA陰性化率はTAF群とTDF群で差を認めず，TAF群のHBV DNA陰性化率（＜29 IU/mL）はHBe抗原陽性例で73％，HBe抗原陰性例において90％であった．一方でALT正常化率についてはTAF群とTDF群との間に有意な差を認めた．ALT正常化率の96週時点での成績はHBe抗原陽性例で75％（TAF群）vs.68％（TDF

群），HBe抗原陰性例において81％（TAF群）vs.71％（TDF群）といずれにおいても，TAF群が高率であった．また安全性については，TAF群はTDF群に比して，estimated glomerular filtration rate（eGFR）の低下が有意に軽微であった．さらにこの国際共同試験のTDF群の症例は，後にTAFへの切り替えが行われ，ALT正常化率が向上し，eGFRの回復を認めたことも報告されている．現在，ETV，TDFに加えてTAFも第一選択薬となっている．薬剤耐性変異に対する感受性やHBV DNA陰性化率の観点からTDFまたはTAFはETVより優れており，特にTAFはALT正常化率もTDFより向上しているため，使用薬剤選択については上記の特徴をよく踏まえて選択することが望ましい．

　現状では核酸アナログ治療では，半永久的な投与が必要と考えられる．厚生労働省「B型肝炎の核酸アナログ薬治療における治療中止基準の作成と治療中止を目指したインターフェロン治療の有用性に関する研究」班より，中止時のHBs抗原量が1.9 Log IU/mL未満かつHBコア関連抗原が3.0 Log IU/mL未満の場合，中止例での予測成功率は80〜90％であることが報告されている．この基準については最近台湾からもほぼ同様の報告があり，予測精度の高い基準と思われる．一方，核酸アナログ中止前にインターフェロンを1ヵ月間併用し，その後インターフェロンをトータル24週から48週間投与するsequential therapyが試みられているが，有用性はまだ十分に確立されていない[8,9]．またHBs抗原陰性化を目指した核酸アナログ長期投与症例にPEG-IFNαを併用するAdd-on療法も試みられているが，こちらもその有用性はまだ十分に確立されていない．いずれにしても安易な投与中断はHBV DNA再上昇と肝炎の再増悪をきたす可能性が高いため行ってはならず，投与を中断する場合においても，その後のHBV DNAとALTの厳密なモニターが必須である．

④ B型肝炎治療開始と治療薬選択の基本的な考え方

　B型慢性肝疾患に行われる抗ウイルス療法（インターフェロン治療と核酸アナログ製剤）では，ウイルスを直接的に完全排除することは困難であり，ウイルス制御において長期目標と短期目標を設定する必要がある．長期目標としてはHBs抗原消失を目指す．ただしHBs抗原消失は中々達成できない．そこで短期目標としてはウイルス量を低下させることにより肝炎を鎮静化させ，肝線維化進行や肝癌発症を予防するのが目的である．HBV持続感染者のなかには自然経過でHBs抗原消失を達成する症例が少なからず存在す

る．そこで重要となってくるのが，「どのような症例に抗ウイルス療法を導入すべきか？」と言うことである．**表1**に示すのは，日本肝臓学会のB型肝炎治療ガイドライン（第4版）で推奨している，HBV持続感染者における治療対象である．これは肝硬変の有無，ALT値，HBVDNA量のみの簡便な基準である．しかしながら，B型慢性肝疾患症例は症例によって経過が非常に多彩である．よって抗ウイルス療法導入に迷った際には，この基準をもとに，他のHBVマーカーや肝線維化診断（肝生検または非侵襲的検査）などの補助診断を駆使して，総合的に判断すべきである．

次に治療薬選択であるが，B型肝炎治療ガイドライン（第4版）の抗ウイルス療法の基本指針を示す[10]（図2）．

慢性肝炎の初回治療例においては，HBe抗原陽性・陰性やHBV genotypeにかかわらず，原則としてペグインターフェロン単独治療を第一に検討する．特に，若年者や挙児希望者など，核酸アナログ製剤の長期継続投与を回避したい症例ではペグインターフェロンが第一選択となる．しかし日本では50歳以上の症例における有効性は十分に検証されていない．一方，忍容性などによるPeg-IFN不適応症例，線維化が進展し肝硬変に至っている可能性が高い症例などでは，長期寛解維持を目的として初回から核酸アナログ（ETV，TDFまたはTAF）による治療を行う．核酸アナログの治療開始にあたっては，長期継続投与が必要なこと，耐性変異のリスクがあることを十分に説明し，同意を得ることが必要である．

慢性肝炎の再治療例では，従来型インターフェロンないしペグインターフェロンによる前回の治療でHBV DNA量ならびにALT値が低下し，肝炎の鎮静化を認めたものの，その後再燃した症例では，ペグインターフェロン治療による再治療を考慮する．ただし，インターフェロンへの忍容性に乏しい場合，インターフェロン治療にもかかわらず線維化の進展が明らかな場合には，核酸アナログによる治療を検討する．一方，ペグインターフェロンによる前回の治療で肝炎の鎮静化が得られなかった症例では，長期寛解維持を目的として核酸アナログによる治療を行う．

一方肝硬変症例では，B型肝硬変に対するインターフェロン治療の効果と安全性についての十分なエビデンスはなく，保険適用もない．肝硬変に対しては初回治療より核酸アナログの長期継続治療を行う．

以上核酸アナログの治療かインターフェロンを行うかは，個々の症例の背景（年齢，性別，肝組織像，genotype，合併症など）を考慮して治療すべきである．

5 核酸アナログ継続投与例における製剤選択の考え方

核酸アナログ製剤投与中の治療効果（HBV DNA陰性化の達成の有無）によって，製剤選択の再検討を要する場合がある．B型肝炎治療ガイドラインの治療効果による核酸アナログ選択の基本指針を図3と図4に示す．治療効果は投与開始12ヵ月以降のHBV DNA量で判定する．

治療効果良好例（図3）において，LAMを投与している症例では耐性変異出現を考慮して，ETVまたはTAFに切り替える．ETV単剤投与例はそのまま継続となる．TDF単剤投与例はそのまま継続か，腎機能や骨粗鬆症などの問題がある場合にはTAFへの切り替えを推奨する．LAM（もしくはETV）＋ADV投与例については，長期的な副作用を考慮してADVをTAFに切り換えたほうがよい（ADVは抗ウイルス効果や安全性からメリットが少ない）．TDF併用例につ

表1　HBV持続感染者における治療対象

	ALT	HBV DNA量
慢性肝炎[*1*2*3]	≧31 U/L	≧2,000 IU/mL（≧3.3 Log IU/mL）
肝硬変	—	陽性

[*1] 慢性肝炎ではHBe抗原陽性・陰性を問わずこの基準を適用する．
[*2] 無症候性キャリア，および非活動性キャリア［1年以上の観察期間のうち3回以上の血液検査において，HBe抗原陰性，ALT値30 U/L以下，HBV DNA量2,000 IU/mL（3.3 Log IU/mL）未満］は治療対象ではない．また，HBe抗原陽性慢性肝炎例のALT上昇時には，線維化進展例でなく，劇症化の可能性がないと判断されれば，ALT値，HBe抗原，HBV DNA量を測定しながら1年間程度治療を待機することも選択肢である．ただしHBV DNAが陽性かつ線維化が進展した非活動性キャリア症例は治療対象となる．
[*3] ALT値が軽度あるいは間欠的に上昇する症例，40歳以上でHBV DNA量が多い症例，血小板数15万未満の症例，肝細胞癌の家族歴のある症例，画像所見で線維化進展が疑われる症例では，肝生検あるいは非侵襲的方法による肝線維化評価を施行することが望ましい．
（日本肝臓学会 肝炎診療ガイドライン作成委員会編：B型肝炎治療ガイドライン（第4版），p14，2022年6月
https://www.jsh.or.jp/medical/guidelines/jsh_guidlines/hepatitis_b）（2022年6月参照）

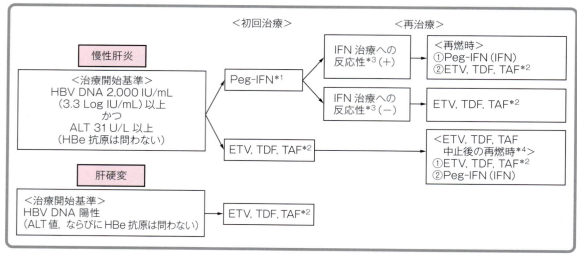

図2 抗ウイルス治療の基本方針

*[1] HBe抗原セロコンバージョン率やHBV DNA陰性化率が必ずしも高くはないこと，個々の症例における治療前の効果予測が困難であること，予想される副作用などを十分に説明すること．
*[2] 挙児希望がないことを確認した上で，長期継続投与が必要なこと，耐性変異のリスクがあることを十分に説明すること．核酸アナログ製剤の選択においては，それぞれの薬剤の特性を参考にする．
*[3] ALT正常化，HBV DNA量低下（HBs抗原量低下），さらにHBe抗原陽性例ではHBe抗原陰性化を参考とし，治療終了後24～48週時点で判定する．
*[4] ETV中止後再燃時の再治療基準：HBV DNA 100,000 IU/mL（5.0 Log IU/mL）以上，またはALT 80 U/L以上．
（日本肝臓学会 肝炎診療ガイドライン作成委員会編：B型肝炎治療ガイドライン（第4版），p59，2022年6月 https://www.jsh.or.jp/medical/guidelines/jsh_guidlines/hepatitis_b）（2022年6月参照）

いては単独例の場合と同様である．
　治療効果不良例（図4）においては，LAMもしくはETV単剤の効果不良例に対しては，TAFもしくはTDF単剤に切り替える（ETVと併用しても可）．TDFもしくはTAF単剤の効果不良例に対しては，明確なエビデンスが存在しないが，ETV＋TAF（もしくはTDF）併用が最も抗ウイルス効果が高いと期待される．LAM（もしくはETV）＋ADV併用例については，上記と同様にTDFまたはTAF併用への切り替えが推奨される．安全面を重視する場合はTAFへの切り替えがよいと思われる．LAM＋TDF併用例については，LAMをETVに切り替えて併用療法を継続する．ETV＋TDF併用で効果不良の場合は，明確な代替療法は存在しない．
　HBV DNA量が12ヵ月時点で陰性化していなくても減少傾向であれば，それぞれの治療は継続する．DNA量減少傾向が頭打ちとなった場合に治療変更を検討する．核酸アナログ治療全般にいえることであるが，HBe抗原陽性例のほうが，HBe抗原陰性例よりも治療効果不良例になりやすい．よってHBe抗原陽性例で，HBV DNA低下が緩徐な場合は，治療効果不良や耐性出現を念頭に置いてフォローすべきである．

文献

1) Wong DHK et al：Effect of alpha-interferon treatment in patients with hepatitis Be antigen-positive chronic hepatitis B. Ann Intern Med 1993；119：312-323
2) Suzuki F et al：Long-term efficacy of interferon therapy in patients with chronic hepatitis B virus infection in Japan. J Gastroenterol 2012；47：814-822
3) 林 紀夫ほか：B型慢性肝炎患者に対するペグインターフェロンα-2aの有効性及び安全性の検討．肝臓2012；53：135-146
4) Ono A et al：Long-term continuous entecavir therapy in nucleos(t)ide-naïve chronic hepatitis B patients. J Hepatol 2012；57：508-514
5) Kitrinos KM et al：No detectable resistance to tenofovir disoproxil fumarate after 6 years of therapy in patients with chronic hepatitis B. Hepatology 2014；59：434-442
6) Koike K et al：Randomized prospective study showing the non-inferiority of tenofovir to entecavir in treatment-naïve chronic hepatitis B patients. Hepatol Res 2018；48：59-68
7) Agarwal K et al：96 weeks treatment of tenofovir alafenamide vs. tenofovir disoproxil fumarate for hepatitis B virus infection. J Hepatol 2018；68：672-681
8) Hsu YC et al：Combining hepatitis B core-related and surface antigens at end of nucleos(t)ide analogue treatment to predict off-therapy relapse risk. Aliment Pharmacol Ther 2019；49：107-115

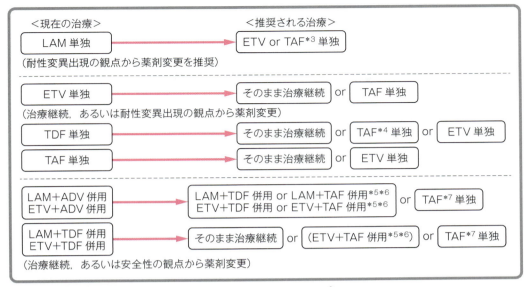

図3 治療効果による核酸アナログの選択[*1]（治療効果良好例[*2]）

[*1] 国内・海外臨床試験が施行されていない治療法は（ ）で括った．
[*2] 核酸アナログ投与中の治療目標はHBV DNA陰性化である（治療開始後12か月以降に判定）．治療開始後12か月時点でHBV DNAが陰性化していない場合には，HBV DNAが減少傾向であれば，ETV，TDF，TAFについては治療を継続するが，減少傾向がなければ治療薬を変更する．特にHBV DNA量2,000 IU/mL（3.3 Log IU/mL）以上では治療薬を変更すべきである．治療中にHBV DNAが1.0 Log IU/mL以上上昇するブレイクスルーでは迅速に治療薬を変更する．いずれの場合も服薬アドヒアランスが保たれていることを確認する必要がある．
[*3] 耐性変異出現の可能性を考慮し，ETV（レベル1b，グレードA）あるいはTAF（レベル6，グレードA）への切り替えが推奨される．
[*4] 長期的な副作用出現の可能性を考慮し，TDFからTAFへ切り替えることも選択肢となる（レベル2a，グレードB）．腎機能障害，低P血症，骨減少症・骨粗鬆症を認める場合は，TAFへの切り替えが推奨される（レベル2a，グレードA）．
[*5] ADV併用はTAF併用に変更，TDF併用からTAF併用への切り替えは長期的な副作用出現の可能性を考慮して選択となる（レベル2a，グレードB）．腎機能障害，低P血症，骨減少症・骨粗鬆症を認める場合は，TAF併用への切り替えが推奨される（レベル2a，グレードA）．
[*6] TAF併用の臨床データは短期的・少数例であり十分明らかになっていない（レベル2a，グレードB）．
[*7] TAF単独の臨床データは短期的であり長期的な成績は示されていない（レベル2a，グレードB）
（日本肝臓学会 肝炎診療ガイドライン作成委員会編：B型肝炎治療ガイドライン（第4版），p61-62，2022年6月 https://www.jsh.or.jp/medical/guidelines/jsh_guidlines/hepatitis_b）（2022年6月参照）

9) Matsumoto A et al：Combinational use of hepatitis B viral antigens predicts responses to nucleos(t)ide analogue/peg-interferon sequential therapy. J Gastroenterol 2018；53：247-257

10) 日本肝臓学会 肝炎診療ガイドライン作成委員会（編）．B型肝炎治療ガイドライン（第4版）2022年6月 https://www.jsh.or.jp/medical/guidelines/jsh_guidlines/hepatitis_b

Ⅱ章　肝疾患／C. 薬物療法

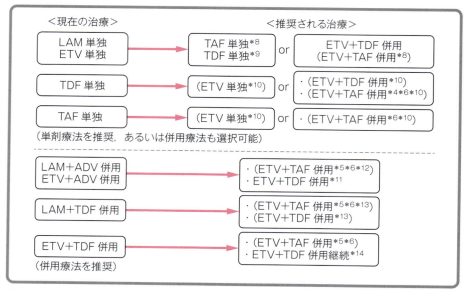

図4　治療効果による核酸アナログの選択[*1]（治療効果不良（HBV DNA陽性）例[*2]）

[*1] 国内・海外臨床試験が施行されていない治療法は（　）で括った.
[*2] 核酸アナログ投与中の治療目標はHBV DNA陰性化である（治療開始後12か月以降に判定）. 治療開始後12か月時点でHBV DNAが陰性化していない場合には, HBV DNAが減少傾向であれば, ETV, TDF, TAFについては治療を継続するが, 減少傾向がなければ治療薬を変更する. 特にHBV DNA量2,000 IU/mL（3.3 Log IU/mL）以上では治療薬を変更すべきである. 治療中にHBV DNAが1.0 Log IU/mL以上上昇するブレイクスルーでは迅速に治療薬を変更する. いずれの場合も服薬アドヒアランスが保たれていることを確認する必要がある.
[*4] 長期的な副作用出現の可能性を考慮し, TDFからTAFへ切り替えることも選択肢となる（レベル2a, グレードB）. 腎機能障害, 低P血症, 骨減少症・骨粗鬆症を認める場合は, TAFへの切り替えが推奨される（レベル2a, グレードA）.
[*5] ADV併用はTAF併用に変更, TDF併用からTAF併用への切り替えは長期的な副作用出現の可能性を考慮して選択となる（レベル2a, グレードB）. 腎機能障害, 低P血症, 骨減少症・骨粗鬆症を認める場合は, TAF併用への切り替えが推奨される（レベル2a, グレードA）.
[*6] TAF併用の臨床データは短期的・少数例であり十分明らかになっていない（レベル2a, グレードB）.
[*7] TAF単独の臨床データは短期であり長期的な成績は示されていない（レベル2a, グレードB）.
[*8] ETV効果不良例のうちHBV DNA量（>2000 IU）では, TAF単独療法の効果はやや低下するため, ETVとの併用療法が望ましい（レベル2a, グレードB）.
[*9] 国内臨床試験は行われていないが, 海外でのETV耐性例に対する臨床試験においてTDF単独とETV＋TDF併用の効果が同等であることが示されている（レベル1b, グレードA）.
[*10] TDFあるいはTAF治療効果不良例に対するETV単独, ETV＋TDFないしETV＋TAF併用の臨床試験は行われていない（レベル6, グレードC1）.
[*11] ADVとTDFには交叉耐性があり, ETV耐性例に対するTDFを含むレジメンの海外臨床試験において, ADV既治療例では抗ウイルス効果が減弱したことから, TDF単独ではなくTDF併用を推奨する（レベル4, グレードB）.
[*12] TAFの効果はTDFと同等であることが示されているため, TAFについても単独ではなく併用を推奨する（レベル6, グレードB）.
[*13] LAM＋TDF併用の治療効果不良例に対するETV＋TDF併用やETV＋TAF併用の臨床試験は行われていない（レベル6, グレードC1）.
[*14] ETV＋TDF併用で治療効果不良である場合, 現時点で明らかに有効な代替治療法はない.

（日本肝臓学会 肝炎診療ガイドライン作成委員会編：B型肝炎治療ガイドライン（第4版）, p61-62, 2022年6月
https://www.jsh.or.jp/medical/guidelines/jsh_guidlines/hepatitis_b）（2022年6月参照）

1 ウイルス性肝炎に対する薬物治療

2 C型肝炎に対する治療薬（インターフェロン，DAA）

到達目標
- C型肝炎の各種IFNフリー治療の特徴を理解し，適切な薬剤選択をする．
- IFNフリー前治療不成功例では，NS5A領域に多彩な薬剤耐性ウイルスが存在する可能性がある．
- ウイルス排除後も肝発癌の危険性が持続していることに留意する．

C型肝炎治療の目標はC型肝炎ウイルス（HCV）を排除し，慢性肝疾患の長期予後の改善，すなわち肝発癌および肝疾患関連死を抑止することである．この治療目標を達成するために抗ウイルス療法を行う．

C型肝炎に対して行う抗ウイルス療法は，インターフェロン（IFN）を用いる治療とIFNを使用しない（IFNフリー）治療が存在する．現在はIFNフリー治療が第一選択薬であるが，ウイルス性肝疾患の治療に十分な知識と経験を持つ医師により，適切な適応判断がなされた上で行う必要がある．

IFNフリー治療によってHCVが排除された場合，IFN治療と同程度の肝発癌抑制効果が得られるとする報告が増えつつある[1]．

1 抗ウイルス療法の治療対象

非代償性肝硬変を含むすべてのC型肝炎症例が抗ウイルス治療の対象となるが，ALT値上昇例（ALT 30 U/L超）あるいは血小板数低下例（血小板数15万/μL未満）は特によい適応となる．ALT 30 U/L以下かつ血小板数15万/μL以上の症例については肝発癌リスクが低いことを考慮に入れて治療適応を決めるが，高齢者ではそのような値でも肝発癌リスクが低くないことに留意すべきである[1]．IFNフリー治療は副作用が少なく，初回投与例でのウイルス持続陰性化（sustained virological response：SVR）率は95%以上を期待できる．患者自身に治療希望があり，身体機能や精神状態から主治医が治療適応範囲内と判断すれば年齢や肝機能の制限は設けられていない．今後は医療経済，費用対効果の面も考慮してどこまで医療者側から治療を勧めるのが妥当であるか検証していく必要がある．C型慢性肝疾患に対するインターフェロン治療やインターフェロンフリー治療，B型慢性肝疾患に対する核酸アナログ製剤治療においては，肝炎治療特別促進事業として医療費助成の対象になっている（第V章-B-3「肝炎治療特別促進事業（医療費助成制度）」参照）．

2 IFNフリー治療

HCVのプラス1本鎖RNAゲノムは約9,600塩基対であり，このうちウイルス粒子に取り込まれない非構造領域は，NS2〜NS5B領域に分けられる．現在，IFNフリー治療の標的となっているのはNS3/4A，NS5A，NS5B領域であり，それぞれプロテアーゼ活性，ウイルスゲノム複製複合体形成，RNA依存性RNAポリメラーゼ活性を有しており，IFNフリー治療はHCVのウイルス蛋白複製を阻害している．これより各薬剤の特徴を示すが，治療期間，治療成績，副作用，薬剤相互作用，薬剤耐性の詳細に関しては日本肝臓学会C型肝炎治療ガイドライン（第8.3版）（https://www.jsh.or.jp/medical/guidelines/jsh_guidlines/hepatitis_c）を参照いただきたい[1]．

1) genotype 1型に対するIFNフリー治療

genotype 1型に対するIFNフリー治療の変遷を示す（図1）．2015年9月，治療期間を12週間に短縮したNS5A阻害薬のレジパスビル（LDV）と核酸型NS5B阻害薬のソホスブビル（SOF）の併用療法が登場し，NS5A領域のY93耐性変異も含めSVRを95%以上へと改善した[2]．LDV/SOF以降のIFNフリー治療は薬剤耐性変異に対する治療効果を改善した製剤となっている．2017年11月，最短8週間への治療期間短縮と，すべてのgenotype（pangenotype）に使用可能なNS3/4A阻害薬のグレカプレビル（GLE）とNS5A阻害薬のピブレンタスビル（PIB）の8週間もしくは12週間併用療法（代償性肝硬変は12週間）が登場した．本薬剤は，重度腎機能障害，IFNフリー不成功例といった難治例も含めて良好な治療成績を達成している[3,4]．2022年8月，SOFとpangenotypeのNS5A阻害薬ベルパタスビル（VEL）の12週間併用療法がIFNフリー初回治療の慢性肝炎と代償性肝硬変に使用可能となっている[1,5]．

2) genotype 2型・3型に対するIFNフリー治療

genotype 2型は，2017年11月，GLE/PIBが8週間もしくは12週間併用療法（代償性肝硬変は12週間）と

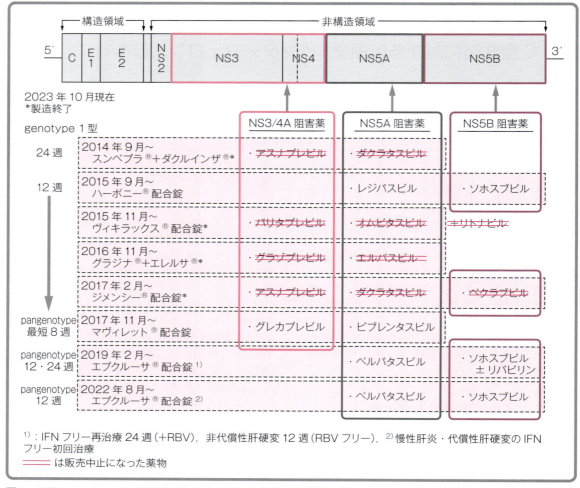

図1 HCV genotype 1型に対するIFNフリー治療 (DAAs) の変遷

して登場し，genotype 2型でも1型同様にリバビリン (RBV) フリー治療が可能となった[6]．2018年2月，LDV/SOFの12週間併用療法がgenotype 2型まで適応拡大されている．

genotype 3型は，2017年3月にSOFとRBVの24週間併用療法，2017年11月にGLE/PIBの12週間併用療法（慢性肝炎と代償性肝硬変いずれも12週間）[7]が登場した．GLE/PIBは国内第Ⅲ相臨床試験で83.3％のSVRを達成しており，投与期間，有効性，組み入れられた症例数の点からgenotype 3型に対する治療の第一選択として推奨されている[1]．

2022年8月，SOF/VELの12週間併用療法がIFNフリー初回治療の慢性肝炎と代償性肝硬変に使用可能となっている[1,5]．

3) IFNフリー再治療

2017年11月，GLE/PIBが12週間併用療法として登場し93.9％のSVRを達成している．本薬剤は，治療抵抗性の薬剤耐性であるgenotype 1型NS5A領域のP32欠失を有する症例では治癒していない[4]．2019年2月，IFNフリー治療不成功例を対象にSOF/VELとRBVの24週間併用療法が登場した．本薬剤は国内第Ⅲ相臨床試験でP32欠失を有する難治症例でも67％ (2/3例) がSVRを達成している[7]．

genotype 1型のIFNフリー前治療不成功例ではNS5AのL31とY93以外にP32欠失やA92など多彩な変異が出現する．なかでもP32欠失は，アスナプレビル/ダクラタスビル（製造終了）不成功例だけでなく，LDV/SOF，グラゾプレビル/エルバスビル（製造終了），パリタプレビル/オムビタスビル/リトナビル配合錠（製造終了）における不成功例でも出現し，NS5A

阻害薬に対して強い耐性を示す．またP32欠失以外の変異も治療効果低下に関与する可能性がある．したがって，IFNフリー前治療不成功例に対するIFNフリー再治療を検討する際には，NS3/4A領域ならびにNS5A領域の薬剤耐性変異，特にP32欠失の有無を測定したうえで，肝臓専門医によって慎重に治療薬を選択する必要がある[1]．

4) 腎機能障害例に対するIFNフリー治療

腎機能障害症例に対するRBVやSOFを含む治療は注意を要する．RBVはクレアチニンクリアランスが50 mL/分以下の症例では禁忌で，透析中の腎不全患者には原則禁忌となっている．またSOFも，重度の腎機能障害または透析を必要とする腎不全の患者に対する投与は禁忌となっている．ガイドラインでは，人工透析を含むCKDステージ4〜5の症例にはGLE/PIBが推奨されている[1]．

上記治療成績や各薬剤の特徴を踏まえガイドラインでは，DAAs治療歴のない症例（図2），IFNフリーDAA前治療不成功例（図3）におけるDAAs治療フローチャート，CKDステージ別のIFNフリーDAA製剤治療推奨（表1）を提示している[1]．

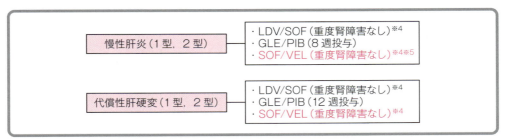

図2　C型慢性肝炎・代償性肝硬変（DAAs治療歴なし）治療フローチャート
（日本肝臓学会 肝炎診療ガイドライン作成委員会（編）：C型肝炎治療ガイドライン（第8.3版），p43，2024年5月．
https://www.jsh.or.jp/medical/guidelines/jsh_guidlines/hepatitis_c）（2024年5月参照）
（補足・注釈省略：実際に使用する際には，必ず原版の補足・注釈を参照すること）

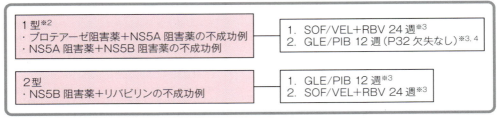

図3　C型慢性肝炎・代償性肝硬変（IFNフリーDAA前治療不成功例）治療フローチャート
（日本肝臓学会 肝炎診療ガイドライン作成委員会（編）：C型肝炎治療ガイドライン（第8.3版），p46，2024年5月．
https://www.jsh.or.jp/medical/guidelines/jsh_guidlines/hepatitis_c）（2024年5月参照）
（補足・注釈省略：実際に使用する際には，必ず原版の補足・注釈を参照すること）

表1　CKDステージ別のIFNフリーDAA製剤治療推奨

CKDステージ	1	2	3	4	5	5D
eGFR (mL/分/1.73 m²)	≧90 （正常・亢進）	60〜89 （軽度低下）	30〜59 （中等度低下）	15〜29 （高度低下）	<15 （腎不全）	（透析例）
GT1/GT2	LDV/SOF GLE/PIB SOF/VEL	LDV/SOF GLE/PIB SOF/VEL	LDV/SOF GLE/PIB SOF/VEL	GLE/PIB	GLE/PIB	GLE/PIB

（日本肝臓学会 肝炎診療ガイドライン作成委員会（編）：C型肝炎治療ガイドライン（第8.3版），p63，2024年5月．
https://www.jsh.or.jp/medical/guidelines/jsh_guidlines/hepatitis_c）（2024年5月参照）
（補足・注釈省略：実際に使用する際には，必ず原版の補足・注釈を参照すること）

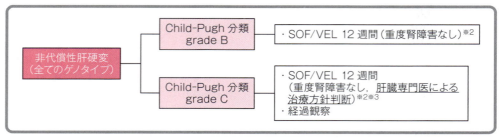

図4　C型非代償性肝硬変治療フローチャート
（日本肝臓学会 肝炎診療ガイドライン作成委員会（編）：C型肝炎治療ガイドライン（第8.3版），p53，2024年5月．
https://www.jsh.or.jp/medical/guidelines/jsh_guidlines/hepatitis_c）（2024年5月参照）
（補足・注釈省略：実際に使用する際には，必ず原版の補足・注釈を参照すること）

3 非代償性肝硬変まで拡大されたIFNフリー治療適応

　非代償性肝硬変に対するIFNフリー治療はこれまで適用外であった．特に，NS3阻害薬は血中濃度が著しく上昇するため，NS3阻害薬を含むレジメンは禁忌とされている．2019年2月，非代償性肝硬変に対してSOF/VELの12週間併用療法が登場した．非代償性肝硬変の国内第Ⅲ相臨床試験では92％のSVRを達成し，26％の症例でChild-Pugh分類におけるGrade改善を認めている[8]．ガイドラインでは，非代償性肝硬変における治療フローチャート（図4）を提示している[1]．

　非代償性肝硬変の治療を行う場合には十分な注意を払う必要がある．Child-Pugh分類grade C症例のなかでもChild-Pughスコア13〜15点の症例に対するSOF/VELの安全性の検証は十分ではないため，このような症例に対するSOF/VEL投与については肝臓専門医によって治療方針が決定されるべきであり，投与する場合には極めて慎重な経過観察が望ましい[1]．さらに，日本肝臓学会のホームページには，C型非代償性肝硬変の治療に対する「エプクルーサ®配合錠」適正使用へのご協力のお願いとして，腹水，静脈瘤や感染症の兆候の監視など非代償性肝硬変に伴う症状の管理には十分な注意を払って治療を行う必要があることが記載されている（http://www.jsh.or.jp/news/archives/168）．

4 IFNベース治療

　IFNベース治療の詳細に関しては日本肝臓学会C型肝炎治療ガイドライン（第8.3版）（https://www.jsh.or.jp/medical/guidelines/jsh_guidlines/hepatitis_c）を参照いただきたい[1]．

5 ウイルス排除（SVR）後の肝発癌

　IFNフリー治療は安全かつ効果的な治療であるため，高齢，肝硬変といった従来IFNベース治療ではSVRを達成できなかった肝発癌リスクの高い症例でもSVRを達成している．肝癌既往歴のない症例でIFNフリー治療後にSVRを達成した状態からの肝発癌率は年率1.0％未満と報告されている（図5）[9,10]．すなわち，C型肝炎症例はHCV排除後に肝発癌率が低下したとしても依然安心できない状態が持続している．今後は，多数のSVR症例から肝発癌リスクの高い症例をいかに絞り込みフォローアップするのが妥当なのか検証していく必要がある．

文献

1) 日本肝臓学会 肝炎診療ガイドライン作成委員会（編）：C型肝炎治療ガイドライン（第8.3版）2024年5月．https://www.jsh.or.jp/medical/guidelines/jsh_guidlines/hepatitis_c
2) Mizokami M et al：Ledipasvir and sofosbuvir fixed-dose combination with and without ribavirin for 12 weeks in treatment-naive and previously treated Japanese patients with genotype 1 hepatitis C：an open-label, randomised, phase 3 trial. Lancet Infect Dis 2015；**15**：645-653
3) Chayama K et al：Efficacy and safety of glecaprevir/pibrentasvir in Japanese patients with chronic genotype 1 hepatitis C virus infection with and without cirrhosis. J Gastroenterol 2018；**53**：557-565
4) Kumada H et al：Efficacy and safety of glecaprevir/pibrentasvir in HCV-infected Japanese patients with prior DAA experience, severe renal impairment, or genotype 3 infection. J Gastroenterol 2018；**53**：566-575
5) Takehara T et al：Sofosbuvir-velpatasvir in adults with hepatitis C virus infection and compensated cirrhosis in Japan. Hepatol Res 2022；**52**：833-840
6) Toyoda H et al：Efficacy and safety of glecaprevir/pibrentasvir in Japanese patients with chronic genotype 2 hepatitis C virus infection. Hepatology 2018；**67**：505-513
7) Izumi N et al：Sofosbuvir-velpatasvir plus ribavirin in Japanese patients with genotype 1 or 2 hepatitis C who failed direct-acting antivirals. Hepatol Int 2018；**12**：356-367
8) Takehara T et al：Efficacy and safety of sofosbuvir-velpat-

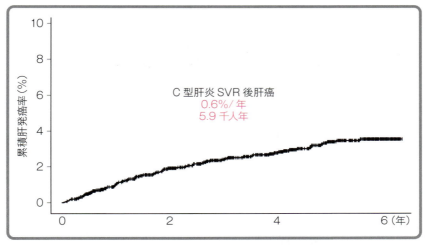

図5 IFNフリー治療でSVRを達成した2,476例からの肝発癌率
(Akuta N et al：Oncology 2023；101：79-88を参考に作成)

asvir with or without ribavirin in HCV-infected Japanese patients with decompensated cirrhosis：an open-label phase 3 trial. J Gastroenterol 2019；**54**：87-95
9) Akuta N et al：Complex Association of Virus- and Host-Related Factors with Hepatocellular Carcinoma Rate following Hepatitis C Virus Clearance. J Clin Microbiol 2019；**57**：e01463-18
10) Akuta N et al：Simple predictive markers and clinicopathological features of primary liver cancer following HCV clearance with direct-acting antivirals. Oncology 2023；**101**：79-88

Advanced

● HCV/HIV重複感染における抗HCV治療

　HBV/HIV重複感染での抗HBV治療は，通常のHBV単独感染とは方針がまったく異なる．一方，HCV/HIV重複感染における抗HCV治療は，HCV単独感染と同一である．従来はCD4が200/μL未満ではART導入を先行させ，CD4 200/μL以上としてからインターフェロンをベースとした治療が行われていた．しかしながらわが国でも2014年のAsunaprevir＋Daclatastavir併用療法を皮切りに，経口薬であるDAA(Direct Acting Antiviral/Direct Antiviral Agent)のみによる，いわゆるIFNフリー治療が続々と認可された．その後，副作用少なくインターフェロン治療を凌駕する高いHCV排除率をもたらすことが報告され，現在の抗HCV治療においてはDAAsが第一選択薬としての地位を確立している．たとえば2023年1月改定の日本肝臓学会のガイドラインでは，DAA治療歴のない症例では，Genotype 1とGenotype 2のいずれの場合でも，Sofosbuvir/Ledipavir，Glecaprevir/Pibrentasvir，Sofosbuvir/Velpatasvirの3つがあげられている[a]．

　ただし抗HCV治療においては，DAAsには多くの併用禁忌薬や注意薬が存在し，抗HIV薬もしばしばその範疇に含まれる点に十分な注意を払わねばならない．したがってHCV/HIV重複感染例に対しては，抗HIV薬を含むすべての併用薬との薬物相互作用を十分に把握したうえで治療を選択する必要がある．

[文献]
a) 日本肝臓学会 肝炎診療ガイドライン作成委員会 (編)：C型肝炎治療ガイドライン (第8.3版) 2024年5月

Ⅱ章　肝疾患／C. 薬物療法

2 肝庇護療法（ウルソデオキシコール酸（UDCA），グリチルリチン製剤）

到達目標
● 抗ウイルス療法以外の治療にどのようなものがあるかを知る.
● 肝庇護療法の位置づけと効果（治療目標）がいえる.

ウイルス性肝炎や肝硬変に対して行われる治療介入のうち，抗ウイルス療法以外の治療は壊死炎症反応の抑制を目的として行われ，一般的に肝庇護療法と呼ばれる. 慢性肝疾患に対する肝庇護療法は，ALT高値で肝疾患の活動性が強いときにこれをできるだけ低下させ，肝線維化進行や肝癌発癌の抑制を目指すものである. ウイルス性肝炎に投与されるグリチルリチン製剤，ウルソデオキシコール酸などの薬剤が該当する.

日本肝臓学会によるC型肝炎ガイドライン（第8.2版）では，「C型慢性肝炎で肝庇護療法の適応になるのは，AST，ALT値が異常を示す患者で，インターフェロンや直接型抗ウイルス薬（DAA）などによる抗ウイルス療法が施行できない患者，ウイルス排除ができなかった患者，希望しない患者などである.」としており，DAAによるウイルス排除が容易になった現在，肝庇護療法の頻度は減少している. B型肝炎および代謝機能障害関連脂肪性肝疾患（MASLD）において，肝庇護薬の投与は推奨されていない.

1 静注用グリチルリチン製剤（強力ネオミノファーゲンシー）

強力ネオミノファーゲンシー（Stronger Neominophagen C：SNMC）は，グリチルリチンを主成分とし，種々のサイトカインを介した肝細胞膜安定化作用，活性酸素のscavenger作用などにより肝炎鎮静化作用を有している. C型肝炎におけるSNMCのALT安定化に関する無作為比較試験において，有意なトランスアミナーゼ低下が確認されている. また，インターフェロン無効であったC型慢性肝炎にSNMCを長期に使用すると，有意に肝癌発癌率を低下させるとのretrospectiveな研究も報告されている[1].

実際には，トランスアミナーゼ高値のC型肝炎に対して行われることが多く，ALT低下（50～80 U/L以下）を通じて肝病変の進展防止・肝癌発癌リスク低減を目指す[2]. 通常，SNMCは40 mL/日，週5～6回投与で開始し，ALTが下がらなければ1日投与量を100 mLまで増量する. ALT値が低下すれば投与回数を週2～3回まで徐々に減らし，長期投与を行う. 100 mL/日

の投与量では，副作用として偽アルドステロン症（低カリウム血症，高血圧）が約20％に出現するので注意が必要である.

2 ウルソデオキシコール酸

ウルソデオキシコール酸（ursodeoxycholic acid：UDCA）の主たる作用は肝細胞膜を保護することで，肝細胞障害性の胆汁酸と置換する作用，免疫調整作用，アポトーシス抑制作用，肝血流増加作用，抗酸化作用などにより肝細胞膜の保護に役立つとされている. ALT高値例（80 U/L以上）では，ALT低下を通じて肝の壊死炎症反応抑制を目指し，本剤を長期的に投与する. C型慢性肝炎に対するUDCA 1日量150 mg，600 mgおよび900 mgの無作為比較試験で，600 mgおよび900 mg投与群でALTの改善が良好であったことが報告されている[3]. 一般的にその副作用は軽微であるが，ときに胃不快感，腹部膨満感，下痢，便秘などの消化器症状がみられる.

3 ほかの肝臓用薬による治療

グリチロン錠™（内服グリチルリチン製剤）はSNMCと同様の作用を示すが，SNMCよりトランスアミナーゼ低下作用は弱い. 小柴胡湯は柴胡・甘草などを含む漢方製剤で，慢性肝炎に対して使用される（肝硬変・肝癌例は禁忌）. グリチルリチンを含むため，偽アルドステロン症の副作用がある以外に，頻度は低いが間質性肺炎に注意すべきである.

文献
1) Kumada H：Long-Term Treatment of Chronic Hepatitis C with Glycyrrhizin［Stronger Neo-Minophagen C（SNMC）］for Preventing Liver Cirrhosis and Hepatocellular Carcinoma. Oncology 2002；**62**：94-100
2) Miyake K et al：Efficacy of Stronger Neo-Minophagen C compared between two doses administered three times a week on patients with chronic viral hepatitis. J Gastroenterol Hepatol 2002；**17**：1198-1204
3) Omata M et al：A large-scale, multicentre, double-blind trial of ursodeoxycholic acid in patients with chronic hepatitis C. Gut 2007；**56**：1747-1753

3 分岐鎖アミノ酸製剤，アルブミン製剤

到達目標
● 分岐鎖アミノ酸製剤の種類と治療適応を理解し，製剤の選択ができる．

1 分岐鎖アミノ酸製剤

1) 分岐鎖アミノ酸製剤の種類

必須アミノ酸のうちバリン，ロイシン，イソロイシンを分岐鎖アミノ酸（branched-chain amino acids：BCAA）と呼ぶ．肝硬変では，肝硬変に伴う高アンモニア血症を代償するために，骨格筋でグルタミン酸からグルタミンを生成する過程でアンモニアを処理するのにBCAAが消費される[1]．また，肝硬変のエネルギー代謝異常を代償するためにBCAAが骨格筋でエネルギー源として燃焼される[2]．これらの原因により，血漿分岐鎖アミノ酸濃度が低下し，肝性脳症や低蛋白状態となるが，こうした病態の改善・予防を目的として分岐鎖アミノ酸補充療法が開発され，注射液（輸液）製剤，経口剤として経腸栄養剤・顆粒製剤が用いられている．

a) 肝性脳症に対する分岐鎖アミノ酸製剤

分岐鎖アミノ酸製剤が肝性脳症を覚醒させる機序には①脳内モノアミン代謝の改善と②アンモニア解毒の促進の2つがある．肝硬変では，血中アミノ酸インバランスが脳内モノアミンインバランスを惹起し，意識障害をきたす．分岐鎖アミノ酸製剤により脳内神経伝達物質であるノルアドレナリン，ドーパミンの正常化，および偽性神経伝達物質であるセロトニン，5-ハイドロキシインドール酢酸，オクトパミンの産生が抑制される．また前述のように，肝硬変では骨格筋でグルタミン酸からグルタミンを生成する過程でアンモニアを処理するが，分岐鎖アミノ酸はαケトグルタル酸に変換されてグルタミン酸の供給源となり，アンモニアの処理に働く．

日本消化器病学会・日本肝臓学会編集の『肝硬変診療ガイドライン2020』[3]において，BCAA輸液製剤は，background questionで有用とされている．ただし，肝硬変による肝性脳症のBCAA輸液製剤による覚醒効果は，背景肝の重症度によって左右される．Child分類でGrade AおよびBであれば90％以上で覚醒が得られるが，Grade Cでは覚醒効果が50％程度であり留意が必要である．また肝性脳症の急性期の栄養治療として低蛋制限が用いられることがあるが，体蛋白の分解を促進して肝硬変の予後を悪化させる可能性があり，長期管理としては行うべきではない．その際，蛋白源としてBCAAの経腸栄養剤の使用が有用となる．またBCAA経口剤の投与は，肝性脳症・栄養状態を改善するため有用である．なお肝性脳症発症時にBCAA輸液製剤を使用する際，日常臨床上重要なものに低血糖のリスクがある．これは，BCAAによって誘導される血中インスリン濃度の上昇が原因とされている．このため，ブドウ糖の併用が不可欠である．実際にはBCAA輸液製剤にブドウ糖を混和し，濃度が10％程度となるように調製する．

b) 低アルブミン血症に対する分岐鎖アミノ酸製剤

低蛋白栄養状態は，浮腫・腹水・骨格筋肉量の減少・アルブミン値の低下として現れ肝硬変患者の約60％にみられる[4]．またこれらの低蛋白栄養状態は生命予後を規定する因子として報告されている．肝硬変患者へBCAA製剤を投与すると有意にアルブミン値の上昇や窒素バランスが改善する．また動物実験においても，肝硬変ラットでプレアルブミンの肝における合成低下ならびに筋における分解亢進がBCAA投与により正常化されると報告されている．さらにアミノ酸バランスを感知する細胞内シグナル伝達経路としてmTOR（mammalian target of rapamycin）-p70S6キナーゼ系が解明され，BCAAのなかでも特にロイシンがアルブミン合成の律速となっていることが明らかとなっている．肝硬変患者への経口BCAA製剤の長期投与の臨床研究において，血清アルブミン濃度・肝機能・QOL・予後の有意な改善（図1）[5]が明らかにされ，ガイドラインでも投与することが推奨されている[3]．

また，肝臓に貯蔵されたグリコーゲンは空腹時のエネルギー源として供給されるが，肝硬変では肝臓の萎縮によりグリコーゲン貯蔵量が激減するため，朝の空腹時には，エネルギー低栄養状態となっている．このエネルギー低栄養状態の肝硬変患者には，分割食や夜食（絶食時間の短縮）が推奨され，BCAAの経腸栄養剤を用いた就寝前補食（late evening snack：LES）よる窒素バランス，エネルギー代謝，QOLの改善が報告されている（第Ⅱ章-B-1「肝硬変に対する栄養療法」参照）．

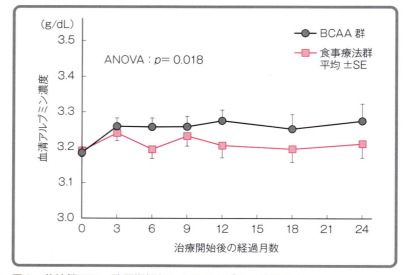

図1 分岐鎖アミノ酸長期投与によるアルブミン値の変化
(Muto Y et al：Clin Gastroenterol Hepatol 2005；3：705-713[5]を参考に作成)

2 アルブミン製剤

1) アルブミン製剤の種類

　薬剤としてのアルブミンには，等張と高張の2種類の製剤がある．等張アルブミン製剤は，濃度がアルブミンの血漿中の濃度と同じ範囲の4.4％と5％で，高張アルブミン製剤濃度は20％と25％に調整されている．製剤中の水分量が多く調整された等張アルブミン製剤は，少ない輸血量で多くの血漿容量を回復することが可能であり，高張アルブミン製剤を血管内に補充することで，血漿膠質浸透圧を上昇させ血管外の水分を血管内に戻すように働き，浮腫や腹水の改善を図ることが可能である．

2) 肝硬変に対するアルブミン製剤

a) 浮腫・腹水時のアルブミン製剤

　バソプレシンV2受容体拮抗薬（トルバプタン）を含む利尿薬の効果が不十分であり，血清アルブミン濃度が2.5 mg/dL以下であればアルブミン製剤の投与を検討する．アルブミン製剤は血漿膠質浸透圧の上昇と有効循環血漿量の増加をもたらし，尿量の増加とともにレニン・アンジオテンシン系の抑制作用も期待される．またループ利尿薬は，アルブミンと結合することで腎臓へと運ばれ近位尿細管で尿管腔に分泌させる．
　また，メタアナリシスにおいて大量腹水穿刺排液時のアルブミン製剤の投与は，循環不全や低Na血症の発生が少なく，予後改善効果の点で血漿増量薬よりも優れていることが報告されている[6]．日本輸血・細胞治療学会「科学的根拠に基づいたアルブミン製剤の使用ガイドライン」（第2版）において「大量腹水穿刺排液後の循環不全予防・死亡率の低下には他の血漿増量剤より優れている（推奨度1A）」と記載されている．欧米[7,8]および日本のガイドライン[3]やでは，5 L以上の腹水排液時は6〜8 g/Lのアルブミン投与が推奨されている．

b) 特発性細菌性腹膜炎（SBP）・肝腎症候群（HRS）時のアルブミン製剤

　抗菌薬で治療された特発性細菌性腹膜炎患者を対象としたランダム化比較試験にて，アルブミン（診断時に1.5 g/kg体重，3日目に1 g/kg）併用群において，抗菌薬単独と比較してHRSの発生率や死亡率は改善する（特に血清総ビリルビン4 mg/dL以上あるいは血清クレアチニン1 mg/dL以上の患者）と報告[9]され，欧米や日本のガイドラインでは使用が推奨されている．欧米のガイドラインでは，SBP患者に対して診断時に1.5 g/kgのアルブミン製剤を投与し，さらに3日目に1.0 g/kgのアルブミン製剤を追加投与することが推奨されている[7,8]．
　急性腎障害（AKI）およびHRS-AKI時には，アルブミン製剤あるいは血管収縮薬＋アルブミン製剤（詳細は第Ⅱ章-E-33-②「肝腎症候群」参照）の使用が欧州肝臓学会では第一選択薬として推奨されている．
　日本においてこれらの病態でのアルブミン製剤の使用は，保険診療を踏まえ検討する必要がある．

文献

1) Yamato M et al：Clearance rate of plasma branched-chain amino acids correlates significantly with blood ammonia

level in patients liver cirrhosis. Hepatology Res 1995；**3**：91-96

2) Kato M et al：Preferential use of branched-chain amino acids as an energy substrate in patients liver cirrhosis. Intern Med 1998；**37**：429-434

3) 日本消化器病学会・日本肝臓学会（編）：肝硬変診療ガイドライン2020（改訂第3版），南江堂，東京，2020

4) Shiraki M et al：Nutritional status and quality of life in current patients with liver cirrhosis as assessed in 2007-2011. Hepatol Res 2013；**43**：106-112

5) Muto Y et al：Effects of Oral Branched-Chain Amino Acid Granules on Event-Free Survival in Patients With Liver Cirrhosis. Clin Gastroenterol Hepatol 2005；**3**：705-713

6) Bernardi M et al：Albumin infusion in patients undergoing large-volume paracentesis：a meta-analysis of randomized trials. Hepatology 2012；**55**：1172-1181

7) European Association for the Study of the Liver. EASL clinical practice guidelines for the management of patients with decompensated cirrhosis. J Hepatol 2018；69：406-460

8) Biggins SW, et al：Diagnosis, Evaluation, and Management of Ascites, Spontaneous Bacterial Peritonitis and Hepatorenal Syndrome：2021 Practice Guidance by the American Association for the Study of Liver Diseases. Hepatology 2021；74：1014-1048.

9) Sort P et al：Effect of intravenous albumin on renal impairment and mortality in patients with cirrhosis and spontaneous bacterial peritonitis. N Engl J Med 1999；**341**：403-409

Ⅱ章　肝疾患／C．薬物療法

4 利尿薬

到達目標
● 肝硬変での浮腫・腹水貯留の機序を理解し，適切な利尿薬を選択できる．

1 浮腫・腹水の機序

　非代償性肝硬変では，組織内や胸腹腔内に体液が異常に貯留する場合がみられる．軽度の場合は下腿浮腫として，さらに高度となれば胸腹水として認められる．肝硬変における浮腫・腹水の機序として3つの説がある．

1) underfilling説[1]

　肝硬変の進行に伴い肝の再構築のため肝静脈流出障害が起こり，肝類洞内圧や門脈域での微小循環の圧力の上昇によりリンパ液の生成が亢進し，肝臓内での生成量がリンパ管系への流入量を上回ると過剰分が腹水として腹腔内に貯留するようになる．その結果，有効循環血液量が減少し，レニン・アンジオテンシン・アルドステロン（RAA）系の活性化により尿細管でのNa・水の貯留が起こる．しかし，腎でのNa貯留が腹水出現より先に起こることが証明されたため，この説のみではNa貯留は説明できなくなっている．

2) overflow説[2]

　肝類洞内圧の上昇が低圧受容体を刺激し神経反射hepato-renal-refrexにより，尿細管でのNa・水の再吸収の亢進が一時的に起こる．そのために循環血漿量が増加する．循環血漿量の増加は肝および門脈域の微小血管での静水圧上昇をきたし，腹水として腹腔内へoverflowする．つまり腎が異常にNaを貯留させた結果，許容量を超えた状態となり，腹水として溢れ出すという考え方である．

3) 末梢動脈拡張説[3]

　腸管由来のエンドトキシンが肝機能の低下やシャントにより肝臓で処理されずに血液中をめぐるため，血管内皮細胞から血管拡張作用のある一酸化窒素（NO）が産生され，末梢動脈が拡張することでNa・水排泄障害のきっかけになる．末梢血管において，循環血液量と全身の血管床との不均衡が生じる結果として，有効循環血液量が相対的に減少する．それらにより，腎におけるNa・水の貯留が亢進し腹水の出現につながる．

2 浮腫・腹水の薬物療法

　腹水治療の基本は，門脈血流を低下させず，かつ腎血流の増加を図るために安静臥床が原則である．また，食事療法では塩分と水分の摂取制限を行うが，わが国では欧米より日常の食塩摂取量が多いため，厳しい食塩制限食では食欲低下により栄養状態の悪化を招くこともあり，通常5～7 g/日程度とする．また，食事以外の飲水量は尿量をみながら500～1,000 mL/日に調整する．腹水の原因として低アルブミン血症が考えられる場合には，分岐鎖アミノ酸補充を主とした栄養治療を行う．

　利尿薬は，一般治療や栄養療法によって腹水のコントロールが困難な場合に使用する．利尿薬を投与することにより循環血漿量が減少し，血漿浸透圧は上昇する．これによって間質の水分が血管内へ移動し，腹水の減少を促す．

1) 抗アルドステロン薬（スピロノラクトン）

　浮腫・腹水のある肝硬変患者では，前述のようにRAA系の亢進が主要な原因であるため，抗アルドステロン薬であるスピロノラクトンが第一選択となる．作用部位は遠位尿細管と集合管であり，アルドステロン受容体に競合拮抗しアルドステロン依存性のNa再吸収ならびにK排泄を阻害する．効果発現までの期間は3～4日と穏やかである．

2) ループ利尿薬（フロセミド）

　スピロノラクトンの効果が不十分な場合には，ループ利尿薬であるフロセミドの追加を検討する．同剤は，血漿蛋白と高率に結合し，近位尿細管より能動的に分泌されたのち，尿流によってヘンレループ上行脚において，NaおよびKの再吸収を抑制し即効性のあるNa利尿作用を発揮する．フロセミドは速効性に優れているが，高用量の投与によって低K血症，腎機能障害が起こる可能性があり注意を要する．急性腎障害の発症は，非代償性肝硬変患者の予後を悪化させることが報告されており留意が必要である[4]．

3) バソプレシンV2受容体拮抗薬（トルバプタン）

　2013年に水利尿薬のバソプレシンV2受容体拮抗薬

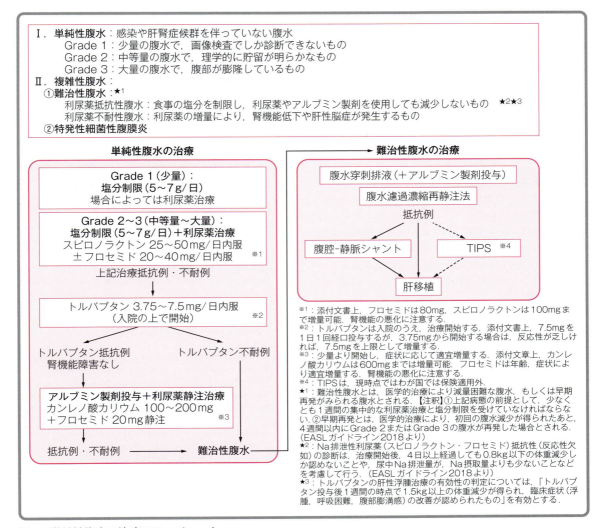

図1　単純性腹水の治療フローチャート
(日本消化器病学会・日本肝臓学会（編）：肝硬変診療ガイドライン2020（改訂第3版），南江堂，2020[10]より転載)

であるトルバプタンに対して「ほかの利尿薬で効果不十分な肝硬変における体液貯留」に対する効能・効果が追加承認され，肝硬変患者の腹水治療に新たな選択肢が加わった．肝硬変では，有効循環血液量が減少するため血中バソプレシン濃度が上昇し，集合管の管腔側にアクアポリン2が増加することで水の排泄障害が起きている．トルバプタンは，髄質集合管に存在するバソプレシンV2受容体に拮抗的に結合し，水チャネルであるアクアポリン2の管腔側への移行を阻害することで水の再吸収を抑制し，水排泄を増加させる．

日本におけるトルバプタンの第Ⅲ相臨床試験[5]では，ループ利尿薬とスピロノラクトンによる既存治療でコントロール困難な腹水を有する肝硬変患者162例を対象にトルバプタン7.5 mgまたはプラセボが7日間経口投与され，有効性と安全性が検討された．既存利尿薬＋プラセボ群（プラセボ群）80例，既存利尿薬＋トルバプタン群（トルバプタン群）82例に割り付けられ，自由飲水下で1週間後の体重変化量が評価された．結果として，最終投与時の体重変化量はトルバプタン群において−1.95±1.77 kg，プラセボ群において−0.44±1.93 kgであり，トルバプタン群の体重はプラセボ群と比較し，有意な減少を示した．さらに，血清アルブミン値2.5 g/dLを基準値としたサブ解析では，血清アルブミン値にかかわらず尿量の増加が認められた．また，腎機能（血清クレアチニン値）によるサブ解析の結果，血清クレアチニン値<1.0 mg/dLの患者でトルバプタンの利尿効果が得られやすい結果であった．日本肝臓学会は腹水治療において1週間に1.5 kgの体

Ⅱ章　肝疾患／C. 薬物療法

重減少を効果判定基準としている[6]が，トルバプタンの効果は約60〜70％と報告されている．トルバプタンの効果予測指標としては，尿中Na排泄，血清クレアチニン値，血清尿素窒素値などが報告[7,8]されている．

　トルバプタンの投与開始時期は，腎機能の悪化を防止する観点から，フロセミドの投与量は少量にとどめ，腎機能が良好な状態を基本とする．また，スピロノラクトンやフロセミド同様にトルバプタンも投与中止により，浮腫・腹水の再燃が多くみられるため，原則として継続投与が必要である．

　トルバプタンの効果に関するメタアナリシス（9件の研究，患者総数は736人）[9]にて，トルバプタンに対する反応性は，全生存期間の有意な改善と関連していることが報告されている．またサブグループ解析において，トルバプタン反応性を効果的な体重減少あるいは低ナトリウム血症の改善とした場合にも，同様の結果が認められた．

4) 単純性腹水の治療フローチャート[10]

　日本消化器病学会・日本肝臓学会編集の『肝硬変診療ガイドライン2020』[10]において単純性腹水の治療フローチャートが示されている（図1）．少量の腹水には食塩摂取制限（5〜7 g/日），場合によっては利尿薬治療を行う．中等量〜大量の腹水の腹水には，さらにスピロノラクトン（25〜50 mg/日）を第一選択として投与する．効果不十分時にはフロセミド（20〜40 mg/日）を低用量から併用するが，高度の腎障害合併時には使用量に留意する．これらの治療に抵抗例・不耐例では入院でトルバプタン（3.75〜7.5 mg/日）を導入する．トルバプタン抵抗例で腎機能障害がない場合，カ

ンレノ酸カリウム100〜200 mgやフロセミド20 mgを静脈投与するが，少量より行う．また低アルブミン血症を伴う場合は，アルブミン製剤を併用する．

文献

1) Witte MH et al：Progress in liver disease：physiological factors involved in the causation of cirrhotic ascites. Gastroenterology 1971；**61**：742-750

2) Lieberman FL et al：Effective plasma volume in cirrhosis with ascites. Evidence that a decreased value dose not account for renal sodium retention, a sponteneous reduction in glomerular filtration rate（GFR）, and a fall in GFR during drug-induced diuresis. J Clin Invest 1969；**48**：975-981

3) Schrier RW et al：Peripheral arterial vasodilation hypothesis：A proposal for the initiation of renal sodium and water retention in cirrhosis. Hepatology 1988；**8**：1151-1157

4) Tsien CD et al：Acute kidney injury in decompensated cirrhosis. Gut 2013；**62**：131-137

5) Sakaida I et al：ASCITES-DOUBLEBLIND Study Group. Tolvaptan for improvement of hepatic edema：A phase 3, multicenter, randomized, double-blind, placebo-controlled trial. Hepatol Res 2014；**44**：73-82

6) Hiramine Y et al：Response criteria of tolvaptan for the treatment of hepatic edema. J Gastroenterol 2018；**53**：258-268

7) Atsukawa M et al：Analysis of factors predicting the response to tolvaptan in patients with liver cirrhosis and hepatic edema. J Gastroenterol Hepatol 2018；**33**：1256-1263

8) Kawaratani H et al：Predictive parameter of tolvaptan effectiveness in cirrhotic ascites. Hepatol Res 2017；**47**：854-861

9) Ioannis B et al：Tolvaptan response improves overall survival in patients with refratcory Ascites：A meta-analysis. Dig Dis 2020；**38**：320-328.

10) 日本消化器病学会・日本肝臓学会（編）：肝硬変診療ガイドライン2020（改訂第3版），南江堂，東京，2020

5 ステロイド治療・免疫抑制薬治療

到達目標
● ステロイド，免疫抑制薬の適応と適切な使用法を理解できる．

1 ステロイド治療

副腎皮質ステロイドの作用機序は，炎症性サイトカインの産生抑制，好中球・マクロファージの遊走抑制，T細胞機能抑制などが主なものである．多くの肝疾患では原因が特定されていることから，肝疾患におけるステロイドの使用は，限られた疾患において用いられているのが現状である．代表的な疾患として自己免疫性肝炎（AIH）があり，薬物性肝障害，重症型アルコール性肝炎などで経験的に用いられる．

1) 自己免疫性肝炎

AIHの治療において，ステロイドは第一選択薬である．AIHの診断が確定したら，プレドニゾロンを使用する．導入量の目安は0.6 mg/kg/日以上である[1]．中等症以上では，0.8 mg/kg/日以上を目安とし，初期治療により血清トランスアミナーゼの改善を確認した後に漸減する．ただし，速すぎる減量は再燃の原因となるため，プレドニゾロン5 mg/1〜2週を減量の目安とする．プレドニゾロン投与量が0.4 mg/kg/日以下では，2.5 mg/2〜4週を目安に漸減する[1]．基本的に治療は終生継続が必要であるが，2年間以上ALTとIgGが正常化を維持する症例では，治療中断が可能な場合もある．急性肝炎様発症例では，初期PSL量を40〜60 mg/日で開始する．また，急性肝不全の病態を呈するAIHではステロイドパルス療法がなされているが，予後改善効果は明らかではない[2]．大量のステロイドの長期使用は感染症の罹患リスクを増加させるため留意が必要である．

2) 薬物性肝障害

薬物性肝障害の基本治療は原因薬剤の中止が第一であるが，抗炎症作用を期待し胆汁うっ滞型で黄疸が遷延する場合にウルソデオキシコール酸と併用でステロイドが有効な場合がある．PSL 30〜40 mg/日で開始し，1週間程度服用しビリルビン値が低下すれば，以後3〜4日ごとに漸減する．開始後10日以内に改善がない場合には，速やかに漸減中止する．

3) 重症型アルコール性肝炎

ステロイドのアルコール性肝炎に対する効果は一定の見解が得られていないが，重症型アルコール性肝炎においては，炎症性サイトカインが病態に大きく関与しており，この産生抑制を期待してステロイドが使用されることがある．AASLDのガイドラインでは，脳症の有無にかかわらずMDFスコア［MDF：Maddrey（modified）discriminant function＝4.6（patient's PT − control PT）+ total bilirubin（mg/dL）］が32以上の重症の症例で，消化管出血や感染症などがなくステロイドの使用が可能な症例に対して，PSL 40 mg/日の投与が推奨されている[3]．一方で，長期の生存率は改善しないとの報告も多い[4]．わが国では，副腎皮質ステロイドのパルス投与と人工肝補助療法や後述する白血球除去療法との併用が，重症型アルコール性肝炎に対して有用であったとする報告が散見される[5]．

4) 急性肝不全

大量のステロイドは，免疫応答を抑制し肝炎の遷延化をきたす可能性があるため，通常の急性肝炎例では使用しないが，急性肝不全の初期治療では主に過剰な免疫反応を抑える目的で用いられている．2021年における全国集計では，急性型73.5%（25/34），亜急性型82.9%（29/35），非昏睡型74.2%（62/83）でステロイドが使用されている[6]．

5) 薬物相互作用

ステロイドを使用する際には，併用薬による薬物相互作用に留意する必要がある．表1に示すように肝チトクローム酵素を誘導するフェノバルビタールやリファンピシンではステロイドの代謝が亢進し効果が減弱することが知られている．一方，タクロリムスやシクロスポリンはリンパ球表面に存在するMDR-1の発現を低下させ，ステロイドの細胞外への排出が抑制され，結果としてステロイドの効果が増強される場合がある．

2 免疫抑制薬治療

肝疾患において使用される免疫抑制薬は，AIHでのアザチオプリンと肝移植でのシクロスポリン，タクロリムスといったカルシニューリンインヒビターやミコフェノール酸モフェチル（MMF）などが主なもので

II章　肝疾患／C. 薬物療法

表1　ステロイドと併用薬との主な相互作用

併用薬剤	ステロイドの代謝	作用機序
フェノバルビタール ヒダントイン リファンピシン	促進 (ステロイドの効果減弱)	チトクロームP450誘導
シクロスポリン タクロリムス	抑制 (ステロイドの効果増強)	MDR-1の発現抑制

ある.

1) AIHにおけるアザチオプリン治療

　アザチオプリンの免疫抑制効果は，代謝産物である6-TGNの活性化リンパ球での核酸合成阻害により発揮される．その結果，末梢血B細胞，T細胞が減少し，免疫グロブリンやIL-2産生が抑制される．AIHに対する第一選択薬はステロイドだが，AASLDのガイドラインでは，初期治療としてプレドニゾロン60 mg/日またはプレドニゾロン30 mg/日とアザチオプリン50 mg/日の併用療法が同等の治療効果として示されている[1]．わが国では再燃を繰り返す例や副作用のため十分量の副腎皮質ステロイドを使用しにくい例では，アザチオプリン (1〜2 mg/kg，成人では50〜100 mg/日) の併用を考慮する．しかし，高度の血球減少，TPMT欠損症，NUDT15 Arg139Cys遺伝子多型のホモ接合体 (Cys/Cys) 例，活動性のある腫瘍が認められる例ではアザチオプリンの併用は適応とならない[1]．なお，AIHにおいてアザチオプリンの使用とNUDT15遺伝子多型検査は保険適用となっている．

2) 肝移植後の免疫抑制薬治療

　肝移植後に用いられる免疫抑制治療としてカルシニューリンインヒビターとステロイドの併用，またはこれらの薬剤にアザチオプリンあるいはMMFを追加する方法が広く用いられている．シクロスポリンとタクロリムスは細胞内でそれぞれシクロフィリン，FKBP-12と複合体を形成し，カルシニューリンに結合し活性を阻害することによって，IL-2，IFN-γなどのサイトカインの発現を抑制する[7]．MMFは細胞の核酸合成を阻害する代謝拮抗薬に属し，TおよびB細胞の増殖・活性化の阻害により免疫抑制作用が発現される．これら薬剤を用いた治療法は，各施設間で違いがみられるのが現状である．

文献

1) 厚生労働省「難治性の肝・胆道疾患に関する調査研究」班：自己免疫性肝炎診療ガイドライン (2021年)
2) 厚生労働省「難治性の肝・胆道疾患に関する調査研究」班 (編)：自己免疫性肝炎 (AIH) の診療ガイド，文光堂，東京，2011
3) Crabb DW et al：Diagnosis and treatment of alcohol-related liver diseases：2019 practice guidance from the American association for the study of liver diseases. Hepatology 2020；71：306-333
4) 堀江義則ほか：アルコール性肝炎重症度スコアの有用性の検証と治療介入による予後への影響についての検討．肝臓 2014；55：22-32
5) 日本肝臓学会 (編)．アルコール性肝障害 (アルコール性関連肝疾患) 診療ガイド，文光堂，東京，2022
6) 持田 智ほか：我が国における急性肝不全および遅発性肝不全 (LOHF) の実態 (2021年)-令和3年度全国調査．厚生労働省科学研究費補助金難治性疾患等政策研究事業　難治性の肝・胆道疾患に関する調査研究　令和4年度分担研究報告書 (全体研究)
7) Gewirtz AT, Sitaraman SV：Tacrolimus Fujisawa. Curr Opin Investig Drugs 2002；3：1307-1311

6 分子標的治療薬

到達目標
- 分子標的治療の種類とその特徴を理解する．

　進行肝細胞癌に対する薬物療法として，肝発癌進展機構の基礎的研究から得られた，癌の増殖，転移，進展の責任分子を標的とした分子標的治療薬が開発され，臨床応用されている．ソラフェニブに加え，レゴラフェニブ，レンバチニブ，ラムシルマブ，カボザンチニブの計5剤が使用可能である（2023年10月現在）．本項ではこれらの薬剤の特徴について解説する（分子標的治療薬，免疫療法を含むがん化学療法については第Ⅱ章-D-9「がん化学療法」参照）．

1 分子標的治療薬の作用機序

　様々な増殖因子は細胞表面に存在する受容体との結合により，その下流にあるシグナル伝達系を活性化させ，核内の遺伝子発現を増加させる（図1）．この経路で重要な役割を果たすのがチロシンキナーゼであり，分子標的治療薬の多くは，これらの部位をターゲットとしたチロシンキナーゼ阻害薬（TKI）である．ソラフェニブ，レゴラフェニブ，レンバチニブ，カボザンチニブは，いずれも複数のチロシンキナーゼを阻害するマルチキナーゼ阻害薬であり，腫瘍細胞に加えて血管内皮細胞にも作用するという特徴がある．ラムシルマブはVEGFレセプターに作用する抗体医薬であり，これらの薬剤を総称してMTA（molecular target agent）と呼んでいる．いずれの薬剤もChild-Pugh Aの肝機能良好例での使用が推奨されている．

2 ソラフェニブ

　ソラフェニブはMAPKカスケードの構成分子であるRafキナーゼ，あるいは血管新生に重要なVEGF受容体，PDGF受容体のチロシンキナーゼを標的としている．進行肝細胞癌を対象にしたSHARP trialにおいて，プラセボ群に比べ生存期間を有意に延長することが報告され（ハザード比0.69），2009年以後長く用いられてきた[1,2]．ソラフェニブは，奏効率は低いが長期にわたる病勢維持を期待できる経口薬剤であり，適応は切除不能な肝細胞癌である．使用上の注意事項として重度の肝機能障害，高血圧，血栓塞栓症，脳転移のある患者と高齢者は慎重投与となっている．頻度の高い副作用としては，手足症候群，下痢，高血圧，発疹，食欲減退，肝機能異常などがあげられる．特に手足症候群の頻度は高く，QOLを低下させ患者の治療へのモチベーションの減退につながるため，その予防・管理が治療継続の重要なポイントであることを，医師と患者の双方が理解する必要がある．また肝不全・肝性脳症が重症化した例も報告されているため，投与開始後はAST，ALTの上昇，T-Bil上昇など，臨床検査値の推移を慎重に観察する必要がある．

3 レンバチニブ

　レンバチニブは一次治療薬としてソラフェニブに対し非劣性が証明されている経口分子標的薬であり，現

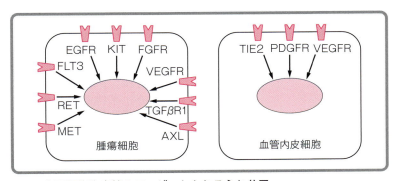

図1 分子標的治療薬のターゲットとなる主な分子
（筆者作成）

Ⅱ章　肝疾患／C．薬物療法

在広く使用されている．第Ⅲ相比較試験（REFLECT試験）では，奏効率が40.6％と高く（ソラフェニブは12.4％），無増悪生存率はレンバチニブのほうが有意に良好であった[3]．この薬剤はソラフェニブと同じくマルチキナーゼ阻害薬であるが，ソラフェニブと比較してPDGFRに対する阻害作用は弱いが，VEGFRとFGFRに対する阻害作用が強いという特徴がある．体重による血中濃度の変化が大きいため，60 kg未満と以上で推奨投与量が異なっていることも本剤の特徴である．またChild-Pughスコアが高くなるにつれて奏効率が低下する．副作用は，ソラフェニブより高血圧・蛋白尿・甲状腺機能低下症の頻度が高いが，手足症候群の出現頻度は低く，薬剤選択時に考慮すべき因子となっている．肝性脳症の出現例が報告されているが，ほとんどの症例で肝腎シャントなどの側副血行路が存在していたことが判明しており，これらの症例では注意が必要である．食欲不振がしばしば認められることが導入当初は問題となっていたが，細かな用量調節やステロイド・漢方薬の使用など，様々な対応策が検討されている．

4　レゴラフェニブ

　レゴラフェニブは，ソラフェニブによる治療後に増悪した肝細胞癌治療不応例に対する二次治療薬として用いられ，プラセボに対し全生存期間の有意な延長効果が示された薬剤である（RESORCE試験）[4]．ソラフェニブにフッ素分子が1つ結合した，ソラフェニブと極めて似た構造式の経口薬であり，副作用プロフィールもソラフェニブに類似している．通常1日1回160 mgを3週間連続服用し，その後1週間休薬するプロトコルを用いる．重篤な副作用発生が予測される症例を除外するため，RESORCE試験ではソラフェニブの中止前28日間の最小用量が400 mgかつ20日以上投与可能であった，ソラフェニブに忍容性のある症例が対象となっている．したがって実臨床で使用可能な症例は限定され，ソラフェニブ投与症例の約3割にとどまっている．一方でレゴラフェニブを投与可能であった症例では，ソラフェニブ開始後からの平均生存期間は26ヵ月であったという良好な成績が報告されている．

5　ラムシルマブ

　ラムシルマブは抗VEGFR2抗体であり，主として腫瘍血管の増殖を抑えることにより抗腫瘍効果を発揮する二次治療薬である．胃癌，大腸癌，非小細胞肺癌治療にも用いられている．肝細胞癌ではAFP 400 ng/mL以上の症例に限定したランダム化第Ⅲ相試験（REACH2）において，プラセボ群に対してのハザード比が0.71と明らかな予後延長効果が証明され，その使用が認可された[5]．一方AFP低値例では効果が認められないことが判明し[6]，保険診療上も適応外となっているため，投与可能症例はソラフェニブ治療例の2～3割にとどまる．腫瘍縮小効果は限定的であるが，腫瘍増殖抑制効果を期待できる薬剤である．2週間に一度の点滴静注薬であり，他のMTAより副作用は少ないが，infusion reactionを避けるため投与前の抗ヒスタミン薬の投与が推奨されている．

6　カボザンチニブ

　カボザンチニブはMET，AXLをはじめとする複数のチロシンキナーゼをターゲットとする経口治療薬であり，ソラフェニブ後の二次治療薬としてその有効性が示されている[7]．有害事象は手足症候群，高血圧など他の経口分子標的薬と類似している．最も新しく使用可能となった分子標的治療薬であり，複数の薬剤が投与されたのちに開始されている実臨床での報告が多い．二次治療薬として用いた症例が7割以上であった第Ⅲ相試験（CELESTIAL）では，奏効率が4％であったが病勢制御率は64％と高く，明らかな予後延長効果が示されており，適切なタイミングでの使用が望まれる．

文献

1) Cheng AL et al：Efficacy and safety of sorafenib in patients in the Asia-Pacific region with advanced hepatocellular carcinoma：a phase Ⅲ randomised, double-blind, placebo-controlled trial. Lancet Oncol 2009；**10**：25-34
2) Llovet JM et al：Sorafenib in advanced hepatocellular carcinoma. N Engl J Med 2008；**359**：378-390
3) Kudo M et al：Lenvatinib versus sorafenib in first-line treatment of patients with unresectable hepatocellular carcinoma：a randomised phase 3 non-inferiority trial. Lancet 2018；**391**：1163-1173
4) Bruix J et al：Regorafenib for patients with hepatocellular carcinoma who progressed on sorafenib treatment（RESORCE）：a randomised, double-blind, placebo-controlled, phase 3 trial. Lancet 2017；**389**：56-66
5) Zhu AX et al：Ramucirumab after sorafenib in patients with advanced hepatocellular carcinoma and increased alpha-fetoprotein concentrations（REACH-2）：a randomised, double-blind, placebo-controlled, phase 3 trial. Lancet Oncol 2019；**20**：282-296
6) Zhu AX et al：Ramucirumab versus placebo as second-line treatment in patients with advanced hepatocellular carcinoma following first-line therapy with sorafenib（REACH）：a randomised, double-blind, multicentre, phase 3 trial. Lancet Oncol 2015；**16**：859-870
7) Abou-Alfa GK et al：Cabozantinib in Patients with Advanced and Progressing Hepatocellular Carcinoma. N Engl J Med 2018；**379**：54-63

Advanced

● **分子標的治療の今後の展望**

　レゴラフェニブ，ラムシルマブ，カボザンチニブなど二次治療薬として認可されている分子標的治療薬は，すべてソラフェニブ治療後の試験での有効性が証明された薬剤であり，他の薬剤使用後の効果についてはRCTでは証明されていない．また，ソラフェニブとレンバチニブについても，RCTで有効性が証明されているのは一次治療法としての効果のみである．現在アテゾリズマブ＋ベバシズマブ，あるいはデュルマルマブ＋トレメリルマブの複合免疫療法が一次治療の第一選択となっており，これらの薬剤治療後の分子標的治療薬の有効性や安全性については，今後の報告を注視していく必要がある．薬物療法の実臨床での治療効果を明らかとするため，現在全国規模のHELITAGE試験やPRISM試験が進行している．

Ⅱ章 肝疾患／C. 薬物療法

7 がん免疫療法

到達目標
● 腫瘍免疫の基本的理論とがん免疫療法の概要を理解する．

1 がんと免疫

1) 生体の免疫応答 (図1)

　がん細胞に対する免疫応答を担う細胞としては，T細胞，ナチュラルキラー (natural killer：NK) 細胞，樹状細胞 (dendritic cell：DC) があげられる．

　なかでも抗原提示細胞であるDCは免疫系の司令塔であり，がん細胞やがん細胞が放出する蛋白を貪食して腫瘍抗原と呼ばれる腫瘍特異的な蛋白質をペプチドに分解し，主要組織適合遺伝子複合体 (major histocompatibility complex：MHC) class Ⅰ および class Ⅱにのせて細胞表面に腫瘍抗原ペプチドとして提示する[1]．ナイーブなCD4陽性T細胞やCD8陽性T細胞はともにT細胞受容体 (T cell receptor：TCR) という抗原受容体を表出しており，それを利用してMHC class ⅠあるいはMHC class Ⅱとペプチドとの複合体を認識して結合する．その結果，ナイーブなCD4陽性T細胞はIL-12やIFN-γが存在するとTh1細胞に，IL-4やIL-10が存在するとTh2細胞に分化する．Th1細胞は細胞性免疫に，Th2細胞は液性免疫に関与する．なかでもTh1細胞はIL-2やIFN-γを産生して，CD8陽性T細胞を細胞傷害性T細胞 (cytotoxic T lymphocyte：CTL) へ分化誘導する．一方，がん細胞も腫瘍抗原をペプチドに分解してMHC class Ⅰ上に表出しており，CTLはこれに結合することによってがん細胞を正常細胞と識別し，パーフォリンやグランザイムなどの細胞傷害性物質を放出しアポトーシスへ誘導する．加えてCTLの細胞表面に表出するFasリガンドはがん細胞表面のFas受容体と結合すると，がん細胞のアポトーシスを惹起する．

　また，自然免疫を担うNK細胞はNKG2Dという活性化受容体を有しており，がん細胞が発現するMHC class Ⅰ関連蛋白質A/B (MHC class Ⅰ related-chain A/B：MIC-A/B) を認識すると，パーフォリンやグランザイムを放出しがん細胞をアポトーシスへ誘導する[2]．

2) 免疫からの回避機構

　がん細胞はトランスフォーミング成長因子 (transforming growth factor：TGF)-β，IL-10，血管内皮細胞増殖因子 (vascular endothelial growth factor：VEGF) やプロスタグランジンE_2 (PGE_2) を産生し，腫瘍免疫を阻害する．なかでもTGF-βやIL-10はTh1を抑制することでCTLを不活性化し腫瘍免疫を減弱させる．さらにTGF-βはCD4陽性T細胞を免疫抑制的な制御性T細胞 (regulatory T cell：Treg) へと分化させる．TregはCTLA-4 (cytotoxic T lymphocyte-associated antigen-4) を介して，DC上の副刺激分子CD80/CD86に結合しDCの機能を低下させる[3]．一方，VEGFはDCの分化や成熟を障害し[4]，PGE_2はCTLを抑制するとともにNK細胞活性も阻害する．

　さらにがん細胞表面には免疫抑制分子としてのPD-L1 (programmed cell death ligand 1) やPD-L2が発現しており，T細胞やB細胞などに発現しているPD-1と結合して，その増殖を抑制するとともにアポトーシスへ誘導する[5]．また，癌細胞そのもの以外にも，同細胞を取り巻く腫瘍微小環境では多くの因子が免疫抑制的に働いている．

2 がん免疫療法の理論と実際

　がん免疫療法とは，生体の免疫応答を効率的に増強する，あるいはがん細胞の免疫回避能を打破することで抗腫瘍効果を得る治療法である．具体的には，①免疫賦活化作用のある微生物や天然物質で非特異的に免疫反応を強化するBRM (biological response modifiers) 療法，②IL-2やIFNなどで免疫応答を強化するサイトカイン療法，③患者リンパ球をIL-2と共培養して得られる細胞傷害性の強いLAK細胞 (lymphokine activated killer cell)[6]，腫瘍抗原で刺激したDCと共培養して得られた抗原特異的なCTL，キメラ抗原受容体 (chimeric antigen receptor：CAR) やTCR遺伝子を導入した遺伝子改変T細胞を投与する細胞免疫療法[7]，④合成された腫瘍抗原や，腫瘍抗原で刺激したDCを投与して生体内で腫瘍特異的CTLを誘導する癌ワクチン療法，⑤抗原特異的なモノクローナル抗体による抗体療法，⑥免疫チェックポイント分子に対する抗体を用いる免疫チェックポイント阻害薬など多岐にわたる．免疫チェックポイント阻害薬どうしの併用や，分子標的治療薬ならびに細胞傷害性抗がん薬との併用なども行われている．

● **210** ●

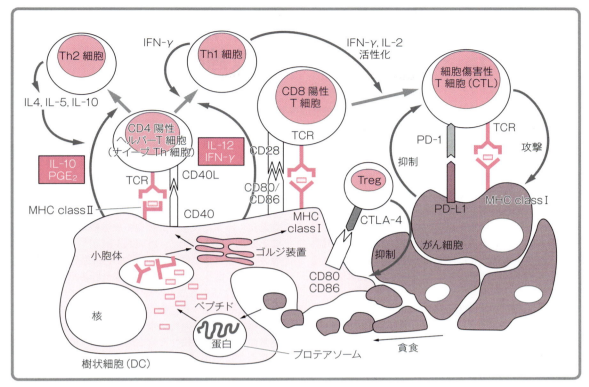

図1 腫瘍特異的な抗原の提示により始まる免疫応答
CD8陽性キラーT細胞 (CTL) はDCなどの抗原提示細胞上のMHC classI-ペプチド複合体を認識して誘導されるが，活性化にはTh1細胞から産生されるIFN-γ，IL-2などを必要とする．
　また，免疫応答にはMHC-ペプチド複合体がTCRによって認識されることに加え，T細胞 (CD8陽性，CD4陽性) 上に発現する副刺激分子であるCD28あるいはCD40Lと，DC上に発現するCD80/CD86とCD40とのそれぞれの相互反応が必須である．

文献

1) Chen DS et al：Oncology meets immunology：the cancer-immunity cycle. Immunity 2013；**39**：1-10
2) Morvan MG et al：NK cells and cancer：you can teach innate cells new tricks. Nature Reviews Cancer 2016；**16**：7-19
3) Wing K et al：CTLA-4 control over Foxp3＋regulatory T cell function. Science 2008；**322**：1224-1232
4) Oyama T et al：Vascular endothelial growth factor affects dendritic cell maturation through the inhibition of nuclear factor-kappa B activation in hemopoietic progenitor cells. J Immunol 1998；**160**：271-275
5) Driessens G et al：Costimulatory and coinhibitory receptors in anti-tumor immunity. Immunol Rev 2009；**229**：126-144
6) Takayama T et al：Adoptive immunotherapy to lower postsurgical recurrence rates of hepatocellular carcinoma：a randomized trial. Lancet 2000；**356**：802-807
7) Kershaw MH et al：Gene-engineered T cells for cancer therapy. Nature Reviews Cancer 2013；**13**：525-541

Advanced

● **免疫チェックポイント阻害薬と遺伝子改変T細胞療法**
　がん細胞はPD-L1やPD-L2を発現することによってT細胞の機能を抑制している．抗PD-1/PD-L1抗体により，この抑制が解除されると，T細胞は活性化し癌に対する免疫応答が増強する．本邦では免疫チェックポイント阻害薬として，抗PD-1抗体，抗PD-L1抗体，抗CTLA-4抗体の3種類が各種のがん治療に保険認可されている．これらの免疫チェックポイント阻害薬同士あるいは免疫チェックポイント阻害薬と各種分子標的治療薬とのコンビネーションが進行癌に対するがん治療の主軸となってきている．また，CD19を標的としたCAR-T細胞療法がCD19陽性の再発または難治性のB細胞性急性リンパ芽球性白血病とびまん性大細胞型B細胞リンパ腫，および濾胞性リンパ腫に保険認可されている．

Ⅱ章　肝疾患／C. 薬物療法

8　その他（ベザフィブレート，ビタミンC, E, インスリン抵抗性改善薬など）

到達目標

●ベザフィブレート，ビタミンE, インスリン抵抗性改善薬の肝疾患に対する使用法を理解する．

1　ベザフィブレート

　フィブレート系製剤は血中脂質を低下させる薬物として古くから用いられてきた．ベザフィブレートは核内転写因子であるペルオキシソーム増殖剤活性化受容体（peroxisome proliferator-activated receptor：PPAR）αのリガンドであり，胆汁酸の生合成の抑制，胆汁中のリン脂質上昇に伴う疎水性胆汁酸のミセル化による細胞障害の軽減などにより胆汁うっ滞による肝障害を軽減させる．

　原発性胆汁性胆管炎（primary biliary cholangitis：PBC）では，ウルソデオキシコール酸（ursodeoxycholic acid：UDCA）を投与されるも十分な血液生化学的治療反応性が得られない症例に対して，ベザフィブレート併用を考慮してもよい．効果がみられる場合には，投与後数週間で肝胆道系酵素は急速に改善することが多い．欧米で行われた多施設大規模RCT[1]で，2年間のベザフィブレート400 mg/日とUDCAの併用投与により血液生化学的著効が有意に多くみられること，線維化マーカーや皮膚瘙痒感などの自覚症状の改善もみられたことが示された．また，本邦のUDCA反応不応例において，ベザフィブレート併用が長期予後を改善することも示されている[2]．原発性硬化性胆管炎（primary sclerosing cholangitis：PSC）でも，ベザフィブレート投与によって血液生化学的な改善を認めたとの報告はあるが，長期予後については不明な点が多い．なお，PBC, PSCに対する本剤の投与は保険収載されていない．また，ベザフィブレートでは横紋筋融解症や腎機能低下といった有害事象がみられることがあり，特に治療開始早期には注意を要する．なお，本剤は妊婦に対しては禁忌である．

　最近では，新規の脂質異常症治療薬として選択的PPARαモデュレーターであるペマフィブレートが上市され，脂質異常症を合併した代謝機能障害関連脂肪肝炎（MASH）やPBCに対する有用性も報告されてきている[3,4]．

2　ビタミンC, E

　脂溶性ビタミンであるビタミンEはフリーラジカルに対して拮抗的に作用し，脂質ペルオキシラジカルを消去して生体膜やリポ蛋白などの脂質成分の過酸化を抑制する．MASHではビタミンEの投与が血液生化学検査のみならず肝組織像も改善することが，多くの報告で示されている．また，多施設大規模RCTにより，ビタミンE 800 IU/日の2年間の投与がAST, ALT, 肝脂肪化，小葉内炎症，肝細胞の風船様変性を改善することが明らかとなった（PIVENS trial）[5]．わが国の診療ガイドライン[6]においては「NASH患者においてビタミンEの投与が血液生化学検査と肝組織像を改善させるため投与することを提案する．（エビデンスレベルA）」とされている．ただし，本剤の肝疾患に対する投与は保険収載されていない．なお，長期にわたる高用量のビタミンE投与と死亡率の増加，脳出血や前立腺癌などとの関連も示唆されており，注意を要する．なお，米国肝臓病学会（AASLD）診療ガイダンス[7]では，糖尿病の合併のない肝生検で証明されたMASHに対してはビタミンE 800 IU/日の投与が推奨されているが，リスクとベネフィットを患者に伝えたうえで開始すべきとされている．

　また，ビタミンCは水溶性の抗酸化物質であり，ビタミンEはビタミンCの併用により抗酸化作用が増強されてMASHの病態を改善することも報告されている[8]．

3　インスリン抵抗性改善薬（チアゾリジン誘導体など）

　チアゾリジン誘導体であるピオグリタゾンは，PPARγを活性化することでインスリン抵抗性を改善する．本剤は以前から2型糖尿病の治療薬として用いられていることもあり，欧米を中心にMASHにおけるRCTが実施され，肝脂肪化，小葉内炎症，肝細胞の風船様変性の改善がみられるとの報告が多い．また，メタ解析[9]の結果では，ピオグリタゾンの投与はMASHにおける進行した線維化の有意な改善が確認された．糖尿病非合併例の解析でも線維化の改善を認めている．わが国の診療ガイドライン[4]においては「ピオグリタゾンは比較的短期間の投与でNASHの肝機能および肝組織像を改善する．2型糖尿病を合併するNASH症例においてピオグリタゾンは有益性が認められるため投与することを提案する．（エビデンス

レベルA）」とされている．ただし，本剤は2型糖尿病にのみ保険適用されること，また，長期投与による体重増加，浮腫，心不全，骨折などのリスク増加には注意を払う必要がある．

なお，肝臓でのAMPキナーゼ活性化を介してインスリン抵抗性を改善するビグアナイド薬であるメトホルミンは，肝機能検査および肝組織像の改善についてのエビデンスが乏しく，わが国の診療ガイドライン[6]ではMASHに対する使用は推奨されていない．

糖尿病治療薬ではglucagon-like peptide（GLP）-1受容体作動薬とsodium glucose transporter（SGLT）2阻害薬のMASHに対する有効性が報告されてきている．いずれの薬剤もわが国の診療ガイドライン[6]においては「糖尿病を有するNASH患者において肝機能と肝組織像を改善させるため投与を提案する（エビデンスレベルC）」とされているが，長期予後の改善については今後の課題である．また，いずれの薬剤も2型糖尿病にのみ保険適用があり，MASHに対する投与は保険収載されていないことに注意が必要である．

文献

1) Corpechot C et al：A placebo-controlled trial of bezafibrate in primary biliary cholangitis. N Engl J Med 2018；**378**：2171-2181

2) Tanaka A et al：Association of bezafibrate with transplant-free survival in patients with primary biliary cholangitis. J Hepatol 2021；**75**：565-571

3) Nakajima A et al：Randomised clinical trial：Pemafibrate, a novel selective peroxisome proliferator-activated receptor α modulator（SPPARMα）, versus placebo in patients with non-alcoholic fatty liver disease. Aliment Pharmacol Ther 2021；**54**：1263-1277

4) Joshita S et al：Biochemical and plasma lipid responses to pemafibrate in patients with primary biliary cholangitis. Hepatol Res 2019；**49**：1236-1243

5) Sanyal AJ et al：Pioglitazone, vitamin E, or placebo for nonalcoholic steatohepatitis. N Engl J Med 2010；**362**：1675-1685

6) 日本消化器病学会・日本肝臓学会（編）：NASH/NAFLD診療ガイドライン2020（改訂第2版），南江堂，東京，2020

7) Rinella ME et al：AASLD Practice Guidance on the clinical assessment and management of nonalcoholic fatty liver disease. Hepatology 2023；**77**：1797-1835

8) Harrison SA et al：Vitamin E and vitamin C treatment improves fibrosis in patients with nonalcoholic steatohepatitis. Am J Gastroenterol 2003；**98**：2485-2490

9) Musso G et al：Thiazolidinediones and advanced liver fibrosis in nonalcoholic steatohepatitis：a meta-analysis. JAMA Intern Med 2017；**177**：633-640

II章 肝疾患／C. 薬物療法

9 予防薬

1 肝炎ワクチン

到達目標
- B型肝炎ワクチンの適応，接種方法，効果に関して述べることができる．
- A型肝炎ワクチンの適応，接種方法，効果に関して述べることができる．

1 A型肝炎ワクチン

A型肝炎は経口感染する疾患である．このためA型肝炎ワクチン（以下HAワクチン）としては，不活化ワクチンに加えて弱毒生ワクチンの開発も行われてきた．しかし，ポリオの生ワクチンでみられたように，馴化したウイルスが生体を通過することにより毒性を獲得する危険性が否定できなかったため，培養細胞株を精製してホルマリン処理した不活化ワクチンが製造され，世界的に使用されている．

日本で開発されたワクチンは国立予防衛生研究所（現国立感染症研究所）の森次博士らが樹立した培養細胞株を用いて製造された．凍結乾燥品であり，長期保存の目的で使われるチメロサールやアルミニウムゲルは含まれていない．

国内臨床試験の結果を（図1）に示す[1]．本試験は健常成人男子を対象に0.25 μg，0.5 μg，1 μgの3用量で実施されたが，0.5 μg以上の投与で1,000 mIU/mL以上の高い抗体価が得られることが確認された．A型肝炎の発症予防には3 mIU/mL程度の抗体価があればよいということを考えると，十分な抗体価といえる．

この結果を踏まえ，2〜4週間間隔で2回0.5 μgのワクチン接種を行い，さらに初回から24週後に追加接種を行うことが標準用法となった．基礎免疫には2回接種でも十分であるが，抗体価を十分に上昇させるために3回目の接種を行うことが望ましい．

接種方法に関しては皮下接種，筋肉内接種のいずれも認められており，抗体獲得率に大きな差はないが，抗体価は筋肉内接種のほうが高い．3回接種による抗

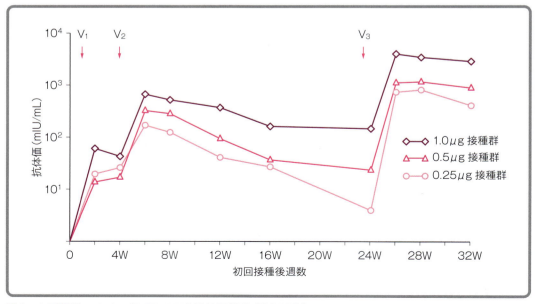

図1 A型肝炎ワクチン（DCK-171）抗体価推移（幾何平均）

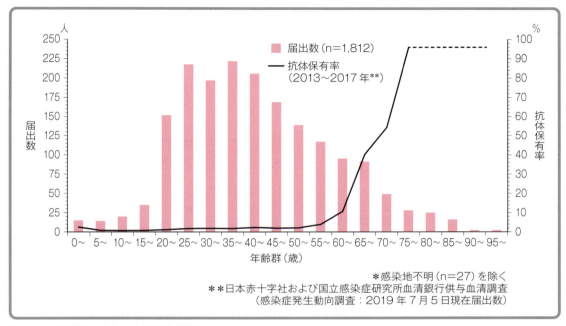

図2　A型肝炎に対する抗体保有状況
(IASR 2019；40：147-148：を参考に作成)

体獲得率はほぼ100％であり，防御効果は少なくとも数年以上続く．

なお，16歳未満の小児に対しても2013年に成人と同じ用法・用量での投与が認可された．

HA抗体の年代別保有率は2013〜2017年のものが国立感染症研究所から公表されている（図2）[2]．この結果から類推すると2015年現在50歳未満の日本国民のほとんどはHA抗体陰性である．80％以上の高い陽性率を示すのは75歳以上の年代層に限られる．したがって，HAVとの接触の機会が多い人はHAワクチンを接種すべきである．

具体的には次のような人に対し接種が考えられるべきである．

(1) HAV汚染地域（南アジア，アフリカ，中央アジア，ラテンアメリカ）への渡航者
(2) 福祉施設の関係者
(3) 男性同性愛者（HIV感染者を含む）
(4) A型肝炎患者の周辺家族などのハイリスク群
(5) 感染した時に重症化がみられる慢性肝疾患の患者
(6) 感染を他人に広げる可能性のある飲食店従業員

などが対象と考えられる．

A型肝炎ワクチンは安全性が高いワクチンである．副反応としては局所の発赤，全身倦怠感，発熱など他のワクチンの接種時と共通のものが数％に認められる程度である．

なお，HAVに曝露した場合，従来はHA抗体価の高い免疫グロブリン製剤の投与が行われていたが，現在は前述の通り高力価のHA抗体を有する者が本邦では少なくなっており，免疫グロブリン製剤を用いた曝露後予防は難しい．HAVは宿主細胞膜からエンベロープを獲得したのち，再感染することから曝露直後であればHAワクチンによる予防が可能である[3]．

なお，日本以外の海外では2回接種を標準とするワクチンが使用されている．

2　B型肝炎ワクチン

1) B型肝炎ワクチンの歴史

B型肝炎に感染している人の血液中には，ウイルス粒子の他にウイルスの核を欠く不完全粒子が多量に存在する．不完全粒子のエンベロープにはウイルス粒子同様HBs抗原活性が認められるが，感染性はない．初期のB型肝炎ワクチンはこの不完全粒子を精製して作られたプラズマ（血漿）ワクチンであった．遺伝子工学の進歩により，HBs抗原蛋白を酵母に発現させることができるようになり，1988年には組み替えHBワクチンが発売された．その後CHO細胞を宿主としたワクチン，肝癌由来のhuGK-14細胞が産生するHBs抗原（preS2抗原の一部も同時に含む）を用いたワクチンなどが次々と発売されたが，その後撤退が相次ぎ，現在はGenotype AのHBV由来の組み替えワクチン

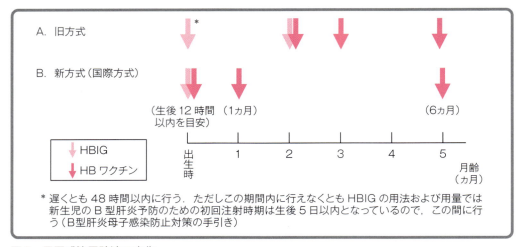

図3 母子感染予防法の変化

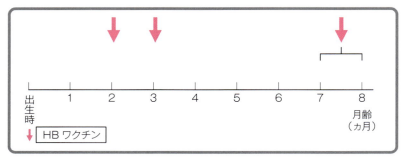

図4 ユニバーサルワクチン導入後の0歳児の接種スケジュール（母親がHBs抗原陰性の場合）

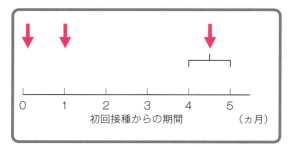

図5 成人に対するHBワクチン接種スケジュール

（商品名ヘプタバックスⅡ），Genotype CのHBV由来の組み替えワクチン（商品名ビームゲン）の2種類が発売されているだけである．

2) B型肝炎ワクチンの抗体応答と接種スケジュール

本邦におけるB型肝炎ワクチンは，小児においては母子垂直感染防止事業のなかに組み入れられる形でスタートした．HBIGの有用性が確認されていたこと，新生児に対するワクチン接種の安全性が確認されていなかったこともあり，図3Aのようなスケジュールで接種が行われることとなった．しかしながらこの方法はWHOで推奨され，多くの国が行っている図3Bのスケジュールとは異なっていた．

図3Bのスケジュールの安全性・有効性はすでに多くの国で確認されており，国内からも抗体獲得率は同様であることが報告されている．さらに，図3Aに示す生後2ヵ月時点での接種開始は，ワクチン接種率を低下させることが指摘された．このため2013年に公知申請を経て図3Bの方法で母子感染予防を行うこととなった．現在はこの方法のみに健康保険が適用される．

2016年10月からは2016年4月1日以降に生まれた0歳児を対象としてHBワクチンの定期接種が開始された．接種スケジュールは図4に示す通りである．

成人に対するB型肝炎ワクチン接種は，本邦においては主として医療従事者の職業感染防止を目的として接種されている．図5のスケジュールで行われている．

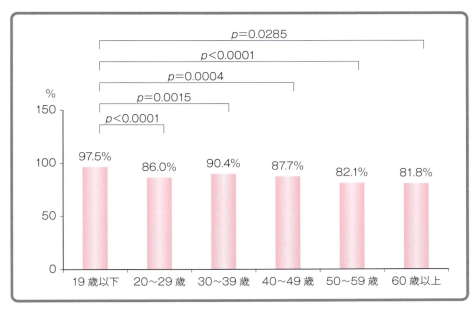

図6　接種年齢による抗体獲得率の違い
（奥瀬千晃ほか：肝臓2011；52：87-93を参考に作成）

3）HBワクチン接種の問題点

　HBワクチンの副反応としては，接種箇所の発赤，疼痛，瘙痒感などが報告されている．全身症状としては全身倦怠感，めまい，ふらつき，悪心・嘔吐などが報告されている．いずれも軽度であり，大きな問題にはならない．

　乳幼児にワクチンを接種した場合はほぼ全例でHBs抗体が陽転化するが，成人には10％前後のワクチン不応例が存在する．ワクチン不応者の割合は加齢に伴って高くなる（図6）ことが知られている．また，透析患者やHIV感染症合併者では抗体獲得率が低いことが報告されている．ワクチン不応の理由は主に抗原提示にかかわるHLA class II遺伝子の多型によるものとされている[4]．

　ワクチン不応例に対する対策としてCDCでは3回の接種を再度行うことが推奨されている．2シリーズの接種で抗体を獲得できない場合はHBIGによる曝露後予防を行うこととなっている[5]．preS領域を含んだワクチンや免疫原性を強めるアジュバントを加えたワクチンの投与などが行われている国もある．また，皮内への接種が有効であることが多くの検討から明らかにされている[6]．本邦ではワクチンが酵母由来の組み替えワクチン2種類のみということもあり，不応例への対応に関しては一定の見解がない．

　ワクチン接種によって獲得した抗体の力価は次第に低下していく．抗体価の推移を（図7）に示す．WHOでは10 mIU/mLの抗体価を感染防御に必要な最低の抗体価，100 mIU/mLを感染防御に十分な抗体価と定めているが，100 mIU/mL以上の抗体価を獲得しても多くの例で3年から5年の間に抗体価が10 mIU/mL未満になることがわかる．このような症例に対する追加接種（ブースター）は欧米では必要がないとされている．ワクチンにより抗体を獲得した場合，ウイルスが体内に侵入後数週間で抗体が作られ，仮に感染が起きても肝炎の発症は防げることが証明されている[7]．

4）エスケープ変異株

　1990年英国のCarmanらは母子感染を防御できなかった乳児の血液から母親と異なるアミノ酸配列を持つHBVを検出した．このHBVはS領域145番目のアミノ酸がグリシンからアルギニンに置換されていた（G145R）．S領域145番のアミノ酸は，"a"抗原決定基内を形成する2つのループ構造のうち1つの先端部に位置する．このためG145RはHBs抗体の結合からエスケープする変異株である．同じ変異が翌年日本からも報告された．

　1992年には日本から126番目のアミノ酸変異が報告された．この他にもエスケープ変異株は報告されているが，肝炎発症例の報告は主としてG145Rによるものである．

5）ワクチン接種対象者について

　B型肝炎のワクチン接種には日本のようにハイリスク集団に限ってワクチンを接種するセレクティブワク

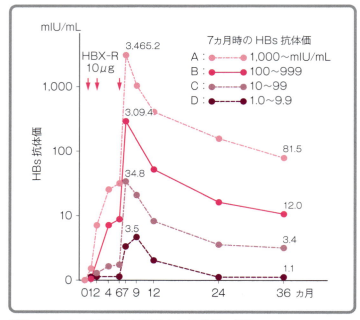

図7 ワクチン接種により得られた抗体価の推移
（飯野四郎：薬理と治療 1990；18：4741-4751 を参考に作成）

チネーションとすべての国民にワクチンを接種するユニバーサルワクチネーションの2通りの接種方法がある．国民のHBs抗原陽性率が2%以下の場合，どちらの方法も有効とされている．

これまで日本では母子感染予防をきちんと行うことで新たなウイルスキャリアの発生を最小限にとどめてきた．しかし年齢にかかわらず水平感染からのキャリア化例が垂直感染からのキャリア化例より多いことが明らかにされ[8,9]たことを受け，2016年から0歳児を対象に定期接種が導入された．2015年以前に生まれた人への定期接種は行われておらず，接種対象者を拡大することに関する議論が必要である．

文献

1) 飯野四郎ほか：A型肝炎ワクチンの臨床応用．日消誌 1990；**87**：1532-1536
2) Infectious Agents Surveillance Report（IASR）2019；**40**（9）：147-148
3) Feng Z et al：A pathogenic picornavirus acquires an envelope by hijacking cellular membranes. Nature 2013；**496**：367-372
4) Li ZK et al：The effect of HLA on immunological response to hepatitis B virus vaccine in healthy people：a meta-analysis. Vaccine 2013；**31**：4355-4361
5) Schillie S et al：CDC guidance for evaluating health-care personnel for hepatitis B virus protection and for administering postexposure management. MMWR Recomm Rep 2013；**62**（Rr-10）：1-19
6) David MC et al：A systematic review and meta-analysis of management options for adults who respond poorly to hepatitis B vaccination. Vaccine 2015, http://dx.doi.org/10.1016/j.vaccine.2015.09.051.
7) Stramer SL et al：Nucleic acid testing to detect HBV infection in blood donors. N Engl J Med 2011；**364**：236-247
8) 厚生科学研究費補助金 肝炎等克服政策研究事業「小児におけるB型肝炎の水平感染の実態把握とワクチン戦略の再構築に関する研究」結果概要（須磨崎亮主任研究者）．第12回予防接種基本方針部会（平成27年1月9日）資料
9) Sato T et al：Estimating numbers of persons with persistent hepatitis B virus infection transmitted vertically and horizontally in the birth cohort during 1950-1985 in Japan. Hepatol Res 2014；**44**：E181-E188

Advanced

● E型肝炎ワクチン

E型肝炎はA型肝炎と同じ感染様式の疾病である．遺伝子組み替えの手法でつくられた不活化ワクチンを用いた臨床試験の結果が発表され，実用化が間近になってきている．

中国ではORF2のE2蛋白を大腸菌で発現させ，精製したワクチンが使用され，100％に近い感染阻止効果が得られている．なお，HEVのORF2を発現する組換えバキュロウイルスを昆虫細胞に感染させ，得られたカプシド蛋白の一部を精製して作成されたワクチンも既に開発されている．

本邦では国立感染症研究所の李博士，武田博士らによりウイルス様粒子 Virus Like Particle（VLP）が作成された．カプシドの一部をバキュロウイルスを用いて昆虫細胞で発現させることにより実際のウイルス粒子に近い構造，抗原性，および免疫原性を持つ中空粒子を得たものである．この粒子を用いた抗体ELISAの系は診断に有用であるが，サルに経口投与することにより，血中IgG，IgMおよびIgA抗体が誘導できた．

自治医科大学の岡本博士らにより培養系が構築されたこともあり，精製ウイルス粒子を用いた不活化ワクチンの開発も今後期待される．

[文献]
a) Zhang J et al : Long-term efficacy of a hepatitis E vaccine. N Eng J Med 2015 ; **372** : 914-922

II章　肝疾患／C. 薬物療法

9 予防薬

2 免疫グロブリン製剤

到達目標
● 高力価抗HBsヒト免疫グロブリンの適応，接種方法，効果に関して述べることができる．

1 A型肝炎抗体含有免疫グロブリン

　A型肝炎ワクチンが1995年に発売されるまではA型肝炎の予防は免疫グロブリンを用いて行われてきた．成人に対しては3〜5 mLを基準に0.02〜0.06 mL/kgを筋肉内に投与するのが標準用法である．ワクチン同様発症の予防に有効であり，免疫機能が不十分な人に対する曝露後予防として現在も有用である．しかしながら，50歳未満の成人のHA抗体保有率は0％に近い状態であり，国内で製造された免疫グロブリン製剤には十分なHA抗体が入っているとは考えにくい．HA抗体の定量を行った報告[1]はこのことを裏付けている．

　A型肝炎の曝露後予防にもワクチンが有効であることが明らかにされており[2,3]，免疫グロブリンがA型肝炎の予防に果たす役割は少なくなっているといえる．

2 高力価抗HBsヒト免疫グロブリン（HBIG）

　高力価抗HBsヒト免疫グロブリン（hepatitis B immune globulin：HBIG）はHBs抗体高力価陽性の血清からHBs抗体を精製，濃縮したものである．侵入したHBs抗原と免疫複合体を形成後，網内系で処理されることが主たる作用機序とされるが，肝細胞内でもHBs抗原と相互作用しているとの報告もある．HBIGはHBVキャリア妊婦から児への垂直感染防止，肝移植患者へのHBV感染防止，HBVへの曝露後感染予防の3つの目的で使用される．

1）HBVキャリア妊婦から児への垂直感染防止
　HBVキャリア妊婦から児へのウイルス感染は多くの場合，陣痛開始後から分娩完了までの間で起きる．したがって出産直後にHBIGを新生児に投与することで感染，発症を防止できると考えられる．

　本邦における母子感染防御は1995年以降，第II章-C-9-①「肝炎ワクチン」の図3の旧方式に示す方法が行われ，健康保険の適用が認められていたが，2013年以降は第II章-C-9-①「肝炎ワクチン」の図3の新方式（国際方式）に示す方法に変更された．HBIGの投与は分娩直後に行われるが，ウイルス量の多い場合や分娩の時間が長かった場合は，感染を完全に阻止できないと考えられることから，HBIGの接種を1回しか行わない新方式ではHBワクチンによる能動免疫を併行して行うことが必須である．

　現行の方法では児の胎内感染は阻止できないが，胎内感染は妊娠第三期以降の初感染例に主に認められるとされている．こうした例以外では，垂直感染による肝炎の発症は極めて高率に阻止可能である．

2）肝移植患者の肝炎発症阻止
　B型肝炎ウイルスキャリアに対して肝移植が行われた場合，血液中に感染性のウイルスが存在することから移植肝への感染が術後早期に起きるため，感染を阻止する必要がある．また，HBs抗体あるいはHBc抗体陽性のドナーから肝移植が行われた場合，ドナーがHBs抗原陰性であっても，移植肝ではHBVの増殖が起きており，術後の免疫抑制療法を契機とした肝炎の発症を阻止する必要がある．HBIGはこうした場合において必須である．

　HBIGの投与は無肝期に静注で開始する．術後はHBs抗体価を定期的にモニタリングして，感染阻止に必要な抗体価（200 mIU/mLなど施設によっていくつかの基準がある）を維持できるようにHBIGを追加していく．

　HBIGの投与だけではエスケープ変異株の出現による感染・発症が阻止できない可能性があるため，他の手段を併用する必要がある．このためには，核酸アナログ製剤の投与が標準的に行われている．使用する核酸アナログがラミブジンの時代には，HBIGの減量は難しかったが，エンテカビル・テノホビルの使用が可能になり，安全にHBIGの減量が可能になっている[4]．HBワクチンの投与も試みられているが，免疫抑制薬の投与下で抗体産生が悪いこともあり，確立した治療にはなり得ていない[5]．

3）曝露後予防
　HBV汚染血液への曝露による肝炎発症率はHBe抗原陽性の場合22〜31％，HBe抗原陰性の場合でも1〜6％である[6]．したがって曝露後の感染予防は必須である．HBワクチン未接種例あるいはHBワクチン不

応例は，未感染の場合HBs抗体は陰性である．このような曝露例の感染予防はHBIGで行う必要がある．

　経皮的あるいは経粘膜的にHBVに曝露した場合には，48時間以内に感染が成立するとされている．したがって，可及的速やかにHBIGを投与することが望ましい．この場合は移植後の場合同様，経静脈的（1000単位から2000単位）投与が可能である．

文献

1) 出口松夫ほか：各種静注用免疫グロブリン製剤におけるウイルス抗体価の比較評価. Pharma Medica 2011；**29**：135-143
2) Victor JC et al：Hepatitis A vaccine versus immune globulin for postexposure prophylaxis. N Engl J Med 2007；**35**：1685-1694
3) CDC. Update：Prevention of hepatitis A after exposure to hepatitis A virus and in international travelers. Updated recommendations of the Advisory Committee on Immunization Practices（ACIP）. MMWR 2007；**56**：1080-1084
4) Cholongitas E, Papatheodoridis GV：High genetic barrier nucleos（t）ide analogue（s）for prophylaxis from hepatitis B virus recurrence after liver transplantation：a systematic review. Am J Transplant 2013；**13**：353-362
5) Bienzle U et al：Immunization with an adjuvant hepatitis B vaccine after liver transplantation for hepatitis B-related disease. Hepatology 2003；**38**：811-819
6) Werner BG, Grady GF：Accidental hepatitis-B-surface-antigen-positive inoculations：use of e antigen to estimate infectivity. Ann Intern Med 1982；**97**：367-369

Ⅱ章　肝疾患／C. 薬物療法

9 予防薬

3 発癌予防薬

到達目標
- 肝発癌予防や実践的モダリティを理解できる

1 肝発癌の特徴と予防の必要性

　肝癌もほかの癌腫と同じく多段階発癌の過程を経て発生する（図1）[1]．特にウイルス性肝硬変は肝発癌のハイリスク群であり，年間発癌率はC型で7％，B型で3％とされる．したがって，これら明確なハイリスク群に介入し肝発癌を抑制することは，慢性肝疾患（慢性肝炎，肝硬変の両者を含む）患者の予後改善に直結するため，その臨床的意義は極めて高い．さらに肝炎ウイルスは肝臓全体というフィールドに感染するため，図1に示す発癌ラインが肝内で相前後して複数進行することになる（フィールド発癌あるいは多中心性発癌）．したがって，仮に最初の肝癌を早期に診断・治療できても，次の発癌ラインが複数続行するため再発を繰り返すことになる．実際，肝癌治療後の再発率は年間10〜25％にのぼるため，初発肝癌治療後の再発予防は臨床的に極めて重要である．図1に，現在エビデンスがあり臨床的に実践可能な発癌予防薬を示す．

2 抗ウイルス薬

　ウイルス感染とそれによって惹起される肝の慢性炎症が，肝多段階発癌の各ステップを促進するため，ウイルス感染自体の治療と抗炎症対策が肝発癌予防において重要である．

　B型肝炎ウイルスについては，ワクチンにより感染そのものを防止することが最も基本的な予防介入である．慢性肝疾患まで進行した症例に関しては，インターフェロン[2,3]および核酸アナログ[4,5]の発癌予防効果が報告されている．肝炎を抑制して肝線維化の進展を阻止するとともに，HBs抗原量を低下させることが肝発癌予防において重要であるため，HBs抗原消失を目指した創薬研究が続けられている．なお，免疫寛容期のB型肝炎患者に対する核酸アナログ投与が，肝発癌の抑制に有用かどうかについては結論が得られていない．

　C型肝炎ウイルスによる慢性肝炎・代償性肝硬変からの肝発癌予防については，インターフェロン療法の有効性が証明されている[6,7]．また，2014年より直接型抗ウイルス薬（direct acting antivirals：DAA）に

よってC型肝炎ウイルスを排除できるようになったが，インターフェロン治療との比較[8,9]を含めた研究によって，DAAによるC型肝炎ウイルスの排除が慢性肝炎・代償性肝硬変からの肝発癌を予防することが示されている[10]．2019年からは非代償性C型肝硬変に対してもDAAでの治療が可能となったが，同病態からの肝発癌に対するDAAの有効性は現在のところ証明されていない．

3 分岐鎖アミノ酸

　本剤は，肝硬変に伴う低アルブミン血症あるいは肝不全患者の栄養サポートを本来の適応とするが，分岐鎖アミノ酸顆粒については肥満（BMI 25以上）を有する非代償性肝硬変患者で肝発癌を抑制すること[11]，およびインスリン抵抗性を有する患者の肝癌治療後累積再発率を抑制することが報告されている[12]．なお，これらの効果は，上述した薬剤の抗ウイルス作用や抗炎症作用ではなく，インスリン抵抗性の改善を介して発揮されることが示唆されている．

4 その他

　肝炎ウイルスに対する治療効果が不十分な症例においても，肝庇護薬を用いた抗炎症療法による発癌予防効果が期待できる．強力ネオミノファーゲンシー[13]とウルソデオキシコール酸[14]についてそのエビデンスが報告されている．肝移植後の肝癌については，免疫抑制および抗腫瘍作用を有するmammalian target of rapamycin（mTOR）阻害薬がその再発を抑制することが示されている[15]．また，アテゾリズマブとベバシズマブの併用療法が，根治を目的とした外科切除後・焼灼療法後の肝癌再発リスクを低下させ，無再発生存期間を有意に延長することが報告されている[16]．

　以上，肝発癌予防効果のエビデンスがある薬物治療を概説した．なおいずれの薬剤も「肝発癌予防」が適応として記載されているわけではないので，実地臨床ではこの点に留意のうえ使用されたい．

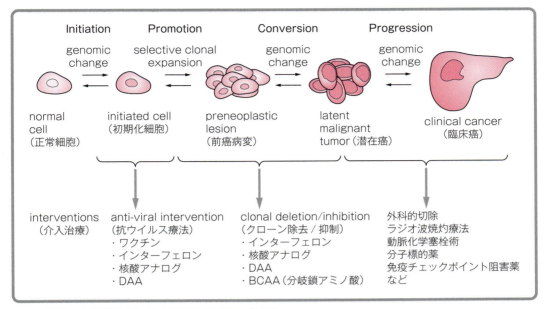

図1 肝臓の多段階発癌に対する予防/治療モダリティ
(Moriwaki H：Int Clin Oncol 2002；7：27-31[1])を参考に作成)

文献

1) Moriwaki H：Prevention fo lievr cancer：current strategies and future perspectives. Int J Clin Oncol 2002；7：27-31
2) Yang YF et al：Interferon therapy in chronic hepatitis B reduces progression to cirrhosis and hepatocellular carcinoma：a meta-analysis. J Viral Hepat 2009；16：265-271
3) Wong GL et al：Meta-analysis：reduction in hepatic events following interferon-alfa therapy of chronic hepatitis B. Aliment Pharmacol Ther 2010；32：1059-1068
4) Singal AK et al：Meta-analysis：the impact of oral anti-viral agents on the incidence of hepatocellular carcinoma in chronic hepati-tis B. Aliment Pharmacol Ther 2013；38：98-106
5) Lok AS et al：Antiviral therapy for chronic hepatitis B viral infection in adults：A systematic review and meta-analysis. Hepatology 2016；63：284-306
6) Miyake Y et al：Meta-analysis：reduced incidence of hepatocellular carcinoma in patients not responding to interferon therapy of chronic hepatitis C. Int J Cancer 2010；127：989-996
7) Zhang CH et al：Achieving sustained virological response in hepatitis C reduces the long-term risk of hepatocellular carcinoma：an updated meta-analysis employing relative and absolute outcome measures. Clin Drug Investig 2015；35：843-850
8) Nagata H et al：Effect of interferon-based and -free therapy on early occurrence and recurrence of hepatocellular carcinoma in chronic hepatitis C. J Hepatol 2017；67：933-939
9) Waziry R et al：Hepatocellular carcinoma risk following direct-acting antiviral HCV therapy：A systematic review, meta-analyses, and meta-regression. J Hepatol 2017；67：1204-1212
10) Carrat F et al：Clinical outcomes in patients with chronic hepatitis C after direct-acting antiviral treatment：a prospective cohort study. Lancet. 2019；393：1453-1464
11) Muto Y et al：Overweight and obesity increase the risk for liver cancer in patients with liver cirrhosis and long-term oral supplementation with branched-chain amino acid granules inhibits liver carcinogenesis in heavier patients with liver cirrhosis. Hepatol Res 2006；35：204-214
12) Yoshiji H et al：Branched-chain amino acids suppress the cumulative recurrence of hepatocellular carcinoma under conditions of insulin-resistance. Oncol Rep 2013；30：545-552
13) Ikeda K：Glycyrrhizin injection therapy prevents hepatocellular carcinogenesis in patients with interferon-resistant active chronic hepatitis C. Hepatol Res 2007；37：S287-S293
14) Omata M et al：A large-scale, multicenter, double-blind trial of ursodeoxycholic acid in patients with chronic hepatitis C. Gut 2007；56：1747-1753
15) Grigg SE et al：Systematic review with meta-analysis：sirolimus- or everolimus-based immunosuppression following liver transplantation for hepatocellular carcinoma. Aliment Pharmacol Ther. 2019；49：1260-1273
16) Qin S et al：Atezolizumab plus bevacizumab versus active surveillance in patients with resected or ablated high-risk hepatocellular carcinoma（IMbrave050）：a randomised, open-label, multicentre, phase 3 trial. Lancet. 2023；402：1835-1847

Ⅱ章
肝疾患

D. 専門的治療

Ⅱ章 肝疾患／D. 専門的治療

経皮経肝胆管ドレナージ (PTBD)，経皮経肝胆囊ドレナージ (PTGBD)

到達目標
● 手技を理解し，閉塞性黄疸患者が来院したら，対応できる．

1 PTBDの歴史と名称

　閉塞性黄疸は，消化吸収障害や肝・腎障害などの重篤な合併症を併発する．また，胆道感染の合併例は急激な経過をとり，ショックや意識障害を伴う重症胆管炎へ移行する例もあり，早急に減黄減圧処置を行うことが最善の方法である．閉塞的黄疸に対しては経皮経肝胆管ドレナージ（percutaneous transhepatic biliary drainage：PTBD）や経皮経肝胆嚢ドレナージ（percutaneous transhepatic gallbladder drainage：PTGBD）と内視鏡的アプローチ（endoscopic biliary drainage：EBD）がある．最近では超音波内視鏡を用いて消化管内腔から穿刺して胆管ドレナージを行う方法として超音波内視鏡下胆道ドレナージ（endoscopic ultrasound-guided biliary drainage：EUS-BD）が保険収載され，ERCP困難例に対してハイボリュームセンターを中心に行われるようになってきている．いずれも長所，短所があり，術者の慣れと好み，閉塞部位，疾患などにより，治療法が選択される．PTBDは，X線透視下で，経皮経管胆管造影（PTC）を行い，ドレナージを行っていたが，近年，超音波誘導下（以下，US誘導下）PTBDが広く行われている（第Ⅱ章-A-7-④「直接胆道穿刺法」参照）．US誘導下PTBDは，X線透視下PTBDに比べ偶発症も少なく，安全性，手技の簡便性，選択的穿刺が比較的確実に行えることから，PTBDを行う際にはUS誘導下で行う場合が多い．また内視鏡技術の進歩に伴い経乳頭的なドレナージや胆道鏡の挿入を行うことが多くなっているが，胆管挿管困難例や術後再建腸管のため主乳頭へのアプローチが困難な場合にはPTBDを選択されることがある．

2 適応

a) 胆道減圧が必要とされる胆道感染症
　急性閉塞性化膿性胆管炎では早急にドレナージを行う．
b) 閉塞性黄疸における減黄
c) 胆道病変に対する診断あるいは治療
　①胆管癌の壁内癌進展範囲の診断：選択的PTBDを施行し種々の体位で胆管造影を行い，胆管壁の状態を読影する．癌の進展範囲を正確に診断し，合理的な切除術式を決定する．
　②胆道鏡による胆管粘膜内進展の診断と直視下生検
　③胆汁採取による細菌検査と細胞診
　④胆管結石症，肝内結石症の内視鏡的治療：PTBD瘻孔を拡張し，その瘻孔を介してバスケット鉗子や電気水圧衝撃波で切石を行う．
　⑤胆道内瘻術：PTBD瘻孔からチューブを胆道狭窄部へ挿入し内瘻化を行う．
　⑥胆管癌に対する腔内照射，温熱療法

3 禁忌

a) ヨード過敏症
b) 出血傾向
　重症胆管炎が原因でDICを併発し出血傾向を認める場合は，緊急ドレナージが必要である．できれば非観血的な方法（EBD）が望ましいが，仕方なくPTBDを行わなければならない場合もある．
c) 高度腹水貯留
　腹水貯留が高度であれば挿入困難となり，腹水のコントロールが必要である．

4 実際の手技

　通常，穿刺部位は左外側下行枝を第一選択としており，超音波プローブ下で目的の拡張した胆管を穿刺する．内針抜去後X線透視下にガイドワイヤーを挿入する．ダイレーターを挿入し，そのあとにステントチューブを挿入する．PTGBDについては右肋間より，経肝的に肝床側胆嚢壁の頭部側1/3を狙ってドレナージを行う．

5 ステントについて

　EBDと同様にPTBDについても経皮経肝的にプラスチック（チューブ）ステントや金属ステントの留置が可能である．金属ステントはcoveredステントとuncoveredステントが用いられる．

1. 経皮経肝胆管ドレナージ（PTBD），経皮経肝胆囊ドレナージ（PTGBD）

文献

1) 急性胆管炎・胆囊炎診療ガイドライン改訂出版委員会
（編）：急性胆管炎・胆囊炎診療ガイドライン2018，医学図書出版，東京，2018

2) 超音波内視鏡下胆道ドレナージの安全施行への診療ガイドライン：2018．胆道 2019；**33**：793-816

Ⅱ章　肝疾患／D. 専門的治療

2 経皮的膿瘍ドレナージ

到達目標
● 病態を把握して対応できる.

　肝膿瘍は細菌や真菌, 寄生虫, 原虫による被包化された化膿性物質の貯留である. 肝膿瘍の治療は過去には開腹で行われていたが, 現在では経皮的に超音波ガイド下やCTガイド下にカテーテルによるドレナージが施行されている. 起炎菌は地域による差があるが, 最近*Klebsiella*による感染が増加しており[1], 眼内炎や髄膜炎などの中枢神経感染症が血行転移性に生じることもあるので注意が必要である[2].

1 分類と特徴

　肝膿瘍は感染によるもの, 悪性腫瘍に伴うもの, 治療の合併症として生じるものと3つカテゴリーに分類される. 感染経路により, ①経門脈性, ②経肝動脈性, ③経胆道性, ④直達性に分けられる. 肝膿瘍発症の危険因子として高齢, 男性, 糖尿病, 肝硬変, 免疫機能低下, PPI内服があげられる. 肝膿瘍の死亡率に関与する因子は悪性腫瘍, 糖尿病, 肝硬変, 男性, 多臓器不全, 敗血症, 膿瘍破裂, 呼吸障害, 低血圧, 眼内炎などの報告がある. 5 cm以上の膿瘍では予後が悪いとされる. 悪性腫瘍合併肝膿瘍では合併していない症例に比し, 2倍死亡率が高い. 肝硬変合併の肝膿瘍では4倍死亡率が高い[3].

2 症状と診断

　代表的な症状は, 発熱, 腹痛, 肝腫大の3徴であり, 診断の多くは腹部US, 腹部CT, 腹部MRIなどで行われる. 造影US, 造影CTが有用である. 膿瘍の周囲 (rim enhancement) と膿瘍内部の隔壁に造影効果がみられる. MRIではT2強調画像で高信号, T1強調画像で低信号が得られる. 造影USも有用である. 診断後速やかに治療をしなければいけない. 基本的には肝臓への臓器移行性のよい抗菌薬を投与する. 経皮的肝膿瘍ドレナージが必要となることが多い.

　アメーバ性肝膿瘍は, 抗菌薬 (メトロニダゾール) の投与で軽快することが多く, ドレナージを行うことはまれである[3].

3 実際の方法

　経皮的needle aspirationとカテーテルによる持続ドレナージの比較ではカテーテルによる持続ドレナージの成績がよい[4]. 超音波ガイド下やCTガイド下で経皮経肝的肝膿瘍ドレナージを行うが, 膿瘍が多発性や多房性の場合, 数本挿入することもある. 経皮的に8～14Fのカテーテルでドレナージを行う. 穿刺液の培養は抗菌薬を決めるうえで重要であり, 必ず行う. 多発や粘稠な膿汁の場合, 壊死物質のためドレナージがうまくいかないことがある.

　経皮的ドレナージの合併症としてはまれに, 穿刺に伴う出血, 穿刺経路での臓器損傷, 周囲への炎症の波及 (腹膜炎など), カテーテル閉塞や抜去などがある[5].

文献

1) Wang WJ et al : Etiology and clinical manifestations of bacterial liver abscess : A study of 102 cases. Medicine (Baltimore) 2018 ; **97** (38) : e12326
2) Chen YH et al : Prognostic Factors and Visual Outcomes of Pyogenic Liver Abscess-Related Endogenous Klebsiella pneumoniae Endophthalmitis : A 20-year retrospective review. Sci Rep 2019 ; **9** (1) : 1071
3) Neill L et al : Clinical characteristics and treatment outcomes in a cohort of patients with pyogenic and amoebic liver abscess. BMC Infect Dis 2019 ; **19** : 490
4) Lin JW et al : Percutaneous catheter drainage versus percutaneous needle aspiration for liver abscess : a systematic review, meta-analysis and trial sequential analysis. BMJ Open 2023 ; **13** : e072736
5) Haider SJ et al : Liver Abscesses : Factors That Influence Outcome of Percutaneous Drainage. AJR Am J Roentgenol 2017 ; **209** : 205-213

3 肝動脈塞栓療法（TAE），肝動脈化学塞栓療法（TACE），肝動脈化学療法（TAI）

到達目標
● 肝癌治療における経血管的治療法の位置づけ，適用，効果と合併症を理解する．

　肝動脈を経由して肝細胞癌（以下，肝癌）を治療する試みは，1974年のDoyonによって最初に行われ，日本においては1978年に山田らにより確立された．以後1990年代中ごろまでは切除不能と判断された肝癌の大多数はTACE/TAEで治療されていた．しかし，1990年代にTACE/TAEと対症療法群を比較したRCTが欧州から報告され，TACE/TAEに抗腫瘍効果はあるものの，予後向上には寄与しないとの内容であった．ただし，これらの対象群には肝機能不良例も含まれ，治療法も定期的であり，治療区域も限定せずほぼ全肝に施行されており，日本の対象手技とはかなり異なるものであった．

　その後2000年代に入り，肝機能不良例を対象とせず，治療範囲をより選択的にしたTACE/TAEにおけるRCTが2編報告され[1,2]，TACE/TAEは抗腫瘍効果を呈し，生存率の向上に寄与するということが明らかになった．その結果，現在ではTACE/TAEの治療効果に対する評価は確立してきたといえる．

1 適応

　肝細胞癌に対する経カテーテル肝動脈塞栓療法は，日本肝臓学会「肝癌診療ガイドライン改訂委員会」で作成された「肝癌診療ガイドライン2021年版」の治療アルゴリズム（図1）[3]では，1. 腫瘍個数4個以上もしくは1〜3個で3 cm超，Child-Pugh分類A〜Bで手術不能かつ穿刺局所療法の対象とならない多血性肝細胞癌に対する治療法として推奨する（強い推奨，エビデンスの強さA），2. 門脈腫瘍栓を有する多血性肝細胞癌のうち，手術不能症例に対する治療法として考慮してよい（弱い推奨，エビデンスの強さC）とされている．

2 経カテーテル的動脈内治療法の定義

　TACE/TAEなどの経カテーテル的動脈内治療法の定義は「原発性肝癌取扱い規約（第6版補訂版）」[4]に基づき，以下の3つに分類される．

1) 肝動脈化学療法 (transcatheter arterial infusion：TAI)

　抗がん薬の肝動注療法であり，塞栓物質は使わない．

2) 肝動脈塞栓療法 (transcatheter arterial embolization：TAE)

　ゼラチンスポンジ，多孔性ゼラチン粒，アイバロンやそのほかの球状塞栓物質などの固形塞栓物質を用いて動脈内を塞栓する方法であり，抗がん薬は使用しない．

3) 肝動脈化学塞栓療法 (transcatheter arterial chemoembolization：TACE)

　抗がん薬とゼラチンスポンジ，多孔性ゼラチン粒，アイバロン，薬剤溶出性ビーズ (drug-eluting beads：DEB) などの固形塞栓物質を用いて行う．抗がん薬とリピオドール（Lip）とのエマルジョンを注入後，ゼラチンスポンジで塞栓するLip-TACEが世界中で最も多く施行されてきた術式である（なおゼラチンスポンジは多孔性ゼラチン粒の保健収載に伴い2006年10月より血管内投与が禁忌とされた）．抗がん薬としてはシスプラチン，アントラサイクリン系，ミリプラチンなどが使用されている．DEBは本邦では2013年に承認され，2014年より使用可能となった．Lip-TACEとDEB-TACEとの比較であるが，2009年欧州の多施設第II相無作為比較試験では奏効率において有意差を認めなかった．しかし，肝予備能不良例および病変の進行した症例において，DEB-TACE群がLip-TAE群と比べ高い奏効率が得られたと報告されている[5]．本邦ではJIVROSGで両者の比較試験が行われ，Lip-TACEは局所制御はDEB-TACEより高い一方，塞栓後症候群の頻度も高いと報告された[6]．また近年TACEの局所制御効果をさらに向上させることを目的として，バルーン閉塞下肝動脈化学塞栓療法 (balloon-occluded transarterial chemoembolization：B-TACE) が入江らにより開発された．これはバルーン閉塞下に発生する血行動態の変化を利用することで，腫瘍へのより効果的な薬剤の集積を得て局所制御を高める方法である．従来法では薬剤は動脈圧で押し込まれるため癌結節と門脈系に流入してしまうが，バ

Ⅱ章　肝疾患／D. 専門的治療

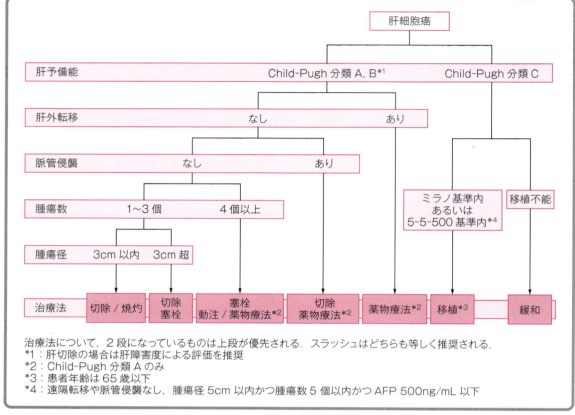

図1　治療アルゴリズム
(日本肝臓学会（編）：肝癌診療ガイドライン2021年版, 金原出版, p76, 2021[3]より転載)

ルーン閉塞下では血管内圧が低下し, 薬剤は門脈へ流入せずに, 血管抵抗の少ない癌結節に優先的に流入すると考えられている[7].

3 治療法の理論的な背景

　肝臓には, 肝動脈, 門脈と2つの栄養血管があり, 通常の肝細胞は門脈8に対して肝動脈2の割合で栄養されている. しかし, 肝癌は血流が肝動脈優位であるため, 腫瘍を栄養する動脈にカテーテルを挿入し, 抗がん薬や塞栓物質を注入することで腫瘍壊死を生じさせることが可能である. 抗がん薬とリピオドールのみのTAIでは, 一過性血流低下により抗がん薬と腫瘍との接触時間を増加することで, 抗腫瘍効果の増強は期待できるが, 動脈の塞栓効果はない.

4 治療法の実際

　通常, 鼠径部の大腿動脈から肝動脈にカテーテルを挿入して造影し, 腫瘍の栄養血管を同定する. 上腕動脈や橈骨動脈からカテーテルを挿入する場合もある. カテーテルを通じて, さらに細いマイクロカテーテルを可能な限り超選択的に目的の血管へ進め, 抗がん薬や抗がん薬＋リピオドール（DEB-TACEにおいて薬剤溶出性ビーズを使用）を動注する. またその後, 状況に応じ, 多孔性ゼラチンスポンジ粒子で塞栓する. B-TACEの際は, マイクロバルーンカテーテルを癌の支配動脈に末梢まで挿入し, バルーンによる閉塞後に抗がん薬を投与する. 癌結節あるいは門脈枝が満たされたあと, 塞栓材を注入する.

5 治療成績

　日本肝癌研究会の全国集計（2014-2015）によると, 肝動脈塞栓療法（chemolipiodolization＝Lip-TAIを含む）の治療成績は, 1年生存率82.4％, 3年生存率52.8％, 5年生存率34.9％であった. Child-Pugh分類別では, 5年生存率はそれぞれA 40.6％, B 23.1％, C 14.6％であった[8].

6 TACE不応

暫定的に以下の3条件のいずれかを満たした場合をTACE不応とみなしてもよい.

1. 2回のTACEを行っても標的病変の治療効果が不十分か，新たな肝内病変の出現
2. 脈管侵襲，肝外転移の出現
3. 腫瘍マーカーの持続的な上昇

7 TACE不適[9]

TACE不適患者集団は①TACE不応になりやすい病態Up-to-7基準外②TACE施行によりChild-Pugh分類Bになりやすい病態：Up-to-7基準外（特に両葉多発結節），ALBI grade 2（特にmALBI grade 2b）③TACEの効果が期待できない病態：（TACE抵抗性腫瘍）多結節融合型〜塊状型（浸潤型，びまん型），単純結節周囲増殖型，低分化型，肝内多発播種結節，TACE後肉腫様変化と定義された.

8 TACE不適症例への治療

TACE不適症例にはまず薬物療法を行い，状況により on demand で局所療法を追加していく戦略が考案され，奏効割合の高い薬物療法は根治的治療への移行（conversion）をも期待させる. 切除不能な肝細胞癌（HCC）に，肝動脈化学塞栓療法（TACE）とレンバチニブの併用療法は有望な治療効果を示し，安全性も確認されたことが，第II相試験であるTACTICS-L試験の最終解析で明らかになった[10]. 今後，実臨床においてTACE不適に対する薬物療法先行例を集積し，TACE不適の概念・治療戦略の妥当性，有効性につき検証していくことが重要である.

9 合併症

術後より，一過性の発熱や腹痛などの塞栓後症候群（post-embolization syndrome）がみられるが，通常1〜2週間で回復する. ただし肝機能低下例では過度の塞栓を行うと，肝不全を合併する場合があり，慎重な塞栓範囲の設定が必要である. ときに胆管周囲動脈叢が塞栓されると，胆管上皮の障害や，胆汁漏出による胆汁性仮性嚢胞（biloma）が生じることがある. また，併用する抗がん薬による副作用として，アントラサイクリン系抗がん薬による骨髄抑制や，白金製剤による腎機能障害や嘔気が有名である. TACE/TAEを繰り返した症例では，しばしば既存の肝動脈や，肝臓の周辺臓器を栄養する動脈から新生血管が側副血行路（寄生動脈）として肝癌を栄養する場合があり，TACE/TAEによる継続治療が困難となることもある. 具体的には側副路として，下横隔動脈，内胸動脈，右副腎動脈，肋間動脈，右結腸動脈，胃十二指腸動脈などがあげられる. また一般的なTACEと比べ，DEB-TACEの場合は血液中の薬物濃度を従来よりも低くすることができるため，B-TACEの場合は門脈圧のかかっている正常肝組織への薬剤流入が減少するため，肝機能に対する影響が少なくなるとの報告がある.

文献

1) Llovet JM et al：Arterial embolization or chemoembolization versus symptomatic treatment in patients with unresectable hepatocellular carcinoma：a randomized controlled trial. Lancet 2002；359：1734-1739
2) Lo CM et al：Randomized controlled trial of transarterial lipiodol chemoembolization for unresectable hepatocellular carcinoma. Hepatology 2002；35：1164-1171
3) 日本肝臓学会（編）：肝癌診療ガイドライン2021年版，金原出版，東京，p180，2021
4) 日本肝癌研究会（編）：原発性肝癌取扱い規約，第6版補訂版，金原出版，東京，2019
5) Lammer J et al：Prospective randomaized study of doxorubicin-eluting-bead embolization in the treatment of hepatocellular carcinoma；results of the PRECISION V study. Cardiovasc Intervent Radiol 2010；33：41-52
6) Ikeda M et al：Conventional or Drug-Eluting Beads? Randomized Controlled Study of Chemoembolization for Hepatocellular Carcinoma：JIVROSG-1302. Liver Cancer 2022；11：440-450
7) Irie T et al：Dense accumulation of lipiodol emulsion in hepatocellular carcinoma nodule during selective balloon-occluded transarterial chemoembolization；measurement of balloon-occluded arterial stump pressure. Cardiovasc Intervent Radiol 2013；36：706-713
8) 日本肝癌研究会：第23回全国原発性肝癌追跡調査報告（2014-2015）. 肝臓 2023；64：333-381
9) Kudo M, et al：A Changing Paradigm for the Treatment of Intermediate-Stage Hepatocellular Carcinoma：Asia-Pacific Primary Liver Cancer Expert Consensus Statements. Liver Cancer 2020；9：245-260
10) Kudo M et al：A Phase 2, Prospective, Multicenter, Single-Arm Trial of Transarterial Chemoembolization Therapy in Combination Strategy with Lenvatinib in Patients with Unresectable Intermediate-Stage Hepatocellular Carcinoma：TACTICS-L Trial. Liver Cancer 2023；13：99-112

II章 肝疾患／D. 専門的治療

4 動注化学療法

到達目標
- 肝癌治療における動注化学療法の位置づけ，適用，効果と合併症を理解する．

　肝動注化学療法は，カテーテルを挿入して抗がん薬を繰り返し肝癌に直接投与するもので，肝臓に高濃度の抗がん薬が行きわたり，一方で全身での抗がん薬の濃度は低く抑えられ，全身への副作用の頻度は低く抑えられると考えられている．2021年版の肝癌診療ガイドラインでは，有効性に関してのエビデンスレベルは高くないものの，根治術やTACEの適応とならない肝内病変進行肝細胞癌では，肝動注化学療法を行ってよいという弱い推奨となっている．海外においては第Ⅲ相試験[1]やメタ解析[2]によりソラフェニブやTACEに対する肝動注化学療法の優位性が報告され，エビデンスも蓄積されつつある．

1 適応

　Child-Pugh分類AもしくはBで腫瘍個数が4個以上の症例に対して行われる．実際にはTAEやTACEの適応とならない門脈浸潤例や，TAE，TACEの効果が期待できない例に行われることが多い（第Ⅱ章-D-3の図1（p.230）参照）．

2 実際の手技

1）血流改変術

　抗腫瘍効果を上げ，かつ副作用を減少させるため，肝臓癌の栄養動脈が複数の場合，一本化する必要がある．不必要な血管はマイクロコイルで塞栓する．また，右胃動脈や副左胃動脈など肝臓外に流出するような血管や，肝外からの寄生動脈があれば，これも塞栓しておくことが，消化管合併症の軽減のために重要である（図1）[3]．

2）カテーテルと動注ポートの留置

　左鎖骨下動脈や大腿動脈，下腹壁動脈経由で肝動脈

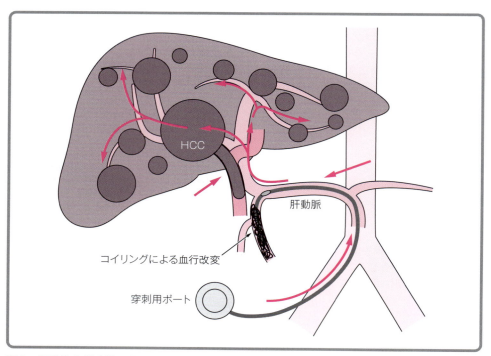

図2　肝動注化学療法におけるカテーテルとポートの設置

に留置用カテーテルを挿入し，動注ポートと接続しポートを皮下に埋め込む．開腹下で経十二指腸動脈からカテーテルを挿入することもある．持続動注を行うときはシリンジポンプやディスポーザブルポンプを使用する．使用後は血液による閉塞を予防するために，動注ポート，カテーテルをヘパリンなどの抗凝固薬で充填する．

3 治療法とその効果

　現在のところ，本邦では肝動注リザーバー療法においては，エビデンスに基づいた有効なプロトコールが定まっていないため，様々なレジメンが用いられているのが現状である．そのなかでも多く用いられているレジメンの治療成績を紹介する．

1) インターフェロン併用5-FU持続動注

　2002年以降の報告で，奏効率は19.4％から63％であり，全生存期間は4ヵ月から17.6ヵ月であった．門脈腫瘍栓を伴う肝細胞癌に対するインターフェロン併用5-FU持続動注の奏効は52％，全生存期間は6.9ヵ月でヒストリカルコントロールと比較し優れた成績であるとの報告がある[4,5]．

2) Low dose FP療法

　シスプラチンと5-FUを用いた治療法で，1999年以降の報告での奏効率は24.5％から71％，全生存期間は9.4ヵ月から15.9ヵ月であった[6~8]．

3) New FP療法

　New FP療法は永松らが考案した治療法で，シスプラチンをリピオドールに混和し投与後，5-FUを持続投与するものである．少数例ではあるが，ソラフェニブとNew FP療法の前向き非無作為比較試験では，奏効率と全生存期間はNew FP療法が71％，25ヵ月，ソラフェニブが10％，13ヵ月で，New FP療法が有意な抗腫瘍効果を示した[9]．

4 合併症

　肝動注化学療法の合併症には，用いられた抗がん薬によるものとリザーバーシステムによるものとがある．抗がん薬に起因するものとしては，薬剤による肝動脈の血管障害や肝胆道系への障害による肝機能異常，消化管の支配血管への薬剤流入による消化性潰瘍，抗がん薬の全身循環による骨髄障害，消化器症状などがある．一方，リザーバーシステムに起因するものとしては，留置カテーテルの逸脱，血栓による閉塞，血管の狭小化，閉塞，ポート挿入部の感染による仮性動脈瘤形成などがある[10]．

文献

1) Lyu N et al：Arterial chemotherapy of oxaliplatin plus fluorouracil versus sorafenib in advanced hepatocellular carcinoma：A biomolecular exploratory, randomized, phase III trial（FOHAIC-1）. J Clin Oncol 2021；**40**：468-480

2) Si T et al：Hepatic arterial infusion chemotherapy versus transarterial chemoembolization for unresectable hepatocellular carcinoma：A systematic review with meta-analysis. Front Bioeng Biotechnol 2022；**10**：1010824

3) リザーバー研究会（編）：リザーバー療法，南江堂，東京，p60-66，2007

4) Obi S et al：Combination therapy of intraarterial 5-fluorouracil and systemic interferon-alpha for advanced hepatocellular carcinoma with portal venous invasion. Cancer 2006；**106**：1990-1997

5) Sakon M et al：Combined intraarterial 5-luouracil and subcutaneous interferon-alpha therapy for advanced hepatocellular carcinoma with tumor thrombi in the major portal branches. Cancer 2002；**94**：435-442

6) Ando E et al：Hepatic arterial infusion chemotherapy for advanced hepatocellular carcinoma with portal vein tumor thrombosis：analysis of 48 cases. Cancer 2002；**95**：588-595

7) Okuda K et al：Hepatic arterial infusion chemotherapy with continuous low dose administration of cisplatin and 5-fluorouracil for multiple recurrence of hepatocellular carcinoma after surgical treatment. Oncol Rep 1999；**6**：587-591

8) Niizeki T et al：Serum vascular endothelial growth factor as a predictor of response and survival in patients with advanced hepatocellular carcinoma undergoing hepatic arterial infusion chemotherapy. J Gastroenterol 2012；**47**：686-695

9) Nakano M et al：Clinical effects and safety of intra-arterial infusion therapy of cisplatin suspension in lipiodol combined with 5-fluorouracil versus sorafenib, for advanced hepatocellular carcinoma with macroscopic vascular invasion without extra-hepatic spread：A prospective cohort study. Mol Clin Oncol 2017；**7**：1013-1020

10) Kobayashi Y et al：A case of rupture of the right femoral artery pseudoaneurysm occurring in the site of a port for hepatic arterial infusion. Gan To Kagaku Ryoho 2010；**37**：1615-1616

Ⅱ章　肝疾患／D. 専門的治療

5 経皮的エタノール注入 (PEI)

到達目標

●PEIの主な治療適応，治療効果，合併症について，現在局所治療の主力であるラジオ波焼灼療法と比較して理解できる.

経皮的エタノール注入 (percutaneous ethanol injection：PEI) は，超音波ガイド下に経皮的にPTCD針を標的結節に穿刺し，純エタノールを注入することにより，組織を壊死させる局所療法のひとつになる．通常は1セッションでの治療完結は困難であり1結節につき複数回のエタノール注入を要することが多い．一般的には，1結節に対し複数本のPTCD針を事前に穿刺し，それぞれの針からの注入エタノールの停滞具合をUSにて観察しつつ，結節径2 cmでは，1〜4 mL/回のエタノール注入を2〜3回行い，計8〜15 mL前後のエタノール注入が必要とされる．1セッションでのエタノール注入量は10 mLを超えないようにする．PEIは1983年に開発され，2003年にラジオ波焼灼療法が登場するまで，小肝癌の根治的局所療法の主流であった．現在はRFAの治療成績の優位性がPEIと比較した無作為化比較対照試験 (RCT) により証明されたことにより[1]，PEIは単独治療としては局所治療の2.3%にとどまっている (日本肝癌研究会の第24回全国追跡調査 [2016-2017集計][2]).

1 適応

一般的に，根治が得られる腫瘍径は2 cm以下と考えられている．腫瘍個数は3個以下とされている．通常RFAでは臓器熱損傷のリスクがあるような胆嚢近傍や肝辺縁の腸管に接した部位に存在する結節であっても，エタノールは被膜を越えて肝外へ流れ出ることはほとんどないため，治療は可能である．肝障害に関しては，血小板数5×10⁴/mL以上，プロトロンビン時間 (PT) 50%以上，総ビリルビン3 mg/dL以下，腹水があってもコントロール可能であること，出血傾向がないことが一般的適応である．一方で，十二指腸乳頭機能が胆道再建，内視鏡的乳頭切開などにより障害され，腸管内液が胆道系に逆流するような症例では，PEI後にRFA同様高率に肝膿瘍を合併する可能性があるため注意を要する．施設ごとの手技の習熟度に応じて，3個以上の結節でも肝機能が良好であれば治療対象になりうると考えるが，同時に複数個の病変に対してPEIを施行する際には，RFAと異なり，PEIで使用するのはエタノールという"液体"であるため，必ず

しも術者の思惑どおりにエタノールが停滞するとは限らないことに留意する必要がある．すなわち，門脈などにエタノールが流入することにより治療部末梢領域に広範な肝梗塞が出現し，梗塞の範囲が広くなれば肝予備能の急速な低下につながるためである．そのため，複数箇所を治療する際には，適宜画像評価を交え，治療日をずらして行うほうが安全と考えられる.

2 実際の治療手技

超音波ガイド下に22 G PTCD針を標的結節に腫瘍径に応じて1〜3本治療前に穿刺固定したあと，緩徐に無水エタノールを0.2 mL程度注入し，標的結節へのエタノール停滞具合，脈管・胆管への流入の有無などを観察し，最も良好に標的結節にエタノールが停滞し，かつ脈管への流出 (肝静脈への流入はエタノールが病変部に停滞せず治療効果が低下するものの重大な合併症の心配は少ないが，門脈への大量のエタノールの流入は広範な肝梗塞につながるため避けるようにする)，胆管への流入 (少量でも胆管へのエタノール流入が疑われる場合には即座に注入を中止する) がない針より継続してエタノール注入を行う.

標的結節内がエコー上，均一に高エコーに変化すれば良好な治療効果が期待できると考えられる (図1).

3 治療効果判定

治療後，dynamic CT/MRI，造影超音波を施行し，病変部の造影効果が消失していることを確認する．多血性結節では評価は比較的容易であるが，乏血性結節では，早期相で腫瘍が検出されていない場合が多く，評価には注意を要する.

4 副作用・合併症

主な副作用は，治療時の疼痛とその後の酩酊感，発熱である．疼痛はエタノール注入時に認められる．特に，腫瘍の周囲血管にエタノールが流出した場合や，抜針時に肝表面に逆流した場合は腹膜が刺激され疼痛の原因となる．肝裏面肝表付近の結節に対する治療で

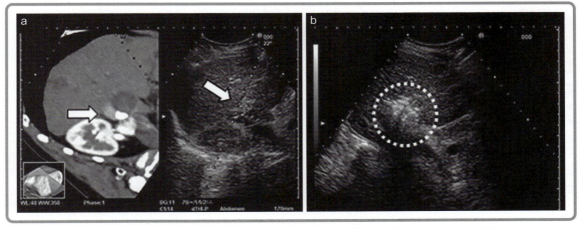

図1 治療支援ナビゲーション画像を参照したPTCD針の穿刺および標的結節へのエタノール注入
　a：造影CT画像より作成した治療支援ナビゲーション画像を参照しつつ，Bモード画像上で標的結節へPTCD針を刺入．
　b：エタノール注入後，標的結節に一致した均一な高エコー域が出現している．

肝被膜側のマージン確保を狙う際に穿刺針先端が肝外にわずかでも逸脱していると同様に腹膜刺激による痛みを誘発するため注意を要する．アルコール不耐症ではエタノール注入量が多いと酩酊感や嘔吐が出現するため注意を要する．治療後，一時的に発熱・炎症反応上昇・肝酵素上昇を認めることが多いが，一過性で数日の間に改善することが通常の経過である．合併症としては，腹腔内出血，血胸，胆道出血，肝梗塞，肝膿瘍，腹膜播種などの報告があるが，頻度は低い．肝表面の癌で直接癌を穿刺せざるを得ない場合，腹腔内出血や腹膜播種の危険性が増すことには留意する必要がある．広範囲の肝梗塞などを併発した場合，発熱・肝障害が遷延することがあり，通常と異なる経過に疑問を感じた際には画像評価を行うことが必要である．

5 治療成績

　PEIの局所再発の大部分は2～3年以内に認められる．局所再発率は14～33％と報告されており，RFAの約2倍と考えられる．治療後生存率については日本肝癌研究会の第24回全国追跡調査（2016-2017集計）では，PEI全体の3年，5年，10年生存率はそれぞれ，72.6％，52.3％，19.3％であった．腫瘍径別の5年生存率は，2cm以下では53.4％前後であるが，2～3cmでは38.4％と低い結果であった[2]．

6 併用療法としてのPEI

　PEIは現在，単独療法として選択される機会は局所治療全体の2.3％程度と少なく，RFAでの治療困難部位に対する治療や他治療（RFA，肝動脈化学塞栓術（TACE）における局所制御向上目的など）との併用として限定的に使用されていることが多いと考えられる．

文献

1) Shiina S et al：A randomized controlled trial of radiofrequency ablation with ethanol injection for small hepatocellular carcinoma. Gastroenterology 2005；**129**：122-130
2) 日本肝癌研究会肝癌追跡調査委員会：第24回全国原発性肝癌追跡調査報告（2016-2017），2022

Ⅱ章　肝疾患／D．専門的治療

6 マイクロ波焼灼療法

到達目標
- マイクロ波焼灼療法とラジオ波焼灼療法の治療原理・治療注意点の違いを知る．
- 治療症例についての適応・禁忌がいえる．

マイクロ波焼灼療法（microwave ablation：MWA）は電子レンジに使用されるものと同種のマイクロ波（2,450 MHzの電磁波）を腫瘍内に穿刺した電極針から照射することで，腫瘍内部の水分子の運動による摩擦熱（誘電加熱）が生じ，腫瘍組織の熱凝固を発生させる治療法である．

1 次世代型マイクロ波装置の種類

日本では，①Emprint™（Covidien，コロラド州，アメリカ），②Mimapro™（Vision Medical，南京，中国）の2機種が使用可能である．いずれも内部冷却型電極であるが，Emprintの電極針は13 G，Mimapro™はシャフト径が14 G針と17 G針とEmprint™と比較して細径となっている．

2 MWAの適応

MWAの適応は小型少数の肝細胞癌であり，一般的に腫瘍径3 cm以下かつ腫瘍数3個以下とされている．次世代型マイクロ波装置では1回の穿刺で4 cm程度まで球形の凝固域を拡大することが可能である．治療は穿刺可能な病変であり，肝機能はChild-Pugh分類AもしくはBで，出血傾向がないことが条件である．通常血清ビリルビン値3 mg/dL以下，血小板数5×10^4/mL以上，プロトロンビン時間50％以上が望ましい．コントロール不能な腹水，肝門部で主要な胆管・脈管に隣接する病変，胆道再建手術後の症例，周囲臓器特に大腸に隣接する病変は，それぞれ腹腔内出血，胆管障害，大腸穿孔のリスクがあり，副作用・合併症を起こす危険がある．また，十二指腸乳頭機能が胆道再建，内視鏡的乳頭切開などにより障害され，腸管内液が胆道系に逆流するような症例も，MWA後に高率に肝膿瘍を合併する可能性があるため注意を要する．

3 実際の治療手技

Emprint™では針の先端から14 mmの部分がマイクロ波発生の中心となるため，ここが腫瘍の中心となるように針を固定する．穿刺の際はグラスファイバー製

のシャフトの損傷を避けるため，過度に穿刺軸と異なる横方向に力をかけないように注意する．Emprint™ではマイクロ波の出力と時間により凝固域の大きさがおよそ規定されており，これを参考に出力と凝固時間を調節する．1回の焼灼は最大で100 Wで10分間までに制限されており，1回の穿刺で十分な焼灼が得られない場合には繰り返しの通電，あるいは複数回穿刺による凝固域の拡大が必要となる．また，近年，Real-time Virtual sonography（RVS），Volume navigation system（V-navi）などの治療支援機器（超音波画像が表示されるのに同期して，プローブの位置と角度を検出し，それに対応した断面像をCT/MRI/USのvolume dataからリアルタイムに再構成してMulti-Planar Reconstruction（MPR）表示）が登場し，B-mode USにて病変の検出が困難結節においても治療がしやすくなってきている．

MWA施行時には腹部超音波にて十分に標的病変を観察し，太い脈管を避けつつ穿刺できるルートを計画する．出力が大きい場合には胆管などの脈管の損傷のリスクが高くなるため75ワット前後で治療を行う，もしくはより低出力から徐々に出力を上昇させるなどの工夫も行われている．隣接臓器の熱損傷が懸念される場合には，人工胸・腹水の使用も考慮する．

4 治療効果判定

効果判定は治療1〜3日後に，一般的にはdynamic CTで行うが，造影MRI・造影超音波で行われることもある．肝細胞癌では，術前腫瘍の存在範囲よりも左右前後上下の全方向に5 mm多く壊死範囲を確保すること（safety marginなどと呼ばれる）が局所再発をきたさないために重要といわれている．一方でsafety marginを得るために過度に焼灼範囲を拡大することによる肝機能低下が危惧されるような症例もおり，実臨床においては再発リスク，予備能，局在などを加味し焼灼範囲の調整が行われている．

5 副作用・合併症

主な副作用は，治療時の疼痛になる．疼痛対策とし

236

てフェンタニルクエン酸塩，ペチジン塩酸塩などのオピオイド系鎮痛薬と，必要時にミダゾラム，ジアゼパムなどの鎮静薬を併用することが一般的である．MWA後，一時的に組織焼灼に伴うトランスアミナーゼ上昇，発熱などが認められることもあるが通常1週間以内には改善を認める．MWAによる重篤な合併症の頻度は2.4〜4.6％ほどで，腹腔内出血，肝膿瘍，肝梗塞，胸・腹水，胆汁嚢胞，周辺臓器熱損傷，播種などがある．治療関連死は0〜0.36％程度と報告されている．

6 RFAとMWAの治療成績比較

メタアナリシスによる検討結果では，完全焼灼率については両治療間に有意差は認められておらず（オッズ比：0.948，95％CI：0.466〜1.927，p＝0.882），3年時点での局所再発率についても同様に有意差は認められていない（オッズ比：0.981，95％CI：0.616〜1.562，P＝0.935）．3年生存率，合併症においても両群間に有意差は認められていない[1]．

現時点では，RFAとの比較において十分なエビデンスが示されておらず，長期予後も含めた検証が必要であることから，穿刺局所療法としてはRFAがガイドライン上推奨されている[2]．

7 RFAとMWAの違い

次世代のマイクロ波装置では電極針先端を冷却することに加え，電極針の先端から球形の磁場を発生させる技術，治療中にマイクロ波の波長を一定に保つ技術により球形の凝固域が得られ，かつ凝固範囲も4cmと大きくなり，RFAに対して逆に優位性を持つようになった．また，RFAでみられる肝内の血流により凝固域が不整形となる，いわゆるheat sink効果が少ないのも特徴である．しかしこれは長所であると同時に，脈管近傍の治療では胆管損傷をはじめとする合併症につながることに留意する必要がある．治療に要する時間は一般的にRFAに比較して短時間である．

文献

1) Yu Q et al：Percutaneous microwave ablation versus radiofrequency ablation of hepatocellular carcinoma：a meta-analysis of randomized controlled trials. Abdominal radiology（New York）2021；**46**：4467-4475
2) 日本肝臓学会（編）．肝癌診療ガイドライン2021年版，金原出版，東京，2021

Ⅱ章　肝疾患／D．専門的治療

7 ラジオ波焼灼療法

到達目標
- ラジオ波焼灼療法における適応・禁忌を知り，治療効果判定が行える．
- 治療により起こりうる副作用・合併症を理解する．

ラジオ波焼灼療法（radiofrequency ablation：RFA）は現在，肝癌局所治療における主要な治療手技であり，2021年のガイドライン上，推奨される穿刺局所療法とされている[1]．日本肝癌研究会の第24回全国調査（2016-2017集計）[1]において，RFAは単独治療としては局所治療の92.9％と局所療法の主流となっている．RFAに用いられる電流は，460～500 kHzの交流電流であり，AMラジオで用いられる周波数の下限付近に位置する．RFAにおける電気的な加熱の原理は抵抗加熱であり，病変に挿入した電極と対極板の間にこの交流電流を流すことによって，抵抗の大きい電極周辺にジュール熱を発生させ，組織を凝固・壊死させる．電極の種類は大きく，電極と対極板との間に電流を流すモノポーラ型電極と，電極の遠位部と近位部に2個の電極が絶縁部分を挟んで配置され，2つの電極間で通電されるバイポーラ型電極に別けられ，バイポーラ型電極では対極板が不要となる．適応としては，一般的に腫瘍径3 cm以下かつ腫瘍数3個以下とされている．

1 ラジオ波機器の種類

日本では，①Cooltip RF System（コヴィディエン），②LeVeen™（Radiotherapeutics Corporation, Boston-Scientific），③バイポーラRFAシステムCelonPOWER（オリンパス）④VIVA RF SYSTEM（STARmed社，センチュリーメディカル）⑤arfa RF ABLATION SYSTEM（日本ライフライン）の5機種が使用可能である．従来型のモノポーラ型電極針を使用する4機種（Cool-tip, LeVeen, VIVA, arfa）は，肝とは離れた他部位の体表に対極板を貼付し，肝癌「中央部」に穿刺した電極との間に電磁波電流を流すことで電極周囲を丸く焼くデバイスである．モノポーラ型電極針においては多数針展開型であるLeVeen，単針内部冷却型であるCool-tip，VIVA，arfaに大別され，さらにVIVA，arfaは焼灼径を通電部のサイズを変更することで可能とする可変型電極となる．また，arfaは管内温度センサーに加えて先端温度センサーを有している．

一方，バイポーラ型電極針を用いるバイポーラRFAシステムCelonPOWEでは，電極の遠位部と近位部に2個の電極が絶縁部分を挟んで配置されている．このため対極板は不要で，電極針を1本穿刺するだけで腫瘍の焼灼が可能な構造を持っている．バイポーラ型電極針を複数本使用する「マルチポーラ・モード」によるno touch ablationでその真価は大きく発揮される．

2 RFAの適応

RFAの適応は小型少数の肝細胞癌であり，一般に腫瘍径3 cm以下かつ腫瘍数3個以下とされている．腫瘍は穿刺可能な病変であり，肝機能はChild-Pugh分類AもしくはBで，出血傾向がないことが条件である．通常血清ビリルビン値3 mg/dL以下，血小板数5×10⁴/mL以上，プロトロンビン時間50％以上が望ましい．コントロール不能な腹水，肝門部で主要な胆管・脈管に隣接する病変，胆道再建手術後の症例，周囲臓器特に大腸に隣接する病変は，それぞれ腹腔内出血，胆管障害，大腸穿孔のリスクがあり，副作用・合併症を起こす危険がある．加えて腫瘍分化度もRFA後の進行再発と関連するため，組織学的な低分化などが予測されるような結節の直接穿刺は可能な限り避けることも必要である．また，十二指腸乳頭機能が胆道再建，内視鏡的乳頭切開などにより障害され，腸管内液が胆道系に逆流するような症例では，RFA後に高率に肝膿瘍を合併する可能性があるため注意を要する（肝癌診療ガイドライン2021年版CQ28参照）[1]．

3 実際の治療手技

現在，肝細胞癌の治療に使用可能なRFAの電極針としては，Cool-tip，VIVA，arfaに代表される"単針内部冷却型"およびLeVeenの"多数針展開型"に大別され，腫瘍の局在，腫瘍径なども考慮し，治療に適した電極を選択することが可能である．

治療は超音波ガイド下に行われることが多いが，病変の部位によってはCTガイド下や腹腔鏡下・開腹下で行うこともある．

また，近年，Real-time Virtual sonography（RVS），

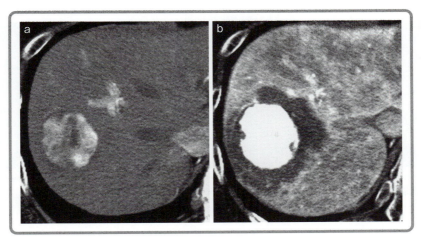

図1 腫瘍径40 mmの肝細胞癌に対するTACE併用RFA
　a：RFA前　b：TACE＋RFA後

Volume navigation system（V-navi）などの治療支援機器（超音波画像が表示されるのに同期して，プローブの位置と角度を検出し，それに対応した断面像をCT/MRI/USのvolume dataからリアルタイムに再構成してMulti-Planar Reconstruction（MPR）表示）が登場し，B-mode USにて病変の検出が困難結節においても治療がしやすくなってきている（肝癌診療ガイドライン2021年版 CQ31参照）[1]．

RFA施行時には腹部超音波にて十分に標的病変を観察し，太い脈管を避けつつ穿刺できるルートを計画する．隣接臓器の熱損傷が懸念される場合には，人工胸・腹水の使用も考慮する．その後，局所麻酔を行い，電極を穿刺し，焼灼を行う．

2 cm以下の腫瘍であれば，通常の焼灼方法で標的結節より全周性に一回り大きく焼灼することが比較的容易に可能であるが，腫瘍径が2 cmを超えるような症例では重ね焼きもしくは，バイポーラ型電極の複数本穿刺，焼灼前に肝動脈化学塞栓術などを併用し，肝内に還流する血液によるラジエター効果（クーリング効果）を遮断し，焼灼径を大きくする工夫が必要な場合もある（図1）（肝癌診療ガイドライン2021年版 CQ30参照）[1]．

バイポーラ型電極においては標的結節に直接穿刺することなく，焼灼を行う"no touch ablation"も可能であるが，複数本穿刺時の電極針の配置・焼灼範囲予測などに熟練を要する（図2）．

4 治療効果判定

効果判定は治療1〜3日後に，一般的にはdynamic CTで行うが，造影MRI・造影超音波で行われることもある．肝細胞癌では，術前肝癌の存在範囲よりも左右前後上下の全方向に5 mm多く壊死範囲を確保すること（safety marginなどと呼ばれる）が局所再発をきたさないために重要といわれている．一方でsafety marginを得るために過度に焼灼範囲を拡大することによる肝機能低下が危惧されるような症例もおり，実臨床においては再発リスク，予備能，局在などを加味し焼灼範囲の調整が行われている．

5 副作用・合併症

主な副作用は，治療時の疼痛になる．疼痛対策としてフェンタニルクエン酸塩，ペチジン塩酸塩などのオピオイド系鎮痛薬と，必要時にミダゾラム，ジアゼパムなどの鎮静薬を併用することが一般的であるが，予防措置施行のうえで，過度な疼痛が出現する場合，腹膜や他臓器への熱損傷も疑われるため適宜治療を中断しつつ評価することも必要である．RFA後，一時的に組織焼灼に伴うトランスアミナーゼ上昇，発熱などが認められることもあるが通常1週間以内には改善を認める．RFAによる合併症の頻度は一般的には5〜8％程度で，腹腔内出血，肝膿瘍，肝梗塞，胸・腹水，胆汁嚢胞，周辺臓器熱損傷，播種などがある．治療関連死は0.3〜0.5％程度である．

6 治療成績

第24回 全国原発性肝癌追跡調査報告（2016-2017）の結果からは単発で腫瘍径2 cm以下の症例における5年生存率は75.1％，2〜3 cmで63.5％となり[3]，長期予後を考える意味でも適応腫瘍径の判断は重要である

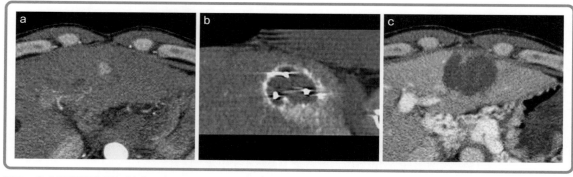

図2 多血性肝細胞癌に対するno touch ablation
a：治療前dynamic CT
b：RFA施行直後の刺入電極と焼灼領域の関係
c：治療1週間後dynamic CT
(日本肝臓学会(編)：肝癌診療マニュアル，第4版，医学書院，2020[4]より転載)

と考えられる．

　初発肝癌，腫瘍径3cm以下，3個以内の条件で行われた肝切除/RFAの前向き比較試験であるSURF trialにおいてRFAは切除と同等の無再発生存率を示したが[4]，対象集団の腫瘍要因の背景として平均腫瘍径は2cm未満，90%以上は単発であり，あくまでも小型の肝癌治療における成績として理解する必要がある．

文献

1) 日本肝臓学会(編)：肝癌診療ガイドライン2021年版，金原出版，東京，2021
2) 日本肝臓学会(編)：肝癌診療マニュアル，第4版，医学書院，2020
3) 日本肝癌研究会肝癌追跡調査委員会．第24回全国原発性肝癌追跡調査報告(2016-2017)．2022
4) Takayama T, Hasegawa K, Izumi N, et al. Surgery versus Radiofrequency Ablation for Small Hepatocellular Carcinoma：A Randomized Controlled Trial (SURF Trial). Liver Cancer 2022；11：209-218

8. 内視鏡的治療手技（EST, EPBD, EBD, ENBD）

8 内視鏡的治療手技（EST, EPBD, EBD, ENBD）

到達目標
● 疾患を理解し，治療法が立てられる．

1 EST

1) 歴史

　1969年以降，内視鏡的逆行性膵胆管造影（endoscopic retrograde cholangiopancreatography：ERCP）が胆膵領域の検査手段のひとつとして一般的に用いられるようになってきた．その後，ERCPを応用したEST（endoscopic sphicterotomy）などの技術が1973年ころにClassenら，川井ら，相馬らによって開発された．その時点での治療の対象としてあげられたのは遺残あるいは再発の総胆管結石であり，当初，遺残・再発の総胆管結石のみにESTの適応が限定されていた．技術の向上などによりその適応範囲は広がっていった．しかし，現在でも偶発症の問題は完全に解決されていない．また，総胆管結石の内視鏡的治療の一環として1982年にStaritzらは乳頭機能を温存するという考え方に基づいて，内視鏡的乳頭バルーン拡張術（endoscopic papillary balloon dilation：EPBD）を考案した．当初，この方法はESTにとって代わるものとして考えられていたが，残念ながらEPBD後の偶発症の頻度も高く，そのなかで特に急性膵炎が多く，そのなかには死亡するような重篤な症例も存在することが判明した．

2) 実際の手技

　十二指腸大乳頭括約筋に切開を行い，截石（切石）の手技などや胆管ステント留置術，胆管鏡の挿入を行いやすくするために行われる．

　ESTでは，安全に迅速に行うためにガイドワイヤーを用いて中切開で行う方法が現在推奨されている．

　ニクロム線を貼ったパピロトミーナイフを用い，刃の前約1/3の部分で切開操作を行う．高周波は切開波をメインにして，場合により凝固波を用いたブレンド波によって切開を行う．中切開は切開範囲がはちまき襞を越えるくらいまで行う．偶発症はERCPの項を参照．

2 EPBD

1) 用語について

　内視鏡的乳頭バルーン拡張術（endoscopic papillary balloon dilation：EPBD）とは，文字どおり十二指腸乳頭を切開せずにバルーンカテーテルで拡張し総胆管にアプローチする手技であり，1982年にStaritzらにより始められた手技である．彼らは当初EPD（endoscopic papillectiy dilation）と呼称していた．しかし，EPDは様々な名称の略語になりうるので，最も多く本手技が行われている日本で上記の呼称が決まり一般化している．その適応は大体ESTに準じている．ガイドワイヤーを用いて行う．現在はバルーン拡張を低圧で行う傾向が強い．最近ではESTやEPBD単独で結石除去困難な大結石や多数結石などに対して，内視鏡的乳頭ラージバルーン拡張術（endoscopic papillary large balloon dilation；EPLBD）が行われるようになった．EPLBDは，12 mm以上の大口径バルーンを用いて胆管口を拡張させる手技であり，ESTやEPBD単独では治療困難な症例（大結石，多数結石など）に対する結石除去が比較的容易に行うことができるため，手技の時間短縮が得られると報告されている．

2) 実際の手技

　ERCPを行い，胆管に選択的に挿管し，ガイドワイヤーを胆管に挿入する．次にバルーンカテーテルをガイドワイヤーに沿って挿入し，バルーンのくびれを十二指腸大乳頭に合わせバルーンを拡張し，X線でノッチが消えるのを観察したあと，デフレートする．このようにバルーンの拡張圧を低圧にし，さらにバルーン拡張の時間を短くすることにより，EPBD後膵炎が劇的に減少した．この後，切石術あるいはステント留置術，あるいは経口胆道鏡を胆道にあるいは経口膵管鏡を膵管に挿入する．EPLBDはEST付加を行う方法とEST付加を行わない方法があるが，EST付加後のEPLBDは，初回結石除去率を向上させ，機械式砕石具使用頻度を減少させる可能性があるとの報告もある．

3 EBD, ENBD

1) 用語について

　EBD（endoscopic biliary drainage）とは，内視鏡的胆道ドレナージを意味する．古くはERBD（endoscopic retrograde biliary drainage）と間違って呼ばれてい

Ⅱ章　肝疾患／D. 専門的治療

た時代もあった．しかし，この呼び方はステントの入れ方がretrogradeのみでありドレナージの方向からは順方向であり間違った使い方であり，世界ではほとんど使われていない．EBDはステントを挿入することと同意語であり，EBS（endoscopic biliary stenting）という言葉も同様に用いられている．ステントは狭窄を内視鏡的に解除して維持するものである．

ENBDはendoscopic nasobiliary drainageの略であり，日常的によく使われている（2012年に保険適用が認められた）．

2) ステントの種類

ステントには大きく分けてプラステックステント（チューブステント）と金属ステントがある．プラステックステントのほとんどはポリエチレン製であり，

形状によりstraight型とpig tail型に分けられる．金属ステント（self-expanduble metallic stent）はcoveredタイプとuncoveredタイプに分けられる．

以前は肝門部の悪性の閉塞には金属ステントは用いられなかったが，最近，肝門部の閉塞に対しても金属ステントが用いられるようになった．良性の閉塞については主にチューブステントが用いられる．

3) 実際の効果

金属ステントはpatencyについてはチューブステントより優れていると報告されている．

文献

1) 糸井隆夫ほか：EPLBD診療ガイドライン．日本消化器内視鏡学会雑誌 2017；**57**：337-365

9. がん化学療法（分子標的治療薬，免疫療法も含めて）

9 がん化学療法（分子標的治療薬，免疫療法も含めて）

到達目標
● がん薬物療法の特徴とその使い方を理解する．

　進行肝細胞癌に対する薬物療法として，免疫療法，複合免疫療法，分子標的治療薬と動注化学療法がある．延命効果のエビデンスが確立しているのは前3者であり，進行肝細胞癌治療の標準治療となっている．一次治療薬としては複合免疫療法の適応があれば，アテゾリズマブ＋ベバシズマブかトレメリルマブ＋デュルバルマブの組む合わせを，適応がなければソラフェニブかレンバチニブ，もしくはデュルバルマブ単剤が推奨されている．二次治療薬としてはこれらの薬剤に加え，レゴラフェニブ，ラムシルマブ，カボザンチニブが使用可能である（2023年10月現在）．薬物療法の選択については肝癌診療ガイドライン2021年版第7章「薬物療法，CQ38-40」に，個々の薬剤の特徴については，本書第II章-C-6「分子標的治療薬」，および第II章-C-7「がん免疫療法」，ならびに第II章-D-4「動注化学療法」に記載されており，参照いただきたい．

1 一次治療（図1）

　一次治療薬としては，免疫チェックポイント阻害薬を含む複合免疫療法が選択される．抗PD-L1抗体であるアテゾリズマブと抗VEGF抗体であるベバシズマブの組み合わせは治療効果が高く標準治療となっている[1]．抗PD-L1抗体であるデュルバルマブと抗CTLA4抗体であるトレメリムマブの組み合わせは，奏効率は前者に及ばないものの，一定期間後に生存曲線が平坦になって下がらなくなるテールプラトーが期待できる薬剤であり，薬物療法アルゴリズムではアテゾリズマブ＋ベバシズマブと同じ一次治療薬となっている．自己免疫疾患の合併などで複合免疫療法の適応がない場合には，ソラフェニブかレンバチニブが選択される．また，デュルバルマブ単剤での使用も可能となっている．

　これらの薬剤の多くは進行肝癌（BCLC-C）よりも中等度進行肝癌（BCLC-B）での奏効率が高く[2,3]，肝機能悪化例での奏効率が低いという背景を踏まえ，進行肝癌に対してのみならず，TACEでの制御が困難となったいわゆるTACE不応症例や，TACEが効きにくいとされる大きい腫瘍，また両葉にわたり腫瘍が存在するため選択的TACEが困難であり，TACEによる肝機能低下が危惧される場合などの，いわゆるTACE不

適症例に対して積極的に導入されるようになってきている[4]．

2 二次治療以降（図1）

　一次治療で用いられなかったすべての薬剤が二次治療での選択候補となる．二次治療薬としての有効性についてのエビデンスは，ソラフェニブ治療後のレゴラフェニブ，ラムシルマブ，カボザンチニブのみであるが，個々の症例で使用可能な薬剤のうち，奏効率の高いものから用いることが多い．二次治療薬も一時治療薬と同様，Child-Pugh分類Aでの使用が推奨されている．

3 動注化学療法の位置づけ

　肝動注化学療法は，日本肝癌研究会のデータベースを用いた後ろ向き検討において，BSC群に対する予後延長効果が示されているが[5]，シスプラチンと5-FUの持続動注療法（low dose FP療法）のソラフェニブへの上乗せ効果を検討したSILIUS試験ではその有用性は認められなかった[6]．この試験のサブ解析ではVp3/4症例におけるlow dose FP療法の上乗せ効果が示されており，これまで数多くの後ろ向き検討で示されてきた結果に合致する結果であったため，門脈腫瘍塞栓のある場合，また分子標的治療薬の適応とならないChild-Pugh分類A以外の肝機能低下例など，限られた症例で肝動注化学療法が選択される．

　TACEにソラフェニブを併用したTACTICS試験では，TACE施行可能な期間は腫瘍再発があってもイベントとしない，無増悪期間の延長が認められた[7]．またTACEとレンバチニブを併用したTACTICS-L試験においても同様の効果が示されている[8]．これらの結果を基に，現在レジメンは多彩でありスタンダードなものはないが，TACE時にレンバチニブを加えるLEN-TACEが広く行われるようになっている[9]．また，シスプラチンワンショット動注療法は，ソラフェニブ[10]やレンバチニブ[11]への上乗せ効果が報告されており，治療の選択肢となっている．

II章 肝疾患／D. 専門的治療

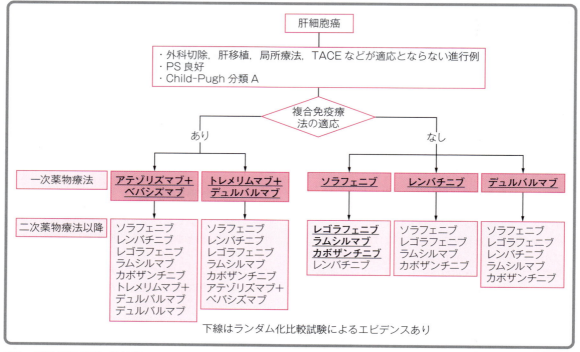

図1 薬物療法アルゴリズム
（肝癌診療ガイドライン2021年版（2023年5月30日改訂版）をもとに著者作成）

4 治療効果判定

　化学療法の効果判定には，腫瘍の縮小効果を評価するWHO基準やRECISTが用いられてきた．しかし，血管新生阻害作用のある分子標的治療薬では，腫瘍内の血流低下による腫瘍の縮小を伴わない腫瘍壊死がしばしば認められるため，腫瘍内血流を加味したmodified RECISTが広く用いられている[12]．その他の血流を加味した評価法として，EASL基準，RECICL，Choi基準などがある．

文献

1) 日本肝臓学会（編）：肝癌診療ガイドライン2021年版（2023年5月30日改訂版）https://www.jsh.or.jp/medical/guidelines/jsh_guidelines/medical/
2) Chen AL et al：Updated efficacy and safety data from IMbrave150：Atezolizumab plus bevacizumab vs. sorafenib for unresectablehepatocellular carcinoma. J Hepatol 2022；76：862-873
3) T Yamashita et al：REFLECT—a phase 3 trial comparing efficacy and safety of lenvatinib to sorafenib for the treatment of unresectable hepatocellular carcinoma：an analysis of Japanese subset. J Gastroenterol 2020；55：113-122
4) Kudo M et al：Lenvatinib as an initial treatment in patients with intermediate-stage hepatocellular carcinoma beyond up-to-seven criteria and Child-Pugh A liver function：A proof-of-concept study. Cancers (Basel) 2019；11（8）：1084
5) Nouso K et al：Effect of hepatic arterial infusion chemotherapy of 5-fluorouracil and cisplatin for advanced hepatocellular carcinoma in the nationwide survey of primary liver cancer in Japan. Br J Cancer 2013；109：1904-1907
6) Kudo M et al：Sorafenib plus low-dose cisplatin and fluorouracil hepatic arterial infusion chemotherapy versus sorafenib alone in patients with advanced hepatocellular carcinoma (SILIUS)：a randomised, open label, phase 3 trial. Lancet Gastroenterol Hepatol 2018；3：424-432
7) Kudo M et al：Final Results of TACTICS：A randomized, prospective trial comparing transarterial chemoembolization plus sorafenib to transarterial chemoembolization alone in patients with unresectable hepatocellular carcinoma. Liver Cancer 2022；11：354-367
8) Ueshima K et al：Transcatheter arterial chemoembolization therapy in combination with lenvatinib in patients with unresectable hepatocellular carcinoma（TACTICS-L）in Japan：primary analysis ASCO-GI 2022 #417
9) Fu Z et al：Lenvatinib in combination with transarterial chemoembolization for treatment of unresectable hepatocellular carcinoma（uHCC）：a retrospective controlled study. Hepatology International 2021；15：663-675
10) Ikeda M et al：Sorafenib plus hepatic arterial infusion chemotherapy with cisplatin versus sorafenib for advanced hepatocellular carcinoma：randomized phase II trial. Ann Oncol 2016；27：2090-2096

9. がん化学療法（分子標的治療薬，免疫療法も含めて）

11）Ikeda M et al：Multicenter phase II trial of lenvatinib plus hepatic intra-arterial infusion chemotherapy with cisplatin for advanced hepatocellular carcinoma：LEOPARD. Liver cancer DOI：10.1159/000531820

12）Lencioni R et al：Objective response by mRECIST as a predictor and potential surrogate end-point of overall survival in advanced HCC. J Hepatol 2017；**66**：1166-1172

10 血漿交換，血液濾過透析療法

到達目標
- 血漿交換，血液濾過透析の意義，基本的原理を理解する．

1 血漿交換，血液濾過透析の現状

肝疾患において昏睡からの覚醒を目的とし，肝機能とくに蛋白合成能や解毒能を代償する方法として人工肝補助療法が行われてきた．人工肝補助療法は肝性脳症からの覚醒率向上[1]や生存期間延長に寄与する[2]ものの，救命率を改善していない．しかし，昏睡型急性肝不全では，自然回復または肝移植までの橋渡しとして重要な治療選択肢となっている．中分子の除去を効率化した膜の開発により昏睡覚醒効果が改善したことから，詳細な分子が特定されてはいないものの昏睡起因物質が中分子領域に存在すると仮定されている（中分子仮説）．

日本では，血漿交換（plasma exchange：PE）と血液濾過透析（hemodiafiltration：HDF）療法を組み合わせた人工肝補助療法が広く行われてきた．PEは蛋白合成能を代償することを期待して，HDFは解毒能力を代償するために行われてきた．近年，HDFの電解質補正能力の向上を背景に，新鮮凍結血漿による血漿補充とHDFを併用する施設が多くなってきている．しかし，人工肝補助療法の方法は施設間で異なっており，標準化には至っていない．一方で，HDFのなかでも，後述する大量の濾過が可能なon-line HDFや通常の数十倍の透析液を用いるhigh flow持続血液濾過透析（continuous hemodiafiltration：CHDF）やon-line CHDFでは高い昏睡覚醒効果が報告されている．このことから厚生労働省の難治性肝・胆道疾患調査研究班においてその標準化の提言がなされている[3]．HDFの基本的な構造と各流量について図1に示す．

2 血漿交換

PEは血漿分離膜を用いて，患者血液の血漿成分を分離廃棄し，代わりに同量の新鮮凍結血漿を補充する治療方法である．患者血漿に含まれると仮定している昏睡惹起物質を除去しながら血漿蛋白である凝固因子などを補充することが可能である．かつての昏睡型急性肝不全における人工肝補助療法の中心的治療法であった．しかし，連日大量の血漿を交換するため，新鮮凍結血漿に多く含まれるナトリウムや抗凝固薬としてのクエン酸によりナトリウム負荷やクエン酸中毒の危険がある．これにより肺水腫や脳浮腫に注意して治療する必要がある．

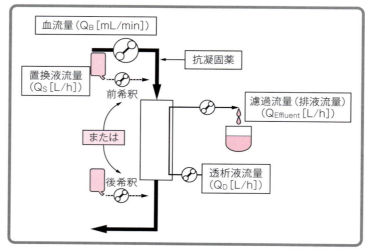

図1 血液濾過透析回路の概略図
（著者作成）

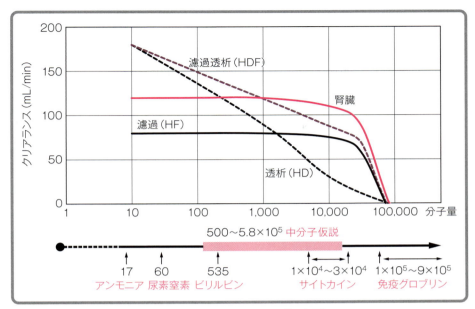

図2　血液濾過・透析での分子量とそのクリアランス（概略図）
（日本急性血液浄化学会標準マニュアル［改訂第2版］より著者作成）

3 血液濾過透析

　昏睡型急性肝不全では血液中の炎症性サイトカインの増加，腎障害に伴う水分貯留，さらにアミノ酸の上昇や電解質異常など体液中の小～中分子物質の異常がみられる．これらの異常は肝性脳症，脳浮腫，腎不全や全身性炎症症候群などの原因と考えられている．血液透析の浄化標的物質は小分子物質に限られるため，濾過を加えたHDFにより炎症性サイトカインなども含めた浄化を目指す．HDFは間欠的または24時間持続的に行われる．標的とする物質の分子量と濾過，透析，その組み合わせにおける物質とそのクリアランスについての概略図を図2に示す．使用する膜や置換液の投与経路，置換・透析液量の割合など様々な要素があり，施設ごとの経験や設備によって血液濾過透析の方法が選択されている．

1) On-line HDF

　透析液を清浄化し置換液として用いる（On-line）ことで，安価で大量の濾過が行える方法である．24時間連続で行うことを企図して開始された場合はOn-line CHDFと呼ぶ．昏睡起因物質とされる中分子の物質への効率的な除去が期待されている．事実，この治療法により90％以上の高い昏睡覚醒率が報告されている．一方で透析液を患者体内に投与する置換液に用いることができるようにするため，透析液の浄化設備に厳格な基準がある．さらに浄化機器の配管に接続可能な場所でのみ施行可能であることから，急性肝不全患者を治療する病床（多くは集中治療室）に配管が敷設されていない場合は患者を移送する必要がある．浄化設備の厳格な基準を満たすこと，配管の問題など施行できる施設が限られている．

2) 持続血液濾過透析（CHDF）

　低流量の血液を持続的に濾過または透析する治療法である．短時間で多くの血液を濾過または透析することを目的とした間欠的なHDFと比較して長時間緩徐に施行するため循環動態への影響は少ない．緩徐に物質を除去することから，組織内に存在する物質の除去効率がよい．一方で，置換液は市販のものを用いるため費用が掛かる．近年，透析液を大量に用いて行うhigh flow CHDFやOn-line CHDFの高い昏睡覚醒効果が報告されている[1,4]．

文献

1) Fujiwara K et al：High recovery rate of consciousness by high-volume filtrate hemodiafiltration for fulminant hepatitis. Hepatol Res 2019；**49**：224-231
2) Cardoso FS, et al, Group USALFS：Continuous renal replacement therapy is associated with reduced serum ammonia levels and mortality in acute liver failure. Hepatology 2018；**67**：711-720
3) 藤原慶一ほか：急性肝不全に対する人工肝補助療法についての提言．肝臓 2015；**56**：381
4) Shinozaki K et al：Blood purification in fulminant hepatic failure. Contrib Nephrol 2010；**166**：64-72

Ⅱ章　肝疾患／D．専門的治療

11 放射線治療

到達目標

●肝細胞癌に対する放射線治療の照射方法の原理，効果，副作用，適応について説明できる．粒子線治療の概略を説明できる．

第23回全国原発性肝癌追跡調査報告によると，日本における肝細胞癌（HCC）の治療法の状況は，外科手術41.8％，局所療法19.4％，塞栓療法25.4％であり，放射線照射法は1.0％未満であった．

肝臓は放射線への耐容性が低く，照射による肝機能低下や肝不全出現のため，従来のHCCに対する照射方法では，積極的な治療法とはならなかった．しかし，近年，放射線治療は限局部位への線量集中技術の進歩とともに適応が拡大され，体幹部定位放射線治療（stereotactic body radiation therapy：SBRT）[1]，さらに，粒子線治療（陽子線，重粒子線）の有効性が報告され，日本におけるHCCに対する放射線治療の進歩は著しい[2,3]．日本肝臓学会肝癌診療ガイドライン2021年版[4]では，HCCの粒子線治療は，肝切除・穿刺局所療法が施行困難な症例に対して行ってよいとされている（弱い推奨）．2022年4月の診療報酬改定で，手術による根治的な治療が困難なHCC（長径4cm以上に限る）及び肝内胆管癌は粒子線治療の保険適用となった．骨転移に対する疼痛緩和目的，脳転移に対する全脳照射・定位照射は，従来より強く推奨されており，リンパ節転移も含め放射線治療は転移巣への治療にも活用されている．

放射線治療の現状を示し，今後の本治療法の占める位置を解説する．

1 肝細胞癌に対する従来の放射線外部照射法

HCCに対する外部照射法は部分照射である．主にリニアックで発生させたＸ線が用いられている．

従来の外部照射法の最大の難点は，正常組織への照射による副作用である．非肝硬変例での全照射の耐容線量は30～40Gyとされ，一方HCCに対する根治線量は50Gy以上必要とされる．肝硬変合併HCC例においては肝不全に至る危険性が高い．したがって，従来の外部照射法ではHCCに対し抗腫瘍効果を得るのに十分な線量を局所に照射することが難しく，有効性が示されながらも安全かつ確実な治療方法として確立されなかった．

その後，照射法の工夫などにより，より限局した部位への高線量照射が可能となった．強度変調放射線治療（intensity modulated radiation therapy：IMRT）は，CTを内蔵した患者位置決め装置に加え，呼吸同調照射，精緻なコンピューター制御の放射線ビーム形成装置を搭載した高精度放射線治療統合システムにより，大きな病変でも危険臓器の線量を低減しつつ放射線量の強弱を調整しながら高線量を照射することが可能である．

IMRTが主として手術やTACEの補助療法として用いられているのに対し，SBRTや粒子線治療は局所の治癒を目指したablativeな治療の位置づけである[2,3,5]．SBRTは多方向から，高エネルギーＸ線の線束を腫瘍に集中させ照射する照射術であり，今日のコンピューター技術やテクノロジーの進歩により，病巣に対して高精度かつピンポイントに照射が可能となった．他の局所療法の適応困難なHCC及び肝動脈塞栓術（TACE）不応例を含む局所治療後再発例が適応となる．本邦でSBRTが保険適用になるのは，「原発病巣の直径5cm以下で転移病巣のない原発性肝癌」とされている．肝癌診療ガイドライン[4]では，「1～3個のHCCで脈管侵襲の有無にかかわらず，切除・穿刺局所療法が施行困難な，Child-Pugh分類A～B7点，腫瘍径が5cm以下の場合」に行ってよいとされている．SBRTの治療成績は，局所制御率2年94.6～97％，3年90～96.3％，生存率2年68.7～84％，3年66.7～76％と報告されている[1,4,6]．SBRTの線量分割，線量処方量は施設により様々であり強く推奨されるものはない[4]が，本邦の報告では35～40Gy/5回で治療されている[4,6]．

放射線治療は侵襲性が低いため，高齢や合併症を理由にSBRTや粒子線治療の需要は増加してきている．

2 粒子線治療─陽子線と重粒子線

1) 粒子線治療の現状

粒子線照射では，体内の一定深度で高線量域（ブラッグ・ピーク）を形成し，線量が体表面で少なく体内深部で大きくなるという特徴がある．このブラッグ・ピークを標的腫瘍に合わせて照射することにより，Ｘ線に比べて標的外の線量を低減させることがで

●**248**●

きる.

HCCに対する粒子線治療としては,陽子線治療と重粒子線(炭素イオン線)治療が行われている[2,3,5].重粒子線治療では短期照射(2〜12回)が用いられることが多い.肝癌診療ガイドライン[4]では,肝切除・穿刺局所療法が適応困難な症例に対して推奨されているが,治療可能な施設数も増加しており,HCCに対する局所治療の新たな選択肢として,その有用性が認められてきている[2,3,5].従来,先進医療として行われていたが,2022年4月より,手術による根治的な治療法が困難なHCC(長径4cm以上に限る)及び肝内胆管癌は粒子線治療の保険適用となった.HCCに対しての治療成績は,陽子線と重粒子線では,ほぼ同等と考えられている[4].

2) HCCに対する粒子線治療の有効性

粒子線治療と標準治療でのランダム化比較試験(RCT)は,陽子線治療とTACEを比較したものでは,2年生存率に差はなかったが,2年局所制御率,有害事象による入院期間の短縮において,陽子線群が有意に良好であった[7].3cm以下,2病変以下の再発HCCで陽子線治療とラジオ波焼灼療法(RFA)とを比較したRCTでは,局所無増悪生存率は陽子線治療92.8%,RFA 83.2%と陽子線治療群で有意に良好で,陽子線治療のRFAに対する非劣性が示されている[8].前向き単群試験の報告では,局所制御率は,陽子線で2年88〜96%,5年87.8〜90.2%,重粒子線で3年81〜95%,5年90〜95%,全生存率は,陽子線で2年59〜66%,3年33%,5年38.7〜42.3%,重粒子線で3年50%,5年25〜36.3%と報告されている[4].

後ろ向き研究ではあるが,門脈や下大静脈(IVC)内の腫瘍塞栓例,巨大肝細胞癌に対する治療効果も報告されている[4].陽子線治療で,門脈腫瘍栓合併例の生存期間中央値は13.2〜22ヵ月,未治療の脈管侵襲陽性HCCの5年生存率が34%,単発のIVC腫瘍塞栓例で2年生存率が64%との報告もある[4].粒子線治療は,患者のQOLを損なうことなく,高齢者,合併症を有するHCCの治療に対して有効であると考えられる.

放射線治療は腫瘍細胞障害をもたらすことで効果を発揮するため,必ずしもRFAやTACEのように治療後早期に壊死や血流低下を伴わない.そのため早期濃染の有無による治療効果判定は困難であり,HCCに対する放射線治療後の効果判定は,dynamic CT/MRIを用い,6ヵ月以上治療病巣の増大や早期濃染の増大がないことを局所制御としている[4].

3) 有害事象

有害事象は放射線治療に共通して,肝門部や消化管に近接している場合に懸念される.粒子線治療では,急性期から亜急性期には重篤なものは少なく,皮膚炎などが一過性にみられることがある.晩期副作用は,biloma,消化管出血・穿孔,放射線肺臓炎,放射線肝障害,肋骨骨折などがあげられる.他の標準治療と比較して,有害事象が少なく侵襲性も低いため,performance statusが保ちやすいのは大きな利点である.

文献

1) Kang JK et al:Stereotactic body radiation therapy for inoperable hepatocellular carcinoma as a local salvage treatment after incomplete transarterial chemoembolization. Cancer 2012;118:5424-5431

2) Sekino Y et al:Proton Beam Therapy versus Radiofrequency Ablation for Patients with Treatment-Naïve Single Hepatocellular Carcinoma:A Propensity Score Analysis. Liver Cancer 2022;12:297-308

3) Shibuya K et al:Efficacy and Safety of 4 Fractions of Carbon-Ion Radiation Therapy for Hepatocellular Carcinoma:A Prospective Study. Liver Cancer 2021;11:61-74

4) 日本肝臓学会(編):肝癌診療ガイドライン2021年版,金原出版,東京,2021

5) Igaki H et al:A systematic review of publications on charged particle therapy for hepatocellular carcinoma. Int J Clin Oncol 2018;23:423-433

6) Kimura T et al:Multicenter prospective study of stereotactic body radiotherapy for previously untreated solitary primary hepatocellular carcinoma:The STRSPH study. Hepatol Res 2021;51:461-471

7) Bush DA et al:Randomized Clinical Trial Comparing Proton Beam Radiation Therapy with Transarterial Chemoembolization for Hepatocellular Carcinoma:Results of an Interim Analysis. Int J Radiat Oncol Biol Phys 2016;95:477-482

8) Kim TH et al:Proton beam radiotherapy vs. radiofrequency ablation for recurrent hepatocellular carcinoma:A randomized phase III trial. J Hepatol. 2021;74:603-612

Ⅱ章 肝疾患／D. 専門的治療

12 門脈圧亢進症の治療

1 食道（胃）バルーンタンポナーデによる止血

到達目標
- S–Bチューブ（Sengstaken–Blakemore tube）の概要と適応となる病態を理解する．
- S–Bチューブの安全な挿入について理解する．
- S–Bチューブ挿入時における注意事項について理解する．

1 S–Bチューブの適応と基本構造

食道静脈瘤出血時において，全身状態が保たれていれば上部消化管内視鏡を用いた止血術を行うべきであるが[1]，安定しない症例に対しては，直ちにS–Bチューブの挿入を検討すべきである．

S–Bチューブの基本的な構造（図1）は，独立した食道と胃のバルーンからなり，胃バルーンはS–Bチューブを安定させる働きと胃静脈瘤を圧迫する働きを有するが，孤立性胃静脈瘤においては，このバルーンでは圧迫できないことがあり，注意が必要である（元来，S–Bチューブは胃静脈瘤を対象としていない）．食道バルーンは，S–Bチューブにおいて最も重要な働きを示す部分であり，厳格な圧管理を行わなくては意味をなさない．胃バルーンの先端に吸引孔，食道バルーン後には側孔が空いており，血液の吸引が可能となっている．

2 挿入手技

以下にTSBチューブ（SBカワスミ株式会社製）を用いた手技を述べる．

① 挿入にあたっては，事前に食道バルーンと胃バルーンにシリンジにて空気を挿入し，損傷がないことをくれぐれも確認すること．損傷がないことを確認したあとは，挿入した空気を完全に抜去する．

② 患者の前鼻孔，後部咽頭部にキシロカインスプ

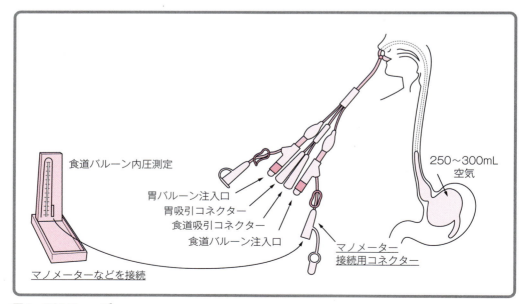

図1 TSBチューブ
（TSBチューブ添付文書，2021年10月1日改訂（第9版）より作成）

レーにて十分に麻酔する．患者さんを左側臥位にしたのち，鼻孔から挿入し，先端が鼻咽頭に達したら，患者に嚥下運動させて先端をさらに食道内に進める．50cmの目盛表示部が鼻孔に入り，隠れるところまでチューブを挿入する．

③胃吸引コネクターにシリンジで空気を注入しながら聴診を行い，胃バルーンが胃内にあることを確認する．

④胃バルーンのロバートクランプを閉じる．胃バルーン注入口から胃バルーンに250～300mLの空気をゆっくりと注入して膨張させる（抵抗を感じたら直ちに中止し，X線透視にて確認する）．チューブをゆっくり引き戻し，胃バルーンを胃食道接合部に密着させた状態で，チューブをスポンジと絆創膏を使用して前鼻孔部に固定する．

⑤胃吸引コネクターにサクションラインを接続し，胃内の空気，水，血液をすべて吸引，除去する．

⑥食道内を吸引し，ロバートクランプを閉じたあと，食道バルーンのマノメーター接続用コネクターに三方活栓を使用してマノメーターを接続する．食道バルーン注入口から食道バルーンに空気をゆっくりと注入し，膨張圧が30～35mmHg（空気量として約40～60mL）になるまでバルーンを膨張させる．

⑦食道吸引コネクターにサクションラインを接続し，食道内の血液などの吸引を行い新鮮血が引けてこないか確認する．止血が認められない場合は，食道バルーンの膨張圧45mmHgを上限として高める．誤嚥防止のため食道内の吸引は持続的に行う．

⑧食道バルーンの膨張圧を3～4時間ごとに確認する．圧低下があった場合は空気を注入して補正する．

⑨止血が確認できたら食道バルーンの空気をシリンジで抜き，膨張圧を30分ごとに5mmHgの割合で減圧する．

⑩食道バルーンの膨張圧が25mmHgまで減圧できたら，そのまま最低12時間保つ．ただし食道の粘膜壊死を防ぐため，6時間ごとに5分間程度，バルーンの空気を抜き，粘膜の血行を確認する．

⑪食道粘膜壊死や胃食道接続部のびらんを発生させる危険性があるため，48時間以上継続した止血は避けること．止血が得られていることを確認したら，バルーン内の空気を完全に抜き取りチューブを抜去する．

3 S-Bチューブ挿入後の留意点

S-Bチューブは，あくまでも一時的な止血処置であることを考慮し，再出血の予防のためには，上部消化管内視鏡を用いた待期的治療を行うことが望ましい．また，それまでの胃酸分泌抑制薬の投与は必須と考える．

文献

1) Guadalupe Garcia-Tsao et al：Portal hypertensive bleeding in cirrhosis：Risk stratification, diagnosis, and management：2016 practice guidance by the American Association for the study of liver diseases. Hepatology 2017；**65**：310-335
2) TSBチューブ添付文書，2021年10月1日改訂（第9版）

Ⅱ章　肝疾患／D．専門的治療

12 門脈圧亢進症の治療

2 内視鏡的静脈瘤硬化療法（EIS）

到達目標
- 食道胃静脈瘤の門脈血行動態を理解する．
- 内視鏡的硬化療法（endoscopic injection sclerotherapy：EIS）の目的，適応，手技，成績，難治例への対策を理解する．

　食道胃静脈瘤は，門脈圧亢進症の存在を示唆し，慢性肝疾患の経過観察で上部消化管内視鏡検査における食道胃静脈瘤の指摘は，肝生検なしに肝硬変症と確診できる有力な根拠と成りうる．基礎疾患として肝硬変（肝癌を含む）が約90％を占めており，出血により二次性肝不全を誘発する．実際にその破裂は，肝硬変・門脈圧亢進症の臨床においては最も重篤な急性期合併症であり，未治療での出血死亡率は約50％と高率である．

1 EISの目的

　静脈瘤に対する内視鏡治療の第一義の目的は，緊急例においては止血による出血死を回避すること，待期例においては再出血を防止すること，予防例においては静脈瘤出血を未然に防止することである．また，治療効果をより長期的に持続させ，肝硬変症などの基礎疾患の生命予後・QOLの向上に貢献することが最終目標である．

2 施行医に必要な知識と技術

　EISすなわち静脈瘤穿刺を施行するために，最低限必要なことは，食道静脈瘤の部位・状況を把握し，良好な視野を得て，円滑な操作をでき，目安として食道粘膜狙撃生検の経験を有することである．また，治療後の抜針時出血や当日夜の再出血に備え，Sengstaken-Blakemore tube（S-Bチューブ）の挿入・管理法を知っておくことも必要である（詳細は前項を参照）．

3 静脈瘤の内視鏡的形態の理解

　静脈瘤治療を行う内視鏡医として必要な知識は静脈瘤の内視鏡所見である．特にフィブリン栓の認識，Formの理解が肝要である（詳細は第Ⅱ章-E-23「門脈圧亢進症」参照）．

4 門脈血行動態の理解（図1）

　EISは可視静脈瘤の隆起粘膜のみを治療するのではなく隆起内の粘膜下血管をも治療するため，以下の血行解剖の把握が必須である（表1）[1]．そのため，事前に非造影MRAあるいは3D-MDCTが必要である．

5 EISの禁忌と適応

1）禁忌
- ・内視鏡検査施行不能例：意識障害（→挿管）
- ・T-Bil＞4 mg/dL，アルブミン＜2.5 g/dL，血小板＜2万/μL
- ・全身の顕性出血傾向（DIC），腎不全（透析例を除く）
- ・門脈腫瘍栓（Vp3）合併肝癌の予防的治療

2）適応
　a）治療時期的適応
- ・緊急例：出血24時間以内
- ・待期例：出血既往例
- ・予防例：未出血F2～3，RC1以上

　b）肝癌併存例の適応とその取扱い
- ・緊急・待期などの既出血例
- ・予防例：①治療により，1年以上の生存が期待できる3 cm，3個以内，単発5 cm未満の肝癌（ミラノ基準以内）を適応とする．②TAEは，類洞圧を高める可能性はあるが，解熱後より治療を開始したほうが総入院期間は短縮する．③門脈腫瘍栓保有例はVp2まで（Vp3は①から適応なく，待期・緊急例のみ対処する）．

6 EISの手技の実際

1）術前準備器具
　穿刺針：23 G・21 G・20 G，内視鏡径fit sizeの内視鏡装着バルーン，ICG（1 vial＝25 mg）．

● **252** ●

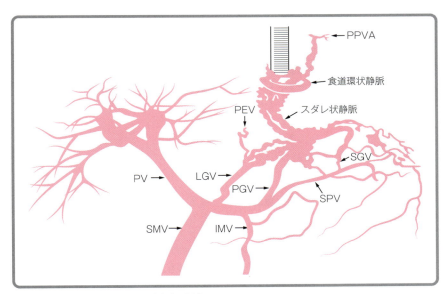

図1 硬化療法に必要な門脈血行動態
LGV：左胃静脈，PGV：後胃静脈，SGV：短胃静脈，PPVA：門脈-肺静脈吻合

表1 血行解剖の把握

静脈瘤構成血管：スダレ状静脈（palisade vein），噴門静脈叢（cardia plexus），穹窿部静脈叢（fundic plexus）
供血路：左胃静脈（LGV）→門脈本幹 短胃静脈（SGV）・後胃静脈（PGV）→脾静脈 右胃静脈（RGV）→門脈本幹右側
排血路：頸静脈 胃-腎シャント・脾-腎シャント 左下横隔静脈シャント 門脈-肺静脈吻合（PPVA）
局所血流方向：遠肝性，両方向性，To & Fro，求肝性

2) 硬化剤

a) AS（aethoxysclerol R）

マクロゴールエーテル類に属し表面麻酔作用を有する界面活性剤（1% polidocanol）。作用機序は潰瘍形成とそれに伴う強い線維化による瘢痕治癒，炎症惹起作用による細静脈瘤の壊死。組織損傷や合併症が少なく，血管外注入に最適である．

b) EO（ethanolamine oleate）

エタノールアミン，オレイン酸がベンジルアルコールに溶解されたイオン系界面活性剤．作用機序は血管壁の内皮細胞障害による外因系凝固能の亢進と血栓形成．特性は血中アルブミンとの結合による速やかな不活化にある．しかし一方で，細胞膜の透過性亢進による溶血を引き起こし，ときにヘモグロビン尿や腎機能障害を合併し，T-Bil，LDHの上昇をきたす．8 mL以上の注入では，ハプトグロビンの併用を要する．

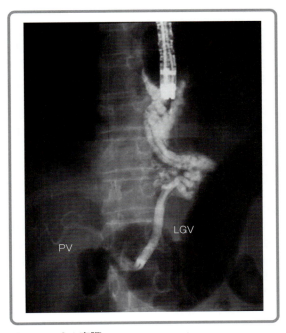

図2 EVISの実際
スダレ状静脈（PV）から左胃静脈（LGV）が明瞭に抽出されている．

3) 硬化療法の手順と硬化剤注入量

基本はEO・ASによる異時的な血管内外注入併用法である．

Ⅱ章　肝疾患／D．専門的治療

表2　局所血流方向と硬化療法の回数

血流方向	硬化療法 平均施行回数	消失例	有効例
遠肝性	5.03±1.94]**]***	5.67±1.87]n.s	4.59±1.91]**]***
両方向性	3.79±1.53]*	4.50±1.97	3.25±0.89]n.s
求肝性	3.00±0.00	――――	3.00±0.00

血流方向一致例：n＝47
＊＊＊：$p<0.005$
＊＊：$p<0.05$
＊：$p<0.010$

a）EOによる血管内注入（図2，EVIS：硬化療法中の静脈瘤造影）

固有供血路塞栓を目的とし，バルーン装着，透視下に硬化剤を，スダレ状静脈を越えて注入する．至適EO注入量は，EVISにて決定する．供血路から門脈・脾静脈への流出がわずかに造影された時点，あるいは造影範囲の拡大がなくなった時点で終了し，総量は0.4 mL/kg/day以内とする．血管内注入による硬化療法施行回数は，EVISでの血流方向により異なる（表2）．

b）ASによる血管外注入

一般的には小原ら（福島医大）の"地固め療法"に準じる．残存する細小静脈瘤および静脈瘤外の毛細血管拡張に対し，肉眼的廃絶を行う．23〜25G針を用い1穿刺あたりAS 1〜2 mLを粘膜内もしくは粘膜下に注入し，膨隆を形成．総量20 mL以内とする．この範囲内であれば狭窄はない．浅い潰瘍形成による線維化→瘢痕化から食道壁硬化を促す．近年はこの部分（F0 with 残存RC）をAPCやレーザーで行う施設もある．

c）endpoint

F0〜1，RC0もしくは静脈瘤の完全消失．

4）合併症とその術中，術後対策

全国アンケート調査[2]では，胸痛（21.5％），発熱（22.7％），食道潰瘍（EIS後 Belag 30.6％）などminor complicationが多く認められたが，食道穿孔（0.5％），門脈血栓（0.4％），硬化剤による肝障害（1.9％），腎不全（0.8％），ショック（2.0％）などのmajor complicationの発生率は低い．

EIS施行中に唯一，注意すべきは門脈-肺静脈吻合（PPVA）[3]の存在であるが，透視下では視認が可能であり，バルーン送気量の増量や穿刺部の変更で対処可能である．

術直後の抜針部oozingや翌日食事開始後の出血予防としてアルロイドG内用液に溶解したトロンビン液を3日間経口投与する．

硬化剤は鉗子孔経由で血管内注入されるため，菌血症の予防や血管外注入での縦隔炎・胸膜炎に対し，術後3日間の抗生物質の投与を要する．EOの溶血予防として，血管内に8 mL以上注入された症例には，ハプトグロビン製剤を1 vial（2,000単位）点滴静注する．

EISの及ぼす肝機能への影響は乏しいが，術後体重減少は有意であり，BCAA製剤の投与は必要である．

5）EISの成績と予後

EIS，内視鏡的静脈瘤結紮術（EVL）の食道静脈瘤緊急止血率は90〜95％以上，待期例の累積非出血率は，ほぼ満足すべき成績であり，1年再発率はEISで約10％であり，それに対してEVLでは30〜40％である．胃静脈瘤緊急止血率は硬化剤単独では80％と低率で，組織接着剤（CA）を併用すると90％以上である．肝硬変例の予防例においても外科的治療と対比して遜色はない．生命予後は基礎疾患である肝硬変とその肝予備能，肝癌合併などとの関連が深い．

7 難治例・再発頻発例への対策

難治例では，血管内注入困難例，すなわち供血路非描出例が重要であり，その工夫として食道胃接合部胃側での穿刺（junctional puncture）が有用であり，血流量の多いpipeline varixなどでは純エタノール，50％グルコースなどの併用注入や経皮経肝的門脈塞栓術（PTO）も適応となる[4]．

再発例では，供給路非描出例での消失率は43％と，低率かつ再発も高率である．したがって供血路塞栓が最も重要である．難治例・再発例のいずれも部分的脾動脈塞栓術（PSE）の併用は有用である[5]．

8 胃静脈瘤のEIS

緊急止血は，ヒストアクリル（n-ブチル-2-シアノアクリレート）を用いたEISが必須である（薬事承認済み）．血流量が多く，通常の硬化剤（EO）による止血はほぼ困難であり，出血静脈瘤はF2以上が多く，EVLのO-ringでは径が足りないためである．

待期・予防的な胃静脈瘤治療においては，その存在

部位によりまったく異なる2つの血行動態が存在することを知っておく必要がある.

食道静脈瘤に連続する胃静脈瘤は,胃噴門部静脈瘤(cardiac varices：Lg-c)であり,これに対しては前述のEISで直接胃静脈瘤に穿刺し,LGV(左胃静脈),PGV(後胃静脈),SGV(短胃静脈)をより強力に塞栓する.一方,食道静脈瘤をほぼ伴わず胃穹窿部にのみ存在する静脈瘤(fundic varices：Lg-f)は,孤立性胃静脈瘤(isolated gastric varices)と称され,血行動態も異なり,胃-腎シャントの経路で胃内腔に突出する.したがって,硬化剤の単独注入では十分な形態の改善は望めず,その第一選択はバルーン閉塞下逆行性経静脈的塞栓術(BRTO)であり,医師主導型治験を経て保険承認が得られている[6].EOを用いるためカテーテル的硬化療法と呼ばれる.その造影(BRTV)時での静脈瘤非描出例(約10%)では,BRTOカテを挿入した状態でのEIS,すなわちシャント閉塞下硬化療法(shunt occluded EIS,SO-EIS)が有効であり,BRTO後不完全治療群や細いシャント例ではCA-EISのみで有効である.

難治例ではPSEの付加[5]や,EISである程度供血路が遮断されている症例の門脈圧亢進症性胃症(PHG)などでは,経内頸静脈的肝静脈-門脈シャント(TIPS)が有用な場合もある(詳細は他項を参照されたい).

文献

1) 國分茂博ほか(編),高瀬靖広(監)：静脈瘤治療のための門脈血行アトラス,医学書院,東京,1999
2) 出月康夫ほか：食道静脈瘤に対する治療法の現況—食道静脈瘤硬化療法研究会と日本門脈圧亢進症研究会による全国アンケート調査.日本医事新報 1991；**3517**：23-29
3) 村上匡人ほか：内視鏡的静脈瘤造影(EVIS)における門脈-肺静脈吻合(PPVA)の存在と合併症の検討.Gastoloenterol Endosc 1992；**34**：2543-2551
4) 國分茂博：BRTO・PTO,消化器病セミナー81：食道・胃静脈瘤の治療—最近の進歩,出月康夫(編),へるす出版,東京,2000
5) 國分茂博：門脈圧亢進症の病態と最新治療.日消会誌 2008；**105**：1588-1596
6) Kobayakawa M et al：Short-Term Safety and Efficacy of Balloon-Occluded Retrograde Transvenous Obliteration Using Ethanolamine Oleate：Results of a Prospective, Multicenter, Single-Arm Trial. J Vasc Interv Radiol 2017；**28**：1108-1115

II章 肝疾患／D. 専門的治療

12 門脈圧亢進症の治療

3 内視鏡的静脈瘤結紮術（EVL）

到達目標
- EVLが適応となる病態を理解する．
- EVL治療後は，再発予防を考慮する．

1 治療適応

一般に内視鏡的静脈瘤結紮術（endoscopic variceal ligation：EVL）は，比較的簡便で合併症の少ない内視鏡的手技といわれているものの，その適応や手技を誤ると大きな合併症を起こしかねない．本項においては，その適応と手技について述べる．まず食道静脈瘤出血時における適応は，全身状態が保たれていることが必須条件である．緊急止血時においてもセデーション下で行うことが原則である．したがって，食道胃静脈瘤からの出血が強く疑われ，全身状態が安定しない症例に対しては，直ちにS-Bチューブの挿入を検討すべきである．

次に予防例における適応は，一般にいわれているF2以上の静脈瘤，またはF因子と関係なくRCサイン陽性以上とするが，EVL単独による待期・予防的加療は，肝機能不良例に限定すべきと「消化器内視鏡ガイドライン」[1]にも記載されている．また，予後が1年以上期待できないChild-Pugh CやVp3/4の肝細胞癌患者は，原則的に予防的治療適応は行わない．さらに血行動態的に，傍食道静脈の発達がなく左胃静脈前枝が直接に食道静脈瘤に移行するタイプ（pipe line varix）に対する待期・予防的なEVL単独治療は禁忌である．

2 治療手技

以下にニューモアクチベイトEVL（SBカワスミ株式会社製）デバイスを用いた待期例における手技を述べる．まず患者さんを左側臥位にし，着脱可能なマウスピースを噛ませたあと，経鼻カニューレより酸素投与を行いながら鎮静薬を投与する．

①完全に鎮静が得られた状態で，オーバーチューブ付の内視鏡を挿入し，食道や胃噴門部や胃底部も十分に観察する．この時点で，結紮部位の目安をつけておく．なるべく食道胃接合部直上のRCサインが目立つ静脈瘤を中心に治療計画を組み立てる．

②観察終了後，胃内の空気を可能な限り吸引したあと，オーバーチューブおよび内視鏡にゼリーを十分に塗りつけ，下顎を挙上させた状態でオーバーチューブを左右に回しながらゆっくり挿入する．この際，内視鏡の先端は胃内に置いておき，オーバーチューブが挿入された時点で，食道粘膜に損傷が起きていないかチェックしつつ抜去する．

③内視鏡にデバイスを装着し，デバイスからのびるチューブを3箇所ほどテープで固定し，O-ringをセットする．この際，O-ringが内視鏡の画面の中央にあることを確認する．

④再度内視鏡を挿入し，結紮予定部位へデバイスをあてがうが，静脈瘤へ正面から密着させるのではなく，静脈瘤との間に少々余裕を持たせて行うのが望ましい．続いてデバイス内に静脈瘤を引き込むため，内視鏡の画面一杯になるまで吸引を行い，注射器で2 mL以上の空気を一気に注入する．この操作にてO-ringが押し出され結紮される（図1）．ただし吸引操作をあまり長く続けると，静脈瘤が内視鏡の鉗子孔に吸い込まれ破裂することがあるので注意が必要である（図2）．1箇所の結紮が終了したら，必ず同部の写真撮影を行ったのち内視鏡を抜去する．その後直ちにO-ringを再度装着し，同様の処置を繰り返す．第1日目の結

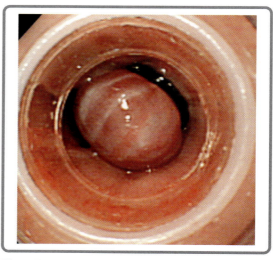

図1 O-ringにて結紮した直後

⑤結紮が終了したらデバイスを取り外し,再び挿入しオーバーチューブによる食道粘膜の損傷がないか再確認しつつ,オーバーチューブとともに内視鏡を抜去する.
⑥治療終了後にはアネキセートを 2 mL 静注し,覚醒を確認し終了とする.
紮は8個で終了する.

⑦前の治療から2週間以内は,潰瘍が存在し十分に粘膜を吸引できないことがあるため[2]),最低でも3週以上(理想は8週間)間隔をあけて第2回目の結紮を計画する.この際の結紮は4箇所とし,さらに追加が必要な場合は3回目の治療を計画する.本例は3回の治療により静脈瘤は消失したが(図3),EVL単独療法の再発・再出血率が高率であるのは周知の事実[1]であり,このことを患者によく説明し経過観察を行う必要がある.

3 治療後の再発予防

欧米のガイドラインにおいてEVL治療後の潰瘍からの出血は2〜4%程度存在するとされる[3].当然,酸分泌抑制薬の投与を考慮すべきところであるが,EVL後の二次出血予防に対する第一選択薬は非選択的b遮断薬(NSBB)であり,そのエビデンスも確立されている[3].一方で日本においては内視鏡的治療が一般に広く浸透しており,「消化器内視鏡ガイドライン」[1]における食道胃静脈瘤の項目をみても静脈瘤出血治療後における薬物療法の位置づけは明確に示されていないのが現状である.しかしながら,本邦においては,酸分泌抑制薬(H_2遮断薬やプロトンポンプ阻害薬)などの投与は必須とされ,本邦からのエビデンスもわずかではあるが発信されている[4].

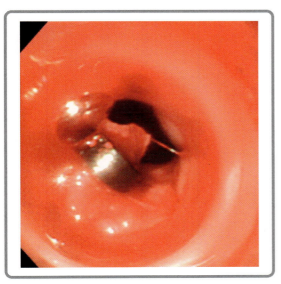

図2 静脈瘤が鉗子孔に吸引されたため破裂し,十分な結紮とならなかった場合
このような場合は,周囲へ速やかな追加EVLを行う必要がある.

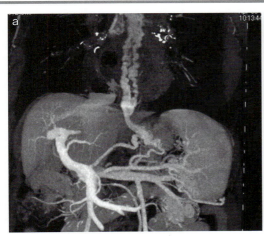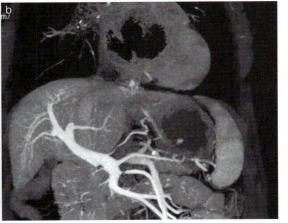

図3 3D-CTのMIP像
 a:治療前
 b:治療後
静脈瘤は消失している.ただし左胃静脈は残存しているため,厳重な経過観察が必要である.

Ⅱ章　肝疾患／D. 専門的治療

文献

1) 小原勝敏ほか：食道・胃静脈瘤内視鏡治療ガイドライン. 消化器内視鏡ガイドライン, 第3版, 日本消化器内視鏡学会卒後教育委員会（編）, 医学書院, 東京, p215-233, 2006

2) Yoshida H et al：A randomized control trial of bi-monthly versus bi-weekly endoscopic variceal ligation of esophageal varices. Am J Gastroenterol 2005；**100**：2005-2009

3) Garcia-Tsao G et al：Portal hypertensive bleeding in cirrhosis：Risk stratification, diagnosis, and management：2016 practice guidance by the American Association for the study of liver diseases. Hepatology 2017；**65**：310-335

4) Hidaka H et al：Long-term administration of PPI reduces treatment failures after esophageal variceal band ligation：a randomized, controlled trial. J Gastroenterol 2012；**47**：118-126

12 門脈圧亢進症の治療

4 バルーン閉塞下逆行性経静脈的塞栓術（BRTO）

到達目標
● BRTO の概要・治療効果および偶発症を理解する.

1 はじめに

肝硬変患者の胃静脈瘤合併率は17％とされ[1]，その1年・3年・5年累積出血率はそれぞれ16％・36％・44％と報告されている[2]. 胃静脈瘤の出血率は食道静脈瘤のそれに比べて低いものの，出血例においては止血困難なケースが少なくなく致死的状況になりうることを念頭に置いて診療にあたらなければならない. 肝硬変患者では大量出血が二次性の肝不全（acute-on-chronic liver failure）を誘発する可能性があるため，破裂時の緊急止血はもちろんのこと，静脈瘤の定期的フォローアップや出血リスクの高い静脈瘤への予防的治療は，患者を管理するうえで極めて重要である.

2 バルーン閉塞下逆行性経静脈的塞栓術（BRTO）

バルーン閉塞下逆行性経静脈的塞栓術（balloon-occluded retrograde transvenous obliteration：BRTO）は，胃腎シャント内に挿入したバルーンカテーテルで血流を遮断したうえで，胃静脈瘤本体に向かって硬化剤（ethanolamine oleate：EO）を逆行性に注入し，内皮障害作用を介して静脈瘤を血栓化する治療法である. 孤立性胃静脈瘤の消失効果は極めて高いものの，シャント閉塞は同時に門脈圧を上昇させるため，食道静脈瘤や腹水の出現・増悪を誘発する可能性がある点に留意が必要である. 1996年にKanagawaらによって報告[3]されて以降，これまで本邦を含むアジア諸国を中心に広く普及してきたが，近年ではその有効性が欧米諸国でも認知されつつある. もともと胃腎シャントを有する孤立性胃静脈瘤の治療法として開発され2018年4月に保険収載されたBRTOは，門脈-大循環シャントに起因する肝性脳症の改善，さらには肝予備能・生命予後の改善にも寄与しうると報告されている.

1）適応と禁忌

BRTOにはバルーンカテーテルが挿入可能な門脈-大循環シャントの存在が必須で，胃静脈瘤の主たる排血路である胃腎シャント（85〜90％）の他に，横隔静脈系シャント・奇静脈系シャントなどがある[4].

適応は，アプローチ可能な門脈-大循環シャント（特に胃腎シャント）を有する活動性出血性胃静脈瘤（緊急例），出血の既往のある胃静脈瘤（待期例），出血リスクのある胃静脈瘤（予防例）である. ただし，胃静脈瘤では出血予知が確立されておらず，予防的治療を考慮すべき（参考）所見としては，①発赤所見（red color sign）陽性，②静脈瘤上のびらん・潰瘍，③6ヵ月以内の急速な増大傾向，④F2（連珠状）・F3（結節状または腫瘤状）の緊満した形態，⑤食道静脈瘤治療後の残存あるいは新生，があげられる[5]. 一方禁忌は，cavernous transformation（海綿状血管増生）が発達していない門脈血栓・腫瘍栓（特に門脈本幹），難治性腹水とされている.

2）手技の概要

局所麻酔下に経大腿静脈的あるいは経内頸静脈的にアプローチして胃腎シャント内にカテーテルを挿入し，バルーン閉塞下の造影（balloon-occluded retrograde transvenous venography：BRTV）（図1a）にて供血路，排血路およびその他の側副排血路を確認する. 後述のごとく側副排血路の処理を行ったあと，排血路〜胃静脈瘤本体内に硬化剤（EO）を停滞させて静脈瘤を血栓化する（図1b）.

＊Downgrading technique＊

BRTOの技術的難易度は胃静脈瘤の供血路・排血路の解剖・血行動態によって規定され，術前の画像診断でそれらを正確にアセスメントすることが成功への鍵である. できるだけ少量の硬化剤（EO）を胃静脈瘤内に高濃度かつ均一に充満させ，また目標血管以外の側副排血路への流入を最小限に抑えるために，種々のテクニックを追加してdowngradingを図る必要がある.

①50％ブドウ糖液注入（側副排血路処理・Glucose push法）
②硬化剤のstepwise injection（段階的注入）
③マイクロカテーテルによる硬化剤の選択的注入
④側副排血路のコイル塞栓・バルーン閉塞
⑤ダブルバルーンカテーテルによるシャント血管の直線化・短縮化

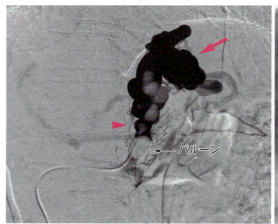
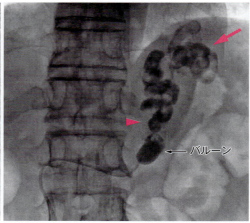

図1 バルーン閉塞下逆行性経静脈的塞栓術（BRTO）
a：BRTO前．BRTVにて，排血路（胃腎シャント）〜胃静脈瘤本体〜供血路が描出された．
b：BRTO直後．腹部単純X線写真にて，排血路（胃腎シャント）〜胃静脈瘤本体への硬化剤（EO）の流入および停滞が確認された．

3）治療成績

a）胃静脈瘤に対する効果（図2）

Parkらのメタ解析では，技術的成功率は96.4％，臨床的成功率（無再発，無再出血，もしくは画像上の静脈瘤の完全閉塞で定義される）は97.3％と極めて高い治療成績が報告されている[6]．一方Saadらは，手技成功例における胃静脈瘤再出血率は3.2〜8.7％と低率であるものの，不成功例を含む全症例（intention-to-treat）においては10〜20％であり，また食道・胃・十二指腸など全消化管静脈瘤出血の確率は19〜31％と報告している[7]．

b）肝性脳症に対する効果

肝性脳症はアンモニアなどの腸管由来神経毒性物質が全身循環に蓄積することによって生じる肝硬変患者特有の合併症であり，肝実質機能障害に起因するsynthetic typeと門脈-大循環シャントに起因するbypass typeに分類される．門脈-大循環シャントに起因するいわゆる「シャント性脳症」は，栄養・薬物療法に抵抗性で治療に難渋することが多い．Saadら[8]，Lalemanら[9]，Mukundら[10]は，肝性脳症あるいは高アンモニア血症に対するBRTOの奏効率をそれぞれ100％，75％，80％と報告しており，肝硬変に合併する肝性脳症のうち門脈-大循環シャントが主因と考えられる症例においては，本法の高い有効性が期待される．

c）肝予備能および予後に対する効果

BRTOによる門脈血流量の増加に伴って肝機能が改善しうることはこれまでにも報告されてきたが，Kumamotoらによる研究では，BRTOが肝予備能の改善のみならず生命予後の延長をもたらすことが証明された．門脈-大循環シャントに起因する諸症候の総称として"portosystemic shunt syndrome"という疾患概念が提唱され，それに対するBRTOの有効性が示された[11]．さらにIshikawaらは，BRTO後の予後予測因子として「フィブロスキャンによる肝硬度」を見出し報告した[12]．

4）偶発症

疼痛（76％），発熱（26％）など軽度で一般的な症状のほか，短期的および長期的偶発症がある．短期的偶発症は主に硬化剤（EO）注入に起因し，ヘモグロビン尿（15〜100％），肺塞栓（1.5〜4.1％），不整脈（1.5％），アナフィラキシー（2.2〜5.0％），肝不全（4.8〜7.0％），腎不全（4.8％）などである．長期的偶発症は門脈圧上昇に起因し，門脈圧亢進症性胃症（5.3〜13.2％），食道静脈瘤出現・増悪（14〜68％），十二指腸静脈瘤出現・増悪（3.2％），腹水（0〜43.5％），胸水（5.3〜7.9％），門脈血栓（4.7％）などである[13]．一方，部分的脾動脈塞栓術（partial splenic embolization：PSE）や経頸静脈的肝内門脈大循環シャント術（transjugular intrahepatic portosystemic shunt：TIPS）を併施し，門脈圧の減圧を図ることによって術後の食道静脈瘤増悪や腹水出現を抑制しうると考えられている．

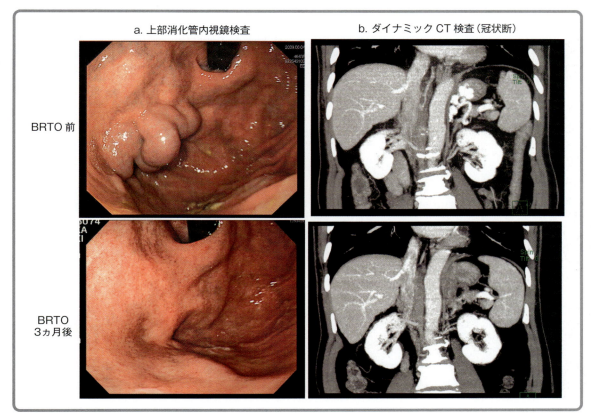

図2 BRTO前後の変化
a：上部消化管内視鏡検査．BRTOによって，胃穹窿部静脈瘤は完全に消失した．
b：ダイナミックCT検査（冠状断）．BRTOによって，排血路（胃腎シャント）および胃静脈瘤本体の血流は血栓化により完全に消失した．

3 おわりに

　近年MDCTや超音波内視鏡などの画像技術の進歩により門脈系血行動態の詳細な把握が可能となり，さらに新規の治療手技の開発によって適切な病態管理が可能となりつつある．最近海外からバルーンの代わりにAmplatzer vascular plugを胃腎シャント内に留置した後に，硬化剤ではなく吸収性ゼラチンスポンジで閉塞するvascular plug-assisted retrograde transvenous obliteration（PARTO）や，金属コイルを用いたcoil-assisted retrograde transvenous obliteration（CARTO）などの新規手法が報告され今後の発展が期待される．バルーンや硬化剤を用いないこれらの手技が普及すれば，シャント閉塞の手段によらない"RTO（逆行性経静脈的塞栓術）"としてアジアのみならず欧米諸国にもよりいっそう定着していくであろう．

文献

1) Sarin SK et al：Prevalence, classification and natural history of gastric varices：a long-term follow-up study in 568 portal hypertension patients. Hepatology 2012；16：1343-1349
2) Yoshida H et al：Risk factors for bleeding esophagogastric varices. J Nippon Med Sch 2013；80：252-259
3) Kanagawa H et al：Treatment of gastric fundal varices by balloon-occluded retrograde transvenous obliteration. J Gastroenterol Hepatol 1996；11：51-58
4) Chikamori F et al：Transjugular retrograde obliteration for gastric varices. Abdom Imaging 1996；21：299-303
5) 小原勝敏ほか：食道・胃静脈瘤内視鏡治療ガイドライン（日本消化器内視鏡学会卒後教育委員会：消化器内視鏡ガイドライン）第3版．医学書院，東京，2006
6) Park JK et al：Balloon-Occluded Retrograde Transvenous Obliteration（BRTO）for Treatment of Gastric Varices：Review and Meta-Analysis. Dig Dis Sci 2015；60：1543-1553
7) Saad WE et al：Balloon-occluded retrograde transvenous obliteration of gastric varices. Cardiovasc Intervent Radiol 2014；37：299-315
8) Saad WE et al：Balloon-occluded Retrograde Transvenous Obliteration（BRTO）：Technical Results and Outcomes. Semin Intervent Radiol 2011；28：333-338
9) Laleman W et al：Embolization of large spontaneous portosystemic shunts for refractory hepatic encephalopathy：a

Ⅱ章　肝疾患／D. 専門的治療

multicenter survey on safety and efficacy. Hepatology 2013 ; **57** : 2448-2457

10) Mukund A et al : Efficacy of balloon-occluded retrograde transvenous obliteration of large spontaneous lienorenal shunt in patients with severe recurrent hepatic encephalopathy with foam sclerotherapy : initial experience. J Vasc Interv Radiol 2012 ; **23** : 1200-1206

11) Kumamoto M et al : Long-term results of balloon-occluded retrograde transvenous obliteration for gastric fundal varices : hepatic deterioration links to portosystemic shunt syndrome. J Gastroenterol Hepatol 2010 ; **25** : 1129-1135

12) Ishikawa T et al : Liver stiffness measured by transient elastography as predictor of prognoses following portosystemic shunt occlusion. J Gastroenterol Hepatol 2019 ; **34** : 215-223

13) Saad WE : Balloon-occluded retrograde transvenous obliteration of gastric varices : concept, basic techniques, and outcomes. Semin Intervent Radiol 2012 ; **29** : 118-128

12 門脈圧亢進症の治療

⑤ 経皮経肝的門脈塞栓術（PTO）

到達目標
- 経皮経肝的門脈造影（直接造影）がほかの画像診断よりも優れた画像を示すことを理解する.
- PTOは門脈からの側副血行路を塞栓する方法であり，PTOにより基本的に門脈圧は上昇することを理解する.
- 肝の様々な場所からのアプローチ法があることを理解し，状況に応じて対応できるように技術を習得することが重要である. 高度の肝萎縮例，腹水貯留例，肝の腫瘍性病変の存在による穿刺不能例には，経回結腸静脈的塞栓術（TIO）が選択されるためTIO技術も習得目標とする.
- 同時性バルーン閉鎖下塞栓術（DBOE）とは，消化管静脈瘤の供血路塞栓を行うPTOと，排血路を閉塞するバルーン閉塞下逆行性経静脈塞栓術（BRTO）の併用であることを理解する.

門脈造影の方法は多々あり，近年MDCTによるMPRやMR angiography（MRA）による3D-画像もかなり進歩してきたが，いずれも間接造影である. しかし経皮経肝的門脈造影（percutaneous transhepatic portography：PTP）や経回結腸静脈的門脈造影（transileocolic portography：TIP）は直接造影法であるため，門脈血行動態の診断における最良のmodalityである.

本項では，PTPを用いた難治性食道胃静脈瘤・肝性脳症など門脈圧亢進症治療における経皮経肝的門脈塞栓術（percutaneous transhepatic obliteration：PTO）と，肝切除前に非切除肝（残肝）容積を増大させる目的で行う経皮経肝的肝内門脈塞栓術（PTP-E）について述べる.

本法は，Lunderquist & Vangにより考案された経皮経肝的門脈造影下胃冠状静脈塞栓術[1]にその端を発し，瞬く間に食道静脈瘤破裂に対する緊急待期治療の第一選択として世界に啓蒙された. 日本でも当時PTP-Eと称されていたが，J. Scott, Sheila Sherlock[2]の論文発表以降徐々にPTOと呼ばれるようになった[3,4].

その後，食道胃静脈瘤破裂に対する治療の第一選択は，その簡便性から内視鏡的硬化療法（EIS），次いで内視鏡的静脈瘤結紮術（EVL）に移行し，PTOは次第に内視鏡的治療に抵抗性の難治性食道胃静脈瘤に対する治療法となった.

また，内視鏡的アプローチが困難な十二指腸・直腸・吻合部静脈瘤などの異所性静脈瘤の治療において，PTOはBRTOとの併用（同時性バルーン閉鎖下塞栓術 dual balloon occluded embolotherapy：DBOE）で選択肢のひとつとなっている.

1 PTOの適応：疾患別治療法

PTO単独で治療対象となることは少なく併用治療が多いため，その組み合わせをカッコ内に示す.

1) 巨木型食道胃噴門部静脈瘤（PTO＋EIS）

供血路である左胃静脈（left gastric vein：LGV）の径が1cm前後に達する巨木型静脈瘤（pipeline varix）は，EIS抵抗性食道胃噴門部静脈瘤の最たる例であり，静脈瘤造影下（EVIS）のEISでも供血路が描出されない（内視鏡装着口側バルーンにてLGV血流を制御できない）場合は，PTOでLGVを塞栓したうえでEISを追加すると，硬化剤の貯留状況が改善し，静脈瘤消失を促進できる.

2) 胃噴門部静脈瘤

巨木型以外で難治性とされる食道静脈瘤のほとんどが，この胃噴門部静脈瘤を伴う食道噴門部型静脈瘤である. 血管内注入され硬化剤がある程度貯留しているにもかかわらず形態の改善が得られないのは，胃噴門部静脈瘤内腔径の太さおよび壁外の噴門静脈叢の血流量が多いことによる. その克服にはPTOによる供血路および側副血行路である太いLGV塞栓が奏功する.

3) 十二指腸静脈瘤（PTO＋BRTO＝DBOE）

十二指腸静脈瘤出血は，PTOによる供血路塞栓で緊急止血効果は得られる. また内視鏡的肉眼形態の改善消失を求める場合は，さらに待期・予防的治療として，バルーン閉塞下に排血路を塞栓するBRTOとPTOの双方によるDBOE施行し，静脈瘤を荒廃させる.

4) 直腸静脈瘤：（PTO＋BRTO＝DBOE）

直腸静脈瘤に対してはPTPにて，門脈-脾静脈分岐部近傍から多くの症例で供血路となっている下腸間膜静脈（IMV）にカテーテルを挿入し，可能ならバルーン閉塞下で造影すると直腸静脈瘤が明瞭に描出され，さらには排血路である両側の内腸骨静脈が描出されるため，左右鼠径部からのBRTOと併用（DBOE）して塞栓する.

Ⅱ章　肝疾患／D. 専門的治療

5) 肝性脳症

肝性脳症の原因となる様々な側副血行路を把握するためには，まず詳細な門脈血行動態の解析が可能なPTPが必要であり，その主座となる血管を見極め，供血路側をPTOで排血路側をバルーン閉塞しコイルなどで塞栓する．

6) 肝癌術前残肝容積増大 (PTP-E)

上記1)〜5)は，門脈圧亢進症治療目的に行う門脈側副血行路の塞栓術である．PTP-Eの呼称を用いるのは，主に肝細胞癌や肝門部領域胆管癌に対する肝切除前に非切除肝(残肝)の容積を増大させる目的に行う肝内門脈塞栓術の場合である．日本では幕内・木下らがその先駆者である[5〜7]．門脈圧亢進症を伴うわけではなく，同じPTPの手技を用いるものの目的とする血管は肝内門脈二次分枝であり，塞栓後残肝容積の増大を目論む方法である．

これらの手技は，門脈圧亢進症における側副血行路の塞栓や肝内門脈の一部を塞栓する方法であり，基本的には門脈圧が上昇する．門脈圧亢進症における側副血行路の塞栓の際には，効果を持続させる目的で部分的脾動脈塞栓術(PSE)を併用して，門脈圧を元の圧に戻すことが行われる[8]．

2 PTOの方法と施行の実際

1) 術前

出血傾向の有無と凝固系の値を検索するとともに，超音波断層法にて腹水の有無と肝右葉の萎縮程度，肝内門脈右枝の穿刺部位を想定する．この時点で，肝予備能などから術後出血や全身状態の悪化が懸念され，経肝的穿刺が困難と考えられる症例では，経回結腸静脈的塞栓術(TIO)への切り替えも視野に入れ検討する．

2) 穿刺

通常は肝内門脈右前後枝分岐部近傍を選択する．しかし肝後面やMorrison溝に少量の腹水を認めるが，肝前面には認めず血小板が保たれている症例では，安全性から門脈左枝umbilical pointからの穿刺を選択する．針は19 G以上のRadiopaque，Long elasterなどが好ましい．

3) 造影

ガイドワイヤーを留置後に，穿刺針外筒を抜去し5 FrのPTOカテーテルに置き換え，先端を脾門部に置いてPTPを施行し，塞栓する静脈を選定する．血管径，走行，血流速度などから塞栓物質を選択す

る．塞栓後に再度脾静脈造影を施行し，静脈瘤への血行遮断を確認する．

4) 塞栓物質

コイル，無水エタノール，ethanolamine oleate(5% EO)，50%ブドウ糖，Gelfoam® spongeなどが使われる．血流が速い場合はバルーンカテーテルで根部を閉塞して塞栓する．複数の側副血行路が合流し静脈瘤への供血路となる場合は，主たる側副血行路を塞栓すればほぼ塞栓されるが，血流が残存する場合は残りの側副血行路も塞栓する．またコイルを使用する時は血管径より大きなコイルを選択し，血流量の減少を確認し無水エタノールなどを注入し静脈瘤の十分な塞栓を行う．

5) 抜針時止血

治療終了時，造影しながら徐々にカテーテルを引き抜き，門脈枝の描出がなくなり，肝の実質造影となった時点で，Gelfoamをsinus tractから穿刺孔へ充填しながらカテーテルを最終的に抜去する．

3 合併症とその対策

PTOの施行により危惧される最たる合併症は，肝穿刺部出血に起因する術後肝不全である．肝硬変に合併した門脈圧亢進症に対して肝穿刺するため，上述した抜針時止血術は必須である．一般的な副作用・合併症としては門脈狭窄5%，一過性発熱11%，前胸部痛5%程度とされている[5,9]．

4 症例 (図1)

62歳，女性．アルコール性肝硬変．3年前から下血3回・貧血持続し精査にて十二指腸第二部後壁に連なる静脈瘤を認めPTPを施行．

PTO 2ヵ月後の上部内視鏡にて十二指腸静脈瘤は，すべて平低化した．4年6ヵ月後の肝腎症候群に至るまで，再出血・再発はなかった．

文献

1) Lunderquist A, Vang J : Transhepatic catherization and obliteration of the coronary vein in patients with portal hypertension and esophageal varices. N Engl J Med 1974；**291**：646-649

2) Scott J et al : Percutaneous transhepatic obliteration of gastro-œsophageal varices. Lancet 1976；**308**(7976)：53-55

3) 真玉寿美生，草野正一：経皮経肝門脈副血行路塞栓法．食道静脈瘤の臨床，山本祐夫，杉浦光雄(編)，中外医学社，東京，p368-375，1983

4) Yoshida H et al : International radiology : percutaneous

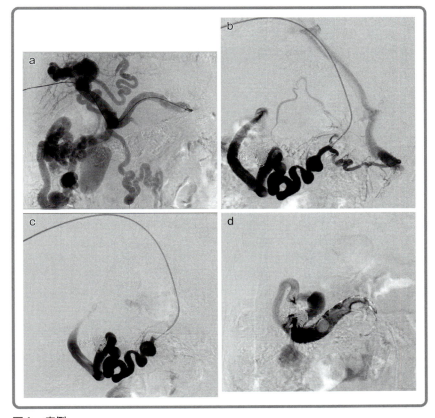

図1 症例
 a：脾門部近位側からのPTP．十二指腸静脈瘤本体が描出されていない．
 b：門脈本幹右側分岐からの選択的造影．十二指腸静脈瘤が造影されている．
 c：この部位でethanolamine oleate（EO）を6 mL注入（PTO施行）．
 d：塞栓後の造影，静脈瘤は造影されない．

transhepatic obliteration and transileocolic obliteration. Clinical Investigation of Portal Hypertension, Obara K（ed）, Springer, p403-408, 2019

5) 木下博明ほか：肝細胞癌に対する術前経皮経肝門脈塞栓術とその意義．日消外会誌 1985；**18**：2329-2335

6) Kinoshita H et al：Preoperative portal vein embolization for hepatocellular carcinoma. World J Surg 1986；**10**：803-808

7) 木下博明ほか：「胆道がん，膵頭部がんの拡大手術における根治性と安全性向上に関する研究」班胆道癌・膵頭部癌に対する経皮経肝門脈枝塞栓術（PTPE）併用肝切除術．厚生省がん研報平成5年度，p97-102，1994

8) Yoshida H et al：Long-term results of partial splenic artery embolization as supplemental treatment for portal-systemic encephalopathy. Am J Gastroenterol 2005；**100**：43-47

9) 大西久仁彦：経皮経肝門脈副血行路塞栓術（PTO）．Latest Therapy 2 食道静脈瘤の治療，杉浦光雄（編），医学教育出版社，東京，p94-101，1985

Advanced

● PTO—今後の展開

　PTP，TIPは直接門脈造影法であり，最も詳細な門脈血行動態を探る最良の診断法であることは間違いない．
　近年の検査，治療法の進歩として，診断治療時のバルーンカテーテルの使用があり，スチールコイルの仕様も多様化し，用途別種類が明らかに増加した．これらの応用により，両者を用いPTOカテーテルを静脈瘤の先の排血路に挿入しコイルで塞栓したうえでその手前から硬化剤を供血路に注入するPTS[a]という手技が二の井，中村らにより本邦で開発された．これはBRTOに匹敵する画期的な方法である．今後更なる本邦・欧米への啓発が期待される．

［文献］
a) Ninoi T et al：TIPS versus transcatheter sclerotherapy for gastric varices. AJR 2004；**183**：369-376

Ⅱ章　肝疾患／D.　専門的治療

12 門脈圧亢進症の治療

6 経頸静脈的肝内門脈大循環短絡路（TIPS）

到達目標
● TIPSの適応と治療効果を理解する.

　経頸静脈的肝内門脈大循環短絡路（transjugular intrahepatic portosystemic shunt：TIPS）とは，interventional radiologyの技術を用いて肝内に径8mm程度の門脈−大循環シャントを作製する治療法である．TIPSの手技の成功率は95％で，門脈圧は約50％低下する．現在TIPSは世界的に普及しているが，本邦においては自費診療となっている．TIPSの主な適応は，食道静脈瘤の緊急・待期的治療と難治性腹水であるが，本邦では食道静脈瘤に対して，ほとんどが内視鏡的治療が行われるため，TIPSの対象は難治性腹水と難治性静脈瘤となる．

1 適応と禁忌 （表1）

1) 食道静脈瘤破裂

　TIPSでは門脈圧低下により遠肝性側副血行路血流を求肝性に戻し（図1），食道静脈瘤を軽快させる．食道静脈瘤破裂には内視鏡的治療が行われるが，内視鏡にて止血困難あるいは出血を繰り返す場合，肝機能が適応範囲内であればTIPSを考慮する．緊急TIPSの止血率は94％と報告される．また，食道静脈瘤の待期的治療としてTIPSと内視鏡的治療を比較したメタアナリシスでは，生存率には差がないが，TIPSのほうが再出血率が低率と報告されている[1]．

2) 難治性腹水

　TIPSの腹水減少のメカニズムは複雑で，門脈圧が低下することにより，

①肝類洞圧低下により肝でのリンパ生成軽減
②腹腔内毛細管圧低下により腹腔内への水分の漏出低下
③門脈血管床低下により腹腔内細動脈拡張が補正され有効循環血液量回復
④hepatorenal reflex抑制により腎でのNa貯留が低下
⑤神経体液性因子や交感神経系の亢進状態が改善

これらが相互に絡み合い，難治性腹水が改善されていくものと思われる．

　腹水のなかでも「十分な利尿薬投与によっても改善しない腹水，あるいは，副作用により十分な利尿薬使用ができず改善しない腹水」は難治性腹水と呼ばれ，

表1　TIPSの適応と禁忌

1. TIPSの有用性が複数の比較試験で確認されている病態
   ①食道静脈瘤破裂の待期的治療
   ②難治性腹水
2. TIPSが有用とする報告があるが比較試験などで有用性が確立されていない病態
   ①内視鏡的治療や薬物療法に抵抗性の食道静脈瘤破裂緊急例
   ②胃静脈瘤破裂の待期的治療
   ③異所性静脈瘤破裂の待期的治療
   ④薬物療法に抵抗性のportal hypertensive gastropathyからの出血
   ⑤難治性肝性胸水
   ⑥1型肝腎症候群
   ⑦Budd-Chiari症候群
   ⑧veno-occlusive disease/sinusoidal obstruction syndrome
   ⑨肝肺症候群
   ⑩比較的早期の門脈血栓症による消化管出血
3. TIPSの禁忌
   ①活動性感染症
   ②コントロールされていない肝癌やほかの悪性腫瘍
   ③重度の心肺疾患
   ④重度あるいは治療抵抗性の肝性脳症
   ⑤肝動脈狭窄
   ⑥陳旧性門脈血栓症
   ⑦総ビリルビン3mg/dL以上
   ⑧Child-Pughスコア12点以上
   ⑨1日尿蛋白0.5g以上あるいはクレアチニン2mg/dL以上の器質的腎疾患

その1年生存率は50％と不良である．TIPSの施行により難治性腹水の62％は術後腹水穿刺が不要となり，1年生存率は64％へと向上する[1]．難治性腹水に対するTIPSと大量腹水穿刺を比較したメタアナリシスでは，TIPSのほうが腹水改善に優れ生存率は上回る[2]．しかし，治療法として腹水穿刺はTIPSに比べ軽易なため，難治性腹水の治療においては腹水穿刺を第一選択とし，2週間に一度以上程度の頻度で大量腹水穿刺が必要となった場合にTIPSを検討する．ただ本邦ではTIPSは自費診療のため，腹腔−静脈シャント（デンバーシャント）が選択されることが多い．

3) 難治性肝性胸水

　内科的治療にもかかわらず頻回に胸腔穿刺を必要とするような難治性肝性胸水に対するTIPSの有効性が明らかにされている[3]．いまだRCTはないものの，他

● **266** ●

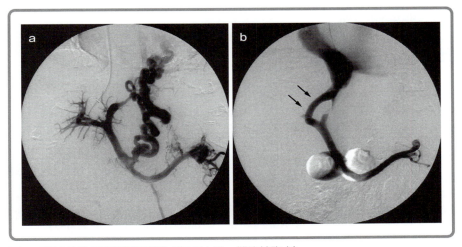

図1　TIPS前後の脾静脈造影像（69歳女性，難治性腹水）
　a：ステント留置前
　b：ステント留置後

に有効な治療法に乏しい難治性肝性胸水においては，TIPSは有効な治療法である．

4) Budd-Chiari症候群

抗凝固療法にもかかわらず大量腹水や肝不全を呈するBudd-Chiari症候群がTIPSの適応となる．短期的な治療効果のみならず良好な長期成績が報告されている[4]．

2 合併症

TIPSにおいて最も懸念される合併症として肝性脳症があげられる．肝性脳症の発生率は10～30％程度と報告されているが，ほとんどの症例は内科的治療にてコントロールが可能な肝性脳症Ⅱ度以下の軽度なものである．また大量の血流が短絡路にstealされることによる肝不全の進行も懸念されるが，血清ビリルビン3.0 mg/dLを超える高度肝障害症例でなければ可能性は少ないとされている．またTIPSに特有な重要な合併症としてシャント機能不全がある．早期狭窄の原因はステントの不適切な留置，門脈血栓のよる閉塞であることが多く，後期狭窄の原因は仮性内膜増生による肝静脈の狭窄が多い．TIPSの成功の鍵はシャント機能不全の早期発見，早期治療にあると言っても過言ではなく，ドプラ超音波での定期的な観察が重要で，狭窄が疑われる場合は直ちに直接造影を行い経皮的血管形成術（PTA）を行う必要がある．

3 肝移植

TIPSの適応となる例の多くは肝移植の適応でもある．したがって，TIPSを考慮する患者においては肝移植の可能性を検討する必要がある．

文献

1) Boyer TD et al：The role of transjugular intrahepatic portosystemic shunt（TIPS）in the management of portal hypertension：update 2009. Hepatology 2010：**51**：306
2) Salerno F et al：Transjugular intrahepatic portosystemic shunt for refractory ascites：a meta-analysis of individual patient data. Gastroenterology 2007：**133**：825-834
3) Ditah IC et al：Transjugular intrahepatic portosystemic stent shunt for medically refractory hepatic hydrothorax：A systematic review and cumulative meta-analysis. World J Hepatol 2015：**13**：1797-1806
4) Garcia-Pagán JC et al：TIPS for Budd-Chiari syndrome：long-term results and prognostics factors in 124 patients. Gastroenterology 2008：**135**：808-815

Ⅱ章 肝疾患／D. 専門的治療

12 門脈圧亢進症の治療

7 経皮的シャント塞栓術

到達目標
- いわゆる"シャント脳症"と呼ばれる疾患群に対する治療法（塞栓術）であることを理解する．
- 肝内・肝外PVシャントへのアプローチは，経皮経肝的門脈造影（PTP）での診断が基本であることを理解する．

通常の超音波検査機器にカラードプラ機能が搭載されて久しいが，現在では健診結果で肝内門脈-肝静脈シャント（PVシャント）あるいは門脈瘤として容易に指摘され，精査として肝専門外来に紹介されることが珍しいことではなくなった．そのような症例の多くは経過観察となるが，一方で高アンモニア血症，肝性脳症の原因がPVシャントの場合は，本手技が有効な治療法となる．

経皮的シャント塞栓術は"シャント脳症"に対する経動脈的アプローチ，逆行性経静脈的アプローチ，経皮経肝的門脈アプローチ，経回結腸静脈的アプローチ，経頸静脈的肝内門脈-大循環シャント（TIPSルート）からのアプローチなど多種多様な手技による塞栓術である．巨大シャントでは外科的結紮術や調節的shunt binding[1]を行う場合もある．

1 経皮的シャント塞栓術の適応となる疾患

1）肝内門脈-肝静脈シャント（intrahepatic porto-venous shunt）：PVシャント

原因として，①先天性，②後天性（肝生検後・外傷後）がある．

近年の画像診断の進歩として3D-MDCTやMR angiography（MRA）に加え，簡便なカラードプラ超音波断層法が本疾患の拾い上げに最も貢献した（図1）．その際，PVシャントあるいはその拡張血管部のみを指摘して肝内門脈瘤として紹介されることも多いが，後者は前者の一部であり，この2つはどの部分を指すかの違いであって，本質的には類似・同義語である．いずれも治療適応となる臨床所見は高アンモニア血症，および肝性脳症である．参考所見としては，総胆汁酸・ICGR15の上昇，Fischer比（BCAA/AAA）やBTR（BCAA/チロシン）の低下などである．

いわゆる広義の"シャント脳症"には含まれるが，猪瀬型肝性脳症と称される場合は，多くは肝機能が正常で脾腎シャントなどの肝外major shunt保有例を指

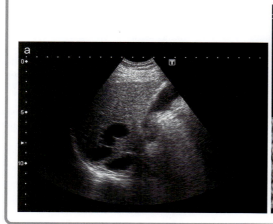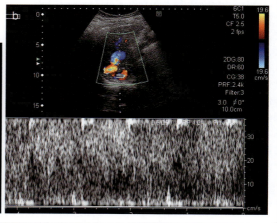

図1 肝内門脈-静脈シャント（症例1：60歳代，女性）
a：超音波Bモード
b：カラードプラ超音波

す．

2) 肝外門脈-下大静脈シャント (spontaneous porto-caval shunt)

高アンモニア血症・肝性脳症として最も多くみられるのがこの肝外門脈-下大静脈シャントである．

門脈本幹からの遠肝性側副血行路から下大静脈へ直接流出する様々なシャント血管群である．太くなった性腺静脈（卵巣静脈・精巣静脈）や拡張した腎被膜静脈から下大静脈へ流出するシャント，Retzius veinと呼ばれる上腸間膜静脈の分枝から直接下大静脈へ流出する血管群，なかには命名されていないシャント血管も多々ある．肝機能は保たれ肝不全兆候もないが巨大側副血行路による脳症を本邦では猪瀬型肝性脳症と呼ぶ[2,3]．これらのなかでは脾腎シャントが最も臨床的には知られている（胃腎シャントも広義の脾腎シャントに含まれる）が，その治療手技についてはBRTOの項を参照されたい．

3) 経頸静脈的肝内門脈-大循環シャント術 (TIPS) 後の肝性脳症

TIPSを施行すると肝性脳症の発生率は10〜30％程度と報告されているが，通常の肝不全用アミノ酸製剤静脈注射を続けても改善しない場合がある．それは門脈圧が急激に低下し，増大した門脈血流を肝内で受け止められず，直接大循環に流出していることが想定される．その第一の原因として挿入したステント径が必要な太さより大きかったことが考えられる．その際は，挿入されているステントのなかにさらに1〜2サイズ小さな径のステントを挿入 (stent in stent) し，血流量の軽減を図る．

4) 肝内動脈-門脈シャント (arterio-portal venous shunt：APシャント)[4]

肝内PVシャントと同様に，①先天性，②後天性（肝生検後[5]・肝細胞癌合併）がある．その部位，形態は様々である．カラードプラ超音波では門脈が逆流し，造影CTにて診断されることが多い．

特に①先天性の症例では，右葉の一部や左葉に限局していると，外科的な肝切除が奏効する場合もある．しかし，肝両葉全体にびまん性に生じている例では，少なくとも黄疸の無い比較的早期には，基本的にシャント塞栓術としての肝動脈塞栓療法（TAE）が奏効するものの，肝不全徴候がより進行した時期のTAEは，効果が得られない場合もあり予後は厳しい．

その工夫としてTAEに部分的脾動脈塞栓術（PSE）やTIPSを併用し，著明に効果があったとの報告もある．

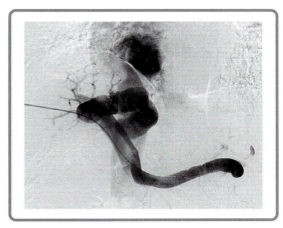

図2　PTPによる肝内PVシャントの確認造影

2 経皮的シャント塞栓術の方法

1) 穿刺

経皮的静脈穿刺には，下大静脈へのアプローチとして，鼠径部からと経頸静脈的アプローチがある．下大静脈からのシャント血管の分岐角度を考慮して選択する．

経皮経肝的穿刺はPTOの項を参照されたい．肝内でのPVシャントの存在部位により，アプローチが容易なサイドを選択する意味で門脈右前後枝分岐部あるいは左枝臍部近傍の穿刺を使い分ける．また，ときにPTP後に門脈枝から瘤へのカテーテル誘導が困難な場合，肝内のシャント血管を直接穿刺するほうが安全な場合もある（図2）．また経回結腸静脈的アプローチ（TIP）もある．動脈穿刺は通常の血管造影に準ずる．

2) 造影

CT，MRAなどから事前に得られているシャント血管の直接造影するためPTPまたはTIPを行う．PTPまたはTIPからのアプローチでは，屈曲蛇行が多く到達困難と想定される場合は，下大静脈からのバルーン閉塞下の逆行性造影を加える．

3) 塞栓物質

シャント塞栓術では，シャントから全身に塞栓物質が流出して大きな合併症を引き起こすリスクを回避するために，主としてスチールコイルが用いられる．バルーンカテーテルでシャントを閉塞させて，50％グルコースやethanolamine oleate (EO) にて塞栓することもある．

またAPシャントでも，塞栓物質が流出する可能性は否めないため，同様であるが，細いAPシャントが多数集簇する例では時にGelfoam®やEOを用いる場

Ⅱ章 肝疾患／D. 専門的治療

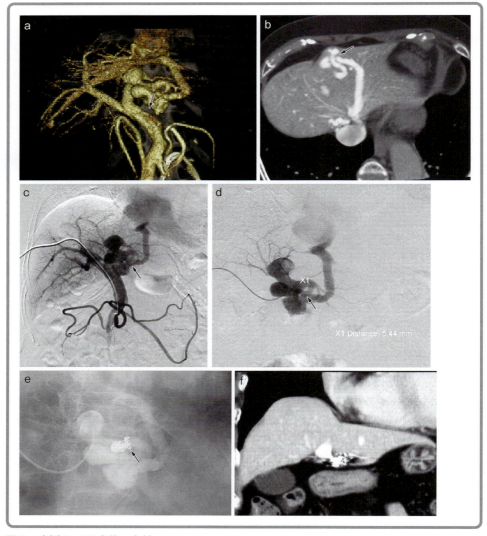

図3 症例2：70歳代，女性
 a：肝内P-Vシャント（3D-CT）
 b：肝内P-Vシャント（oblique像）
 c：経皮経肝門脈造影にてP2-LHVに至るPVシャントを確認.
 d：シャント径はLHV移行部で5.44 mmであった.
 e：コイル塞栓術施行中の造影（さらにコイルを追加）
 f：シャント塞栓術後の造影CT

合もあり，ほかにシアノアクリレート（ECA・NBCA）なども用いられることがある．

3 合併症とその対策

　経静脈的アプローチの場合は，穿刺に関する合併症は少ないが，経皮経肝的アプローチでは肝穿刺部出血に起因する術後肝不全である．多くは肝硬変に合併した門脈圧亢進症に対して肝穿刺するため，PTOの項でも述べた抜針時止血術は必須である．PVシャントでは，塞栓物質の全身への流出による肺塞栓などを避けるため，シャント径を超えるコイルの選択が安全かつ最も重要である．

4 症例（図3）

　70歳，女性（非B非C）．シャント脳症の診断にて2回入院歴あり，3回目の緊急入院．

P2から門脈瘤を形成し屈曲蛇行し左肝静脈から造影剤は流出（**図3**）．本例は，施行後3年経過し，以後脳症での入院はない．

文献

1) 塩田浩二ほか：巨大脾腎Shuntによる反復性肝性脳症に対して脾摘および調節的Shunt bindingを施行した一例．日門亢会誌 2011；**17**：159-164
2) 奥田邦夫：最近の門脈圧亢進症の実態．臨床科学 1984；**20**：403-409
3) Okuda K, Matsutani S：Portal-hepatic vein communications. Portal-Systemic Collaterals：Anatomy and Clinical Implications, Portal Hypertension, Okuda/Benhamou, Springer-Verlag, Tokyo, p56-60, 1991
4) 國分茂博：Ⅲ経動脈性門脈造影とその長所・短所．門脈血行アトラス，國分茂博ほか（編），医学書院，東京，p118, 1999
5) 菊池志乃，中村武史：短路閉塞（TAE）により，門脈圧亢進症を改善できた門脈瘤合併動門脈短絡の1例．日門亢会誌 2010；**16**：188-192

Ⅱ章　肝疾患／D．専門的治療

12 門脈圧亢進症の治療

8 部分的脾動脈塞栓術（PSE）・脾臓摘出術（脾摘）

到達目標
● 部分的脾動脈塞栓術（PSE）・脾臓摘出術（脾摘）の概要・治療効果および偶発症を理解する．

　脾腫・脾機能亢進症のため肝硬変患者の多くは汎血球減少とくに血小板減少を合併しており，高度の出血傾向がゆえに肝癌や食道静脈瘤に対して十分かつ安全な治療が施せない症例にしばしば遭遇する．肝硬変患者で血小板減少が生じるメカニズムについて，①脾臓でのpooling増加による血小板分布の異常，②肝臓で産生されるトロンボポエチン減少による骨髄での血小板産生の低下，③platelet associated immunoglobulin Gの増加による血小板破壊の亢進が3大要因と考えられている．そのなかでも主たる機序は①とされ，この病態を改善すべく以前より脾臓摘出術（脾摘）が施行されてきたが，近年ではそれに代わる低侵襲治療として部分的脾動脈塞栓術（partial splenic embolization：PSE）の有用性が注目を集めている．さらに最近では②の機序の観点から，薬物療法（トロンボポエチン受容体作動薬）で血小板増加を図る施設も少なくない．

1 部分的脾動脈塞栓術（PSE）

　PSEは1973年にMaddisonが他の保存的治療では止血困難であった食道静脈瘤破裂患者にtotal splenic embolizationとして行ったのが最初である[1]．その後Spigosらが抗生物質の予防的投与と部分的塞栓での安全性を報告[2]して以降重篤な合併症が減少し，安全かつ確実な手法として普及してきた．高度の血小板減少がC型慢性肝疾患に対するインターフェロン治療の導入・継続を妨げている症例や，経皮的ラジオ波焼灼術などの肝癌に対する観血的手技を行う際に出血リスクが高いと判断される症例，さらには血球減少がゆえに他臓器癌に対する化学療法が導入・継続できない症例などに対して本手技が施行されてきた．

1) 適応
　①血小板減少：（原則として）血小板数が5万/μL以下，②その他すべての門脈圧亢進症：食道胃静脈瘤・胸腹水・門脈圧亢進症性胃腸症など．

2) 手技
　Seldinger法に準じて経大腿動脈的あるいは経上腕動脈的にカテーテルを挿入し，可及的に脾動脈へ進め

て脾動脈造影を行う．脾動脈脾内枝の分布状況を確認したうえでその分枝にマイクロカテーテルを選択的に挿入し，（一般的には）60～80％の塞栓率を目標にゼラチンスポンジあるいはマイクロコイルを用いて塞栓する．炎症波及による肺炎・胸水貯留を回避すべく，（原則として）下～中極枝を中心に塞栓し（図1），術1週間後の造影CT検査で梗塞率の測定と偶発症の評価を行う．Hayashiらは至適梗塞容積を388～540 cm^{3}と報告しており[3]，術前の脾容積に応じて塞栓率を調整することで有効性・安全性を高めることができる．術中および術後は抗生物質とステロイド投与により，高サイトカイン血症の抑制および脾膿瘍などの重症感染症の予防に努める．

3) 治療効果
a) 血球数増加
　血小板数はPSE 24時間後に上昇し始め，2～3週間後にピークを迎えて，1ヵ月後の平均増加率は術前の2.3～2.4倍と報告されている．それ以降血小板数は安定し，数年間は効果が持続する．また白血球数もPSE1ヵ月後に前値の平均1.6～1.7倍に増加すると考えられているが，赤血球数・ヘモグロビン濃度には変化がないのが一般的である[4]．

b) 門脈圧低下
　PSEは門脈圧をコントロールする手段としても重要である．近年Ishikawaらは，門脈圧の代替マーカーである肝静脈圧較差がPSEによって有意に低下（ベースラインの20％以上）することを証明し[5]，また食道静脈瘤に対する内視鏡治療にPSEを併施することで，内視鏡治療単独に比べて静脈瘤の再発率・再出血率を低下させうると報告した[6]．

c) 肝機能改善
　PSEによって総ビリルビン値やプロトロンビン活性などが有意に改善し，非代償性肝硬変（Child-Pugh BあるいはC）症例においても肝予備能改善（Child-Pughスコア低下）効果が期待できることが示されている[7]．

4) 偶発症
　発熱・左側腹部～背部痛はほぼ必発であり，その他に胸腹水貯留（13.0％）・門脈血栓（7.0％）・DIC（1.0％）

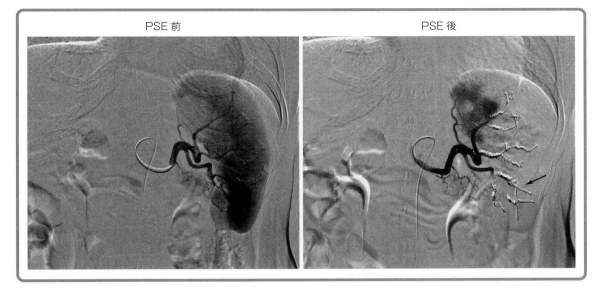

図1　部分的脾動脈塞栓術（PSE）
　ゼラチンスポンジおよびマイクロコイル（矢印）により，上極を温存して約80％の脾動脈塞栓に成功した．

などがあげられる．また頻度は低い（2〜5％）ものの重篤な偶発症として脾膿瘍に留意しなければならない[8]．脾膿瘍や脾破裂が生じた際には，速やかに脾摘を検討する必要がある．

2　脾臓摘出術（脾摘）

　脾摘は1888年に世界で最初に報告されて以降[9]，門脈圧亢進症に伴う脾腫・脾機能亢進症，内科的治療に抵抗性を示す特発性血小板減少性紫斑病や遺伝性球状赤血球症などの血液疾患，脾動脈瘤など多彩な疾患に適応されてきた．さらに近年の腹腔鏡手術の進歩とともに，脾腫のないあるいは脾腫の軽度な症例に対する腹腔鏡下脾摘は日常診療のなかで標準的治療として確立されている．

1）効果

　有意な血球数（特に血小板数）増加が得られ，一般的にはPSEより効果は確実といえる．また肝機能改善効果も報告されており，その機序としては，①門脈圧低下，②肝再生促進があげられる．脾腫に伴う過剰な脾動脈および脾静脈血流の遮断によって門脈血流量が減少し，その結果門脈圧が低下すると考えられている．また脾摘後，脾臓が産生するエンドセリン1の肝臓への流入が減少し，肝内の血管抵抗が低下して門脈圧が低下する機序も想定される．一方，術後脾臓由来の肝再生抑制因子（transforming growth factor-β：TGF-β）が減少すること，また脾摘後に血小板や血小板由来のセロトニンが増加することで，肝再生が惹起される可能性も指摘されている．

2）偶発症

a）門脈血栓

　脾摘後門脈血栓症の発生頻度は，脾腫症例では12〜29％，脾腫を伴わない症例では1.6〜8％とされる．門脈血栓形成の危険因子として，術前の白血球数，血小板数，脾静脈径，アンチトロンビンⅢ活性などが報告されている[10]．

b）脾摘後重症感染症（overwhelming postsplenectomy infection：OPSI）

　Kingらによって1952年にはじめて報告された重篤な偶発症で[11]，非特異的な軽症症状を契機に発症し，その後急激な経過をたどって死に至る敗血症である．様々な治療に抵抗性で，死亡率は50〜70％に達するとされる．肺炎球菌による重症感染の頻度は脾摘患者において通常の12〜25倍にのぼると報告されており[12]，対策として肺炎球菌ワクチン接種（脾摘2週間前の予防的接種が推奨される）と患者への情報提供・教育が重要と考えられる．

　トロンボポエチン受容体作動薬であるルストロンボパグやアバトロンボパグが観血的手技の際の血小板輸血の代替治療薬として開発されたことによって，PSEおよび脾摘による血球数増加効果という治療上のインパクトは若干低下してきた．しかし，持続的な血小板数増加や門脈圧低下，さらには肝機能改善などの付随効果が得られるという点では，いまだその治療上の重

Ⅱ章　肝疾患／D.　専門的治療

要性は失われていない．近年IVRが目覚ましく進歩しており，外科的治療との適切な棲み分けのもと，今後さらに普及していくことが予想される．

文献

1) Maddison FE：Embolic therapy of hypersplenism. Invest Radiol 1973；**8**：280-281
2) Spigos DG et al：Partial splenic embolization in the treatment of hypersplenism. AJR 1979；**132**：777-782
3) Hayashi H et al：Risk factors for complications after partial splenic embolization for liver cirrhosis. British Journal of Surgery 2008；**95**：744-750
4) 石川剛ほか：門脈圧亢進症に対するカテーテル治療．診断と治療 2016；**104**：1196-1200
5) Ishikawa T et al：Splenic non-infarction volume determines a clinically significant hepatic venous pressure gradient response to partial splenic embolization in patients with cirrhosis and hypersplenism. J Gastroenterol 2021；**56**：382-394
6) Ishikawa T et al：A novel therapeutic strategy for esophageal varices using endoscopic treatment combined with splenic artery embolization according to the Child-Pugh classification. PLoS One 2019；**14**：e0223153
7) Ishikawa T et al：Short-term Effects of Hepatic Arterial Buffer Responses Induced by Partial Splenic Embolization on the Hepatic Function of Patients with Cirrhosis According to the Child-Pugh Classification. Intern Med 2021；**60**：1331-1342
8) 田尻　孝：脾機能亢進症に対する脾動脈塞栓療法．肝臓病学の進歩 1992；**18**：51-60
9) Park R. Splenectomy for Leukaemic Enlargement. Ann Surg 1888；**8**：380-383
10) Kinjo N et al：Risk factors for portal venous thrombosis after splenectomy in patients with cirrhosis and portal hypertension. Br J Surg 2010；**97**：910-916
11) King H et al：Splenic studies. I. Susceptibility to infection after splenectomy performed in infancy. Ann Surg 1952；**136**：239-242
12) Cullingford GL et al：Severe late postsplenectomy infection. Br J Surg 1991；**78**：716-721

13. 肝性脳症の治療

13 肝性脳症の治療

到達目標

- 肝性脳症の誘因・増悪因子を理解し，その治療（排除）を実践できる．
- 肝性脳症の基本的治療として，食事・生活指導と栄養療法を実践できる．
- 肝性脳症の薬物療法（各種薬剤の作用機序）を理解し，治療を実践できる．
- シャント閉塞術（BRTO）の適応を判断できる．
- 人工肝補助療法の原理を理解し，その適応を判断できる
- 急性肝不全に伴う肝性脳症を診断し，肝移植の適応基準を判断できる．

肝性脳症は，急性および慢性肝不全の重要な徴候のひとつであり，適切な対応・治療が必要である．肝性脳症の治療にあたっては，その病態・成因を理解し，昏睡度（重症度）を判定する必要がある（第Ⅰ章-B-10「肝性脳症の病態」参照）．

1 治療の一般方針

1) 基本的治療方針

肝性脳症の予防・治療において最も重要なポイントは，アンモニアを中心とする中毒物質の排除とアミノ酸インバランスの是正である．肝性脳症の具体的な誘因・増悪因子としては便通異常（便秘），消化管出血，蛋白質の過剰摂取，脱水，電解質異常，感染症，薬剤（利尿薬，睡眠・鎮静薬，鎮痛薬の過剰投与），低酸素血症，循環不全，低血糖，低アルブミン血症，サルコペニアなどがあげられる．栄養状態の評価を行い，適切な栄養食事療法（第Ⅱ章-B-1「肝硬変に対する栄養療法」参照）や食事・生活指導を行う必要がある．また基礎疾患である肝疾患の進行を抑制するためあらゆる対策を講じること（禁酒や抗ウイルス療法など）は，基本的治療戦略として重要である[1]．肝性脳症に対する一般的な診断・治療方針を図1に示す[2]．

2) 栄養療法およびBCAA製剤

過剰な蛋白負荷は肝性脳症を誘発する可能性があるため，脳症の既往がある症例や蛋白不耐症がある場合は，低蛋白食（0.5～0.7 g/kg/日）や分岐鎖アミノ酸（branched-chain amino acids：BCAA）を含む肝不全用経腸栄養剤を用いる．肝不全時にアンモニアは骨格筋でBCAAを用いて処理される．したがって，サルコペニアやアミノ酸インバランスはアンモニアの処理能力の低下をきたし，高アンモニア血症や肝性脳症を惹起するため，過度な蛋白質制限は控えるべきである[1]．一方，エネルギー低栄養状態にある肝硬変患者に対しては，窒素摂取過剰によるアンモニア濃度の上昇などが生じないように注意しながら，分割食や就寝前補食（late evening snack：LES）などの栄養サポートを行う（「第Ⅱ章-C-3「分岐鎖アミノ酸製剤，アルブミン製剤」参照）．

経口BCAA製剤には，肝不全用経腸栄養製剤と顆粒製剤がある．経腸栄養製剤の適応は，肝性脳症を伴う慢性肝不全患者の栄養状態の改善であり，LESとして投与することも有用である．顆粒製剤の適応は，非代償性肝硬変患者における低アルブミン血症（3.5 g/dL以下）の改善であり，同剤の長期補充投与は，肝性脳症を含む非代償性肝硬変患者の肝不全イベントの発症を抑制する．肝不全用経腸栄養剤，顆粒製剤とも肝性脳症の改善および再発予防に対して有用である[3,4]．

BCAA輸液製剤の適応は，慢性肝障害時における脳症の改善であり，その有効性はランダム化試験にて確認されている．低血糖の副作用を避けるため，ブドウ糖濃度を調整したBCAA輸液製剤を点滴静注することで，即効的な覚醒効果が期待できる．脳症が改善した段階で栄養状態や窒素摂取量，蛋白不耐症を評価し，経腸栄養製剤に切り替える．

3) 薬物療法

a) 非吸収性合成二糖類（ラクツロース，ラクチトール）

非吸収性合成二糖類は有効性かつ安全性に優れた薬剤であり，初発および再発性肝性脳症に対する第一選択薬である[5,6]．同剤は主として大腸で腸内細菌に作用し，アンモニアの産生・吸収を抑制することで脳症を予防・改善する．また腸管蠕動運動の亢進や浸透圧性緩下作用により，中毒物質の腸管内停滞時間を短縮する．血中アンモニア濃度と便の性状，回数を評価しながら投与量を調節していく（便通は軟便が1日2～3回になるようにコントロールする）．服薬コンプライアンスを上げるために，甘みを緩和したゼリー剤であるスティックタイプの改良型ラクツロースが使用できる．

275

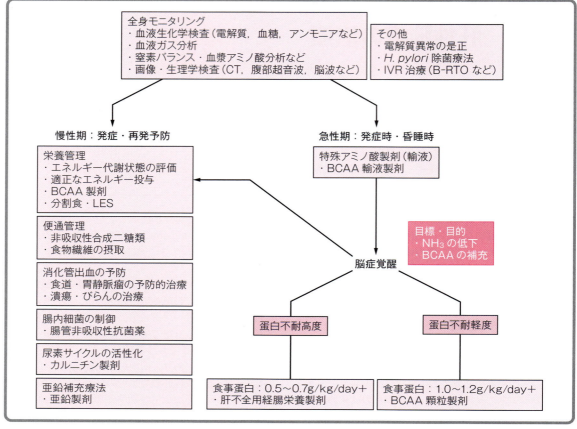

図1 肝性脳症に対する治療方針
（清水雅仁ほか：肝胆膵 2019；78：471-476[2]）を参考に作成）

b）腸管非吸収性抗菌薬（リファキシミン）

非吸収性合成二糖類の治療効果が不十分な場合，あるいは継続が困難な場合には，腸管非吸収性抗菌薬であるリファキシミンを投与する．同剤の腸管における吸収率は0.4％以下と極めて低値であり，日本人の肝性脳症患者に対して長期投与時における安全性も期待できる[7,8]．肝性脳症患者を対象とした国内臨床試験において，同剤は対照薬のラクチトールと同様に血中アンモニア濃度を低下させ，脳症のパラメーターを改善することが報告されている[9]．肝性脳症の再発抑制および寛解維持効果も報告されており，同剤は非吸収性合成二糖類と同様に肝性脳症の基本的薬剤である．

c）亜鉛製剤

亜鉛は，肝臓の尿素サイクルおよび骨格筋においてアンモニアの処理に関与する．酢酸亜鉛や硫酸亜鉛製剤の経口投与により血中のアンモニア濃度が低下し，肝性脳症が改善したとの報告がある[10,11]．亜鉛欠乏を有する肝硬変患者に対しては，非吸収性合成二糖類やBCAA製剤，腸管非吸収性抗菌薬と併用して亜鉛補充療法を行うが，長期投与の際には銅欠乏症の可能性に留意する必要がある．

d）カルニチン製剤

カルニチン欠乏状態は，低アルブミン血症，高アンモニア血症，不顕性および顕性脳症，サルコペニアと密接に関連している．L-カルニチンの投与が肝硬変患者の高アンモニア血症や不顕性脳症を改善すること，また肝性脳症の各種パラメーターや神経機能の改善において有効であることが報告されている[12,13]．カルニチン欠乏症が疑われる脳症合併肝硬変患者に対しては，カルニチン製剤の投与を考慮する．

e）ビタミン製剤

日本においてアルコール性肝硬変患者の割合が増加している．アルコール性肝硬変もしくは大量飲酒者においてビタミンB_1欠乏症によるウェルニッケ脳症が疑われた場合は，速やかにビタミンB_1製剤を投与する．また，肝性脳症においてビタミン/微量栄養素の欠乏が脳症を悪化させることが予測されるのであれば，それらの補充が提案されているが，補正の有用性

に関するエビデンスは十分に蓄積されていない[1].

4) シャント閉塞術

栄養療法や薬物療法に抵抗性を示し，門脈-大循環シャントが脳症の主たる原因と考えられる場合には，バルーン下逆行性経静脈的塞栓術（BRTO）などのIVR（interventional radiology）による短絡路閉鎖術を検討する．BRTOの保険適用病名は胃静脈瘤である．

5) 急性肝不全に伴う肝性脳症

直ちに非吸収性合成二糖類の投与（経口または注腸）と，腸管非吸収性抗菌薬による腸管内殺菌を行うことが多いが，急性肝不全に伴う肝性脳症に対するこれらの薬剤の有効性を証明した確証的なエビデンスは乏しい[14].急性肝不全昏睡型では血漿アミノ酸濃度が上昇している場合が多く，BCAAの輸液製剤は肝性脳症を増悪させる可能性があるため原則的に投与しない．昏睡II度以上の肝性脳症が出現した際には，低下した肝機能を補い有害物質を除去する目的で，速やかに人工肝補助療法を開始する．一般的には，血液凝固因子などの補給を目的とする血漿交換と，血液（持続）濾過透析を併用して行う．

人工肝補助療法の進歩によって脳症の覚醒率は改善しているが，救命率の向上に直結するものはあくまでも肝移植であり，昏睡II度以上の肝性脳症が出現した時点で速やかにその適応を検討する．多くは生体部分肝移植であるが，2010年以降，脳死ドナーが増加し，急性肝不全昏睡型でも脳死肝移植が実施されるようになってきている．

文献

1) EASL Clinical Practice Guidelines on the management of hepatic encephalopathy：J Hepatol 2022；**77**：807-824

2) 清水 雅仁ほか：肝性脳症とサルコペニア．肝胆膵 2019；**78**：471-476

3) Gluud LL et al：Branched-chain amino acids for people with hepatic encephalopathy. Cochrane Database Syst Rev 2017；**5**：CD001939

4) Muto Y et al：Effects of oral branched-chain amino acid granules on event-free survival in patients with liver cirrhosis. Clin Gastroenterol Hepatol 2005；**3**：705-713

5) Gluud LL et al：Nonabsorbable disaccharides for hepatic encephalopathy：A systematic review and meta-analysis. Hepatology 2016；**64**：908-922

6) Gluud LL et al：Non-absorbable disaccharides versus placebo/no intervention and lactulose versus lactitol for the prevention and treatment of hepatic encephalopathy in people with cirrhosis. Cochrane Database Syst Rev 2016；**5**：CD003044

7) Bass NM et al：Rifaximin treatment in hepatic encephalopathy. N Engl J Med 2010；**362**：1071-1081

8) Kawaratani H et al：Long-term efficacy and safety of rifaximin in Japanese patients with hepatic encephalopathy：A multicenter retrospective study. J Clin Med 2022；**11**：1571

9) Suzuki K et al：Efficacy and safety of rifaximin in Japanese patients with hepatic encephalopathy：A phase II/III, multicenter, randomized, evaluator-blinded, active-controlled trial and a phase III, multicenter, open trial. Hepatol Res 2018；**48**：411-423

10) Takuma Y et al：Clinical trial：oral zinc in hepatic encephalopathy. Aliment Pharmacol Ther 2010；**32**：1080-1090

11) Katayama K et al：Effect of zinc on liver cirrhosis with hyperammonemia：a preliminary randomized, placebo-controlled double-blind trial. Nutrition 2014；**30**：1409-1414

12) Jiang Q et al：Oral acetyl-L-carnitine treatment in hepatic encephalopathy：view of evidence-based medicine. Ann Hepatol 2013；**12**：803-809

13) Malaguarnera M et al：Acetyl-L-carnitine in hepatic encephalopathy. Metab Brain Dis 2013；**28**：193-199

14) Shingina A et al：Acute liver failure guidelines. Am J Gastroenterol 2023；**118**：1128-1153

Ⅱ章　肝疾患／D. 専門的治療

14 瀉血療法

到達目標
- 瀉血療法の原理と実際を理解する.

1 瀉血療法の原理

　Ⅱ章-B-2「C型肝炎に対する鉄制限食」に記載されているように, 肝内の過剰鉄は肝細胞障害・線維化・発癌を促進する. 生体の総鉄量は通常4～6 gであり, 65%が赤血球内ヘモグロビン鉄である. 血液1 mLあたり約0.5 mgの鉄が含まれており, 200～400 mLの瀉血によって0.1～0.2 gの鉄を体内から除去することができる. 鉄過剰を合併するC型慢性肝炎において, 瀉血療法後には血清トランスアミナーゼ値や肝生検組織で酸化ストレスマーカーの免疫組織染色所見が改善する[1]. 本邦ではまれな疾患であるが, 遺伝性ヘモクロマトーシスの治療法としても瀉血が推奨されている.

　C型肝炎治療の第一選択はウイルス学的著効(SVR)を目指した抗ウイルス療法であり, 95%以上のSVR率が達成できる. したがって, 瀉血療法を行わなければならないC型慢性肝炎症例は著減している.

2 瀉血療法の実際

　1～4週間ごと200～400 mLの瀉血を, 血清フェリチン値が10 ng/mLあるいはヘモグロビン値が11 g/dLを目安に繰り返す. 治療終了後は1～数ヵ月ごとに血清トランスアミナーゼ値, フェリチン値, ヘモグロビン値を測定し経過観察する. 瀉血療法の副作用は, 献血と同様ほとんど認められないが, 高齢者の場合は虚血性心疾患の発症に注意する. 肝硬変例においては急激な瀉血は血清アルブミン値の低下を招き, 肝性浮腫を発症することがある. また, 感染血液を扱っているため, 針刺し事故に注意を払うとともに, 瀉血バッグも感染性廃棄物としての管理を行う.

3 瀉血療法の効果

　わが国の13施設での多施設RCT試験において, 3ヵ月の治療期間内に血清トランスアミナーゼは有意に低下した[2]. また, 瀉血療法後に血清フェリチン値が10～20 ng/mL以下に維持できた群では, 炎症所見の改善とともに線維化進展や肝発癌が抑制された[3].

文献

1) Kato J et al：Normalization of elevated hepatic 8-hydrosy-2'-deoxyguanosine levels in chronic hepatitis C patients by phlebotomy and low iron diet. Cancer Res 2001；**61**：8697-702
2) Yano M et al：A significant reduction in serum alanine aminotransferase levels after 3-month iron reduction therapy for chronic hepatitis C：a multicenter, prospective, randomized, controlled trial in Japan. J Gastroenterol 2004；**39**：570-574
3) Kato J et al：Long-term phlebotomy with low-iron diet therapy lowers risk of development of hepatocellular carcinoma from chronic hepatitis C. J Gastroenterol 2007；**42**：830-836

Advanced

● 代謝機能障害関連脂肪性肝疾患(MASLD)への有効性

　MASLD患者はしばしば鉄過剰を伴う. MASLDに対する瀉血療法はいくつかのパイロットスタディで報告されていたが, メタ解析では生活習慣への介入と比較して有効性に差はないと結論づけられた[a].

[文献]
a) Murali AR et al：Systematic review and meta-analysis to determine the impact of iron depletion in dysmetabolic iron overload syndrome and non-alcoholic fatty liver disease. Hepatol Res 2018；**48**：E30-E41

15 肝胆道疾患の手術療法

1 肝切除術式（葉切除，区域切除，亜区域切除など）

到達目標
● 肝臓の解剖を十分理解したうえで，種々の肝切除術式が具体的に想定できる．

1 肝臓の外科解剖用語

肝臓の外科的切除においては，その解剖学的理解が必須である．解剖の詳細は，他項に譲るが，日本における分類では，亜区域（S1〜S8）を肝臓の領域単位としており，これはCouinaudが提唱した区域に相当する（図1左上）[1,2]．基本的には，これらの亜区域の組み合わせにより，各種切除術式が表現可能である．国際的には，外科解剖用語の混乱収拾のため，2000年にブリスベンの国際肝膵胆道学会（Terminology Committee of the IHPBA）で，術式用語の統一が提唱されたが，Couinaudの用語が現在でも用いられているのが現状である．尾状葉（S1）に関しては公文[3]による提唱が一般化しており（図1右），左肝静脈根部と門

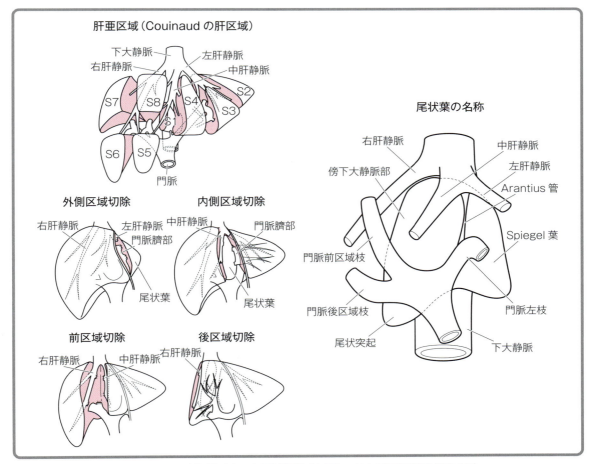

図1 肝亜区域（Couinaudの肝区域）（左上），各区域切除（左下），および尾状葉の名称（右）

Ⅱ章　肝疾患／D．専門的治療

脈臍部を結ぶArantius管の左側がSpiegel葉，その右側が傍下大静脈部，また右門脈の尾側に突出した部分を尾状葉突起と呼ぶ．以下，各種肝切除術式について，小範囲から広範囲の順に「原発性肝癌取扱い規約」[2]に沿って概説する．

2 部分切除

次項に述べる一亜区域に至らない肝切除を部分切除と定義している．肝予備能不良障害肝における肝細胞癌の切除や，転移性肝癌の切除に適応されることが一般的である．

3 亜区域切除

経門脈的に転移をきたしやすい肝細胞癌に対する肝切除では，基本的に系統的切除が推奨されるが，肝予備能低下に伴い大量肝切除が不適当な場合などに，適応とされる術式である．各亜区域Glisson枝を起始部で切離して，変色した支配灌流領域を切除する．しかし，各亜区域のGlisson枝は1本とは限らず，特に，前区域の門脈分岐形態は多様であり，個々の症例での検討が必要である．S2-S3，S4-S5/S8，S5/S8-S6/S7境界にはそれぞれ左，中，右肝静脈が存在し，系統的亜区域切除ではこれらが肝切離面に露出することになる（図1左上）．また，S1（尾状葉）は，Spiegel葉，傍下大静脈部，尾状葉突起からなり，門脈および肝静脈と下大静脈に挟まれた特殊な領域に存在するため，複数のGlisson枝と肝静脈枝を慎重に処理する必要がある（図1右）．

4 区域切除術

「原発性肝癌取扱い規約」では，肝臓の区域を外側区域，内側区域，前区域，後区域としている．そのほか，隣り合う2つの亜区域の組み合わせによる肝切除（S3＋S4，S5＋S6，S7＋S8など）も可能であるが，区域切除とは定義していない．

1) 外側区域切除

S2＋S3の切除に相当する．Glisson臍部から左方向に分岐するS3，S2のGlisson枝を順に同定・切離し，Glisson臍部左縁の肝切離を行い，左肝静脈を下大静脈流入部近傍で切離することで外側区域切除が完了する（図1左下）．腹腔鏡下肝切除のよい適応となる．

2) 内側区域切除

S4切除に相当する．肝切除終了後，左側にGlisson臍部右縁，右側に中肝静脈本幹，肝門側にGlisson左

右分岐部が露出する（図1）．また，背側には，尾状葉が露出する．

3) 前区域切除

S5＋S8の切除に相当する．肝門部で左右Glisson分岐部を露出したのち，その末梢側で前後区域のGlisson分岐部を同定する．前区域Glissonをクランプ・切離することで，内側区域および後区域との境界が明らかとなる．これらの境界は，それぞれ中肝静脈（Rex-Cantlie線に一致）および右肝静脈にほぼ一致する．両境界線に沿った肝切離後，残存肝切離面にそれぞれ中肝静脈，右肝静脈が露出することになる（図1左下）．

4) 後区域切除

S6＋S7の切除に相当する．前区域切除と同様に，肝門部から末梢にGlisson鞘をたどり，前後区Glisson分岐部で後区域Glisson枝を同定・切離する．前区域との境界（右肝静脈にほぼ一致）に沿って肝切離を進め，右肝静脈の下大静脈流入部まで露出させることで後区域切除が完了する（図1左下）．下右肝静脈が存在する症例では，これを切離する．

5 葉切除術

中肝静脈の右側を切除する右葉切除術と同静脈の左側を切除する左葉切除がある．内側区域と前区域を同時に切除する肝中央二区域切除も肝葉切除に匹敵する切除体積となる．胆道悪性腫瘍では，肝外胆管も同時に切除され，胆道再建を要する．

1) 右葉切除術

右葉の脈管処理には，肝門部で右肝動脈，門脈右枝，右肝管をそれぞれ処理する方法とGlisson鞘を一括にテーピングし，前・後区域Glisson枝をそれぞれ切離する方法がある．Rex-Cantlie線の右側で中肝静脈右壁に沿って肝実質を切離するが，肝切離に先立ち，肝腎間膜，右三角間膜，右冠状間膜を十分切離し，肝右葉の脱転，授動を十分行っておく必要がある．その際，右副腎-後区域間の剝離操作を行ったあと，下大静脈右縁を十分露出させておく．肝上部で中肝静脈と右肝静脈の間を剝離し，肝下部から下大静脈前面に沿って同部にテープなどを通し，腹側に肝臓を吊り上げながら肝実質切離を行うhanging maneuverは，切離方向の設定，出血量の軽減に有用である．また，下大静脈腹側の肝実質切離の際，尾状葉傍下大静脈部および尾状葉突起は同時に切除される．

15. 肝胆道疾患の手術療法

2) 左葉切除術

　肝門部で個別またはGlisson一括処理で左葉の脈管処理を行うが，後区域胆管枝が左肝管から分岐する症例では注意が必要である．Rex-Cantlie線の左側で中肝静脈左壁に沿って肝実質を切離する．肝切離に先立ち，左三角間膜，左冠状間膜の切離を行い，十分に肝左葉を脱転する．単に左葉切除という場合，尾状葉は温存されるが，肝門部領域胆管癌に対する肝切除では，尾状葉全切除が必要になる場合が多い．

6 三区域切除術

　右三区域切除（内側区域，前区域，後区域）と左三区域切除（外側区域，内側区域，前区域）がある．胆道悪性腫瘍では，肝外胆管も同時に切除され，胆道再建が行われる．

1) 右三区域切除術

　門脈臍部右縁でS4 Glisson枝を処理するとともに，肝門部で右葉脈管処理を行う．門脈臍部右縁の肝切離を行い，中肝静脈，右肝静脈をそれぞれ切離する．肝門部領域胆管癌および胆嚢癌症例などでは，尾状葉を同時に切除することが多い．

2) 左三区域切除術

　左葉および前区域の脈管処理ののち，前後区域間の肝切離を右肝静脈左縁に沿って行い，左肝静脈と中肝静脈の共通幹を切離する．

文献

1) Couinaud CM：Lobes et segments hepatiques. Pres Med 1954；**52**；709-712
2) 日本肝癌研究会（編）：原発性肝癌取扱い規約，第6版補訂版，金原出版，東京，2019
3) 公文光正：肝鋳型標本とその臨床応用─尾状葉の門脈枝と胆道枝．肝臓 1985；**26**；1193-1199

Advanced

● **前区域腹側背側領域の概念**

　肝臓の前区域は，肝全体の約1/3を占め，本邦ではCouinaud分類のS5，S8がこれに相当してきたが，近年竜らは新しい区域分類として前区域を腹側と背側に分ける分類を報告している[a]．この報告では370例の前区域門脈3次分枝形式解析にて，Couinaudの頭側・尾側型は50%，腹側背側型が26%，3次分枝が3本以上同時に分岐する多分岐型が24%の結果となり，CouinaudのS5，S8に相当する症例は全体の1/2に過ぎないことが判明した[b]．これらの分類により前区域は頭側・尾側，腹側・背側に分けられることになる．このように前区域腹側背側領域の概念は前区域をより細かくかつ系統的に切除することが可能となり[c]，機能的残肝の温存に寄与するものと考えられる．

[文献]
a) Cho A et al：Relation between hepatic and portal veins in the right paramedian sector：proposal for anatomical reclassification for the liver. World J Surg 2004；**28**：8-12
b) Kurimoto A et al：Parenchyma-preserving hepatectomy based on portal ramification and perfusion of the right anterior section：Preserving the ventral or dorsal area. J Hepatobiliary Pancreat Sci (in press)
c) Fujimoto J et al：Anatomic liver resection of right paramedian sector：ventral and dorsal resection. J Hepatobiliary Pancreat Sci 2015；**22**：538-545

Ⅱ章　肝疾患／D．専門的治療

15 肝胆道疾患の手術療法

2 肝切除の適応疾患と適応条件

到達目標
●肝切除の適応疾患とその適応条件を理解できる．

1 肝切除の適応

1) 良性疾患

　肝良性腫瘍のうち，肝囊胞，肝血管腫，限局性結節性過形成（FNH）などが増大傾向にあり，臨床症状が出現する場合，肝切除の適応となる．肝囊胞の場合，開窓術で対応できる場合が多い．また，巨大血管腫では，Kasabach-Merritt症候群をきたすことがあり，保存的治療無効例では肝切除の適応となる．肝細胞腺腫では，腫瘍破裂の頻度が高いことや，まれに悪性化がみられることから，発見された時点での外科的切除が推奨されている．肝内結石症のうち，内視鏡的または経皮経肝的治療で結石除去ができない場合や，胆管炎が慢性的に繰り返される場合など，肝切除術の適応となり，肝内胆管癌が潜んでいる可能性が疑われる場合は，悪性疾患に準じた肝切除を行う必要がある．

2) 悪性疾患

　原発性肝悪性腫瘍，転移性肝癌，胆道悪性腫瘍などが，肝切除術の適応となりうる．

a) 原発性肝悪性腫瘍

①肝細胞癌

　肝細胞癌の切除適応に関しては，「肝癌診療ガイドライン」にその指針が示されている[1]．同ガイドラインでは，肝障害度AまたはBで，腫瘍が3個までの症例，さらに脈管侵襲陰性で肝外転移のない症例に対して肝切除が推奨されている．しかし，4個以上の症例でも，肝予備能が保たれており切除可能であれば，切除を考慮してもよい[2]．肝切除術式は，系統切除が基本であるが，腫瘍因子と肝予備能（肝障害度）により規定される．

②肝内胆管癌

　肝内胆管癌では，腹膜播種・遠隔転移がなく，遺残のない術式が可能であれば，肝切除の適応となる．進行症例が多く葉切除以上の切除となることが多い．肝外リンパ節転移のある症例では，リンパ節転移のない症例に比べて予後が不良であるが，予防的リンパ節郭清の意義は確立していない．

b) 転移性肝癌

　大腸癌の肝転移に関しては，耐術可能で，原発巣が制御可能で，肝臓以外に転移がないか制御可能で，遺残のない切除が可能であれば，肝予備能を考慮したうえで肝切除の適応となる[3]．また，切除不能大腸癌肝転移に対して化学療法が奏効して切除可能となった場合も肝切除の適応となる．肝切除は肝部分切除を基本とするが，巨大腫瘍が一葉を占める場合や，葉全体にわたって腫瘍が多発している場合などは系統的切除が選択される．肝転移と肺転移が同時に存在し，両者とも切除可能な場合は，相対的切除適応になりうる[3]．大腸癌以外の転移性肝癌に関しては，原発巣がコントロールされ，他臓器に転移がないなどの条件で肝切除の適応となることがあるが，疾患ごとの切除後再発率を十分に検討し，慎重に切除の適応を決定することが必要である．

c) 胆道悪性腫瘍

　胆道悪性疾患のうち肝切除の適応となることが多いのは，肝門部領域・上部胆管癌および胆囊癌である．

①肝門部領域・上部胆管癌

　腫瘍の進展により右側肝切除か左側肝切除かを決定するが，一般に葉切除および三区域切除などの広範囲肝切除が必要となる．また，肝予備能を考慮して中央二区域切除などの肝切除が選択される場合もある．腫瘍の膵側進展が著明な場合，膵頭十二指腸切除術が同時に行われる．また，肝門部領域胆管癌で脈管浸潤がある場合，門脈または肝動脈の合併切除と再建が必要となる．

②胆囊癌

　胆囊癌のうち，胆囊床部浸潤がある場合，肝切除の適応となるが，遺残のない手術（R0）を目的とした肝切除であり，肝床部切除でよいのか，S5＋S4a切除が必要かの明確なエビデンスはない．一方，肝門側浸潤が認められる場合，胆管とともに，右肝動脈，門脈右枝などが浸潤を受ける可能性が高く，肝右葉切除の適応となることが多い．さらに，左肝管およびその周囲へ腫瘍進展が及ぶ場合，右三区域切除術で対応できる場合がある．肝門部領域胆管癌と同様に，必要に応じて脈管の合併切除と再建が行われる．

2 肝切除の適応条件

　各種肝疾患における一般的な肝切除の適応条件は，切除により病巣が完全に除去でき，残存肝の機能が十

分保たれること，である．悪性疾患では肝臓以外に遺残病変がないことが基本条件となる．必要な肝切除範囲は病変によって規定され，切除許容範囲は，肝障害度によって左右される．

　非障害肝における残肝機能は，切除肝体積と肝体積の割合（切除率），残肝体積/体重比などで予測されるが，おおまかに60％程度の切除率までは安全とされている[4]．また，近年の3D画像解析の進歩に伴い，門脈灌流領域に基づいた正確な肝切除体積の評価が可能であり，系統的肝切除術式の決定に有用である[5]．一方，慢性肝炎・肝硬変を伴う疾患（肝細胞癌など）では，肝障害度に応じた慎重な検討が必要である．ひとつの安全基準として，腹水がないかコントロール可能で，血清総ビリルビン値が正常であれば，ICG R15の値により可能術式を規定するアルゴリズムが提唱されている[6]．ICG R15が40％以上で腫瘍核出，30〜40％で部分切除，20〜30％で亜区域切除，10〜20％で区域切除または左葉切除，10％未満で右葉切除・三区域切除が可能というものである．実際には，各亜区域の体積比率は症例により異なるため，症例ごとの検討が必要である．また，胆汁うっ滞が存在し，ICG消失率が評価できない症例では，アシアロシンチグラフィによる肝予備能評価法が有用である．アシアロシンチグラフィとCT画像の統合画像から残肝機能を予測する方法が報告されている[7]．

文献

1）日本肝臓学会（編）：肝癌診療ガイドライン2021年版，金原出版，東京，2021
2）日本肝臓学会（編）：肝癌診療マニュアル，第4版，医学書院，東京，2020
3）大腸癌研究会（編）：大腸癌治療ガイドライン―医師用（2014年版），金原出版，東京，2014
4）Kubota K et al：Measurement of liver volume and hepatic functional reserve as a guide to decision-making in resectional surgery for hepatic tumors. Hepatology 1997；**26**：1176-1181
5）Saito S et al：A novel 3D hepatectomy simulation based on liver circulation：application to liver resection and transplantation. Hepatology 2005；**41**：1297-1304
6）Miyagawa S et al：Criteria for safe hepatic resection. Am J Surg 1995；**169**：589-594
7）Tsuruga Y et al：Significance of functional hepatic resection rate calculated using 3D CT/(99m)Tc-galactosyl human serum albumin single-photon emission computed tomography fusion imaging. World J Gastroenterol 2016；**22**：4373437-9

15 肝胆道疾患の手術療法

3 胆道再建法

> **到達目標**
> ● 各種胆道再建法と各再建法の適応，長所，短所を理解する．

　肝胆道疾患に対する外科的治療において，しばしば胆道再建が行われる．胆管空腸吻合をはじめとする胆道再建術は消化器外科の重要な基本的手技のひとつであるが，特に肝移植術後では胆管合併症は最も頻度が高く，肝移植におけるアキレス腱ともいわれている．本項では胆道再建法について述べる．

　胆道再建法は大きく分けて肝管(胆管)空腸吻合(以下，胆管空腸吻合)，肝管(胆管)十二指腸吻合(以下，胆管十二指腸吻合)，肝管(胆管)胆管吻合(以下，胆管胆管吻合)がある．

1 胆管空腸吻合 (図1)

　最も多く行われている再建法であり，胆道・膵悪性疾患，胆道拡張症，胆道損傷，肝移植の際に行われている．

[手術手技]

　空腸をTreitz靭帯より約30 cmの部位で切離し，横行結腸間膜を通して後結腸ルートにて挙上する．腸管側の吻合口は挙上空腸盲端より3〜4 cmの位置に作製する．吻合は吸収性モノフィラメントを用いる．すべりがよく，深部結紮時に糸の緩みが少ない．

　胆管空腸吻合部のステントには，内ステント(internal stent)と外ステント(external stent)とがある．internal stentはチューブを10〜20 mm長に切断し吻合部に留置する．肝管が複数口の場合は，胆管形成を行い各吻合口に固定する[1]．吻合終了後，吻合部への緊張を回避するため，吻合部周囲空腸漿膜筋層を肝管周囲の肝実質に2〜3針固定する．

　次に横行結腸尾側で，空腸空腸を端側または側々吻合する．

2 胆管十二指腸吻合

　端側吻合は，胆道悪性疾患，胆道損傷の際に行われる．最近は，肝移植(全肝)の場合にも行われるようになってきた[2]．側々吻合(図2)は，総胆管結石や軽度の胆道損傷の際に行われる．

[手術手技]

　端側吻合は，十二指腸を十分遊離して，吻合部の緊張を回避することが重要である．吻合法は胆管空腸吻合と同様である．

　側々吻合は，総胆管と十二指腸を各々長軸方向に切開にすることにより切開方向が交差し，狭窄を防止できる．総胆管と十二指腸は近接していることから吻合部の緊張も低く，ステントは不要である．

　総胆管結石の場合は，大きな結石のみを摘出すればよく，胆道鏡による微小結石の摘出は不要である．結石を完全に摘出しても術後に食物が胆管内に流入することから，吻合口を大きくして胆管内に流入した食物

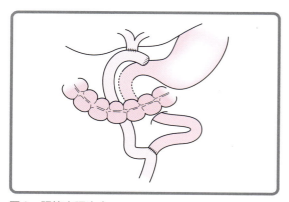

図1　胆管空腸吻合

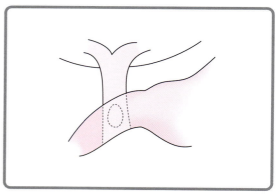

図2　胆管十二指腸吻合 (側々吻合)

残渣が簡単に脱出するようにしておくことが重要である．

3 胆管胆管吻合 (図3)

主に肝移植時の再建法として行われているが，胆道損傷の場合も行われる．

[手術手技]

端々吻合が行われる．当初は狭窄が多く，様々な工夫が行われてきた．生体肝移植では部分肝のため左右肝管に分岐後で切離される肝管径は細く，ときに複数の肝管口がグラフト肝に存在するため技術的に吻合に難渋することがある．また，肝移植における本吻合では，狭窄や吻合不全防止のためレシピエント側（十二指腸側）からの胆道血流の保持に留意する[3]．

4 各再建法の比較

吻合部は胆管空腸吻合では2箇所で，ほかの再建法では1箇所となる．

胆管空腸吻合は手術時間が長く，消化管が開放されるため手術野が汚染される．胆管十二指腸吻合も手術野が汚染されるが，吻合は1箇所で手術時間は短い．胆管胆管吻合は，十二指腸乳頭の機能が保たれることから逆行性胆管炎も回避でき，より生理的な胆道再建となる[4]．

5 合併症

胆汁漏，吻合部狭窄が問題となる．特に，術後時間が経過してから発生する遅発性胆道狭窄は，胆管炎による敗血症をきたしショック状態に陥ることもあるため，術後フォローの際に注意が必要である．

6 吻合部狭窄に対する治療法

胆管十二指腸吻合や胆管胆管吻合における利点のひとつは，内視鏡的治療が容易なことである．特に胆管十二指腸吻合の場合は内視鏡的治療が容易である．一方，胆管空腸吻合後の狭窄に対する治療は，本来，内

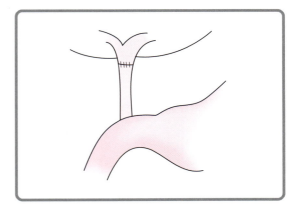

図3 胆管胆管吻合（端々吻合）

視鏡的治療は困難であり経皮経肝胆汁ドレナージが第一選択となる．しかし，近年，ダブルバルーン内視鏡[5]や，磁石圧迫吻合術治療[6]が報告され，成功率の向上が期待される．

以上，胆道再建法について述べた．各々の再建法の長所短所を十分に把握し，最も適した再建法を行うことが重要である．

文献

1) Yoshida H et al：Silicon drain with channels along the sides for internal biliary stenting of hepaticojejunostomy in hepatic hilar malignancies. J Gastroenterol Hepatol 2009；**24**：752-756
2) Bennet W et al：Choledochoduodenostomy is a safe alternative to Roux-en-Y choledochojejunostomy for biliary reconstruction in liver transplantation. World J Surg 2009；33：1022-1025
3) Soejima Y et al：A simple hilar dissection technique preserving maximum blood supply to the bile duct in living donor liver transplantation. Transplantation 2008；**86**：1468-1469
4) Dulundu E et al：Duct-to-duct biliary reconstruction in adult living-donor liver transplantation. Transplantation 2004；78：574-579
5) Zuber-Jerger I et al：Endoscopic retrograde cholangiography of a hepaticojejunostomy using double balloon enteroscopy. Dig Surg 2008；25：241-243
6) Mita A et al：Nonsurgical policy for treatment of bilioenteric anastomotic stricture after living donor liver transplantation. Transpl Int 2008；**21**：320-327

Ⅱ章　肝疾患／D. 専門的治療

16 肝移植

1 肝移植の適応条件と適応疾患

【到達目標】
●肝移植の対象となる疾患と病態，禁忌となる条件を理解する．

1 肝移植の現状と一般的適応

　急性または慢性の肝疾患による肝機能の破たんに対し，病的肝臓を他者の健常な肝臓と入れ替える治療が肝移植である．肝移植にはドナーソースにより，脳死ドナーから全肝が提供される脳死肝移植と，健常者（生体ドナー）から肝臓の一部が提供される生体肝移植がある．生体肝移植は，健常者に侵襲を加える倫理的問題点や，グラフトサイズが小さくなる医学的欠点があるため，あくまでも脳死ドナーが得られない場合の緊急避難的治療と考えられているが，脳死ドナーが少ないわが国では生体肝移植を中心に行われている．

　肝移植はその安全性と効果が，移植以外の治療を受けた場合を上回る場合に適応となる．国内の肝移植後1年生存率は脳死肝移植，生体肝移植ともに85〜90％と報告されており[1]，周術期死亡は一般的な消化器外科手術と比較して高い．このため，一定の生存期間が見込まれる時期では，肝移植に付随するリスクが有益性を上回ってしまう．一般的には，予測余命1年以下の末期肝臓病が肝移植の適応と考えられている．それ以外にも，各種肝疾患に合併する有効な治療法のない症状，たとえば小児の成長障害，胆汁うっ滞による強い倦怠感，あるいは難治性腹水や肝肺症候群などによる生活の質（quality of life：QOL）の低下なども肝移植の適応となる場合がある．

2 適応疾患と適応条件

　表1にわが国で保険診療として認められている生体肝移植対象疾患を示す．脳死肝移植では適応疾患と適応条件が「脳死肝移植レシピエント適応基準」として示されている[2]．以下に代表的な肝移植対象疾患の適応条件について解説する．

1）昏睡型急性肝不全

　これまで劇症肝炎として扱われていた疾患は，近年では急性肝不全として診断基準が整理されている．現在わが国では「初発症状出現から8週以内に，高度の

表1　生体肝移植の健康保険適用疾患

- ・先天性胆道閉鎖症
- ・進行性肝内胆汁うっ滞症（原発性胆汁性胆管炎と原発性硬化性胆管炎を含む）
- ・アラジール症候群
- ・Budd-Chiari症候群
- ・先天性代謝性肝疾患（家族性アミロイドポリニューロパチーを含む）
- ・多発性嚢胞肝
- ・カロリ病
- ・肝硬変（非代償期）
- ・急性肝不全（ウイルス性，自己免疫性，薬剤性，成因不明を含む）
- ・肝芽腫，肝細胞癌（非代償性肝硬変に併発した肝細胞癌に限り，ミラノ基準を遵守あるいはミラノ基準外でも腫瘍径5 cm以内かつ腫瘍数5個以内かつAFP 500 ng/mL以下（5-5-500基準）のものであることが条件）

肝機能障害に基づいてプロトロンビン時間が40％以下ないしINR値1.5以上を示す症例」を急性肝不全と診断し，昏睡Ⅰ度までを「非昏睡型」，昏睡Ⅱ度以上を「昏睡型」に分類している．また，8週以降24週以内にⅡ度以上の昏睡が出現する遅発性肝不全（late onset hepatic failure：LOHF）は類縁疾患として取り扱われる．このなかで，内科的治療での救命率が低い従来の劇症肝炎に準ずる昏睡型急性肝不全とLOHFが肝移植の対象であり，脳死肝移植では最優先のドナー肝配分疾患とみなされている．

2）肝硬変

　日本ではこれまでC型慢性肝炎由来の肝硬変が肝移植希望者の背景疾患として最多を占めていたが，近年はその数は減少傾向となっている．代わりに代謝機能障害関連脂肪肝炎（MASH）患者の数が増加している．

a）重症度スコアと移植時期

　肝硬変は，臨床症状が顕性化した非代償期に至ると急速に生命予後が不良となるため肝移植の適応となる．Child-PughスコアでBまたはCに分類される状態が非代償性肝硬変とみなされている．非代償性肝硬変の短期予後予測のため，血清クレアチニン値，総ビ

リルビン値，プロトロンビン時間（INR）から計算される Model for End-stage Liver Disease（MELD）スコアも用いられる（**表2**）．MELDスコアが14点未満では肝移植後の短期死亡リスクが待機死亡リスクを上回るため，スコア15点以上が適切な移植時期と考えられている[3,4]．一方，MELDスコアが25点を超えると患者状態が著しく悪くなり移植後成績が低下するため[5]，MELDスコア15点から24点が理想的な肝移植実施時期と考えられる．

b）重症度スコアに反映されない肝硬変合併症

Child-PughスコアやMELDスコアに重症度が反映されない肝硬変合併症でも，肝移植の適応となる場合がある．以下の肝硬変合併症は脳死肝移植待機リストに登録が可能である．

- a　内科的治療に不応な胸水
- b　内科的治療に不応で吐下血を繰り返す難治性胃食道静脈瘤
- c　肝肺症候群（肺内シャント）
- d　門脈肺高血圧症

3）肝細胞癌

肝細胞癌はその肝移植の基準としてミラノ基準（肝外転移や脈管侵襲を伴わない腫瘍径5cm以下単発，もしくは腫瘍径3cm以下で3個以内）が示され，腫瘍進行度が比較的早い段階に行えば肝細胞癌非合併例と同等の成績が得られることが明らかとなり，肝移植の対象疾患となった．日本でも2004年にこの基準に合致した症例に限り保険認可を受け，その後2020年に「腫瘍径5cm以内かつ腫瘍個数5個以内かつ血清AFP値500ng/mL以下（5-5-500基準）」まで適応拡大が認められた[6]．

欧米とわが国の肝細胞癌に対する移植適応の違いは，非代償性肝硬変合併の有無である．欧米では背景肝の状態によらず肝細胞癌治療として肝移植が適用されている．一方，日本ではあくまでも非代償性肝硬変に対する肝移植の一部として肝細胞がんが肝移植の対象となっている．すなわち，肝移植はあくまでも非代償性肝硬変に合併し，基準（ミラノ基準もしくは5-5-500基準）を満たす肝細胞癌にのみ保険診療として認められている．

4）進行性肝内胆汁うっ滞症

原発性胆汁性胆管炎と原発性硬化性胆管炎は成人の進行性肝内胆汁うっ滞症として頻度の高い疾患である．これらの疾患も，基本的には非代償性肝硬変に進行してから肝移植の適応となり，Child-PughスコアやMELDスコアで重症度を評価する．ただし，内科的に制御不能の胆管炎を併発した原発性硬化性胆管炎は，非代償期への進行が無くても肝移植の適応となり

表2　Model for End-stage Liver Disease（MELD）スコア

$$MELD\ score=9.57\times Log_e\ (Cr)+3.78\times Log_e\ (T\text{-}bil)+11.2\times Log_e\ (INR)+6.43$$

- ・1.0未満の検査値は1.0に置き換える
- ・Crの最大値は4.0mg/dL，透析患者もこれに倣う
- ・計算結果は四捨五入して整数で示す
- ・米国ではキャップ制により移植待機中の上限値は40だが，わが国ではキャップ制は取り入れていない
- ・下記Web上のMELD calculatorで計算可能
  日本肝臓学会：https://www.jsh.or.jp/medical/guidelines/medicalinfo/hepatic_reserve.html
  OPTN：https://optn.transplant.hrsa.gov/data/allocation-calculators/meld-calculator/

得る．

5）多発肝嚢胞

多発肝嚢胞は肝細胞機能低下を伴わないため，その重症度は肝硬変で用いられるChild-PughスコアやMELDスコアでは計ることができない．本疾患の肝移植の適応となる病態は肝腫大による圧迫症状が主体である．脳死肝移植レシピエント適応基準では以下の症候が肝移植適応とされている．

- ①のう胞内出血
- ②反復する胆道感染症
- ③横隔膜挙上のため呼吸困難を示す場合
- ④食事摂取不能の場合
- ⑤常に介助が必要となり終日就寝を要する場合

3　肝移植の禁忌

数的限界のあるドナー肝を有効に活用するために，移植予後が期待できない患者は肝移植禁忌となる．移植禁忌条件には，移植施設によらず共通する絶対的禁忌条件と，施設や国・地域により判断が異なる相対的禁忌条件がある．

1）高齢者

一般的に肝移植レシピエントの年齢は60歳未満が望ましいとされている．また，70歳以上のレシピエントでは移植成績が低下することが知られている．一定年齢以上の高齢者は相対的移植禁忌とされるが，その基準となる年齢の判断は移植施設により異なる．

2）高度肥満

肥満患者は移植周術期の合併症リスクが高くなることが知られており，術前の減量が望ましい．特にBMI 40kg/m^{2}以上の高度肥満患者は，原発性無機能グラフト肝（primary non-function：PNF）発生率上昇や移植生存率低下が報告されているため，相対的移

Ⅱ章　肝疾患／D．専門的治療

植禁忌となる．

3) 肝臓以外の臓器の重篤な疾患

心血管疾患，呼吸器疾患，神経疾患など肝臓以外の重篤な疾患で生命予後不良が予測される場合は，絶対的移植禁忌となる．

4) アルコールを含む薬物依存

アルコール依存もしくは非合法薬物依存状態にある患者は絶対的移植禁忌となる．アルコールに関しては，非依存状態と判断するための目安として自発的禁酒期間が使われることが一般的である．欧米では6ヵ月の自発的禁酒期間で判断されるが，日本の脳死肝移植では，それより長い18ヵ月の断酒期間が移植適応とするための要件となっている．

5) 活動性感染症

内科的治療に不応な活動性感染症の合併は，移植後の免疫抑制状態で致死的な感染に進展する可能性が高く肝移植の絶対的禁忌となる．このため，肝移植レシピエント候補は移植前に細菌感染，真菌感染，ウイルス感染などのスクリーニングが必要である．ヒト免疫不全ウイルス（HIV）感染については，かつては移植禁忌と考えられていたが，現在では適切な抗ウイルス療法により免疫能が維持されている場合は禁忌とはされない．

6) 肝外悪性腫瘍合併もしくは既往

肝移植レシピエント候補に肝外悪性腫瘍が併存する場合，肝移植は絶対的禁忌となる．このため，レシピエント候補は移植前に，年齢やリスク因子に応じた悪性腫瘍サーベイランスを受ける必要がある．肝外悪性腫瘍の既往がある場合は，再発が移植後生存率低下につながるため，肝移植後の免疫抑制薬投与下での再発リスクを十分に検討する必要がある．一般的には，10％未満の再発率あるいは5年以上の無再発期間が，移植を許容する目安とされている．しかし，これらの

判断は癌種により異なるため，症例ごとに専門診療科との慎重な協議が必要である．

7) 適応基準外の肝細胞癌，もしくは胆管細胞癌

肝細胞癌の移植成績は腫瘍進行度に大きく依存するため，適応基準を逸脱した肝細胞癌は絶対的禁忌となる．すなわち，こられの基準外の肝細胞癌が相対的な移植禁忌となる．また，胆管細胞癌に関しては，日本では保険適用内での肝移植対象疾患としては認められていないため，相対的移植禁忌となる．

8) 医療へのアドヒアランス不良，不十分な社会的サポート，精神疾患

肝移植後に良好な状態を保つために，免疫抑制薬の調整や有害事象の管理など長期的な医療管理が必要となる．医療へのアドヒアランス不良は，移植成績の低下につながるため相対的な禁忌と判断される．社会的サポートの欠如や精神疾患の併存も医療アドヒアランス不良につながる可能性があり，相対的禁忌として取り扱われる場合がある．

[文献]

1) 日本肝移植学会　肝移植症例登録報告．移植 2021；**56**：217-233．
2) 日本肝臓学会肝移植委員会　脳死肝移植希望者（レシピエント）適応基準の改訂
　 https://www.mhlw.go.jp/content/10900000/000696456.pdf
3) Martin P et al：Evaluation for liver transplantation in adults：2013 practice guideline by the American Association for the Study of Liver Diseases and the American Society of Transplantation. Hepatology 2014；**59**：1144-1165
4) Merion RM et al：The survival benefit of liver transplantation. Am J Transplant 2005；**5**：307-313
5) Habib S et al：MELD and prediction of post-liver transplantation survival. Liver Transpl 2006；**12**：440-447
6) Shimamura T et al：Expanded living-donor liver transplantation criteria for patients with hepatocellular carcinoma based on the Japanese nationwide survey：the 5-5-500 rule - a retrospective study. Transpl Int 2019；**32**：356-368

16 肝移植

2 脳死肝移植の臓器分配

到達目標
● 日本臓器移植ネットワークに登録された脳死肝移植待機患者に対して，選択基準に従ってレシピエント候補を選択し脳死ドナーからのグラフト肝を配分すること，また臓器配分の優先順位は"sickest first"，すなわち予測余命の短い患者を優先することが原則であることを理解すること．

1 適合条件（表1）

脳死肝移植の場合，ドナーとABO式血液型不適合のレシピエント候補は原則として選択されない．ABO式血液型適合と一致した待機登録患者をレシピエント候補とする．ただし，選択時に生後24ヵ月未満のレシピエント候補の場合には，血液型にかかわらず肝移植の成績が良好であるため，適合と不適合も合わせて一致として取り扱う．

2 優先順位

1）ドナー年齢
脳死ドナーの年齢が18歳未満の場合には，選択時に18歳未満のレシピエント候補を優先する．

2）ABO式血液型
ABO式血液型適合と一致の間の移植成績に差は認められないが，適合と一致を同列の優先順位で扱った場合に血液型間での公平性が失われる（O型が不利，AB型が有利）可能性がある．このため，脳死肝移植では血液型一致を適合より優先する．

3）医学的緊急性
脳死肝移植適応疾患は，以下のI群とII群に分けられ，前者を後者より優先する．

I群
UNOS StatusIと同様に緊急に肝移植を施行しないと短期間に死亡が予測される病態や疾患群．グラフト肝の配分最優先疾患群．
①急性肝不全昏睡型，遅発性肝不全（late on set hepatic failure：LOHF）
　注1　昏睡II度以上を認める症例に限る
②尿素サイクル異常症（シトリン欠損症，オルニチントランスカルバミラーゼ欠損症，カルバミルリン酸合成酵素I欠損症など），有機酸代謝異常症（メチルマロン酸血症，プロピオン酸血症，メープルシロップ尿症など）
　注2　脳症が制御できない症例に限る．

表1　適合条件

1) ABO式血液型
　ABO式血液型の一致（identical）および適合（compatible）の待機者を候補者とする．ただし，選択時2歳（生後24ヵ月）未満の場合には医学的緊急性10点の場合に限り，不適合（imcompatible）の待機者も候補とする．
2) 前感作抗体，HLA検査
　当面，選択基準にしないが，必ず検査し，登録する．
3) 搬送時間（虚血許容時間）
　臓器提供者（ドナー）の肝臓を摘出してから12時間以内に血流再開することが望ましい．

II群
I群以外のすべての症例．MELDスコアの高い順に優先順位を設定する．
①Child-Pughスコア7点以上の非代償性肝硬変（HBV，HCV，自己免疫性，アルコール性，MASH，cryptogenic，PBC，PSC，その他の原因による）は脳死肝移植登録が可能となる．登録後は血液生化学検査結果から算出されるMELDスコア計算値を定期的に更新し，ドナー出現時のMELDスコアが高い順に移植候補となる．
②病態悪化がMELDスコア計算値に反映されない場合，個々の疾患の特異性を鑑みてChild-Pughスコア10点未満でも脳死肝移植登録可能な病態を規定する．登録時に一定のMELDスコア換算値を割り当て，定期的に一定のスコア換算値を加算する（MELD exception point）．以下に代表的疾患を抜粋する．
（ア）原疾患が以下の場合は登録時にMELDスコア換算値を16点とし，登録日から180日経過するごとに2点加算する
　　例1　先天性胆道閉鎖症・カロリ病
　　内科的治療に不応な胆道感染（過去3ヵ月以内に3回以上）が存在する場合，もしくは反復する吐下血（過去6ヵ月以内に2回以上）で内科的治療に不応な場合．
　　例2　PSC
　　胆管炎を1ヵ月に1回以上繰り返している場

Ⅱ章　肝疾患／D．専門的治療

合，もしくは登録時年齢18歳未満でChild-Pughスコア7点以上の場合．

例3　Polycystic liver disease

囊胞内出血，反復する胆道感染症（過去3ヵ月以内に3回以上），横隔膜挙上のため呼吸困難を示す場合，食事摂取不能の場合，常に介助が必要となり終日就寝を要する場合

例4　家族性アミロイドポリニューロパチー

発症後4年6ヵ月経過した症例

例5　HIV/HCV共感染

Child-Pughスコア7点以上の症例

（イ）HIV/HCV共感染でChild-Pughスコア10点以上の症例は登録時にMELDスコア換算値を27点とし，登録日から180日経過するごとに2点加算する

（ウ）肝細胞癌はMELDスコア計算値で登録するが，登録後は3ヵ月ごとにMELDスコア換算値2点を加算する．その際，必ず画像検査などを施行し，ミラノ基準または5-5-500基準の遵守を確認する

（エ）その他各疾患の詳細な基準については文献を参照．

3 具体的選択方法

適合条件に合致するレシピエント候補が複数存在する場合には，優先順位は，以下の順に勘案して決定する．

①ドナーより親族に対し臓器を優先的に提供する意思が表示されていた場合には，当該親族を優先する．

②1）～3）に従って表2の通り優先順位を決定する．Ⅱ群は同一順位内ではMELDスコアの高い候補が優先される．複数のレシピエント候補が該当した場合は，待機期間の長い者を優先する．

③ドナーが18歳未満の場合は，順位1～4に18歳未

表2　脳死ドナー肝の優先順位

順位	ABO式血液型	医学的緊急性
1	一致	Ⅰ群
2		Ⅱ群
3	適合	Ⅰ群
4		Ⅱ群

満のレシピエント候補が該当しない場合に，18歳以上のレシピエント候補の選択を行う．

④レシピエント候補が2歳（生後24ヵ月）未満の場合は，レシピエント候補のABO式血液型はドナーの血液型にかかわらず一致と同じ扱いをする．

4 その他

1）脳死肝移植希望患者は，脳死肝移植実施施設を通じて日本臓器移植ネットワークへ登録を行う．

2）適切な録病名がない場合や登録病名に悩む場合は，各移植施設から脳死肝移植適応評価委員会に評価を依頼する．

3）肝移植後グラフト機能不全は，早発性（移植後1年以内）と遅発性（移植後1年以降）に分けられ，いずれもChild-Pughスコア7点以上で登録可能となる．

4）ABO式血液型の取り扱いや優先順位の点数など，当基準全般については，今後の移植医療の定着および移植実績の評価を踏まえ，適宜見直される予定である．

文献

1）日本肝臓学会：肝細胞癌の脳死肝移植に関する適応基準と選択基準の改訂について（https://www.jsh.or.jp/medical/news/2019/0701_01.html）

16 肝移植

3 生体肝移植ドナーの適応基準

【到達目標】
- 脳死肝移植のドナー適応基準は厳密に設定されているが，生体肝移植のドナー適応基準は基本的に健康体であることの医学的根拠が示されれば，あとは年齢や精神的，倫理的な理由が重要視されるものであることを理解する．

1 脳死肝移植のドナーの適応基準

脳死肝移植のドナー適応には，基本的に年齢制限はないと考えられている．しかし，突然の死により肝臓が提供される状況下で，適切な脳死肝移植のドナーとして評価するには，消去法で健康かつ正常な肝臓と判断するしかないため，背景因子として全身性の感染症や悪性腫瘍の合併例は禁忌としている．さらに肝機能検査値の異常や脂肪肝は，病的肝臓との判断が伴わないことを原則とする．しかし，脂肪肝は多少なりとも成人例では認められるので，おおよそ30％以下の脂肪肝は脳死ドナーとして提供可能と判断されている．そのほか，合併症としての心疾患，糖尿病，過度の肥満を有している場合も不適当になる．肝炎ウイルスに関してはHBVの持続感染例は禁忌となっているが，HBs抗体陽性，HBc抗体陽性の感染既往ドナー肝臓をグラフトとして用いることは可能である．HCV抗体陽性者は，既往や持続感染状態としても慎重に適応を考慮すれば，ドナーとして適格と判断されている．HCV抗体陽性でHCV RNA陰性例は問題なくドナー肝臓として採用できるが，HCV RNA陽性例に関してはレシピエントが持続HCV陽性者の場合，慎重に判断して用いることとされている（表1）[1]．

2 生体肝移植のドナーの適応基準

生体肝移植のドナーの禁忌例に関しては，脳死肝移植におけるそれとほぼ同じと考えて差し支えない．一方，脳死肝移植のドナー適応で「慎重に適応を決定する」とされている項目は，生体肝移植では考慮する必要がない．なぜならば，生体肝移植のドナー適応基準の原則はドナーが健康体であることが第一義であるからである．そこで重視されることは，生体ドナーとして肝臓の一部を提供することによるドナーの不利益を避けることと，レシピエントに提供しても成績が不良と予測される因子を避けることである．すなわち，65歳以上の高齢者ドナー，精神的に不安定なドナー，造影剤アレルギーのあるドナーなどがそれの因子に含まれる．医学的にも精神的にも，そして倫理的にも最大

表1 脳死肝臓臓器提供者（ドナー）適応基準

1. 以下の疾患または状態を伴わないこととする．
   (1) 全身性の活動性感染症
   (2) HIV抗体，HTLV-1抗体，HBs抗原などが陽性
   (3) Creutzfeldt-Jakob病およびその疑い
   (4) 悪性腫瘍（原発性脳腫瘍および治癒したと考えられるものを除く）
2. 以下の疾患または状態を伴う場合は，慎重に適応を決定する．
   (1) 病理組織学的な肝臓の異常
   (2) 生化学的肝機能検査の異常
   (3) 1週間以内の腹部，消化管手術および細菌感染を伴う腹部外傷
   (4) 胆道系手術の既往
   (5) 重症糖尿病
   (6) 過度の肥満
   (7) 重症の熱傷
   (8) 長期の低酸素状態
   (9) 高度の高血圧または長期の低血圧
   (10) HCV抗体陽性

備考：摘出されたドナー肝については，移植前に肉眼的，組織学的に観察し，最終的に適応を検討することが望ましい（移植担当医の判断に委ねる）．
付記：上記の基準は適宜見直されること．

（厚生労働省健康局長通知「臓器の移植に関する法律」の運用に関する指針（ガイドライン）の一部改正について（健発第0712001号，平成19年7月12日）[1]より引用）

表2 生体肝臓臓器提供（ドナー）適応基準

大前提は健康体であることが必要条件である．
Ⅱ. 臓器提供者（ドナー）適応基準
1. 以下の疾患または状態を伴わないこととする．
   (1) 全身性活動性感染症
   (2) HIV抗体，HBs抗原が陽性
   (3) 悪性腫瘍（治癒したと考えられるものを除く）
2. 以下の疾患または状態が存在する場合は，慎重に適応を決定する．
   (1) レジピエントの治療に危険を与える可能性のある合併疾患
   (2) 提供者の手術の危険を高めるか提供手術後に悪化の予測される合併疾患
   (3) 65歳以上の高齢者

（日本移植学会：生体肝移植の倫理指針[2]より引用）

限のサポートがある場合にのみ生体肝移植のドナーとして評価されることとなる（表2）[2]．

以下に生体肝移植ドナーにおける合併症を記す．少なくともこれらの情報について患者家族に説明したう

II章　肝疾患／D．専門的治療

えで，生体肝移植のドナーとしての検討を始めてもらう必要がある．

3 日本の生体肝移植ドナーの合併症

Clavien分類（術後の合併症に関する重症度分類）を参照に，日本の生体肝移植ドナーの合併症についてまとめたものが**表3**である．生体肝移植3,565例に対してアンケート調査を行い，Grade I 24例，Grade II 124例，Grade IIIa 72例，Grade IIIb 48例，Grade IVa 0例，Grade IVb 1例，Grade V 1例と，合計270例に何らかの合併症を認めた[3]．特に重篤な合併症とされるGrade III以上は122例（3.4%）であり，崇高な自発的意思でドナーとして手術を受け，健康体にもかかわらず入院期間が延長されたり，社会復帰が遅れたり，あるいは後遺症を残すリスクがあることが明らかになっている．日本における生体肝移植ドナーの重篤な合併症の発生率は欧米や他地域に比べると圧倒的に少ないが，この数字は重い数字といえる．

文献

1) 厚生労働省健康局長通知「臓器の移植に関する法律」の運用に関する指針（ガイドライン）の一部改正について（健発第0712001号，平成19年7月12日）
2) 日本移植学会：生体肝移植の倫理指針
3) Hashikura Y et al：Japanese Liver Transplantation Society：Donor complications associated with living donor liver transplantation in Japan. Transplantation 2009；**88**：110-114

表3　Clavien分類

Grade		Definition
I		薬物療法，手術，内視鏡処置，放射線下インターベンション処置を要しなかったもの．ただし，制吐薬，解熱薬，鎮痛薬，利尿薬，安定剤を使用したもの，および軽い創傷感染は含む．
II		制吐薬，解熱薬，鎮痛薬，利尿薬，電解質薬，安定剤以外の薬物療法を要したもの．自己血以外の輸血治療を要したもの．
III		外科的，内視鏡的，放射線下インターベンション処置を要したもの．
	IIIa	全身麻酔を要しなかったもの．
	IIIb	全身麻酔を要したもの．
IV		生命危機をきたしたもの（中枢神経系合併症など），ICUで加療を要したもの．
	IVa	単一臓器の機能障害（透析を含む）．
	IVb	多臓器機能障害
V		死亡

（Ann Surg 2004；**240**：205-213より引用）

Advanced

● 小児PSCに対する生体肝移植

小児PSCに対する生体肝移植の症例は，予後が悪いことから，肝移植の医学的緊急度がランクアップされた．すなわち，Child BはChild C相当として緊急度6点（MELDスコア16点相当），Child Cは通常緊急度6点であるが，この場合Childスコア13点以上の緊急度8点（MELDスコア25点以上相当）とする．

16 肝移植

4 肝移植の合併症

到達目標
●肝移植後の種々の合併症を理解できる.

1 肝移植レシピエントの合併症

　肝移植は肝不全に伴う血液凝固障害, 栄養障害を有する患者に対して行われる major surgery であり, 術後には拒絶反応を予防する目的で免疫抑制療法が必要である. このため移植後には様々な合併症を発生することが知られている. 主な合併症を継時的に述べる.

1) 移植肝機能障害
　肝移植後には移植した臓器が即座に機能する必要があるが, 脳死移植後の primary graft non-function (移植肝早期無機能), 生体肝移植後の small-for-size graft syndrome などが発生することがある.

a) primary graft non-function
　脳死肝移植において, ときとしてみられる合併症で, 臓器保存時間, 虚血再灌流障害, 脂肪肝, ドナーの高齢などの複合要因から, 移植直後に移植肝が十分な機能を発現しない病態で, 緊急の再移植以外では救命できない.

b) small-for-size graft syndrome
　生体肝移植では安全に採取できる部分肝の容積に限界があるため, ときにレシピエントにとって移植肝の容積が足りないことがある. その場合, 移植肝に対して相対的に過量の血流, 特に門脈血が流れ, 類洞内皮が傷害され, 高ビリルビン血症, 大量腹水, 門脈圧亢進症などが遷延することがある. 術前のドナーの肝臓の容積推定でレシピエントに Small-for-size graft が予想される場合, ほかにドナーがいなければ生体肝移植を断念するか, 門脈血流量を調節する目的で摘脾, 脾動脈結紮術, 腸間膜下大静脈シャント術などを行う.

2) 術後出血
　移植肝の血流再開直後は凝固能は正常化せず, またアンチトロンビンⅢ, プロテインC, プロテインSなどが低下しているため, 肝移植直後には側副血行路, 血管吻合部や自己肝摘出の際の剝離面などから出血することがある. 新鮮凍結血漿や凝固因子を補給しても出血が持続する場合, あるいは短時間で大量出血する場合には, 開腹止血術を要する.

3) 血管合併症
　肝動脈血栓症は, 術後早期, 特に移植から数日以内に発生する重篤な合併症であり, 直ちに再手術による血栓除去, あるいはカテーテルによる血栓溶解療法が必要となる. その臨床像は, 移植直後の肝不全, 肝膿瘍形成, 胆道虚血による胆道再建部の縫合不全あるいは狭窄の3パターンに分けられる.

　そのほか, 門脈あるいは肝静脈にも血栓症や狭窄が発生することがある. これらも急性期であれば移植肝の血流障害を回避する目的で再手術による血栓除去, あるいはカテーテルによる血栓溶解療法, 狭窄であればバルーン拡張やステント挿入が行われる. 一方, 移植後しばらくして発見された器質化血栓や狭窄の場合, カテーテルによるバルーン拡張やステント挿入を行うか経過観察となる. その場合, 門脈合併症では食道・胃静脈瘤の発生または増悪に気をつける必要がある. また, 慢性期の肝静脈狭窄では Budd-Chiari 症候群を呈することがあるが, 肝内の側副血行路が形成された症例では経過観察できることもある.

4) 拒絶反応
　肝移植では, ほかの臓器に比べ拒絶反応を起こしにくいとされているが, それでも約20%に急性拒絶反応が発生する. 拒絶反応は一般に超急性, 促進型急性, 急性細胞性, 慢性の4つに分けられる.

a) 超急性拒絶反応
　移植直後から24時間以内に発生し, 移植肝の血流再開後数分から数時間以内に, 移植臓器の血栓症をきたす. 異種移植, あるいは同種移植における事前処置をしていないABO血液型不適合, 抗ドナーHLA抗体などによる抗原抗体反応がその原因とされている. 予防が重要である.

b) 促進型急性拒絶反応
　超急性拒絶反応と急性拒絶反応の両者が混在すると考えられる拒絶反応で, 血漿交換ならびに強力な免疫抑制療法で対処する.

c) 急性細胞性拒絶反応
　通常移植後1週間から3ヵ月以内に発生しやすく, 最も高頻度に発生する拒絶反応で, 主にCD4陽性Tリンパ球から産生されたIL-2により誘導された細胞傷害性T細胞が移植臓器に浸潤し, 発熱・全身倦怠

感・肝機能異常などが認められる。確定診断には肝生検が必要であるが，大多数は免疫抑制薬の増量やステロイドパルス療法などで軽快する。

d) 慢性拒絶反応

移植後3ヵ月以降に発生することが多く，抗原抗体反応が関与するとされているが，その病態はいまだ明らかでない。免疫抑制療法への反応が不良で，肝細胞の線維化・微細胆管の消失・閉塞性動脈性病変などをきたす。特異的な治療法はなく，肝機能障害が高度になった場合，再移植の適応となる。

5) 胆道系合併症

肝移植のアキレス腱といわれ，縫合不全では胆汁性腹膜炎を，また狭窄では肝機能障害や閉塞性黄疸をきたす。狭窄には吻合部狭窄以外に，ABO血液型不適合移植，長時間の臓器保存，原発性硬化性胆管炎の再発などによる肝内胆管の多発狭窄がある。胆道再建法が胆管胆管吻合の場合，内視鏡的拡張術が奏効しなければ，再手術により肝管空腸吻合に変更することがある。

6) 神経学的合併症

カルシニューリンインヒビターの副作用としての白質脳症や痙攣，血中ナトリウムの急上昇に起因する橋脳脱髄などが発生しうる。

7) 感染症

進行した肝不全による感染抵抗性の減弱や低栄養，創傷治癒障害，高度手術侵襲，さらに免疫抑制療法による主として細胞性免疫の低下から，細菌感染症，あるいはウイルス，真菌などの初感染・再活性化による日和見感染症を発生しやすい。いったん感染症を発症すると重篤になりうる。実際，移植後早期死亡原因の約60％は感染症と報告されている。術前からの監視培養ならびにモニタリング，適切な抗菌薬の予防投与と栄養管理，プロカルシトニン測定による早期診断などが重要である。

8) GVHD

ABO血液型O型のドナーからA型のレシピエントなどのような血液型適合移植では，移植肝とともに移植されたドナーリンパ球が移植後にレシピエントのABO血液型に対する抗体を産生して血管内溶血をきたすGVHD（移植片対宿主免疫反応）が発生することがある。

9) 術後中長期の合併症

免疫抑制薬のランゲルハンス島毒性とステロイド投与による糖尿病が，特にC型肝硬変症例で高率に発生する。高血圧，脂質異常症は特にシクロスポリンによる免疫抑制で注意を要する。さらに，カルシニューリンインヒビターによる腎機能障害は，改善しなければ透析が必要になることもあり，m-TORインヒビターや核酸合成阻害薬を併用し，カルシニューリンインヒビターの用量を減らすなどの対策が必要である。また，免疫抑制により皮膚を中心とした悪性腫瘍の発生率が高くなるため，長期フォローに際して注意を要する。

2 生体肝ドナーの合併症

肝臓の提供手術はmajor surgeryと位置づけられ，生体ドナーの重篤な合併症や死亡が発生しないよう最大限の注意を払う必要がある。日本肝移植研究会が行った生体肝移植ドナー合併症の日本における全国調査[1]では，2006年末までの3,565例中299例（8.4％）に合併症が発生しており，その内訳は術前合併症が2例，術中合併症が27例（0.8％），術後合併症が270例（7.6％）であった。術後合併症は胆道合併症3％，再手術1.3％，重篤な合併症（0.06％，2例）で，ドナー死亡が1例（0.03％）であった[1]。肝の60％強を提供する右葉の提供のほうが，左葉の提供に比べて合併症の発生頻度が高い傾向があり，現在では左葉の提供が優先されている。

文献

1) Hashikura Y et al：Japanese Liver Transplantation Society：Donor complications associated with living donor liver transplantation in Japan. Transplantation 2009；**88**：110-114

16 肝移植

5 肝移植後の抗ウイルス療法

到達目標
●肝移植後の抗ウイルス療法の現況を理解できる.

　B型あるいはC型肝炎による肝硬変に対して肝移植を行った場合, 無治療であれば移植後の移植肝のウイルス肝炎は必発である. またその一部は fibrosing cholestatic hepatitis (FCH) と呼称される特殊な難治性の胆汁うっ滞を呈する. このため, レシピエントにおけるウイルス肝炎の再発制御は移植成績の確保に極めて重要である.

　B型では無治療の場合, 移植後2ヵ月以内に80%以上が再発し, 平均2年で肝不全に陥る. このため移植肝へのB型肝炎再発予防策として, 術前の抗ウイルス薬(現在は耐性をきたしにくいエンテカビルまたはテノホビルが第一選択)による血中HBV DNAの陰性化, 術中の無肝期から1週間連日の抗HBsヒト免疫グロブリンの投与, ならびに術後のエンテカビルまたはテノホビル再開と抗HBsヒト免疫グロブリン投与(HBIG)による血中HBs抗体価の維持を行うことで, B型肝炎の再発が90%以上予防可能である.

　C型では, わが国で肝移植の適応となる患者は進行肝硬変例であるため, 術前治療の経験は限られている. 無治療の場合, 移植後大半が1〜6ヵ月以内に再感染するとされているが, しばしば無症状である. しかし移植肝のC型肝炎の進行は早く, 5年以内に10〜50%が肝硬変に至るとされている[1]. C型肝炎に対する治療法としては, 移植後顕性化前の可及的早期に治療を開始する preemptive therapy と, 組織所見など再発確認に基づいて治療を行う方法がある. 治療薬は歴史的にインターフェロン(IFN)単独療法に始まり, IFNとリバビリンの併用, peg-IFNとリバビリンの併用, さらに direct acting antivirals (DAA) の併用を経て, DAAのみによる治療へと変遷した.

1 B型肝炎患者の移植

　B型肝炎と肝移植という観点からは, HBc抗体陽性ドナーからの肝移植後のB型肝炎発症という問題がある. これはHBc抗体陽性ドナーの肝臓内には増殖可能なB型肝炎ウイルス(HBV)が存在し, 肝移植とその後のレシピエントの免疫抑制薬投与によりHBVが増殖し, 移植肝にB型肝炎を発症するものである. この病態を de novo B型肝炎と呼ぶ. 1995年に脳死HBc抗体陽性ドナー(HBV既感染ドナー)からの臓器移植

では, 特に肝移植後のB型肝炎発症率が高いことが報告され[2], また, 1998年には京都大学から, HBc抗体陽性の生体肝移植ドナーからの生体肝移植では, 全例が移植後にB型肝炎を発症したと報告された[3]. HBc抗体陽性ドナーからの肝移植後には, 予防策を行わなければ全例 de novo B型肝炎が生じるため, その予防策として, 初期には周術期および術後にHBIGの単独投与が行われた[4]. しかしながら, 単独療法では24%に de novo B型肝炎が生じ, その原因のひとつとして, HBIG長期投与によると考えられるHBs抗体エスケープ変異株出現がある. 欧米では核酸アナログ製剤の予防投与が主流となっているが, 日本ではいまだ保険適用外である.

2 C型肝炎患者の移植

　C型肝炎に関してはB型肝炎と異なり移植後再発予防薬がないため, 肝移植時に肝外組織に残存したHCVが肝移植後に急速に増殖して肝機能障害を引き起こす. 肝移植後のHCV肝炎再発の特徴として, 免疫抑制療法の影響から①血中ウイルス量が多い, ②慢性肝炎から肝硬変へと急速に進展する, ③非移植例に比べて抗ウイルス治療の効果が低い, などがあげられる. その結果, ほかの疾患に比べて5年以降の肝移植後長期予後が有意に不良であった. しかしながら, 直接作用型抗ウイルス治療製剤(direct acting antiviral : DAA)の進歩により, 肝移植後C型肝炎治療においても, 大部分の症例でHCVを排除できるようになった. 日本でも, 肝移植後C型肝炎に対するレジパスビル＋ソホスブビル治療ならびにグレカプレビル＋ピブレンタス治療の有効性と安全性が報告され, 標準的治療法となっている[5,6]. さらに, 非代償性肝硬変に対してもDAA治療が適用となり, 肝移植前のHCV治療が可能になったが, 肝移植前の重度の非代償性肝硬変例に対するDAA治療の効果と安全性はいまだ確立されておらず, HCVが排除されても代償性肝硬変まで肝機能が改善する例は少ないと考えられる.

文献
1) Takada Y et al : Clinical outcome of living donor liver transplantation for hepatitis C virus (HCV)-positive

patients. Transplantation 2006 ; **81** : 350-354

2) Wachs ME et al : The risk of transmission of hepatitis B from HBsAg (−), HBcAb (+), HBIgM (−) organ donors. Transplantation 1995 ; **59** : 230-234

3) Uemoto S et al : Transmission of hepatitis B virus from hepatitis B core antibody-positive donors in living related liver transplantation. Transplantation 1998 ; **65** : 494-499

4) Ueda Y et al : De novo activation of HBV with escape mutations from hepatitis B surface antibody after living donor liver transplantation. Antivir Ther 2011 ; **16** : 479-487

5) Ueda Y et al : Treatment with sofosbuvir and ledipasvir without ribavirin for 12 weeks is highly effective for recurrent hepatitis C virus genotype 1b infection after living donor liver transplantation : a Japanese multicenter experience. J Gastroenterol 2017 ; **52** : 986-991

6) Ueda Y et al : Efficacy and safety of glecaprevir and pibrentasvir treatment for 8 or 12 weeks in patients with recurrent hepatitis C after liver transplantation : A Japanese multicenter experience. J Gastroenterol 2019 ; **54** : 660-666

Ⅱ章
肝疾患

E. 疾 患

Ⅱ章　肝疾患／E. 疾患

1 急性肝炎（Ａ型肝炎，Ｂ型肝炎，Ｃ型肝炎，Ｄ型肝炎，Ｅ型肝炎）

到達目標

● A型肝炎，B型肝炎，C型肝炎，D型肝炎，E型肝炎の特徴を理解し，各種ウイルスマーカーを用いて鑑別診断ができる．
● 急性肝炎の重症度判定ができる．

1 病因・病態・疫学

1) 病因

急性肝炎（acute hepatitis）とは，主に肝炎ウイルスが原因で起こる急性のびまん性疾患で，黄疸，食欲不振，悪心・嘔吐，全身倦怠感，発熱などの症状を呈する．肝炎ウイルスとしては，A，B，C，D，E型の5種類が確認されている．急性肝炎の予後は一般に良好だが，急性肝炎患者の約1〜2％の患者は劇症化し，一度劇症化すると高率に死亡する．

2) 病態

肝炎ウイルスによる急性肝炎発症の機序は，ウイルス自体が肝細胞を破壊するために起こるのではなく，ウイルスに感染した肝細胞が免疫学的機序により破壊されることで起きる．急性ウイルス肝炎症例の肝病理像の所見は，肝臓全体の急性炎症所見が基本であり，起因ウイルスの違いによって病理所見像の違いは認められない．肝小葉を中心とする肝細胞壊死，肝細胞変性，肝類洞内への遊走細胞の増加とKupffer細胞の腫脹，貪食，増殖，門脈域への円形細胞浸潤（リンパ球，プラズマ細胞）などの所見がみられる．

3) 疫学

2014年から2022年の期間，国立病院機構37箇所の病院における急性肝炎の起因ウイルス別発症頻度は，A型（約17％），B型（約32％），C型（約5％），E型（約12％），非A非B非C非E型（約34％）であった[1]．2018年には地域によってA型肝炎の小流行がみられた．通常の感染経路とは異なり推定される感染経路として性的接触によるA型肝炎の小流行としての注意喚起が厚生労働省から発せられた．D型急性肝炎は，その診断そのものが困難で正確な感染状況は把握されていないが，HBVと共存したかたちでしかウイルスが存在し得ないこと，感染者そのものが少ないことから，日本では極めてまれと考えられている．E型肝炎は，以前は日本には存在しないと考えられていたが，2000年ころから北海道，東北，関東地域を中心とするE型肝炎例の集団発生，流行が問題となっている．

4) 感染経路

A，E型は経口感染であり，汚染された水，食物を介して感染する．B，C，D型は経血液感染であり，輸血や汚染血液が付着した針による刺入などにより感染が成立する．覚醒剤，刺青，男性のピアスなどの行為は，B型，C型肝炎の感染のハイリスクである．日本では1990年ころまでは輸血によるB型，C型急性肝炎がみられたが，それ以後は，日赤の血液スクリーニング体制が強化され，現在では輸血後急性肝炎は根絶状態に近い．20〜50歳代の成人B型急性肝炎の感染経路として性交渉は重要な感染経路と考えられるが，C型ではほかのSTDなどとの重複感染例でない限り夫婦間でも感染することは非常に少ないと考えられている．

肝炎ウイルスが体内に侵入してから症状が出現するまでの潜伏期は，3〜8週間の範囲であることが多いが，B型，C型では6ヵ月間の潜伏期を有する場合がある．また，肝炎ウイルスに感染するも自覚症状を有さず不顕性で経過する例も少なくない（**表1**）．

5) A型肝炎

主な感染経路は経口感染で，肝臓で増殖したウイルスが胆汁，腸管より便中に排出され，これらの排泄物が何らかの経路で口より侵入し感染が成立する．よって主な感染媒体は汚染された水および食べ物である．日本では貝類（生牡蠣）の生食後の感染事例が多いが，国外ではレタス，グリーンオニオンなど生鮮野菜や冷凍イチゴなど輸入生食材が感染源となった集団発生例が報告されている．また，2018年には地域によって，性的接触によるA型肝炎の小流行が報告された．

A型肝炎の臨床症状は，いわゆる風邪症状，38℃以上の発熱を前駆症状として発症し，食欲不振，倦怠感などの非特異症状出現後，黄疸を呈する．A型肝炎例での37.5℃以上の発熱の頻度は約70％で，B型，C型での頻度の20％に比して頻度は高率であるが，発熱以外ではほかのウイルス性急性肝炎と比し特異症状は少ない．小児のA型肝炎例の多くは不顕性感染で軽症例が多いが，成人になると症状が顕性化し，40〜50歳以上のA型肝炎感染者では腎不全や心不全など

● *298* ●

1. 急性肝炎（A型肝炎，B型肝炎，C型肝炎，D型肝炎，E型肝炎）

表1　急性ウイルス肝炎各型の特徴

	A型肝炎	B型肝炎	C型肝炎	D型肝炎	E型肝炎
起因ウイルスと大きさ	HAV，27 nm	HBV，42 nm	HCV，60 nm	HDV，37 nm	HEV，34 nm
ウイルスの特徴	RNA，7.5 kb，linear，ss，＋鎖	DNA，3.2 kb，circular，ss/ds	RNA，10 kb，linear，ss，＋鎖	RNA，1.7 kb，circular，ss，－鎖	RNA，7.6 kb，linear，ss，＋鎖
感染様式	経口（便）	経皮（血液）母児感染	経皮（血液）母児感染	経皮（血液）母児感染	経口（便）
潜伏期	2～7週	1～6ヵ月	2週～6ヵ月	1～6ヵ月	2～8週
好発年齢	60歳以下	青年	青，壮年	青年	不定
流行発生	あり	なし	なし	なし	あり
感染形態	急性	急性，慢性	急性，慢性	急性，慢性	急性
肝細胞癌	なし	あり	あり	あり	なし
急性肝不全	まれ	あり	まれ	あり	あり（妊婦に多い）
予防	HAワクチン　ヒト免疫グロブリン	HBワクチン　HBs抗体含有ヒト免疫グロブリン（HBIG）	なし	HBワクチン	HEワクチン開発中

の重篤な合併症を併発する例が少なくない．また，A型肝炎は一度感染すると再度の感染は起こさない終生免疫が成立する疾患である．血液検査では，ALT，ASTの著明な上昇，ビリルビン値の上昇，に加えて，IgMも上昇する点がA型肝炎の特徴である．

A型肝炎の診断に関しては，HAVは経口感染性であることから貝類の生食などの病歴聴取は重要である．血清学的診断としてはIgM型HA抗体の測定で行う．IgM型HA抗体は発症後，1週間目から出現し（60～70％），3～4週間目に抗体価が最高値となり，以後次第に低下する．

日本のA型肝炎既感染者の年齢分布をみると，高齢者で高率，若年者では低いHA抗体陽性率を示しており年齢依存性である．1945年以前（第二次世界大戦前）の出生者は100％に近いHA抗体陽性率を示すも，それ以後に出生した者でのHA抗体陽性率は10％に満たない．これは，過去に本ウイルスは日本に常在するも衛生環境の改善とともに劇的にA型肝炎ウイルス感染の発生が激減したためと考えられる．一方，アフリカ，東南アジア，中南米など熱帯，亜熱帯の国々は，HAVの高侵淫地域として知られ，10歳前後の小児において90％前後のHA抗体陽性率を示している．HAVの高侵淫地域旅行後のA型肝炎発症事例も少なくないことから，急性肝炎の診断では海外渡航の有無の問診も重要である．

6）B型肝炎

B型肝炎は，その感染様式により一般感染，いわゆる一過性感染と母子感染による持続感染に分かれる．一過性感染は急性肝炎として発症し，ごく一部急性肝不全として死亡する例がみられる．しかし，大多数例

では一過性感染としてその後治癒し終生免疫が成立する．これに反し，HBs抗原キャリアでHBe抗原陽性の母親より出生した児では90％以上の確率で持続感染へ移行し，慢性肝炎，肝硬変，肝癌への推移の可能性を有する重大な感染となる．

B型肝炎ウイルスは，肝細胞で増殖し血液を循環することより血液が感染源となる．輸血，医療事故による針汚染以外に性交渉による感染で高頻度にB型肝炎感染が起こってくる．HBe抗原陽性患者からの針刺し事故による感染率は約30％といわれている．

最近，HBVの種類には，AタイプからJタイプ（Iを除く）の9種類のHBV遺伝子型に分類されることが明らかとなった．日本のHBVキャリアのHBV遺伝子型分布は，Aタイプ1.7％，Bタイプ12％，Cタイプ85％と報告されている[2]が，2000年以後，B型急性肝炎でのAタイプの頻度は30％前後とHBVキャリアとは異なる分布を示している．Aタイプは本来，欧米やアフリカのHBVキャリアに広くみられるHBV遺伝子型で日本には本来存在しないタイプであるが，輸入感染症として欧米から持ち込まれ性交渉の感染経路によって2000年前後から急速に日本に広がりつつある[3]．AタイプのB型急性肝炎例では成人でも10％前後が慢性化するといわれており，注意を要する．

B型急性肝炎では潜伏期間中にHBs抗原，HBe抗原，HBV DNAなどが検出される．肝炎発症前からIgG型HBc抗体は陽性化する．肝炎の発症，ALT，ASTの上昇とともにIgM型HBc抗体が血液中に出現し，平均6ヵ月間持続陽性化する．典型例ではALT，ASTの低下とともに，経過中にHBe抗原が陰性化しHBe抗体陽性となる．HBs抗原の消失の確認はB型急性肝炎のウイルス学的治癒を判定する重要な検査項目

Ⅱ章　肝疾患／E．疾患

であり，臨床症状が安定した場合でも必ず確認を行う．HBs抗原が肝炎発症後6ヵ月間以上持続陽性の場合には，慢性化したものと考えられる．B型急性肝炎の早期診断にはHBs抗原，IgM型HBc抗体の検出が有用であるが，初診時には，すでにHBs抗原が消失ないしHBs抗体が陽転化（重症型に多い）したB型急性肝炎例も10％前後存在することから，HBs抗原陰性でもB型急性肝炎は否定できず，B型急性肝炎の診断ではIgM型HBc抗体検査を省略してはいけない．また，IgM型HBc抗体の測定はHBVキャリアの急性発症（抗体値低値）とB型急性肝炎（抗体値高値）との鑑別に有用とされているが，鑑別に苦慮する症例も散見され，臨床経過の追跡，総合判断が必要とする場合も少なくない．

また，B型急性肝炎の重症度と，HBV遺伝子のプレコア領域（nt1896）とコアプロモーター（nt1762，nt1764）の遺伝子変異とは密接な関係がみられ，HBV遺伝子型BタイプとCタイプのB型急性肝炎では，これらの領域に変異がある場合には，ない場合に比較して5〜6倍，劇症化，重症化しやすいことが明らかとなっている[4]．

7）C型肝炎

C型肝炎の感染経路に関して，輸血などの血液を介して感染が成立することは明確となったが，輸血以外の感染経路に関しては明らかでない．母子感染あるいは性交渉による感染はB型肝炎ほど頻度が高くなく，感染成立に要するウイルス量が血中でB型肝炎ウイルスほど多くないと考えられている．HCV汚染針事故での感染の確率は約1.8％である．現在日本の輸血後C型肝炎の発生状況は，日赤でのHCV抗体とPCR法によるHCV RNA測定（NAT）の二重チェックでHCV汚染血液の混入を防ぐ方法が確立しており，日本の輸血後C型肝炎は根絶したといってよい．

C型肝炎は，B型肝炎と異なり，どの時期に感染しても容易に遷延化，慢性化する．

C型急性肝炎の診断は，血液中のHCV抗体とHCV RNAの組み合わせで行う．C型急性肝炎ではHCV抗体の出現は発症後数ヵ月と遅れることがあり，抗体診断単独ではC型急性肝炎の診断を見落とす可能性があることから，C型肝炎感染か否かの判断は，血液中のHCV RNA検出で行う．一方，HCV抗体陽性例でトランスアミナーゼの上昇が認められた場合には，C型急性肝炎例とC型慢性肝炎の急性増悪例との鑑別，すなわち初感染か持続感染かの鑑別が問題となる．C型慢性肝炎の急性増悪の場合には，HCV抗体力価は高力価であるのに対し，C型急性肝炎例の場合にはHCV抗体は陰性か抗体力価が低く，経過とともにHCV抗体力価が上昇することから，抗体価の推移も

加味してC型急性肝炎と診断する．一方，発症して6ヵ月以上経過したC型急性肝炎例ではHCV抗体力価が高値を示すこともあり，その時点での血液検査だけではC型急性肝炎例とC型慢性肝炎の急性増悪例との鑑別が困難であり，発症前のHCV抗体陰性を確認できない例ではC型急性肝炎と診断できないことがある．急性期に採血された血液を用いてHCV抗体とHCV RNAを同時に測定することで，C型急性肝炎か否かを明確にすることが可能となる．

8）D型肝炎

D型肝炎ウイルス（HDV）は，HBウイルスをヘルパーウイルスとして増殖する特異な肝炎ウイルスである．HDVの増殖にはHBVの補助が必要なため，必ずHDVウイルスキャリアはHBs抗原陽性でなければならない．欧米に比して日本ではHDVによるD型肝炎は低頻度であり，HBs抗原陽性者の0.6％[5]と1.7％[6]と報告されている[5]．HDV感染と肝炎の重症化，劇症化との関係が欧米では報告されており，HDV感染の臨床的特徴と考えられている．HDV感染は，HBV感染との共存でしか存在せず，HBVキャリアへの重感染あるいは急性肝炎としてのHBV，HDVの同時感染しかあり得ない．

D型肝炎の診断は臨床所見のみからではほかのウイルス肝炎との鑑別は困難でHDVの血清動態を十分理解したうえでの血清マーカー測定が重要である．通常，同時感染（coinfection）ならびに重複感染（super-infection）とも血清HBs抗原陽性，HD抗体陽性であるが，D型肝炎急性期においては同時感染ではIgM型HBc抗体陽性・HBc抗体陰性または低力価陽性で血清HD抗体も発症早期には低力価である．一方，重複感染では血清IgMHBc抗体陰性・HBc抗体高力価陽性であり，血清HD抗体は発症早期から高力価となる傾向にある．また，HDVのゲノムであるHDV RNAの検出は早期診断に有用である．HDV抗体の測定は日本では2003年5月にHD抗体試薬の製造が中止され，現在，抗体診断ができない状況にある．

9）E型肝炎

インド，ミャンマーなどで水系に発生する伝染性肝炎の報告がなされ，E型肝炎と命名された．E型肝炎ウイルスはRNAウイルスで，アカゲザルなどの感染実験で感染成立でき，胆汁または糞便中よりウイルス様粒子の検出がなされている．日本では2000年以後，北海道，東北，関東を中心とした東日本に40〜60歳の男性を中心とするE型肝炎感染例が多発し注目されるようになった[7]．

E型肝炎の一般的臨床像はA型肝炎と近似し一過性感染のみで慢性化することはないが，重症化の頻度が

高く，E型肝炎の死亡率は1～2％で，特に妊婦の死亡率は10～20％に達する．

従来，熱帯，亜熱帯地域でのE型肝炎は，ウイルスが混入した糞便に汚染された飲料水を摂取することにより感染すると考えられてきた．しかし，日本では，本ウイルスに汚染されたブタ，イノシシ，シカなどの食肉を十分な加熱処理を行わずに経口摂取したことで感染が成立した事例が報告され，E型肝炎は人畜共通感染症として再認識されるようになった．

E型肝炎の診断は，HEV抗体（IgM型，IgA型は急性期の診断，IgG型は既往感染の診断）とHEV RNAの検出で行う．なお，2011年からIgA型HEV抗体が保険適用となっている．薬物性肝障害と診断された69例のうち8例（11.6％）でIgA-HEV抗体陽性であったという報告がある[7]．病歴からE型肝炎を疑うのではなく急性肝障害患者の鑑別診断のマーカーとしてIgA型HEV抗体の測定を省略してはならない．

2 症候・身体所見

急性肝炎の症状としては，発熱，咽頭痛，頭痛などの感冒様症状，黄疸，褐色尿，食欲不振，全身倦怠感，悪心・嘔吐，腹痛，その他（関節痛，発疹）などがある．

急性肝炎の前駆症状は，いわゆる感冒様症状（発熱，咽頭痛，頭痛）であり，病初期はしばしば感冒と診断され感冒薬を処方されている例が多い．この時点での急性肝炎の診断は困難である．肝障害が生じていることを示す特異的症状は黄疸であるが，通常，眼球結膜，皮膚の黄染が出現する数日前から褐色尿が観察される．褐色尿とは，ウーロン茶のような色をした尿であり，黄疸の進行とともにコーラのような色へと色が黒く変化する．黄疸出現と同時期に食欲不振，全身倦怠感，悪心・嘔吐などの症状が出現する．急性肝炎が劇症化すると，意識障害，羽ばたき振戦，肝性脳症などの症状が出現する（第Ⅱ章-E-2「急性肝不全」参照）．

3 診断・検査

感染経路を示唆するような発症前の病歴，記述したような自覚症状の有無を聴取するとともに，一般血液所見としては，広範に肝細胞障害が生じていることを示すALT（GPT），AST（GOT）の著明な上昇，ビリルビン値の上昇が認められる．

1) 起因ウイルスの診断
- □A型：IgM-HA抗体陽性，HAV RNA陽性
- □B型：IgM-HBc抗体陽性，HBs抗原陽性．
- □C型：HCV RNA陽性，HCV抗体陽性．
- □E型：HEV抗体陽性（IgA，IgM），HEV RNA陽性．
- □nonABCE型：IgMHA抗体陰性，IgMHBc抗体陰性，HCV RNA陰性，IgA型HEV抗体陰性，抗核抗体陰性（自己免疫性肝炎の否定），既知のウイルス感染症の否定．

2) 重症度診断

a) プロトロンビン時間，ヘパプラスチン時間
肝予備能を鋭敏に反映するこれらの血液凝固機能検査は急性肝炎の重症度を把握するうえで重要である．一般的に黄疸の程度が高度な例ほど急性肝炎は重症であると理解されているが，病初期には黄疸の程度と重症度は必ずしも一致しない．急性肝不全では，黄疸がピークに達する前にプロトロンビン時間，ヘパプラスチン時間の低下が先行する．

b) 意識障害の程度
通常の急性肝炎では意識障害は出現しない．急性肝炎が劇症化し広範な肝細胞障害により著しく肝臓予備能が低下すると肝臓の解毒機能も低下する．各種中毒物質が肝臓で代謝排泄されず，体内に貯留して脳機能障害を起こすことで，昼夜逆転，せん妄，傾眠傾向，昏睡など意識障害を生じる．肝予備能の低下が原因で起きる意識障害を肝性昏睡といい，Ⅰ度からⅤ度までの段階がある（第Ⅱ章-E-2「急性肝不全」の表3（p.305）参照）．肝性昏睡を呈する患者の血中アンモニア濃度は高く，患者の口臭ないし病室内にはアンモニア臭（甘すっぱい不快臭）がする．

c) 重症度分類
プロトロンビン時間と意識障害の程度の程度で，急性肝炎は3つの重症度分類を行う．プロトロンビン時間40％以下ないしINR 1.5以上の値を呈した症例を急性肝不全，それに加えて意識障害の程度が肝性脳症2度以上を呈した症例を急性肝不全昏睡型，プロトロンビン時間40％以上かつINR 1.5未満で意識障害を伴わない症例を通常型と区分する．

4 治療・予後

1) 治療の原則
急性肝炎はC型肝炎を除き，一過性に経過し，本来自然治癒しやすい疾患である．急性肝炎の治療上最も大切な観察ポイントは，極期を過ぎたか否か見極めることである．重症化，劇症化の移行の可能性を常に留意しながら注意深く観察し対処することが必要である．重症化，劇症化への移行が疑われた場合には，速やかに専門の病院に紹介する．急性肝炎の生命予後は，重症化，劇症化しなければ極めて良好で，A型，B型肝炎は終生免疫が成立し再感染することはない

Ⅱ章　肝疾患／E. 疾患

が，C型肝炎では急性期を経過したあとは，遷延化，慢性化に対する対策が必要である．

　黄疸例は，入院，安静を原則とする．臥床安静により肝血流の増加を促し，肝障害の治癒を促す．プロトロンビン時間，ヘパプラスチン時間の上昇，ビリルビン値の低下，自覚症状の改善が確認できれば，急性肝炎の極期が過ぎたと判断し，安静度を軽減する．

　急性肝炎の極期には食欲がなく，またこの状態での蛋白摂取は肝臓に負担を与えるため低蛋白食とし，1日60g以下の蛋白制限を行う．糖類を主体にカロリー補給し，1日1,800kcal前後を与える．

2) 薬物治療

　薬物治療としては，特に薬剤の投与が必要でない例が多い．しかし，急性期では，食欲不振，全身倦怠感を訴えることが多いので補液の投与を行う．

　副腎皮質ステロイドは，肝炎ウイルスの排除機構としての免疫応答を抑制し，肝炎の遷延化をきたす可能性があるため，原則投与しない．ただし，急性肝不全への移行の可能性がある場合，ごく早期に免疫応答抑制を行うことで効果が期待される．また，胆汁うっ滞型の急性肝炎および自己免疫性肝炎急性発症型（早期診断が困難）では副腎皮質ステロイドが著効を示す．しかし，副作用の面からも安易に用いるべきではなく，投与開始後もできるだけ短期間の投与とする．

a）B型急性肝炎に対する抗ウイルス治療

　B型急性肝炎の重症化例，遷延化例では，抗ウイルス薬であるETV（エンテカビル），TDF（テノホビル ジソプロキシル，TAF（テノホビル アラフェナミド）を投与する（保険適用外）．抗ウイルス薬の中止は，肝機能が正常化し，HBs抗原の消失，HBV DNAの消失を確認したのちに行う．

b）C型急性肝炎に対する抗ウイルス治療

　C型急性肝炎の自然経過では約50〜90％の症例が遷延化，慢性化する．C型急性肝炎の慢性化を防止するために，欧米では4週から8週間の内服の抗ウイルス薬（direct acting antivirals：DAA）の投与の成績が報告されているが，保険適用外の治療法であり，わが国では原則発症後6ヵ月間の経過観察を行い慢性化を確認してから治療を開始する．

3) 予後

　急性肝炎は，その原因ウイルスにより経過と重症度が異なる．A型肝炎，E型肝炎は，一過性に経過し慢性化することはない．B型肝炎は新生児，小児期に感染すると高率に慢性化するも，成人例での感染はHBV遺伝子型Aタイプ感染例を除き，一過性感染で経過し慢性化することはまれである．C型肝炎は，感染時年齢に関係なく高率に慢性化する．急性肝炎が重症化，劇症化して死亡率する確率は，B型とnon-ABCE型では1〜2％，C型とA型では0.5％以下と考えられている．A型では死亡率そのものは低いものの，50歳以上の高齢者における感染例での重症化例が増加しており，注意を要する．

文献

1) 山崎一美，国立病院機構におけるB型およびC型急性肝炎の発生状況に関する研究．厚生労働省研究補助金令和4年度分担研究報告書
2) Orito E et al：Geographic distribution of hepatitis B virus（HBV）genotype in patients with chronic HBV infection in Japan. Hepatology. 2001；34：590-594
3) Tamada Y et al：Hepatitis B virus strains of subgenotype A2 with an identical sequence spreading rapidly from the capital region to all over Japan in patients with acute hepatitis B. Gut 2012；61：765-773
4) Aritomi T et al：Association of mutations in the core promoter and precore region of hepatitis virus with fulminant and severe acute hepatitis in Japan. J Gastroenterol Hepatol 1998；13：1125-1132
5) Yano M et al：Delta infection in Japan Nippon Rinsho 1989，47：715-720
6) Sasaki T et al：Recent prevalence and characteristics of patients with hepatitis delta virus in Hokkaido, Japan. Hepatol Res 2023；53：960-967
7) 阿部　敏ほか：本邦に於けるE型肝炎ウイルス感染の統計学的・疫学的・ウイルス学的特徴：全国集計254例に基づく解析．肝臓 2006；47：384
8) 岡野　宏ほか：薬物性肝障害診断スコアリングにおけるE型肝炎の診断マーカー追加の必要性についての検討．肝臓 2014；55：325-334

2 急性肝不全

到達目標
● 急性肝不全の定義と病型を理解し，成因を明らかにする．
● 集中治療室管理とし，肝移植を念頭に置いて全身状態および合併症を厳重にモニタリングする．

1 急性肝不全の概念

2011年，厚生労働省研究班は，欧米の「acute liver failure」との整合性を考慮した「急性肝不全」の診断基準を発表した（表1）[1]．1981年に策定され，2003年改変の「劇症肝炎の診断基準」には，「非肝炎」の成因は含まれず，プロトロンビン時間（PT）を「40％以下」とした基準でも「INR 1.5以上」で診断する「acute liver failure」とは異なっていた．新たな基準では，正常肝ないし肝予備能が正常と考えられる肝に肝障害が生じ，初発症状出現から8週以内に，高度の肝機能障害に基づいてプロトロンビン時間が40％以下ないしはINR値が1.5以上を示すものを「急性肝不全」と定義している．

経過中に昏睡度がⅠ度までのものを「非昏睡型」と定義し，症状発現後8週以内に昏睡Ⅱ度以上の肝性脳症を呈するものを「昏睡型」に分類する．昏睡型は，さらに初発症状出現から昏睡Ⅱ度以上の肝性脳症が出現するまでの期間が10日以内の「急性型」と，11日以降56日以内の「亜急性型」の2病型に区分される（表1）．一方，LOHFは，8週から24週の間に肝性脳症が出現する急性肝不全（劇症肝炎）の類縁疾患である．また，「劇症肝炎」の成因に加え，前述の「非肝炎」の成因による肝不全も「急性肝不全」として扱われる（表2）[2]．アルコール性肝炎は原則的に慢性肝疾患を基盤として発症し，肝硬変を伴うことが多く，acute-on-chronicの病態を呈するため，急性肝不全の成因から除外されている．

2 病因・病態・疫学

2011年度以降，新たな診断基準に基づいて全国調査が実施されており，2010〜2021年の12年間に発症した急性肝不全と遅発性肝不全（late-onset hepatic failure：LOHF）の3,007例が登録されている[3,4]．2016年以降の後半の6年間に発症した1,404例では，病型別に，非昏睡型が58.7％（824例），急性型22.8％（320例），亜急性型16.3％（229例），LOHF 2.2％（31例）で，非肝炎例は全体の20.4％（287例）であった[4]．非肝炎例の成因は循環不全が56.1％（161例）と多く，肝炎例では17.0％（190/1,117）がHBV関連であり，ウイルス性の53.7％（190/354）を占めるが，近年，その割合が低下している[5,6]．なお，厚生労働省研究班は2020年度の全国調査（2019年発症例）より，代謝特異体質の機序で肝障害を惹起する薬物が被疑薬の急性肝不全については，非肝炎に分類することにした．レ

表1　急性肝不全の診断基準

正常肝ないし肝予備能が正常と考えられる肝に肝障害が生じ，初発症状出現から8週以内に，高度の肝機能障害に基づいてプロトロンビン時間が40％以下ないしはINR値1.5以上を示すものを「急性肝不全」と診断する．急性肝不全は肝性脳症が認められない，ないしは昏睡度がⅠ度までの「非昏睡型」と，昏睡Ⅱ度以上の肝性脳症を呈する「昏睡型」に分類する．また，「昏睡型急性肝不全」は初発症状出現から昏睡Ⅱ度以上の肝性脳症が出現するまでの期間が10日以内の「急性型」と，11日以降56日以内の「亜急性型」に分類する．

（注1）B型肝炎ウイルスの無症候性キャリアからの急性増悪例は「急性肝不全」に含める．また，自己免疫性で先行する慢性肝疾患の有無が不明の症例は，肝機能障害を発症する前の肝機能に明らかな低下が認められない場合は「急性肝不全」に含めて扱う．
（注2）アルコール性肝炎は原則的に慢性肝疾患を基盤として発症する病態であり，「急性肝不全」から除外する．但し，先行する慢性肝疾患が肥満ないしアルコールによる脂肪肝の症例は，肝機能障害の原因がアルコール摂取ではなく，その発症前の肝予備能に明らかな低下が認められない場合は「急性肝不全」として扱う．
（注3）薬物中毒，循環不全，妊娠脂肪肝，代謝異常など肝臓の炎症を伴わない肝不全も「急性肝不全」に含める．ウイルス性，自己免疫性，薬物アレルギーなど肝臓に炎症を伴う肝不全は「劇症肝炎」として扱う．
（注4）肝性脳症の昏睡度分類は犬山分類（1972年）に基づく（Table 2）．但し，小児では「第5回小児肝臓ワークショップ（1988年）による小児肝性昏睡の分類」を用いる（Table 3）．
（注5）成因分類は「難治性の肝疾患に関する研究班」の指針（2002年）を改変した新指針に基づく（Table 4）．
（注6）プロトロンビン時間が40％以下ないしはINR値1.5以上で，初発症状出現から8週以降24週以内に昏睡Ⅱ度以上の脳症を発現する症例は「遅発性肝不全」と診断し，「急性肝不全」の類縁疾患として扱う．

（持田 智ほか：肝臓 2011；52：393-398[1]より引用）

Ⅱ章　肝疾患／E. 疾患

表2　急性肝不全の成因分類（厚生労働省「難治性の肝・胆道疾患に関する研究」班：2015年改訂版，2020年度の全国調査より薬物性を修正して運用）

> Ⅰ．ウイルス性：以下のウイルス検査などの基準を満たし，臨床経過から当該ウイルスが肝障害の原因と考えられる症例
> 　Ⅰ-①　A型：IgM-HAV抗体陽性
> 　Ⅰ-②　B型：HBs抗原またはIgM-HBc抗体が陽性，HBV DNAのみが陽性の場合もある*
> 　　Ⅰ-②-1.　急性感染例：以下の3項目のうち，いずれかに該当する症例
> 　　　　　　　　　　　・発症前にHBs抗原が陰性で1年以内に免疫抑制・化学療法の未実施例
> 　　　　　　　　　　　・IgM-HBc抗体が高力価の症例
> 　　　　　　　　　　　・HBc抗体が低力価の症例
> 　　Ⅰ-②-2.　キャリア例：以下の4項目のうち，いずれかに該当する症例
> 　　　　　　　　　　　・発症前にHBs抗原が陽性の症例（A）
> 　　　　　　　　　　　・IgM-HBc抗体が低力価の症例（B）
> 　　　　　　　　　　　・HBc抗体が高力価の症例（C）
> 　　　　　　　　　　　・発症前にHBs抗原陰性，HBc抗体ないしHBs抗体が陽性で，1年以内に免疫抑制・化学療法を実施した症例（D）
> 　　　Ⅰ-②-2-ⅰ.　無症候性キャリア（誘因なし）
> 　　　　　　　　　上記A，B，Cのいずれかに該当し，1年以内に免疫抑制・化学療法が未実施の症例
> 　　　Ⅰ-②-2-ⅱ.　無症候性キャリア（誘因あり：再活性化例）
> 　　　　　　　　　上記A，B，Cのいずれかに該当し，1年以内に免疫抑制・化学療法の実施した症例
> 　　　Ⅰ-②-2-ⅲ.　既往感染の再活性化例（de novo B型肝炎）
> 　　　　　　　　　上記Dに該当する
> 　　Ⅰ-②-3.　分類不能例：・上記のいずれにも該当しない症例
> 　　　　　　　　　　*肝炎発症時には原則的にHBV DNA量が高値であることを考慮して診断する
> 　Ⅰ-③　C型：HCV抗体ないしHCV RNAが陽性の症例
> 　Ⅰ-④　E型：IgA-HEV抗体ないしHEV RNAが陽性の症例
> 　Ⅰ-⑤　その他のウイルス：EBV，CMVなどの急性感染，再活性化を抗体ないし遺伝子検査で証明した症例
> Ⅱ．自己免疫性：国際診断基準を満たす症例，または抗核抗体陽性ないし血清IgG濃度が正常上限の1.1倍以上の症例**
> 　　　　　　**上記基準を満たさない成因不明例ないし薬物性症例にも自己免疫性肝炎が含まれている可能性を念頭に置いて治療を開始する
> Ⅲ．薬物性：臨床経過から内服している薬物が肝障害の原因と考えられる症例
> 　Ⅲ-①　薬物性（肝炎症例）：免疫チェックポイント阻害薬による肝炎（免疫関連有害事象：irAE）を含む***
> 　Ⅲ-②　薬物性（肝炎以外の症例＝非肝炎症例）・中毒***
> 　　　　　　***薬物性（肝炎）と薬物性（非肝炎）・中毒は，肝生検未施行例では薬物の種類，量および臨床経過によって分類する
> Ⅳ．その他の肝炎以外の症例：臨床経過に基づいて以下の成因に分類する
> 　Ⅳ-①　循環障害****
> 　Ⅳ-②　代謝性：Wilson病，神経性食欲不振症，急性妊娠脂肪肝，Reye症候群など
> 　Ⅳ-③　悪性腫瘍の肝浸潤
> 　Ⅳ-④　肝切除後ないし肝移植後肝不全
> 　Ⅳ-⑤　その他
> 　　　　　　****肝切除後ないし肝移植後以外の術後肝不全，感染症ないしDICに伴う肝不全，熱中症などは循環障害の病態を呈する場合が多いことを考慮して分類する
> Ⅴ．成因不明：十分な検査を実施したにもかかわらず，上記のいずれにも分類されない症例
> Ⅵ．評価不能：十分な検査を実施されていないため，上記のいずれにも分類されない症例

（持田 智ほか：ワーキンググループ-1報告書；急性肝不全における成因分類の診断基準. 厚生労働科学研究費補助金難治性疾患克服研究事業「難治性の肝・胆道疾患に関する調査研究」班 平成26年度研究総括・分担報告書，p110-114，2015[2]より作成）

ゴラフェニブなどのマルチキナーゼ阻害薬，イソニアジド，UFTなどが該当する.

③ 症候・身体所見

　初発症状として，全身倦怠感，発熱，黄疸，悪心，食欲不振，腹痛などがみられ，昏睡型では意識障害（Ⅱ度以上の肝性脳症）を呈する. 急性型では意識障害から始まり，激烈な経過をとる場合もあるが，亜急性型では食欲不振，嘔気，腹部膨満などの症状が持続することが多い. また，昏睡型では感染症，腎不全，播種性血管内凝固症候群（DIC）などを高率に合併し，発熱，頻脈，呼吸促迫などの全身性炎症反応性症候群

（systemic inflammatory response syndrome：SIRS）を呈することがある.

　身体所見では，黄疸，腹水，浮腫，羽ばたき振戦，肝濁音界の縮小・消失，肝性口臭などがみられる. 特に肝性脳症による意識障害（表3）は急性肝不全を昏睡型と非昏睡型に分類する上で重要な症候である.

④ 診断・検査

1) 診断

　病型を決定するには，病歴から初発症状の出現日を確定する必要がある.

2. 急性肝不全

表3　肝性脳症の昏睡度分類（犬山シンポジウム：1972年）

昏睡度	精神症状	参考事項
I	○睡眠-覚醒のリズムの逆転 ○多幸気分，ときに抑うつ状態 ○だらしなく，気にとめない状態	○retrospectiveにしか判定できない場合が多い
II	○指南力（時，場所）障害，物を取り違える（confusion），異常行動（例：お金をまく，化粧品をゴミ箱に捨てるなど） ○ときに傾眠状態（普通の呼びかけで開眼し会話ができる） ○無礼な言動があったりするが，医師の指示に従う態度をみせる	○興奮状態がない ○尿便失禁がない ○羽ばたき振戦あり
III	○しばしば興奮状態またはせん妄状態を伴い，反抗的な態度をみせる ○傾眠傾向（ほとんど眠っている） ○外的刺激で開眼しうるが，医師の指示には従わない，または従えない（簡単な命令には応じる）	○刺激に対して払いのける動作，顔をしかめるなどがみられる
IV	○昏睡（完全な意識の喪失） ○痛み刺激に反応する	○刺激に対して払いのける動作
V	○深昏睡 ○痛み刺激にもまったく反応しない	

2) 検査所見

一般肝機能検査では，AST，ALT，LDHが上昇し，総ビリルビンの増加と総蛋白，アルブミン，総コレステロール，コリンエステラーゼの低下を認める．プロトロンビン時間40％以下ないしはINRで1.5以上が診断上，必須である．血漿アミノ酸ではメチオニンが著明に上昇する．血中アンモニアは一般に上昇するが，一部の症例では正常域にとどまることもある．

成因を明らかにするために，IgM-HA抗体，HBs抗原とIgM-HBc抗体，HCV抗体，HCV RNA検査，IgA-HEV抗体，さらにサイトメガロウイルス，ヘルペスウイルス，EBウイルスに対する検査を実施する．また，抗核抗体，IgGを測定する．循環障害や悪性腫瘍の肝浸潤など肝炎を伴わない成因の鑑別も必要である．

腹部超音波およびCT検査では，肝萎縮が高頻度に認められ，予後不良の徴候である．腹部超音波検査では肝内エコーパターンの不均一化，門脈拡張，肝静脈狭小化，腹水，胆囊腔の虚脱と壁肥厚など，腹部CTではしばしば壊死に一致して低吸収域がみられる．

5 治療・予後

1) 治療

成因に応じた対応が必要であるが，非昏睡型では支持療法だけで改善する場合も多い．昏睡型では全身の臓器に障害をきたしやすいため，集中治療室で全身状態や感染などの合併症を厳重にモニタリングする必要がある．

a) 人工肝補助療法（血液浄化療法）

血液浄化療法は著しく低下した肝機能を補い，有害物質を除去して，肝が十分な再生を得るまで，または肝移植までの体内代謝環境を維持することを目的とする．血漿交換療法単独で意識覚醒効果を得ることは難しく，また大量の凍結血漿が塩分，水分および窒素負荷となるため，血液濾過透析（hemodiafiltration：HDF）を併用することが一般的である．on-line HDFは多量の置換液を用いる新しい方法で，脳症の原因とされる中分子量物質の効率的な除去が可能である．脳症からの覚醒率は，従来法が主体のHDF全体で52.5％だった対し，on-line HDF実施例では94.1％と高率であることが報告された[7]．現時点における最善のHDFはon-line HDFであり，施行が可能で習熟している場合に第一選択となる[8,9]．

b) 免疫抑制療法

副腎皮質ホルモンは抗炎症作用を発揮するが，感染や消化管出血の合併が問題となるため，近年では短期大量療法が主流となっている．シクロスポリンAは，特に自己免疫性肝炎やB型肝炎ウイルスによる急性肝不全においてステロイドパルス療法導入後の免疫抑制維持を目的として投与される．

c) 抗凝固療法

急性肝不全では類洞内皮細胞の障害と微小血栓形成が誘導され，類洞内微小循環障害による広汎肝細胞壊死が発生する．したがって，肝壊死進展防止を目的として，さらに合併するDICに対して抗凝固療法を実施する．

d) 抗ウイルス療法

B型では主にエンテカビルまたはテノホビルが使用される．特に非活動性キャリアからの発症ではプロトロンビン時間60％以下を指標に治療を開始すべきとしている[10]．インターフェロンは，B型およびC型肝炎ウイルスの持続感染が想定される場合に使用されるが，肝不全を増悪させる場合もあり注意を要する．

305

Ⅱ章　肝疾患／E. 疾患

表4　急性肝不全の移植適応基準スコアリング

スコア	0	1	2
発症〜昏睡（日）	0〜5	6〜10	11≦
プロトロンビン時間（%）	20<	5<≦20	≦5
総ビリルビン（mg/dL）	<10	10≦<15	15≦
直接/総ビリルビン比	0.7≦	0.5≦<0.7	<0.5
血小板（万）	10<	5<≦10	≦5
肝萎縮	なし	あり	

昏睡Ⅱ度出現時に計5点以上を死亡と予測する．
（肝移植ガイドライン2008より）

表5　2016年から2021年に発症した急性肝不全およびLOHF症例の救命率（%）（全国集計）

肝炎 （n=1,117）	非昏睡型 （n=666）	急性型 （n=220）	亜急性型 （n=206）	LOHF （n=25）
内科治療	88.3 (573/649)	37.1 (63/170)	23.1 (31/124)	15.0 (3/20)
肝移植	94.1 (16/17)	86.0 (43/50)	88.9 (64/72)	100 (5/5)
全体	88.4 (589/666)	48.6 (107/220)	46.1 (95/206)	32.0 (8/25)
非肝炎 （n=287）	非昏睡型 （n=158）	急性型 （n=100）	亜急性型 （n=23）	LOHF （n=6）
内科治療	71.2 (109/153)	35.4 (34/96)	20.0 (3/15)	0 (0/4)
肝移植	80.0 (4/5)	75.0 (3/4)	87.5 (7/8)	100 (2/2)
全体	71.5 (113/158)	37.0 (37/100)	43.5 (10/23)	33.3 (2/6)

（Nakao M et al：J Gastroenterol 2018；**53**：752-769[3]）より引用）

e) 高アンモニア血症に対する治療

高アンモニア血症に伴う肝性脳症に対してはラクチトールを経口またはラクツロースを注腸で投与し，難吸収性の抗菌薬を用いた腸内殺菌を行う．肝性脳症改善アミノ酸製剤は急性期の肝性脳症を増悪させる可能性があり禁忌である．

f) 肝移植

肝移植は救命率を向上させることが明らかな唯一の治療法である．急性肝不全の移植適応基準スコアリング（肝移植ガイドライン2008）（表4）が作成され，肝移植非実施例（2004〜2008年）による検証では，正診率76.6%，感度86.3%，特異度65.4%と良好な成績が得られた[11]．急性肝不全・昏睡型とLOHFは，脳死肝移植の選択基準（日本肝臓学会肝移植委員会）において最優先のI群に相当するが，スコアリング4点以上が望ましいとされる．

2) 予後

全国調査（2016〜2021年発症例）によると，肝炎を成因とした急性肝不全の内科的治療の救命率は非昏睡型88.3%に対し，急性型37.1%，亜急性型23.1%で，2015年以前と同様に昏睡型で特に亜急性型の予後は極めて不良である．非肝炎例についても同様の傾向であるが，全体的にさらに救命率が低い（表5）[4]．成因別

では，B型肝炎ウイルスキャリア，自己免疫性，成因不明が予後不良である．肝移植は10.8%（144/1,117）の症例に実施され，88.9%（128/144）が救命された．

文献

1) 持田 智ほか：我が国における「急性肝不全」の概念，診断基準の確立：厚生労働科学省研究費補助金（難治性疾患克服研究事業）「難治性の肝・胆道疾患に関する調査研究」班，ワーキンググループ-1，研究報告．肝臓 2011；**52**：393-398

2) 持田 智ほか：ワーキンググループ-1報告書；急性肝不全における成因分類の診断基準．厚生労働科学研究費補助金難治性疾患克服研究事業「難治性の肝・胆道疾患に関する調査研究」班 平成26年度研究総括・分担報告書，p110-114，2015

3) Nakao M et al：Nationwide survey for acute liver failure and late-onset hepatic failure in Japan. J Gastroenterol 2018；**53**：752-769.

4) 持田 智ほか：厚生労働科学研究費補助金 難治性疾患等政策研究事業「難治性の肝・胆道疾患に関する調査研究」（研究分担者：持田 智）．我が国における急性肝不全および遅発性肝不全（LOHF）の実態（2016-21年）平成29年度〜令和元年度総合研究報告書，2023

5) 持田 智：急性肝不全：わが国における課題．肝臓 2015；**56**：453-460

6) 中山伸朗：急性肝不全の現状と課題．日消誌 2023；**120**：369-378

7) Fujiwara K et al：On-line hemodiafiltration or high-flow continuous hemodiafiltration is one of the most effective

artificial liver support devices for acute liver failure in Japan. J Hepatobiliary Pancreat Sci 2015；**22**：246-247

8) 藤原慶一ほか：急性肝不全に対する人工肝補助療法についての提言：high-flow CHDF, on-line HDFによる覚醒率向上の認識とその全国標準化の必要性. 肝臓 2014；**55**：79-81

9) 井上和明ほか：On-line HDFを急性肝不全の患者に施行する際の診療ガイド. 肝臓 2020；**61**：47-60

10) 藤原研司ほか：劇症肝炎及び遅発性肝不全（LOHF：late onset of hepatic failure）の全国集計（2003年）. 厚生労働科学研究費補助金難治性疾患克服研究事業「難治性の肝疾患に関する調査研究」班 平成16年度研究報告書, p93-107, 2003

11) Naiki T et al：Novel scoring system as a useful model to predict the outcome of patients with acute liver failure：Application to indication criteria for liver transplantation. Hepatol Res 2012；**42**：68-75

II章 肝疾患／E. 疾患

3 慢性肝炎

1 B型慢性肝炎

到達目標
● B型慢性肝炎の病態をウイルス側と宿主側の両面から理解する．

1 病因・病態・疫学

慢性肝炎（chronic hepatitis）とは，「6ヵ月以上にわたり持続する肝臓の炎症」として定義される．日本の慢性肝炎は，新犬山分類の肝組織診断基準に基づき，線維化（F0からF4の肝硬変）と壊死・炎症（A0からA3）の程度で分類される．

B型慢性肝炎の病因は，B肝炎ウイルス（HBV）の持続感染である．HBV保有者（キャリア）は，世界中に約3億5千万人，日本中に110万～130万人いると推定されており，日本の慢性肝疾患の約20％，肝細胞癌の約15％がHBV感染によるものとみなされている[1]．日本のHBVの持続感染の多くは出生時に母親から感染する母子感染（垂直感染）であり，残りが3歳以下での水平感染であると推測されている．すなわち，免疫能が未発達な新生児・乳幼児期のHBV感染では，HBVを排除できずにキャリア化することが多い．一方，思春期以降になってからの急性HBV感染は，多くの場合一過性感染であり持続感染化することは少ない．しかし，近年，都市部で特に異人種間の性交渉により広がっているgenotype Aの急性肝炎では，約10％が持続感染化（慢性化）するといわれている．最近では地方においてもgenotype Aが広がってきているといわれている．

世界各国で分離同定されたHBV genotypeは，現在のところA～Jの9型（IはCの亜型）とされており，系統樹解析によりgenotype Aは欧米型（A2/Ae）とアジア・アフリカ型（A1/Aa）に分類され，genotype Bはアジア型（Ba）と日本型（B1/Bj）に亜型分類されている．また，genotype Cは主にアジアに存在し，東南アジア型（Cs）と東アジア型（Ce）などに亜型分類されている．Baはプレコアからコア領域がgenotype Cの遺伝子とrecombination（遺伝子組み換え）を起こしているが，Bjは遺伝子組み換えがみられない日本固有の株である．日本全国におけるgenotypeの割合は[2]，genotype Aが1.7％，genotype Bが12.2％，genotype Cが84.7％，genotype Dが0.4％，混合型が1.0％とgenotype Cが多くを占めているが（図1），地域分布

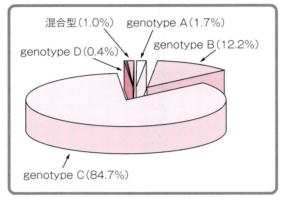

図1 日本におけるHBV genotypeの分布
（Orito E et al : Hepatology 2001 ; 34 : 590-594[2]を参考に作成）

でみると，沖縄と東北地方にgenotype Bが多く，それ以外の地域にgenotype Cが多いという地域特異性が存在している．病態との関連では（表1），genotype Cは，genotype Bに比べHBe抗原陽性率が高く，HBe抗原陽性からHBe抗体陽性へと移行するセロコンバージョン率が低い．また，genotype CのB型慢性肝炎はgenotype Bに比べ，肝病態の進行が速く，肝硬変や肝細胞癌を早期に発症し，予後不良である[3]．また，同じgenotype Bでもgenotype Baはgenotype BjとCの中間的な特徴を示し，若年の肝細胞癌発症に関与すると考えられている．

昨今，訪日や日本に定住する外国人が増加しているため，日本人以外のB型肝炎患者を診療する場面が今後増えることが予想される．よってこのようなgenotype分布の地域差を理解することは，外国人患者を診療するうえでさらに重要となってくると思われる．

2 症候・身体所見

B型慢性肝炎の自然経過は，①HBe抗原陽性無症候性キャリア期，②肝炎期，③HBe抗体陽性非活動性

表1 HBV genotypeと病態の比較

	HBV genotype		
	Bj（日本型）	Ba（アジア型）	C
HBe抗原陽性率	低い	中間	高い
セロコンバージョン率	高い	中間	低い
PC変異*	多い	少ない	少ない
BCP変異**	少ない	中間	多い
肝細胞癌への進展	遅い	若年発症あり	速い
予後	良好	様々	不良

*：pre-core (G1896A) 変異
**：basic core promoter (A1762T/G1764A) 変異

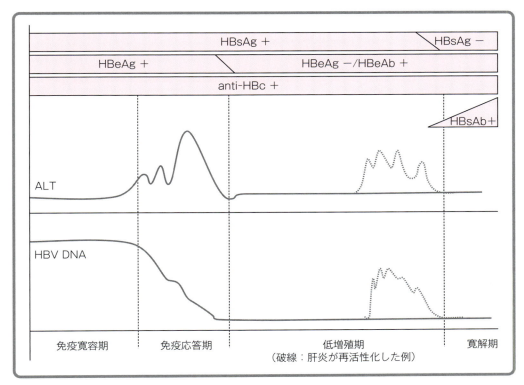

図2　B型慢性肝炎の自然経過
（茶山一彰ほか：慢性肝炎治療薬の選び方と使い方，南江堂，p1-137, 2005[4]を参考に作成）

キャリア期，④再活性期に分類されるが（図2）[4]，それぞれの時期で症候が異なる．各時期における各種HBVマーカーの目安となる値は第Ⅱ章-A-2「肝炎ウイルスマーカー」を参照のこと．

1) 免疫寛容期

この時期は，HBe抗原陽性で血中HBV DNA量も高値であるが，トランスアミナーゼが正常であり，自覚および他覚症状は乏しい．HBVに対する免疫学的寛容の状態（HBV感染肝細胞に対する宿主の免疫応答がない）であるため，ウイルス量が多いにもかかわらず，肝組織で炎症・線維化所見はほとんどみられない．

2) 免疫応答期（免疫排除期）

免疫能の発達に伴い思春期以降になると，HBVに対する免疫寛容状態が解除され始め，感染肝細胞に対する細胞傷害性Tリンパ球（CTL）による肝細胞傷害が起こり，肝炎を発症してトランスアミナーゼが上昇する．この時期が長期に及び，トランスアミナーゼの

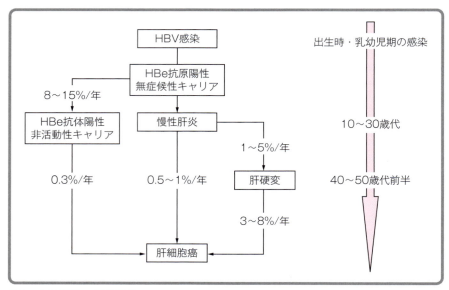

図3　B型肝炎の長期予後

高値が持続した症例では肝臓の線維化が進行し，軽度の慢性肝炎から肝硬変への進展がみられる．肝炎期においても一般に自覚および他覚的症状は乏しいが，慢性肝炎の増悪時（一過性の強い肝障害）には，全身倦怠感，食欲不振，黄疸，褐色尿などの症状が出現する場合がある．また，慢性肝炎の進行に伴い，肝臓の腫大が認められ，軽度の脾腫がみられることもある．このウイルス排除反応に伴い，血中HBV DNA量は次第に減少し，肝炎は鎮静化に向かう．肝炎による肝細胞障害ののちにHBe抗原陽性からHBe抗原陰性/HBe抗体陽性に移行する，いわゆるセロコンバージョン（SC）が認められる（図2）．SC率は8〜15％/年程度で，自然経過でSCがみられるのは，成人期までに約85〜90％で，残りの約10〜15％のうち，多くは肝炎が持続し1〜5％/年の割合で肝硬変へと進展する（図3）．肝組織は，SCを生じ，肝炎が鎮静化した場合には軽度の炎症・線維化所見がみられるのみであるが，SCまでの肝炎が長期間持続する場合には，炎症・線維化所見は高度となる．

3）低増殖期

HBV感染肝細胞と宿主の免疫反応に終止符が打たれ，肝炎が鎮静化している安定期である．SCが持続し，トランスアミナーゼが持続正常を示すこの時期では，HBV増殖が著しく低下するため，HBV DNA量はPCR法で検出が可能な程度（3.3 Log IU/mL未満＝2,000 IU/mL未満）になる．自覚および他覚症状は乏しい．肝組織は，炎症所見は改善するが，線維化所見は肝炎期の炎症の程度や期間によって決定される．

4）寛解期

HBe抗原のSCを経て，HBs抗原が消失し，HBs抗体が出現して，いわゆる"臨床的治癒"に到達するHBVキャリアは約1〜2.5％/年程度である．ただし，一部の症例ではHBs抗体が出現しないこともある．寛解期では，トランスアミナーゼ，肝組織所見ともに改善する．この時期のHBVマーカーは「HBs抗原陰性，HBs抗体陽性（一部陰性），HBc抗体陽性，HBV DNA量検出せず」といった所見を呈するため，血液所見のみでは急性肝炎既往者と見分けが付かない．この時期に免疫抑制療法や化学療法を行われた場合，HBV再活性化（de novo肝炎発症）のリスクがあるため，HBs抗原消失が得られた場合には，必ず患者さんに再活性化の旨は説明しておかなければならない．HBV再活性化（de novo肝炎発症）についての詳細は他項目参照．

5）再活性期（再増殖期）

HBe抗原のSC後，トランスアミナーゼが長期間正常を持続していても再活性化（HBV DNAの増加，ALT値の上昇，HBe抗原の再出現）する症例が存在する（図2）．再活性化した症例では，肝炎の程度は様々であるが，ときに重症化することがあり，このような場合，全身倦怠感，食欲不振，黄疸，褐色尿などの症状が出現する．この時期の症例は肝硬変進行や肝癌発症のリスクが高いため，SC達成のみで安心してはいけない．HBV再増殖のリスクは，免疫抑制療法あるいは化学療法の使用により高くなる．詳細は他項目参照．

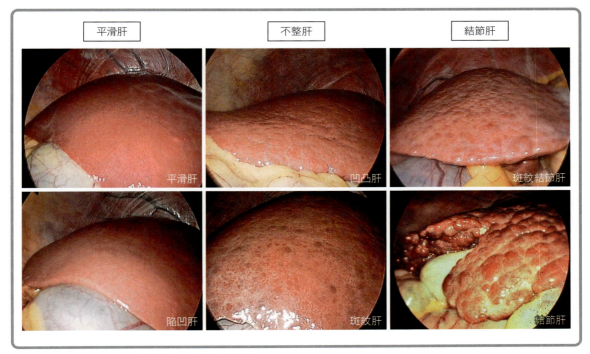

図4 B型慢性肝疾患の線維化進行（腹腔鏡分類）

3 診断・検査

1）診断

HBs抗原およびHBc抗体高力価陽性で，HBVの増殖（HBV DNAが陽性）を伴うALT値の異常が6ヵ月以上持続すればB型慢性肝炎と診断される．HBe抗原陽性では，肝炎が活動性で感染性が強く，HBV DNA量は高値を示す．HBe抗原陰性およびHBe抗体陽性では，一般に肝炎が鎮静化しHBV DNA量も低値を示す場合が多い．しかし，HBVの変異や免疫抑制療法あるいは化学療法によって肝炎が再活性化する症例も少なからず存在する．肝生検による組織所見で，F2/A2以上は活動性の慢性肝炎，F4は肝硬変と診断される．

2）検査所見

生化学検査では，トランスアミナーゼ（AST，ALT）が，肝細胞障害により上昇する．慢性肝炎ではALT優位であるが肝硬変へ進行するにつれてAST優位の傾向がみられる．LDHも肝細胞障害により上昇するが，変動の程度は低い．γ-グロブリンは，慢性肝障害に伴い上昇し，慢性肝炎から肝硬変への進行の指標になる．肝線維化マーカーであるⅢ型プロコラーゲンペプチド（PⅢP），Ⅳ型コラーゲン，ヒアルロン酸，M2BPGiやオートタキシンも肝線維化の程度を反映しており，肝硬変での著明な上昇がみられるため，慢性肝炎との鑑別に有用である．血液学的検査では，血小板数が肝病態（肝線維化）の進行に伴い減少するが，C型肝炎よりも低下が緩徐なため，15万未満では肝線維化進行を疑ったほうがよい．

腹部超音波検査では，一般的に肝辺縁の鈍化，肝実質の軽度粗～不均一，肝の大きさの正常～やや腫大が認められ，肝線維化の進行に伴い，右葉の萎縮，左葉の腫大，肝実質の不均一～結節状，脾腫がみられるようになる．

病期の進行の診断には，腹腔鏡もしくは肝生検が用いられる．特に腹腔鏡検査はその侵襲性から施行できる施設が減少しつつある．しかしながら，腹腔鏡検査では現在肝臓で起きている形態変化の全体像を一目で把握でき，B型肝炎における有用性は昔も今も変わらない．B型慢性肝疾患における腹腔鏡像の変化を図4に示す．まず平滑肝（腹腔鏡所見は平滑肝または陥凹肝）から始まり，炎症に繰り返しにより表面の凹凸が目立つようになった不整肝（凹凸肝や斑紋肝），そして肝線維化進行により結節形成が目立つようになった結節肝（腹腔鏡所見は斑紋結節肝または結節肝）となる．B型慢性肝疾患では上記の「斑紋」という所見を呈することが，C型肝炎や他の肝疾患より多い．斑紋とは炎症の繰り返しにより形成された「区域化された小斑点」で再生能力の旺盛な肝細胞の集団といわれてい

る．よってこの所見を有する症例は肝発癌ポテンシャルが高いと以前から知られている．また，B型慢性肝疾患（肝硬変）では，隔壁や結節の大きさが他の肝疾患よりも大きく，腹腔鏡像では結節肝でも，針生検ではF2以下というように，針生検が過小評価してしまうことがあることも覚えておきたい注意点である．

また昨今，非侵襲的な検査方法として，超音波やMRIを用いた肝硬度測定（エラストグラフィ）も広く使用されるようになっており，肝生検が行えない場合の，肝線維化評価のツールとして有用である．

4 治療・予後

1）治療

B型肝炎では，肝細胞内のHBVの完全な排除が難しいため，HBVの増殖を持続的に抑制し，肝炎を鎮静化させて，肝硬変や肝細胞癌への進展を防いでいくことが重要である．すなわち，治療の目標は，①HBe抗原陽性からHBe抗体陽性へのSC，②血中HBV DNA（リアルタイムPCR法）の持続的な陰性化（ただし，慢性肝炎の治療中止または終了後では3.3 Log IU/mL未満＝2,000 IU/mL未満を維持），③ALT値の持続的な正常化（30 IU/L以下）であり，最終的に④HBs抗原陽性からHBs抗体陽性へのSCを達成することである．治療は，抗ウイルス療法としてペグインターフェロン（Peg-IFN），エンテカビルやテノホビルなどの核酸アナログ製剤が主に使用される．詳細は他項目参照．また核酸アナログ製剤治療やインターフェロン治療は肝炎治療特別促進事業による医療費助成の対象となっている．詳細はV章を参照されたい．

2）予後

慢性肝炎から肝硬変に進展した場合，予後を規定するのは，肝不全，食道静脈瘤の治療，肝細胞癌の早期診断，早期治療である．特に，肝硬変からは，抗ウイルス療法無治療の場合3〜8%/年の割合で肝細胞癌が発生する（図3）．しかし，B型慢性肝炎では，HBV遺伝子の宿主の肝細胞のDNA遺伝子への組み込みなどにより，必ずしも肝硬変に至らずに肝細胞癌を生じることがあるので，肝病態が進行していない症例においても注意深い経過観察が必要である．また，HBe抗原の陽性・陰性，ALT値にかかわらず，HBV DNA量が肝硬変，肝細胞癌の発生リスクに関連することが明らかにされていることから[5,6]，HBe抗原の陰性化，ALT値の正常化だけでなく，HBV DNA量を低値（検出感度未満）に保つことが予後の改善において重要である．また核酸アナログ製剤長期投与によりHBV DNA抑制が達成できていれば，肝癌発症抑止に繋がることが明らかとなっている[7]．しかしながら核酸アナログ投与によって肝癌発症が完全になくなるわけではないので，投与中においても定期的な肝癌スクリーニングは怠ってはいけない．

文献

1) Tanaka J et al：Trends in the total numbers of HBV and HCV carriers in Japan from 2000 to 2011. J Viral Hepat 2018；**25**：363-372

2) Orito E et al：Geographic distribution of hepatitis B virus（HBV）genotype in patients with chronic HBV infection in Japan. Hepatology 2001；**34**：590-594

3) Sugauchi F et al：Epidemiologic and virologic characteristics of hepatitis B virus genotype B having the recombination with genotype C. Gastroenterology 2003；**124**：925-932

4) 茶山一彰ほか：慢性肝炎治療薬の選び方と使い方，南江堂，東京，p1-137，2005

5) Chen CJ et al：Risk of hepatocellular carcinoma across a biological gradient of serum hepatitis B virus DNA level. JAMA 2006；**295**：65-73

6) Iloeje UH et al：Predicting cirrhosis risk based on the level of circulating hepatitis B viral load. Gastroenterology 2006；**130**：678-686

7) Hosaka T et al：Long-term entecavir treatment reduces hepatocellular carcinoma incidence in patients with hepatitis B virus infection. Hepatology 2013；**58**：98-107

3. 慢性肝炎

3 慢性肝炎

2 C型慢性肝炎

到達目標
● 病態を理解し，個々の症例の病状の把握および経過の予想ができる．
● 個々の症例に対し，適切な治療法を選択ができる．

1 病因・病態・疫学

　C 型慢性肝炎は C 型肝炎ウイルス（hepatitis C virus：HCV）の持続感染によって引き起こされる肝臓の持続炎症である．HCV は主に血液を媒介として感染し，現在の感染者は，過去の輸血や医療行為，あるいは刺青や覚醒剤などの静脈注射によって感染したものと考えられ，本邦での感染者数は約 1.2 ％，150 万人と推定されている．C 型急性肝炎により多峰性に増減するトランスアミナーゼは次第に安定化，正常化する場合と，半年以上にわたり増減を繰り返す場合ある．前者では，一部に HCV が自然排除される症例もあるが，ほとんどの場合は血中の HCV RNA は持続的に陽性となる．さらに半年以上にわたりトランスアミナーゼ値が増減を繰り返す場合は慢性肝炎へと移行する．いったん慢性化すると C 型肝炎は自然治癒することは極めてまれである．C 型慢性肝炎は，持続する肝細胞の破壊と再生のため，約 15〜20 年の経過で増悪，寛解を繰り返しながら肝硬変に進展し，最終的には約 20〜30 年で肝細胞癌へと病変が進行する．

2 症候・身体所見

　C 型慢性肝炎では一般的に自覚症状を認めることは少ない．線維化が進行し，肝機能が低下すると慢性の倦怠感や易疲労感を自覚する場合もある．C 型肝炎は肝内病変のみならず種々の肝外病変を高率に合併する．肝外病変は，増殖性疾患，皮膚疾患，心疾患，自己免疫性疾患と多彩であり（表 1），常にこれらの合併を念頭に身体所見をとる必要がある．
　台湾における 23,820 例の報告では，肝疾患による死亡リスクは 12.48 倍に増加し（慢性肝疾患および肝硬変 5.38 倍，肝癌 21.63 倍），肝外病変による死亡リスクは 1.35 倍に増加することが示されている（腎疾患 2.77 倍，循環器系疾患 1.50 倍，糖尿病 1.49 倍，肝癌を除く癌 1.32 倍）．このように HCV 排除は肝癌を含む肝病態の進行を抑制するのみならず，肝外病変へのインパクトを減らすためにも重要といえる[1]．

表 1　C 型肝炎の肝外病変

○ 増殖性疾患
　悪性リンパ腫
　クリオグロブリン血症
○ 皮膚疾患
　扁平苔癬
　遅発性皮膚ポルフィリン症
○ 心疾患
　拡張型心筋症
○ 自己免疫性疾患
　Sjögren 症候群
　唾液腺炎
　糸球体腎炎
　関節炎
　多発性結節性動脈炎

3 診断・検査

1) 診断

　C 型慢性肝炎の診断方法として，血清中の HCV 抗体の検出，HCV 蛋白の検出および HCV 核酸の検出の方法がある．HCV 抗体が高力価であれば，ほぼ HCV の感染があるが，低力価の場合，過去の HCV 感染の可能性もあり，HCV コア抗原あるいは核酸診断が必要となる．コア抗原を測定することにより，短時間で血液中の HCV を直接検出および定量化することが可能である．しかしコア抗原が陰性であっても HCV の存在を完全には否定できない．この場合，HCV 核酸診断が必要となり，リアルタイム PCR 法（TaqMan PCR 法）によってウイルス血症の有無を確認する．TaqMan PCR 法の感度は，1.2 Log IU/mL 以上と極めて高い．HCV 抗体が低力価で TaqMan PCR 法によって HCV が検出されない場合は，過去の感染が疑われる．

2) 検査所見

　a) 慢性肝炎の評価

　肝炎の活動性評価のため，血清トランスアミナーゼを測定する．ALT 値が高いほど炎症が強く起こっており，肝線維化の進行速度が速くなると考えられている．肝の線維化や活動性の評価には肝生検が最も有用であり，可能な限り施行することが重要である．組織

313

II章 肝疾患／E. 疾患

表2 慢性肝炎の新犬山分類（1995年）

慢性肝炎とは，臨床的には6ヵ月以上の肝機能検査値の異常とウイルス感染が持続している病態をいう．組織学的には，門脈域にリンパ球を主体とした細胞浸潤と線維化を認め，肝実質内には種々の程度の肝細胞の変性・壊死所見を認める．そして，その組織所見は線維化と壊死・炎症所見を反映させ，各々線維化（Staging）と活動性（Grading）の各段階に分け表記する．

Staging	線維化の程度は，門脈域から線維化が進展し小葉が改築され肝硬変へ進展する段階を線維化なし（F0），門脈域の線維性拡大（F1），bridging fibrosis（F2），小葉のひずみを伴うbridging fibrosis（F3）までの4段階に区分する．さらに結節形成傾向が全体に認められる場合は肝硬変（F4）と分類する．
Grading	壊死・炎症所見はその程度により，活動性なし（A0），軽度活動性（A1），中等度活動性（A2），高度活動性（A3）の4段階に区分する．すなわち，活動性の評価はピースミールネクローシス（piecemeal necrosis），小葉内の細胞浸潤と肝細胞の変性ならびに壊死（spotty necrosis, bridging necrosisなど）で行う．
付記	F0：線維化なし F1：門脈域の線維性拡大 F2：線維性架橋形成 F3：小葉のひずみを伴う線維性架橋形成 F4：肝硬変 A0：壊死・炎症所見なし A1：軽度の壊死・炎症所見 A2：中等度の壊死・炎症所見 A3：高度の壊死・炎症所見

（市田文弘ほか：慢性肝炎の肝組織診断基準―新犬山分類，犬山シンポジウム記録刊行会（編），中外医学社，1996[2]より引用）

学的な線維化および活動性の診断は，1995年の第19回犬山シンポジウムで発表された新犬山分類が用いられている（表2）[2]．線維化のstagingは5段階に，活動性は4段階に分類されている．C型慢性肝炎における新犬山分類での線維化stageの進行速度は，0.1～0.125単位／年であり，8～10年で1 stage進行すると考えられている．線維化が進行するとともに肝発癌率は増加し，F4（肝硬変）では，年率7～8％と高値である（表3）．血液検査では，血小板数，アルブミン値，プロトロンビン時間などが肝線維化の指標となる．F1では血小板数が15万～18万／μL，F2では13万～15万／μL，F3では10万～13万に低下し，血小板数が10万／μL以下に低下している場合は，肝硬変が疑われる．またヒアルロン酸，IV型コラーゲン，Mac-2結合蛋白糖鎖修飾異性体（M2BPGi）などの肝線維化マーカー，あるいはエラストグラフィーによる非侵襲的検査による情報も肝線維化の評価において参考となる．線維化は50歳前後から急速に進行し，60歳頃より発癌する場合が多い．現時点でどの程度線維化が進行しているのかを把握することは，発癌の予測や治療方針を決めるうえにおいて非常に重要である．

b）治療方針決定に必要な検査

IFNフリー治療効果と関連したHCV遺伝子変異としては，遺伝子型1の場合，NS3/4A領域の168番，NS5A領域の31番・32番・93番，NS5B領域の282番のアミノ酸変異が代表的である．特に，NS5A領域のP32欠失は強い耐性ウイルスとされる[3]．これらは保険適用はないが外注検査機関での測定が可能である．IFNフリー前治療不成功例ではNS5A領域のL31やY93以外にP32欠失やA92など多彩な変異が出現する．なかでもP32欠失は，ダクラタスビル＋アスナプレビル併用治療（製造終了）不成功例だけでなく，オ

表3 線維化ステージと肝発癌

線維化ステージ	肝発癌率
F1	0.5%
F2	1.5%
F3	5%
F4（肝硬変）	7～8%

ムビタスビル／パリタプレビル／リトナビル配合錠（製造終了），レジパスビル／ソホスブビル配合錠，エルバスビル＋グラゾプレビル併用（製造終了）による不成功例でも出現し，NS5A阻害薬に対して強い耐性を示す．また，P32欠失以外の変異が治療効果低下に関与する可能性もある．したがって，IFNフリー前治療不成功例に対するIFNフリー再治療を検討する際には，遺伝子型1の場合，NS3/4AならびにNS5A領域の薬剤耐性変異，特にP32欠失の有無を測定したうえで，肝臓専門医によって慎重な治療薬選択がなされることが推奨されている[3]．

IFN治療効果と関連したHCV遺伝子変異としては，遺伝子型1bの場合，NS5A領域のISDR（interferon sensitivity determining region）[4]の変異，コア領域の70番・91番アミノ酸変異[5]，あるいは患者自身のIL28B遺伝子多型[6]などが治療効果に関与する．特に，コア領域の70番アミノ酸変異は肝発癌予測にも有用であり，ウイルス排除された症例からの肝発癌への関与も示唆されている[3]．これら保険適用はないが外注検査機関での測定が可能である．

c）肝癌のスクリーニング

C型肝炎では，肝線維化が進展するに従い，肝癌の発生頻度が高くなるが，炎症の軽い症例や線維化の進展していない症例においても肝癌が発症する場合もあ

る．さらに，ウイルスが排除されると発癌率は低下するが，依然肝癌は発生する可能性がある[7]．よって，C型肝炎患者に対しては，全例で定期的に画像診断（腹部超音波検査，CT，MRIなど）および腫瘍マーカー（AFP，PIVKA-II）の測定による肝癌のスクリーニングを行う必要がある．ALT値に関係なく，HCV陽性患者では6ヵ月おき，肝硬変患者では3ヵ月おきの画像診断を行い，肝癌の早期発見に努める．

4 治療

C型肝炎治療の目標はHCVを排除し，慢性肝疾患の長期予後の改善，すなわち肝発癌および肝疾患関連死を抑止することである．この治療目標を達成するために抗ウイルス療法を行う．現在，C型肝炎に対して行う抗ウイルス療法は，IFNフリー治療が第一選択薬であるが，ウイルス性肝疾患の治療に十分な知識と経験を持つ医師により，適切な適応判断がなされたうえで行う必要がある．IFNフリー治療によってHCVが排除された場合，IFN治療と同程度の肝発癌抑制効果が得られるとする報告が増えつつある[3]．

非代償性肝硬変を含むすべてのC型肝炎症例が抗ウイルス治療の対象となるが，ALT値上昇例（ALT 30 U/L超）あるいは血小板数低下例（血小板数15万/μL未満）は治療のよい適応である．ALT 30 U/L以下かつ血小板数15万/μL以上の症例については肝発癌リスクが低いことを考慮に入れて治療適応を決めるが，高齢者ではそのような値でも肝発癌リスクが低くないことに留意すべきである[3]．IFNフリー治療は副作用が少なく，初回投与例でのウイルス持続陰性化（sustained virological response：SVR）率は95％以上を期待できる．患者自身に治療希望があり，身体機能や精神状態から主治医が治療適応範囲内と判断すれば年齢や肝機能の制限は設けられていない．今後は医療経済，費用対効果の面も考慮してどこまで医療者側から治療を勧めるのが妥当であるか検証していく必要が

ある．

肝庇護薬による治療はHCVの排除を目的とするのではなく，肝炎を鎮静化し肝組織の線維化進展を抑えることを目的とする治療である．C型慢性肝炎で肝庇護薬による治療の適応になるのは，AST，ALT値が異常を示す患者で，IFNやIFNフリーDAAなどによる抗ウイルス治療が施行できない患者，抗ウイルス治療でウイルス排除ができなかった患者，抗ウイルス治療を希望しない患者などである．肝庇護治療のなかでも科学的に有用性が示されているのはウルソデオキシコール酸（UDCA）と静注用グリチルリチン製剤（SNMC）である[3]．

文献

1) Lee MH et al：Chronic hepatitis C virus infection increases mortality from hepatic and extrahepatic diseases：a community-based long-term prospective study. J Infect Dis 2012：**206**：469-477
2) 市田文弘ほか：慢性肝炎の肝組織診断基準―新犬山分類，犬山シンポジウム記録刊行会（編），中外医学社，東京，1996
3) 日本肝臓学会 肝炎診療ガイドライン作成委員会（編）：C型肝炎治療ガイドライン（第8.3版）2024年5月
4) Enomoto N et al：Mutations in the nonstructural protein 5A gene and response to interferon in patients with chronic hepatitis C virus 1b infection. N Engl J Med 1996：**334**：77-81
5) Akuta N et al：Association of amino acid substitution pattern in core protein of hepatitis C virus genotype 1b high viral load and non-virological response to interferon-ribavirin combination therapy. Intervirology 2005：**48**：372-380
6) Tanaka Y et al：Genome-wide association of IL28B with response to pegylated interferon-alpha and ribavirin therapy for chronic hepatitis C. Nat Genet 2009：**41**：1105-1109
7) Akuta N, et al：Simple predictive markers and clinicopathological features of primary liver cancer following HCV clearance with direct-acting antivirals. Oncology 2023：**101**：79-88

Ⅱ章　肝疾患／E. 疾患

3 慢性肝炎

③ 非B非C型肝炎

【到達目標】
●慢性肝炎を病因別に分類し，鑑別ができる．

1 病因・病態・疫学

　非B非C型慢性肝炎とは，「6ヵ月以上にわたり持続する肝臓の炎症のうち，B型肝炎ウイルス（HBV）およびC型肝炎ウイルス（HCV）感染が否定された肝障害」に対して用いられる．非B非C型肝炎の病因は様々であり，Wilson病（10万人に1人）[1]や糖原病（10万〜40万人に1人）[2〜4]など頻度の少ない疾患から，アルコール関連肝疾患（ALD），脂肪肝や代謝機能障害関連脂肪性肝疾患（MASLD）のように日常診療でよくみられる疾患（成人のドック受診者の約10〜30％）[5]まで多彩である（表1）．また，臓器移植後や免疫不全状態の症例ではE型肝炎ウイルス（HEV）が持続感染する場合があり，注意が必要である[6]．そのため，血液検査所見のほか，家族歴や生活習慣などから病因を同定し，病態を正しく把握して治療を行うことが重要である．

　慢性肝炎の病態は，病因により大きく異なる．肝炎の主体は肝細胞の障害・壊死であり，その機序には，壊死炎症反応，直接的な肝細胞障害，胆汁うっ滞，循環障害，代謝障害などがある[7]．B型，C型肝炎ウイルスやTTウイルス感染に伴うウイルス性肝炎では，ウイルス・ウイルス蛋白を抗原として認識し，宿主の免疫反応により，肝細胞が壊死することで肝炎が生じる．自己免疫性肝炎では，肝細胞の膜蛋白が自己抗原となり，また，薬物性肝障害のなかには，薬物と細胞内の巨大分子結合物が抗原となることによって，免疫応答が活性化し肝障害を惹起する場合があり，このような肝障害は壊死炎症反応による肝炎に分類される．一方，サイトメガロウイルスやヘルペスウイルス，EBウイルスなどのウイルス性肝炎では，感染した肝細胞の核酸・蛋白の合成が阻害され，細胞の変性・壊死が生じるため，直接的な肝細胞障害に分類される．ヘモクロマトーシスやWilson病は，肝細胞内の輸送蛋白の機能異常に伴い鉄や銅が肝細胞に過剰に沈着しリソゾームやミトコンドリアが障害される疾患であり，代謝障害に伴う肝細胞の変性・壊死に分類される．また，原発性胆汁性胆管炎や原発性硬化性胆管炎では，自己抗体の産生に伴い，胆管炎・胆管消失が生じることで胆汁うっ滞型の肝細胞障害が生じることになる．以上のように，非B非C型肝炎の発症機序は様々であり，病因の同定は，病態の理解や治療法の選択に有用である．

表1　慢性肝炎の病因による分類

1. ウイルス性
　　B型肝炎
　　C型肝炎
　　D型肝炎
　　E型肝炎（臓器移植後，免疫不全状態の症例）
　　EBウイルス
　　サイトメガロウイルス　など
2. 自己免疫性
　　自己免疫性肝炎（AIH）
　　原発性胆汁性胆管炎（PBC）
　　原発性硬化性胆管炎（PSC）
3. 代謝性
　　ヘモクロマトーシス
　　Wilson病
　　アミロイドーシス
　　ポルフィリン症
　　脂肪肝
　　MASLD・MASH
　　アルコール性肝炎
　　糖原病　など
4. 薬物性
5. 血流障害性
　　うっ血肝
6. ウイルス以外の感染症
　　細菌感染
　　真菌感染
　　原虫・寄生虫感染　など
7. 放射線性
8. 肝移植後の慢性拒絶反応

2 症候・身体所見

　倦怠感や黄疸などの一般的な症状を呈することもあるが，通常，ウイルス性肝炎と同様に自・他覚的症状は乏しい．慢性肝炎から肝硬変へ進展すると腹水や肝性脳症などの症状が出現し，肝細胞癌合併も少なくない．

　一方，非B非C型肝炎のなかで，病因により特徴的な症状を呈する疾患もある．原発性胆汁性胆管炎などの胆汁うっ滞型の肝障害では，初発症状として皮膚瘙痒感が認められる場合がある．また，原発性胆汁性胆管炎では，慢性甲状腺炎やSjögren症候群といった肝外合併症に伴う倦怠感や口渇などの症状により発見されることも少なくない．一方，アルコール性肝炎やポルフィリン症では，腹痛を主訴とする場合があり，消化管疾患との鑑別が重要となる．薬物性では，約半数

●316●

で発熱や発疹などのアレルギー症状を認める．また，代謝障害であるヘモクロマトーシスでは皮膚色素沈着，Wilson病ではKayser-Fleischer角膜輪，糖原病では低身長や特有の人形様顔貌を認めるなど，多彩な症状を呈する．臓器移植後や免疫不全状態の症例で持続的な肝機能障害が出現した場合には，薬物性肝障害の可能性のほか，感染症に伴う肝障害も考慮する必要があり，特にHEV感染合併にも注意が必要である．

身体所見としては，ウイルス性肝炎，糖原病，MASLD，アルコール性肝炎，アミロイドーシスではしばしば肝腫大を認める．特に，肝アミロイドーシスでは高頻度に著明な肝腫大や腹痛を主訴とするような症例が認められるとされている[8]．また，糖原病やPBCでは，高脂血症に伴う皮膚黄色腫を合併する．

3 診断・検査

病因により診断基準，診断マーカーが異なるため，各疾患を鑑別するために特殊な検査を行う必要がある．たとえば，自己免疫性肝炎，原発性胆汁性胆管炎といった自己免疫性の肝障害では，抗核抗体や抗平滑筋抗体，抗ミトコンドリアM2抗体などの自己抗体の測定は有用であり，さらに，HLAの遺伝型の解析も診断補助ならびに治療感受性予測の手段としてに有用である[9~11]．薬物性を疑う場合には，リンパ球幼弱化試験やマクロファージ遊走阻止試験といった薬剤感受性試験が用いられ，重要な手がかりとなるが，診断確定には詳細な服薬歴および職歴の聴取が重要である．一方，ヘモクロマトーシスやWilson病のような代謝障害では，血清中のフェリチンやセルロプラスミンに加え，肝生検による肝組織中の鉄や銅の沈着を検討することも診断に有用である．

また，表1に示す疾患群に属さない慢性肝炎例もしばしば存在する．そのような場合，肝生検による組織診断により細胞への沈着物の同定や炎症や線維化の特徴や程度，肝細胞障害のパターンを詳細に観察することは，病因の推定，治療法の選択だけでなく治療効果を判定するために有用である．

4 治療・予後

非B非C型肝炎では病因により治療法は大きく異なるが，慢性肝炎から肝硬変や肝細胞癌への進展を抑制することが重要である．ヘモクロマトーシスでは，肝硬変に至る前に瀉血療法を開始すれば健常人とほぼ同等の寿命であるが，進行例では高率に肝細胞癌を合併する．代謝機能障害関連脂肪肝炎（MASH）も線維化進行例では，肝細胞癌の合併が認められ，近年，肝細胞癌に占める割合の増加が問題となっている[12]．ま

た，薬物性肝障害では，被疑薬の除去が最も重要であるが，悪性腫瘍などに対する化学療法や分子標的薬治療による肝障害や整形外科的疼痛や癌性疼痛に対する鎮痛薬（特にアセトアミノフェン）による肝障害も散見され，原疾患治療との兼合いを十分に考慮したうえで，治療方針を決定する必要がある．

また，非B非C型肝炎に様々な全身性の合併症を伴うことも少なくないため，十分な注意が必要である．たとえば，自己免疫性肝炎や原発性胆汁性胆管炎では，自己免疫疾患を高率に合併するとされており，Sjögren症候群や慢性甲状腺炎，関節リウマチなどの疾患の合併頻度が高い．また，MASHやヘモクロマトーシス，アルコール性肝炎では，しばしば糖尿病などの合併も認められることから，他の代謝性疾患の合併も考慮に入れて治療に当たる必要がある．

前述したように，現在測定可能な血液マーカーや肝組織像では確定診断が困難な非B非C型肝炎を経験することも少なくない．そのような場合には，肝炎の病態や重症度に応じた対応を行い，治療反応性を考慮に入れて病因を探索し肝炎の進展を抑制することが重要である．

文献

1) Harada M：Wilson disease and its current problems. Intern Med 2010；**49**：807-808
2) Coire CI et al：Hepatic adenomata in type Ia glycogen storage disease. Arch Pathol Lab Med 1987；**111**：166-169
3) Ito E et al：Type 1a glycogen storage disease with hepatoblastoma in siblings. Cancer 1987；**59**：1776-1780
4) Takamura M et al：Type La glycogen storage disease with focal nodular hyperplasia in siblings. Acta Paediatr Jpn 1995；**37**：510-513
5) Hamaguchi M et al：The metabolic syndrome as a predictor of nonalcoholic fatty liver disease. Ann Intern Med 2005；**143**：722-728
6) Kamar N et al：Hepatitis E virus and chronic hepatitis in organ-transplant recipients. N Engl J Med 2008；**358**：811-817
7) 内田俊和：最新肝臓病理学―形態と分子病態，中外医学社，東京，p40-54，1999
8) Park MA et al：Primary（AL）hepatic amyloidosis：clinical features and natural history in 98 patients. Medicine（Baltimore）2003；**82**：291-298
9) Czaja AJ et al：Genetic predispositions for the immunological features of chronic active hepatitis. Hepatology 1993；**18**：816-822
10) Onishi S et al：DNA typing of HLA class II genes；DRB1＊0803 increases the susceptibility of Japanese to primary biliary cirrhosis. J Hepatol 1994；**21**：1053-1060
11) Seki T et al：Association of autoimmune hepatitis with HLA-Bw54 and DR4 in Japanese patients. Hepatology 1990；**12**：1300-1304
12) Okanoue T et al：Nonalcoholic fatty liver disease and nonalcoholic steatohepatitis in Japan. J Gastroenterol Hepatol 2011；**26**（Suppl 1）：153-162

Ⅱ章　肝疾患／E. 疾患

4 その他のウイルス肝炎

到達目標
● 肝炎ウイルス以外のウイルスによる肝障害を理解し，対処できる.

1 病因・病態・疫学

　肝炎ウイルス以外に肝障害を引き起こすウイルスの多くは，多臓器障害に付随し肝にも障害を引き起こすウイルスである. すべてのウイルスが肝障害を引き起こす可能性がある. そのなかで，EBウイルス（Epstein-Barr virus：EBV），サイトメガロウイルス（cytomegalovirus：CMV），単純ヘルペスウイルス（herpes simplex virus：HSV），水痘・帯状疱疹ウイルス（varicella-zoster virus：VZV），ヒトヘルペスウイルス（human herpes virus：HHV）6型や7型などのヘルペスウイルス科に属するウイルスがその代表的なものである. その他，新型コロナウイルス（SARS-CoV-2），風疹ウイルス（rubella virus），麻疹ウイルス（measles virus），パルボウイルス（parvovirus），重症熱性血小板減少症候群（severe fever with thrombocytopenia syndrome：SFTS）ウイルスなども報告がある. 熱帯・亜熱帯に棲息するウイルスでは黄熱ウイルス（yellow fever virus），デングウイルス（dengue virus）なども肝障害を呈する場合がある.
　本項では主に1）EBV，2）CMV，3）HSV，4）HHV-6およびHHV-7に関して述べる.

1) EBV

　EBVは一般に唾液を介し，幼少期から思春期にかけて感染し，Bリンパ球内で増殖する. NK細胞，Tリンパ球などにより制御される. 本邦では20歳代ですでに90%以上のヒトが抗体を保有している[1,2].
　EBV肝炎は，20歳前後の若年に発症することが多く，その大部分は重症化せずに経過していくが，劇症化の報告もみられる[3]. また，初感染に引き続き自己免疫性肝炎に移行する症例がある[4].
　また，慢性活動性EBV感染症（chronic active EBV infection：CAEBV）はEBVが慢性的に体内で活動，増殖を続けるまれな疾患であるが，NK細胞あるいはTリンパ球に感染するとされている. 有効な治療は確立されておらず，予後不良の疾患である. 肝障害を契機に診断された例もある[5].

2) CMV

　CMVは，易感染性患者において重篤なCMV感染症を起こしうる. 本邦における抗体保有率は90%といわれていたが，近年抗体保有率の低下が示唆されている[2,6]. それに伴い，健康成人でのCMV肝炎の報告もなされており，CMV肝炎はEBV肝炎に比し有意に年齢が高く30歳前後が多い[7].

3) HSV

　HSVには1型と2型がある. いずれの型も，初感染時，再感染時に付随症として肝炎を発症する. 主に免疫不全状態の患者に発症するが健常人でも報告がある[8]. 発症すると急激に肝不全に進行する. 免疫不全状態の患者では原因ウイルスとして考慮しておく必要があり，血清診断で偽陰性のことも多いため，海外においては原因のはっきりしない急性肝不全の場合，アシクロビルの予防投与も推奨されている[9].

4) HHV-6およびHHV-7

　HHV-6は生後6ヵ月〜1年の子供が発症する突発性発疹の原因ウイルスとされる. 初感染では突然の高熱と解熱後の発疹以外に合併症を伴わないことが多い. 成人におけるHHV-6抗体陽性率は95%とされ，2歳までにほぼ全員が感染するとされている. HHV-7初感染時の臨床症状は，HHV-6と似ており，突発疹や高熱と中枢神経系の症状が認められる. HHV-6，HHV-7ともにTリンパ球や唾液腺，肝組織などに感染することが報告されている[10,11]. 成人においては，薬剤性過敏症症候群（drug-induced hypersensitivity syndrome：DIHS）発症時やC型肝炎抗ウイルス療法時において，潜伏感染していたHHV-6やHHV-7の再活性化が生じ，重篤な皮疹とともに肝障害が発生することが知られている[12,13].

2 症候・身体所見

1) EBV

　EBVによる伝染性単核球症は発熱，咽頭扁桃炎，リンパ節腫脹を主症状とする. 黄疸と皮疹，肝腫大，脾腫もみられる.

2) CMV

　CMVはEBVと同様に伝染性単核球症を引き起こす

ことがあり，発熱は高頻度に認めるが，咽頭炎や頸部リンパ節腫脹などはあまり認めない[7]．

3) HSV

HSVは皮膚粘膜に感染して初感染後に神経節に潜伏感染し，疲労などの種々の要因により再活性化され，再発を繰り返す．口唇ヘルペス，顔面ヘルペスなど皮膚症状を引き起こすが，急性肝不全の場合，皮膚症状が起きていないこともあり，皮膚症状の有無からヘルペス感染を判断することはできない[7]．

4) HHV-6および-7

DIHSは，抗痙攣薬や高尿酸血症治療薬使用例での発症頻度が高いとされ，薬剤摂取後に38℃以上の発熱を伴う全身性紅斑に白血球増多，異形リンパ球出現，好酸球増多などの末梢血異常や肝機能障害などの臓器障害を伴う薬疹で，腎機能障害や肺炎，心筋炎，脳炎を合併することもある．

3 診断・検査

1) EBV

EBウイルスの診断は，EBV特異抗体で診断される．すなわち，EBV核抗原（EBNA），早期抗原（EA），カプシド抗原（VCA）に対する抗体陽性時期と抗体価によるものである．VCA抗体，EBNA抗体は終生持続する．ただし細胞性免疫が低下した場合，EBNA抗体が陰性化することがある．初感染では，①VCA-IgM抗体陽性，②VCA-IgG抗体が640倍以上の高値またはペア血清で4倍以上の上昇，③抗EBNA抗体の陽転化，ペア血清で4倍以上の上昇の場合，診断できる．

2) CMV

CMVの診断は，①CMV-IgMが陽性，②CMV-IgG抗体がペア血清で4倍以上の上昇，③CMV抗原陽性のいずれかで診断できる．肝生検では核内および細胞質内に封入体を認める．

3) HSV

HSVは皮膚粘膜の症状を認める場合，臨床所見より容易に診断される．しかし，皮膚症状を認めない肝炎で，高熱，白血球減少，著明な肝障害を認める場合，HSV肝炎を疑う必要がある[8]．HSVの診断は①HSV-IgMの陽性，あるいは②血中のHSV-DNAをPCR法で確認，③肝組織でのHSV-DNAの確認が必要である．

4) HHV-6およびHHV-7

HHV-6再活性化の証明には，末梢血もしくは血清

中のHHV-6 DNAやHHV-7 DNAの出現やウイルス抗体価の上昇で診断する．

4 治療・予後

1) EBV

伝染性単核球症はほとんど重篤な合併症なく，発症後数週間のうちに臨床症状，検査所見とともに軽快する．したがって治療は対症療法となる．劇症化した場合には肝移植が必要となる．また，持続感染例では，感染したT細胞やNK細胞の腫瘍化が生じる場合もあり，注意が必要である．

2) CMV

CMV肝炎の予後は良好であり，抗ウイルス薬は使用せずに対症療法のみでほとんど軽快する．免疫不全患者で治療が必要な場合にはガンシクロビル，バルガンシクロビル，ホスカルネットが用いられる[14]．

3) HSV

HSVの治療は，劇症化した場合著しく予後が悪い．原因がはっきりしない場合にHSVを想定しできるだけ早期にアシクロビルを使用することが望ましい[9]．

4) HHV-6および-7

健常児におけるHHV-6およびHHV-7感染では，自然治癒の経過を辿る事が多いため，一般に治療は必要としない．一方，DIHSなどにおけるHHV-6とHHV-7の再活性化では，死に至る合併症を引き起こす可能性が生じるため，適切な処置が必要となるが，現在のところ，治療方法は確立されておらず，原因薬剤の中止に加え，副腎皮質ステロイドを投与されていることが多い[12,15]．

文献

1) 熊谷エツ子ほか：加齢とサイトメガロウイルス抗体およびEBウイルス関連抗体との関係．臨床病理1987；35：1245-1249
2) 武田 直人ほか：成人におけるサイトメガロウイルス抗体陽性率とサイトメガロウイルス単核球症に関する研究．感染症誌2001；75：775
3) Feranchak AP et al：Fulminant Epstein-Barr viral hepatitis：orthotopic liver transplantation and review of the literature. Liver Transpl Surg 1998；4：469-476
4) Koay LB et al：Chronic autoimmune hepatitis with Epstein-Barr virus superinfection：a case report and review of literature. Hepatogastroenterology 2008；55：1781
5) 遠藤 哲ほか：繰り返す肝障害が診断の契機となった慢性活動性EBウイルス感染症の1成人例．日本消化器病学会雑誌2010；107：1312
6) 干場 勉ほか：妊婦のサイトメガロウイルス抗体保有率の低下．日本臨床1998；56：193

Ⅱ章　肝疾患／E. 疾患

7) 武田直人ほか：健康成人に発症したサイトメガロウイルス肝炎とEBウイルス肝炎の比較. 感染症雑誌2000；**74**：828

8) Farr RW et al：Fulminant hepatitis during herpes simplex virus infection in apparently immunocompetent adults：report of two cases and review of the literature. Clin Infect Dis 1997；**24**：1191

9) Riediger C et al：Herpes simplex virus sepsis and acute liver failure. Clin Transplant 2009；**23**（Suppl 21）：37

10) Black JB, Pellett PE：Human herpesvirus 7. Rev Med Virol 1999；**9**：245-262

11) Harma M et al：Human herpesvirus-6 and acute liver failure. Transplantation 2003；**76**：536-539

12) Fujii Y et al：Drug-induced immunoallergic hepatitis during combination therapy with daclatasvir and asunaprevir. Hepatology 2015；**61**：400-401

13) Shiohara T et al：Drug-induced hypersensitivity syndrome （DIHS）：a reaction induced by a complex interplay among herpesviruses and antiviral and antidrug immune responses. Allergol Int 2006；**55**：1-8

14) 日本造血細胞移植学会造血細胞移植ガイドラインサイトメガロウイルス感染症，第2版，2011年7月

15) 山本泰史ほか：薬剤性過敏症症候群（drug-induced hypersensitivity syndrome，DIHS）により急性肝不全をきたした1症例. 日本集中治療医学会雑誌 2015；**22**：127-131

5. 自己免疫性肝炎

5 自己免疫性肝炎

到達目標
- 自己免疫性肝炎の診断を理解できる.
- 重症化例の対応と治療法を理解できる.
- 指定難病の要件を理解できる.

1 病因・病態・疫学

　自己免疫性肝炎 (autoimmune hepatitis：AIH) は, 何らかの機序により自己の肝細胞に対する免疫学的寛容が破綻し, 自己免疫反応によって生じる疾患である. AIHの遺伝的素因として日本ではHLA-DR4との相関がある. 発症誘因として先行する感染症や薬剤の関与も示唆されている. わが国のAIHの多くはI型であり, 最近の報告ではわが国の人口10万あたりの有病率は23.9, 推定患者数は30,330人と報告されている[1]. 全国調査[2]では, 男女比は1：5.3, 診断時年齢は63歳である. 近年, 男性患者の割合が増加し, 高齢化傾向があることが示されている. また, 急性肝炎として診断される症例が増加している.

2 症候・身体所見

　AIHに特徴的な症候はなく, 発症型により無症状から食欲不振・倦怠感・黄疸など急性肝炎様症状を呈するなど様々である. 初診時に肝硬変へ進行した状態で, 脳症や食道静脈瘤出血にて受診する患者も存在する. また, 合併する自己免疫性疾患として慢性甲状腺炎, Sjögren症候群, 関節リウマチなどの症状を呈することもある.

3 診断・検査

1) 診断
　AIHの診断は, わが国の診断指針 (**表1**)[3] ならびに

表1　自己免疫性肝炎診断指針

診断
1. 抗核抗体陽性あるいは抗平滑筋抗体陽性
2. IgG高値 (＞基準上限値1.1倍)
3. 組織学的にinterface hepatitisや形質細胞浸潤がみられる
4. 副腎皮質ステロイドが著効する
5. 他の原因による肝障害が否定される

典型例
　上記項目で, 1～4のうち3項目以上を認め, 5を満たすもの.
非典型例
　上記項目で, 1～4の所見の1項目以上を認め, 5を満たすもの.

　註
1. 副腎皮質ステロイド著効所見は治療的診断となるので, 典型例・非典型例ともに, 治療開始前に肝生検を行い, その組織所見を含めて診断することが原則である. ただし, 治療前に肝生検が施行できないときは診断後速やかに副腎皮質ステロイド治療を開始する.
2. 国際診断スコアが計算できる場合にはその値を参考とし, 疑診以上は自己免疫性肝炎と診断する.
3. 診断時, 既に肝硬変に進展している場合があることに留意する.
4. 急性発症例では, 上記項目1, 2を認めない場合がある. また, 組織学的に門脈域の炎症細胞を伴わず, 中心静脈域の壊死, 炎症反応と形質細胞を含む単核球の浸潤を認める症例が存在する.
5. 診断が確定したら, 必ず重症度評価を行い, 重症の場合には遅滞なく, 中等症では病態に応じ専門機関へ紹介する. なお, 5のみを満たす症例で, 重症度より急性肝不全が疑われる場合も同様の対応をとる.
6. 簡易型スコアが疑診以上の場合は副腎皮質ステロイド治療を考慮する.
7. 抗ミトコンドリア抗体が陽性であっても, 簡易型スコアが疑診以上の場合には副腎皮質ステロイド治療を考慮する. 自己免疫性肝炎での抗ミトコンドリア抗体陽性率は約10％である.
8. 薬物性肝障害 (Drug-induced liver injury：DILI) の鑑別にはDDW-J 2004薬物性肝障害診断スコアリングおよびマニュアルを参考にする.
9. 既知の肝障害を認め, この診断指針に該当しない自己免疫性肝炎も存在する.

(厚生労働省難治性疾患政策研究事業「難治性の肝・胆道疾患に関する調査研究」班　自己免疫性肝炎 (AIH) 診療ガイドライン (2021年)[3] より引用)

●321●

Ⅱ章　肝疾患／E.　疾患

表2　自己免疫性肝炎診断基準（スコアリングシステム）

項目		点数	註
女性		+2	
ALP：AST/ALT	<1.5 1.5〜3.0 >3.0	+2 0 −2	1)
血清グロブリンまたはIgG値正常上限との比	>2.0 1.5〜2.0 1.0〜1.5 <1.0	+3 +2 +1 0	
ANA，SMAあるいはLKM-1の抗体	>1：80 1：80 1：40 <1：40	+3 +2 +1 0	2)
AMA陽性		−4	
肝炎ウイルスマーカー	陽性陰性	−3 +3	3)
薬物投与歴	陽性陰性	−4 +1	4)
平均アルコール摂取量	<25 g >60 g	+2 −2	
肝組織像	Interface hepatitis リンパ球や形質細胞優位の細胞浸潤 肝細胞のロゼット形成 上記いずれかの所見も認めない 胆管病変 ほかの病変	+3 +1 +1 −5 −3 −3	5) 6)
ほかの自己免疫疾患		+2	7)
付加項目	 ほかの認識された自己抗体陽性 HLA-DR3またはDR4陽性 治療反応性 　寛解 　再燃	 +2 +1 +2 +3	8) 9) 10) 11)
総合点数による評価 　治療前 　治療後	AIH確診例（defi nite） AIH疑診例（probable） AIH確診例（defi nite） AIH疑診例（probable）	>15 10〜15 >17 12〜17	

1) ALPとASTまたはALT値との比は，それぞれを上限値で除した比で示される．すなわち（ALP値÷ALP正常上限値）÷（AST/ALT値÷AST/ALT正常上限値）

2) げっ歯目組織切片を用いた間接免疫蛍光法による自己抗体力価．ANA力価はHep-2細胞を用いた間接免疫蛍光法による測定も可．小児は低力価でも陽性．

3) A型・B型・C型肝炎ウイルスマーカー（すなわちIgM-HAV，HBs Ag，IgM anti-HBc，anti-HCVおよびHCV RNA）．これらの肝炎ウイルスマーカーが陰性であっても肝障害を惹起し得るウイルスの関与が想定される場合にはCMVやEBVなどのウイルスマーカーを測定する．

4) 肝障害出現時までに肝障害を惹起しうる既知またはその可能性のある薬物服用歴．

5) 胆管病変とは，PBCまたはPSCに特徴的な病変（適切な生検肝組織標本により確認された胆管消失を伴う肉芽腫性胆肝炎や高度の胆管周囲巣状線維化）または，銅や銅関連蛋白の沈着を認める門脈周囲の顕著な胆管反応（いわゆる胆肝炎を伴う小葉辺縁の細胆管増生）をいう．

6) 異なる病変を示唆する明らかな病変または複数の疑わしい病変．

7) 患者または一親等でのほかの自己免疫疾患の合併．

8) ほかの認識された自己抗体やHLA-DR3またはDR4に対する加点は，AMA，SMAおよびLKM-1のいずれも陰性の症例に限る．

9) ほかの認識された自己抗体とは測定方法が確立され，AIHへの関連が明らかとされた自己抗体で，pANCA，anti-LCl，anti-SLA，anti-ASGP，LSP，anti-LSP，anti-sulfatideなどが含まれる．

10) HLA-DR3やDR4は主として北欧コーカソイドや日本民族に関連している．ほかの人種ではAIHとの関連が明らかとされたDR3，DR4以外のHLA classⅡ抗原が陽性の場合1点加算する．

11) 治療に対する反応性の評価時期は問わず，治療前の合計得点に加算する．

（Alvarez F et al：J Hepatol 1999；**31**：929-938[4]）より引用）

表3 簡易版スコアリングシステム

ANA or SMA ANA or SMA LKM-1 抗体 SLA 抗体	≧1：40 ≧1：80 ≧1：40 } 陽性	1 2
IgG	＞基準値 ＞基準値1.1倍	1 2
肝組織	矛盾しない 典型的	1 2
ウイルス肝炎の否定	可能	2

≧6：probable AIH，≧7：definite AIH
　　(Hennes EM et al：Hepatology 2008；48：
　　169-176[5]より引用)

表4 重症度判定

臨床所見	臨床検査所見
① 肝性脳症あり ② 肝萎縮あり	① AST または ALT＞200 U/l ② 総ビリルビン＞5 mg/dl ③ プロトロンビン時間 (PT-INR) ≧1.3

重症
次のいずれかが見られる 　1．臨床所見：①または② 　2．臨床検査所見：③

中等症
臨床所見：①，②，臨床検査所見：③が見られず，臨床検査所見：①または②が見られる

軽症
臨床所見：①，②，臨床検査所見：①，②，③のいずれも見られない

註
1. 重症と判断された場合，遅滞なく肝臓専門医のいる医療機関への紹介を考慮する．
2. 重症の場合，劇症肝炎分科会の予後予測モデル，MELDも参考にする．
3. 中等症の症例で，黄疸高度，60歳以上の高齢者の場合も専門機関への紹介を考慮する．
4. 肝萎縮はCT volumetryが測定可能な場合は，肝容積対標準肝容積比を参考にする．
5. 急性肝不全の診断は，厚生労働省「難治性の肝・胆道疾患に関する研究」班の診断基準 (2011年版) を用いる．
(厚生労働省難治性疾患政策研究事業「難治性の肝・胆道疾患に関する調査研究」班　自己免疫性肝炎 (AIH) 診療ガイドライン (2021年)[3]より引用)

International Autoimmune Hepatitis Group (IAIHG) が提唱した改訂版国際診断基準 (改訂版, 表2) が用いられる[4]. しかし, このスコアリングシステムは因子が多項目となり, 臨床の現場では煩雑であり, 2008年に簡易版スコアリングシステムが提唱された[5] (表3). この簡易版では自己抗体, IgG値, 肝組織所見, ウイルス性肝炎の否定の4つの因子から疑診, 確診を導くもので, AIH診断の感度は81〜95％, 特異度は94〜100％と高い精度が報告されている. 一方で, IgG低値や自己抗体陰性となりうる急性肝炎様発症AIHや肝炎ウイルス陽性のAIH例などでは基準外となる場合があるので, 総合的に最終診断をすべきである. また, 出現する自己抗体によりAIHは2型に分類され, Ⅰ型では抗核抗体, 抗平滑筋抗体, Ⅱ型では抗肝腎ミクロソーム-1抗体 (抗LKM-1抗体) がそれぞれ陽性である. なお, 本症の診断後には重症度評価を判定基準 (表4)[3] を用いて行うことが重要である.

本症は平成27年1月1日に施行された「難病患者に対する医療に関する法律」において指定難病として医療費助成の対象疾患となった. 重症度判定基準で中等症以上, または組織学的あるいは臨床的に肝硬変と診断される症例が指定対象である.

2) 検査所見

疾患特異的な検査所見はないが, 典型例ではトランスアミナーゼの上昇, IgGが基準上限値の1.1倍より高値, 抗核抗体や抗平滑筋抗体の陽性が認められる. 急性肝炎様に黄疸や高度のALT上昇をきたすこともある. わが国のAIHにおける抗核抗体はHEp-2細胞を用いた方法で測定されることが多く, 約90％が陽性で染色パターンはhomogenousまたはspeckledがほとんどである. 抗平滑筋抗体の陽性率は約40％である. 一方, 日本では抗LKM-1抗体陽性例はほとんどない. 他の自己抗体として改訂版スコアリングシステムに記載されているP-ANCA, anti-LC-1, anti-SLA, anti-ASGP-Rなどは一般に検査されていない.

肝の組織学的検査は, 診断基準にも項目としてあるように重要である. AIHに特異的な組織所見はないが, 典型例では門脈域の線維性拡大とリンパ球, 形質細胞の浸潤を伴うinterface hepatitis所見と肝細胞ロゼット形成が認められる. 簡易版では特徴的な所見にemperipolesis (肝細胞内にリンパ球が取り込まれる所見) が記載されているが, 評価が難しくわが国では一般化していない. 急性肝炎様に発症するAIHでは, 門脈域に変化が乏しく, 小葉中心帯壊死を示す急性肝炎症例もある.

④ 治療・予後

1) 治療

a) 治療目標と基本治療

AIHの治療目標は, ALTとIgGの正常化, 組織学的炎症と線維化の改善, そして持続した寛解状態を得ることである. わが国におけるAIHの治療方針では, 診断が確定した例では原則として免疫抑制療法を行うとされている.

AIHの治療の基本は, 副腎皮質ステロイドによる薬物療法である. プレドニゾロン導入量は0.6 mg/kg/日以上とし, 中等症以上では0.8 mg/kg/日以上を目安とする. 早すぎる減量は再燃の原因となるため,

Ⅱ章　肝疾患／E. 疾患

プレドニゾロン5mg/1～2週を減量の目安とする．プレドニゾロン投与量を漸減し，最低量のプレドニゾロンを維持量として長期投与する．

b) ステロイド抵抗例に対する治療

ステロイド抵抗例に対しては，アザチオプリンが考慮される．アザチオプリンは，6-メルカプトプリンのプロドラックであり，活性化T細胞の機能を抑制する．本剤は即効性を期待することはできないが，ステロイド禁忌例，副作用出現例，再燃例に対して50～100mg/日の使用を考慮する．アザチオプリンの副作用のなかで，服用開始後早期に発現する重度の急性白血球減少と全脱毛が本剤の代謝に関連するNUDT15遺伝子多型と関連することが知られている．新規にアザチオプリンを使用する際は，NUDT15遺伝子型検査（2019年11月から本症においても保険適用）にてCys/Cys型の場合，重篤な副作用が出現するリスクが非常に高いため，原則としてアザチオプリンの使用を回避する必要がある．一方，Arg/Cys，Cys/Hisの場合には，低用量（通常の半量程度）からの使用を検討する．なお，これらの副作用のリスクが低いとされるArg/Arg，Arg/His型の場合でも定期的な副作用モニタリングが必要である[3]．

c) 急性肝不全例に対する治療

AIHが成因とされる急性肝不全昏睡型（急性型，亜急性型）および遅発性肝不全（LOHF）の頻度は，急性型に比し亜急性型とLOHFで多く，予後不良である．急性肝不全例においては，速やかな大量のステロイドの投与と血漿交換や血液濾過透析を含めた対応が行われている．しかし，これら治療による予後改善効果は明らかではない[6]．亜急性型やLOHFではトランスアミナーゼ値の上昇は軽度で肝萎縮を呈する頻度が高いので，漫然とステロイドを大量投与すべきではない．ウイルス感染症や真菌感染症などの感染症に対するモニタリングは厳重に行う必要がある．

急性肝不全の治療法として肝移植も選択肢のひとつとなる．厚生労働省の研究班のガイドライン（他項参照）も活用しながら早期から肝移植を念頭に置いた治療戦略が必要である．

2) 予後

わが国におけるAIHの予後は10年生存率95％と良好である．死亡例の約30％が診断初期の半年以内に認められ，診断時の急性肝不全の対応が予後の改善に重要である．また，肝硬変例はAIHの約20％を占め，その多くは初診時すでに肝硬変である．特に経過観察中に肝硬変へ進展する例は，非肝硬変例と比較し有意に再燃率，免疫抑制薬の使用率が高く，治療抵抗性であることが知られている．肝細胞癌も3～5％に合併することから，ウイルス肝炎と同様に線維化進行例では定期的な画像検査が重要である．

文献

1) Tanaka A et al：Increase trend in the prevalence and male-to-female ration of primary biliary cholangitis, autoimmune hepatitis, and primary sclerosing cholangitis in Japan. Hepatol Res 2019：**49**：881-889.
2) Takahashi A et al：Increasing incidence of acute autoimmune hepatitis：a nationwide survey in Japan. Sci Rep 2020：**10**：14250
3) 厚生労働省難治性疾患等政策研究事業「難治性の肝・胆道疾患に関する調査研究」班：自己免疫性肝炎（AIH）診療ガイドライン（2021年）
4) Alvarez F et al：International Autoimmune Hepatitis Group Report：review of criteria for diagnosis of autoimmune hepatitis. J Hepatol 1999：**31**：929-938
5) Hennes EM et al：Simplified criteria for the diagnosis of autoimmune hepatitis. Hepatology 2008：**48**：169-176
6) 厚生労働省「難治性の肝・胆道疾患に関する調査研究」班（編）：自己免疫性肝炎（AIH）の診療ガイド，文光堂，東京，2011

6. 肝硬変（アルコール性，ウイルス性を含む）

6 肝硬変（アルコール性，ウイルス性を含む）

到達目標
● 肝硬変の病態，診断，治療法を理解し，肝硬変患者を適切にマネージメントできる．

1 病因・病態・疫学

1) 病因

　肝硬変（liver cirrhosis）は，慢性炎症により肝障害と再生が繰り返された結果細胞外基質の産生が亢進し線維が形成され，偽小葉が形成された状態である．従来の2017年までの全国集計では，肝硬変の成因割合はC型肝炎ウイルス49.2%，B型肝炎ウイルス11.8%，C型肝炎ウイルスとB型肝炎ウイルスの重感染0.8%，アルコール性19.4%，自己免疫性2.7%，胆汁うっ滞型3.3%，代謝性0.2%，うっ血性0.4%，薬物性0.1%，特殊な感染症0.01%，MASH 5.8%，その他6.4%であった[1]．しかし，第59回日本肝臓学会総会での2018年から2021年の全国集計で，肝硬変の成因割合はアルコール性28.8%，C型肝炎ウイルス27.1%，MASH 12.7%，B型肝炎ウイルス10.9%，C型肝炎ウイルスとB型肝炎ウイルスの重感染0.7%，自己免疫性4.5%，胆汁うっ滞型6.4%，代謝性0.5%，うっ血性1.0%，薬物性0.2%，その他7.2%となっており，アルコール性肝硬変が第1位となるなど，成因の変化が認められている．

2) 病態

　肝硬変の病態は肝機能低下と門脈圧亢進に大別できる．肝硬変では蛋白質，糖質，脂質，ビリルビンなどの代謝能が低下するため，低アルブミン血症，血液凝固能の低下，耐糖能異常，黄疸など多彩な病態を呈する．また，肝線維化による類洞内圧の上昇などにより，門脈圧亢進を引き起こす．その結果，食道・胃静脈瘤などの側副血行路の発達や脾機能亢進による血小板数の低下が認められる．肝性脳症や腹水貯留は肝機能低下と門脈圧亢進のいずれの病態からも起こりうる．

3) 疫学

　厚生労働省の令和2年患者調査によると，肝硬変患者数（アルコール性を除く）は推定10.8万人である．肝硬変患者数は，平成20年5.9万人，平成23年5.6万人，平成26年5.4万人，平成29年5.4万人，令和2年10.8万人と増加に転じている[2]．

2 症候・身体所見

　代償期の肝硬変患者は，自覚症状に乏しい．全身倦怠感，易疲労感，食欲不振などの症状を認めることもあるが，特徴的な症候を呈することは少ない．非代償期に進行すると，上記症状の悪化に加えて，腹部膨満や意識障害などを認める．また，有痛性筋痙攣も肝硬変患者に高頻度に認められる[3]．

　肝硬変でみられる症候・身体所見には，黄疸，クモ状血管腫，女性化乳房，肝左葉腫大，脾腫，腹壁静脈怒張，手掌紅斑，ばち状指，浮腫などがある．

---

①AST to platelet ratio index（APRI）＝
　　　$100 \times$（AST値 [IU/L] /AST基準値上限 [IU/L]）/（血小板数 [万 /μL] $\times 10$）
● 肝硬変診断能：APRI>1とした場合の肝硬変診断の感度，特異度はそれぞれ76%，71%であり，APRI>2とした場合は，感度49%，特異度91%である[4]．

②FIB-4 index＝年齢 $\times$ AST値 [IU/L] /（（血小板数 [万 /μL] $\times 10$）$\times \sqrt{}$ ALT値 [IU/L]）
● 肝硬変診断能：FIB-4>3.25とした場合の進展した肝線維化（F3/F4）診断の感度，特異度はそれぞれ97%，65%である[4]．

③Z＝$0.124 \times$ γグロブリン（%）＋$0.001 \times$ 血清ヒアルロン酸値（μg/L）
　　　$-0.075 \times$ 血小板数 [万 /μL] $-0.413 \times$ 性別（男性1，女性2）-2.005
● 肝硬変診断能：Z値が0以上で，正診率91.2%[4]．

図1　肝硬変予測式

Ⅱ章　肝疾患／E. 疾患

③ 診断・検査

1) 診断

病理組織検査にて偽小葉が認められれば肝硬変と診断されるが，採取される組織が肝臓全体を反映していない場合もあり，約20%の症例で偽陰性となる[4]．また，肝生検は侵襲的な検査であり，日常臨床では様々な検査項目をもとに作成された肝硬変判別式が用いられている（図1）．

近年，非侵襲的に肝線維化を評価する手法としてパルス振動波の組織内伝播速度を測定する transient elastography も用いられている．肝硬度を弾性値（kPa）として定量化が可能であり，本邦でも FibroScan®（インターメディカル）が保険適用となっている．カットオフ値は基礎疾患によって異なり C 型慢性肝疾患 11.8〜26.5 kPa，B 型慢性肝疾患 7.3〜17.5 kPa，アルコール性肝障害 12.5〜22.7 kPa，代謝機能障害関連脂肪性肝疾患（MASLD）10.3〜17.5 kPa と報告されている[4]．また，超音波 elastography，Magnetic resonance elastography（MRE）などの画像診断がある[5]．MRE は transient elastography や超音波 elastography と比較し体型や術者の技量の影響を受けないため，客観性に優れるが，保険適応外であり，費用や撮影時間の問題がある．

2) 検査

一般血液検査に加え，生化学検査，凝固検査を行い，重症度を分類する（第Ⅱ章-A「検査」参照）．血清ヒアルロン酸やⅣ型コラーゲン，Wisteria floribunda agglutinin positive Mac-2 binding protein（WFA⁺-M2BP）も肝線維化マーカーとして有用である．インドシアニングリーン負荷後15分停滞率が20%以上の場合肝硬変が疑われるが，門脈-大循環短絡心機能の影響を受けるためその解釈には注意が必要である．

肝硬変患者は高率に肝細胞癌を発症することから，alphafetoprotein（AFP）と protein induced by vitamin K absence or antagonist（PIVKA-Ⅱ），腹部超音波検査，腹部CT・MRIなどによる定期的な評価が必要である（第Ⅱ章-A「検査」の該当項を参照）．また，食道・胃静脈瘤に対する定期的な上部消化管内視鏡検査も必要である．

さらに，肝硬変患者はサルコペニアを呈することが知られており，握力測定や，必要に応じて筋量測定を行うことが推奨されている．

④ 治療・予後

食事・運動療法とともに原因治療を行う．原因治療が困難な場合には，肝庇護療法と対症療法を行う．

1) 食事療法，就寝前補食，運動療法

各症例の身長から標準体重を算出し，適切なエネルギー（25〜35 kcal/kg 標準体重/日）と蛋白量（1.0〜1.5 g/kg 標準体重/日）を指導する．また，夜間の飢餓状態に対する栄養療法として 200 kcal 程度の就寝前補食が推奨されている（第Ⅱ章-B-1「肝硬変に対する栄養療法」参照）[4]．

コーヒーは肝線維化と肝発癌を抑制すると報告され，摂取が推奨される[6,7]．また，肝硬変患者は，ビブリオ・バルニフィカス菌に汚染された魚介類を生食すると，高率に致死的となる敗血症や壊死性筋膜炎を発症しうる．このため，夏期に魚介類を摂取する際，適切な加熱調理が望ましい[8]．アルコール性肝硬変患者では，断酒に加え，ビタミンB群の補充も必要となる．

黄疸や腹水，肝性脳症を認める非代償期の肝硬変患者ではやむを得ず安静が必要となることがある．しかし，過度な安静は肥満や骨格筋の萎縮を助長することから，代償性・非代償性を問わず，肝硬変では可能な範囲で運動することが望ましい．

2) 原因治療

a) C 型代償性肝硬変

2014年9月より，C 型代償性肝硬変に対し，経口薬の直接作用型抗ウイルス薬（direct acting antivirals：DAA）が保険適用となり，現在では代償性肝硬変（genotype を問わず）に対し，グレカプレビル/ピブレンタスビル配合錠12週投与もしくは，重度の腎障害（eGFR<30 mL/分/1.73 m²）がない場合においてソホスブブル/ベルパタスビル配合錠やレジパスビル/ソホスブブル配合錠が使用可能となった．これらの経口薬はインターフェロンと比較し，治療効果・安全性ともに優れている．ただし，耐性ウイルス発現や副作用の問題から，経口剤の適応は腎障害や HCV NS5A の Y93/L31 変異，P32 欠失などを評価したうえで検討するべきである．特に，IFN フリー DAA 前治療不成功例では，グレカプレビル/ピブレンタスビル配合錠やソホスブブル/ベルパタスビル＋リバビリンが治療選択肢となるが，慎重な治療薬選択がなされることが望ましい．また，投薬前には併用禁忌薬を確認する必要がある（第Ⅱ章-C-1-②「C 型肝炎に対する治療薬」参照）[9]．

b) C 型非代償性肝硬変

非代償性肝硬変に対する NS3 阻害薬の投与は血中濃度の異常上昇の懸念があるため，これを含むレジメンは禁忌とされている．2019年1月，非代償性肝硬変に対してすべての genotype で使用可能な NS5A 阻害薬ソホスブブル/ベルパタスビル配合錠の12週間投与が承認された．国内第Ⅲ相臨床試験では，92%の

SVR12率を達成し，26％の症例でChild Pugh grade の改善が報告された[10]．ソホスブビル/ベルパタスビル配合錠12週投与以外のDAAについては，安全性に懸念があり，Child-Pugh BまたはCの患者への使用を避けるべきである．

c）B型肝硬変

肝硬変患者ではHBV DNAが陽性であれば，血清ALT値やHBe抗原の結果にかかわらず，肝炎の鎮静化と肝発癌予防を目的に核酸アナログ製剤エンテカビルもしくはテノホビルを投与する[11]．肝線維化進展例や肝硬変では核酸アナログ製剤の中止は推奨されない．ラミブジン耐性ウイルスに対する治療にはテノホビル単独もしくはテノホビルとエンテカビルの併用が推奨される．アデホビルもしくはテノホビルの長期投与では，腎機能障害，低リン血症（Fanconi症候群を含む）の出現に注意する必要がある[11]．テノホビルにはテノホビルジソプロキシルフマル酸塩（TDF）とテノホビルアラフェナミドフマル酸塩（TAF）がある．両者を比較した国際共同第Ⅲ相試験において，DXAを用いた骨密度測定の結果，48週時点の大腿骨近位部および脊椎の骨密度が3％を超えて低下した患者の割合はTAF群で有意に少なかった[11]．また，HBe抗原陰性例では，48週時点でTAF群において近位尿細管機能障害マーカーの増悪が少なかった．HBe抗原陽性例では，48週時点でTAF群においてクレアチニン値およびeGFR，近位尿細管機能障害マーカーの増悪がいずれも少なかった[11]．

d）アルコール性肝硬変

アルコール性肝硬変はアルコール依存症に伴う臓器障害である．一般的に断酒により肝機能は改善するが，その原因治療はアルコール依存に対する治療である．近年，断酒が困難な症例に対し，まずは飲酒量の低減を目的としたナルメフェンの内服治療が可能となった．アルコール依存症にかかわる知識や診断・治療技術の習得・向上を目的としたe-larningによる研修を受けることでナメルフェンの処方資格を得ることができる．e-larningは肝臓学会ホームページから申し込みが可能であり，受講が推奨されている．

3）肝庇護療法

血清トランスアミナーゼが高値を示す例には，ウルソデオキシコール酸とグリチルリチン酸製剤を投与する．

4）対症療法

a）低アルブミン血症

十分な食事摂取量が保たれているにもかかわらず，血清アルブミン濃度が3.5 g/dL以下の場合は，分岐鎖アミノ酸顆粒製剤を投与する[8]．これまでにランダ

ム化比較試験により分岐鎖アミノ酸製剤の投与により肝発癌を含むイベントが抑制され予後が改善することが明らかになっている[12]．

b）浮腫，腹水

塩分制限が浮腫，腹水の基本治療である．塩分制限を行っても腹水が減少しない場合は，薬物療法が必要である．肝硬変では，膠質浸透圧の低下により，レニン・アンジオテンシン・アルドステロン系が活性化され，二次性アルドステロン症の状態にあり，抗アルドステロン薬であるスピロノラクトンが第一選択薬となる．スピロノラクトンの効果が不十分な場合は，フロセミドやアゾセミドなどのループ利尿薬を併用する．ただし，スピロノラクトンは高カリウム血症，ループ利尿薬は低カリウム血症の副作用があることから，血清カリウム値を参考に薬剤を選択する必要がある．低用量のスピロノラクトン・ループ利尿薬でも効果不十分な腹水にはバソプレシンV2受容体拮抗薬であるトルバプタンを検討する．ただし，トルバプタンは，急激な水利尿から脱水症状や高ナトリウム血症をきたしうるため，入院にて導入し血清ナトリウム濃度を測定する必要がある．トルバプタン無効の肝性浮腫，腹水治療にアルブミン製剤およびカンレノ酸カリウムやフロセミドの静注が行われる．アルブミン製剤静注は，腹水穿刺排液時と特発性細菌性腹膜炎時の循環不全の予防に有効である．さらに，スピロノラクトンおよびフロセミド投与中の肝性腹水症例における長期の定期的アルブミン静注投与が難治性腹水の発生を抑制し生命予後を延長したことが報告されている[13]．

薬物療法に抵抗性を示す難治性腹水への対策として，腹水穿刺排液の他，腹水濾過濃縮再静注法（CART）があり，2週間に1回のCARTが保険適用である．その他，経頸静脈肝内門脈大循環シャント術（TIPS）や腹腔–静脈シャント術がある．どちらも，腹水軽減効果はあるが，予後改善効果についての科学的証拠はない．また，TIPSは保険適用がなく，難治性肝性脳症を発症しうる点，腹腔–静脈シャント術は，敗血症や播種性血管内凝固症候群を高率に合併する点が問題点である．

c）肝性脳症

肝性脳症の治療は，アンモニアなどの中毒物質の除去とアミノ酸代謝異常の改善であり，誘因除去と薬物療法に分けられる．主な誘因は，消化管出血，蛋白質の過剰摂取，便秘，感染症，鎮痛薬や利尿薬の投与などであり，肝硬変患者の管理において上記誘因に留意する必要がる．

肝性脳症はその程度に応じて不顕性肝性脳症（covert hepatic encephalopathy）と顕性肝性脳症（overt hepatic encephalopathy）に分類される[14]．不顕性肝性脳症は精神神経症状が明らかでなく鋭敏な精神神経

機能検査を施行することによって精神神経機能に異常が指摘される病態である。肝臓学会ホームページに、不顕性肝性脳症スクリーニング用のiPad用アプリ「NPT；neuropsychological tests，およびStroop test」がApp storeから無料でダウンロードできる旨の案内が掲載されている。

顕性肝性脳症発症時には、肝不全用分岐鎖アミノ酸製剤注射液を点滴静注する。肝性脳症が改善した後は、維持療法として肝不全用経腸栄養剤を投与する。また、高アンモニア血症に対して、1日2〜3回の軟便となるように合成二糖類や、抗菌薬であるリファキシミンを投与する。門脈-大循環シャントが原因で、肝性脳症を繰り返す例ではバルーン閉塞下逆行性経静脈塞栓術が行われる場合がある。また、カルニチン欠乏を伴う肝性脳症に対しては、L-カルニチン補充により肝性脳症が改善することが報告されており、投薬を考慮する[4]。アンモニアの分解を行う尿素サイクルにおいて亜鉛が金属補酵素として必要となるため、亜鉛欠乏を認めた際には酢酸亜鉛製剤を補充する。亜鉛補充の際には血清銅濃度の低下に注意が必要であり、定期的に血中銅の測定を要する。

d）瘙痒症

肝硬変に伴う皮膚瘙痒症に対し、保湿剤によるスキンケア、抗ヒスタミン薬、抗アレルギー薬、鎮痒性外用薬、ステロイド外用薬などの従来治療で効果不十分の際、2015年5月より、選択的オピオイドκ受容体作動薬のナルフラフィン塩酸塩が使用可能となった。

e）こむら返り

国内多施設共同研究の結果、肝硬変患者の51.8%がこむら返りを合併していた[3]。また、こむら返りの発生は夜間に多く、睡眠障害とQOLの低下を伴うことから治療介入を要すると考えられる[3]。従来、本邦では肝硬変に伴うこむら返りに対し芍薬甘草湯の有用性が示された[15]。しかし、芍薬甘草湯は電解質異常や浮腫、高血圧などの副作用の懸念から頓用もしくは短期投与による対症療法として処方されてきた。その一方で、2011年3月、肝硬変に伴うカルニチン欠乏に対するL-カルニチンの投与が保険収載された。L-カルニチンの投与により、組織中のエネルギー代謝を改善し、肝硬変に伴うこむら返りの改善が得られることが報告された[16,17]。

f）血小板減少症

2015年11月より、待機的な観血的手技を予定している慢性肝疾患患者における血小板減少症の改善を目的としてルストロンボパグ内服が保険収載となり、処置時の血小板の増加が期待できる。ただしChild Pugh Cの患者では血中濃度が上昇する懸念があり、添付文書上禁忌とされており、注意が必要である。2023年3月27日、アバトロンボパグも製造販売が承認され、使用可能となった。

g）肝移植

2010年7月の臓器移植法改定後より、本邦においても生体肝移植だけでなく、脳死肝移植が現実的な治療法となっており、日常診療において常にその適応を検討しなくてはならない。ただし、肝細胞癌を合併している場合は、遠隔転移と血管侵襲を認めず、ミラノ基準内（腫瘍径5cm以下単発、もしくは3cm以下3個以内）あるいはミラノ基準外でも腫瘍径5cm以内かつ腫瘍個数5個以内かつAFP 500 ng/mL以下（5-5-500基準）の条件を満たす必要がある。アルコール性肝硬変も適応となるが、生体肝移植の場合は禁酒後6ヵ月以上、脳死肝移植の場合は禁酒後18ヵ月以上経過し、肝移植後飲酒を再開するおそれがないという条件を満たす必要がある。

h）肝臓機能障害の認定

現在、身体障害者福祉法で肝臓機能障害が規定されており、身体障害者手帳の交付を受けることができる。肝臓機能障害はChild-Pugh分類でgrade B（Child-Pugh score 7点以上）が90日以上持続し、かつ禁酒が180日以上達成されている場合に申請可能となる（第V章-B-5「身体障害者福祉法」参照）。

5）予後

代償性肝硬変の平均生存期間はこれまで7〜10年とされてきたが、近年、肝硬変患者の生存期間は延長している[18]。B型肝炎ウイルスに対する核酸アナログ製剤、C型肝炎ウイルスに対する抗ウイルス療法、肝硬変合併症治療薬、栄養療法の進歩、肝癌治療の進歩、さらには肝移植治療成績の向上が大きな要因と考えられる。D'Amicoらは23,797例の肝硬変患者を含むシステマティックレビューを行い、1年累積生存率78%（Child-Pugh class A/B/C別では95%、80%、45%）、2年累積生存率75%（Child-Pugh class A/B/C別では90%、70%、38%）と報告[19]している。一方で、現在増加傾向にある非B非C型肝硬変には、成因に対する根治的治療がないものが多い。非B非C型肝硬変の主な成因はアルコール性肝硬変とMASLDであることから、今後、栄養療法、運動療法が肝疾患患者の予後を左右するkey factorになると考えられる。

文献

1) 西口修平（監修）：肝硬変の成因別実態2018，医学図書出版，東京，p1-2，2018
2) 厚生労働省，https://www.e-stat.go.jp/dbview?sid=0004002481
3) Iwasa M et al：Relationship of muscle cramps to quality of life and sleep disturbance in patients with chronic liver diseases：A nationwide study. Liver Int 2018；**38**：2309-2316

4) 日本消化器病学会・日本肝臓学会(編):肝硬変診療ガイドライン2020(改訂第3版),南江堂,東京,2020
5) Xiao G et al:Comparison of laboratory tests, ultrasound, or magnetic resonance elastogra-phy to detect fibrosis in patients with nonalcoholic fatty liver disease:A meta-analysis. Hepatology 2017;**66**:1486-1501
6) Freedman ND et al:Coffee intake is associated with lower rates of liver disease progression in chronic hepatitis C. Hepatology 2009;**50**:1360-1369
7) Freedman ND et al:Coffee consumption is associated with response to peginterferon and ribavirin therapy in patients with chronic hepatitis C. Gastroenterology 2011;**140**:1961-1969
8) Kawaguchi T et al:Branched-chain amino acids as pharmacological nutrients in chronic liver disease. Hepatology 2011;**54**:1063-1070
9) 日本肝臓学会 肝炎診療ガイドライン作成委員会(編):C型肝炎治療ガイドライン(第8.3版)2024年5月 https://www.jsh.or.jp/medical/guidelines/jsh_guidlines/hepatitis_c/
10) Takehara T et al:Efficacy and safety of sofosbuvir-

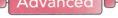

● 肝硬変とサルコペニア

サルコペニアとは,筋力または身体能力の低下とともに筋肉量が低下した状態で,加齢に伴う原発性サルコペニアと,疾患や低栄養などによる二次性サルコペニアに分類される.肝硬変患者は高頻度にサルコペニアを合併する[a].また,サルコペニアは肝硬変患者の予後因子である(図2)[a,b].さらに,肝発癌や再発の危険因子であることも報告されている[c,d].肝疾患に伴うサルコペニアの診断は握力,筋肉量をもとに判定する[e,f].従来,肝硬変患者には安静が指示されていたが,安静はサルコペニアを助長する可能性があり,特に安静を指示する必要はない.また,ループ利尿薬が骨格筋の肥大を抑制することが報告[g]されており,利尿薬の選択の際に考慮を要する.慢性肝疾患患者も高齢化しており,今後は,肝硬変や肝癌患者の運動療法に対する取り組みが必要である.

[文献]
a) Kim G et al:Prognostic value of sarcopenia in patients with liver cirrhosis:A systematic review and meta-analysis. PLoS One 2017;**12**:e0186990
b) Hanai T et al:Sarcopenia impairs prognosis of patients with liver cirrhosis. Nutrition 2015;**31**:193-199
c) Fujiwara N et al:Sarcopenia, intramuscular fat deposition, and visceral adiposity independently predict the outcomes of hepatocellular carcinoma. J Hepatol 2015;**63**:131-140
d) Kamachi S et al:Sarcopenia is a risk factor for the recurrence of hepatocellular carcinoma after curative treatment. Hepatol Res 2016;**46**:201-208
e) Nishikawa H et al:Japan Society of Hepatology guidelines for sarcopenia in liver disease (1st edition):Recommendation from the working group for creation of sarcopenia assessment criteria. Hepatol Res 2016;**46**:951-963
f) Nishikawa H et al:Reduced handgrip strength predicts poorer survival in chronic liver diseases: A large multicenter study in Japan. Hepatol Res 2021;51:957-967
g) Mandai S et al:Loop diuretics affect skeletal myoblast differentiation and exercise-induced muscle hypertrophy. Sci Rep 2017;**7**:46369

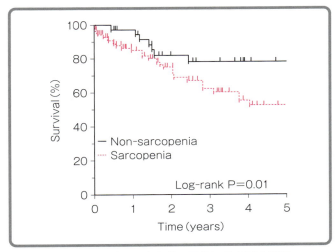

図2 サルコペニアが肝硬変患者の予後におよぼす影響
(Hanai T et al:Nutrition 2015;31:193-199. Fig 4Aより引用)

Ⅱ章　肝疾患／E. 疾患

> **Advanced**
>
> ● acute-on-chronic liver failure（ACLF）
>
> 　わが国では，Child-Pughスコアが5〜9点の代償性ないし非代償性肝硬変にアルコール多飲，感染症，消化管出血，原疾患増悪などの増悪要因が加わって，28日以内に高度の肝機能異常に基づいて，プロトロンビン時間INRが1.5以上ないし同活性が40％以下で，血清総ビリルビン値が5.0 mg/dL以上を示す肝障害をACLFと診断する．その重症度は，肝，腎，中枢神経，血液凝固，循環器，呼吸器の臓器機能障害の程度に応じて，grade 0, 1, 2, 3の4段階に分類する（表1）．わが国のACLFは肝硬変の成因，急性増悪要因ともにアルコール性の症例が多く，重症型アルコール性肝炎が主体と考えられている[a]．
>
> ［文献］
> a) Mochida S, et al. Diagnostic criteria for acute-on-chronic liver failure and related disease conditions in Japan. Hep Res 2022；**52**：417-421
>
> 表1　acute-on-chronic liver failure（ACLF）の重症度分類
> a) 臓器不全の基準
>
> | 臓器機能 | 基準 |
> |---|---|
> | 肝臓 | 血清総ビリルビン値≧12 mg/dL |
> | 腎臓 | 血清クレアチニン値≧2 mg/dLないし血液透析の実施 |
> | 中枢神経 | 昏睡Ⅲ度以上の肝性脳症（犬山分類） |
> | 血液凝固 | プロトロンビン時間INR＞2.5ないし末梢血血小板≦20000/μL |
> | 循環器 | ドパミンないしドブタミンの投与 |
> | 呼吸器 | 動脈酸素分圧（PaO$_2$）/吸入酸素分圧（FiO$_2$）≦200 ないし経皮的動脈酸素飽和度（SpO$_2$）/FiO$_2$≦200 |
>
> b) 重症度の基準
>
> | Grade | 基準 |
> |---|---|
> | 0 | (1) 臓器機能不全なし
(2) 腎臓以外の単一臓器機能不全で，血清クレアチニン値が1.5 mg/dL未満かつ肝性脳症なし
(3) 中枢神経の単一機能不全で，血清クレアチニン値が1.5 mg/dL未満 |
> | 1 | (1) 腎臓（機能不全のみ）
(2) 肝臓，血液凝固，循環器ないし呼吸器いずれか単一臓器機能不全で，血清クレアチニン値が1.5 mg/dL以上2 mg/dL未満ないし昏睡Ⅰ，Ⅱ度の肝性脳症
(3) 中枢神経の単一機能不全で，血清クレアチニン値が1.5 mg/dL以上2 mg/dL未満 |
> | 2 | (1) 2臓器の機能不全 |
> | 3 | (1) 3臓器以上の機能不全 |

velpatasvir with or without ribavirin in HCV-infected Japanese patients with decompensated cirrhosis：an open-label phase 3 trial. J Gastroenterol 2019；**54**：87-95
11) 日本肝臓学会 肝炎診療ガイドライン作成委員会（編）：B型肝炎治療ガイドライン（第4版）2022年6月　https://www.jsh.or.jp/medical/guidelines/jsh_guidlines/hepatitis_b
12) Muto Y et al：Effects of oral branched-chain amino acid granules on event-free survival in patients with liver cirrhosis. Clin Gastroenterol Hepatol 2005；**3**：705-713
13) Caraceni P et al：Long-term albumin administration in decompensated cirrhosis（ANSWER）：an open-label randomised trial. Lancet 2018；**391**：2417-2429
14) Patidar KR, Bajaj JS：Covert and Overt Hepatic Encephalopathy：Diagnosis and Management. Clin Gastroenterol Hepatol 2015；**13**：2048-2061
15) 熊田 卓ほか：TJ-68 ツムラ芍薬甘草湯の筋痙攣（肝硬変に伴

うもの）に対するプラセボ対照二重盲検群間比較試験. 臨床医薬 1999；**15**：499-523
16) Nakanishi H et al：L-carnitine Reduces Muscle Cramps in Patients With Cirrhosis. Clin Gastroenterol Hepatol 2015；**13**：1540-1543.
17) Hiraoka A et al：Clinical features of liver cirrhosis patients with muscle cramping：a multicenter study. Eur J Gastroenterol Hepatol 2019
18) Talwalkar JA, Kamath PS：Influence of recent advances in medical management on clinical outcomes of cirrhosis. Mayo Clin Proc 2005；**80**：1501-1508
19) D'Amico G et al：Natural history and prognostic indicators of survival in cirrhosis：a systematic review of 118 studies. J Hepatol 2006；**44**：217-231

7 原発性胆汁性胆管炎（PBC）

到達目標
- PBCの特徴と診断基準を理解できる．
- 病態に応じた治療法を理解できる．

1 病因・病態・疫学

原発性胆汁性胆管炎（primary biliary cholangitis：PBC）は，中高年女性に好発する病因・病態に自己免疫機序が想定される慢性進行性の胆汁うっ滞性疾患である．全国調査によると1990年代以降，日本における発生数は横ばいで，推定患者総数は33,000人である．男女比は1：4，診断時平均年齢は50〜60歳代に最も多くみられる[1]．近年，わが国では無症候性PBCが増加しており，全体の80%を占め，無症候性から症候性への移行は10年の経過で25%程度である．原疾患による死亡数は減少傾向にあり，一方で肝細胞癌の合併が増加している．本疾患は指定難病であり，症候性PBCは医療費助成の対象となっている．

2 症候・身体所見

PBCは臨床上，皮膚瘙痒感，黄疸，食道静脈瘤，腹水，肝性脳症など肝障害に基づく自他覚症状を有する症候性PBCと，これら症状を欠く無症候性PBCに分類される．特に胆汁うっ滞に基づく皮膚瘙痒は本症に特徴的である．胆汁うっ滞の進行により，黄疸や皮膚黄色腫，骨粗鬆症による骨病変や骨折が出現する．ほかの肝疾患と比較して，PBCでは門脈圧亢進症状が肝硬変に進展する前に出現することがある．また，乾燥症状や関節痛といった合併するほかの自己免疫性疾患の症状を伴うことも多い．

病像の進展については，長期間の無症候期を経て徐々に進行する緩徐進行型の症例が多いが，黄疸を呈することなく食道胃静脈瘤が比較的早期に出現する門脈圧亢進症先行型や早期に黄疸を呈し肝不全に至る黄疸肝不全型の進展をきたす症例もみられる[2,3]（図1）．

3 診断・検査

1) 診断

「難治性の肝・胆道疾患に関する調査研究」班の診断基準[2]を用いてPBCを診断する（表1）．すなわち，①組織学的に慢性非化膿性破壊性胆管炎（CNSDC）を認め，検査所見がPBCとして矛盾しないもの，②

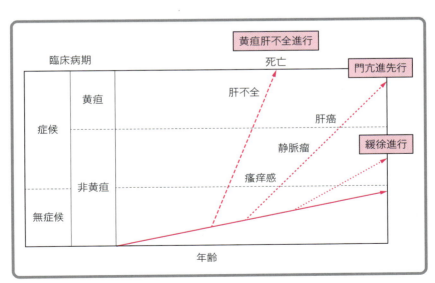

図1　PBCの自然経過
（厚生労働省難治性疾患政策研究事業「難治性の肝・胆道疾患に関する調査研究」班編：原発性胆汁性胆管炎（PBC）診療ガイドライン（2023年）[2]を参考に作成）

Ⅱ章　肝疾患／E. 疾患

表1　原発性胆汁性肝硬変の診断基準 (平成27年度)

概念
原発性胆汁性胆管炎 (primary biliary cholangitis：PBC) は，病因・病態に自己免疫学的機序が想定される慢性進行性の胆汁うっ滞性肝疾患である．中高年女性に好発し，皮膚瘙痒感で初発することが多い．黄疸は出現後，消退することなく漸増することが多く，門脈圧亢進症状が高頻度に出現する．臨床上，症候性 (symptomatic) PBC (sPBC) と無症候性 (asymptomatic) PBC (aPBC) に分類され，皮膚瘙痒感，黄疸，食道胃静脈瘤，腹水，肝性脳症など肝障害に基づく自他覚症状を有する場合は，sPBCと呼ぶ．これらの症状を欠く場合はaPBCと呼び，無症候のまま数年以上経過する場合がある．sPBCのうち2 mg/dL以上の高ビリルビン血症を呈するものをs2PBCと呼び，それ未満をs1PBCと呼ぶ．
1.　血液・生化学検査所見
症候性，無症候性を問わず，血清胆道系酵素 (ALP，γ-GTP) の上昇を認め，抗ミトコンドリア抗体 (antimitochondrial antibodies：AMA) が約90%の症例で陽性である．また，IgMの上昇を認めることが多い．
2.　組織学的所見
肝組織では，肝内小型胆管 (小葉間胆管ないし隔壁胆管) に慢性非化膿性破壊性胆管炎 (chronic non-suppurative destructive cholangitis：CNSDC) を認める．病期の進行に伴い胆管消失，線維化を生じ，胆汁性肝硬変へと進展し，肝細胞癌を伴うこともある．
3.　合併症
慢性胆汁うっ滞に伴い，骨粗鬆症，脂質異常症が高率に出現し，脂質異常症が持続する場合に皮膚黄色腫を伴うことがある．Sjögren症候群，関節リウマチ，慢性甲状腺炎などの自己免疫性疾患を合併することがある．
4.　鑑別診断
自己免疫性肝炎，原発性硬化性胆管炎，慢性薬物性肝内胆汁うっ滞，成人肝内胆管減少症など
診断
次のいずれかひとつに該当するものをPBCと診断する． 1) 組織学的にCNSDCを認め，検査所見がPBCとして矛盾しないもの． 2) AMAが陽性で，組織学的にはCNSDCの所見を認めないが，PBCに矛盾しない (compatible) 組織像を示すもの． 3) 組織学的検索の機会はないが，AMAが陽性で，しかも臨床像および経過からPBCと考えられるもの

(厚生労働省難治性疾患政策研究事業「難治性の肝・胆道疾患に関する調査研究」班編：原発性胆汁性胆管炎 (PBC) 診療ガイドライン (2023年)[2] より引用)

AMAが陽性で組織学的にCNSDCの所見を認めないが，PBCに矛盾しない組織像を示すもの，③組織学的検索の機会はないが，AMAが陽性で，しかも臨床像および経過からPBCと考えられるもの，この3つのうちいずれか1つに該当する場合にPBCと診断される．鑑別診断には自己免疫性肝炎，原発性硬化性胆管炎，慢性薬物性肝内胆汁うっ滞，成人肝内胆管減少症などがあげられている．

　PBCの特殊な病態として，肝炎の病態を併せ持ちALTが高値を呈する病態がある (PBC-AIHオーバーラップまたは肝炎型PBC)．

2) 検査

　本症では血清胆道系酵素 (ALP，γ-GTP) の上昇を認め，画像的に胆道系に閉塞所見を認めず，AMAが約90%で陽性となる．AMAの測定は感度・特異度の優れたELISA法が推奨される．一方で約10%程度にAMA陰性のPBCが存在するため，ほかの自己抗体の測定や組織学的検査が診断には重要である．抗核抗体は比較的高頻度に検出され，なかでも抗gp210抗体はPBCにおいて特異性が高い自己抗体である．PBCの予後と抗gp210抗体や抗セントロメア抗体 (ACA) との関連が報告されている[4]．なお，PBCの重症度判定には血清ビリルビンをPBC用に修正したChild-Pugh分類が用いられる (表2)．

表2　PBC用Child-Pugh分類

Score	1	2	3
Bil (mg/dL)	1〜4	4〜10	>10
Alb (g/dL)	3.5<	2.8〜3.5	<2.8
PT (%)	70%<	40〜70%	<40%
INR	<1.7	1.7〜2.3	>2.3
腹水	なし	軽度	中等度
脳症	なし	Grade1〜2	Grade 3〜4
Grade A：5〜6点，Grade B：7〜9点，Grade C：10〜15点			

　肝組織検査では，肝内小型胆管 (小葉間胆管ないし隔壁胆管) にCNSDCおよび胆管消失を認めることが特異的な所見とされる．肝内胆汁うっ滞性変化に伴い種々の程度で肝実質病変，胆管病変，非乾酪化型の類上皮肉芽腫などがみられる．

　PBCの肝針生検ではサンプリングエラーの問題があり，従来使用されてきたScheuer分類，Ludwig分類による病期分類には限界がある．病変の不均一な分布によるサンプリングエラーを最小限にするように工夫された中沼らによる病期分類が提唱されている (表3)[5]．

7. 原発性胆汁性胆管炎（PBC）

表3　PBCの組織学的病期分類

スコア	A.　線維化	B.　胆管消失	C.　オルセイン陽性顆粒沈着
0	門脈域での線維化がないか，あるいは線維化が門脈域に限局	胆管消失がない	陽性顆粒の沈着がなし
1	門脈域周囲の線維化，あるいは不完全な線維性隔壁を伴う門脈域線維化	1/3以下での門脈域で胆管消失をみる	1/3以下での門脈域の周囲肝細胞（少数）で陽性顆粒の沈着をみる
2	種々の小葉構造の乱れを伴う架橋性線維化	1/3〜2/3の門脈域で胆管消失をみる	1/3〜2/3の門脈域の周囲肝細胞（種々の程度）で陽性顆粒の沈着をみる
3	再生結節と高度の線維化を伴う肝硬変	2/3以上での門脈域で胆管消失をみる	2/3以上の門脈域の周囲肝細胞（多数）で陽性顆粒の沈着をみる

上記スコアの合計によりStage 1〜4までの4段階に分類する．

Stage	AとBの合計	A, B, Cの合計
Stage 1 (no progression)	0	0
Stage 2 (mild progression)	1〜2	1〜3
Stage 3 (moderate progression)	3〜4	4〜6
Stage 4 (advanced progression)	5〜6	7〜9

(Nakanuma Y et al：Pathol Int 2010；**60**：167-174[5]より引用)

表4　PBC-AIHオーバーラップ症候群—ステロイド投与のための診断指針

PBC-AIHオーバーラップ症候群と考えられる症例のうち，以下の2項目を同時に満たす症例に対しては，ウルソデオキシコール酸に加えて副腎皮質ステロイドステロイドの投与を推奨する．
1) 厚生労働省の診断基準（平成22年度版）によりPBCと診断される症例．
2) IAIHGのsimplified criteria (2008) によりprobable/definite AIHと診断される症例．ただし，病理 (liver histology) に関しては，中沼らによるPBC病型分類（表5）の肝炎スコア (HA) を用い，肝炎スコア0-1 (HA 0-1) を0 point，肝炎スコア2 (HA2) を1 point，肝炎スコア3 (HA3) を2 pointとして計算する．

(厚生労働省難治性疾患政策研究事業「難治性の肝・胆道疾患に関する調査研究」班編：原発性胆汁性胆管炎 (PBC) 診療ガイドライン (2023年)[2]より引用)

表5　肝炎の活動度 (hepatitis activities：HA)

インターフェイス肝炎がない．小葉炎はないか，軽微	HA0 (no activity)
インターフェイス肝炎が1/3以下の門脈域の周辺肝細胞 (10個以下) にみられる．軽度〜中等度の小葉炎をみる	HA1 (mild activity)
インターフェイス肝炎が2/3以上の門脈域の周辺肝細胞 (10個前後) にみられる．軽度〜中等度の小葉炎をみる	HA2 (moderate activity)
半数以上の門脈域の多くの周辺肝細胞にインターフェイス肝炎をみる．中等度〜高度の小葉炎，あるいは架橋性，帯状の肝細胞壊死をみる	HA3 (marked activity)

(Nakanuma Y et al：Pathol Int 2010；**60**：167-174[5]より引用)

4 治療・予後

1) 治療

a) 基本治療

根本的治療法は確立されていないため対症療法となる．ウルソデオキシコール酸（UDCA）が第一選択薬であり，臨床検査値の改善と予後改善効果も有する．1日600 mgの投与が標準とされ，効果不十分の場合には900 mgまで増量できる．

UDCA治療開始後6〜12ヵ月の血液生化学検査により効果が不十分の場合はベザフィブラートの追加投与が考慮される．日本の大規模後ろ向きコホート研究によりベザフィブラート追加投与の長期予後改善効果が確認されている[6]．ただし，ベザフィブラートは脂質異常症がなければ保険適用外である．

b) 自己免疫性肝炎（AIH）の病態を併せ持つPBCの治療

自己免疫性肝炎（AIH）の病態を併せ持つ場合（PBC-AIHオーバーラップまたは肝炎型PBC）には，ステロイドの使用も考慮する．厚生労働省の研究班からステロイド投与のための診断指針が出されている（表4）[7]．この際，AIHの簡易版国際診断基準（他項参照）が用いられるが，組織学的評価は中沼らのPBC病期分類の肝炎スコア用いる（表5）[5]．

c) 合併症に対する治療

症候性PBCでは，皮膚瘙痒感，骨粗鬆症，肝硬変

に関連する合併症の対応も必要となる．一般に皮膚瘙痒感は黄疸出現前に認められ，コレスチラミンや抗ヒスタミン薬が用いられる．近年，PBCを含む慢性肝疾患に伴う皮膚瘙痒症に対してナルフラフィンが使用可能となった．また，胆汁うっ滞に伴う脂溶性ビタミン吸収障害に伴う骨粗鬆症に対しては，食事療法を基本にビスホスホネート製剤や活性型ビタミンD_3製剤などを使用する．

d) 肝移植

進行したPBCでは進展を止めることは難しく，病態が進行した場合には肝移植も考慮する．肝硬変に進展し重篤な全身の合併症がなく，①総ビリルビンが5 mg/dL持続的に上昇，②難治性胸腹水，食道・胃静脈瘤，肝性脳症の合併，③強い皮膚瘙痒感によるQOLの著明な低下を認めるPBCでは肝移植を考慮する．日本の脳死肝移植適応基準では，他疾患における非代償性肝硬変と同様にChild-Pugh分類が登録基準として用いられている．登録後はModel for End stage Liver Disease（MELD）スコアに基づき実施が判断される．

2) 予後

PBCの予後については，無症候性の場合10年生存率98％，症候性の場合，5年・10年生存率は79％・65％である．また，UDCAの治療反応性（血液生化学的検査の改善）も長期予後と関連している．日本でのPBCに対する生体肝移植の成績は，5年生存率80％，10年生存率74％と比較的良好である[8]．

近年，肝細胞癌を合併する症例が増加してきており，男性，高年齢，女性の組織進展例，肝硬変進展例はハイリスクとされ，肝機能検査のみならず画像診断や腫瘍マーカー検査なども適宜必要である．

文献

1) Tanaka A et al：Increase trend in the prevalence and male-to-female ratio of primary biliary cholangitis, autoimmune hepatitis, and primary sclerosing cholangitis in Japan. Hepatol Res 2019：**49**：881-889

2) 厚生労働省難治性疾患政策研究事業「難治性の肝・胆道疾患に関する調査研究」班編：原発性胆汁性胆管炎（PBC）診療ガイドライン（2023年）

3) Abe M et al：Natural history of primary biliary cirrhosis. Hepatol Res 2008：**38**：639-645

4) Nakamura M et al：Anti-gp210 and anti-centromere antibodies are different risk factors for the progression of primary biliary cirrhosis. Hepatology 2007：**45**：118-127

5) Nakanuma Y et al：Application of a new histological staging and grading system for primary biliary cirrhosis to liver biopsy specimens：interobserver agreement. Pathol Int 2010：**60**：167-174

6) Tanaka A et al：Association of bezafibrate with transplant-free survival in patients with primary biliary cholangitis. J Hepatol 2021：**75**：565-571

7) Tanaka A et al：Primary biliary cirrhosis-Autoimmune hepatitis overlap syndrome：A rationale for corticosteroid use based on a nationwide survey. Hepatol Res 2011：**41**：877-886

8) 日本肝移植研究会：肝移植登録報告．移植 2022：**57**：221-237

8 原発性硬化性胆管炎（PSC）

到達目標
● PSCの特徴と二次性の硬化性胆管炎との鑑別を理解できる.
● 肝移植も含め，進行例の対応を理解できる.

1 病因・病態・疫学

　原発性硬化性胆管炎（primary sclerosing cholangitis：PSC）は，肝内外の胆管に多発性・不連続性の狭窄が発生し，胆汁うっ滞をきたす慢性炎症性疾患である. 2018年に厚生労働省「難治性の肝・胆道疾患に関する調査研究」班が行った全国疫学調査によると，本邦の推定患者数は約2,300人，人口10万人あたりの有病率は1.80であり，2007年に行った全国疫学調査の有病率0.95/10万人と比較して約2倍に増加している. 同全国疫学調査によると，男女比は1：0.9でやや男性に多く，好発年齢は若年層（20〜40歳）と高齢層（65〜70歳）の二峰性をとる. 潰瘍性大腸炎やCrohn病などの炎症性腸疾患（IBD）を高率に合併し，本邦では約40％，欧米では60〜70％の合併が報告されている.

　IBDを高率に合併すること，抗菌薬投与による肝胆道系酵素の改善効果が報告されていることより[1]，大腸粘膜における防御機構の破綻による門脈を介した腸内細菌や代謝産物の持続的流入や過剰な免疫応答の病態への関与が推定されている. さらに，近年の解析技術の進歩の結果，PSC患者に特徴的な腸内細菌が報告されており[2〜4]，今後の研究の進展が期待される. また，PSC患者の血縁者はPSCの発症率が一般人口の数倍に達するという疫学的データなどから，様々な環境因子に加えて遺伝的因子が発症に関与していると考えられる.

2 症候・身体所見

　臨床症状として，黄疸，皮膚瘙痒感，上腹部痛，体重減少などが主なものである. 無症状で発見される症例が半数以上を占め，健診などの肝機能異常の指摘を契機にPSCと診断される症例が少なくないことが推察される. 一方で，肝硬変進展例では黄疸や腹水，門脈圧亢進症状や肝性脳症などの症状を認める.

3 診断・検査

1）診断
　わが国におけるPSCの診断基準（表1）が2016年に

表1　原発性硬化性胆管炎診断基準

```
診断項目
Ⅰ. 大項目
A. 胆道画像検査にて
    1) 特徴的な胆管像を認める.
    2) 非特異的な胆管像を認める.
B. 血液所見上持続性の胆汁うっ滞を認める.

Ⅱ. 小項目
a. 炎症性腸疾患の合併
b. 肝臓病理所見
    onion skin lesionまたは小葉間胆管の線維性消失
    慢性胆汁うっ滞所見（細胆管増生および線維化）
```

A1)+B, A1)+a, A1)+b, A2)+B+a+b	確診
A1), A2)+B+a+b, A2)+B+a, A2)+B+b	準確診
A2)+a+b, A2)+a, A2)+b	疑診

（厚生労働省「難治性の肝・胆道疾患に関する調査研究」班，2016より引用）

「難治性の肝・胆道疾患に関する調査研究」班により作成され，本邦において広く用いられている. 本診断基準は2個の大項目と2個の小項目からからなり，その組み合わせにより確診，準確診，疑診と判定される. なお，本症は平成27年1月1日に施行された「難病患者に対する医療に関する法律」において指定難病として医療費助成の対象疾患となった. ①有症状の患者（黄疸，皮膚瘙痒，胆管炎，腹水，消化管出血，肝性脳症など），あるいは②ALPが施設基準値上限の2倍以上の患者，このいずれかを満たす場合を指定対象としている.

2）血液検査
　生化学検査では，胆道系酵素（ALP，LAP，γ-GTP）の上昇を認め，進行に伴いビリルビンの上昇を認める. 欧米例と異なり，ALPは正常値の2〜3倍まで上昇なく診断される症例も多い. γ-グロブリンやIgGの上昇を認めることもある. 好酸球増多もまれに認められる. PSCに特異的な自己抗体はないが，低力価の抗核抗体陽性が約30％，p-ANCA陽性例が少数例で観察される. 日本のp-ANCAは一般にMPO-ANCAがELISA法で測定されているため，PSCにおける陽性例は少ない. IgG4測定はIgG4関連硬化性胆管炎との鑑

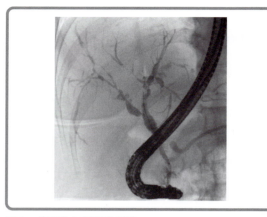

図1　典型的な胆管造影像

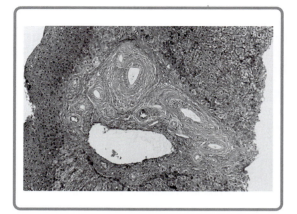

図2　肝組織所見（層状の胆管周囲線維化）

別に役立つ．

3) 画像検査

ERCPでは，肝内外胆管に及ぶ多発性の狭窄・硬化像が特徴で，全周性の輪状狭窄，正常あるいは軽度拡張した部位が交互に現れる数珠状変化（beaded appearance），剪定様所見（pruned tree appearance），憩室様の内腔突出（diverticulum-like outpouching）が典型的な像である（図1）．低侵襲であるMRCP検査もPSCの診断には有用性が高いが，胆管病変の変化が乏しい初期のPSCでは，他疾患との鑑別は難しいとされる．

4) 病理所見

組織学的には，胆管壁の線維化，リンパ球および形質細胞の炎症性細胞の浸潤が肝内外胆管系にみられる．また，本症ではタマネギ様線維化（onion-skin appearance）と呼ばれる層状の胆管周囲線維化（図2）が特徴的である．さらに，小葉間胆管の消失と軽度ではあるが肝炎性変化もしばしばみられる．PSCでは，病変の不均一性もあり針生検の評価には限界があることも留意が必要である．ただし，画像検査で異常所見がないsmall-duct PSCでは肝生検が推奨される．

4 治療・予後

1) 治療

a) 薬物治療

胆汁うっ滞の改善を目的として，ウルソデオキシコール酸（UDCA）が用いられる．13〜15 mg/kg/dayの通常用量のUDCAの投与は血清学的改善を認めた一方，無移植生存を含めた生命予後に対する効果は証明されていない[5]．さらに，28〜30 mg/kg/dayの高用量のUDCA投与は重篤な副作用，予後の悪化も報告されている[6]．原発性胆汁性胆管炎と同様に少数例のPSC患者においてベザフィブラートの有用性が報告されており[7]，今後大規模研究における検証が必要である．ステロイド，アザチオプリン，シクロスポリンなどの免疫抑制薬，抗TNF-α製剤のPSCに対する有用性は否定的である．また，必要に応じて脂溶性ビタミンの補給，瘙痒感の軽減，骨病変に対する治療を行う．

現在新規治療標的として，胆汁酸関連のFXRアゴニスト，FGF19などの臨床試験が進行中であり，また腸内細菌の是正を目的としたバンコマイシンをはじめとする抗菌薬や糞便微生物移植の有効性も報告されている[8]．

b) 内視鏡的治療

肝外胆管の限局性の高度狭窄の場合，内視鏡的治療の適応となる．これら症例では，胆道感染の頻度が高く，予後に影響することが知られている．急性胆管炎を併発した場合，一時的に胆管ステント留置やENBDでドレナージを行い，改善後に狭窄部に対してバルーン拡張をするのが一般的である．バルーン拡張で効果が不十分の場合，ステント留置を考慮する．

c) 肝移植

QOLを著しく損なわれ，薬物治療や内視鏡的に抵抗性のPSCにおいては肝移植を考慮する．New Mayo Model（表2）に基づくリスクスコアで2点以上である場合はハイリスクとされ，移植を考慮することがよいとされる[9]．

本邦において脳死肝移植を考慮する場合，基本的に非代償性肝硬変に準じてChildスコア10点以上で申請し，登録後はMELDスコアを実施順位に反映させる．胆管炎を1ヵ月に1回以上繰り返している場合はMELDスコア16点相当として登録することが認めら

8. 原発性硬化性胆管炎（PSC）

表2　New Mayo Modelの予後予測式

$$R = 0.03 \times (\text{age in years})$$
$$+ 0.54 \log_e (\text{bilirubin in mg/dL})$$
$$+ 0.54 \times \log_e (\text{aspartate aminotransferase in U/1})$$
$$+ 1.24 (\text{if history of variceal bleeding*})$$
$$- 0.84 \times (\text{albumin in g/dL})$$

*：有のとき1点，無のとき0点

れており，以降経過とともにMELDスコア順に脳死肝移植が実施される．また，PSCでは胆管癌や胆囊癌を高率に併発することが知られており，定期的な画像検査が推奨される．

2) 予後

　一般的に本症は進行性で予後不良とされている．日本の生体肝移植の成績では，1年78.5%，5年69.4%，10年54.9%と長期成績が不良である．その要因として肝移植後に約50%で再発があり，ほぼ全例が肝不全に至っている．再発因子として親をドナーとする移植，若年者PSC例，移植時の高MELD scoreなどがあげられている[10]．

文献

1) Tabibian JH et al：Randomised clinical trial：vancomycin or metronidazole in patients with primary sclerosing cholangitis - a pilot study. Aliment Pharmacol Ther 2013；**37**：604-612

2) Sabino J et al：Primary sclerosing cholangitis is characterised by intestinal dysbiosis independent from IBD. Gut 2016；**65**：1681-1689

3) Kummen M et al：The gut microbial profile in patients with primary sclerosing cholangitis is distinct from patients with ulcerative colitis without biliary disease and healthy controls. Gut 2016

4) Nakamoto N et al：Gut pathobionts underlie intestinal barrier dysfunction and liver T helper 17 cell immune response in primary sclerosing cholangitis. Nat Microbiol 2019；**4**：492-503

5) Lindor KD：Ursodiol for primary sclerosing cholangitis. Mayo Primary Sclerosing Cholangitis-Ursodeoxycholic Acid Study Group. N Engl J Med 1997；**336**：691-695

6) Lindor KD et al：High-dose ursodeoxycholic acid for the treatment of primary sclerosing cholangitis. Hepatology 2009；**50**：808-814

7) Mizuno S et al：Prospective study of bezafibrate for the treatment of primary sclerosing cholangitis. J Hepatobiliary Pancreat Sci 2015；**22**：766-770

8) Allegretti JR et al：Fecal Microbiota Transplantation in Patients With Primary Sclerosing Cholangitis：A Pilot Clinical Trial. Am J Gastroenterol 2019；**114**：1071-1079

9) Kim WR et al：A revised natural history model for primary sclerosing cholangitis. Mayo Clin Proc 2000；**75**：688-694

10) Egawa H et al：Risk factors for recurrence of primary sclerosing cholangitis after living donor liver transplantation：a single center experience. Dig Dis Sci 2009；**54**：1347-1354

Ⅱ章　肝疾患／E．疾患

9 肝内胆汁うっ滞（進行性家族性肝内胆汁うっ滞症）

到達目標
●肝内胆汁うっ滞の発生機序を理解し，鑑別診断ができる．また，治療法を選択できる．

1 病因・病態・疫学

　肝内胆汁うっ滞（intrahepatic cholestasis）とは，肝細胞から肝内胆管レベルの異常により胆汁の分泌が障害された病態である．胆管系の物理的閉塞が原因の胆汁うっ滞（肝外胆汁うっ滞，あるいは閉塞性黄疸）は含まない．

1) 病因，病態機序

　遺伝性（家族性）の疾患として，胆汁成分の分泌を担う蛋白や胆汁酸合成酵素の異常が知られている（表1）．進行性家族性肝内胆汁うっ滞症（progressive familial intrahepatic cholestasis：PFIC）は指定難病であり，わが国ではこれまで1型から5型まで5つの型が報告されている．それぞれATP8B1（ATP-binding cassette 8B1），BSEP（bile salt export pump），MDR3（multidrug resistance 3），TJP2（tight junction protein-2），FXR（farnesoid X receptor）の遺伝子異常が原因である[1]．近年，PFIC 6型から12型までの新たな原因遺伝子の存在も報告されているが，国内に患者が存在するか否かは現時点で不明である．
　BSEPが肝細胞から毛細胆管へ胆汁酸を分泌するトランスポーターであるのに対し，MDR3は肝細胞毛細胆管側の脂質二重膜の内側（細胞質側）にあるリン脂質を外側（毛細胆管側）に転位させる蛋白である．外側に転位したリン脂質のうちホスファチジルコリンは，胆汁酸の界面活性作用によって胆汁中に溶出される．また，ATP8B1は，外側に転位したホスファチジルセリンを内側に戻し，脂質二重膜を安定させていると考えられている．良性反復性肝内胆汁うっ滞症（benign recurrent intrahepatic cholestasis：BRIC）には1型と2型があり，それぞれATP8B1とBSEPが原因遺伝子である．PFICと同じ遺伝子であるにもかかわらず軽症な理由は，アミノ酸変異が蛋白機能に致命的でない部位にあるためと考えられている．TJP2はタイトジャンクションの形成に重要な蛋白であり，TJP2の異常によって毛細胆管内胆汁酸の肝細胞間隙へのリークが生じる．また，FXRは胆汁酸をリガンドとする核内受容体であるが，胆汁酸によるFXRの活性化は前述のBSEPやMDR3の発現を促進する．したがってBSEPやMDR3に異常がなくても，FXRに異常があると，肝からの胆汁酸やリン脂質の分泌に障害が生じることになる．
　一方，非遺伝性の病態としては，ウイルス性肝炎，薬物性肝障害，敗血症，中心静脈栄養，妊娠，原発性胆汁性胆管炎（PBC），原発性硬化性胆管炎（PSC）などに伴うものがある．妊娠によって誘発される妊娠性肝内胆汁うっ滞症はわが国では比較的まれであるが，約3分の1の症例にMDR3遺伝子のヘテロ接合体変異が認められている．
　本疾患は医療費助成の対象となる指定難病である．

2) 頻度

　遺伝性のものはいずれもまれである．日本ではアラジール症候群の頻度が比較的高く，患者数は200〜300人と推定されている．進行性家族性肝内胆汁うっ滞症の患者数はわが国で70人程度とされており，多くはPFIC1型または2型である．一方，非遺伝性のものは日常診療でしばしば遭遇し，薬物性のものが約半数を占める．これは何らかの薬物投与を受けた患者の1〜3％に相当する（第Ⅱ章-E-14「薬物性肝障害」参照）．

2 症候・身体所見

　多くの肝内胆汁うっ滞に共通する症状は，黄疸と皮膚瘙痒感である．慢性の場合には，脂質の消化吸収障害のため，発育障害，ビタミンA（視力低下），D（くる病），E（筋神経系の変性症状），K（出血傾向）の欠乏症状が出現する．遺伝性肝内胆汁うっ滞にはそれぞれ表1に示すような特徴的な臨床像がある．

3 診断・検査

1) 検査所見

　PFIC 1型，2型，4型，5型，BRIC 1型，2型，胆汁酸合成酵素欠損症では胆汁うっ滞があるにもかかわらず血清γ-GTPは正常値を示す（表1）．

2) 診断のポイント

　家族歴，発症年齢，臨床経過，薬物服用歴などについて十分な問診を行うこと，また画像診断（腹部超音波，CT，MRCP）による閉塞性黄疸の否定が不可欠で

9. 肝内胆汁うっ滞（進行性家族性肝内胆汁うっ滞症）

表1　遺伝性（家族性）肝内胆汁うっ滞の分類と臨床像の比較

疾患名	原因遺伝子	遺伝形式	発症年齢	自然経過	随伴症状，特徴	血清γ-GTP	肝病理組織
アラジール症候群	JAG1またはNOTCH2	AD	乳児期	小児期に軽快しかし個体差大	特異的顔貌，心血管奇形椎弓欠損，後部胎生環	高値	小葉間胆管の減少
PFIC 1型 (Byler病)	FIC1 (ATP8B1)	AR	乳児期	慢性進行性	慢性下痢，膵炎，瘙痒感強い	正常	年齢と共に線維化進行
PFIC 2型 (Byler症候群)	BSEP (ABCB11)	AR	乳児期	慢性進行性	胆汁中胆汁酸低値，瘙痒感強い	正常	巨細胞性肝炎，線維化
PFIC 3型 (Byler症候群)	MDR3 (ABCB4)	AR	乳児期	慢性進行性	胆汁中リン脂質低値	高値	線維化，細胆管増生
PFIC 4型	TJP2 (ZO-2)	AR	新生児〜乳児期	慢性進行性	神経系，呼吸器系の症状	正常	巨細胞性肝炎，細胆管増生，線維化
PFIC 5型	FXR (NR1H4)	AR	新生児期	急速進行性	ビタミンK非依存性血液凝固異常，高アンモニア血症	正常	巨細胞性肝炎，線維化
BRIC 1型 (Summerskill症候群)	FIC1 (ATP8B1)	AR	新生児〜成人	反復性非進行性	間欠期は自他覚症状なし	正常	線維化なし，胆管正常
BRIC 2型 (Summerskill症候群)	BSEP (ABCB11)	AR	新生児〜成人	反復性非進行性	間欠期は自他覚症状なし	正常	線維化なし，胆管正常
胆汁酸合成酵素欠損症	3β-HSDほか	AR	新生児〜幼児期	慢性進行性	血中異常胆汁酸の検出，瘙痒感なし	正常	巨細胞性肝炎，線維化

PFIC：progressive familial intrahepatic cholestasis（進行性家族性肝内胆汁うっ滞），BRIC：benign recurrent intrahepatic cholestasis（良性反復性肝内胆汁うっ滞）

ある．新生児，乳児では新生児（乳児）肝炎，胆道閉鎖症，特発性胆道拡張症との鑑別が重要である．

4 治療・予後

1) 治療

非遺伝性の場合には，原疾患に対する治療と利胆薬により胆汁うっ滞を軽快・改善させる．遺伝性の場合には根本的な治療法はなく，対症的に栄養管理，胆汁うっ滞性肝硬変への進展阻止，瘙痒感の軽減を目指す．肝不全に至る可能性がある場合には肝移植を考慮する．

a) 胆汁分泌の促進

ウルソ（ウルソデオキシコール酸）5〜10 mg/kg/日．胆汁酸合成酵素欠損症では異常胆汁酸生成の抑制を目的としてケノデオキシコール酸またはコール酸の併用が望ましい．

タウリン散（アミノエチルスルホン酸）1〜2 g/日

PFICやアラジール症候群において，瘙痒感の軽減や胆汁性肝硬変への進展を遅らせる目的で，部分的外胆汁瘻造設が行われることがある．

b) 脂溶性ビタミンの補給（経口）

チョコラA（ビタミンA）1,000〜20,000 U/日，アルファロール（ビタミンD）0.05〜0.1 mg/kg/日，ユベラ（ビタミンE）10 mg/kg/日，ケイツー（ビタミンK）2〜6 mg/日．

c) 瘙痒感の軽減

フェノバール（フェノバルビタール）5〜10 mg/kg/日．コレバイン（コレスチミド）0.5〜1.5 g/日（脂溶性ビタミンの吸収を阻害するため血中ビタミンのモニターが必要）

2) 生活指導の要点

新生児，乳児には吸収に胆汁酸を必要としない中鎖脂肪酸（MCT）含有ミルクを投与する．

年長児では低脂肪高蛋白食とし，脂質は週に一度経静脈的に投与する．

3) 予後

PFICは思春期以前にほとんどが肝硬変から肝不全となる．

BRICは予後良好で肝硬変には進展しない．

文献

1) Amirneni S et al：Molecular overview of progressive familial intrahepatic cholestasis. World J Gastroenterol 2020：26：7470-7484

Ⅱ章　肝疾患／E．疾患

10 アラジール症候群/非症候性肝内胆管減少症

到達目標
● アラジール症候群と胆道閉鎖症の鑑別ができる．

1 病因・病態・疫学

　新生児期〜乳児期にかけて胆汁うっ滞をきたす疾患として，胆道閉鎖症や先天性代謝異常症や感染症など様々な原因から生じる新生児肝炎がある．さらに，これらの疾患と臨床的に類似する肝内胆管低形成症も鑑別が必要な疾患である．肝内胆管低形成症は胆道閉鎖症とは異なり肝外胆管は閉鎖していないにもかかわらず，肝内胆管の低形成により肝内胆汁うっ滞をきたす．このなかには特徴的な顔貌，肺動脈狭窄などを有する症候性の群と，非症候性の群に大別される．アラジール症候群は1975年にフランスの小児科医であるAlagilleら[1]が報告した症候性肝内胆管低形成症であり，主要症状として①肝内胆管低形成，②特徴的顔貌，③心血管系異常，④椎骨の異常，⑤眼科的異常，⑥腎臓の異常，がある．

　発症頻度は約10万の出生に1人の割合で男女差はない．多くの症例で常染色体優性遺伝形式型をとる．1995年に20番染色体短腕上に責任遺伝子が存在することが報告され，1997年に複数の研究者により20番染色体短腕領域に原因遺伝子として*JAG1*（*Jagged1*）遺伝子が同定された[2,3]．この遺伝子はアラジール症候群の約70％に検出される．しかし，残りの約30％の症例では*JAG1*遺伝子変異は検出できなかった．2006年には*Notch2*遺伝子変異が示され[4]，アラジール症候群の責任遺伝子は単一でないことが明らかになった．*JAG1*遺伝子も*Notch2*遺伝子もNotchシグナル伝達系に関与する蛋白をコードする遺伝子であり，Notchシグナル伝達系は，胆管，血管，神経，造血などの発達過程に関与している．したがって，アラジール症候群でみられる一連の徴候はNotchシグナル伝達系の異常によると考えられるが，遺伝子異常と臨床表現系の間には明らかな相関は認めない．また，同一の遺伝子変異を有する個体間でも臨床像に大きな差がある．本疾患は医療費助成の対象となる指定難病である．

2 症候・身体所見

1) 肝症状

　典型例では乳児期から黄疸，灰白色便（淡艶便），肝腫大を呈し，症状の進行に伴い皮膚瘙痒感が出現する．高度の胆汁うっ滞が長期化すると高コレステロール血症による黄色腫が認められる．

　血液生化学検査では，高直接ビリルビン血症，高胆汁酸血症，γ-GTP値やコレステロール値の上昇がみられる．トランスアミナーゼは通常は正常〜軽度上昇にとどまる．一般に乳幼児期以降になると胆汁うっ滞は改善する傾向があるが，皮膚瘙痒は頑固に持続することが多い．1歳を過ぎても高度の胆汁うっ滞が持続する例では，慢性肝不全となり，肝移植が必要となる例もある．

　肝組織所見では，細胆管の増生や炎症反応を伴わず小葉間胆管が経時的に減少する（図1）．また，乳児期早期に胆汁排泄が少なく，胆嚢や肝外胆管が狭小化し胆道閉鎖症との鑑別が困難な例もあり，開腹胆道造影や肝生検が必要になることもある．

2) 特徴的顔貌（図2）

　広く突出した前額部，軽度の両眼開離，くぼんだ眼，小さく尖った顎，鞍鼻ないし筋の通った鼻が特徴であるが，新生児期には明らかでない．

3) 心血管系の異常

　心血管系の異常の約70％は末梢性肺動脈狭窄であるが，約30％にFallot四徴症，肺動脈弁閉鎖，心房中隔欠損症，心室中隔欠損症が認められる．また，血管病変として頭蓋内出血，もやもや病，脳動脈瘤，大動脈狭窄，腎動脈狭窄などの血管病変が主に海外から報告されている．

4) 椎骨の異常

　椎骨の前弓（椎体）癒合不全（butterfly vertebrae）が最も多いが，通常は無症状である．そのほか半椎体，椎骨癒合，潜在性二分脊椎がみられる．

5) 眼の異常

　後部胎生環遺残，網膜色素変性，網膜脈絡膜の萎縮などが報告されている．

6) 腎臓の異常

　尿細管性アシドーシス，異型腎，異所性腎，単腎症，水腎症，嚢胞腎などが報告されている．

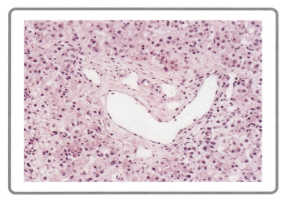

図1 アラジール症候群例の肝組織像（1歳時）
HE弱拡大で門脈域には門脈，動脈は認められるが，小葉間胆管は認めない．

7) そのほか

半数以上の症例で成長障害がみられる．知能発達障害，聴力障害，思春期遅発症なども報告されている．

3 診断・検査

新生児期～乳児期に黄疸がみられ，心雑音があればアラジール症候群を疑う．前述したように特徴的な顔貌は乳児期早期には明らかでないことが多い．肝組織学所見が重要であり，アラジール症候群では小葉間胆管の低形成ないし消失を証明する．ただし，乳幼児期には低形成や消失がまだ認められない例もあり，経時的な肝生検が必要である．また，肝内胆管低形成を証明するために，組織診では十分な数の門脈域を検索する必要があるので，肝針生検より腹腔鏡または開腹肝生検が望ましいとする意見もある．また，高頻度に合併する心血管病変は予後に大きく関係するので精査が必要になる場合がある．そのほか，椎骨のX線検査，眼科的検査などを行う．

4 治療・予後

1) 内科的治療

利胆および皮膚瘙痒感軽減を目的にウルソデオキシコール酸，フェノバルビタール，コレスチラミン，リファンピシンなどが用いられるが，効果は限定的である．胆汁うっ滞の脂肪吸収障害に関しては脂溶性ビタミンの補充をする．また，体重増加不良例ではMCTミルクを用いて摂取エネルギーの増加を図る．

2) 外科的治療と肝移植

胆道閉鎖症とは異なり，比較的初期から小葉間胆管低形成があり，肝門部空腸吻合術や胆囊外瘻術は無効

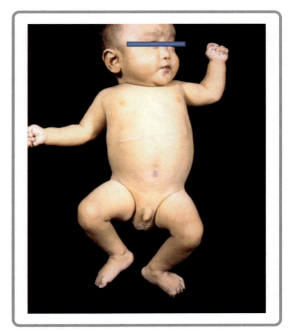

図2 アラジール症候群．乳児例の全身像
おちくぼんだ目，とがった顎などがみられる．

である．胆汁性肝硬変，門脈圧亢進症，肝不全，成長障害などQOLの著しい悪化がある場合は，肝移植の適応がある．家族が生体肝移植のドナーになる際は本症の可能性があるので，ドナー肝の胆管減少の有無を検査する必要がある．本症の移植成績は良好であるが，合併する心疾患，腎疾患が予後を左右する．

3) 移行期医療

20歳までに40％が門脈圧亢進症を伴い，18.5歳の無移植の推定生存率は24％である[5]．心臓，頭蓋内を含めた血管系，膵臓，腎臓，眼，など多臓器に対して定期的なフォローアップが必要である．したがって，複数の専門家から構成されるチームとしての診療が望ましい．脾腫大がある場合，接触するスポーツ競技は避けるべきである．散発的な肝癌の症例報告があり，肝硬変を伴わず発癌するため，定期的なサーベイランスが必要との意見がある．成人の主な死亡原因は複雑心奇形，頭蓋内出血，肝病変や肝移植に関連する疾病である[6]．妊娠は通常と変わりないが，常染色体優性遺伝のため，50％の確率で児に遺伝子変異が受け継がれる．

文献

1) Alagille D et al：Hepatic ductular hypoplasis associated with chracterisruc facies, vertebral malformations, retarded physical, mental, and sexual development, and cardiac

Ⅱ章　肝疾患／E．疾患

murmur. J Pediartics 1975；**86**：63-71

2) Oda T et al：Mitations in the human Jagged1gene are resposible for Alagille syndrome. Nat Genet 1997；**16**：235-242

3) Li L et al：Alagille syndrome is caused by mutations in human Jagged1, which endodes a ligand for Noych1. Nat Genet 1997；**16**：243-251

4) McDaniell R et al：NOTCH2mutations cause Alagille syndrome, a heterogenous disorder of the Notch signaling pathway. Am J Hum Genet 2006；**79**：169-173

5) Kamath BM et al：Outcomes of Childhood Cholestasis in Alagille Syndrome: Results of a Multicenter Observational Study. Hepatol Commun 2020；**22**：387-398

6) Bass LM et al：Inherited disorders of cholestasis in adulthood. Clin Liver Dis. 2013；**2**：200-203

11 胆道閉鎖症（先天性胆道閉鎖症）

到達目標
● 胆道閉鎖症の疾患概念と診断，治療方針を理解できる．

1 病因・病態・疫学

　胆道閉鎖症（biliary atresia）は，新生児・乳児期に発症する疾患で，小児慢性特定疾患である．発生頻度は出生約1万人に1人であり，本邦では年間100例前後の発症がある[1,2]．適切な時期に外科的治療を行わないと，胆汁うっ滞が進行し胆汁性肝硬変から肝不全となる．手術が行われない場合の自然予後は1～2年である[2]．そのため，早期診断と減黄手術の実施が重要である．原因はいまだ不明であるが，病因としてウイルス感染，発生異常説，免疫異常説，血行障害説などが提唱されている．かつては先天性胆道閉鎖症と呼称されていたが，一卵性双生児の一方のみが発症することなどから遺伝性は否定され，正式疾患名は「胆道閉鎖症」である．男児：女児＝1：2と女児に多い．胆管の閉塞閉鎖部位と閉鎖形態により図1のように分類される[3]．肝門部空腸吻合術（葛西手術）が不成功な場合，または成功して胆汁が排泄されても，胆管炎の反復などから胆汁性肝硬変，門脈圧亢進症による食道静脈瘤出血，肝不全をきたした場合，肝移植の適応となる．本疾患は医療費助成の対象となる指定難病である．

2 症候・身体所見

　主な症状は黄疸，灰白色便，濃褐色尿（ビリルビン尿）である．しかし，診断の時点では約70％の患児では灰白色便を認めるが，残り30％の患児では便の色は黄色であり，注意を要する[1]．早期では肝は硬く触れないが，進行すると肝脾腫大が著明となる．一部の症例では，胆汁うっ滞による脂溶性ビタミンK欠乏が凝固低下をもたらし，その結果，頭蓋内出血を引き起

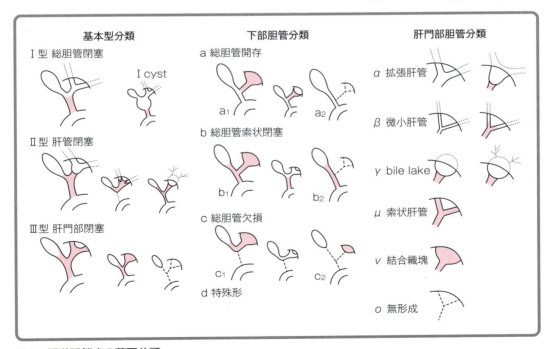

図1　胆道閉鎖症の葛西分類
　現在，最も一般的に用いられている胆道閉鎖症の分類法である．
　（葛西森夫ほか：日小外会誌 1976；**12**：327-331[3]より引用）

こす．新生児肝炎，乳児胆汁うっ滞を示す遺伝性疾患や先天性代謝疾患など様々な疾患（アラジール症候群，進行性家族性肝内うっ滞症，シトリン欠損症，先天性胆道拡張症など）との鑑別が必要となる．

3 診断・検査

　血液検査では1.0 mg/dL以上の直接ビリルビン値の上昇は異常と考えて検査を進める[1]．AST/ALTは上昇するが，著しい高値を示すことはまれである．γ-GTP，総胆汁酸，総コレステロールは上昇する．閉塞性黄疸時に血清に出現する異常リポ蛋白であるリポプロテインXは陽性となる．超音波検査では胆嚢が萎縮しているか，描出されないことが多く，肝門部の門脈前方の三角形あるいは帯状高エコー（triangular cord sign）が描出されることがある．胆道シンチグラフィでは核種の排泄が欠如するが，検査法としての特異度は高くない．24時間採取した十二指腸液内の胆汁の混入は認めない．以上の検査で本症が否定できない場合，診断を確定するため開腹もしくは腹腔鏡による胆道造影を実施する．

　なお，2012年から早期診断を目的として便色カラーカードが母子手帳に組み込まれた．しかし，便色カラーカードの活用は不十分であり，期待された効果は得られていない[3]．

4 治療・予後

1) 治療

　日本胆道閉鎖症研究会の全国登録データ[2]によると，日齢30に手術が行われた場合の黄疸消失率は71％，日齢31～90日での黄疸消失率は56～65％であった．一方，日齢91以降の手術では黄疸消失率は56％未満である．自己肝による術後生存率と初回手術時の日齢は負の相関を示し，20年生存率は手術時日齢30日以内が66％，日齢31～60日が51％，日齢61～90日が45％，日齢91～120日以内が35％である．ゆえに，早期診断に基づく早期手術が最も重要である．胆道閉鎖症を疑った場合は速やかに開腹もしくは腹腔鏡による胆道造影で診断し，胆管腸吻合術または肝門部腸吻合（葛西手術）[4]を行う．葛西手術では肝門部腸吻合法で，肝門部で肝外の閉塞胆管を切除し，その断面に存在する細い胆管から流出する胆汁をRoux-en-Y法で再建した空腸に流す手技である．順調な場合，手術後に便が胆汁色に着色し，術後約2ヵ月で黄疸が消失する．なお，患児が生後120日以降など，葛西手術による減黄が期待できない場合，適合するドナーがいれば，一期的に肝移植が行われる場合がある．

2) 予後

　胆道閉鎖症に対する減黄手術は胆汁の流れを改善するが，肝内の胆管形成異常は改善しない．このため，術後合併症として逆行性胆管炎，胆汁うっ滞と胆管炎の反復に続発する胆汁性肝硬変による食道・胃静脈瘤出血や巨脾などの門脈圧亢進症，肝不全などが発生し，その多くは肝移植の適応となる．

3) 移行期医療

　葛西手術を受けた患者の約2/3にて成人で肝合併症が生じる[5]．門脈圧亢進症状と逆流性胆管炎の管理は重要である[5]．健常人や胆道閉鎖症で肝移植を受けた患者と比べると，肝移植を受けていない患者は学校や会社での成績が低いことが指摘されている[6]．肝癌の頻度は低いが，定期的なサーベイランスが推奨されている[4]．成人の15～20％において肝移植が必要となるが，移植時期の判断は難しい[5,6]．

文献

1) 仁尾正記ほか：胆道閉鎖症．小児内科 2011；**43**：1022-1026
2) 日本胆道閉鎖症研究会・胆道閉鎖症全国登録事務局：胆道閉鎖症全国登録2016年集計結果．日小外会誌 2018；**54**：307-313
3) 横井暁子ほか：胆道閉鎖症の早期発見における便色カードの有用性の検討．日小外会誌 2019；**55**：945-950
4) 葛西森夫ほか：先天性胆道閉塞（鎖）症の新分類法試案．日小外会誌 1976；**12**：327-331
5) Joshi D et al：The management of childhood liver diseases in adulthood. J Hepatol 2017；**66**：631-644
6) Hadžić N et al：Long-term challenges and perspectives of pre-adolescent liver disease. Lancet Gastroenterol Hepatol 2017；**2**：435-445

12 閉塞性黄疸

到達目標
- 閉塞性黄疸の原因疾患と病態を理解し，診断と治療法の選択ができる．

1 病因・病態

　閉塞性黄疸とは，肝外胆管系の物理的閉塞や狭窄により胆汁うっ滞が引き起こされて生じた黄疸である．成人の原因としては胆管結石が最も多いが，胆管腫瘍，乳頭部癌，膵頭部癌なども積極的に疑う必要がある．その他，Lemmel症候群，胆嚢結石症，胆嚢癌，肝癌，胃癌のリンパ節転移，原発性硬化性胆管炎（PSC），IgG4関連硬化性胆管炎（IgG4-SC），自己免疫性膵炎（IgG4関連膵炎を含む）なども鑑別すべき疾患にあげられる．Lemmel症候群は，十二指腸下行部内側の傍乳頭部にある憩室が，総胆管や乳頭部を圧迫することによって起こる．胆嚢結石症では，胆嚢頸部の結石による圧排と炎症で総肝管狭窄をきたした病態のMirizzi症候群がよく知られている．

　一方，新生児・乳児では胆道閉鎖症，先天性胆道拡張症，PSCなど，幼児期以降の小児では，先天性胆道拡張症，PSC，胆石症などを疑う必要がある．

2 症候・身体所見

　黄疸以外の症状としては，皮膚瘙痒感，褐色尿などが特徴的である．また閉塞が高度になると灰白色便などが認められ，閉塞期間が長くなると脂溶性ビタミンであるビタミンKの吸収不良により出血傾向が出現する．胆嚢管分岐部より下部の総胆管に閉塞機転がある場合には，無痛性の胆嚢腫大（クールボアジェ徴候，Courvoisier sign）を認める．その他，原疾患によって腹痛，体重減少，悪心・嘔吐，発熱など様々な症状を

きたしうる．

3 診断・検査

　血液生化学検査では，直接ビリルビン優位のビリルビン上昇と，肝酵素（AST，ALT）に比べて胆道系酵素（ALP，γGTP）優位の上昇を認める．CEAは胆汁うっ滞の影響を受けないが，CA19-9は癌がなくても胆汁うっ滞だけで上昇しうる．またPIVKA-IIはビタミンKの欠乏により陽性になりうる．尿検査では尿中ビリルビン（尿に排泄されるのは直接ビリルビン）が陽性となり，尿中ウロビリノゲンは陰性化する．

　閉塞性黄疸と診断した場合に画像検査は必須である．腹部超音波検査，CT，MRI，MRCPなど侵襲性の低いものから行い，必要あれば上部消化管内視鏡検査，超音波内視鏡検査，ERCPなども検討する．胆道系の特徴的な狭窄像を認めた場合には，PSCを疑って下部消化管内視鏡検査，IgG4-SCを疑って血清IgG4の測定なども必要である．

4 治療

　治療方針は原疾患によって異なるため，詳細は各論を参照していただきたい．早期の根治治療が困難な場合の減黄処置としては，内視鏡的または経皮的な胆道ドレナージを行う．出血傾向があればビタミンKの経静脈投与を行い，感染の合併があれば抗菌薬の投与を行う．

Ⅱ章　肝疾患／E. 疾患

13 体質性黄疸

到達目標
● 各体質性黄疸のメカニズムを理解できる.
● 各体質性黄疸の管理ができる.

1 病因・病態・疫学

　ヘモグロビンの代謝産物である間接ビリルビンは脂溶性であり，尿への排泄はできない．間接ビリルビンは肝細胞でグルクロン酸抱合され，水溶性の直接ビリルビンとなり胆汁中へ排泄される．血液から肝細胞への間接ビリルビンの取り込みメカニズムはいまだによくわかっていない．organic anion transporting polypeptide（OATP）1B1，1B3や他のトランスポーターによる能動輸送のほか，受動輸送によっても取り込まれると考えられている．肝細胞に取り込まれた間接ビリルビンはグルタチオンS-トランスフェラーゼ（GST，リガンディン）と結合して小胞体に運ばれ，小胞体の膜上に発現しているビリルビンUDP-グルクロン酸転移酵素（UGT1A1）によってグルクロン酸抱合され直接ビリルビンになる．直接ビリルビンは再度GSTに結合して肝細胞内を輸送され，毛細胆管側の肝細胞膜上に存在するmultidrug resistance-protein 2（MRP2）により毛細胆管内に分泌される[1].

　体質性黄疸とは，肝臓におけるこのビリルビン代謝経路に先天的な異常があり，黄疸や高ビリルビン血症を呈するものをいう．間接型ビリルビンの上昇が優位なGilbert症候群，Crigler-Najjar症候群（Ⅰ型，Ⅱ型）と，直接型ビリルビンの上昇が優位なDubin-Johnson症候群，Rotor症候群に分けられる（表1，表2）.

表1　間接型ビリルビン優位の体質性黄疸

	Crigler-Najjar症候群Ⅰ型	Crigler-Najjar症候群Ⅱ型	Gilbert症候群
頻度	1/1,000万人	1/100万人	人口の約5%
原因遺伝子	UGT1A1	UGT1A1	UGT1A1
遺伝形式	常染色体劣性遺伝	常染色体劣性遺伝	常染色体性劣性遺伝
肝臓でのUGT1A1の残存活性	0%	<10%	<30%
血清ビリルビン値 (mg/dL)	30〜50	5〜20	1〜5
フェノバールに対する反応性	なし	血清ビリルビンン値の低下	血清ビリルビン値の低下
治療	光線療法，思春期までに肝移植	光線療法，交換輸血	不要
予後	無治療では核黄疸は必発	核黄疸はまれ，予後は良好	予後は良好

表2　直接型ビリルビン優位の体質性黄疸

	Dubin-Johnson症候群	Roter症候群
頻度	1/100万人	1/100万人以下
原因遺伝子	MRP2	OATP1B1/OATP1B3
遺伝形式	常染色体劣性遺伝	不明
血清ビリルビン値 (mg/dL)	2〜5	2〜5
尿中コプロポルフィリン	Ⅰ型上昇，Ⅲ型低下	Ⅰ型上昇，Ⅲ型上昇
ICG試験	正常	延長
BSP試験	90分以降の再上昇	延長
肝臓の肉眼的所見	黒色肝	著変なし
組織	肝細胞内褐色顆粒を認める	著変なし
治療・予後	不要・良好	不要・良好

1) 非抱合型 (間接型) 高ビリルビン血症をきたす体質性黄疸

Gilbert症候群は，人口の2〜7%にみられる最も頻度の高い体質性黄疸であり，日本人では5%程度といわれている．男性のほうが女性より高頻度に認められるが，性ホルモンの影響と考えられている．黄疸は通常小児期には目立たないが，思春期以降に軽度の黄疸や，偶然の機会に間接ビリルビン優位の高ビリルビン血症として発見されることが多い．一方，Crigler-Najjar症候群Ⅰ型は約1,000万人に1人，Ⅱ型は約100万人に1人のまれな疾患である．いずれも新生児期から著しい間接ビリルビン優位の高ビリルビン血症がみられ，特にⅠ型は無治療では大脳基底核にビリルビンが沈着して脳性麻痺の原因になる核黄疸をきたし，自然経過では生後1〜2年で死亡する．

病因はいずれも2番染色体上に存在するUGT1A1遺伝子の変異であり，常染色劣性遺伝型である．同遺伝子の変異の種類によりグルクロン酸抱合能に差がみられ，Gilbert症候群のUGT1A1活性は30%未満に低下しているものの生理的に問題ないレベルで残存している．それに対して，Crigler-Najjar症候群Ⅱ型では10%未満に低下し，Ⅰ型の残存活性はほぼ消失している．

2) 抱合型 (直接型) 高ビリルビン血症をきたす体質性黄疸

Dubin-Johnson症候群の発生頻度は約100万人に1人で性差はない．遺伝形式は常染色劣性遺伝である．病因はMRP2遺伝子変異である．

Rotor症候群の頻度も約100万人に1人である．2012年にOATP1B1とOATP1B3両者の異常で起こることが判明した．先に述べたように，間接ビリルビンはOATP1B1，OATP1B3のみならず他のトランスポーターや受動輸送によっても肝細胞に取り込まれると考えられているのに対して，肝細胞から類洞へ一度排泄された直接ビリルビンの肝細胞への再取り込みには，OATP1B1またはOATP1B3が必須である[2]．間接ビリルビンが肝細胞に取り込まれると直接ビリルビンになって胆汁中に分泌されるが，ある肝細胞でつくられた直接ビリルビンが必ずしも同一の肝細胞の毛細胆管から分泌されるわけではないようである．過剰な直接ビリルビンは一度類洞へ排泄され，血液の流れに沿ってより中心静脈寄りの肝細胞に再度取り込まれることを繰り返しながら最終的に胆汁中へ分泌されると考えられている (図1)．

② 症候・身体所見

1) Crigler-Najjar症候群Ⅰ型

UGT1A1の酵素活性が完全欠損した致死型であり，無治療の場合には血清ビリルビンは30〜50 mg/dLに達しビリルビン脳症 (核黄疸) を発症する．

2) Crigler-Najjar症候群Ⅱ型

UGT1A1の酵素活性が正常の10%以下に低下しており，新生時期から黄疸が遷延する．血清ビリルビン値は6〜20 mg/dLに達する．まれではあるが核黄疸も発症する．

3) Gilbert症候群

血清ビリルビン値は1〜5 mg/dLであり，ストレス，絶食などの低カロリー，感染で黄疸が顕性化する．

4) Dubin-Johnson症候群

新生児から成人まで，黄疸で気付くことが多い．一般に2〜5 mg/dL程度の直接ビリルビン優位の高ビリルビン血症がみられる．

5) Rotor症候群

Dubin-Johnson症候群と同様の直接ビリルビン優位の高ビリルビン血症がみられる．

③ 診断・検査

体質性黄疸は溶血や肝機能異常を伴わない高ビリルビン血症である．Crigler-Najjar症候群Ⅰ型とⅡ型は出生直後から著明な黄疸がみられ，間接型高ビリルビン血症を主症状とする．残存活性があるⅡ型は，フェノバール投与により酵素が誘導されビリルビンの低下がみられるが，Ⅰ型ではみられない．核黄疸の徴候は哺乳力低下，筋緊張低下，傾眠傾向などが重要である．肝生検による酵素活性の診断も行われるが，最近ではUGT1A1遺伝子解析も可能になっている．Gilbert症候群では，通常は思春期以降に間接型高ビリルビン血症による黄疸がみられるが，新生児〜乳児期には母乳栄養により血清ビリルビン値が20 mg/dLを超えることがある．その場合にはほかの疾患を除外するためにUGT1A1遺伝子変異を検索することがある．年長児や成人のGilbert症候群は家族性の黄疸，健診など偶然の機会に高ビリルビン血症で発見されることが多い．Dubin-Johnson症候群では黄疸が唯一の症状のことが多いが，ときに全身倦怠感を訴えることがある．黄疸は疲労，妊娠，経口避妊薬の服用で増強することがある．血清ビリルビン値は2〜5 mg/dLを示すことが多く，10 mg/dL以上になることは少ない．総ビリルビン値の約60%を直接ビリルビンが占め，ビリルビン分画ではbilirubin diglucuronide (BDG) が増加している．BSP排泄試験では抱合型BSPの排泄異常

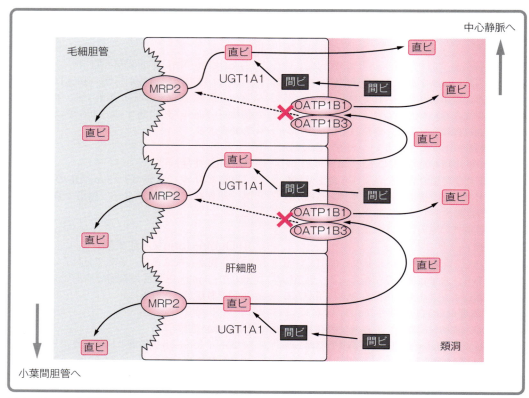

図1　Rotor症候群における血中直接ビリルビンの上昇メカニズム
OATP1B1, 1B3の異常により点線の経路が障害されている.
直ビ：直接ビリルビン，間ビ：間接ビリルビン，

があるため，負荷後45分までは正常であるが，60〜90分以降に血中BSPの再上昇が認められ，これはDubin-Johnson症候群に特異的である．しかし，現在日本では試薬の販売が中止されており，同試験の実施は困難である．ICG排泄試験では異常がみられない．Dubin-Johnson症候群ではポルフィリン代謝異常がみられ特徴のひとつとされる．Dubin-Johnson症候群ではコプロポルフィリン（CP）-Ⅰの尿中排泄量は増加し，CP-Ⅲの排泄量は減少しており診断に役立つとされる．腹腔鏡検査では肝臓は肉眼的に黒色肝を呈する．組織学的には肝細胞内にDubin-Johnson顆粒と呼ばれるリポフスチン様物質がリソゾームへ沈着しているのがみられる．興味深いことに肝炎などの炎症が加わると，この色素顆粒は消失する．Rotor症候群は黄疸以外に特記すべき症状はない．Dubin-Johnson症候群との鑑別としては，BSP排泄試験でBSPの再上昇は認めず，ICG排泄試験では15分停滞率の著明な上昇，尿中CP値の増加などがある．

4 治療・予後

Crigler-Najjar症候群では，新生児期から光線療法，交換輸血による核黄疸の予防が重要である．特にⅠ型では乳児期以降も核黄疸の予防のため連日の光線療法が必要である．思春期を過ぎると皮膚の肥厚などにより高ビリルビン血症の増悪がみられ，核黄疸の危険が高まるため，小児期のうちに肝移植が必要となる．Ⅱ型は新生児期を過ぎると血清ビリルビン値は20 mg/dL以下になり，核黄疸の危険は少なくなる．美容的にはフェノバールを投与することがある．Gilbert症候群，Dubin-Johnson症候群，Rotor症候群では特別な治療を必要としない．予後も良好である．

文献

1) Erlinger S et al：Inherited disorders of bilirubin transport and conjugation：new insights into molecular mechanisms and consequences. Gastroenterology 2014：**146**：1625-1638
2) van de Steeg E et al：Complete OATP1B1 and OATP1B3 deficiency causes human Rotor syndrome by interrupting conjugated bilirubin reuptake into the liver. J Clin Invest 2012：**122**：519-528

14 薬物性肝障害

【到達目標】
- 薬物性肝障害の疫学，原因薬物，診断，病態，治療法について説明できる．
- 薬物性肝障害の特殊な病型について説明できる．

1 疫学・原因薬物

1) 疫学

本邦における薬物性肝障害(drug-induced liver injury：DILI)の発生頻度に関する正確なデータはないが，海外での報告から，10万人に14〜19人程度と考えられており，そのうち約30%は黄疸を伴う[1]．

2010〜2018年に全国27施設から前向きに集計した307例のDILI症例の解析[2]では，女性が59%とやや多く，平均年齢は58歳，中央値は61歳であった．発症時の症状として18%に発熱，13%に皮疹を認めた．また，6%以上の好酸球増多を27%に認めた．病型別では肝細胞障害型が64%，胆汁うっ滞型16%，混合型20%であった．服薬から発症までの期間は7日以内が19%，30日以内が53%，90日以内が79%で，90日以内に発症することが多い．ただ，90日を超える症例も21%あり，服薬後長期間経過しているからといって，DILIを否定することはできない．

急性肝不全となる症例も存在する．欧米では急性肝不全の約半分がDILIに起因し，その多くはアセトアミノフェンが原因である[1]．本邦ではアセトアミノフェンによる肝不全はほとんど認められないが，遅発性肝不全を含む昏睡型急性肝不全に占めるDILIの割合は1998〜2003年が9.3%，2004〜2009年が14.6%[3,4]，2010〜2015年が15.5%[5]と増加傾向にあり，注意が必要である．

2) 原因薬物

DILIの原因薬物は欧米では抗菌薬が最も多い．本邦では抗菌薬の占める割合が減少し，悪性腫瘍治療薬の比率が増加している(表1)[2,6]．また，健康食品の比率も増加傾向にあり，約1割を占めている．近年，インターネットで様々な健康食品，サプリメントが発売され，海外のものも含めて容易に入手可能となっている．それらのなかには成分不明のものが多数あり，安易に服用しないよう啓蒙することも重要である．

以下にそれぞれの病型のDILIをきたす代表的薬物を示す[1]．

a) 肝細胞障害型DILI

イソニアジド，ジクロフェナク，ニトロフラントイン．

b) 胆汁うっ滞症DILI

アモキシシリン-クラブラネート，セファロスポリン，アザチオプリン，テルビナフィン，テモゾロミド．

c) 純粋な胆汁うっ滞症DILI(炎症や肝細胞壊死をほとんど伴わない)

エストロゲン製剤，経口避妊薬，蛋白同化ホルモンなどの筋肉増強剤．

d) 発熱，皮疹，好酸球増多を含むアレルギー反応を呈するDILI

アロプリノール，カルバマゼピン，フェニトイン，サルファ薬，マクロライド系抗菌薬．

表1 DILI起因薬の推移

	1989〜1998年	1997〜2006年	2010〜2018年
非ステロイド性抗炎症薬	12%	10%	11%
抗菌薬・抗真菌薬	22%	14%	11%
悪性腫瘍治療薬	3%	3%	10%
健康食品	1%	10%	9%
消化器科用薬	7%	6%	9%
精神・神経科用薬	8%	10%	8%
漢方薬	5%	7%	6%
循環器科用薬	6%	8%	6%
造血と血液凝固関連薬	4%	3%	4%

1989〜1998年，1997〜2006年，2010〜2018年のデータはそれぞれ，文献2，6より

Ⅱ章　肝疾患／E. 疾患

2 診断

1) 診断のポイント

DILI診断のポイントは，服薬から肝障害が出現するまでの期間，服薬中止から改善するまでの期間，他の原因の除外である．医療機関から処方された薬物以外に，民間薬，健康食品，漢方薬など詳細に問診する必要がある．重要なことは肝障害をみたときに，鑑別診断として常にDILIを疑うことである．DILIを疑った時には被疑薬の添付文書をあたって，どの程度肝障害が発症しているかを確認する．重篤副作用疾患別対応マニュアル薬物性肝障害（https://www.pmda.go.jp/files/000231820.pdf）や米国NIHのLiverTox（https://www.ncbi.nlm.nih.gov/books/NBK547852/）は参考になる．

DILIが疑われた場合，病型が肝細胞障害型，胆汁うっ滞型，混合型のいずれかを判断する（**表2**）．ALTが正常上限の2倍，もしくはALPが正常上限を超えた症例を対象とし，ALT，ALPが正常上限の何倍に当たるかの比を計算し（ALT比，ALP比），ALT比/ALP比により，肝細胞障害型，胆汁うっ滞型，混合型の3つに分類する．

2) 診断基準（表3）

1993年に国際コンセンサス会議が開催され，RUCAMの診断基準が発表された．この診断基準の問題点を見直し，わが国に即したものに改訂した診断基準が日本消化器関連学会週間（JDDW）2004のワークショップで提案され，現在も広く使われている[7]．この診断基準およびスコア計算ソフトは日本肝臓学会ホームページ（http://www.jsh.or.jp/medical/guidelines/medicalinfo/mtphama）からダウンロード可能である．

診断基準は，①発症までの期間，②服薬中止後の経過，③危険因子（飲酒，妊娠），④薬物以外の病因の有無，⑤過去の肝障害の報告，⑥好酸球増多，⑦リンパ球刺激テスト（DLST），⑧偶然の再投与が行われた時の反応，の8項目に別れており，2種類以上の薬物が投与されている場合には一番疑わしい薬物についてスコアリングを行う．危険因子として，飲酒者のほうがDILIのリスクが高く，妊婦では胆汁うっ滞のリスクが高いことが知られている．診断基準に含まれるDLSTは薬疹を伴わない限り保険適用ではないため，注意が必要である．また，薬物の再投与を行うチャレンジテストは倫理的に認められないので，偶然再投与が行われた場合に評価する．

各項目は点数化して5点以上を可能性が高い，3，4点を可能性あり，2点以下を可能性が低いと判断する．ただ，本診断基準はあくまでも肝臓専門医以外の

表2　DILIの病型分類

肝細胞障害型	ALT＞2N＋ALP≦NまたはALT比/ALP比≧5
胆汁うっ滞型	ALT≦N＋ALP＞2NまたはALT比/ALP比≦2
混合型	ALT＞2N＋ALP＞Nかつ2＜ALT比/ALP比＜5

N：正常上限，ALT比＝ALT値/N，ALP比＝ALP値/N

利用を目的としたものであり，個々の症例の判断には，肝臓専門医の判断が優先する．

3) 鑑別すべき疾患

ウイルス感染の鑑別診断として，IgM HA抗体，HBs抗原，IgM-HBc抗体，HCV抗体，HCV RNA，IgM CMV抗体，IgM EB VCA抗体を測定する．もとの診断基準には記載されていないが，現在は保険収載されたIgA HE抗体も検査する．自己免疫性肝炎やPBC否定のため，免疫グロブリン，抗核抗体，抗ミトコンドリア抗体，M2抗体の測定も必要である．脂肪肝，PSC，胆道疾患鑑別のため，腹部超音波検査は必須で，必要ならCT，MRIも考慮する．代謝性肝疾患であるWilson病やヘモクロマトーシスも鑑別すべき疾患である．診断がつかない場合には肝生検も考慮する．肝生検でDILIと確定診断することは困難であるが，他の肝疾患の鑑別に有用である．

3 病態

DILIは中毒性と特異体質性に分類される．中毒性は薬物あるいはその代謝産物が肝障害をきたすもので，用量依存性であり，動物実験で再現可能である．DILIの多くは特異体質性である．特異体質性DILIでは発熱，皮疹，好酸球増多を伴う場合がある（アレルギー性）．DILIでは肝障害の過程でadaptation（適応）が生じ，起因薬を服薬中であっても肝障害が軽減，あるいは消失することがある．そのメカニズムは不明であるが，薬物代謝酵素の変化，肝障害抑制経路の活性化，過敏反応の抑制などが関与していると考えられている．adaptationが起こらないと肝障害はますます増悪することになる．

1) 中毒性DILI

代表的な原因薬物はアセトアミノフェンであり，欧米では急性肝不全の15～57％を占めている[8]．アスピリン，アミオダロン，化学療法薬もこの範疇に入る．アセトアミノフェンの5～10％はCYP2E1によりN-アセチルベンゾキノンイミン（NAPQ1）へと代謝され，グルタチオン抱合により無毒化され，尿中に排泄される．NAPQ1が高濃度に存在し，グルタチオンが不足すると，肝細胞内の種々の酵素や蛋白と共有結合し

●**350**●

14. 薬物性肝障害

表3　DDW-J 2004薬物性肝障害ワークショップのスコアリング

	肝細胞障害型		胆汁うっ滞または混合型		スコア
1. 発症までの期間[1]	初回投与	再投与	初回投与	再投与	
a. 投与中の発症の場合					
投与開始からの日数	5～90日	1～15日	5～90日	1～90日	+2
	<5日, >90日	>15日	<5日, >90日	>90日	+1
b. 投与中止後の発症の場合					
投与中止後の日数	15日以内	15日以内	30日以内	30日以内	+1
	>15日	>15日	>30日	>30日	0
2. 経過	ALTのピーク値と正常上限との差		ALPのピーク値と正常上限との差		
投与中止後のデータ	8日以内に50%以上の減少		(該当なし)		+3
	30日以内に50%以上の減少		180日以内に50%以上の減少		+2
	(該当なし)		180日以内に50%未満の減少		+1
	不明または30日以内に50%未満の減少		不変, 上昇, 不明		0
	30日後も50%未満の減少か再上昇		(該当なし)		−2
			投与続行および不明		0
3. 危険因子	飲酒あり		飲酒または妊娠あり		+1
	飲酒なし		飲酒, 妊娠なし		0
4. 薬物以外の原因の有無[2]	カテゴリー1, 2がすべて除外				+2
	カテゴリー1で6項目すべて除外				+1
	カテゴリー1で4つか5つが除外				0
	カテゴリー1の除外が3つ以下				−2
	薬物以外の原因が濃厚				−3
5. 過去の肝障害の報告	過去の報告あり, もしくは添付文書に記載あり				+1
	なし				0
6. 好酸球増多 (6%以上)	あり				+1
	なし				0
7. DLST	陽性				+2
	擬陽性				+1
	陰性および未施行				0
8. 偶然の再投与が行われたときの反応					
単独再投与	ALT倍増		ALP (T.Bil) 倍増		+3
初回肝障害時の併用薬とともに再投与	ALT倍増		ALP (T.Bil) 倍増		+1
初回肝障害時と同じ条件で再投与	ALT増加するも正常域		ALP (T.Bil) 増加するも正常域		−2
偶然の再投与なし, または判断不能					0
				総スコア	

1) 薬物投与前に発症した場合は「関係なし」, 発症までの経過が不明の場合は「記載不十分」と判断して, スコアリングの対象としない.
　投与中の発症か, 投与中止後の発症かにより, aまたはbどちらかのスコアを使用する.
2) カテゴリー1：HAV, HBV, HCV, 胆道疾患 (US), アルコール, ショック肝　カテゴリー2：CMV, EBV.
　ウイルスはIgM HA抗体, HBs抗原, HCV抗体, IgA HE抗体, IgM CMV抗体, IgM EB VCA抗体で判断する.
判定基準：総スコア　2点以下：可能性が低い　3, 4点：可能性あり　5点以上：可能性が高い
　(滝川　一ほか：肝臓 2015；46：85-89[7]を参考に作成)

て, 酵素活性の低下や脂質過酸化反応をきたし, 肝障害を惹起する.

2) 特異体質性DILI

　特異体質性DILIは代謝性とアレルギー性に区分され, アレルギー性では発熱, 皮疹, 好酸球増多を伴う

ことが多い. 特異体質性DILIは個人の体質に起因するため, 発症を予測することは困難であるが, 薬物代謝酵素であるCYP, glutathione S-transferase (GST), N-acetyltransferases 2 (NAT2), 薬物輸送に関与するトランスポーターなどの遺伝子多型が肝障害発症と関連しているとの報告がある. 近年, 遺伝子のゲノムワ

イド解析により，フルクロキサシリンとHLA-B*57:01など，特定の薬物によるDILIが特定のHLAを有する個人において高い確率で発症することが報告されており，DILI発症における免疫の関与が注目されている．

4 治療

1) 一般療法

DILIが疑われた場合の治療の基本は被疑薬の中止である．複数の薬物を服用している場合は，現在罹患している疾患に必要不可欠な薬物以外は可能な限り中止する．薬物を中止しても改善が認められない場合には，改めて他の肝障害の原因を検索する．肝機能の改善が芳しくない場合には経験的にウルソデオキシコール酸（UDCA），タウリン，静注用グリチルリチン製剤，グリチルリチンなどが使用される．

DILIによる肝障害であっても当該薬物を継続する事はありうる．また，原疾患に対する治療のため，中止できないこともある．スタチンの場合，ビリルビンの上昇がなく，ALTが正常の3倍以下であれば，スタチンの継続は可能とされている．

2) 急性肝不全

黄疸の出現，プロトロンビン時間の延長など急性肝不全が疑われる場合には，ICUに入院のうえ，厳重な経過観察が必要である．経験的にALTが正常の3倍以上かつ総ビリルビンが正常の2倍以上になった場合には，肝不全に進行し，死亡するリスクが10％程度あるため（Hy's law）[9]，薬物の即時中止が求められる．

急性肝不全に対する薬物治療として，経験的にステロイドが投与される．使用されるステロイドの量はプレドニン換算0.5〜1 mg/kg/dayが一般的である．II度以上の肝性脳症が出現した際には血漿交換，血液濾過透析を含む人工肝補助療法を平行して行い，内科的治療に反応しない場合には肝移植を考慮する．2010年から2015年の全国調査[5]によると，急性肝不全昏睡型，遅発性肝不全638人のうち，23.5％が肝移植を受けており，そのうち脳死肝移植が27.6％で残りは生体肝移植である．移植による救命率は82.9％と高率であった．

アセトアミノフェン中毒による急性肝不全の場合，N-アセチルシステインが有効である．本邦には点滴薬がなく，内服薬のみであるため，内服あるいは胃管から，初回にN-アセチルシステインとして140 mg/kg投与する．維持量は初回の半分量の70 mg/kgで，4時間毎に3日間，初回投与と含めて合計18回投与する．

3) 胆汁うっ滞

胆汁うっ滞が遷延する場合にはビタミンKなどの脂溶性ビタミンを補充する．経験的にUDCA，茵蔯蒿湯，フェノバルビタール，コレスチミド，ステロイドなどが使用されるが，効果が不十分な場合は，肝移植が必要となるケースもある．

4) 薬物中止後も肝障害が遷延する場合

被疑薬物中止後も肝障害が持続するDILIがあることも念頭に置くべきである．約15％のDILI症例で6ヵ月以上肝機能障害が持続し，慢性化が疑われたと報告されている[10]．DILI発症時に抗核抗体などの自己抗体が陽性化し，自己免疫性肝炎との鑑別が困難な症例も存在する．このような症例に対しては，まずはUDCAを投与し，改善なければステロイドを考慮する．自己抗体が陽性化する自己免疫性肝炎様DILIをきたす薬物として，ミノサイクリン，スタチン，ヒドララジン，ニトロフラントインなどがある．

5 特殊な病型

1) 脂肪肝

タモキシフェン，アミオダロン，副腎皮質ステロイド，テトラサイクリンなどの薬物は脂肪肝をきたす．タモキシフェンやアミオダロンは肝細胞のミトコンドリアの脂肪酸β酸化を阻害し，代謝機能障害関連脂肪肝炎（MASH）類似の病態をきたす．薬物投与により，脂肪肝が生じた場合には，薬物継続により得られるメリットと肝障害によるデメリットを勘案して，薬物を中止するかどうかを判断する．栄養指導，運動療法により減量をすすめるとともに，禁酒することが望ましい．血小板数の低下やエラストグラフィにより肝線維化が推定される場合は，薬物を中止する．

2) 免疫チェックポイント阻害薬 (immune checkpoint inhibitors：ICI) によるDILI

ICIによるDILIの発生頻度はCTLA-4阻害薬イピリムマブで2〜15％，ニボルマブをはじめとするPD-1/PD-L1阻害薬で1〜2％と報告されている．2剤併用やICIと他の化学療法薬との併用により，DILIの頻度は上昇する．肝障害のパターンは肝細胞障害型が多いが，混合型，胆汁うっ滞型も報告されている．ICIによるDILIの発現は治療開始後1〜3ヵ月に多いが，長期間経過してから，あるいは中止後に発症することもある．特殊なタイプの肝障害として，ICIによる硬化性胆管炎が報告されている．胆道系酵素の上昇，肝外胆管の閉塞を伴わない局所的な拡張，胆管壁のびまん性肥厚などが特徴とされている．

grade 2の肝障害では休薬し，改善ない場合はステ

ロイド（プレドニン換算0.5～1 mg/kg/day）の投与，grade 3以上では薬物の中止，ステロイド（プレドニン換算1～2 mg/kg/day）の投与が推奨されている．また，ステロイドに反応しない場合は保険適用外であるが，ミコフェノール酸モフェチルなどの免疫抑制薬が有効とされている．

文献

1) Hoofnagle JH, Bjornsson ES：Drug-Induced Liver Injury - Types and Phenotypes. N Engl J Med 2019；**381**：264-273

2) Aiso M et al：Analysis of 307 cases with drug-induced liver injury between 2010 and 2018 in Japan. Hepatol Res 2019；**49**：105-110

3) Nakayama N et al：Algorithm to determine the outcome of patients with acute liver failure：a data-mining analysis using decision trees. J Gastroenterol 2012；**47**：664-677

4) Oketani M et al：Etiology and prognosis of fulminant hepatitis and late-onset hepatic failure in Japan：Summary of the annual nationwide survey between 2004 and 2009. Hepatol Res 2013；**43**：97-105

5) Nakao M et al：Nationwide survey for acute liver failure and late-onset hepatic failure in Japan. J Gastroenterol 2018；**53**：752-769

6) Takikawa H et al：Drug-induced liver injury in Japan：An analysis of 1676 cases between 1997 and 2006. Hepatol Res 2009；**39**：427-431

7) 滝川 一ほか：DDW-J 2004 ワークショップ薬物性肝障害診断基準の提案（解説）．肝臓 2015；**46**：85-89

8) Bernal W, Wendon J：Acute liver failure. N Engl J Med 2013；**369**：2525-2534

9) Bjornsson E, Olsson R：Outcome and prognostic markers in severe drug-induced liver disease. Hepatology 2005；**42**：481-489

10) Ortega-Alonso A, Andrade RJ：Chronic liver injury induced by drugs and toxins. J Dig Dis 2018；**19**：514-521

Ⅱ章　肝疾患／E. 疾患

15 アルコール関連肝疾患

到達目標
● アルコール関連肝疾患の分類と各病型を理解し，その症候や病理所見を説明できる．
● 診断に有用な血液所見および画像検査を理解し，早期診断，早期介入による進展予防に役立てる．
● 重症化した際の治療法，治療後の精神科医や地域医療・保健との連携の重要性を理解する．

1 病因，病態

エタノールの生体内代謝において重要な2型アルデヒド脱水素酵素（aldehyde dehydrogenase：ALDH）には遺伝的多型が存在し，日本人ではアセトアルデヒドの代謝が十分に行われるホモ接合体が50％程度であり，残りはアセトアルデヒドの代謝効率の悪いヘテロ結合体かまったく代謝のできない変異型ホモ結合体である[1]．

アルコール関連肝疾患は慢性飲酒（5年以上）を主因とする肝障害であり，エタノール60 g（日本酒約3合）/日以上，女性や2型ALDH欠損者（フラッシャー）では40 g/日以上で起こる．さらには毎日エタノール100 g（日本酒で約5合）を10年以上飲み続けている場合ではアルコール性肝硬変に進展する危険性が高くなるが，女性の場合は男性よりも少量，短期間でアルコール性肝硬変になりうる[2]（アルコールの代謝については第Ⅰ章-A-7「アルコール代謝（遺伝的素因を含む）」参照）．

欧米では「alcoholic」という用語がアルコール中毒患者を想起させるので「alcohol associated（related）liver disease」の名称が提起され，日本でも「アルコール関連肝疾患」とされた[3]．

2 症候，身体所見

アルコール関連肝疾患の分類は，日本アルコール医学生物学研究会（JASBRA）によって作成された「アルコール性肝障害診断基準2011年版（2021年小改訂）」（表1）[4]を参考とする．

アルコール関連肝疾患はアルコール性脂肪肝として発症するが，飲酒の継続により病態は進展してアルコール性肝線維症に移行し，さらには肝硬変や肝細胞癌へと進行する．特殊な病型として，急激な飲酒量増加を契機とするアルコール性肝炎とその予後不良な重症型アルコール性肝炎が存在する．

臨床症状として，アルコール性脂肪肝やアルコール性肝線維症では倦怠感を訴えることもあるが多くは無症状である．アルコール性肝硬変に進展すると，食欲不振，全身倦怠感，黄疸，腹水を認めるほかに肝性脳症による意識障害をきたすことがある．アルコール性脂肪肝の状態にある患者が，連続大量飲酒を繰り返すと，その約20％にアルコール性肝炎が発症する．組織学的には白血球の浸潤と肝細胞壊死，肝細胞の風船化，胆汁のうっ滞，肝細胞周囲の線維化をきたし，肝逸脱酵素（特にAST）の上昇，黄疸，発熱，嘔吐，下痢などを伴う．一部のアルコール性肝炎では禁酒しても肝腫大などの症状が持続するものもあり，予後不良である．予後を予測するためにアルコール性肝炎の重症度スコア（Japan Alcoholic Hepatitis Score：JAS）が提案されている（表1-Ⅱ，付記2）[3]．JASスコアで10点以上の症例は，重症アルコール性肝炎であり，積極的な治療介入が必要である．8〜9点の中等症例でも10点以上に移行する可能性があり，注意深い経過観察が必要で，合併症を伴う場合や3点以上の項目がある場合もその障害に即した早期からの治療介入が望まれる．この病態には，炎症性サイトカインや多核白血球浸潤が関与している．

3 診断・検査

アルコール関連肝疾患とは，長期（通常は5年以上）にわたる過剰の飲酒が肝障害の主な原因と考えられる病態で，表1-Ⅰの条件を満たすものを指す．

飲酒状況の問診が重要であり，アルコール飲料の種類，1回量，頻度，飲酒時間，飲酒によるフラッシュの有無を確かめる．概してアルコール関連肝疾患患者は飲酒量を過少申告しがちであるので，同居の家人や友人などから情報を聴取することも重要である．

アルコール関連肝疾患の指標となる血液検査所見を表2にまとめた．検査所見としてAST優位のAST，ALTの増大に加えてγ-GTPの上昇が特徴的である．また平均赤血球容積（mean corpuscular volume：MCV）の増大，血清IgA値の上昇も認められる．この他にも血清トランスフェリンの微少変異（carbohydrate deficient transferrin：CDT）などの指標があるが，単一所見でアルコール関連肝疾患の診断を確定するような検査は存在しない．十分な問診による飲酒歴の聴取

15. アルコール関連肝疾患

表1　アルコール性肝障害診断基準（アルコール医学生物学研究会：JASBRA 2011年版（2021年小改訂））

Ⅰ. 概念
　「アルコール（AL）性」とは，長期（通常は5年以上）にわたる過剰の飲酒が肝障害の主な原因と考えられる病態で，以下の条件を満たすものを指す.
　①過剰の飲酒とは，1日平均純エタノール60g以上の飲酒（常習飲酒家）をいう. ただし女性やALDH2活性欠損者では，1日40g程度の飲酒でもAL性肝障害を起こしうる.
　②禁酒により，血清AST，ALTおよびγ-GTP値が明らかに改善する.
　③肝炎ウイルスマーカー，抗ミトコンドリア抗体，抗核抗体がいずれも陰性である.
付記
1. 肥満者におけるAL性肝障害
　　肥満者では，1日平均純エタノール60gの飲酒に満たなくてもAL性肝障害を起こしうる.
2. 肝炎ウイルスマーカー，抗ミトコンドリア抗体，抗核抗体陽性例についての取り扱い
　　肝炎ウイルスマーカーまたは抗ミトコンドリア抗体や抗核抗体が陽性であるが，病理組織で他の病因よりAL性の変化が明らかに強い場合，肝炎ウイルスマーカー陽性などほかの病因を付記してAL性肝障害と判断できる.
3. 飲酒状態の客観的指標
　　過剰飲酒の把握は問診によるが，飲酒のバイオマーカーとして糖鎖欠損トランスフェリン/トランスフェリン比（%CDT）が陽性であれば診断はより確実になる.
Ⅱ. アルコール性肝障害の病型および病理診断
1. アルコール性脂肪肝（Alcoholic fatty liver）
　　肝組織病変の主体が，肝小葉の30%以上（全肝細胞の約1/3以上）にわたる脂肪化（fatty change）であり，そのほかには顕著な組織学的な変化は認められない.
2. アルコール性肝線維症（Alcoholic hepatic fibrosis）
　　肝組織病変の主体が，①中心静脈周囲性の線維化（perivenular fibrosis），②肝細胞周囲性の線維化（pericellular fibrosis），③門脈域から星芒状に延びる線維化（stellate fibrosis, sprinkler fibrosis）のいずれか，ないしすべてであり，炎症細胞浸潤や肝細胞壊死は軽度にとどまる.
3. アルコール性肝炎（Alcoholic hepatitis）
　　肝組織病変の主体が，肝細胞の変性・壊死であり，1）小葉中心部を主体とした肝細胞の著明な膨化（風船化，ballooning），2）種々の程度の肝細胞壊死，3）マロリー体（アルコール硝子体），および4）多核白血球の浸潤を認める.
　　a. 定型的：1）-4）のすべてを認めるか，3）または4）のいずれかを欠くもの.
　　b. 非定型的：3）と4）の両者を欠くもの.
　　背景肝が脂肪肝，肝線維症あるいは肝硬変であっても，アルコール性肝炎の病理組織学的特徴を満たせば，アルコール性肝炎と診断する.
4. アルコール性肝硬変（Alcoholic liver cirrhosis）
　　肝の組織病変は，定型例では小結節性，薄同質性である. 肝硬変の組織・形態学的証拠は得られなくとも，飲酒状況，画像所見および血液生化学検査から臨床的にアルコール性肝硬変と診断できる.
5. アルコール性肝癌（Alcoholic hepatocellular carcinoma）
　　アルコール性肝障害で，画像診断，または組織診断で肝癌の所見が得られたもので，他の病因を除外できたものをAL性肝癌と診断する.
付記
1. アルコール性脂肪肝の臨床的診断と30%未満の脂肪化の取扱い
　　肝生検が施行されていないが，画像診断で脂肪肝に特有な所見が得られた場合には，AL性脂肪肝として臨床的に取り扱う. 脂肪化が肝小葉の30%未満の場合，アルコール性脂肪化（alcoholic steatosis）と記載し，アルコール性脂肪肝と区別する.
2. アルコール性肝炎の臨床的診断における重症度（JAS）の取扱い
　　アルコール性肝炎は，飲酒量の増加を契機に発症し，AST優位の血清トランスアミナーゼの上昇や黄疸を認める. 著明な肝腫大，腹痛，発熱，末梢血白血球数の増加，ALPやγ-GTPの上昇を認めることが多い. このような所見を伴う場合，臨床的アルコール性肝炎として取り扱う. 一部のアルコール性肝炎では，禁酒しても肝腫大などアルコール性肝炎の症状が持続するものもあり，肝性脳症，肺炎，急性腎不全，消化管出血などの合併症を伴う場合は予後不良である. 別表のAL性肝炎重症度（JAS）スコアで10点以上の症例は，重症（AL性肝炎）であり，積極的な治療介入が必要である. 8～9点の症例は10点以上に移行する可能性があり，注意深い経過観察が必要である. 3点以上の項目がある場合もその障害に即した早期からの治療介入が望まれる.

Japan Alcoholic Hepatitis Score (JAS)

Score	1	2	3
WBC (/μL)	<10,000	10,000≦	20,000≦
Cr (mg/dL)	≦1.5	1.5<	3≦
PT (INR)	≦1.8	1.8<	2≦
Total Bil. (mg/dL)	<5	5≦	10≦
GI bleeding or DIC	−	+	
Age (yo)	<50	50≦	

JAS：≦7：mild, 8～9：moderate, 10≦：severe

3. アルコール性慢性肝炎（Alcoholic chronic hepatitis）
　　高田班診断基準（案）でいわゆる「大酒家慢性肝炎」とされた病型は，飲酒によりウイルス性慢性肝炎と類似の門脈域に小円形細胞浸潤を認める症例であり，今後の集積が望まれる.
4. AL性肝障害の診断基準を現在満たさないアルコール性肝硬変，アルコール性肝癌の取扱いについて
　　アルコール性肝硬変，アルコール性肝癌では，過去にアルコール性肝障害の診断基準を満たしていた場合は，現在の飲酒量や禁酒による血清AST，ALT，γ-GTP活性の改善などアルコール性肝障害の診断基準を満たさなくてもアルコール性肝硬変，アルコール性肝癌と診断できる.
5. 非特異的変化（Non-specific lesion）
　　飲酒による肝機能異常を認めるが，組織学的にほぼ正常の像しか認められない症例をさす.

（アルコール性肝障害診断基準（2011年版）. アルコール医学生物学研究会　https://plaza.umin.ac.jp/jasba/sub-kijyun.html[4]より引用）

Ⅱ章　肝疾患／E. 疾患

表2　アルコール関連肝疾患の指標となる血液検査所見

検査項目	コメント
γ-GTP	肝細胞の小胞体で作られる．アルコール性のほか薬剤性でも上昇する．
AST (GOT)	肝臓の他，筋肉，腎臓にも多い．
ALT (GPT)	他の臓器より肝臓の細胞に多く含まれる．
AST/ALT比	アルコール性で上昇し，ウイルス性肝炎や過栄養による脂肪肝との鑑別に有用．
AL-P	胆道系の細胞に多く含まれ，胆道疾患の指標になる．
総ビリルビン	黄疸の状態を調べる．
MCV	アルコール性で上昇，禁酒で低下する．
IgA	アルコール性で早期より上昇
PIVKAⅡ	肝細胞癌のマーカーだが，アルコール性肝硬変では陽性率が高く，アルコール性肝線維症の段階から陽性となる症例もある．
血清トランスフェリンの微小変異	特異性が高い．

と，種々の指標を組み合わせてアルコール関連肝疾患の診断に至ることになる．アルコール性肝炎では白血球増加，多核好中球増加を伴い，重症型となると総ビリルビン値の上昇とプロトロンビン時間の延長がみられる．

画像検査では，アルコール性脂肪肝において腹部超音波検査で，①肝実質エコー輝度の上昇（bright liver），②肝腎コントラスト（hepato-renal echo contrast），③肝脈管構造の不明瞭化（vascular blurring），④深部エコーの減衰（deep attenuation）が認められる[4]．アルコール性肝硬変に進展すると腹部超音波検査および腹部CT検査において，肝右葉萎縮，左葉腫大，肝表面不正，肝実質内部の不均一化，脾腫が出現する．さらに進行すると門脈側副血行路が観察される．

アルコール関連肝疾患の診断には，ウイルス性肝炎，自己免疫性肝炎，薬物性肝障害などの他の肝疾患を除外することも重要である．

4 治療・予後

治療の基本は禁酒・断酒であり，薬物治療はあくまでも補助療法にすぎない．禁酒・断酒により多くの場合は速やかに肝機能が改善するので，重要なのはいかに禁酒・断酒を継続させるかである．また，過剰飲酒に伴う栄養障害の改善および電解質の補正も必要である．

1) 禁酒・飲酒量低減療法

禁酒・断酒がアルコール関連肝疾患の治療の根本であるが，アルコール依存に陥っている患者には精神科医との連携が必要な場合もあり，断酒会への参加が奏効することがある．自主的な禁酒・断酒が困難な場合は抗酒薬を用いることがあるが，ALDH阻害薬はア

セトアルデヒドの肝臓での分解を抑制するために肝障害を重症化させる可能性があり，進展したアルコール関連肝疾患には使用できない．一方，脳内のNMDA受容体を介するアカンプロサートや中枢のオピオイド受容体を介して飲酒への欲求性を抑制するナルメフェンは肝硬変患者でも使用可能である．

禁酒後2～3日以内に，手指振戦，発汗などをきたす場合は，幻覚やせん妄をきたすアルコール離脱症候群の予防のためにマイナートランキライザーを投与することもある．

最近は，脳内のNMDA受容体を介するアカンプロサートや中枢のオピオイド受容体を介して飲酒への欲求性を抑制するナルメフェンによる飲酒量低減治療が選択肢に加えられ，ハームリダクションの概念が普及してきている．

2) 栄養・輸液

禁酒を始めてから数日間は，栄養価の高い食事とビタミン補給（特にビタミンB）と水分・電解質の補正が重要である．食欲が回復したら徐々に高蛋白・高エネルギー食へと移行する．

3) 重症型アルコール性肝炎に対する治療

重症アルコール性肝炎は集学的な治療が必要であり，集中治療室（ICU）での管理を行う．血漿交換，血液濾過透析などの肝補助療法を行い，重篤な感染をきたしやすいので抗菌薬も同時に投与される．重症型アルコール性肝炎の病態の主体はサイトカイン・ストーム（cytokine storm）と考えられており，一般に副腎皮質ステロイドの使用が推奨されているが，明らかなエビデンスには乏しい．最近では抗酸化作用を有するペントキシフィリンの有用性が海外で報告されている[5]．また治療の最終手段として肝移植も選択のひと

つとなる.

4) アルコール性肝硬変に対する治療

アルコール性肝硬変の治療法は他の肝硬変に準ずる. 非代償性になると予後は不良で, 肝移植の対象にもなる. 有意差をもってアルコール性肝硬変に対する肝移植後の再飲酒率が低かった因子は, 肝移植前の18ヵ月以上の禁酒期間のみであったとの報告をもとに, 日本での脳死肝移植の適応基準は, 多くの国の基準の禁酒後6ヵ月以上ではなく, 禁酒後18ヵ月以上と厳しいものとなっている[6]. 生体肝移植では, 禁酒後6ヵ月以上経過し, しかも肝移植後飲酒を再開するおそれがないという条件で適応となる. いわゆる「6ヵ月ルール」が適応基準と考えている施設が多いが, 再飲酒を禁酒期間で予測することは難しく, 6ヵ月ルールが絶対的な指標ではない. 今後は社会全体でアルコール性肝硬変患者への肝移植の適応と移植後の管理体制について議論する必要がある.

5) 予後

アルコール性脂肪肝は禁酒・断酒により軽快する. 軽症アルコール性肝炎もほぼ禁酒・断酒により軽快するが, 中等症・重症アルコール性肝炎の死亡率は, 中等症で15%, 重症で52%と報告されている[7]. ステロイド投与や肝補助療法を早期から開始することにより救命率が上昇することが報告されているが, 副作用や長期予後の問題もあり症例ごとの治療法の検討が必要である[2]. 消化管出血や腎不全などの重度の合併症をきたすと予後が悪く, これらの合併症をきたす前に, 専門医のもとで治療を開始することが重要である.

アルコール性肝硬変に至った例でも, 代償性であれば断酒した群では4.4年後の生存率が88%であるが, 飲酒継続した群では35%であり, その予後は断酒できるかにかかっている[8].

文献

1) 松本明子：アルデヒド脱水素酵素2（ALDH2）の構造・機能の基礎とALDH2遺伝子多型の重要性. 日本衛生学会誌 2016；**71**：55-68
2) 土島 睦, 堤 幹宏：アルコール性肝障害の実態と発生機序. 細胞**47**：678-681
3) 日本肝臓学会. https://dx-mice.jp/jsh_cms/files/info/1705/20240822_oshirase98.pdf
4) アルコール性肝障害診断基準（2011年版）. アルコール医学生物学研究会 https://plaza.umin.ac.jp/jasba/sub-kijyun.html
5) 脂肪肝の超音波診断基準. 日本超音波医学会 用語・診断基準委員会「脂肪肝の超音波診断基準」小委員会. 2019年5月 www.bishinkai.or.jp/outpatient/specialty/yajima_article.pdf
6) Thursz MR et al：Prednisolone or pentoxifylline for alcoholic hepatitis. N Engl J Med 2015；23：**372**：1619-1628
7) 市田隆文ほか：わが国における脳死肝移植医療の現状と問題点. 肝臓 2015；**56**：79-87
8) Yokoyama A et al：The impact of diabetes mellitus on the prognosis of alcoholics. Alcohol Alcohol 1994；**29**：181-186

Ⅱ章 肝疾患／E. 疾患

16 代謝機能障害関連脂肪性肝疾患（MASLD）

到達目標
- SLDの病態，分類を理解する
- MASLD，MetALD，ALDの違いについて理解する．
- MASLDの診断法，治療法を理解する．

1 病因・病態・疫学

　肝臓に脂肪が沈着して起こる病態を脂肪性肝疾患（steatotic liver disease：SLD）と呼ぶ．分類として代謝機能障害関連脂肪性肝疾患（metabolic dysfunction associated steatotic liver disease：MASLD），代謝機能障害アルコール関連肝疾患（MASLD and increased alcohol intake：MetALD），アルコール関連肝疾患（alcohol associated（related）liver disease：ALD），特定成因脂肪性肝疾患（specific aetiology SLD），成因不明脂肪性肝疾患（cryptogenic SLD）に分類される[1]．

　1970年代までの報告では非アルコール性の脂肪肝は肝硬変まで進展しないとの考えが主流であったが，1980年にLudwigらが「飲酒歴がないにもかかわらず，組織学的にアルコール性肝炎に類似し，肝硬変へ進行する疾患」として非アルコール性脂肪肝炎（non-alcoholic steatohepatits：NASH）という疾患概念を提唱した[2]．その後，飲酒が原因とならない脂肪性肝疾患に対して1986年にSchaffnerらが非アルコール性脂肪性肝疾患（non-alcoholic fatty liver disease：NAFLD）という概念を提唱した[3]．AlcoholicやFattyといった用語がスティグマを含むと感じられたため，2023年6月に欧州肝臓学会（EASL），米国肝臓病学会（AASLD），ラテンアメリカ肝疾患研究協会（ALEH）が合同で，NAFLDをMASLDにNASHをmetabolic dysfunction associated steatohepatitis（MASH）の病名変更に関する合意声明を発表し[1]，2023年9月に日本消化器病学会と日本肝臓学会も賛同し，MASHには代謝機能障害関連脂肪肝炎の日本語名称を決定した．いままでNAFLDと診断される症例の大部分はMASLDの診断基準を満たす．

　MASLDは心代謝系危険因子（BMI，ウエスト径，血糖またはHbA1c，血圧，中性脂肪，HDLコレステロール）のうち少なくとも1つの異常値を満たす脂肪性肝疾患であり，飲酒量が女性140 g/週未満，男性210 g/週未満の場合にはMASLD，中間飲酒群（女性140～350 g/週，男性では210～420 g/週）の場合にはMetALDと分類される（図1）．女性のエタノール量，腹囲をはじめ心代謝系危険因子を日本独自に調整する

かは検討中である．MASLDは肥満，糖尿病（インスリン抵抗性を含む），脂質異常症などメタボリックシンドロームの因子や遺伝子多型を背景に発症する（multiple parallel hits hypothesis）[4]．MASLDの発症遺伝子にはPNPLA3，TM6SF2，GCKR，MBOAT7，HSD17B13など複数の遺伝子多型がMASLD病態進展と関与していることが示されてきた[5]．遺伝的背景は人種によって異なり，MASLD発症における機序などが検討されている．

　肝疾患におけるMASLDの頻度は最も高く，有病率は30.1％とされ[6]，MASLDのなかの10～20％がMASHと考えられている．

2 症候・身体所見

　自覚症状はほとんどない場合が多いが，肝への脂肪蓄積による肝腫大に起因する右季肋部痛，また倦怠感や易疲労感を訴えることがある．その他，瘙痒感や自律神経失調症と関連し不眠などQOLの低下をきたすことが報告されている[7]．MASLDで肝硬変へ進行した症例では，肝硬変の症状（浮腫，腹水，肝性脳症など）を呈してくる．多くのMASLDは肥満を伴い，脂肪肝の70％以上の症例に肥満を伴う．逆に肥満（body mass index：BMI 25以上30未満）の50％以上に，強肥満（BMI 30以上）の80％以上に脂肪肝を認める．MASLDでのメタボリックシンドロームの診断基準に基づく脂質代謝異常，高血圧，高血糖の合併頻度は，各々約70％，40％，20％であり，メタボリックシンドロームの合併率は約40％である[6]．また，メタボリックシンドロームの合併，コントロール不良例などはMASLDの病状進行に関与する．

3 診断・検査

1）診断

　MASLDの診断は，①BMI≧23 kg/m²（アジア人以外は25），またはウエスト周囲径 男性>94 cm，女性>80 cm，②空腹時血糖≧100 mg/dLまたは食後2時間値≧140 mg/dL，またはHbA1c≧5.7％または2型

● **358** ●

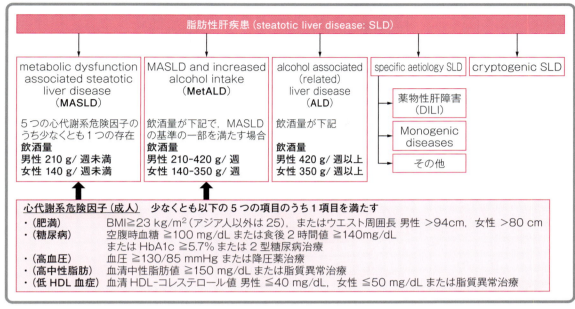

図1 脂肪性肝疾患（SLD）の分類

糖尿病または2型糖尿病治療，③血圧≧130/85 mmHgまたは降圧薬治療，④血清中性脂肪値≧150 mg/dLまたは脂質異常治療，⑤血清HDL-コレステロール値 男性≦40 mg/dL，女性≦50 mg/dLまたは脂質異常治療の5つの心代謝系危険因子の少なくとも1項目を満たし，飲酒量が男性210 g/週未満，女性140 g/週未満の飲酒量の場合に診断される．中間飲酒群（女性140～350 g/週，男性210～420 g/週）の場合にはMetALDと診断され，心代謝系危険因子にかかわらず男性420 g/週以上，女性350 g/週以上の飲酒量の場合ALDと定義される．

2) 検査所見

MASLDではAST，ALTの軽度の上昇（正常上限の2～4倍程度）を伴うことが多いが，両者とも正常のこともある．また，AST，ALT以外にγ-GTPやALPの軽度の上昇を認めることがある．さらに，MASLDではメタボリックシンドロームの危険因子でもある肥満，糖尿病，脂質異常症などを認める例が多く，高インスリン血症，空腹時血糖上昇，HOMA-IR上昇，脂質異常症，高尿酸血症などを認めることが多い．

MASLDの線維化ステージの診断には肝生検（組織所見）が必須であるが，肝生検は侵襲的な検査であるので，線維化進展症例の絞り込みが大切となってくる．線維化進展例では，AST＞ALT，血小板数の低下，線維化マーカー[ヒアルロン酸，Ⅳ型コラーゲン，p-Ⅲ-p，Mac-2結合蛋白糖鎖修飾異性体，オートタ

キシン，enhanced liver fibrosis（ELF）スコアなど)の上昇を認める場合多い．またスコアリングシステムのなかでFIB-4 indexは日常臨床で測定可能な因子を組み合わせており，日米欧の診断ガイドラインでも推奨されている[7-9]．

3) 画像検査

一般的な画像検査はMASLDの診断には有用である．腹部超音波のBモード撮影で高輝度肝，肝腎コントラスト，肝内エコーの深部減衰，肝内脈管構造の不明瞭化などの所見は強く脂肪肝を示唆するものである．また腹部単純CTで肝臓と脾臓のCT値を測定し，比（liver to spleen ratio：L/S比）を測定することにより肝臓の脂肪含有量を半定量することが可能である．MRIについては，肝臓プロトン密度脂肪分画proton density fat fraction（PDFF）を用いることで肝脂肪化沈着を高い検出能で定量することができる．

一方で肝臓の線維化進行度の評価は従来の画像評価では困難とされている．近年，外部より加えたひずみや剪断波（ねじれ波：Shear wave）の速度を計測し肝硬度を測定する超音波やMRIを用いたエラストグラフィーが開発されMASLDの線維化測定にも有用視されている（第Ⅱ章-A-7-⑧「肝硬度評価法」参照）．

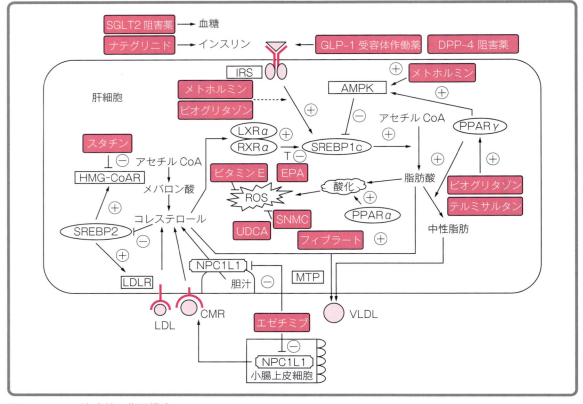

図2 MASLD治療薬の作用機序

SREBP: sterol regulatory element-binding protein, LXRα: liver X receptor α, AMPK: AMP-activated protein kinase, PPAR: peroxisome proliferator-activated receptor, IRS: insulin receptor substrate, ROS: reactive oxygen species, HMG-CoAR: hydroxymethylglutaryl-CoA reductase, NPC1L1: Niemann-Pick C1-like 1, LDLR: LDL receptor, MTP: microsomal triglyceride transfer protein, CM: chylomicron, VLDL: very low-density lipoprotein, LDL: low-density lipoprotein, EPA: eicosapentaenoic acid, SNMC: stronger Neo-Minophagen C, UDCA: ursodeoxycholic acid, GLP-1 (glucagon-like peptide 1), DDP-4 (dipeptidyl peptidase-4)

4 治療・予後

1) 治療

MASLDの治療は「NAFLD/NASH診療ガイドライン2020(改訂第2版)」と「NASH・NAFLDの診療ガイド2015」を基本とする．治療においては，肥満の有無，基礎疾患の有無の2点からアプローチしていくこととなる．まず，肥満があった場合には，体重の7%以上の減量を目標に食事・運動療法がまず選択される．食事療法に関しては，1日の摂取カロリーは，基本的に標準体重×25〜30 kcalであるが，炭水化物(エネルギー比率：50〜60%)・脂質(エネルギー比率：20〜25%)・蛋白のバランスも大切であるので，管理栄養士との連携が望まれる．運動療法に関しては，従来は有酸素運動(ウォーキングなど)を運動が中心であったが，最近は筋肉量の増大に伴う基礎代謝の増加を目的とした無酸素運動(筋トレなどのレジスタンス運動)の併用も行われている．無酸素運動においては，筋肉の再生(これにより筋肉量が増加する)の時間が必要なために，2〜3日おきに行う必要がある．これに対して，有酸素運動は週3〜5回は必要であり，レジスタンス運動のない日も有酸素運動を行うことが望まれる．食事・運動療法にて減量ができない症例や，減量ができても肝機能が正常化しない症例に対しては，基礎疾患[2型糖尿病(インスリン抵抗性)，高コレステロール血症，高血圧]の有無に準じた薬物療法を考慮する．

薬剤を使用する場合には，その作用機序(図2)を理解して，病態に合わせて適切に使用することが重要である(表1)．MASLDでは肝細胞内の脂質代謝は大きく変化しており，脂質(脂肪酸やコレステロール)が蓄積しているにもかかわらず，その合成や取り込みは増加している．脂肪酸の合成を抑制する観点からは，インスリンシグナルの正常化が重要であり，ピオグリ

表1　MASLDの治療薬

糖尿病治療関連薬 　　ピオグリタゾン，GLP-1受容体作働薬，SGLT2阻害薬 脂質異常症治療薬 　　スタチン，ペマフィブラート 高血圧治療薬 　　ARB，ACE阻害薬 抗酸化薬 　　ビタミンE

タゾン，GLP-1受容体作働薬，SGLT2阻害薬などが使用される．ピオグリタゾンとSGLT2阻害薬はインスリンシグナル以外にも，脂肪酸合成を抑制するAMPKを活性化する．また，ARBのなかでもテルミサルタンはこの作用を有するとされる．細胞内のコレステロール増加は脂肪酸合成を促進するが，スタチンはその合成を抑制する．蓄積した脂肪酸を酸化で消費させ減少させる目的で，ペマフィブラートも有用性が報告されている．一方，脂肪酸の酸化による発生する活性酸素が細胞障害の一因であり，そこを抑える目的で抗酸化薬（ビタミンE）が使用される．

基礎疾患がない場合には，ビタミンEが推奨されており，海外における多施設大規模研究において糖尿病を合併しないMASLD症例での効果が報告されているが，ビタミンEはMASLDに対する保険適用はないことに注意をする．

強度の肥満の場合には，減量手術（腹腔鏡下スリーブ状胃切除，調節性胃バンディング，胃バイパス，胃内劉留置バルーン療法など），MASH関連肝硬変で非代償性肝硬変（肝不全）に至った症例は肝移植などが対象となる．

2) 予後

MASLDの予後には肝臓関連以外にも全身疾患としての側面が注目されている．MASLDでは心血管疾患死が上昇[10]し，肝臓外の悪性腫瘍発症を増加させる．特に男性の結腸直腸癌，女性の乳癌のリスクが報告されている[11]．肝疾患のみならず肝外疾患の予後にも組織学的に線維化が強く関与しており，MASLD診療における線維化評価の重要性が注目されている．

文献

1) Rinella ME et al：A multisociety Delphi consensus statement on new fatty liver disease nomenclature. Hepatology 2023：**78**：1966-1986
2) Ludwig J et al：Nonalcoholic steatohepatitis：Mayo Clinic experiences with a hitherto unnamed disease. Mayo Clin Proc 1980：**55**：434-438
3) Schaffner F et al：Nonalcoholic fatty liver disease. Prog Liver Dis 1986：**8**：283-298
4) Tilg H et al：Evolution of inflammation in nonalcoholic fatty liver disease：the multiple parallel hits hypothesis. Hepatology 2010：**52**：1836-1846
5) Powell EE et al：Non-alcoholic fatty liver disease. Lancet 2021：**397**：2212-2224
6) Younossi ZM, et al. The Global epidemiology of nonalcoholic fatty liver disease（NAFLD）and nonalcoholic steatosis（NASH）：a systematic review. Hepatology 2023：**77**：1335-1347
7) 日本消化器病学会・日本肝臓学会（編）：NAFLD/NASH診療ガイドライン2020（改訂第2版），南江堂，東京，2020
8) Rinella ME et al：AASLD Practice Guidance on the clinical assessment and management of nonalcoholic fatty liver disease. Hepatology 2023：**77**：1797-1835
9) EASL Clinical Practice Guidelines on non-invasive tests for evaluation of liver disease severity and prognosis‒2021 update. J Hepatol 2021：**75**：659-689
10) Simon TG et al：Non-alcoholic fatty liver disease and incident major adverse cardiovascular events：results from a nationwide histology cohort. Gut 2022：**71**：1867-1875
11) Kim et al：Association between non-alcoholic fatty liver disease and cancer incidence rate. J Hepatol 2017：S0168-8278（17）32294-8.

Ⅱ章　肝疾患／E. 疾患

17 肝感染症

1 肝膿瘍（細菌性，アメーバ性）

> **到達目標**
> ●主要な肝感染症の病態・診断・治療に関する知識を習得する．

1 病因・病態・疫学

　肝膿瘍とは，肝臓外から発生原因となる細菌や原虫などが進入・増殖した結果，肝内に膿瘍が形成されたものである．感染の原因によって，細菌性（あるいは化膿性）肝膿瘍とアメーバ性肝膿瘍とに大別される．感染経路によって，経胆道性，経門脈性，経動脈性，直達性，外傷性，特発性に分類されるが，このうち経胆道性感染が最多である．

1) 細菌性（化膿性）肝膿瘍

　総胆管結石や膵胆道系悪性腫瘍による胆管閉塞から生じた胆管炎が経胆道性に肝内に波及して膿瘍を形成する．ほかには虫垂炎，Crohn病，潰瘍性大腸炎などの消化管感染症に際し，炎症が経門脈性に肝内に及んで膿瘍を形成する場合もある．また，敗血症に伴って経動脈性に肝内に膿瘍を形成する，あるいは胆嚢炎など肝に隣接する臓器の炎症の直接的な波及による膿瘍形成（直達性）もみられる．さらには外傷性のように肝損傷部が細菌感染を起こし，膿瘍が形成されることもある．

　特発性は，宿主の免疫能が低下した状態（糖尿病，担癌状態，肝硬変など）が重要な背景因子であるが，肝膿瘍の35%に消化管疾患を認めたとの報告もあるので，消化管の精査が必要である．そのほかに医原性（肝癌に対する治療後）もある．起因菌としてはグラム陰性菌が最も多く，なかでも *Klebsiella pneumoniae* や *Escherichia coli* の頻度が高い．

2) アメーバ性肝膿瘍

　赤痢アメーバの大腸病変から経門脈的に肝内に到達して膿瘍を形成するとされる．かつては海外への渡航者に認められていたが，近年では同性愛嗜好者を中心に性行為感染症として海外渡航歴のない発症例が増加してきている．病変の95%は単発性で，90%は右葉に形成する，すなわち肝臓の右葉に比較的大きな，単発の膿瘍を形成することが特徴とされる．起因菌は日本では *Entamoeba histolytica* が多い．

2 症候・身体所見

　発熱（悪寒・戦慄を伴う弛張熱，あるいは間欠熱），全身倦怠感，右上腹部痛などの炎症所見に加えて，胆管炎を伴う場合は黄疸が現れる．なおアメーバ性肝膿瘍では，これら炎症症状に加え，アメーバ性腸炎による血性下痢が認められることもある．

3 診断・検査

　血液検査では，白血球の増加，CRPの高値，肝・胆道系酵素の上昇などを認める．診断に際しては臨床所見や血液検査と画像検査が重要である．腹部超音波検査，CTなどで，膿瘍の存在の有無，サイズ，個数，周囲臓器への影響などを調べる．CTでは辺縁不整な内部不均一な低吸収値の腫瘤として描出され，周囲は造影剤による濃染が認められる．腹部超音波検査では，膿瘍の形成初期には内部に点状の高エコーを伴う低エコー腫瘤として描出されるが，経過とともに内部が壊死して液状となると，囊状の低エコー域を含む不規則な腫瘤となる．適切な薬剤選択を行うために，超音波ガイド下に膿瘍を穿刺吸引して膿の性状を観察し，培養によって病原体を同定する．一般に化膿性肝膿瘍はアメーバ性に比べて多発例が多く，膿は腐敗臭を伴うことが多い．アメーバ性肝膿瘍は単発性で右葉に多く，穿刺した膿瘍内容物はチョコレート状（またはアンチョビペースト状）であり，約10～20%の細菌感染合併例を除き，通常腐敗臭は伴わない．抗菌薬投与後は菌の検出率が低下するため，抗菌薬投与前の検体採取が望まれる．なおアメーバ性では膿汁穿刺後に検体が冷えないように保温することで培養による検出率が上昇するが，それでも穿刺検体でのアメーバ検出率は低い．診断には *Entamoeba histolytica* に対する血清抗体検査が保険収載されており感度95%と有用であるが，試薬の製造が中止となって検査不可能となっている．今後の再開が望まれる．

4 治療・予後

　細菌性肝膿瘍は治療が遅れると，敗血症性ショックから播種性血管内凝固症候群に移行してときに致命的となる．したがって，肝膿瘍を疑ったら，直ちに抗菌薬の静脈内投与と経皮的な膿瘍穿刺を行い，さらにド

レナージチューブの留置を考慮する．また，結石や癌による胆道閉塞が原因の場合は，胆道ドレナージによって感染源である胆汁を排出する．アメーバ性肝膿瘍では，メトロニダゾールを750～2,000 mg程度の比較的高用量を経口投与する．

Ⅱ章　肝疾患／E. 疾患

17　肝感染症

2　肝寄生虫症（表1）

到達目標
● 主要な肝感染症の病態・診断・治療に関する知識を習得する.

1　病因・病態・疫学

　寄生虫は多種存在するが，それぞれ感染様式や感染臓器が異なる．日本に存在する主な肝寄生虫症として，肝吸虫症（clonorchiasis），肝蛭症（fascioliasis），日本住血吸虫症（schistosomiasis japonica），肝包虫症などがあげられる.

2　症候・身体所見

　それぞれ感染部位（肝実質，門脈，胆管）によって症状が異なるが，無症状で経過する例も多い.

3　診断・検査

　流行地の居住歴や渡航歴，また生魚の摂取などの食事内容は問診上重要である．診断にはそれぞれの疾患ごとに検出材料は異なるが，肝吸虫症，肝蛭症，日本住血吸虫症では虫卵の証明を行う．血清学的な診断も有用だが，陽性率は必ずしも高くない．肝包虫ではスクリーニングには ELISA 法が，確定にはウエスタンブロット法が用いられる.

4　治療・予後

　疾患ごとに投与量や期間は異なるが，肝吸虫症，肝蛭症，日本住血吸虫症では第一選択薬はプラジカンテルである．副作用として一過性の眠気や悪心，腹痛，発熱，皮疹などがあるが通常軽度である．多包虫症は外科的切除が唯一の根治的治療法であり，画像診断上陰性の小病巣も考慮して，2 cm 以下の病変に有効率が高いアルベンダゾールの内服も行う.

表1　主な肝寄生虫疾患

	感染源となる動植物	感染経路	主な寄生部位	臨床所見	診断	治療
肝吸虫症	淡水魚（コイ，フナなど）	生食によってメタセルカリアを経口的に感染	胆管系（十二指腸から逆行性に侵入しに寄生）	胆汁うっ滞と胆管・胆管周囲組織の慢性炎症，ときに二次感染で化膿性胆管炎や肝膿瘍を合併	虫体か虫卵を糞便や胆汁中から検出．肝吸虫特異的IgG，IgE抗体の陽性率は低い	プラジカンテル内服
肝蛭症	ヒメモノアラガイ生息域の植物やそれを摂取して感染した草食動物	メタセルカリアの付着した植物，あるいは感染した動物肝臓の生食により経口的に感染	胆管系（腸管を貫いていったん腹腔内に出たあとに肝表面から肝実質に侵入）	壊死や出血を伴う肝実質の炎症や急性胆管炎様の症状，慢性期では右季肋部痛と不規則な発熱	糞便や胆汁中の虫卵を検出（陽性率は低い）．肝蛭抗原の皮内反応は特異性が高い.	プラジカンテル内服
日本住血吸虫症	ミヤイリガイ	中間宿主中の幼虫セルカリアが経皮的に侵入して感染	門脈系（経皮的に感染後血管に入り肝へ）	門脈枝の塞栓やアレルギー反応による病態を引き起こす．約10％の症例は肝硬変に移行して一部症例では肝癌も合併する	肝生検で門脈内の虫卵を，または直腸粘膜の生検で虫卵を検出する．超音波やCTでは，虫卵や石灰化による亀甲状や網目状像の特徴的な像を呈す.	プラジカンテル内服（慢性期患者は吸虫が存在せず不要）.
肝多包虫症	キツネやイヌなどの食肉獣	感染源動物の，糞便中の虫卵を偶発的に経口摂取して感染	肝内多発（消化管壁から血行性に肝に移行）	長期（5〜15年以上）にわたる無症状期のあとに，腹部圧迫感や肝腫大，黄疸が出現．末期には腹水や浮腫なども出現する.	早期には内部均一な高エコー腫瘤像．内部壊死により囊胞状の所見．CTでは低吸収域で，石灰化や囊胞の所見が加わる．スクリーニング検査はELISA法で，確定はウエスタンブロット法による.	外科的切除とアルベンダゾール内服

● 364 ●

17 肝感染症

3 Weil病

到達目標
●主要な肝感染症の病態・診断・治療に関する知識を習得する．

1 病因・病態・疫学

Weil病は黄疸出血性レプトスピラ感染に起因する人獣共通の細菌（スピロヘータ）感染症である．ドブネズミなどの腎臓に保菌されて尿中に排出され，この尿で汚染された水や土壌から経皮的あるいは経口的にヒトに感染する．

2 症候・身体所見

発熱，筋肉痛といったインフルエンザ様の症状に加えて，結膜充血，出血傾向，蛋白尿などを伴って発症し，約半数では黄疸を認める．進行すると腎不全や心不全を生じ，ときに致死的となる．

3 診断・検査

臨床症状とともに，保菌動物の尿に汚染された水と

の接触の機会，流行地域への旅行歴などの疫学的背景が診断に有用である．菌の分離培養には抗菌薬投与以前の発熱期の全血を用い，無菌的かつ速やかにコルトフ培地などのレプトスピラ用培地を用いて静置培養する．また，顕微鏡下凝集試験法（MAT）によるペア血清を用いたレプトスピラの血清型特異的な抗体の検出が確定診断に有用である．

4 治療・予後

治療には抗菌薬を早期に投与するのが有効であり，軽～中等度のレプトスピラ症の場合にはドキシサイクリンの服用が推奨されるが，重症型であるWeil病の場合はペニシリン系薬剤（ペニシリンG，アモキシシリン，アンピシリン）の点滴静注による治療に加えて，合併する全身症状に応じた治療が必要となる．

Ⅱ章　肝疾患／E．疾患

17　肝感染症

4 クラミジア，淋菌（Fitz-Hugh-Curtis 症候群）

到達目標
● 主要な肝感染症の病態・診断・治療に関する知識を習得する．

1 病因・病態・疫学

　Fitz-Hugh-Curtis症候群は，クラミジアや淋菌などによって引き起こされる肝周囲炎であり，主に若い女性にみられる疾患である．性行為感染症として発症した子宮頸管炎に由来する骨盤腹膜炎が腹腔内で拡大して，肝周囲炎を起こすと考えられている．現在は淋菌によるものはまれで，大部分はクラミジアが原因である．

2 症候・身体所見

　右季肋部から心窩部にかけての強い痛みを特徴とし，炎症の波及によって肝周囲の皮膜と腹膜と線維性癒着が起こることが原因と考えられている．癒着に伴う症状として体位変換や呼吸性に変化する慢性の（不定愁訴的な）痛みを訴える例もあるが，急性腹症として発症し，救急外来を受診することも多い．

3 診断・検査

　血液検査では特異的な所見に乏しく，炎症反応を反映して白血球増多やCRP上昇，赤沈亢進がみられるが，その程度は症例によって様々である．また，腹部CT検査で肝被膜や近傍腹膜の増強効果が特徴的とされるが，CTのみでの診断確定は困難である．確定診断のためには腹腔鏡による肝被膜の腹膜との間の「バイオリン・ストリング（バイオリンの弦）」と呼ばれる線維性の癒着を証明する，あるいは肝被膜からのクラミジア分離が行われている．非侵襲的な検査としては急性期のクラミジア抗体，特にIgA抗体を測定することが診断に有用である．

4 治療・予後

　治療にはテトラサイクリン系，マクロライド系，ニューキノロン系による化学療法を行う．また，性交渉パートナーの検査や治療も必要である．

17 肝感染症

5 肝結核

到達目標
● 主要な肝感染症の病態・診断・治療に関する知識を習得する.

1 病因・病態・疫学

肝結核には粟粒性肝結核と孤立性肝結核に分類される. 前者は結核菌が全身性に血行性播種を生じた粟粒結核の肝病変として発症するものであり, 後者は肝のみに病変を形成するものである.

2 症候・身体所見

粟粒性結核・孤立性肝結核ともに多くは肝内にびまん性に病変を形成するが, まれに大きな結節性病変を形成することもある. びまん性病変による肝腫大が著しい場合には右季肋部痛を生じることもあるが, 主症状は消耗性疾患である結核感染による全身倦怠感, 食欲不振, 発熱などである.

3 診断・検査

検査成績では赤沈の亢進と胆道系酵素上昇をみるこ

とが多く, 慢性炎症を反映してγ-グロブリンの上昇をみることも多い. 結節型の場合, 急性期には超音波で低エコー域, CTでは低濃度域となり, またMRIではT1強調画像で低信号を呈する. また, 結節の周辺には造影効果が認められる. 一方で陳旧期になると乾酪壊死や石灰化, 線維化などが様々に混在するため多彩な所見を示す.

宿主の免疫能が低下した状態(血液疾患, 糖尿病, 担癌状態など)が重要な背景因子であり, 免疫不全状態の患者に原因不明の肝腫大や肝機能障害, 肝内結節を認めた場合には本疾患の可能性を考慮する. 確定診断のためには肝生検によって乾酪壊死を伴う肉芽腫を証明する.

4 治療・予後

治療は肺結核に準じて化学療法を行うが, 免疫能低下を伴う粟粒結核の患者が大部分であり, 全身状態不良で通常排菌患者と同様の入院加療が必要となる.

Ⅱ章　肝疾患／E.　疾患

17　肝感染症

6　梅毒

到達目標
● 主要な肝感染症の病態・診断・治療に関する知識を習得する.

1　病因・病態・疫学

梅毒は *Treponema pallidum* を病原体とする性行為感染症であり, 全身性の感染症に随伴する症候として肝梅毒がある. 梅毒は一時減少したが, 近年は男性同性愛者などを中心に再増加の傾向にあり, HIV との重複感染も多くなってきている. また性風俗産業も感染源として重要である.

2　症候・身体所見

梅毒としての全身症状をみるが, 他臓器症状に乏しく原因不明の肝障害として発症する場合もある. 梅毒は第1期〜4期に分けられるが, 肝機能障害は主に第1期と第2期にみられ, 第3期以降ではまれである.

3　診断・検査

肝機能障害を呈する時期の組織像は, 非特異的な肝炎所見のみであり, 診断には STS 法と TPHA 法 (または FTS-ABS 法) を組み合わせた梅毒血清反応で行う. また, 性行為感染症であるため十分な問診の聴取が有用である.

4　治療・予後

治療の第一選択はペニシリンであるが, ペニシリンアレルギーの場合はミノマイシンやエリスロマイシンが用いられる.

Advanced

● 梅毒の増加と肝梅毒

新型コロナウイルスの拡大で, 感染症法上の2類あるいは5類といった区分が大きな話題となった. 梅毒は感染症法上の5類感染症として全数把握の対象疾患であり, 診断医は7日以内に管轄の保健所への届け出を行う必要がある. 国立感染症研究所感染症疫学センターの発表によれば, 2000年以降の梅毒患者報告数は多くの年度で年間500〜600例台であったが, 2011年頃から増加傾向となり, 2022年にはじめて10,000例を突破した[a]. 上記のように他臓器症状に乏しく原因不明の肝障害として発症する場合もある. 実際筆者の施設でも, 2022年に原因不明の急性肝炎として紹介を受けた肝梅毒を経験している. 原因不明の急性肝炎の鑑別疾患において肝梅毒は盲点になりやすいが, 増加傾向の著しい疾患でもあり注意が必要である.

[文献]
a) IDWR 2022年第42号＜注目すべき感染症＞ 梅毒：https://www.niid.go.jp/niid/ja/syphilis-m-3/syphilis-idwrc/11612-idwrc-2242.html（最終アクセス 2023年11月19日）

18. 肝嚢胞

18 肝嚢胞

到達目標
● 単純性肝嚢胞以外の嚢胞性肝疾患の存在を認識し，それぞれの特徴を理解する.

　肝嚢胞は診療上しばしば遭遇する病変で，超音波検査あるいはCTで一般人口の2.5〜18%に認められる[1〜3]. 画像検査で偶発的に発見されることが多いが，検査の普及によって発見の機会は増加している. 肝の嚢胞性病変は，原因や頻度，発生時期などの臨床像は様々である[4]. そのなかで，多嚢胞性肝疾患（polycystic liver disease：PLD）は多様な疾患群であるが，嚢胞形成には胎生期の胆管板奇形（ductal plate malformations：DPMs），胆管板リモデリング異常が関与すると考えられている. DPMsは胆管前駆細胞の分化，原始胆管成熟，発生中の胆管拡張の過程で生じると考えられ，関連する遺伝子と嚢胞形成，疾患進展の機序が明らかになりつつある[5〜8]. 遺伝学的，分子病理学的解明とそれに基づいた治療の臨床応用が期待される[5,7,8]. 肝の嚢胞性病変としてほかには線毛性前腸嚢胞や，感染に伴う嚢胞性病変，嚢胞性腫瘍などが含まれる[3]. 2022年に欧州から嚢胞性肝疾患の診断，管理のための診療ガイドラインが示された[2].

1 単純性肝嚢胞

　単純性肝嚢胞（simple cyst）は，胆管との交通の欠損した先天的胆管過形成によるものと考えられ，線維組織の外層の上に並ぶ嚢胞液を産生する単相の円柱上皮によって構成される. 一般人口の2.5〜18%の発生頻度で，年齢とともに増加し特に40歳以降の女性に好発する. 近年の本邦での超音波検査健診受検者では21.9%の有病率で，発生は年齢の増加，女性，腎，膵嚢胞の存在と正に関連し，若年，女性，複数の嚢胞の存在は増大と関連したことが報告されている[9]. ほとんどは無症状で，画像検査で偶然に発見されることが多い[1,3,10]. PLDとの相違点は，多くは4個未満と数が少ないこと，腎嚢胞がないこと，遺伝性のないことなどである. 超音波検査では薄い均一な壁構造，内部は無エコー域を呈し，後方エコーの増強を伴う. CTでは水と等吸収，MRIではT1強調像で低信号，T2強調像で著明な高信号として描出される. 嚢胞内出血を伴う場合は，超音波検査で高エコー，CTで高吸収となり，充実性腫瘍との鑑別が必要となる. 造影検査では壁を含めて造影効果はない. 隔壁形成や乳頭状構造，充実成分を認める場合は，嚢胞性腫瘍を考え

る必要がある. 症状がない場合は治療の必要はないが，30 cmを超える大きさとなることもあり，近接臓器特に胃の圧迫症状などを認める場合，あるいは出血や破裂，感染などをきたす場合は治療の適応となる. 嚢胞液の穿刺吸引は，一般的に早期に再貯留をきたすために有用ではなく，開腹や腹腔鏡下の開窓術あるいはエタノール，ポリドカノールなどの薬剤の注入による吸引硬化療法が考慮される. 減量治療として長期的な効果から嚢胞開窓術が考慮されるが，両治療の優位性は明確ではない[1,2].

2 多嚢胞性肝疾患（PLD）

　胆管拡張と胆管上皮細胞に由来する嚢胞の発達を特徴とする遺伝性疾患である. 肝実質に多発嚢胞が発生する疾患で，常染色体優性多発性嚢胞腎（autosomal dominant polycystic kidney disease：ADPKD）あるいは常染色体劣性多発性嚢胞腎（autosomal recessive polycystic kidney disease：ARPKD）と関連して発生するものと，孤立性の常染色体優性PLD（autosomal dominant PLD：ADPLD）がある. ADPKDは人口の0.1〜0.25%に認められ[3,4,6,7,8]，その多く（最大94%）[7,8]にPLDを合併する（CT画像を図1に示す）. 一方ADPKDに関連しないADPLDは，人口の0.01%未満の頻度とされるが[3,6,7]，無症候のことが多いために過小評価されている可能性がある[5,11]. PLDの発症には12の遺伝子（PKD1, PKD2, ALG9, DNAJB11, GANAB, LRP5, PRKCSH, SEC61B, SEC63, ALG8, PKHD1, DZIP1L）が関連すると考えられている[5,7]. ADPKD症例では約78%にPKD1の，約15%にPKD2の変異を有し，主な原因遺伝子である. PKD1, PKD2がそれぞれコードするポリシスチン1（PC1），ポリシスチン2（PC2）は，腎尿細管，胆管上皮細胞の一次繊毛に局在する膜糖蛋白で，PC1, PC2の発現と機能の異常は繊毛異常とも関連し嚢胞形成を引き起こす[5〜8]. ARPKDの発生は20,000人に1人（0.005%）と少なく，PKHD1とDZIP1Lの遺伝子変異が原因となって，繊毛異常，DPMs，嚢胞形成をきたす. 小児期に発症することが多く，肝病変は約45%に認められ，胆管過形成と肝線維症を特徴とする[7,8]. ARPKDは腎と肝の線維嚢胞性疾患であり，線維嚢胞性肝疾患（fibropoly-

369

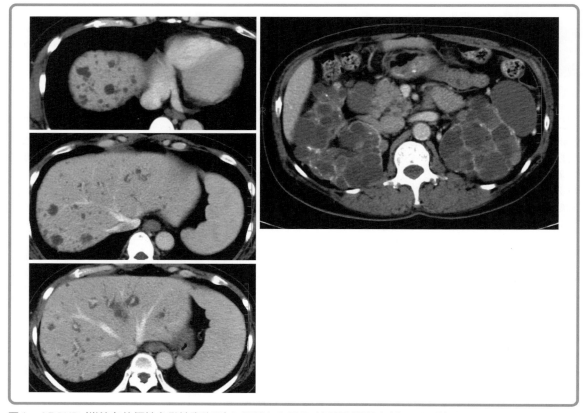

図1 ADPKD（常染色体優性多発性嚢胞腎）に関連したPLD（多嚢胞性肝疾患）のCT所見
50歳代，女性．多数の肝腎嚢胞を認める．慢性腎不全に対して維持血液透析中．C型慢性肝炎を合併していたが，直接作用型抗ウイルス薬での治療によりウイルス排除され，その後肝機能検査値異常はない．

cystic liver diseases）はARPKDと先天性肝線維症，カロリー病からなる疾患と考えられている[4]（第Ⅱ章-E-19「カロリー病/先天性肝線維症」参照）．ADPLDは小胞体膜蛋白をコードするSEC63，SEC61Bや小胞体局在蛋白をコードするPRKCSH，GANABなどの遺伝子変異が原因とされるが，約50％の症例で原因遺伝子は特定されていない[5〜8]．

PLDの80％は無症候性であり，多くは偶発的に発見される．単純性嚢胞と比較して数が多く（多くは20個以上で）大きい．有病率は年齢とともに増加し，40〜50歳代で症状を示すことが多く，男性より女性で嚢胞が大きく症状を有することが多い．症状は周囲臓器の圧迫によるものが多く，嚢胞内に出血や感染を起こす場合がある．肝静脈，門脈，胆管の圧迫をきたすこともあり，有症状の場合は原因によっては肝機能検査値異常を示し，嚢胞の容量に応じてCA19-9が上昇することがある．一般的に肝機能は保持され肝疾患としての予後は良好であり，嚢胞腺癌発生の報告はあるが癌化はまれである．ADPKDの11-12％に脳動脈瘤を合併するとされ[4,12]，破裂は予後に関連するため[12]，

ADPKDと関連したPLDでは肝腎外合併症としての認識が必要である．有症状の場合の治療は，嚢胞の大きさ，容量の減少が主な目的となるが，出血や破裂，感染などをきたす場合も治療が必要となる．嚢胞開窓術，吸引硬化療法が考慮されるのは単純性嚢胞と同様であるが，数と局在によっては切除が適応となり，他治療での症状の制御が困難な場合，重度の低栄養や制御困難な門脈圧亢進症などを合併症する場合は肝移植の適応で，唯一の根治治療となりうる[2,5]．薬物治療としては，ソマトスタチンアナログ，ウルソデオキシコール酸，バソプレシン2受容体拮抗薬などの臨床的有用性が報告されている[5,7,8]．エストロゲンは嚢胞の増大と関連しその経路の阻害を標的とした治療に期待が持たれるが，PLD例にエストロゲンを含む避妊薬の投与や閉経後のエストロゲン補充療法は避けるべきである[5]．

3 von Meyenburg complex（胆管微小過誤腫）

von Meyenburg complex（胆管微小過誤腫：biliary microhamartoma）は，増殖した硝子様結合組織内に拡張した胆管が集簇してみられるもので，5～10 mm程度の小結節として肝全体に認められる．線維性間質内に立方円柱上皮からなる多数の拡張胆管を内包する複合体であり，濃縮胆汁を含む．門脈域あるいはその近傍に位置し，拡張胆管は小葉間胆管の遺残胆管板と考えられている．超音波検査では数mm以上の拡張胆管は小囊胞様に観察され，より小さいものは硝子様結合組織のために点状から小高エコー域あるいはコメットエコーとして描出される．DPMsと関連すると考えられており，PLD，線維囊胞性肝疾患と合併することがあるが正常肝にも認められ，多くは無症状で経過する．剖検では成人の約5.6％の頻度とされ，癌化はまれである[2,3,6]．

4 胆管周囲囊胞

胆管周囲囊胞（peribiliary cyst）は，大きな肝内胆管周囲の付属腺に由来する漿液性の貯留囊胞と考えられている．数mmから1 cm程度で，胆管との交通はない．単層の上皮で覆われた小囊胞が多発する．肝硬変や門脈血栓症，特発性門脈圧亢進症などの肝疾患にしばしば合併して，疾患の進行に伴って数と大きさが増すことがある．肝硬変では約半数で徐々に増加，増大する．一方でADPKD関連PLDの73％に合併し，単純性囊胞に合併することもあり，複数の病因によって発生すると考えられている．偶発的に発見されることが多いが，胆管を圧排して胆管拡張，胆汁うっ滞，胆管炎の原因となることがあり，その場合は治療を要する[2,3,13]．無症候の胆管周囲囊胞は単純性囊胞，von Meyenburg complexとともに定期的な画像検査でのフォローは推奨されない[2]．

5 総胆管囊胞

総胆管囊胞（choledochal cyst）は，肝外胆管が囊胞状あるいは紡錘状に拡張を示す先天性疾患であり，先天性胆道拡張症とも呼ばれる．胆囊，胆囊管，近位肝管の拡張はないが，肝内胆管の囊胞形成を伴うことがある．欧米では出生の15,000人に1人，日本では1,000に1人とされ邦人に発生頻度が高く，4：1の割合で女性に多い[4]．総胆管拡張（Ⅰ型），憩室状拡張（Ⅱ型），十二指腸壁内胆管拡張（Ⅲ型），総胆管および肝内あるいは十二指腸壁内胆管拡張（Ⅳa型，Ⅳb型），肝内胆管拡張（Ⅴ型）の5型に分類される（戸谷らの分類）[14,15]．主に肝外胆管が拡張する疾患であるが，Ⅳa型（総胆管および肝内拡張型），カロリー病と同義と考えられるⅤ型は肝内胆管の囊胞状拡張を認める．病因として膵管胆管合流異常，先天性胆管狭窄と関連して，膵液の胆管逆流が胆管壁の炎症，脆弱化や線維化をきたし，胆管の狭窄とその遠位側の拡張につながることが考えられているが，明らかではない．胆管炎，膵炎を合併する場合には，腹痛，黄疸，右上腹部腫瘤，発熱などの症状や検査値異常を認める．膵胆管合流異常を伴う場合は胆道癌合併の頻度が高くなるため，切除が必要である（第Ⅲ章-5「膵・胆管合流異常」参照）．

6 線毛性前腸囊胞

前腸は胚の原始消化管の前方部分で，その内胚葉からは肝・膵・胆囊の実質臓器のほか，咽頭・気管・肺・食道・胃の上皮層，十二指腸の一部が発生する．前腸由来の線毛上皮が分化の過程で肝内に迷入して形成された囊胞性病変が線毛性前腸肝囊胞（ciliated hepatic foregut cyst）であり，肝被膜下の多くはS4に単発の小病変（＜4 cm）として認められる[3]．内溶液は粘液性，ときに血性であり，充実性腫瘍特に肝細胞癌との鑑別が問題となる場合がある．まれな病変であるが，5％は扁平上皮癌へ移行するとされ，切除の対象となる[16]．

7 囊胞性包虫症

エキノコックスの幼虫期の人畜共通感染症で，単包条虫と多包条虫によるものがあるが，日本ではほぼ多包条虫によるものとなり，年間約20例発生している．地中海，南米，オーストラリア，東アフリカなどの羊の放牧地域には多く認められる．虫卵に汚染された食物の摂取により中間宿主となり発症する．虫卵はヒトの小腸で孵化して血管内へ入り，肝と肺へ侵入し，3～4週間で囊胞を形成する．囊胞の多くは5 cm未満と小さく無症状であるが，大きいものは炎症や腹部症状の原因となる．破裂や囊胞穿刺は抗原性を持つ内容物の流出によって強いアレルギー反応を引き起こす可能性がある．画像所見は病期によって様々で，超音波検査では初期には単純性囊胞と類似の所見を呈するが，進行に伴って壁は厚くなりしばしば石灰化を伴い，隔壁を有し多囊性や近傍に娘囊胞を形成しハニカム様の外観を呈する．治療は病変の数と大きさ，肝胆道障害や二次感染の有無などによって考慮され，主なものは経皮的穿刺，吸引，注入，再吸引（PAIR：puncture, aspiration, injection, and reaspiration）と切除である．

Ⅱ章　肝疾患／E.　疾患

アルベンダゾールやメベンダゾールなどの駆虫剤によるPAIRや切除前後の治療は再発を抑える[1, 3, 10].

8 その他

　粘液囊胞性腫瘍や囊胞形成する肝内胆管癌，神経内分泌腫瘍や消化管間質腫瘍などの転移性腫瘍は囊胞を形成することがあり，鑑別が重要である．また，肝膿瘍の経過中に囊胞化することがあり，外傷あるいは観血治療に関連した血液，胆汁の貯留による血腫（hematoma），胆汁囊腫（biloma）が囊胞性病変として認められることがある．

文献

1) Marrero JA et al：ACG clinical guideline：the diagnosis and management of focal liver lesions. Am J Gastroenterol 2014；**109**：1328-1347

2) EASL Clinical Practice Guidelines on the management of cystic liver diseases. J Hepatol 2022；**77**：1083-1108

3) Chenin M et al：Cystic liver lesions：a pictorial review. Insights Imaging 2022；**13**：116, doi：10.1186/s13244-022-01242-3

4) Sherlock's Diseases of the Liver and Biliary System, 13th Ed, Dooley JS et al（eds）, Wiley-Blackwell, p308-327, 2018

5) Olaizola P et al：Genetic, pathobiology and therapeutic opportunities of polycystic liver disease. Nat Rev Gastroenterol Hepatol 2022；**19**：585-604

6) Mirza H et al：An update on ductal plate malformations and fibropolycystic diseases of the liver. Hum Pathol 2023；**132**：102-113

7) Tatyana V et al：Polycyctic liver Disease：Advances in understanding and treatment. Annu Rev Pathol Mech Dis 2022；**17**：251-269

8) Zang ZY et al：Polycystic liver disease：classification, diagnosis, treatment process, and clinical management. World J Gastroenterol 2020；**27**：72-83

9) Tsuruya K et al：The prevalence and natural history of hepatic cysts examined by ultrasound：a health checkup population retrospective cohort study. Sci Rep 2022；**12**：12797, doi.org/10.1038/s41598-022-16875-z

10) Schiff's Diseases of the Liver, 12th Ed, p949-976, 2018

11) Suwabe T et al：Epidemiology of autosomal-dominant polycystic liver disease in Olmsted county. JHEP Rep 2020；**2**：100166, doi.org/10.1016/j.jhepr.2020.100166

12) Wilkinson DA et al：Cerebral Aneurysms in Autosomal Dominant Polycystic Kidney Disease：A Comparison of Management Approaches. Neurosurgery 2019；**84**：E352-E361, doi.10.1093/neuros/nyy336.

13) MacSween's Pathology of the Liver, 8th Ed, Burt A et al（eds）, Elsevier, p622-623, 2024

14) Todani T et al：Congenital bile duct cysts：classification, operative procedures, and review of thirty-seven cases including cancer arising from choledochal cyst. Am J Surg 1977；**134**：263-269

15) 島田光生ほか：膵・胆管合流異常の診療ガイドライン（日本膵・胆管合流異常研究会・日本胆道学会編）. 胆道 2012；**26**：678-690

16) Ziogas IA et al：Surgical Management of Ciliated Hepatic Foregut Cyst. Hepatology 2020；**71**：386-388

19. カロリー病/先天性肝線維症

19 カロリー病/先天性肝線維症

到達目標
● カロリー病と先天性肝線維症の疾患概念と診断，治療方針を理解できる．

1 病因・病態・疫学

　カロリー病と（Caroli disease：CD）先天性肝線維症（congenital hepatic fibrosis：CHF）は胆管の発生過程の異常が原因で生じる疾患である．CDは1958年にCaroliらが肝内胆管の拡張を示した13歳の男児例として報告され，CHFは1961年にKerrらにより小児期の門脈圧亢進症として報告された．肝内胆管は肝芽細胞から発生する．門脈域の間葉細胞に接した肝芽細胞は胆管上皮細胞への分化し，胎生6～7週ごろに1層の細胞層（ductal plate）を形成する．その後，ductal plateは2層の細胞層へと変化し，その一部が管管腔構造を形成して肝内胆管となる．分化成熟する過程で管腔構造以外のductal plateは消失する．Ductal plateから始まる，肝内胆管の形成過程をductal plate remodelingと呼ぶが，CDとCHFはこのremodelingが障害された（ductal plate malformation）疾患である．両者の違いは障害部位であり，CDは肝内大型胆管の異常，CHFは末梢門脈域を中心とした肝内小型胆管の異常である[1,2]．CDは2つのタイプがあり，肝内胆管の異常な拡張が限局されており，線維化などの他の肝組織の異常所見はなく，門脈圧亢進症や腎疾患を伴わない純型（pure form）とCHFに合併する混合型（combined form，カロリー病＋先天性肝線維症）に分類される．混合型はカロリー症候群（Caroli syndrome：CS）と呼ばれる．純型CDはCSと比べてさらにまれな疾患と考えられている．しかし，純型CDとCSを厳密に区別していない論文もある．CHF単独も存在する（isolated CHF）．CSは常染色体劣性多囊胞性腎疾患（autosomal recessive polycystic kidney disease：ARPKD）と関連している．現在ではCHF，CD，ARPKDは同一の疾患と考えられており，発生頻度は約2万人に1人，責任遺伝子はfibrocystin/polyductin蛋白をコードするPKHD1である．fibrocystin/polyductinは胆管上皮と尿細管上皮の一次絨毛に発現している[3]．

2 症候・身体所見

　CSは新生児や乳児では腎疾患の症状から診断されることが多く，学童や若年成人にて肝疾患の症状が目立つようになる．肝線維化による門脈圧亢進症状（食道動脈瘤，肝脾腫大，脾機能亢進による汎血球減少，腹水），腎腫大，多囊胞腎，尿細管拡張などがみられる．また，化膿性胆管炎を繰り返し，発熱や右上腹部痛，黄疸などが生じる．化膿性胆管炎が肝膿瘍や敗血症へと進展することもある．

3 診断・検査

　CD/CSでは，胆管炎による胆汁うっ滞がなければ一般的にトランスアミナーゼの上昇はほとんどなく，著しい凝固能低下もない．アルカリホスファターゼや直接ビリルビン尿の上昇がみられる場合がある．脾機能亢進では白血球減少や血小板減少がみられる．CD/CSを疑った場合，最初は超音波検査を実施する．CSの腹部超音波では，線維化を反映したheterogenousなecho所見やhigh echo領域が肝実質にみられ，肝脾腫大，胆管結石，肝や腎の囊胞性変化もみられる．MR cholangiographyにおける門脈枝と交通がある非閉塞性の近位胆管の囊胞状または紡錘状の拡張所見はCD/CSの特徴的な所見である．CT，MRIでは拡張した胆管のなかに造影された門脈枝が見えるcentral dot signもCD/CSに特徴的である．逆行性胆道造影もMR cholangiography同様に診断的価値が高い検査であるが，MR cholangiographyと比べて侵襲性が高いため推奨されない．CD/CSは画像診断が可能であり，肝生検は必須ではない．しかし，CHFの診断には病理所見が重要であり，炎症細胞を伴わない線維性増殖による門脈域拡大，線維帯による門脈領域間の架橋形成（Portal-Portal結合），正常の小葉構造を伴ったductal plate様の小葉間胆管の存在（図1），などがCHFの特徴である．CHFは肝硬変とは異なり，線維化によるPortal-central vein結合はみられない．

4 治療・予後

1）治療

　CD/CSでは門脈圧亢進症と胆管炎に対する対症療法が中心となる．胆管炎に対しては抗菌薬の投与を行い，胆汁うっ滞に対しては利胆薬が投与される．限局性の肝内病変に対しては，外科的な肝（葉や区域）切

373

除術を実施する．

2) 予後

　CD/CSの長期予後は不明である．偶然，剖検で発見されることもある．病変が肝全体に存在し，門脈圧亢進症のコントロールが不可能な場合，または，胆管炎を繰り返す場合は肝移植の適応となる．肝移植後の予後は良好である．ARPKDでは腎移植や肝腎同時移植も考慮される．CD/CSは成人おいて胆管癌のリスクが増加し，患者の約7％に肝内胆管癌が生じるため，年1回の定期サーベイランスが推奨されている[4,5]．胆管癌予防にも肝移植は有効と考えられている．

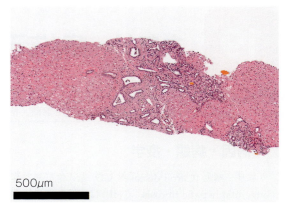

図1　先天性肝線維症の肝組織
　HE染色．弱拡大．線維性増殖による門脈域拡大とductal plate様の拡張した小葉間胆管

文献

1) Venkatanarasimha N et al：Imaging features of ductal plate malformations in adults. Clin Radiol 2011；**66**：1086-1093
2) Rock N, McLin V：Liver involvement in children with ciliopathies. Clin Res Hepatol Gastroenterol 2014；**38**：407-414
3) Fabris L et al：Pathobiology of inherited biliary diseases：a roadmap to understand acquired liver diseases. Nat Rev Gastroenterol Hepatol 2019；**16**：497-511
4) Dayton MT et al：Caroli's Disease：a premalignant condition？ Am J Surg 1983；145：41-48
5) European Association for the Study of the Liver：EASL Clinical Practice Guidelines on the management of cystic liver diseases. J Hepatol 2022；**77**：1083-1108

20 肝良性腫瘍

到達目標

●肝臓の良性腫瘍について，種類，概念，頻度，診断法，治療法を理解する．

1 肝血管腫

肝の非上皮性腫瘍のなかで最も多い腫瘍で，一般人口の20％程度と推測されている[1,2]．血管腫は病理学的には海綿状血管腫と毛細血管腫に分類されるが，前者が圧倒的に多い．1層の内皮細胞で裏打ちされ線維性の組織で隔てられているが，肝細胞や門脈域は存在しない．また退行性変化により，部分壊死，線維化，硝子化変性をきたすことがある（硬化性血管腫）．多くは無症状で，臨床で偶然発見されることがほとんどである．腫瘍径の大きいものでは，DICが誘発されることがある（Kassabach-Merrit症候群）．増大はまれであるが，ステロイド治療，エストロゲン補充慮法や妊娠で増大することがあり，エストロゲンの関与が指摘されている[2]．

1）診断

画像所見では[1]腹部超音波検査で高エコーを呈する場合が多く，辺縁低エコーは伴わない．腫瘍径の大きいものでは内部に低エコー域を認めることがある．また圧迫や体位変換でエコー輝度が変化するカメレオンサインは特異的所見である．造影CTでは早期相で辺縁より濃染され，徐々に中心部が造影され門脈相，平衡相では造影効果が遅延するが，20 mm未満の小さい血管腫では早期相で全体が早期に濃染し，後期相まで遷延することがある（high flow hemangioma）．造影MRIではT2強調画像で強い高信号を呈する．またGd-EOB-DTPA造影MRIの肝細胞相では通常は低信号である．硬化性血管腫では典型的な画像所見に乏しく，肝細胞癌などの鑑別診断が困難な場合がある．

2）治療

無症状で変化しないことが多く，一般的に治療の対象にならない．2007年の海綿状血管腫の画像診断ガイドラインによれば大部分の血管腫は経過による変化はないが，少数例でサイズの変化が認められるので経過観察が推奨されている．腹腔内出血を伴う自然もしくは外傷性破裂，腫瘍内出血，Kassabach-Merrit症候群では絶対的な外科的適応とされている[2]．また腫瘍径の大きい場合は自覚症状を有することが多く，特に10 cmを超えるような大きい血管腫は有意に出血の頻度が多い．血管腫の破裂の頻度は1％〜4％とされており，多くは巨大な血管腫（6〜25 cm）によるものである[2]．動脈塞栓術は腫瘍サイズの縮小は認められないものの症状の改善が報告されているが，外科的治療の代替治療になるかの結論は出ていない．

2 限局性結節性過形成（focal nodular hyperplasia：FNH）（図1）

1958年にEdmondsonによってはじめて報告され，動脈奇形や血栓などの先行する脈管障害からの限局性の血流増加に対する肝細胞の反応性過形成と考えられている．発生率は0.3〜3％で，20〜50歳代の女性に多い[3]．最も特徴的な所見は，結節内に膠原線維が密に増生し結節を分葉するような星芒状の線維帯（中心性瘢痕 central scar）の存在である[3]．その他の過形成結節として結節性再生性過形成（nodular regenerative hyperplasia：NRH）や部分的結節性形成性変化（partial nodular transformation：PNT）などがあるが，これらは門脈域形成異常という共通の原因を基礎として形成された類縁疾患と考えられる（門脈域形成異常症候群：anomalous portal tract syndrome）[4]．

1）診断

超音波検査では，均一な低〜等エコー腫瘤として描出されることが多いが，高エコーや不均一エコーのこともある[5]．中心性瘢痕は高エコーを呈するが，半数以上で検出できない．造影超音波では血管造影同様に，腫瘤中心部から遠心性の車軸状（spoke-wheel appearance）の血流が確認されることがある．Kupffer相ではFNHの多くが造影剤の取り込みを認める．単純CTでは均一な低吸収域，造影CTでは早期相で濃染，平衡相まで造影効果が持続し等〜軽度低吸収域となる．中心性瘢痕は後期相で濃染される．MRIはFNHの診断に高い特異度が報告されている[5]．Gd-EOB-DTPA造影MRIの肝細胞相では，FNHでは造影剤の取り込みを認めることが多い．経時的変化についての報告は少ないが，変化のないことが多く増大することは少ない．

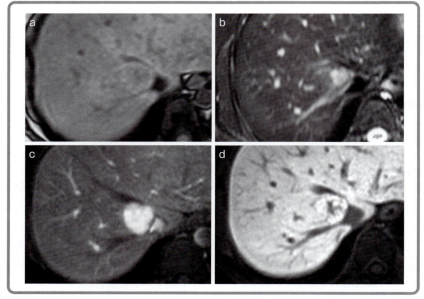

図1 限局性結節性過形成（FNH）の典型的なMRI所見
a：T1強調画像ではS8のIVC前面に辺縁平滑な腫瘍を認める．
b：T2強調画像では不均一な高信号である．
c：動脈相は強い均一な造影効果を認める．
d：肝細胞相にて造影剤の取り込みの低下は認めず，中心瘢痕と思われる低信号域を認めた．

2）治療

壊死，梗塞や破裂などの合併症はまれで，無症状のことが多く経過観察が基本であるが[6]，腹痛などの症状，増大傾向を認めるときは治療適応になる．

3 肝腺腫（hepatocellular adenoma：HCA）（図2）

肝臓の良性腫瘍とされ頻度は100万人に5人以下といわれているが，詳細は不明である．20～50歳代の女性に多い．経口避妊薬の服用は肝腺腫のリスクファクターであるが，その他に血液疾患などの治療での男性ホルモンの使用，糖尿病（特に1型）で認められることがある[3]．近年はメタボリックシンドロームとの関連が報告されている．病理学的には充実性に増殖し通常の肝細胞に類似し異型に乏しい．しかし類洞の拡張，紫斑，出血を認めることがあり，早期の肝細胞癌や脂肪化を伴うFNHなどとの鑑別が困難な場合がある．フランスの研究グループを中心に遺伝子型，免疫組織学の亜型分類が報告され[7]，2010年出版の消化器癌のWHO分類[8]に掲載され，臨床所見，経過との比較検討が多く行われている[9]（表1）．β-cateninの変異を有する症例では，悪性転化との関連が高い．切除例をまとめた報告では4～10％の割合で悪性転化が報告されており，個数よりもサイズが大きい場合にそのリスクがあるとされる[10, 11]．臨床所見では無症状のことが多いが，大きいものでは右上腹部痛，腹部違和感を認めることがあり，また出血や肝細胞癌への悪性転化の報告がある．出血に関しては10～30％と報告されており[10]，大きいものではそのリスクが高い．

1）診断

腹部超音波検査では多くは低エコーの腫瘍として認められるが，内部に脂肪や出血を伴う場合は，内部エコーが変化する．腹部CTでは動脈相で造影され，門脈相で等～高吸収域，平衡相では洗い出しを認める場合が多い．腹部MRIは内部の出血，脂肪化を検出するのに有用であり，前述の亜型分類を反映した所見が得られる[9]．

2）治療

亜型分類がなされて以降，臨床病理学的検討が進み治療方針も変化している[6, 9]．男性ではβ-catenin活性化型HCAがほとんどでβ-cateninの変異を有する可能性が高く手術を考慮する．女性においては経口避妊薬の摂取などがある場合にはこれらを中止する．造影MRIや肝生検にてHNF-1α不活化型HCAであれば経過観察も可能であるが，5 cm以上では出血や破裂，

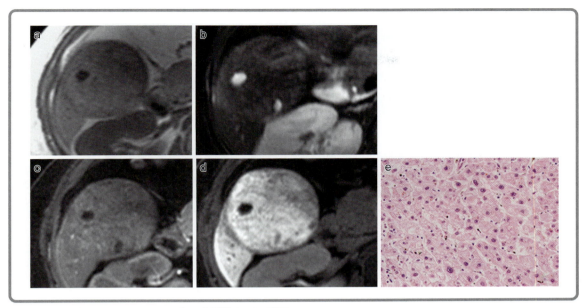

図2 肝腺腫（hepatic adenoma）の典型的なMRI所見
- a：T1強調画像ではS6に内部に一部低信号を有する等信号として描出される．
- b：T2強調画像で高信号の平滑な病変を認める．
- c：動脈相では淡く造影効果を認める．
- d：肝細胞相では造影剤の取り込みは認められない．
- e：核異型のない細胞の腫瘍性増殖を認め，肝腺腫と診断された．

表1 肝細胞腺腫（hepatocellular adenoma：HCA）の分類

	炎症性HCA（Inflammatory HCA）	HNF-1α不活化型HCA	β-catenin活化型HCA
疫学	肝細胞腺腫の40〜50% 女性に多い BMI，アルコールとの関係あり	肝細胞腺腫の35〜50% ほぼ女性に認める HNF-1α遺伝子の変異 MODY 3型に認める 多発 経口避妊薬，糖原病	肝細胞腺腫の10〜15% 男性に多い CTNNB1遺伝子変異によるβ-cateninの活性化
組織学的特徴	炎症細胞浸潤 細胆管反応，類洞の拡張，肥厚した蛇行動脈	著明な脂肪沈着	高分化肝細胞癌と区別しがたい細胞異型
免疫組織学的特徴	SAA，CRP陽性	LFABP発現の消失	グルタミンシンテターゼ陽性
MRI所見	T1WI：等〜やや高信号 T2WI：等〜やや高信号 早期濃染し，門脈相にかけて持続	T1WI：低〜等信号 脂肪化によるケミカルシフトでびまん性の信号低下 T2WI：等〜高信号 強く早期濃染し，門脈相にかけて持続しない	T1，T2WI：特徴的所見なし 時にHCCのような強い早期濃染と洗い出し所見
合併症	出血のリスクが高い	50 mm以下では合併症のリスクは最も低い	癌化のリスクが高い

HCA：hepatocellular adenoma, SAA：serum amyroid A, CRP：C-reactive protein, LFABP：liver fatty acid-binding protein
（Agrawal S et al：Clin Gastroenterol Hepatol 2015；13：1221-1230[9]より引用）

発症のリスクを考慮し，手術が勧められる．破裂にて出血した場合には手術，TAEが行われる．

4 肝血管筋脂肪腫（angiomyolipoma：AML）（図3）

血管，平滑筋細胞，成熟脂肪組織などが様々な割合

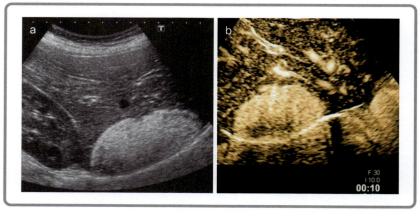

図3 肝血管筋脂肪腫(angiomyolipoma：AML)
a：S6に境界明瞭な高エコー腫瘍を認める.
b：造影腹部超音波検査では造影剤の流入を認め, 組織学的にAMLと診断された.
(兵庫医科大学内科・肝胆膵科 飯島尋子教授より提供)

で混在した間葉系の腫瘍で, 平滑筋細胞自体も紡錘形や類上皮様など形態が多様で, また周囲肝細胞に浸潤性増生をみることがある. 免疫組織学的には平滑筋細胞成分においてhomatropine methylbromide-45(HMB-45)が陽性になる[12]. 腎臓では多いが肝臓ではまれとされている. 結節性硬化症の合併が知られているが, 合併しない散発性の場合は孤立性のことが多い. 女性に多く無症状であるが, 破裂を認めた症例も報告されている.

1) 診断

腹部超音波検査では高エコーを呈する場合が多いが, 構成成分で変化する. 造影超音波検査では, 典型例は動脈相で不均一に濃染し, 境界明瞭な腫瘍として染影が持続する. 造影CTでは早期濃染し, 門脈相, 平衡相まで濃染が持続することが多いが, 低吸収になり肝細胞癌のようなwashoutのような所見を呈する場合がある. この場合は周辺肝実質の肝静脈に連続する所見(early venous return)が得られることがある[13]. 腹部MRIは脂肪の含有を評価できるため有用である. しかし腹部エコーと同様に組織の構成成分で画像所見は変化し, 脂肪成分の乏しい場合は診断が難しく術前の正診率は低率であり, 他の肝腫瘍, 特に肝細胞癌との鑑別が困難な症例も散見される.

2) 治療

無症状で診断が確定すれば厳重な経過観察も可能であるが, 悪性が否定できない, 症状がある, 増大傾向がある場合は, 外科的切除の適応である. まれに再発や悪性の肝AMLも報告されている.

5 炎症性偽腫瘍(inflammatory pseudotumor)(図4)

明確な定義はないが, 臨床的に腫瘍性病変として認め, 病理学的に様々な炎症細胞浸潤を認める病変を指す. HE染色の所見に基づき, リンパ球や形質細胞浸潤と周辺の線維化を認めるlymphoplasmacytic typeと, それ以外に多数の組織球浸潤, 黄色肉芽腫性炎症を認めるfibrohistiocytic typeに分類される. 前者ではIgG4陽性細胞の浸潤をびまん性に認めIgG4関連病変に相当するという報告がある[14]. 炎症反応や発熱を伴うことがあり, 発熱を伴う肝腫瘍を認めたときは本症を疑う必要がある.

1) 診断

炎症細胞浸潤, 線維化, 壊死, 出血などが混在し, それを反映して画像所見は一様でなく肝細胞癌などの他の肝悪性腫瘍との鑑別は困難であることが指摘されている.

2) 治療

治療法は確立されたものはなく, 自然退縮や抗生剤などの保存的治療で縮小することもあるが, 逆に保存的治療で再発した症例もある.

文献

1) Bajenaru N et al：Hepatic hemangioma-review. J Med Life 2015；**8**(Spec Issue)：4-11
2) Jr MA et al：Spontaneous rupture of hepatic hemangiomas：A review of the literature. World J Hepatol 2010；**2**：

20. 肝良性腫瘍

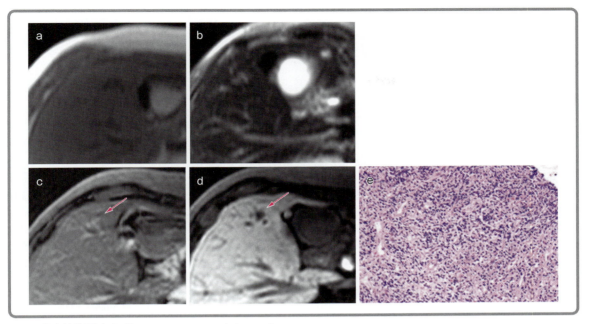

図4 炎症性偽腫瘍 (inflammatory pseudotumor)
a：T1強調画像
b：T2強調画像
c：動脈相
d：肝細胞相
e：肝腫瘍生検
a, bでは病変は指摘できない．cでは造影効果ははっきりしないが，dでは造影剤の取り込みの低下を認める（矢印）．同病変はPET-CTでは検出されなかった．肝腫瘍生検にて，リンパ球や形質細胞の炎症細胞浸潤を認め炎症性偽腫瘍と診断した (e)．

428-433
3) Maillette de Buy Wenniger L et al：Focal nodular hyperplasia and hepatic adenoma：epidemiology and pathology. Dig Surg 2010；27：24-31
4) 近藤福雄ほか：良性肝細胞性結節の病理診断：新WHO分類をふまえて．肝臓 2013；54：807-818
5) Vilgrain V：Focal nodular hyperplasia. Eur J Radiol 2006；58：236-245
6) Nault JC et al：Hepatocellular benign tumors-from molecular classification to personalized clinical care. Gastroenterology 2013；144：888-902
7) Bioulac-Sage P et al：Hepatocellular adenoma subtype classification using molecular markers and immunohistochemistry. Hepatology 2007；46：740-748
8) Bioulac-Sage P et al：Focal nodular hyperplasia and hepatocellular adenoma. WHO classification of tumors of the digestive system, 4th Ed, IARC, Lyon, p198-204, 2010
9) Agrawal S et al：Management of Hepatocellular Adenoma：Recent Advances. Clin Gastroenterol Hepatol 2015；13：1221-1230
10) Bioulac-Sage P et al：Hepatocellular adenoma management and phenotypic classification：the Bordeaux experience. Hepatology 2009；50：481-489
11) Farges O et al：Changing trends in malignant transformation of hepatocellular adenoma. Gut 2011；60：85-89
12) Petrolla AA, Xin W：Hepatic angiomyolipoma. Arch Pathol Lab Med 2008；132：1679-1682
13) Iwao Y et al：Early venous return in hepatic angiomyolipoma due to an intratumoral structure resembling an arteriovenous fistula. Hepatol Res 2014；44：700-706
14) Zen Y et al：Pathological classification of hepatic inflammatory pseudotumor with respect to IgG4-related disease. Mod Pathol 2007；20：884-894

Ⅱ章　肝疾患／E. 疾患

21 原発性肝癌

1 肝細胞癌

到達目標
●肝細胞癌の疫学，病因，病態を理解するとともに，最新の診断法や治療法の概略を学ぶ.

　原発性肝癌とは，肝臓に原発する上皮性悪性腫瘍をさす.「原発性肝癌取扱い規約」では，肝細胞癌（hepatocellular carcinoma：HCC），肝内胆管癌（intrahepatic cholangiocarcinoma：ICC），細胆管細胞癌（cholangiolocellular carcinoma），粘液囊胞腺癌（mucinous cystadenocarcinoma），混合型肝癌（combined hepatocellular and cholangiocarcinoma），肝芽腫（hepatoblastoma），未分化癌（undifferentiated carcinoma），その他（肉腫をはじめ肝臓に原発するまれな悪性腫瘍が含まれる）に分類されている[1].

　原発性肝癌のなかで肝細胞に由来するものがHCCである.

1 病因・病態・疫学

　全国調査ではHCCは原発性肝癌の89.3％を占め，そのなかでHBs抗原陽性例が13.3％，HCV抗体陽性例が39.1％，男女比は2.4：1である[2]. 近年はHBs抗原陰性，HCV抗体陰性の肝炎ウイルスとの関連が明らかでないと考えられる非B非C型が増加しており，代謝機能障害関連脂肪性肝疾患（MASLD）の関与が示唆される. 厚生労働省の人口動態調査では，肝および肝内胆管の悪性新生物による死亡数は2002年の34,637人をピークに減少傾向であるが，2022年の悪性新生物の部位別では，気管，気管支および肺，大腸，胃，膵に次いで5番目に多く，23,620人（男性15,717人，女性7,903人）であった[3]. 世界的にも主要な悪性疾患のひとつであり，死亡数では3番目である. 発生は日本のほか，中国に最多で，東南アジア，中南部アフリカに多く，76％はアジアに発生している. HCC好発地域は肝炎ウイルス感染率との関連が強く，中国，東南アジア，中南部アフリカではB型慢性肝疾患，日本，南部欧州ではC型慢性肝疾患が主な基礎疾患である[4]. 報告によってバラツキはあるものの，B型肝炎ウイルスの持続感染は，5〜100倍，C型肝炎ウイルスの持続感染は，15〜20倍の肝発癌リスクとなる[5].

　HCCは，そのほとんどが背景疾患として慢性肝炎，肝硬変を合併していることから，肝細胞の壊死炎症反応の持続が発癌に大きくかかわっていると考えられる. さらに無症候性HBVキャリアからの発癌からは，肝炎ウイルスそのものの関与も示唆される. 肝線維化は，長期間にわたる慢性炎症の結果，つまり蓄積されたDNA障害の程度を表す代替指標とも考えられる. 軽い炎症が長く続いた場合には，線維化の進展がさほどでもない場合もあり，特に罹病期間の長い高齢者では，非肝硬変からの発癌が多くみられる.

　一方，近年増加している非B非C型HCCでは，肥満に関連したアディポネクチン，レプチンなどのアディポカインの異常，TNF-α，IL-6などの炎症性サイトカイン，およびインスリン抵抗性と高インスリン血症に基づく癌化に関連したシグナル伝達系（特にPI3K cascade，MAPK cascade）の活性化が発癌に関与していることが想定される[6]. また，肥満とそれに関連する生体応答は，ウイルス性慢性肝炎においても発癌を促進している.

　慢性肝疾患の肝臓には小結節性病変がしばしば生じる. 通常，2 cm以下の結節で，周囲肝組織に比して軽〜中等度（2倍程度）の細胞密度の増大はあるが，構造異型を認めない軽度異型結節，部分的に高度（2倍以上）の細胞密度が増加する，あるいはわずかの構造異型を有する高度異型結節，周囲肝組織の2倍以上の細胞密度の増大に加えて領域性を持った構造異型が認められる，あるいは間質への浸潤を有する早期肝細胞癌が含まれ，これらは一連の増殖性病変と考えられている. 癌との判別が困難な境界病変である高度異型結節と早期肝細胞癌は，通常型の肝細胞癌へ進行する潜在的能力の高い病変と理解される[1]. このような増殖性小結節性病変とより分化度の悪いHCCが肝内に複数発生する場合は，多中心性の発癌（多中心性発生）と考えられる. また，HCCでは，他臓器への転移は他の固形癌と比較して低率であるものの，血行路を通じた肝内転移が高頻度に発生する. これら多中心性発生，肝内転移による再発の多さが，HCC患者の長期生存を困難にしている.

●380●

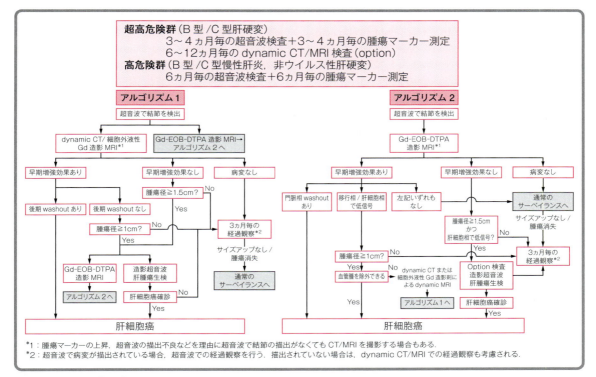

図1 診断アルゴリズム
[*1] 腫瘍マーカーの上昇，超音波の描出不良などを理由に超音波で結節の描出がなくてもCT/MRIを撮影する場合もある．
[*2] 超音波で病変が描出されている場合，超音波での経過観察を行う．描出されていない場合は，dynamic CT/MRIでの経過観察も考慮される．
(日本肝臓学会（編）：肝癌診療ガイドライン2021年版，金原出版，p28-29，2021[8]）より転載)

2 症候・身体所見

HCCそのものによる症状は進行状態に至るまでは出現しない．一般的には合併する肝硬変の症状として，肝予備能に応じた倦怠感，下肢浮腫，腹水，黄疸，肝性脳症などを認める．HCCが進展すると肝予備能はさらに低下し，門脈浸潤が腹水の貯留を，胆管浸潤が黄疸を惹起する場合がある．また，破裂により腹腔内出血をきたした場合，強い腹痛を認めることがある．転移部位として頻度の高い骨転移による疼痛，肺転移による呼吸器症状などを併発することがある．

3 診断・検査

HCCの確定診断は病理組織に基づくが，臨床的には画像診断によることが多い．典型的なHCCは動脈で栄養され，門脈血流が欠損する．したがって，dynamic CTあるいはMRIの動脈相における高吸収/高信号と門脈相〜平衡相での相対的低吸収/低信号の所見（washout）を呈する腫瘍が，肝硬変などの肝高危険群に認められる場合は，病理診断を必要とせずHCCと診断される（図1）．一方，非典型的な所見を呈する結節に対しては病理診断が必要な場合がある．

HCCは，上述のように高危険群設定の容易な癌であり，C型，B型肝硬変は年発癌率が5％以上の超高危険群に属し，C型およびB型慢性肝炎・ウイルス肝炎を伴わない肝硬変は高危険群とされる．Sustained virological response（SVR）を達成したC型慢性肝炎・肝硬変，核酸アナログ内服中のB型慢性肝炎・肝硬変では発癌リスクは低下するものの残存する．これらの高危険群に対しては，HCC早期診断のためのサーベイランスが必須である．サーベイランスには超音波検査と腫瘍マーカー（AFP，AFP-L3分画，PIVKA-Ⅱ）の測定によって行い，それぞれの検査を高危険群では6ヵ月毎，超高危険群では3〜4ヵ月毎に実施することが推奨されている[7]．超音波検査で結節性病変が指摘された場合，dynamic CT/MRIで血行動態を評価してHCCを診断する．CTは，検査時間の短さ，頸部，肺〜骨盤の他臓器検索が同時に可能なことから臨床的に多用されている．MRIは，dynamic studyのほか

に，T1，T2，拡散強調像に加えてgadolinium-ethoxybenzyl-diethylene triamine penta-acetic acid（Gd-EOB-DTPA）を用いた造影検査では質的診断が可能である．Gd-EOB-DTPAは主として肝細胞膜のトランスポーターorganic anion transporter polypeptides（OATP）1B1/B3を介して肝細胞内に取り込まれ，multidrug resistance-associated protein（MRP）2によって胆汁中へ排出される．HCCは早期よりOATP1Bの発現が低下するため，肝細胞相で信号低下として描出される．多血性変化をきたす前，dynamic studyで確認される前のHCCの診断に有用であるが，異型結節との鑑別に関しては病理所見と対比した詳細な検討が必要である．ペルフルブタンを成分とする造影剤を用いた超音波検査では，比較的簡便に多血性HCCの描出が可能である．この造影剤はKupffer細胞に取り込まれるため，HCCはKupffer相（後血管相）での取り込み低下域として描出され，Bモードで検出困難な結節が明瞭となる場合もある．造影超音波は，スクリーニング検査とともに，穿刺検査，治療にも重要な手法となっている．

　HCCの診断に有用な腫瘍マーカーとしては，AFP，AFP-L3分画，PIVKA-Ⅱが広く使用されている．AFPは肝細胞の再生に伴い上昇することから，合併する慢性肝疾患において高値となるため特異性は低く，経時的な観察が重要である．AFP-L3分画はAFPの複合型糖鎖の癌性変化を捉えたもので，AFPより特異度が高い．PIVKA-Ⅱの感度は高くないが特異度の高い腫瘍マーカーであり，血流の低下（低酸素状態）とも関連して，門脈腫瘍浸潤時により高値となる傾向がある．ビタミンK不足あるいは欠乏状態で認められる異常プロトロンビンであるため，ビタミンK阻害薬であるワルファリン投与，胆汁うっ滞によるビタミンK吸収障害，欠乏状態では高値を示すので注意が必要である．AFPとPIVKA-Ⅱは産生機序が異なるため相補的であり，両者の測定が有用である．両者ともにHCCステージの進行に伴い，陽性率が上昇するとともに単位体積あたりの血中濃度が高値となる傾向があり，診断の契機となるだけでなく生物学的悪性度の評価や治療効果判定にも有用である．

4 治療・予後

　HCCの治療には，肝切除，ラジオ波熱焼灼療法（radiofrequency ablation：RFA），エタノール注入療法，マイクロ波凝固療法などによる局所療法，肝動脈化学塞栓療法（transarterial chemoembolization：TACE），薬物療法，肝動注化学療法，放射線療法，肝移植があげられる．HCC患者の多くが慢性肝疾患，特に肝硬変を基礎疾患として有するため，腫瘍因子に加えて肝予備能が治療法選択の因子となっている（第Ⅱ章-D-3の図2（p.230）参照）[6]．肝外転移，脈管侵襲を認めず，肝機能がChild-Pugh Aである場合，単発であれば大きさにかかわらず肝切除が推奨され，3 cm以内であれば焼灼療法（RFA）も同等に推奨される．腫瘍数が2～3個で腫瘍径が3 cm以内では肝切除または焼灼療法が，腫瘍数が4個以上の場合はTACE，肝動注化学療法，全身薬物療法が推奨される．Child-Pugh Cの場合は患者年齢が65歳以下かつ腫瘍条件がミラノ基準内（肝外転移，脈管侵襲を認めず，腫瘍数が3個以下で腫瘍径が3 cm以内および腫瘍が1個ならば腫瘍径が5 cm以内）あるいは5-5-500基準内（肝外転移，脈管侵襲を認めず，腫瘍径5 cm以内かつ腫瘍数5個以内かつAFP 500 ng/mL以下）であれば肝移植が推奨されるが，腫瘍がこれら基準より進行している場合は，積極的治療は推奨されない．

　切除とRFAは，治療範囲の面から一般的には切除がより根治的である一方，肝予備能に対する影響は大きいと考えられる．本邦で行われた無作為化比較試験，SURF trial（Efficacy of surgery vs. radio-frequency ablation on primary hepatocellular carcinoma：a multicenter clinical trial）の結果，無再発生存率について両者の生存曲線がほぼ一致し，有意な差が認められなかったことから，脈管侵襲・肝外転移を認めない3 cm以下3個以下の腫瘍に対しては，肝切除とRFAは同等に推奨される[8]．

　TACEは，多発HCCに対して移植を含めた根治治療が困難な場合に選択される標準治療で，切除やラジオ波熱焼灼療法と比較すると局所根治性に劣る．一般的に治療効果の両面から再治療が前提となるが，遠隔転移や主要脈管浸潤の出現がなく，肝予備能が保持される場合は治療を繰り返す．TACEによる制御が困難と考えられる進行例に対して，肝機能がChild-Pugh Aであれば，全身薬物療法が推奨される．

　HCCは，進行に伴って脈管侵襲，特に門脈浸潤をきたすことが多い．肝機能良好で肝外転移を伴わない脈管侵襲陽性例の一部は，肝切除の適応になる場合があり，門脈の浸潤範囲が限定的な場合は，TACEが行われる場合もある．肝外転移を伴わない門脈浸潤陽性例に対して，日本ではインターフェロン併用フルオロウラシル，低用量シスプラチン＋フルオロウラシルを中心とした肝動注化学療法が施行されてきたが，後述の全身薬物療法の発展に伴い，施行件数は減少している．全身薬物療法は，肝機能がChild-Pugh Aの症例に適応とされる．

　肝外病変を伴うHCCは，原則として肝切除の適応はなく，肝機能がChild-Pugh Aの場合には全身薬物療法が推奨される．図2に示すとおり，複合免疫療法の適応がある場合は，一次治療としてアテゾリズマブ

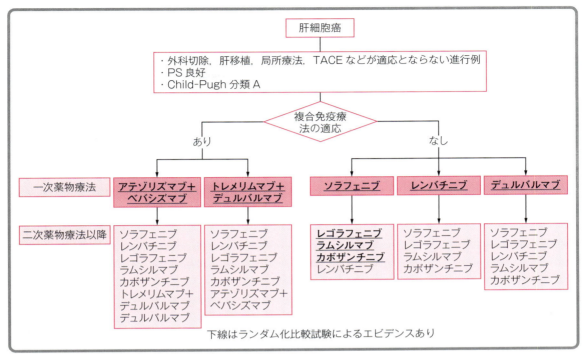

図2　薬物療法アルゴリズム
切除不能肝細胞癌, ECOG Performance 0-1, Child-Pugh Aが適応となる.

＋ベバシズマブあるいはトレメリムマブ＋デュルバルマブが推奨される. 合併疾患などで複合免疫療法の適応がない場合は, ソラフェニブ, レンバチニブ, デュルバルマブ単独療法が推奨される. 一次治療が有害事象で継続不能となった場合, あるいは病勢進行が認められた場合, 二次治療として一次治療と異なるレジメが使用可能であるが, 二次治療として開発されたレゴラフェニブ, ラムシルマブ, カボザンチニブは, 第Ⅲ相臨床試験においていずれも一次治療としてソラフェニブが用いられており, 他の薬剤が用いられた場合のエビデンスは不十分である. また, レゴラフェニブは, ソラフェニブに対して忍容性があることが必須であり, ラムシルマブは, 血清AFP値が400 ng/mL以上であることが条件である.

2006～2017年の全国調査の全症例の累積生存率は, 3年67.1％, 5年54.7％, 10年29.3％であり, 長期予後は切除症例においても10年生存率44.7％と低く, 生存率は経過期間とともに単調に減少し, 他の固形癌のように平坦にならない[2]. 根治治療後の他部位再発あるいは基礎肝疾患の進行が要因と考えられる. HCCの長期的な予後の改善には, 根治治療可能なステージでの発見とともに, 再発抑止と肝予備能保持が必須と考えられる. 現在では, B型肝炎に対しては核酸アナログ製剤が, C型肝炎に対しては直接型抗ウイルス薬(direct-acting antiviral：DAA)が, 肝機能維持・改善を期待できるため, 推奨される.

文献

1) 日本肝癌研究会(編)：原発性肝癌取扱い規約, 第6版補訂版, 金原出版, 東京, 2019
2) 日本肝癌研究会：第24回全国原発性肝癌追跡調査報告
3) 令和4年(2022)国立がん研究センターがん情報サービス「がん統計」(厚生労働省人口動態統計)(https://ganjoho.jp/reg_stat/index.html)
4) Sung H, et al. Global Cancer Statistics 2020：GLOBOCAN Estimates of Incidence and Mortality Worldwide for 36 Cancers in 185 Countries. CA Cancer J Clin 2021；71：209-249.
5) El-Serag HB：Epidemiology of viral hepatitis and hepatocellular carcinoma. Gastroenterology 2012；**142**：1264-1273 e1261
6) Sasaki Y：Insulin resistance and hepatocarcinogenesis. Clin J Gastroenterol 2010；**3**：271-278
7) 日本肝臓学会(編)：肝癌診療ガイドライン2021年版, 金原出版, 東京, 2021
8) Takayama T., et al. Surgery versus Radiofrequency Ablation for Small Hepatocellular Carcinoma：A Randomized Controlled Trial (SURF Trial). Liver Cancer 2022；11：209-218.

Ⅱ章　肝疾患／E．疾患

Advanced

● 免疫チェックポイント阻害薬

　近年，PD-1やCTLA-4といった免疫チェックポイント分子に対する抗体が開発され，一部の固形癌治療は一変した．免疫チェックポイント阻害薬は，活性化細胞上に発現するPD-1およびそのリガンドとしてがん細胞上に発現するPD-L1，制御性T細胞上に発現し，樹状細胞のT細胞活性化を抑制するCTLA-4の働きを抑制することによって，免疫によるがん細胞の攻撃を促す．2024年6月現在，一次治療としてアテゾリズマブ（抗PD-L1抗体）＋ベバシズマブ（抗VEGF抗体）あるいはトレメリムマブ（抗CTLA-4抗体）＋デュルバルマブ（抗PD-L1抗体）が使用可能である．

21 原発性肝癌

2 肝内胆管癌（胆管細胞癌）

到達目標
● 肝内胆管癌（胆管細胞癌）の診断から治療までを理解する．

1 病因・病態・疫学

原発性肝癌取扱い規約（第6版補訂版）によれば，肝内胆管癌（胆管細胞癌）とは肝内に発生した胆管上皮に似る，あるいはそれに由来する細胞からなる上皮性悪性腫瘍とされている．

1) 肉眼分類

腫瘤形成型（mass forming type），胆管浸潤型（periductal infiltrating type），胆管内発育型（intraductal growth type）の3基本型よりなり，肝内に灰白色，充実性の硬い腫瘤を形成し，通常被膜形成はみられない．出血や壊死をみることは少なく，肝細胞癌とは異なり，背景肝が肝硬変であることは少ない．肝被膜直下に存在する場合は，癌臍を形成する．肉眼分類の判定は，原則として切除標本の病巣部最大割面の性状で判定し，2つ以上の肉眼分類型を持つ場合は，優勢な分類型を先に記載して＋記号で併記することと定められている．日本肝癌研究会による第20回全国原発性肝癌追跡調査報告（2008～2009）によると，腫瘤形成型が76.4％と最も多く，胆管浸潤型は4.4％，胆管内発育型は2.7％と頻度は低い．

2) 組織分類

胆管上皮に似た上皮に覆われた腺腔を形成し，線維性間質がよく発達しているものが多い．腺癌（高分化型，中分化型，低分化型）と，まれな特殊型（腺扁平上皮癌，肉腫様癌，粘液癌，粘表皮癌，印環細胞癌，扁平上皮癌，小細胞癌など）に区別される．同一腫瘍中に2種類以上のパターンを示す場合は，量的に優勢な組織像を以て分類する．第20回全国原発性肝癌追跡調査報告によると中分化型が58.0％と最も多く，低分化型20.3％，高分化型18.5％と続く．腺癌は管腔構造をとることが多いが，時にコード状あるいは乳頭状の増殖を示す．腫瘍細胞は立方状，円柱状ないし多型性で，クロマチンに富み，核小体は目立たない．胆管上皮に似て，腫瘍細胞内あるいは管腔内に粘液産生をみる．周囲に線維性間質を伴い，門脈域を取り込む様に増殖する例が多い．肝細胞癌に比し，血管内に侵入する事は少ない．免疫染色ではcytokeratin（CK）7，CK19，EMAが陽性となり，肝細胞癌で陽性となる

HepPar-1やCK8，CK18は陰性である．

3) 疫学

第20回全国原発性肝癌追跡調査報告によると，原発性肝癌のなかで肝細胞癌の19,669例に対して肝内胆管癌は1005例であり，男女比は626：379で男性に多い．肝内胆管癌の危険因子としてはこれまでに肝内結石症，原発性硬化性胆管炎，先天性胆道拡張症，肝吸虫症，ウイルス感染（HCV，HBVなど），トロトラストなどがあげられている．

2 診断・検査

肉眼分類によりそれぞれの画像検査所見が異なる．

1) 超音波所見

a) 腫瘤形成型

肝実質に非癌部とは境界が明瞭で類円形の限局性腫瘤として認められることが多い．小さい腫瘍では均一な高エコーを呈することが多いが，腫瘍径の増大に伴い境界が凹凸不整となり，内部は壊死や変性のため，低エコーで不均一となる．肝表に存在する場合は癌臍を伴うことが多い．また末梢の胆管が拡張することがある．

b) 胆管浸潤型

胆管周囲の血管，結合組織を巻き込みながら樹枝状に進展する様式を反映し，しばしば末梢の胆管拡張を認める．腫瘍は低から等エコーで不明瞭な結節として描出されるが，拡張した末梢胆管のみを認める場合もあり注意が必要である．

c) 胆管内発育型

胆管内に乳頭状，顆粒状の腫瘍性病変あるいは，胆管内の腫瘍栓様，鋳型様の高エコー病変として描出される．粘液産生を伴う場合は多房性囊胞として描出される．

2) CT所見

a) 腫瘤形成型

単純CTでは径の小さい腫瘍は類円形の低吸収域として描出されるが，径の増大とともに辺縁が不整となり内部が不均一な低吸収腫瘍として描出される．早期動脈相では小腫瘍は多血性腫瘍として描出され，腫瘍径の増大とともに辺縁はリング状に濃染され，中心部

Ⅱ章　肝疾患／E.　疾患

は壊死を反映して造影されなくなる．後期相ではリング状の濃染は認められなくなり，内部の線維性間質を反映して遷延性の持続性濃染を認める．また辺縁に低吸収域を認めることもある．

b）胆管浸潤型

単純CTで肝実質より不均一な低吸収域として描出される．造影CTでは拡張した末梢胆管より中枢側に胆管に沿って辺縁が濃染する腫瘤像として描出されるが，腫瘍が小さい場合は描出が困難である場合もあり，末梢胆管拡張のみ認められる場合もあるため，注意が必要である．

c）胆管内発育型

単純CTでは拡張した胆管内に等〜低吸収域の類円形腫瘤として描出される．造影CTでは早期濃染像として描出されるが，拡張した末梢胆管のみの描出や他の胆管内腫瘍との鑑別が困難な場合がある．

3）MRI所見

a）腫瘤形成型

T1強調像では境界明瞭で辺縁不整な低信号を呈し，内部が不均一である場合が多い．T2強調像では辺縁不整な高信号を呈し，中心部の線維化の程度を反映して低信号を呈する．造影MRIは造影CTと基本的には同様の造影効果を示す．

b）胆管浸潤型，胆管内発育型

いずれもCTと同様の所見を示すが，MRCPにより肝内胆管の狭窄，閉塞，拡張などの評価が可能であり，進展範囲の評価に有用となる．

③　治療・予後

治療は肝切除が治療の第一選択となる．第20回全国原発性肝癌追跡調査報告によると肝内胆管癌の累積生存率は，全症例4,436例の3年生存率37.4％，5年生存率28.9％と低値である．しかし肝切除症例の3年生存率53.8％，5年生存率41.9％であり，肝切除以外の治療症例の44.6％，37.1％と比較すると良好であった．さらに肝切除症例で治癒度AまたはBに限ると3年61.2％，5年51.7％であった．このように予後の改善を期待するには肝切除が可能な状態のうちに診断を行い，肝切除を行うことが重要である．手術以外では全体の27％の症例でラジオ波焼灼療法，エタノール注入療法などの局所療法や塞栓療法，化学療法などが選択されているが，予後は不良である．

文献

1) 日本肝癌研究会（編）：原発性肝癌取扱い規約，第6版補訂版，金原出版，東京，2019
2) 日本肝癌研究会追跡調査委員会：第20回全国原発性肝癌追跡調査報告（2008〜2009）
3) 小林　聡ほか：末梢型肝内胆管癌の画像診断．肝胆膵 2005；50：933-940
4) 高安賢一：肝臓の画像診断．微小肝癌の発見から治療まで，文光堂，東京，1991
5) 橋本拓哉ほか：肝内胆管癌．肝胆膵2004；49：601-605
6) 近森正康，須山正文：肝内胆管癌の超音波による診断．肝胆膵2008；57：59-63
7) 内藤岳人ほか：肝内胆管癌のMRI，CTによる診断．肝胆膵2008；57：65-70
8) Arai Y et al：Fibroblast growth factor receptor 2 tyrosine kinase fusions define a unique molecular subtype of Cholangiocarcinoma Hepatology 2014；59：1427-1434
9) Nakamura H et al：Genomic spectra of biliary tract cancer. Nature Genetics 2015；47：1003-1010
10) Shibata T et al：Molecular genomic landscapes of hepatobiliary cancer. Cancer Sci 2018；109：1282-1291
11) Wardell CP et al：Genomic characterization of biliary tract cancers identifies driver genes and predisposing mutaions 2018；68：959-969
12) Javle M et al：Phase II Study of BGJ398 in Patients With FGFR-Altered Advanced Cholangiocarcinoma 2018；36：276-282

Advanced

● 肝内胆管癌に対する個別化医療

　2019年6月より次世代シークエンサーによる癌遺伝子パネル検査が保険適用となり，本格的なゲノム医療がスタートした．胆道癌の大規模ゲノムシークエンス解析において，TP53，KRAS，ARID1A，SMAD4など32個のドライバー遺伝子が報告されており，そのうち肝内胆管癌に特徴的なドライバー遺伝子としてFGFR2融合遺伝子，IDH1/2，BAP1，EPHA2が同定された．肝外胆管癌や胆嚢癌においても特徴的なドライバー遺伝子が存在しており，発生部位ごとに癌発生のメカニズムが異なることが示唆された．FGFR2融合遺伝子は肝内胆管癌の約14％に認められ，治療標的として注目されている．進行胆道癌に対するFGFR阻害薬の第II相試験において奏効率15.0〜25.0％と報告されており，汎FGFR阻害薬であるBGJ398（NCT03773302），INCB054828（NCT03656536）の第III相試験が現在進行中である．IDH1遺伝子変異は，肝内胆管癌では10-20％に認められ，現在IDH1阻害薬であるAG-120（NCT02989857）の第III相試験が行われている．本邦では，肝内胆管癌に承認されている薬剤は限られており，治療成績向上のためには新たな治療法の開発が必要である．肝内胆管癌の原因遺伝子や変異を同定することで，分子生物学的な理解が進むにつれて，それらを標的とした個別化医療（がんゲノム医療）の発展が期待される．

21 原発性肝癌

3 その他の肝悪性腫瘍

到達目標
● 原発性肝癌のなかで，肝細胞癌，肝内胆管癌以外の腫瘍について，分類，特徴，頻度を理解する．

日本の「原発性肝癌取扱い規約」における肝臓に原発する悪性腫瘍は，肝細胞癌（hepatocellular carcinoma：HCC），肝内胆管癌（intrahepatic cholangiocarcinoma：ICC），細胆管細胞癌，粘液嚢胞腺癌，混合型肝癌，肝芽腫，未分化癌，その他（肉腫をはじめ肝臓に原発するまれな悪性腫瘍が含まれる）に分類されている[1]．

2019年7月にWHO Classification of Tumours, 5th Edition, Digestive System Tumoursが発行され，肝腫瘍はまず肝細胞由来（hepatocellular）と胆管由来（biliary）に分類された．悪性腫瘍は，肝細胞由来にHCCと肝芽腫，胆管由来にICC（large duct type, small duct type），intraductal papillary neoplasm（IPN）とmucinous cystic neoplasm（MCN）の浸潤癌，未分化癌，神経内分泌癌（large cell, small cell），Mixed neuroendocrine-non-neuroendocrine neoplasm（MiNEN）が含まれる[2]．

1 疫学

日本の全国原発性肝癌追跡調査では，21,075例中肝細胞癌93.3％と肝内胆管癌4.8％とで原発性肝癌のほとんどを占め，細胆管細胞癌，粘液嚢胞腺癌（胆管嚢胞腺癌），混合型，肝芽腫，肉腫，未分化癌のいずれも1％未満と少数である[3]．

2 細胆管細胞癌

細胆管細胞癌（cholangiolocellular carcinoma）は，肝細胞索と小胆管の移行部であるHering管に由来する疾患概念としてSteinerらにより提唱された．その後，Hering管に存在する小型の卵型細胞である細胆管細胞が，肝臓における幹細胞（stem cell）や前駆細胞（progenitor cell）として肝細胞，胆管細胞の両者に分化することが，Theiseらによって明らかになった．細胆管細胞癌はこのような細胆管細胞由来の癌と考えられており，そのため一部に肝細胞癌あるいは肝内胆管癌類似の組織像を伴うことが多い．WHO分類では，ICCの亜型（small duct type）に分類され[2]，「原発性肝癌取扱い規約」では，現時点では独立した腫瘍として分類されている[1]．組織学的には異型に乏しい

小型，類円形の腫瘍細胞が豊富な線維性間質を伴い，増生細胆管やHering管に類似する小管腔構造を示すこと，それらが互いに不規則に吻合するように増殖し，増殖先端部では腫瘍細胞は肝細胞索と連続するなどの特徴を有する．免疫組織染色では肝細胞のマーカーであるHepPar1は陰性のことが多く，またICCとは異なり粘液産生は認めない．細胆管細胞癌は腫瘤形成型として肝の辺縁に発生し，臨床所見や画像所見はHCCに類似することが多いといわれる[4]．Ariizumiらが，自施設で切除した細胆管細胞癌29例と腫瘤形成型ICC130例を比較した報告によると，細胆管細胞癌では76％の症例で慢性肝炎あるいは肝硬変を合併（ICCでは48％）し，48％の症例で造影CT動脈相における早期濃染を伴い（ICCでは10％），70％の症例のCA19-9値は正常上限以下（ICCでは38％）であり，55％の症例の術前診断はHCCであった[4]．5年生存率は，ICCの33％に比し，細胆管細胞癌は75％と良好であった[4]．

3 粘液嚢胞腺癌

粘液嚢胞腺癌（mucinous cystadenocarcinoma, MCN with high-grade intraepithelial neoplasia or an associated invasive carcinoma）は，従来胆管嚢胞腺癌（biliary cystadenocarcinoma）と呼ばれていた腫瘍で，胆管壁に卵巣様間質を認める例に相当する．明瞭な線維性皮膜を持つ単房性あるいは多房性の嚢胞性腫瘍で，嚢胞壁内に嚢胞形成を有する例が多い．肝左葉に多く，女性に好発する．一般的に胆管との交通はなく，嚢胞内面は乳頭状あるいは平坦な立方〜円柱上皮で覆われ，胞体は淡明で粘液染色でしばしば陽性となる．上皮下嚢胞壁に卵巣様間質を有し，間質細胞にプロゲステロン受容体やエストロゲン受容体の発現を認める[1]．

肝嚢胞性腫瘍の鑑別診断として，腫瘍性病変としては，胆管内乳頭状腫瘍（IPN）の嚢胞形成型，漿液嚢胞性腫瘍（serous cystic neoplasn），肝嚢胞から発生した肝内胆管癌（ICC），嚢胞形成を示すICCなどがあり，非腫瘍性病変としては，単純性嚢胞，出血性嚢胞，線毛前腸性嚢胞などがある[1]．

症状としては，腹痛や腹部の腫脹を認めることがあ

II章　肝疾患／E. 疾患

り，胆道閉塞による黄疸や感染，出血，破裂などを伴うこともある．特に癌化している場合にはCA19-9は高値を示す．画像検査では多房性嚢胞として描出され，嚢胞壁や隔壁の不整な肥厚，嚢胞内への乳頭状突起は悪性化を疑う所見である．浸潤を認めないMCNは切除可能であれば予後は良好である．従来の胆管嚢胞腺癌にはMCN，IPNの浸潤癌のほか，線維嚢胞性肝疾患・先天性嚢胞・肝十二指腸間膜由来の腫瘍など複数の悪性腫瘍が含まれていた可能性があり，MCNの浸潤癌の予後については今後の検討が必要であるが，従来のICCよりは予後はよいと考えられる[2]．

4　混合型肝癌

混合型肝癌（肝細胞癌と肝内胆管癌の混合型）（combined hepatocellular and cholangiocarcinoma）は，単一腫瘍内にHCCとICCへ明瞭に分化した両成分が混ざり合っている腫瘍である．HCC成分は通常のHCC成分である．ICC成分は腺癌であり，粘液産生を伴う．肝内で肝内胆管癌の腫瘍と肝細胞癌の腫瘍が離れて存在するものは重複癌として扱う[1]．これはWHO分類のcombined hepatocellular-cholangiocarcinoma[2]に相当すると考えられる[2]．発症機序について，いまだ定まった見解はなく，HCCからの分化転換や肝幹細胞・前駆細胞を起源とする見解もある[2]．HCC成分とICC成分がそれぞれどの程度の割合で含まれていれば混合型肝癌と診断する，という明確な基準は存在しないが，あくまでHCCとICCの明らかな特徴が単一腫瘍内で混合していることをH＆E染色で確認し，診断する[2]．CK19やEpCAM，CD56，KIT（CD117），CD133などの幹細胞マーカーは診断の補助とするが，形態学的特徴を有さないものは混合型肝癌とは診断しない[2]．

画像上はHCCとICCの両方の特徴が様々な割合でオーバーラップするため，術前診断は困難である，とされる[5]．全国調査の結果では155例（0.74％）と少数であるがHCC，ICCに次いで多い．男女比は2.7：1と男性に多く，HBs抗原陽性が16.3％，HCV抗体陽性が35.3％とHCCと比較してHCV抗体陽性者は低率である[3]．治療は外科的切除が主であり，切除不能な場合に肝動脈塞栓療法や動注化学療法などが試みられている[3]．生物学的悪性度はHCCより高く，日本での全体の予後は，累積生存率1年60.8％，3年37.9％，5年30.2％，10年17.7％とHCCより不良で，ICCと同程度であった[3]．

5　肝芽腫

肝芽腫（hepatoblastoma）は，胎児期，胎生期の肝実質に類似する悪性腫瘍で，間葉成分を伴うものと伴わないものがある．新生児期および小児期にみられることが多い．胎児型，胎芽型，胎児・胎芽混合型，大索状型，未分化小細胞型，上皮・間葉混合型の6型に分けられる[1]．日本での小児の悪性固形腫瘍の1～3％を占め[6]，欧米に比べて発生頻度はやや高い．70％は2歳までに，80～90％は5歳までに発症するが4％は出生時に腫瘍を有し，1.5～2：1と男児にやや多い[2]．家族性大腸ポリポーシスに好発し，β-カテニン遺伝子異常と関連することが知られており[7]，多くの染色体異常や低出生体重との関連も報告されている．腫瘍マーカーではAFP，AFP L3分画，glypican-3が上昇する．治療は外科的切除と術前治療を含めた化学療法が主であるが，2008年には切除不能肝芽腫に対して肝移植が保険適用となった．

6　fibrolamellar carcinoma

「原発性肝癌取扱い規約」ではHCCのなかの特殊型として，WHO分類ではHCCのfibrolamellar variantとして記載されている[1,2]．HCCであるが，まれな特殊型であるため本項に記す．原発性肝癌の0.5～9.0％と頻度の幅が大きい．日本にはまれで，アジア，アフリカに少なく，北米，欧州に比較的多い．性差は明らかでなく，25～35歳の若年に発症することが多い．肝硬変のない若年成人に好発する黄白色調の充実性腫瘍で，好酸性の強い（oncocytic）細胞質，大きな核，核小体を伴う大きな多角形がん細胞によって構成される．がん細胞は索状あるいはシート状に配列し，その間に層状（lamellar）に硝子化結合織が増生する特徴的な組織像を呈する．約75％に中心性の線維性瘢痕を有するが，そのなかに認められる石灰化層はCTでも高頻度に描出され[8]，その所見はFNH（focal nodular hyperplasia）との鑑別に有用である．腫瘍細胞策が大量の線維性間質によって囲まれた構造をとる硬化型（scirrhous type）HCCとの区別が必要である[1]．発生の危険因子は不明で，予後は肝硬変に合併したHCCよりよく，非肝硬変に合併したHCCと同程度である[2]．近年のゲノム解析によって，キナーゼ活性を有するDNAJB1-PRKACA融合蛋白を約80％の高率に認め，HCCやICCと異なるゲノムの特徴が報告されている[9]．

7　類上皮血管内皮腫

類上皮血管内皮腫（epithelioid hemangioendothelioma）は，血管内皮細胞に由来する紡錘形あるいは上皮様の細胞からなる腫瘍である．形態的に上皮様腫瘍からなるが，上皮細胞ではない．発生は100万人

に1人以下とまれな疾患であるが，無治療での5年生存率は4.5％[8]と低く，間葉性の悪性腫瘍に属する[2]．女性に約60％とやや多く，12〜86歳と広い年齢に認めるが多くは成人に発症する．病因として，塩化ビニル，アスベスト，トロトラストなどの関与が推測されているが，明確なものはない．肝辺縁に多発する結節型と，結節が癒合・増大したびまん型に分類され，右葉に発生することが多い．腫瘍細胞は血管内皮由来であるため，免疫染色でビメンチン，第Ⅷ因子，CD31，CD34が陽性であることが多く，診断に有用である．外科的切除可能例の予後は比較的良好であるが，診断時に約40％に転移，浸潤性病変を認め，化学療法には抵抗性であるため，切除不能の場合の予後は不良である．

文献

1) 日本肝癌研究会（編）：原発性肝癌取扱い規約，第6版補訂版，金原出版，東京，p44-55，2019

2) WHO Classification of Tumours Editorial Board：World Health Organizaition of Tumour 5th edition, Digestive System Tumours, p215-264, 2019

3) 日本肝癌研究会：第20回全国原発性肝癌追跡調査報告

4) Ariizumi S et al：Long-term Survival of Patients with Cholangiolocellular Carcinoma After Curative Hepatectomy. Ann Surg Oncol **21**：S451-S458, 2014

5) Gera S et al：Clinical features, histology, and histogenesis of combined hepatocellular-cholangiocarcinoma. World J Hepatol 2017；**9**：300-309

6) 日本小児外科学会悪性腫瘍委員会：小児固形悪性腫瘍の予後追跡調査の結果報告―1996-2000年登録症例について．日小外会誌 2008；**44**：833-837

7) Hirschman BA et al：The spectrum of APC mutation in children with hepatoblastoma from familial adenomatous polyposis kindreds. J Pediatr 2005；**147**：263-266

8) Caseiro-Alves F et al：Classification in focal nodular hyperplasia：a new problem for differentiation form fibrolamellar carcinoma. Radiology 1996；**198**：889-892

9) Cornella H et al：Unique genomic profile of fibrolamellar hepatocellular carcinoma. Gastroenterology 2015；**148**：806-818

Ⅱ章　肝疾患／E.　疾患

22 転移性肝癌

到達目標
● 生化学検査，画像，病理所見などから原発性肝癌と転移性肝癌の区別ができる．

　肝臓は悪性腫瘍の転移先として，代表的な臓器のひとつである．肝転移は主に門脈系の血流を介して起こるが，肝外胆管癌のようにリンパ管を介して転移をきたす腫瘍も存在する．

1 病因・病態・疫学

1) 頻度
　原発性肝癌の発生率が西欧諸国よりもはるかに高い本邦においてすら，転移性肝癌の発生率は原発性肝癌よりも高い．
　転移性肝癌の原発巣として臨床上頻度が高いのは，大腸癌，胃癌，膵癌，胆管癌などの消化器癌や，肺癌，乳癌などである．肝硬変では，その血行動態の変化とメタロプロテアーゼの増加，あるいは予後の短さといった観点から転移性肝癌は多くはない[1]．

2) 病理
　肉眼形態は様々であるが，結節型が多い．肝被膜近くに位置する転移巣の中央が中心壊死を起こすことで陥凹した"癌臍"は，転移性肝癌の形態的な特徴のひとつである．HCCでは比較的よくみられる門脈浸潤は，転移性肝癌においてはかなり大きなものでさえまれである．また，生検組織の組織診のみから転移性腺癌の原発巣を特定することはしばしば困難である．そのために腺癌の原発巣を検索するためにサイトケラチンの免疫染色による発現パターンの違いが用いられており，CK7とCK20による分類で発生部位の推定が可能である．近年は腸管特異的な転写因子をコードするCDX2をCKパターンと組み合わせることにより，さ

らに正確な診断が行われている（**表1**）．また，肺腺癌と肺小細胞癌のマーカーであるTTF-1も原発巣の推定に有用である．

2 症候・身体所見

　悪性腫瘍の肝転移では，肝臓の大きな代償能力のため，かなり進行した例ですら臨床的にも生化学的にも"silent"であることがよく知られている．そのため，転移性肝癌患者の多くは長期間無症状である．症状出現時には体重減少や食欲不振，発熱などの癌の非特異的な症状が先行する．進行すると肝は腫大し，時には腫瘍結節を触れることすらある．肝臓付近の摩擦音を伴った胸膜炎様の痛みは珍しいが，特徴的な所見である．通常，腫瘍による胆管の閉塞が起こらない限り黄疸はみられないか，あっても軽度である．

3 診断・検査

1) 検査所見
　微小な転移や孤立性の転移では生化学的な検査上はまず正常である．病状が進行すると腫瘍塊によって肝臓が占拠されることで，胆汁うっ滞を反映したパラメーターに異常が現れる．典型的にはALP，γ-GTP，LDHが他の検査データよりも早期に，あるいは大きく上昇する．トランスアミナーゼの値の程度は様々である．

2) 画像所見
a) US
　肝転移のスクリーニングとして経済的で非侵襲的な画像検査であるが，設備と検者の熟練度に依存するところが大きい．通常，0.5～1cm程度の大きさから転移巣として同定可能となる．典型的な超音波像としては，bull's eye signあるいはtarget signがある（第Ⅱ章-A-7-⑦「超音波検査」参照）．中心部の凝固壊死巣は反射源の増加により高エコーとなるが，完全に液状壊死となれば中心部は無エコーとなる．最近では，造影エコーの登場で微小肝転移の検出能が向上している．
b) CT
　単純CTでは低吸収腫瘍として描出され，造影CT

表1　CK7，CK20，CDX2の組み合わせによる原発巣の推定

	CK7	CK20	CDX2
膵管癌，胆管癌*	+	+	+/−**
肺腺癌，乳管癌	+	−	−
大腸癌	−	+	+
肝細胞癌	−	−	−

*：胆管癌ではCK20ではなく，CK19を用いることが多い．
**：膵臓癌，胆管癌でもCDX2の発現が報告されている．

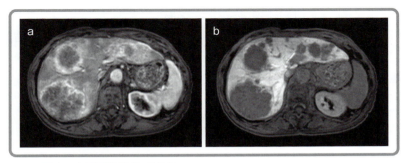

図1　胃癌の多発肝転移像（MRI）
　a：造影早期相
　b：肝細胞相

では腫瘍周辺の造影を伴ってリング状に濃染する．この所見は動脈相でみられることが多く，門脈相では正常肝実質が強く濃染するため，転移巣は相対的に低吸収域として描出される．胃や大腸など消化管の粘液産生性腫瘍からの転移では石灰化を示すことがあり，診断の一助となる．また，一般的な膵管癌の肝転移では，乏血性で小さく大きさの揃った結節が肝全体に均一に分布することが多い[2]．

c）MRI

通常，転移巣はT1強調画像で低信号，T2強調画像で高信号となることが多い．肝MRIの進歩において特筆すべきは，肝特異性造影剤の開発である．従来，dynamic CT/MRIとSPIOを組み合わせることが最も効果的な検査方法と考えられてきた．しかし，一度の撮影でdynamic studyによる腫瘍の血流評価と，肝細胞造影相における肝細胞存在診断までが可能なGd-EOB-DTPA MRI（図1）の登場は，転移性肝腫瘍の画像診断においても大きなインパクトを与え，今や完全にSPIO MRIを置き換えている[3]．

d）PET

肝転移の検出にFDGを用いたPET-CTは有用であり，囊胞との区別が難しい病変の鑑別や治療効果判定に役立つことが多い．ただし，PET-CTの空間分解能を考慮すれば，小さな転移巣は描出されないことも多く，注意が必要である[2]．

4 治療・予後

転移性肝癌の予後は，原発癌の種類と悪性度によるところが大きい．肝転移の治療は肝切除，全身化学療法，肝動注療法，RFAに大別される．

1）手術と肝移植

現状では，肝切除は腫瘍の完全除去を期待できる唯一の治療法であり，追加切除も可能である．近年，切除不能な大腸癌肝転移に対して，全身化学療法が奏効したあとに手術を行うconversion therapyが注目されており，大腸癌治療ガイドラインにも明記されている[4]．切除不能な肝転移に対して肝移植を行った患者の多くは，早期の腫瘍再発により長期予後は不良である[1]．

2）全身化学療法

切除不能な大腸癌の肝転移でPSが0～2の場合，全身化学療法を考慮する必要がある[4]．一方，抗EGFRモノクローナル抗体（セツキシマブ，パニツムマブ）や抗VEGFモノクローナル抗体（ベバシズマブ）などの分子標的治療薬が登場したことを機に，切除不能な転移を有する大腸癌症例に対する治療戦略は大きく進歩した．切除不能な転移を有する大腸癌症例に対する一次治療として，FOLFOXやFOLFILIなどをベースに抗EGFRモノクローナル抗体や抗VEGFモノクローナル抗体を組み合わせたものが標準治療であるが，RAS/BRAF変異型の場合には抗EGFRモノクローナル抗体は使用しない[4]．BRAF変異型の場合には予後不良であり，一時治療としてTriplet（FOLFOXIRI）が選択される．また，RAS/BRAF野生型であっても原発巣の腫瘍占拠部位が右側である場合は左側と比べて予後不良とされており，一次治療としてTriplet（FOLFOXIRI）が治療選択肢となりうる．さらに近年では，二次治療以降に使用可能な分子標的薬（ラムシルマブ，アフリベルセプト，レゴラフェニブや，免疫チェックポイント阻害薬（マイクロサテライト不安定性の高い（MSI-High）癌に対する（ペンブロリズマブ）などの新規治療薬も承認され，治療選択肢が広がった[4]．

3）肝動注療法

肝に限局した切除不能症例に対して古くから行われている．肝転移に対する肝動注療法の腫瘍縮小率は高

Ⅱ章　肝疾患／E. 疾患

いが，生存期間において全身投与を上回る有効性は示されていない[4].

4) RFA

　原発性肝癌同様，近年，転移性肝癌に対してもRFAが行われるようになってきた．ただし，局所再発のリスクが高いため，切除可能であればまず切除を考慮すべきである[4].

文献

1) Kuntz E, Kuntz HD：Liver metastases. Hepatology, Principles and Practice, Springer, p718-719, 2002
2) 熊野正士ほか：肝胆膵の転移性肝腫瘍─画像診断. 肝胆膵画像 2010；**12**：585-591
3) 内田政史：肝細胞胆道系MRI造影剤による診断─転移性肝腫瘍. 肝胆膵画像 2009；**11**：493-501
4) 大腸癌研究会（編）：大腸癌治療ガイドライン2019年版，金原出版，東京，2019

23．門脈圧亢進症（食道・胃静脈瘤を含む）

23 門脈圧亢進症（食道・胃静脈瘤を含む）

到達目標
●門脈圧亢進症の病態を理解し，診断を確実にするとともに明確な治療方針を立てることができる．

1 病因・病態・疫学

　門脈圧亢進症（portal hypertension）とは，肝内・肝門部・肝外門脈系血管や静脈系血管の閉塞による循環障害の結果，門脈圧が上昇［200 mmH$_2$O（14.7 mmHg）］することで生じる病態の総称である．日本での背景疾患としては肝硬変が最も多く80％を占める．吐血・下血の原因となる食道胃静脈瘤の合併，脾機能亢進による汎血球減少症の結果としての貧血・血小板減少，さらには腹水貯留など，様々な病態を呈する（詳細は第 I 章-B-14「門脈圧亢進症の病態」参照）．

2 症候・身体所見

　症状としては，まず脾腫・脾機能亢進に伴う白血球減少，血小板減少による鼻出血や歯肉出血などの出血傾向，ヘモグロビンの低下に代表される貧血などがあげられる．吐下血による発症もしくは，肝硬変の経過観察中の上部消化管内視鏡検査により診断される食道胃静脈瘤や門脈圧亢進症性胃症などによる消化管出血，圧痕を伴う下腿の浮腫，腹部膨満感の出現と波動の存在により確認される腹水，ときに微熱・腹痛を伴う特発性細菌性腹膜炎の併発もある．また，見当識障害や手指振戦を伴い意識障害に至る肝性脳症を併発することがある．これらの急激な症候や症状を認めた場合は，その背景に門脈血栓の生成が関与する可能性を否定できない．前胸部にみられるクモ状血管腫では，圧迫後消失し解除によりクモの足状の毛細血管拡張を動的に観察できる．次に左季肋部肋骨下縁における脾腫，また比較的よく認められるものとして心窩部〜胸壁における腹壁静脈の拡張がある（著明なものでは venous hamが聴取可能であり Cruveilhier-Baumgarten syndrome と命名されている）．さらに腹壁静脈の拡張径が著しく明らかに怒張している場合は，メデューサの頭（Caput Medusa）と呼ばれる．

　腎血流不全による腎不全を併発した肝腎症候群や，器質的心肺疾患に起因しない低酸素血症を呈する肝肺症候群といった他臓器に発症する関連疾患もある．

3 診断・検査

1）血液生化学

a）汎血球減少症

　血小板数低下，白血球減少，赤血球減少が診断の契機となる．慢性肝炎から肝硬変への進展の指標である汎血球減少が，門脈圧亢進症としての指標となりうる．

b）凝固・線溶系異常

　プロトロンビン時間の延長が特に肝硬変では特徴的ではあるが，プロテインC，プロテインCS，アンチトロンビン（AT），抗リン脂質抗体を認めることがある．

c）高 NH$_3$ 血症

　肝性脳症や門脈圧亢進症を示唆する項目である．

d）アミノ酸分画

　Fischer 比（分岐鎖アミノ酸：バリン＋ロイシン＋イソロイシン）/（芳香族アミノ酸：フェニルアラニン＋チロシン）の低下は，急性肝不全では重症度の指標となるが，慢性肝疾患においても門脈圧亢進症に伴う肝性脳症の有用な治療指標となる．近年ではより簡易的な BTR（分岐鎖アミノ酸/チロシン比）が，肝予備能のひとつとして用いられることが多い．

e）肝細胞障害

　トランスアミナーゼが門脈圧亢進症の直接の指標になることはないが，慢性肝障害を疑う所見は門脈圧亢進症の診断に至る最初の扉となりうる．

2）画像診断

a）腹部超音波検査

　肝疾患のスクリーニングとして最も手軽に施行できる検査であり，情報量も多い．脾腫の存在と程度，経時的増大の確認が可能である．また，腹水の有無や程度，左胃静脈の拡張を含む側副血行路を描出できれば，門脈圧亢進症と診断することが可能である．さらに，門脈血栓の存在診断にも有効である．一方，カラードプラ法を用いれば血流の有無と血流方向（順行求肝性か逆行遠肝性か）と異常血流の存在診断を把握できる．加えて，パルスドプラ法では門脈血流量の測定が可能である．

● **393** ●

Ⅱ章　肝疾患／E. 疾患

表1　内視鏡所見記載基準

判定因子	食道静脈瘤	胃静脈瘤
1. Location	Ls：上部まで Lm：中部まで Li：下部のみ	Lg-c：噴門部静脈瘤 Lg-f：胃底部静脈瘤 Lgc-f：噴門-穹窿部静脈瘤 Lg-b：胃体部，Lg-a：幽門部
2. Form	F0：治療後形態なし F1：直線状 F2：数珠状 F3：結節状	食道静脈瘤の記載法に準じる
3. Color	Cw：白色静脈瘤 Cb：青色静脈瘤 Cbv：紫・赤紫，Cw-Th，Cb-Th：血栓	食道静脈瘤の記載法に準じる
4. RC sign (red color sign)	RC0：発赤なし RC1：限局性少数 RC2：1と3の中間 RC3：全周性多数 Te：Telangiectasia RCはRWM，CRS，HCSを付記	RC0：発赤なし RC1：RWM，CRS，HCS いずれか
5. 出血所見	gushing bleeding：湧出性 spurting bleeding：噴出性 oozing bleeding：漏出性 red plug：赤色栓 white plug：白色栓	食道静脈瘤の記載法に準じる
6. 粘膜所見	E：びらん Ul：潰瘍 S：瘢痕	食道静脈瘤の記載法に準じる

（日本門脈圧亢進症学会（編）：門脈圧亢進症取扱い規約，第2版，金原出版，2004[1]を参考に作成）

b）上部消化管内視鏡検査

食道・胃静脈瘤の存在は，最も簡便かつ揺るぎない門脈圧亢進症の存在を示す所見である．2004年に改訂された食道胃静脈瘤内視鏡所見記載所見を表1に示す[1,3]．

①占拠部位（L），②形態（F），③基本色調（C），④発赤所見（RC），⑤出血所見，⑥粘膜所見の6項目から成るが，このなかで出血予測・治療適応決定に最も重要なのは発赤所見（RC0，1，2，3の4段階）であり，次いで形態（太さ）である．また，胃静脈瘤に関しては，占拠部位（L）が胃噴門部静脈瘤（Lg-c）と胃穹窿部静脈瘤（Lg-f）とで治療方針が異なることもあり，違いを知っておく必要がある．形態（F），色調（C），出血所見，粘膜所見は食道静脈瘤の記載法に準じるが，発赤所見（RC）については食道静脈瘤と違い，程度分類は行わない．食道・胃以外の内視鏡所見としては，異所性静脈瘤として，十二指腸静脈瘤，小腸静脈瘤，結腸静脈瘤，直腸静脈瘤など，消化管のあらゆる部位に静脈瘤が存在しうることである．

静脈瘤ではないが，粘膜発赤，浮腫，粘膜出血などを認める場合があり，門脈圧亢進症性胃（腸）症（PHGあるいはPHC）と呼ぶ．さらに，胃前庭部を中心として体部にも，毛細血管の拡張した所見としてGAVE（gastric antral vascular ectasia）やDAVE（diffuse antral vascular ectasia）と呼ばれる発赤所見を認めることもある．

c）超音波内視鏡

食道・胃の壁内外の血管走行血流動態情報を得るために有用な検査法である．血管の存在，径，つながり，血流方向を知ることができる．スコープ型とプローブ型があるが，特にプローブを用いた三次元画像が有用である．所見としては，静脈瘤径，左胃静脈などの供血路とのつながり，流入路，傍食道静脈，奇静脈などの排血路系血管，穿通枝などが描出される．食道・胃ともに記載項目としては静脈瘤径（D），貫通静脈（Pv），壁在傍食道静脈（Peri-v），並走傍食道静脈（para-v）である．

d）MRAとMD-CT

従来のCTにおける横断像では，断面ごとの部分的な門脈像や静脈瘤像が得られるのみであったが，MD-CTによる3D再構成より得られた縦断像では，血管造影に近い門脈像が得られる．その理由として，造影剤を血管内に注入し，動脈相のみならず，門脈相まで撮影し，画像処理することで可能となったためである．

また，空間分解能の高いMRI（核磁気共鳴画像）の3D再合成を用いた縦断像によるMRAでは，そのシークエンスにより，MD-CT以上の門脈像が得られ

ることがある.

　さらに，供血路，傍食道静脈，食道貫通血管など，食道静脈瘤の診断だけでなく，胃静脈瘤や胃-腎シャントの描出にも優れている．関心領域を広げることで，排血路の描出や，異所性静脈瘤，腹壁静脈などほとんどの門脈血行の描出が可能である．肝硬変例以外では，特発性門脈圧亢進症による肝実質の結節性再生性過形成（NRH）や，NRH様結節のほか，肝外門脈閉塞症における側副路としての門脈の海綿状変化（cavernous transformation）が描出可能である．門脈血栓の描出，Budd-Chiari症候群における静脈系血管の描出にも，その診断だけでなく，治療後の評価にも有用である.

e）血管造影

　①直接的門脈造影：門脈系の血管内に直接造影剤を注入する方法であり，挿入したカテーテルを用い，門脈圧を直接測定可能で，最も明瞭な門脈造影所見を得ることができる．これには，経皮経肝的門脈造影（PTP），経脾的門脈造影（TSP），経回腸静脈的門脈造影（TIP）などがあり，なかでもPTPで得られる詳細な門脈像からは，ほかの画像診断で決定できなかった治療方針を最終的に確定できる．しかし，コントロール不能な腹水保有例や著明な萎縮を呈する肝硬変例では，侵襲が大きく，以下の間接的門脈造影法やMRAやMD-CTに代用されることが多い.

　②間接的門脈造影：門脈圧の測定は不可能であるが，間接的に門脈血行動態の情報が得られる方法であり，動脈造影における門脈相から血行動態を確認する．これには，最も一般的に施行される上腸間膜動脈の門脈相，および腹腔動脈造影，脾動脈造影の静脈相などがある．食道胃噴門部静脈瘤の描出には左胃動脈造影の静脈相が最も有用であり，胃-腎シャントの描出には脾動脈造影が有用である.

　③肝静脈カテーテル法：下大静脈から，カテーテルを挿入しバルーン閉塞下に逆行性に門脈を描出する古典的造影法であり，閉塞肝静脈圧（WHVP）および自由肝静脈圧（FHVP）が測定可能である．この両者の差分である肝静脈圧較差（HVPG）は，肝前性ならびに前類洞性の門脈圧亢進症を除き，門脈圧と相関を示す．肝静脈造影における肝静脈枝のしだれ柳状所見は，特発性門脈圧亢進症の典型像とされている.

　④内視鏡的静脈瘤造影（EVIS）：内視鏡的硬化療法中に得られる静脈瘤造影像である．食道胃噴門部静脈瘤と連続する供血路・排血路を最も明瞭に確実に造影する直接描出法であるが，確実な血管内注入がされてはじめて実現する画像である.

　初期診断への手がかりは，触診では認識できない時期の超音波断層法における脾腫の指摘であり，日常臨床では採血での高アンモニア血症の存在である．ま

た，慢性肝炎からの肝硬変移行例では，触診における右葉萎縮，左葉腫大，かつ辺縁硬で鈍である脾臓の触知が重要となる．さらに，初回腹水の指摘も重要である．しかし，最も簡便かつ確実な門脈圧亢進症の診断法は，上部消化管内視鏡検査における食道胃静脈瘤の存在を指摘することである[3].

4 治療・予後

　門脈圧亢進症の合併症ならびに門脈圧亢進そのものに対する治療方針とに大別される.

1）食道静脈瘤に対する治療方針

　緊急時すなわち，吐下血といった出血で来院した場合は，速やかに病態を把握し循環動態の安定を図り，なるべく早く内視鏡的止血を行う．内視鏡による止血が困難な場合，後述のバルーンタンポナーデ法を行う．内視鏡的止血は，内視鏡的静脈瘤結紮術（EVL）が簡便かつ安全で，一時止血には第一選択とすべきである．一時止血後の待期例や予防例には，病態に応じEVLでもよいか，内視鏡的硬化療法（EIS）が必要かを判断する．EISによる確実な血管内注入により供血路塞栓がかなえば，EVLに比し効果は絶大である．特に巨木型静脈瘤（pipeline varices）を含む左胃静脈が直接関与する例ではEISが必要である．EVLの適応は傍食道静脈が発達し，穿通枝からの食道静脈瘤への流入がある場合である．また，EVLが必要な例は，EIS（EVIS）において壁外シャントが描出されたとき，特に門脈肺静脈吻合（PPVA）出現時には穿刺部位を変えるか，EVLを行う．詳細は第II章-D-12-③「内視鏡的静脈瘤結紮術（EVL）」を参照されたい.

2）胃静脈瘤に対する治療方針

　緊急出血時は食道静脈瘤より致命率が高く，より迅速な処置が必要である．バルーンタンポナーデ法は食道時と同様であるが，内視鏡的治療では，シアノアクリレート系の瞬間接着剤を用いた止血を行う．また，緊急のカテーテル治療が有効である場合もある．待期・予防例では解剖学的にも画像診断学的にも血行動態がまったく異なる2つの胃静脈瘤の存在を理解する必要がある．すなわち胃静脈瘤には，食道静脈瘤に連なり，左胃静脈や短胃静脈，後胃静脈などの供血路の経路にできる噴門部静脈瘤（Lg-c）と，食道静脈瘤を伴わず排血路である胃-腎シャントあるいは脾-腎シャントの経路で胃内腔に突出する胃穹窿部静脈瘤（Lg-f）あるいは噴門穹窿部静脈瘤（Lg-cf）に大別され，後者は孤立性胃静脈瘤と呼ばれる．Lg-cに対しては，食道側よりEISにより治療が可能であるが，孤立性胃静脈瘤に対しては，内視鏡的治療の選択も可能である

Ⅱ章　肝疾患／E. 疾患

が, カテーテルを用いた治療を選択することが多い. すなわち, バルーン下逆行性経静脈的塞栓術 (BRTO) が最も効果的で再発が少ない. 詳細は第Ⅱ章-D-12-④「バルーン閉塞下逆行性経静脈的塞栓術 (BRTO)」を参照されたい.

3) 腹水 (胸水) に対する治療方針

　まず, はじめに飲水制限 (1,000 mL 以下), 塩分制限 (7 g 以下) およびアルコールが関与している例には禁酒が必要で, それに加え経口利尿薬としてカリウム保持性の抗アルドステロン薬スピノラクトンと, カリウム喪失性のループ利尿薬であるフロセミド, エタクリン酸を投与する. また, 低アルブミン血症には分岐鎖アミノ酸顆粒を与える. それでも改善が得られず腹部膨満が増悪する症例では, 入院のうえ, まず腹水の大量穿刺排液後, 塩分制限 (3〜5 g) を強化し, 利尿薬を静注に変更し, 3 日間のアルブミン製剤の点滴静注を行う. 非ペプチド性V1-受容体拮抗薬トルバプタンはそれまでの利尿薬で反応に乏しい低 Na 血症例で効果が期待できる経口薬であるが, 急激な多量の利尿が得られることがあり, 本邦では入院導入が基本である. これらの治療を行ってもなお抵抗性である難治性腹水には, 腹水濃縮再静注 (CART) や経頸静脈的肝内門脈肝静脈シャント術 (TIPS) を考慮する[2]. 後者は, 閉塞肝静脈造影下にほかの画像診断で把握した肝内門脈を直接穿刺し, 金属ステントを留置する治療法である. 10 mmHg 以上の門脈圧低下と尿中ナトリウム排泄増加が得られれば, 短期間で腹水は消失する. また, 同様に難治性腹水に対するさらなる治療としては, 腹膜-頸静脈シャント (P-V shunt) があげられる. 逆流防止弁を用い, ほぼ自動的に腹水を頸静脈に灌流することが可能で, 難治性腹水の最終的手段として行われる. 近年ポンプ機能を併せ持つ Denver 型 P-V シャントが開発され, 7 割近い腹水改善率が得られる.

　特発性細菌性腹膜炎に対しては第三世代のセフェム系抗菌薬を第一選択とする.

4) 門脈圧亢進に対する治療方針

　門脈圧そのものをコントロールするために, 薬物療法や脾機能亢進症対策があげられる. 前者では, 内臓血管の収縮作用により門脈への流入量を減少させる薬剤として, 下垂体後葉の抗利尿ホルモンで, 食道胃静脈瘤破裂の緊急治療に用いられるバソプレシン, および静脈瘤治療後の再発・再出血予防, 門脈圧亢進症性胃症の改善目的に用いられる β 遮断薬がある. 門脈系血管の拡張作用により門脈圧を降下させる薬剤として

はニトログリセリンに代表される亜硝酸薬, ニフェジピンなどのカルシウム拮抗薬, ソマトスタチンやその合成誘導体であるオクトレオチドなどのホルモン薬が含まれる. そのほか, 塩分制限との併用で門脈圧を下げるスピロノラクトンなどの利尿薬やアンジオテンシン変換酵素, アンジオテンシンⅡ受容体拮抗薬 (ARB) などがある.

　一方, 脾機能亢進症への対策として, 部分的脾動脈塞栓術や外科的な脾摘出術がある. 血小板数の増加により内視鏡的治療やカテーテル治療の際の出血の危険の軽減につながるとともに, 脾静脈血の流入が遮断されることで門脈圧が低下し, 門脈圧亢進症に伴うあらゆる症状の緩和が期待できる. また肝硬変に伴う血小板減少症に対しては, 経口内服薬として第2世代のトロンボポエチン受容体アゴニストを用いる.

5) 肝性脳症に対する治療方針

　胃-腎シャントなど, 腸管膜静脈血が腎静脈系シャントなどを介し大循環に流出した場合は, NH3 などが全身にめぐることになるためバルーン下逆行性経静脈的塞栓術 (BRTO) の適応になる. BRTO 不適応例などには経皮経肝的に門脈にカテーテルを入れコイル塞栓することにより門脈血流をコントロールする門脈大循環分流術が必要になることもある.

　肝性脳症に対する治療方針の詳細は第Ⅱ章-D-13「肝性脳症の治療」を参照されたい.

6) 予後

　門脈圧亢進症の予後はその原因となる疾患の予後に左右されると同時に, その疾患の予後を左右する. 食道静脈瘤に対する内視鏡およびカテーテル治療は出血のコントロールを可能にしている. BRTO は治療後の再発がほとんどなく, 食道静脈瘤の発生を9ヵ月で24%程度認めるのみで, しかもそれらは内視鏡でコントロール可能である. 腹水や肝性脳症の顕性化はそれだけで肝不全の徴候であり, その症状をコントロールできたとしても原疾患の予後が悪いことが多い.

文献

1) 日本門脈圧亢進症学会 (編) : 門脈圧亢進症取扱い規約, 第4版, 金原出版, 東京, 2004
2) 日本肝臓学会・日本門脈圧亢進症学会 (編) : 門脈圧亢進症の診療ガイド2022, 文光堂, 東京, 2022
3) 國分茂博 : 門脈圧亢進症の病態と治療, 日消病誌2008 ; 105 : 1588-1596
4) Hidaka H et al : Clin Gastroenterol Hepatol 2019 ; 17 : 1192-1200

24 特発性門脈圧亢進症

到達目標
● IPHの病態を理解し，典型像，臨床徴候を理解できる．

1 病因・病態・疫学

特発性門脈圧亢進症（idiopathic portal hypertension：IPH）とは，原因不明の肝内末梢門脈枝の閉塞，狭窄により門脈圧亢進症に至る症候群をいい，原因となるべき肝硬変，肝外門脈・肝静脈閉塞，血液疾患，寄生虫症，肉芽腫性肝疾患，先天性肝線維症などを証明し得ない疾患をいう．

1) 病因

病因はいまだ解明されていない．古くはBanti症候群と呼称されていたが，肝硬変を除外する意味で，IPHと称される．その発症機構に，脾原説，肝内末梢門脈血栓説，自己免疫異常説などがあるが，いまだに明らかでなく，指定難病とされている．

2) 病態

IPHの主たる病態は，肝内末梢門脈枝の閉塞，狭窄であり，前類洞性，非硬変性の門脈圧亢進症を呈するため，通常，肝硬変に至ることはなく，また肝細胞癌の発生母地にはならない．

3) 疫学

2015年全国疫学調査では，2014年の年間受療患者数は1,000人（810〜1,300人と推定され，男女比は約1：2.3と女性に多い．発症ピークは40〜50歳代で，確定診断時の平均年齢は47歳である．都会に比し，農林，漁業地区にやや多い傾向があり，食生活では欧米型よりも従来の日本型食生活にやや多発する傾向にある．

2 症候・身体所見

門脈圧亢進症状として側副血行路の発達に伴い，易出血性，食道・胃静脈瘤，門脈圧亢進症性胃腸症，異所性静脈瘤（十二指腸，胆管周囲，下部消化管など），腹壁静脈の怒張，腹水を認める．また，脾機能亢進による脾腫および汎血球減少をきたす．

食道胃静脈瘤が破裂すると，吐下血をきたし，著しい貧血に至る．自覚症状がないまま進行し，初回吐下血により診断されることも少なくない．貧血による動悸，息切れ，易疲労感，血小板減少による止血遅延な

ど の症状もみられる．身体所見では，著明な脾腫，腹壁静脈怒張，眼球結膜の貧血所見がみられる．

食道・胃・異所性静脈瘤，門脈圧亢進所見，身体活動制限，消化管出血，肝不全の5つの因子の有無で重症度を5分類するIPH重症度分類が「門脈血行異常症ガイドライン2018年改訂版」で定められた．重症度Ⅰは"診断可能だが，所見は認めない"，重症度Ⅱは"所見を認めるものの，治療を要しない"，重症度Ⅲは"所見を認め，治療を要する"，重症度Ⅳは"身体活動が制限され，介護を要する"，重症度Ⅴは"肝不全ないしは消化管出血を認め，集中治療を要する"とされる．

3 診断・検査

1) 診断

本症は症候群として認識され，また病期により病態が異なることから，一般検査所見，画像検査所見，病理検査所見によって総合的に診断される疾患である．確定診断は肝臓の病理組織学的所見により裏づけされることが望ましい．診断に際して除外すべき疾患は，肝硬変，肝外門脈閉塞症，Budd-Chiari症候群，血液疾患，寄生虫疾患，肉芽腫性肝疾患，先天性肝線維症，慢性ウイルス性肝炎，非代償期の原発性胆汁性胆管炎などである．

2) 検査所見

血液生化学検査では，血小板数の低下を主に，汎血球減少を示す．なお，肝機能検査は軽度異常にとどまることが多い．ただし，末期では肝不全徴候を示すことがある．

内視鏡検査では，しばしば上部消化管の静脈瘤を認める．また，門脈圧亢進症性胃症や異所性静脈瘤（十二指腸，胆管周囲，下部消化管静脈瘤）を認めることもある．

腹部超音波およびCT検査では，肝内末梢門脈枝の狭小化による，門脈血流障害を反映した特徴的な変化を呈する．すなわち，肝被膜下領域が萎縮をきたし，中等大の門脈や肝静脈の肝表への近接像や相互接近がみられる．病期の進行とともに，辺縁萎縮と代償性中心性肥大を認める．肝内大型門脈枝あるいは門脈本幹は開存しているが，二次性の閉塞性血栓を認める例がある（図1）．なお，肝静脈は開存している．また，巨大脾

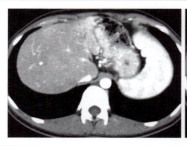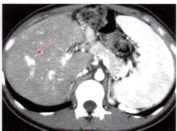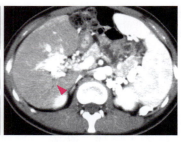

図1 IPH．造影CT像
巨大脾腫があり，肝辺縁に中等大の門脈域（矢印）が近接する．肝内門脈の一部は血栓で閉塞している（矢頭）

腫がみられ，著明な脾動静脈の拡張が認められる．肝内の門脈と動脈の血流分布不均衡を反映して，結節性再生性過形成（nodular regenerative hyperplasia：NRH）や部分的結節性過形成（partial nodular transformation：PNT）を有する症例がある．

腹腔鏡所見では，肝表面は平滑なことが多いが，病期の進行とともに肝萎縮をきたし，大きな隆起と陥凹を示し，全体に波打ち状を呈する例もある．

上腸間膜動脈造影門脈相ないし経皮経肝門脈造影では，肝内末梢門脈枝の走行異常，分岐異常を認め，その造影性は不良である．特に肝内大型門脈枝に血栓形成を認めることがある．

肝静脈造影および圧測定では，しばしば肝静脈相互間吻合と"しだれ柳様所見"を認める．また，閉塞肝静脈圧（wedge hepatic venous pressure：WHVP）は，正常ないしは軽度上昇の点も肝硬変との鑑別に役立つ．

超音波エラストグラフィによる肝と脾の弾性測定で，肝の弾性の軽度増加と，脾の弾性の著しい増加を認めることが多い．

3) 病理所見

肝臓の肉眼所見：肝萎縮のあるもの，ないものがある．肝表面では平滑なもの，波打ち状や凹凸不正を示すもの，さらには肝の変形を示すものがある．肝割面では，肝被膜下の肝実質の脱落をしばしば認める．肝内大型門脈枝あるいは門脈本幹は開存しているが，二次性の閉塞性血栓を認める例がある．また，過形成結節を呈する症例がある．肝硬変の所見はない．

肝臓の組織所見：肝内末梢門脈枝の潰れ・狭小化や肝内門脈枝の硬化症，および異常血行路を呈する例が多い．門脈域の緻密な線維化を認め，しばしば円形の線維性拡大を呈する．肝細胞の過形成像がみられ，時に結節状過形成を呈する．ただし，周囲に線維化はなく，肝硬変の再生結節とは異なる．

一方，病理組織学的分類がNakanumaらにより提唱されている．StageⅠ～Ⅳに分類され，StageⅠは末梢の肝実質の萎縮を伴わない，表面平滑なもの．StageⅡは肝実質の末梢のみに萎縮を伴うもの．StageⅢは萎縮肝に肝実質末梢の萎縮を伴うもの．StageⅣは門脈本幹に及ぶ閉塞性血栓が特徴的であり，Ⅰ，Ⅱ，ⅢのどのStageからも直接移行するとされる．

4 治療・予後

1) 治療

IPHの治療対象は，門脈圧亢進症に伴う食道・胃静脈瘤と，脾機能亢進よる汎血球減少症である．静脈瘤破裂による出血に対しては一般的出血対策，バルーンタンポナーデ法などで対症的に管理し，速やかに内視鏡的硬化療法や静脈瘤結紮術などの内視鏡的治療を考慮する．上記治療で止血困難な場合は，緊急手術（Hassab手術）も考慮する．待機・予防例に対しても内視鏡的治療または手術を行う．

胃穹窿部の孤立性胃静脈瘤要治療例では，バルーン下逆行性経静脈的塞栓術（balloon occluded retrograde transvenous obliteration：BRTO）は安全かつ確実である．また，血球減少が高度な症例（血小板数$5×10^4/\mu L$以下，白血球数$3,000/\mu L$以下，赤血球数$300×10^4/\mu L$以下のいずれか1項目）では脾機能亢進の改善と，門脈圧降下の目的で摘脾や部分脾動脈塞栓術（partial splenic embolization：PSE）が施行される．なお，摘脾後は肺炎球菌感染予防のためのワクチンは必須である．

2) 予後

肝硬変への進展や肝細胞癌の発生はなく，食道・胃静脈瘤からの出血がコントロールされれば予後は比較的良好である（5年および10年生存率は80～90％）．また，肝機能異常も軽微であるが，末期には門脈血栓をきたし肝不全に至る例もあり，肝移植が施行される場合もある．本邦では，2021年末までに19例の生体肝移植が施行されている[1]．

文献

1) 日本肝移植学会・肝移植症例報告．移植 57：221-237, 2022

25 肝外門脈閉塞症

到達目標
●疾患を理解し，実際患者に遭遇したら治療法が立てられる．

1 病因・病態・疫学

肝外門脈閉塞症（extrahepatic portal obstruction：EHO）とは肝門部を含めた肝外門脈の閉塞により門脈圧亢進症をきたす症候群である[1]．

1）病因

肝外の門脈系にその血流の抵抗となりうる病変が存在することによって起こり，循環障害が惹起される．肝外門脈の閉塞の原因は通常は血栓であることが多い．

肝外門脈閉塞が起こると，閉塞部位を迂回し肝臓に流入する求肝性側副血行路である海綿状血管増生（cavernomatous transformation of the portal vein：CTPV）を形成し，閉塞部位を越えて肝門部で再交通する．通常，側副血行路が存在する場合に門脈圧は亢進するが，著明に発達すると低下する場合もある．臨床的に問題となりうる側副血行路は左胃静脈，短胃静脈系へ門脈血が供給される食道・胃静脈瘤が主であるが，ほかに異所性静脈瘤（十二指腸，大腸，胆管内など）がある．はっきりとした病因が不明な原発性肝外門脈閉塞症と，炎症，血液凝固異常，腫瘍などによる続発性肝外門脈閉塞症がある．

2）病態

肝外門脈閉塞の原因としては以下のものがある[2]．
①先天性奇形：門脈幹の無形成，門脈の走行異常など．
②感染症：臍炎，臍静脈炎感染症は臍静脈に沿って左門脈本幹に波及する．急性虫垂炎，胆管炎，化膿性門脈炎など．
③後天性門脈閉塞：肝硬変，特発性門脈圧亢進症，肝細胞癌，膵癌，胃癌など門脈近隣の悪性腫瘍，慢性膵炎などによる機械的圧迫，日本住血吸虫症．
④腹部手術：特に脾摘出後に門脈および脾静脈はしばしば血栓性閉塞が起こる．
⑤凝固異常：骨髄増殖性疾患によるものが多い．また，最近ではvon Willebrand因子-cleaving protease の低下，*JAK2*遺伝子変異，プロテインC欠損，アンチトロンビン-Ⅲ（AT-Ⅲ）欠損など血液凝固異常の関連が報告されている．
⑥その他：外傷，経口避妊薬など．

これらのなかで，原因が明らかなものを続発性と呼び，原因が明らかでないものを原発性と呼ぶ

3）疫学

2004年の年間受療患者数（有病者数）の推定値は340〜560人である（2005年全国疫学調査）．男女比は約1：0.6とやや男性に多い．確定診断時の年齢は，20歳未満が一番多く，次に40〜50歳代が続き，2峰性のピークを認める．確定診断時の平均年齢は40歳前後である．

2 症候・身体所見

1）血液生化学所見

脾機能亢進に伴う血球成分の減少，静脈瘤からの出血などがあればより重症な貧血を認める．凝固異常例以外では血液凝固系は正常であり，肝機能障害はあっても軽度異常にとどまることが多い．

2）画像検査所見

a）腹部超音波検査，CT，MRI

肝門部を含めた肝外門脈が閉塞し，著明な求肝性側副血行路の発達を認める．肝内門脈枝，肝静脈は開存している．脾臓の腫大を認める．肝臓の表面は正常で萎縮は目立たないことが多い．造影CTで，肝門部領域の染影低下と肝被膜下領域の染影増加を認めることがある．

MR angiographyでは三次元画像を構築することで肝静脈まで描出可能で，門脈との関係を確認できる．

b）上腸間膜動脈造影門脈相ないし経皮経肝門脈造影

肝外門脈の閉塞が認められる．肝門部における求肝性側副血行路の発達が著明でCTPVを認める．

c）消化管内視鏡

しばしば食道・胃静脈瘤を認める．門脈圧亢進症性胃症や十二指腸，大腸，胆管内に異所性静脈瘤を認めることがある．胆管の静脈瘤に関してはintraductal ultrasonography（IDUS）が有効である．

399

Ⅱ章　肝疾患／E. 疾患

d) 胆道造影

　肝外門脈閉塞症の症例で胆管狭窄の合併が報告されている．その成因は肝外門脈閉塞症に特異的に発生する胆管周囲求肝性側副血行路によるものと推測されている．

3) 病理所見

a) 肝の肉眼所見

　肝門部に門脈本幹の閉塞，海綿状変化を認める．肝自体の変化は少なく肝表面は概ね平滑である．

b) 肝の組織所見

　門脈域には軽度の炎症細胞浸潤，線維化を認めることがある．基本的には肝硬変の所見はなく，肝の小葉構造もほぼ正常である．肝内門脈域にもCTPVがみられることがある．肝の線維化は特発性門脈圧亢進症に比べて程度が軽い．肝生検標本では門脈枝は開存している．特発性門脈圧亢進症との肝針生検での鑑別は困難な例がある．

3 治療・予後

1) 治療

　二次性肝外門脈閉塞症の治療は基本的には原因疾患の治療が優先となる．それ以外では出血の危険性のある食道静脈瘤を認めた場合は内視鏡的治療（内視鏡的静脈瘤結紮術，内視鏡的静脈瘤硬化療法），胃静脈瘤に対しては内視鏡的治療，またはinterventional radiology（バルーン下逆行性経静脈的塞栓術：BRTO）など），内視鏡的治療が困難な症例では外科的治療（Hassab手術，食道離断術，脾臓摘出術）を行う．日本では保険適用はないが，欧米諸国ではプロプラノロールなどのβ遮断薬が静脈瘤の再出血予防として使用されている．長期観察例にみられる進行例では静脈瘤の治療後再発も多い．急性の門脈血栓症が疑われる症例（発症から30日以内）では抗凝固療法も検討する．

2) 予後

　一次性肝外門脈閉塞症は食道・胃静脈瘤などの合併症がうまくコントロールされれば予後は良好である．基本的には肝硬変・肝不全・肝癌に移行することはなく10年累積生存率は90％以上である．対して，二次性肝外門脈閉塞症では肝硬変，悪性腫瘍，血液疾患，感染症などの原因疾患，また併発する食道・胃静脈瘤によって予後が決定される．

文献

1) Brown KM et al：Extrahepatic portal venous thrombosis：frequent recognition of associated disease. J Clin Gastreoenterol 1985；**7**：153-159
2) Ando H et al：Anatomy and etiology of extrahepatic portal vein obstruction in children leading to bleeding esophageal varices. J Am Coll Surg 1996；**183**：543-547
3) Primignani M et al：Role of the JAK2 mutation in the diagnosis of chronic myeloproliferative disorders in splanchnic vein thrombosis Hepatology 2006；**44**：1528-1534

26 Budd-Chiari症候群

到達目標
●疾患を理解し，実際患者に遭遇したら治療法が立てられる．

1 病因・病態・疫学

Budd-Chiari症候群とは[1,2]，肝静脈の主幹あるいは肝部下大静脈の閉塞や狭窄により門脈圧亢進症を引き起こす症候群であり，肝後性の門脈圧亢進症として代表的な疾患である．

1) 病因

原因の明らかでない原発性Budd-Chiari症候群と原因の明らかな続発性Budd-Chiari症候群とがある．原発性Budd-Chiari症候群の原因はいまだ不明であるが，血栓，血管形成異常，血液凝固異常，骨髄増殖性疾患の関与が言われている．続発性Budd-Chiari症候群の原因としては，肝癌，転移性肝腫瘍，うっ血性心疾患などが考えられる[3]．多くは発症時期が不明で慢性の経過（アジアに多い）をとり，うっ血性肝硬変に至ることもあるが，急性閉塞や狭窄により急性症状を呈する急性期のBudd-Chiari症候群（欧米に多い）もみられる．アジアでは下大静脈の閉塞が多く，欧米では肝静脈閉塞が多い．本症の発生は，先天的血管形成異常などが原因と考えられてきたが，最近ではこれらの狭窄や閉塞は血栓が器質化して形成されたとの報告があり，さらに本症の発症が中高年以降で多いことから後天的な要因も考えられている．具体的には，血液疾患，経口避妊薬の使用，妊娠，腹腔内感染，血管炎，血液凝固異常，自己免疫性疾患などの血栓を生じやすい基礎疾患を有する患者では，Budd-Chiari症候群の発症の頻度が高い．これらの疾患では，肝静脈血栓や閉塞を生じたあとに，広範囲にわたり下大静脈閉塞を生じると考えられている．また，これまでに家族内発症の報告はない．

表1 Budd-Chiari症候群の分類

I型：横隔膜直下の肝部下大静脈の膜様閉塞例 　　Ia：肝静脈の一部が開存する場合 　　Ib：すべて閉塞している場合 II型：下大静脈の1/2から数椎体にわたる完全閉塞例 III型：膜様閉塞に肝部下大静脈全長の狭窄を伴う例 IV型：肝部下大静脈に異常がなく左右の肝静脈のみの閉塞例
Ia型52％，Ib型22％，II型11％，III型11％，IV型4％と，Ia型の出現頻度が高いと報告している．全国集計によれば89％が下大静脈閉塞を伴っており，肝静脈のみの閉塞例は非常に少ない．

（杉浦光雄：現代外科学大系（40A）—肝臓・副腎，石川浩一ほか（編），中山書店，p35-140，1970[4]より引用）

Budd-Chiari症候群は4つに分類されている（表1）．

2) 病態

基本的な病態は，肝静脈が閉塞しうっ血することにより，酸素分圧が低下し肝細胞が壊死に陥る．このうっ血状態が長期間に及び慢性化すると肝臓に線維化反応が生じ，門脈圧亢進状態を呈する．

3) 疫学

本疾患は指定難病として平成27年1月1日に指定された．2004年の年間受療患者数（有病者数）の推定値は190～360人である（2005年全国疫学調査）．男女比は約1：0.7とやや男性に多い．確定診断時の年齢は，20～30歳代にピークを認め，平均は約42歳である．

2 症候・身体所見

臨床症状としては，食道胃静脈瘤，脾腫が高頻度に認められ，次に下腿浮腫，腹部膨満感，全身倦怠感に出現する頻度が高い．そのほかには異所性静脈瘤，門脈圧亢進症性胃症，腹水，肝性脳症，出血傾向，貧血，肝機能障害，下肢静脈瘤，胸腹壁の上行性皮下静脈怒張などを示す．本疾患に伴う症状は，下大静脈うっ血による症状とこれに伴う門脈圧亢進症である．具体的には下大静脈うっ血による下腿浮腫，下肢静脈瘤，腹壁静脈怒張が生じ，門脈圧亢進症状としての食道胃静脈瘤，異所性静脈瘤，門脈圧亢進症性胃症，腹水，脾腫，貧血などがみられる．異所性静脈瘤とは食道や胃以外の部位に生じた静脈瘤をいい，主として上・下腸間膜静脈領域に生じ，胆管，十二指腸，小腸，結腸，直腸の静脈瘤や痔などがあげられる．門脈圧亢進症性胃症とは胃体部を中心に胃粘膜の浮腫，点状発赤，びらんなどが出現する病態をいう．病状が進行すると肝細胞癌を合併することがある．

3 診断・検査

主に画像検査所見を参考に確定診断を得る．二次性Budd-Chiari症候群については原因疾患を明らかにする．

1) 血液検査

門脈圧亢進状態に伴う脾腫が生じるので，血球減少

を示すことが多い（少なくともひとつ以上の血球の減少を示す）．肝機能は正常値を示すことが多いが，重症になると高度の肝機能異常を呈し，肝不全に陥る場合もみられる．

2) 画像検査

a) 超音波，CT，MRI

①肝静脈主幹あるいは肝部下大静脈の閉塞や狭窄が認められる．超音波ドプラ検査では肝静脈主幹や肝部下大静脈の逆流ないし乱流がみられることがあり，また肝静脈血流波形は平坦化あるいは欠如することがある．

②門脈本幹，肝内門脈枝は開存している．

③脾臓の腫大を認める．

④肝臓のうっ血性腫大を認める．特に尾状葉の腫大が著しい．

b) 血管造影

血管造影では，下大静脈造影・肝静脈造影および圧測定が重要であり，本疾患では必須の検査法である．下大静脈造影では，肝静脈主幹あるいは肝部下大静脈の閉塞や狭窄を認める．肝部下大静脈閉塞の形態は膜様閉塞から広範な閉塞まで各種存在する．また，同時に上行腰静脈，奇静脈，半奇静脈などの側副血行路が造影されることが多い．肝静脈造影では著明な肝静脈枝相互間吻合を認める．肝部下大静脈圧は上昇し，肝静脈圧や閉塞肝静脈圧も上昇する．

3) 病理検査所見

a) 肝臓の肉眼所見

うっ血性肝腫大，慢性うっ血に伴う肝線維化，肝実質の脱落と再生，まれにうっ血性肝硬変の所見を呈する．

b) 肝臓の組織所見

肝小葉中心帯の肝類洞の拡張や線維化，あるいは肝小葉の逆転像（門脈域が中央に位置し幹細胞集団がうっ血帯で囲まれた像）の形成など慢性うっ血変化を認める．

4 治療・予後

1) 治療

根本的な治療としては，肝静脈の主幹あるいは肝部下大静脈の閉塞や狭窄に対し，カテーテルによる開通術や拡張術，ステント留置術が行われる．外科的手術としては，閉塞・狭窄部を直接解除する手術，もしくは閉塞・狭窄部上下の大静脈のシャント手術などが選択される．また，血栓を溶解させることや今後の血栓形成の予防を目的として，抗凝固療法も行われる．

次に対症療法としては，門脈圧亢進状態による症候を改善することが治療目標となる．門脈圧亢進による症候としては主に食道胃静脈瘤や脾機能亢進に対しての治療が行われる．食道静脈瘤に対しては最近では内視鏡的治療が発達しており，内視鏡的静脈瘤硬化療法（endoscopic injection sclerotherapy：EIS）や内視鏡的静脈結紮術（endoscopic variceal ligation：EVL）が治療の中心となる．また，胃静脈瘤には内視鏡の治療のほかに，バルーン下逆行性経静脈的閉塞術（balloon-occluded retrograde transvenous obliteration：BRTO）などの血管内治療も考慮される．脾機能亢進に対しては，巨脾による疼痛や圧迫などの症状が著しいときや，高度の血球減少（血小板数$5 \times 10^4/\mu L$以下，白血球数$3,000/\mu L$以下，赤血球数$300 \times 10^4/\mu L$以下のいずれか1項目）がみられる場合に，部分的脾動脈塞栓術（partial splenic embolization：PSE）や脾臓摘出術が行われる．さらに病状が進行し，ほかの治療方法では効果が認められない肝不全症例に対しては肝移植術が選択される．本疾患が公費対象疾患であることも知っておくべきである．

2) 予後

Budd-Chiari症候群は発症様式により急性型と慢性型に大別される．急性型は一般に予後不良であり，腹痛，嘔吐，急速な肝腫大および腹水にて発症し，1〜4週で肝不全により死の転帰となる重篤な疾患である．日本では慢性型が大部分を占め，多くの場合は無症状に発症し次第に門脈圧亢進症に伴う症状が出現する．このような場合には食道胃静脈瘤からの出血がコントロールできれば，比較的予後良好である．しかし，下大静脈閉塞などに対しての根治術が困難な症例では，食道胃静脈瘤からの出血のコントロールが困難な場合や，肝不全が進行する場合などのように予後不良な症例も存在する．また，非代償性肝硬変の場合では肝移植の適応となるが，肝移植（生体）による治療成績は5年生存率83.5％と比較的良好である．

厚生労働省特定疾患門脈血行異常症に関する調査研究班の全国調査では，2000〜2005年に治療を受けた患者の5年累積生存率は94.2％，10年累積生存率は82.8％であり，比較的予後良好な疾患と考えられている．

文献

1) Budd G：Diseases of the Liver, Lea & Blanchard, Philadelphia, p151, 1846

2) Chiari H：Uber die selbestandige Phlebitis Obliterans der Hauptsammer der Venae Hepaticae als Todesursahe. Beitr Pathol Anat 1899：**26**：1-18

3) Mine T：Is hepatic vena cava disease an endemic type of the Budd-Chiari syndrome? Hepatol Res 2007：**37**：170-171

4) 杉浦光雄：病因と症状．現代外科学大系（40A）—門脈・副腎，石川浩一ほか（編），中山書店，東京，p35-140, 1970

27 肝類洞閉塞症候群（SOS）/肝中心静脈閉塞症（VOD）

到達目標
● 疾患を理解し，実際患者に遭遇したら治療法が立てられる．

1 病因・病態・疫学

　肝中心静脈閉塞症（veno-occlusive disease：VOD）は，1950年代より薬物による肝障害の病態として知られており[1]，Brasらによって最初に報告された概念である．ジャマイカにて，民間療法として野草を服用したヒトにおいて発見され[2]，その原因物質としてアルカロイドが同定された．その後，抗がん薬治療が発展するにつれて様々な抗がん薬や放射線照射によって，肝中心静脈ないし小葉下静脈の非血栓性閉塞あるいは狭窄により肝に高度のうっ血状態を招く病態であることが解明されてきた．VODは，微細肝静脈（主肝静脈ではなく）の血栓を伴わない（非血栓性の）閉塞あるいは狭窄が認められ，肝に高度のうっ血状態を引き起こす病態である．

1) 病因

　最近では，VODとBudd-Chiari症候群（BCS）をより区別するために，病変の主座が類洞内皮細胞の障害による非血栓性の類洞閉塞であり，病態の形式に肝中心静脈の閉塞は必須でないことから，VODを肝類洞閉塞症候群（sinusoidal obstruction syndrome：SOS）と呼称することが一般的となっている．したがって以下，本項ではVODをSOS/VODと記載する．また，剖検例の検討によると，肝中心静脈の閉塞は臨床的にSOS/VODと診断された症例で必ずしも認められる所見でないことが報告されている．つまり，病変が類洞内皮細胞の傷害・それによる類洞の線維化・循環障害による肝細胞傷害であり，SOSのほうが病態生理を正確に示唆していると思われる．

2) 病態

　病理学的な特徴は，類洞の閉塞とDisse腔への赤血球の露出（出血）と肝細胞索の断片化である．重症例では中心静脈の閉塞も伴う古典的なSOS/VODの病態を呈する．類洞内皮細胞の障害が，この病態の最初の変化と考えられている．類洞内皮細胞の障害はピロリジジンアルカロイドや薬物や放射線によると考えられる．特に注意を要する薬物は6-メルカプトプリン，アクチノマイシンD，アザチオプリン，ブスルファン，シタラビン，シクロホスファミド，ダカルバジ

ン，ゲムツズマブ・オゾガマイシン，メルファラン，オキサリプラチン，ウレタンなどである．これらの中間代謝産物が類洞内皮細胞を障害すると考えられる．特に造血幹細胞移植後の本症の発症が注目されている．しかし，造血幹細胞移植後の本症の発症頻度は様々であり（0〜70％），施設でのプロトコールの違いや診断基準の違いによると考えられている．

3) 疫学

　SOS/VODの原因となる血液疾患のうち最も頻度の高い疾患は骨髄増殖性疾患であり，本症の約50％に骨髄増殖性疾患の合併がみられる．特にpolycythemia rubra veraの合併が，10〜40％の頻度でみられる．次いで発作性夜間ヘモグロビン尿症であり，そのうちVODが起こる頻度は12％と報告されている．ほかの原因疾患として，抗リン脂質抗体症候群，プロトロンビン遺伝子変異の保有者，プロテインC欠損症やプロテインS欠損症，アンチトロンビンⅢ欠損症など先天性凝固阻止因子欠損症などがあげられる．第Ⅴ因子上のArg506-Gln506 mutation（factor V Leiden）との関連が報告されている．この第Ⅴ因子遺伝子異常によって，活性化プロテインC（activated protein C：APC）に対する抵抗性が生じて易血栓性となり，静脈血栓症の傾向を増大させる．第Ⅴ因子遺伝子異常は健常人でも5％に認められるが，深部静脈血栓症の患者においても変異がみられる．また，骨髄増殖性疾患，腹部外傷や妊娠，感染症，静脈炎，自己免疫性疾患，肝腫瘍による肝静脈の閉塞，経口避妊薬の使用もSOS/VODの誘因となるとされている．さらに近年では，肝移植後の合併症としても報告がある．

2 症候・身体所見

　肝類洞/肝静脈閉塞による還流障害（hepatic venous outflow obstruction）と，うっ血肝，および黄疸，門脈圧亢進症状が主である．SOS/VODの臨床症状としては，肝腫大，腹水，体重増加を認める．検査所見として，AST，ALT，TBの上昇とともに内皮細胞マーカーであるヒアルロン酸，von Willebrand因子，plasminogen activator inhibitor-1（PAI-1），トロンボポエチンの上昇や，炎症性サイトカインであるTNF-α，

Ⅱ章　肝疾患／E. 疾患

TGF-βの上昇を認める．また，プロテインC，アンチトロンビン-Ⅲ（AT-Ⅲ），血小板の低下をきたすことも報告されている．

3 診断・検査

SOS/VODの確定診断はその病理組織像によって得られる．小葉下静脈付近の類洞内皮細胞の傷害とそれに伴う肝細胞の傷害がみられる．内皮下の浮腫性変化，破砕赤血球，フィブリン，凝固第Ⅷ因子，von Willebrand因子などの関与により，末梢肝静脈が狭小化し場合によっては閉塞に至る．類洞内圧の上昇に伴い，肝細胞索の断片化を誘導し断片化した肝細胞が門脈へ逆流することで門脈圧亢進症様の症状をきたす．中心静脈領域の変化は，この類洞内皮細胞の傷害を伴う二次的な変化であると考えられている．また，電顕では，SOS/VOD発症後2週間までに類洞に沿って細胞外器質の沈着がみられ，免疫組織学的に活性化された肝星細胞の増加を確認できる．類洞内皮細胞と炎症性サイトカインからのメディエーターとの関連については今後の検討課題と思われる．

4 治療・予後

SOS/VODの一般的な治療法として，腹水に対して利尿薬の投与や有効循環血漿量の確保のためにアルブミン製剤の投与があげられる．続発する腎不全・呼吸不全に対する対応も必要であるが，重症例ではその予後は不良であり，死亡率は80％にも及ぶ．Bearmanらによれば，組織プラスミノゲン活性化因子（tissue plasminogen activator：t-PA）とヘパリンの投与で治療効果が得られたとの報告があるが，副作用で重大な出血傾向を認めており第一選択とはなり得ないと思われる．また，AT-Ⅲやプロスタグランジン（PGE1）製剤で効果が得られたとの報告もあるが，pilot的な報告にすぎない．骨髄幹細胞移植後のSOS/VODによる

肝不全に対する肝移植は，多臓器不全を併発している場合が多く，成績が悪いのが現状である．一方で治療法と同様に予防法においても現時点では確立されておらず，ウルソデオキシコール酸やヘパリンやPGE1製剤の投与が施行されているが，どれも確実な予防法とはなっていない．ブタ腸粘膜由来の一本鎖デオキシリボ核酸製剤であるデフィブロチドナトリムは，血管内皮細胞保護作用，血液の凝固および線溶系バランスの正常化作用を有すると考えられる．2019年6月，SOS/VOD治療薬として国内で承認された．欧米ではSOS/VODに対する唯一の治療薬として，ガイドラインなどで第一選択薬として推奨されている．

肝移植後のSOS/VODに関してはそれほど多くの報告されているわけではないが，タクロリムス，アザチオプリンなどの薬剤，急性拒絶反応や抗体関連拒絶反応が関連することが報告されており，免疫反応の関与が示唆される．

肝移植後のSOS/VODに対する治療法として，まず，原因薬剤の除去や拒絶反応に対する免疫抑制薬の強化などが必要であるが，その治療成績は悪い．近年，デフィブロチドナトリウムが有効であったとする報告がある．肝障害が高度で線維化を認める場合には再移植を検討する必要がある．Sebaghらの報告では，肝移植後のSOS/VOD症例の診断はその時点ではまだ確立されているとはいいがたく，肝移植1,023例のうちSOS/VODと診断されたのは19例（1.9％）で，肝移植後からの発症日数は中央値30日（10～3,972日）とされている．

文献

1) Bayraktar UD et al：Hepatic venous outflow obstruction：three similar syndromes. World J Gastroenterol 2007；**13**：1912-1927

2) Bras G et al：Veno-occlusive disease of the liver with non-portal type of cirrhosis occurring in Jamaica. Arch Pathol 1954；**87**：285-300

28 FALD

到達目標
- 病態の説明ができる.
- 経過観察に必要な検査がわかる.

1 病因・病態・疫学

1) 病因

Fontan術は機能心室が1つしかない難治性の先天性心疾患児に対して1971年以降行われている. Fontan手術成績の向上に伴い, 2001年以降の10年生存率は9割であり, 遠隔期における多くの問題点が浮上している. そのなかで, Fontan術後の肝合併症をFontan associated liver disease(FALD)と呼ぶ. FALDは肝線維化進展, 肝硬変, 限局性結節性過形成(Focal nodular hyperplasia, FNH), 肝腺腫, 肝細胞癌(HCC)などFonton術後に生じるすべての肝病態を含んだ病名である. 最初のFALDの報告は, 1981年にStantonらがFontan術21ヵ月後に致死的不整脈で死亡した剖検例において肝硬変がみられたことによる.

2) 病態

Fontan術は, 上・下大静脈を肺動脈にバイパスする機能的修復術であり, 術後中心静脈圧が高くなる. FALDの基本病態は, 中心静脈圧の上昇による肝類洞線維化(sinusoidal fibrosis)であり, Fonton術後数年で普遍的に存在すると考えられている. 肝類洞の拡張による機械的刺激・血栓形成・虚血により肝細胞への酸素供給の低下により中心静脈周囲のsinusoidal fibrosisをきたし, さらに門脈域にまで肝線維化が及ぶと肝硬変に進展する. ウイルス性肝疾患・代謝機能障害関連脂肪性肝疾患(MASLD)・アルコール関連肝疾患(ALD)などにおける肝線維化進展は炎症性機序による. 炎症性機序とは, 肝内マクロファージが活性化し, TNF-αやIL-1bなどの炎症性サイトカインを産生, 星細胞が活性化され線維芽細胞となりTGF-βを産生, コラーゲン(線維)が増加し, 線維化進展をきたす. 一方, FALDによる肝線維化進展は, 非炎症性である. 肝硬変になると胃食道静脈瘤・脾腫・血小板減少など門脈圧亢進症状が発現, HCCの合併頻度が上昇することは他の肝疾患と同様である.

3) 疫学

日本では年間約200例のFonton術が行われている. FALD手術初回施行時の平均年齢は3.4歳であった[1].

FALDの頻度に関して, ヨーロッパではFonton術後患者の13〜86％にFALDがみられるとされている. 肝病変進展のリスク因子については, まだ明らかにはなってはいないが, 術後経過年数と肝障害進展度は相関する. LindsayらはFonton術後, 平均18年後では53例中29例(55％)がFALD-肝硬変であるとしている. Sakamoriらは日本においてFonton術後, 10, 20, 30年でそれぞれFALD-HCC発症率は0.8, 2.9, 13.3％であったと報告している[2]. Inuzukaらは, Fonton術後, 平均10年において, 肝線維化, 肝硬変, FNH, HCCの有病率はそれぞれ, 16.2, 6.0, 4.8, 0.6％であったと報告している[1]. また, 肝硬変/HCC発症の独立寄与因子は, Fonton術後1年における中心静脈圧高値と重度の房室弁逆流であった[1]. 約半数のFALD-HCC症例は, 非肝硬変症例であり, 他の肝疾患では非肝硬変からのHCC発症が約20％であるのに比して, 特徴的である.

2 症候・身体所見

ウイルス性肝炎, 脂肪性肝疾患(SLD), ALDと同様, 多くの場合が無症候である. 肝うっ血がある症例では, グリソン鞘の進展を右季肋部不快感として感じる場合もある. また, 肝うっ血を認める症例では肝圧迫による肝頸静脈逆流(hepatojugular reflux)所見を認めることが多い.

3 診断・検査

FALDの診断と肝線維化進展度の評価方法はいまだ定まっていない. 診断は, Fonton手術の既往・検査データ・画像所見・組織学的所見から総合的に評価する必要がある. 肝線維化診断のゴールドスタンダードは肝生検であるが, サンプリングエラー・出血・感染などのリスクがあり, 長期の経過観察に伴う頻回試行には肝生検は向かない. うっ血肝により, 肝臓の結節様所見および肝硬度の上昇を認めるため, 画像や肝硬度検査により肝線維化進展を正確に診断することが難しい. FALDにおける非侵襲的肝線維化マーカーについては重要な検討課題である.

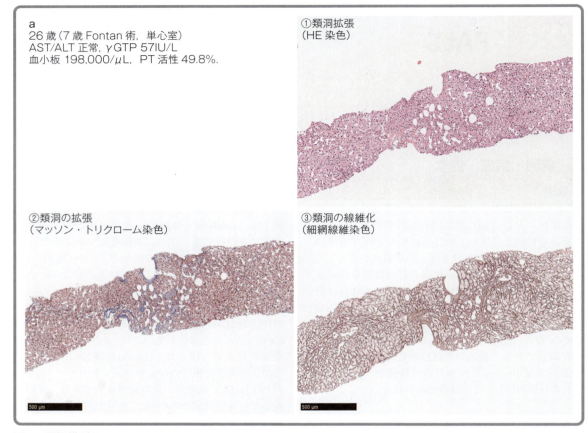

図1 肝組織所見

1) 肝組織所見

類洞の拡張，類洞の線維化（sinusoidal fibrosis）と中心静脈周囲の線維化を認める．明らかな炎症細胞の浸潤がない．FALDの肝線維化は中心静脈域から門脈域に向かって進展する．類洞周囲，中心静脈域，門脈域の線維化がしばしば混在する．済生会横浜市東部病院 小児肝臓消化器科 藤澤知雄先生のご厚意により提供された肝組織所見を以下に示す（図1）．

2) 肝酵素

AST（GOT），ALT（GPT）の上昇を認めない症例が多い．うっ血肝がある症例の3分の1程度にAST/ALTの上昇を認める程度である．γ-GTPの軽度上昇が，早期にみられる最も一般的な所見である．間接ビリルビンの軽度上昇を認めることが多い．

3) 肝予備能

Model for end-stage liver disease（MELD）スコア，MELD-Naスコア，Child-Pugh分類は肝予備能を正確に反映し得ない．これらは，クレアチニン，PT-INR，アルブミン，ビリルビンを計算に使用するためである．心不全患者は腎機能低下を示すことが多く，ワルファリン内服者はPT-INR延長を認める．アルブミン低下は，慢性心不全患者の3～5割に認められ，蛋白漏出性胃腸症（PLE），腎症，低栄養も反映する．MELD-XI（Model for End-Stage Liver Disease Excluding INR）スコアは抗凝固療法中の患者においても使用可能な指標としてつくられたもので，FALD患者における肝線維化ステージおよび予後を反映するという報告もある．

4) 肝線維化

FALDにおける肝線維化進展はまだらであるため，40%の症例で肝線維化の進展度が過小評価であったとの報告もあり，注意が必要である．FALDの肝線維化進展度について定まった評価法はまだないが，うっ血肝における肝線維化スコアthe congestive hepatic fibrosis score（CHFS）が用いられることが多い[3]．中心静脈と門脈域両方の線維化を評価したThe modified Ishak congestive hepatic scoreの報告もあり[4]，今後

b
16歳（3歳時 Glenn，7歳時 Fontan 術，complete ECD，DORV，TAPVR）
中心静脈圧 CVP＝20mmHg，Ⅳ型コラーゲン，ヒアルロン酸高値，MRE 7〜8kPa

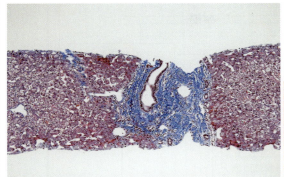

①門脈域の著明な線維化
（マッソン・トリクローム染色）

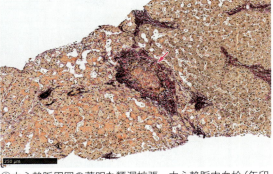

②中心静脈周囲の著明な類洞拡張，中心静脈内血栓（矢印部位）（細網線維染色）

c
11歳（6歳 Fontan 術，単心室）
AST/ALT 正常，PT 活性 74%
腹部エコー
multiple hyper echoic spots（HES）

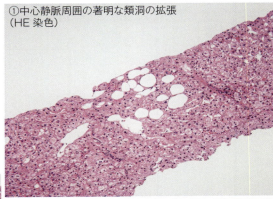

①中心静脈周囲の著明な類洞の拡張
（HE 染色）

③偽小葉形成
（鍍銀染色）

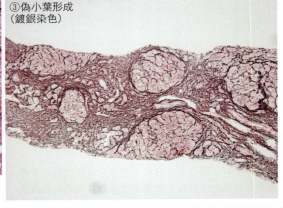

②門脈域の炎症を伴わない線維化
（HE 染色）

図1　肝組織所見（つづき）

標準化が望まれる．
　非侵襲的肝線維化マーカーについては，Emamaulle らがFIB-4，APRIは肝線維化進展例の同定にある程度有用であり，血小板数の変化が肝線維化進展度と相関することを報告した[3]．transient elastography（TE）による肝硬度測定，MR elastographyの肝線維化ステージ診断能についてエビデンスはいまだ少ないが，経時的に測定することは意義がある．Ⅳ型コラーゲ

II章 肝疾患／E. 疾患

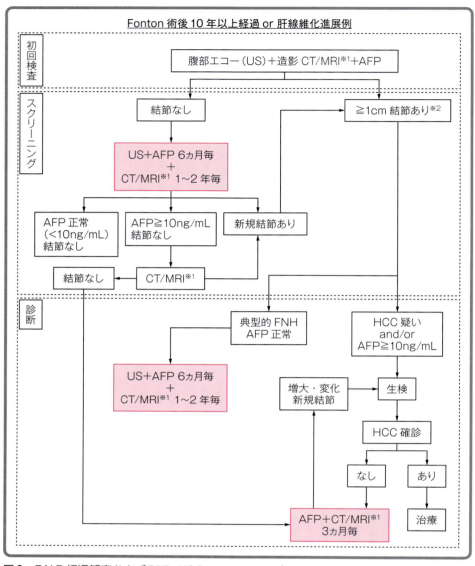

図2 FALD経過観察およびFAD-HCCスクリーニングのフローチャート
[※1] Multiphasic Contrast-Enhanced CT/MRI
[※2] 1 cm以下の結節についてはコンセンサスがまだない
(Téllez L et al：J Hepatol 2023；79：1270-1301 より引用)

ン，ヒアルロン酸なども含めて今後FALDにおける非侵襲的肝線維化マーカーの適正化は非常に重要な課題である．

5) 画像所見

うっ血肝の初期の状態では，肝腫大，下大静脈・肝静脈の拡張が一般的に認められる．肝内は線維化分布が不均一であるためheterogenousな画像所見を呈する．半数近くに様々なサイズの肝内結節像を認める．特に肝臓の末梢側（低酸素領域）に多結節性病変を認めることが多い．初期の肝線維化を同定することはうっ血による影響により困難であることが多い．

6) FALD関連肝細胞癌（FALD-HCC）

hypervascular結節はFNHがほとんどであるが，FALD-HCCも発症するため注意すべきである．FALD患者における結節に関して，Hilscher MBら[5]，Téllez Lら[6]は，画像検査（US，CT，MRI）と腫瘍マーカーAFP，肝生検を組み合わせた診断・経過観察を推奨している（図2）[6]．

a）画像所見

FNHとHCCの鑑別が最も重要である．typical FNHを動脈相で均一に濃染され，濃染の遷延（門脈相〜平衡相で等信号）を認めるものとし，それ以外をatypical FNHとした場合，atypical FNHのなかにHCCが存在していたと報告された．

b）腫瘍マーカー

FALD-HCCの診断マーカーにAFPが有用である[7]．Téllez Lらは，Fonton術後の約半分の患者に良性結節を認め，良性結節と診断された中にAFPが7 ng/mLよりも高値であった症例は認めなかったと報告した[8]．Ohuchiらは，Fonton術後の患者においてAFPが10 ng/mL以降であった群は，10 ng/mL未満の群と比較して26倍HCCの発症率を認めたこと，またHCCを発症しなかった群の平均AFP値は2.9 ng/mLと低値であったことを報告した[9]．PIVKA-IIについては，ワーファリン®使用時では変性ビタミンKが増加するために疑陽性になるので注意する必要がある．

7）門脈圧亢進症

門脈圧亢進症による臨床症状は，静脈瘤・腹水・脾腫・血小板減少症などであり，Fontan術後の生命予後に関連する合併症であるが，Fontan術後の門脈圧の評価法は確立されていない．肝静脈圧勾配（hepatic venous pressure gradient：HVPG）は，門脈と下大静脈間の圧格差であり，10 mmHg以上を門脈圧亢進症と診断されるが，FALDではHVPGは正常値（1〜5 mmHg）である．HVPGはFALDにおける肝線維化進展度とは相関がなく，予後とも関連がない．中心静脈圧（CVP）は肝線維化進展度との相関を認める．

4 治療・予後

1）予防・治療

FALDの予防・治療は確立していない．Inuzukaらは病態の根本である中心静脈圧を下げることが長期的なFALD予後改善につながるか今後の検討課題であると指摘している[1]．Sakamoriらは日本においてワルファリン使用がFALD-HCC発症予防に寄与することを報告した[2]．マウスモデルにおいても，類洞内血栓が肝線維化進展に寄与することが明らかになっており，理解しやすい．アスピリンに関するFALD-HCC予防効果を検討した報告はまだない．他のウイルス性肝疾患の併存は予後不良因子であるので，B型・C型肝炎ウイルスの感染スクリーニングは必ず行う．ま

た，A型・B型肝炎ウイルスはワクチン接種が推奨される．根本的治療である心臓肝臓同時移植は日本での経験はない．

2）予後

Fonton術後の患者では様々な合併症が生じるため，FALDがFonton術後患者の予後に与える影響は現在議論の余地がある．しかし，肝硬変の症状を呈したFALDの患者は予後不良である．サルコペニア，低栄養についても定期的にチェックし，早期介入が重要である．

3）スクリーニングと経過観察

小児科，循環器内科，消化器科がFALDを認識，密接に連携し，早期にFALDと診断することが重要である．特にFontan術後10年以降では，血液検査と画像検査を組み合わせた定期検査によるHCCの早期発見が予後改善に必須である．また循環不全のある患者ではもっと早期からのスクリーニングが求められる．図1に準じたfollow-upが現在のところ推奨される．

文献

1) Inuzuka R et al：Predictors of liver cirrhosis and hepatocellular carcinoma among perioperative survivors of the Fontan operation. Heart 2023：**109**：276-282
2) Sakamori R et al：The absence of warfarin treatment and situs inversus are associated with the occurrence of hepatocellular carcinoma after Fontan surgery. J Gastroenterol 2022：**57**：111-119
3) Emamulle J et al：Non-invasive biomarkers of Fontan-associated liver disease. JHEP Reports 2021：**3**（6）：100362
4) Silva-Sepulveda JA, et al. Evaluation of Fontan liver disease：correlation of transjugular liver biopsy with magnetic resonance and hemodynamics. Congenit Heart Dis 2019：**14**：600-608
5) Hilscher MB et al：Fontan-associated liver diseases. Hepatology 2022：**75**：1300-1321
6) Téllez L, et al. EASL-ERN position paper on liver involvement in patients with Fontan-type circulation. J Hepatol 2023：**79**：1270-1301
7) Rodriguez ND et al：Hepatocellular carcinoma after Fontan surgery：a systematic review. Hep Res 2021：**51**：116-134
8) Téllez L et al：VALDIG an EASL consortium. Prevalence, features and predictive factors of liver nodules in Fontan surgery patients：the VALDIG Fonliver prospective cohort. J Hepatol 2020：**72**：702-710
9) Ohuchi H et al：Incidence, predictors, and mortality in patients with liver cancer after fontan operation. J Am Heart Assoc 2021：**10**：e016617

Ⅱ章　肝疾患／E. 疾患

29 代謝性肝疾患（糖原病, 肝アミロイドーシス, ヘモクロマトーシス）

1 糖原病

到達目標
● 肝型糖原病の種類と特徴を理解できる.

本症はグリコーゲン代謝酵素の先天異常により, 組織にグリコーゲン（糖原）が蓄積する. 12種以上の病型と亜型が知られている[1]. グリコーゲンは肝, 骨格筋に多いが, 心筋, 平滑筋, 腎, 脳, 赤血球などにも存在する. 頻度は20,000～43,000人に1人といわれ[2], 蓄積部位により肝型, 筋型, 全身型に大別される. 肝型糖原病にはⅠ型（von Gierke病）, Ⅲ型（Cori病）, Ⅳ型（Andersen病）, Ⅸ型（phosphorylase kinase欠損症）などがある. 肝型糖原病は肝腫大と肝機能異常を示す.

1 Ⅰ型

約10万人に1人の常染色体劣性遺伝型であり, 染色体17q21に責任遺伝子があるglucose-6-phosphatase（G6P）欠損のⅠa型と11q23に責任遺伝子があるG6P transporter異常症であるⅠb型がある. 解糖（グリコーゲンの分解）および糖新生の異常があり, 空腹時の低血糖, 著明な肝腫大, 肝機能異常, 高尿酸血症, 成長障害, 腎腫大をきたす[1]. Ⅰb型は好中球減少による易感染性がみられる. 低血糖の予防が重要であり, 糖原病用治療乳やコーンスターチなどの食事療法が行われる. Ⅰb型ではG-CSFが用いられる[1]. 10歳以降では肝腺腫の合併があり, 悪性化例もある. 低血糖による発達異常などの合併症の予防は困難であり, 肝移植も行われている.

2 Ⅲ型

グリコーゲンの分岐部分を分解するdebranching酵素欠損により異常構造のグリコーゲンが蓄積する. 常染色体劣性型である. Ⅰ型と類似するが, 糖新生系は正常なのでⅠ型より軽症である. 思春期以降に肝腫大や肝機能が改善する例が多い. 心筋合併症がなければ予後はよいが, 肝硬変例の報告もある[1].

3 Ⅳ型

グリコーゲン合成分岐酵素欠損によりアミロペクチン類似の異常グリコーゲンが蓄積し, 進行性の肝硬変, 肝不全を呈する. 予後は極めて不良であり, 多くは5歳までに死亡する. 非進行例（肝硬変にならない）軽症例も報告されている[3]. 重症例では肝移植の報告もある[1].

4 Ⅸ型

a～fまでの亜型が知られている. 遺伝形式もX染色体劣性, 常染色体性劣性型などがある. 肝障害, 成長障害, 心筋症などにより予後は異なる.

文献
1) Kelly DA：Glycogen storage disease. Sherlock's Diseases of the Liver and Biliary System, 12th Ed, Dooley JS et al (eds), Wiley-Blackwell, p589, 2011
2) Ozen H：Glycogen strage disease：new perspectives. World Gastroenterol 2007；**13**：2541-2553
3) Greene HL et al.：A new variant of type Ⅳ glycogenesis：Deficiency of branching activity without apparent progressive liver disease. Hepatology 1988；**8**：302-305

29 代謝性肝疾患（糖原病，肝アミロイドーシス，ヘモクロマトーシス）

2 肝アミロイドーシス

到達目標
- 肝アミロイドーシスの病態を理解できる.

　本症は線維構造を有するアミロイド蛋白が凝集し各臓器に沈着する. 全身型と限局型に大別される. 全身型はさらに免疫細胞性，反応性 AA (amyloid-A protein)，家族性などに分けられる. 肝アミロイドーシスとして AL 型 (monoclonal immunoglobulin light chain) アミロイドが主に肝臓に沈着する AL アミロイドーシスと異型 transthyretin (TTR) が肝臓に蓄積する家族性アミロイドポリニューロパチー (FAP) に分けられる[1]. 両者ともまれな疾患である[2].

1 病態

　発症病態は不明であるが，アミロイドの前駆体蛋白が産生され，蛋白分解やプロセッシングを受け，重合や凝集してアミロイドとなる. 臨床症状はアミロイドが沈着する臓器により多彩である. 肝アミロイドーシスとしては肝腫大とアルカリホスファターゼ（ALP）の上昇がみられる[1,3]. 肝門部の胆管周囲に沈着すると閉塞性黄疸を呈することがある.

2 診断

　診断は AL アミロイドーシスでは 90% の患者では血中または尿中にモノクローナルモノ免疫グロブリン（M 蛋白）が認められる. 画像検査では超音波検査，CT では著明な肝腫大が認められるが，特異的所見はない[1]. 肝組織所見は特徴的でありコンゴレッドあるいはメチルバイオレット染色で橙赤色に染まり[3]，偏光顕微鏡下で緑色の複屈折を呈する. 生検する際に止血困難なことがあり十分に注意する.

3 治療

　治療は骨髄腫の化学療法に準じてメルファランとプレドニゾロンの併用あるいはメルファランとデキサメタゾンの併用が行われる[1,3]. FAP には肝移植が行われ，これにより血清の異型 TTR が著減し，多発性神経症状が改善する[3]. レシピエント肝は異型 TTR を産生する以外は異常がないので，FAP 患者の摘出肝を再利用して肝癌，肝硬変などの重症の肝疾患患者に移植する，いわゆるドミノ肝移植が行われることもある[2].

文献
1) 高橋祥一：肝アミロイドーシス. 日本臨牀　新領域別症候群シリーズ 13，p469，2010
2) 難病情報センターアミロイドーシス　http://www. nanbyou. or.jp/entry/207
3) Hodgson HJF：Amyloidosis. Sherlock's Diseases of the Liver and Biliary System, 12th Ed, Dooley JS et al (eds), Wiley-Blackwell, p623, 2011

Ⅱ章　肝疾患／E. 疾患

29　代謝性肝疾患（糖原病，肝アミロイドーシス，ヘモクロマトーシス）

③　ヘモクロマトーシス

到達目標
● ヘモクロマトーシスの診断と適切な管理ができる．

鉄が実質肝細胞に蓄積し，肝硬変，糖尿病，心筋症などの多臓器障害を惹起する．遺伝性と二次性に分けられ，遺伝性は常染色体性劣性遺伝型であり，責任遺伝子は6番染色体上にあり HFE 遺伝子と命名されているが，HFE 遺伝子以外の遺伝子変異の報告もある[1]．二次性は頻回の輸血が原因となる例が多い（第Ⅱ章-E-33-⑤「血液疾患」参照）．

1　病態

遺伝性ヘモクロマトーシスは消化管の鉄輸送の亢進がある．病態は種々の鉄代謝に関与する遺伝子変異により鉄代謝ホルモンである HEPC（hepcidin）の活性低下が腸管細胞の基底膜側に分布する FPN（ferroportin）の発現を増加させ，循環プールへの鉄吸収の制御機能が欠損する hepcidin-ferroportion 調節系の破綻がみられる[1,2]．肝細胞の鉄沈着によりフリーラジカルであるヒドロキシラジカルが産生され，蛋白，脂質，核酸と反応して細胞障害をきたし，線維化，発癌に関与する[2]．無治療では30〜50歳で発症し，肝機能異常，倦怠感，インポテンス，関節痛がみられる．その後，皮膚色素沈着，関節症，心筋症，糖尿病などが発現する．肝鉄濃度が400 μmol/g（dry weight）以上では肝硬変に進展しており肝癌発症が急増するといわれる[2]．

2　診断

輸血歴がない，肝腫大，皮膚色素沈着，糖尿病があれば本症を疑う．血清鉄上昇（180 μg/dL 以上），トランスフェリン飽和度（血清鉄/総鉄結合能）上昇（しばしば60％以上），血清フェリチン上昇（500 ng/mL 以上）が診断の目安になる．肝組織の鉄沈着は鉄染色で証明される．MRI 検査も有用である．

3　治療

遺伝性ヘモクロマトーシスでは鉄沈着により重症化する前に瀉血療法を定期的に繰り返す．血清フェリチン20〜50 ng/mL，トランスフェリン飽和度30％以下を目安に，週1回の瀉血を1〜2年間行い，維持療法として年2〜4単位（1単位400 mL）の瀉血をして血清フェリチン，トランスフェリン飽和度を正常値に維持する．

文献
1) Adams P：Iron overload states. Sherlock's Diseases of the Liver and Biliary System, 12th Ed, Dooley JS et al (eds), Wiley-Blackwell, p521, 2011
2) 大竹孝明ほか：ヘモクロマトーシス．日本臨牀　新領域別症候群シリーズ13，p451，2010

29. 代謝性肝疾患（糖原病，肝アミロイドーシス，ヘモクロマトーシス）

29 代謝性肝疾患（糖原病，肝アミロイドーシス，ヘモクロマトーシス）

4 Wilson病

到達目標
● Wilson病の診断と管理ができる．

常染色体劣性遺伝型の先天銅代謝異常症であり，肝細胞内における銅排泄障害が基本病態である．肝，脳，角膜，腎などに銅が過剰に沈着し臓器障害を惹起する．約3万人に1人とされ[1]，発症年齢は3〜55歳と幅広く[2,3]，男女差はない[2]．

1 責任遺伝子

責任遺伝子は13番染色体上の*ATP7B*遺伝子であり，これは金属トランスポーターであるp-type ATPaseをコードし，主に肝細胞内に発現され，肝細胞から毛細胆管への銅排泄と活性型セルロプラスミン蛋白の合成過程における銅を供給する[2,3]．

2 病態

食事から摂取された銅は十二指腸や小腸から吸収され門脈から肝臓に運ばれ[1,3]，肝細胞内の銅の一部は血液に流入し，セルロプラスミン結合銅として血中に再出現する[2,3]．肝細胞内の銅はメタルチオネインと結合し貯蔵されるが，その閾値を超えると肝細胞障害が生じる[2]．さらに肝から血中に放出された銅（非セルロプラスミン銅）は大脳基底部，角膜，腎などに蓄積し，多臓器障害を惹起する．

3 診断

3徴は肝硬変，錐体外路症状およびKayser-Fleisher（K-F）角膜輪である．肝障害としては脂肪肝，慢性肝炎，溶血を伴い急速に肝不全が進行する劇症型（急性肝不全型Wilson病）がある[1]．ほかには神経・精神症状，血尿などの腎障害，白内障なども認められる[1]．病型としては発症前型（まだトランスアミナーゼの上昇がみられない乳幼児），トランスアミナーゼの上昇がみられる肝型，神経型などがある．K-F角膜輪があれば本症を強く疑うが[3]，若年齢ではK-F角膜輪が認められないことが多い．血清セルロプラスミン低値，尿中銅排泄増加などが重要であるが，本症の約5%では血清セルロプラスミン値は正常である．肝組織中の銅含有量が200μg/g（wet tissue）以上であれば本症と診断できる．*ATP7B*遺伝子解析も有用な診断法であるが，遺伝子解析でも既知の変異が同定できない例もある[2]．鑑別診断は特発性銅中毒症，脂肪肝炎，自己免疫性肝炎などである[3,4]．

4 治療

治療は銅キレート薬と銅の摂取制限が基本である．銅キレート薬としてD-ペニシラミンは優れた除銅効果があるが，アレルギーなどの副作用の発現率が高く，その際は塩酸トリエンチンが用いられている．また，亜鉛製剤の使用も検討される．これは腸管上皮細胞でのメタルチオネイン誘導により腸管からの銅吸収を阻害する．

急性肝不全型Wilson病には肝移植が行われている．本症の予後は治療開始の年齢，服薬コンプライアンスなどにより異なる．神経症状や精神症常をきたす前の肝型あるいは家族スクリーニングで発見される発症前期から治療を開始すれば予後は良好である．治療は一生続ける必要がある．怠薬により急速に病態が進行する場合がある[2]．

文献
1) Roberts EA：Wilson disease. Sherlock's Diseases of the Liver and Biliary System, 12th Ed, Dooley JS et al (eds), Wiley-Blackwell, p534, 2011
2) 清水教一：銅代射異常—Wilson病．日本臨牀　新領域別症候群シリーズ 13，p490，2010
3) Roberts EA：Diagnosis and treatment of Wilson disease：an update. Hepatology 2008；**47**：2089-2111
4) 藤澤知雄（編著）：特発性銅中毒症．小児臨床肝臓学，p136-144，2017

Ⅱ章　肝疾患／E. 疾患

29 代謝性肝疾患（糖原病，肝アミロイドーシス，ヘモクロマトーシス）

⑤ 肝性ポルフィリン症

到達目標
●肝性ポルフィリン症の診断と管理ができる．

　本症はヘム合成過程の代謝異常症であり，ヘムは2価鉄とプロトポルフィリンⅨからなり，ヘモグロビン，ミオグロビンなどのヘム蛋白の補欠分子族として生体に不可欠である．ヘムの生合成は主に肝細胞と骨髄赤芽球で行われる．骨髄でヘムはヘモグロビンを合成し，肝ではヘムはcytochrome 450の補因子なる[1]．本症は障害酵素により8つに分類され，常染色体優性ないし劣性遺伝型をとる．肝型ポルフィリン症には急性間欠性ポルフィリン症，ALAD欠損型ポルフィリン症，異型ポルフィリン症，遺伝性コプロポルフィリン症，晩発性皮膚ポルフィリン血症がある[2]．本症の頻度は10万人に5人であり白人に多い[1,2]．

1 病態

　初発症状は嘔吐，腹痛，便秘などの腹部症状，痙攣，四肢麻痺などの中枢神経症状，高血圧，頻尿などがみられ，多くは発作性に出現し数日持続する[1]．肝性ポルフィリン症は薬物代謝酵素であるチトクロームP450の誘導により増悪するのでバルビタール，サルファ薬，経口避妊薬，アルコールなどは注意する．

2 診断

　診断は家族歴があれば容易であるが，多彩な臨床症状から本症を疑い，赤血球，尿，糞便中からポルフィリン代謝産物や，その前駆物質の検出，酵素活性測定などにより診断する．

1) 急性間欠性ポルフィリン症

　ヘム合成経路酵素のポルホビリノゲン脱アミノ酵素（PBGD）の遺伝子異常による．常染色体優性遺伝型で20～40歳の女性に多く，10万人に1人の頻度である[2]．アルコール，薬物，妊娠などが誘因となる．発作時にはポルフィリン尿と呼ばれるブドウ酒色の尿を認める．尿中のALA（aminolaevulinic acid）が上昇する．肝表面には暗紫青色の斑紋がみえる[2]．特異的治療はなく対症療法を行う．発作時にはブドウ糖の点滴，ヘマチン投与などを行う．発作を回避することが重要である．

2) 晩発性皮膚ポルフィリン症

　ヘム合成経路酵素のウロポルフィリノゲン脱水素酵素低下による疾患で，最も頻度が高い[2]．先天性と後天性があるが，先天性は常染色体優性遺伝型であり，発症年齢は低く，女性に多い[2]．後天性は40～50歳代の男性が多く，やはりアルコール，薬物が誘因となる．肝機能異常と露出部の日光過敏による慢性皮膚炎が特徴的である．患者の多くでは肝組織の鉄過剰もみられ，血清鉄を減少させポルフィリン代謝を正常化させるため瀉血療法が行われる．

文献

1) Hodgson HJF：Porphyrias. Sherlock's Diseases of the Liver and Biliary System, 12th Ed, Dooley JS et al (eds), Wiley-Blackwell, p626, 2011
2) 穂苅厚史：ポルフィリン症．日本臨牀　新領域別症候群シリーズ13，p456，2010

29. 代謝性肝疾患（糖原病，肝アミロイドーシス，ヘモクロマトーシス）

29 代謝性肝疾患（糖原病，肝アミロイドーシス，ヘモクロマトーシス）

❻ 尿素サイクル（代謝）異常症

到達目標
●尿素サイクル異常症の病態を理解し適切な管理ができる．

　体内で過剰に産生されたアンモニアを尿素へ転換するのが尿素サイクルである．関与する酵素はN-アセチルグルタミン酸合成酵素（N-acetylglutamate synthetase：NAGS），カルバミルリン酸合成酵素（carbamoyl phosphate synthetase：CPS）-I，オルニチントランスカルバミラーゼ（ornithine transcarbamylase：OTC）などがあり，それぞれの酵素欠損症がある．NAGS，CPS-I，OTCはミトコンドリア内にあり，その他は細胞質にある．最も頻度の高いのはOTC欠損症であり，約8万人に1人とされ，尿素サイクル異常症すべてを合計すると，約5万人に1人といわれる[1]．OTC欠損症のみX染色体劣性遺伝型であり，他は常染色体劣性遺伝型である[1,2]．

　高アンモニア血症による中枢神経症状が基本であり，残存酵素活性の差により軽症〜重症型となる．発症時期により新生児型と遅発型に分けられる．後者は乳児期から成人に発症し，過剰蛋白摂取，感染，飢餓，出産などが誘因になる．

1 OTC欠損症

　男児は重症例が多く，新生児発症の大部分は男児である．新生児発症例は哺乳の開始後数日以内に哺乳不良，傾眠，痙攣，昏睡がみられる[1]．女児の多くは新生児期以降に発症する遅発型である．血中アミノ酸分析はグルタミンとグルタミン酸の高値とシトルリンとアルギニンの低値，尿中オロット酸の増加がある[1,2]．肝臓内のOTC活性，遺伝子検索から確定診断される．急性期の治療は糖質を補充し，蛋白の異化亢進を防ぐ．血液濾過透析などの血液浄化療法が行われる．維持療法として低蛋白，高カロリー食事療法とアルギニンの補充が基本である．アンモニア排泄能の高いフェニール酪酸ナトリウム製剤がわが国でも承認されている．内科的治療でもコントロール不能の場合は肝移植が行われるが移植成績は良好である．

2 CPS-I欠損症

　OTCとほぼ同様の症状を示すが，血中アミノ酸分析ではグルタミン高値がみられ，尿中オロト酸の排泄増加はない．診断には肝臓中のCPS-I活性や遺伝子解析が行われる．治療はOTC欠損症に準ずる．肝移植も行われて良好な成績が得られる．

文献
1) 大浦敏博：小児科学，第3版，医学書院，東京，p462，2008
2) 三渕浩ほか；病態生理．小児内科 2009；**41**（増）：358

● *415* ●

Ⅱ章　肝疾患／E. 疾患

29　代謝性肝疾患（糖原病，肝アミロイドーシス，ヘモクロマトーシス）

7　脂質蓄積症（ライソゾーム病を含む）

到達目標
● 脂質蓄積症の病態を理解できる.

　本症は脂質の先天性脂質代謝異常症であり，異常脂質が組織に蓄積する結果，成長障害，中枢神経障害，肝腫大など多彩な症状を呈する．代表的なものはGaucher病とNieman-Pick病である.

1　Gaucher病

　リソゾーム酵素であるグルコセレブロシダーゼ（GBA）をコードするGBA遺伝子異常に基づく先天性酵素活性の低下により糖脂質であるグルコセレブロシッドが肝，脾，骨髄などのマクロファージに蓄積する．神経症状の有無と重症度により3型に分けられる．頻度は約5万人に1人とされている．GBA遺伝子は200種類以上の遺伝子異常が同定されている[1].

　肝脾腫は共通に認められる．骨症状（病的骨折，特に大腿骨頭壊死など），貧血，血小板減少，酸性ホスファターゼ値の上昇，アンジオテンシン変換酵素値の上昇，骨髄中のGaucher細胞，などがみられる．Ⅰ型（慢性非神経型）は神経症状を伴わない病型であり，Ⅱ型（急性神経型）は乳児期に発症し発達遅延，痙攣，項部後屈などがみられ，多くは2歳までに死亡する．Ⅲ型（亜急性神経型）は神経症状を伴うが，Ⅱ型より進行は緩徐である．治療は酵素補充療法，骨髄移植が行われる.

2　Niemann-Pick病

　かつてNiemann-Pick病A型，B型と呼ばれていた酸性スフィンゴミエリナーゼ欠損症（ASMD）は，リソゾーム酵素である酸性スフィンゴミエリナーゼ（acid sphingomyelinase：ASM）の異常によるライソゾーム病の一種である[3]．コレステロール輸送障害によるC型ではASM活性は正常である．ASMDは常染色体劣性遺伝型でスフィンゴミエリンとコレステロールが組織に蓄積し，両者は遺伝子の変異部位では区別できず，残存酵素活性により区別されていた型はなくなった．C型も常染色体劣性遺伝型であり遊離型コレステロール，スフィンゴミエリン，糖脂質が組織に蓄積する.

　かつてA型といわれた残存酵素が低いASMDはスフィンゴミエリンの蓄積は胎児からみられ，胎児水腫，流産の原因になることがある．多くは新生児期から肝腫大，哺乳障害，成長障害がみられ，月齢とともに肝脾腫は著明となり，腹部膨満，肝機能異常がみられる．生後2〜4ヵ月頃から発達遅延・退行が顕著になる．網膜のcherry red spotは約半数の症例でみられ[2]，骨髄では泡沫細胞を認める．多くは3歳以内に死亡する．かつてのB型は中枢神経症状を認めず肝脾腫で発症する．中性脂肪，LDLコレステロールの高値，HDLコレステロール低値がみられる[2]．確定診断は酵素活性や遺伝子診断による．しかし，酵素補充療法が可能となり，その予後は改善している．C型は多様性があり，乳幼児に肝脾腫がみられ，胆汁うっ滞を呈する例が報告されている．2歳過ぎると精神遅滞，神経症状が進行する．学童期や成人で発症する例もある．診断は培養線維芽細胞の遊離型コレステロールエステル化障害の証明や遺伝子診断が行われる．ガングリシド合成系の酵素を阻害するMilgustatが治療薬として承認されている.

文献

1) 井田博幸：Gaucher病．小児科学，第3版，医学書院，東京，p.500，2008
2) 戸川雅美ほか：Niemann-Pick病．日本臨牀　新領域別症候群シリーズ13，p.501，2010
3) Schuchman EH, Desnick RJ：Types A and B Niemann-Pick disease. Mol Genet Metab 2017；120：27-33

29. 代謝性肝疾患（糖原病，肝アミロイドーシス，ヘモクロマトーシス）

29 代謝性肝疾患（糖原病，肝アミロイドーシス，ヘモクロマトーシス）

8 シトリン欠損による新生児肝内胆汁うっ滞（NICCD）

到達目標
- シトリン欠損による新生児肝内胆汁うっ滞（neonatal intrahepatic cholestasis caused by citrin deficiency：NICCD）と成人期発症シトルリン血Ⅱ型の関係を理解できる．

　成人期発症シトルリン血症Ⅱ型（CTLN2）は高アンモニア血症を背景とする脳症で発症する．この疾患は *SLC25A13* 遺伝子異常がみられ，この遺伝子がコードする蛋白をシトリンと命名された[1]．シトリンは主に肝，腎，小腸に発現するアスパラギン酸・グルタミン酸輸送体（aspartate-gultamate carrier：AGC）であり，ミトコンドリア内膜に局在する膜貫通輸送体のひとつである[1]．この機能異常により新生児〜乳児期に胆汁うっ滞を呈する例が報告され[2]，NICCDと呼ばれる．これは1歳過ぎると見かけ上は健康な代償期に入る[1,2]．

1 機序・疫学

　NICCDの胆汁うっ滞の機序は解明されていないが，シトリン欠乏により肝細胞内で発生するNADHのミトコンドリア内への輸送が障害されエネルギー産生が低下し，ATP依存性胆汁酸排泄機構に影響を与える結果と考えられている[2]．

　NICCDの頻度に関しては *SLC25A13* の変異ホモ接合体は1/19,000と推測され，まれな疾患ではないことが推察されるが，この遺伝子異常があっても必ずしもNICCDを発症しない例もあり，発症機序は不明である．

2 病態

　患児の多くは低出生体重児であり，遷延性黄疸，体重増加不良などがみられ，肝組織では脂肪変性，巨細胞性肝炎，胆汁うっ滞がみられる．胆汁うっ滞は生後6ヵ月頃から改善する例が多い．1歳を過ぎると，甘いもの，炭水化物を嫌う食癖が目立ち，幼児期になると大豆，ピーナッツ，卵，チーズ，牛乳，魚肉類を好む．これはアスパラギン酸が不足するので，その含有量の多い食品を好むという合目的な食癖と考えられている．

3 診断

　診断は低出生体重，肝機能異常，新生児マススクリーニング異常（ガラクトース，メチオニン，フェニルアラニン），胆汁うっ滞，血清アミノ酸分析（シトルリン高値），遺伝子診断などで行われる．年長児では特異的な食癖が診断の端緒となる場合もある．

4 経過・治療

　NICCDの多くは生後3〜6ヵ月以内に黄疸は消失し，アミノ酸異常も改善し，1歳前には肝機能も改善することが多いが1歳前に肝不全が進行し，肝移植が行われた例もある．

　シトリン欠損では糖毒性（NADH過剰）が病態であり，低炭水化物，高い脂質，高蛋白食の栄養管理が重要である．また乳児期にはMCTミルクが用いられる．見かけ上正常の時期（適応・代償期）を経て何らかの機序，たとえば感染，糖質過剰摂取，アルコール多飲などによりCTLN2を発症すると考えられる．特に高アンモニア血症による脳浮腫に対してグリセオールなどの投与は細胞質NADHを上昇させ，逆効果となるので禁忌である．

文献

1) Kobayashi K et al：The gene mutated in adult-onset typeⅡ citrullinaemia encodes a putative mitochondrial carrier protein. Nat Genet 1999：**22**：159-163
2) 田澤雄作：新生児胆汁うっ滞—新生児肝炎およびシトリン欠損による新生児肝内胆汁うっ滞．小児科学，第3版，医学書院，東京，p1239，2008

Ⅱ章　肝疾患／E. 疾患

30 放射線肝炎

到達目標
● 放射線肝炎の病態と肝臓に対する放射線治療の耐容線量の考え方を理解する.

1 放射線肝炎 (radiation hepatitis) の病因・病態

放射線肝炎とは放射線による小肝静脈の線維性閉塞を特徴とする放射線肝障害で，うっ血と肝細胞の減少が生じ放射線治療開始後3ヵ月以内に認められる[1]．これらの変化は，広範囲に生じると肝不全に至るが，部分的であればやがて萎縮瘢痕を残すのみとなり肝不全は免れられることが明らかになってきており肝癌への高精度放射線治療実施の端緒となっている．なお，近年では放射線肝炎のかわりに放射線肝障害［radiation-induced liver disease（RILD）］という語が国際的に広く用いられており，放射線肝炎と放射線肝障害（RILD）は同義と考えて差し支えない．

放射線肝炎の典型的な経過は，照射終了2〜6週後に肝腫大，非悪性の腹水を認め，非黄疸性の血清ALPの上昇を特徴とする．発症のリスク因子としては，高い平均照射線量，原発性肝細胞癌，弾性，肝動注化学療法などが報告されている[2]．近年では部分肝照射の場合は，肝機能異常は軽微かつ一過性で済むことが解明されるにつれて放射線治療の肝耐用線量に関する考え方が大きく変化し，またCTベースの放射線治療計画立案などの浸透により，古典的なRILDはまれになっており，トランスアミナーゼの著しい上昇，黄疸を特徴とする非古典的なRILDの頻度が多くなっている[3]．この非古典的なRILDにより大きな影響を受けるのは，B型もしくはC型慢性肝炎や肝硬変などの慢性肝疾患を背景に持つ症例であるが，非古典的なRILDの発症機序は詳細な検討がされていない[3]．

2 病理組織学的変化

病理組織学的変化は放射線治療後2〜6週間後（急性期）の肝実質では，線維組織の造成により肝小葉レベルで中心静脈および小葉下静脈が閉塞しており，その結果，類洞が高度に拡張し，小葉中心域での肝細胞の萎縮も伴う．亜急性期（7週間〜5ヵ月後）の後半では一部の小葉間静脈がコラーゲン線維の増生により閉塞する．慢性期（6ヵ月以降）では肝細胞の再生がみられるものの小葉構築に異常が認められる．

3 画像所見

単純CTにおいては，放射線照射後の肝実質は周囲肝実質に比べて低吸収を示す．造影CTでは，濃染されることが多く，特に照射後2〜6ヵ月で高線量域に一致した著明な濃染を認めるのが特徴的である．MRIではT1強調像で低信号，T2強調像では高信号を呈する．ガドリニウム造影MRIでは，CTと同様に濃染されることが多い（図1，図2）．

4 肝臓の耐容線量

放射線治療は伝統的に肝臓癌治療における役割は小さかったが，この理由としては，線量の集中性が不十分で広範囲に低線量を投与することになってしまうためであった．しかし，近年は画像診断の進歩と放射線治療法の進歩により線量の集中が可能となり，部分肝照射が効率よく行えるようになり，耐容に対する考え方も変化が生まれている．Ingoldら[4]は，1965年に肝細胞癌の放射線治療成績を最初に報告した際，全肝照射を受けた40例中13例（32.5％）に放射線肝炎（＝RILD）を生じたとしている．この報告での古典的な放射線肝炎の症状は，照射終了2〜6週後に肝腫大，腹水を認め，血清ALPの上昇を特徴とする肝機能異常を伴うもので，重症度は，一時的肝機能異常から致死的肝不全まで様々であった．この全肝照射の耐容線量の低さのために，肝細胞癌の根治的放射線治療が広く実施されるようになったのは部分肝照射の耐容が脚光を浴びるようになった1988年の報告[5]以降である．肝臓は組織自体の耐容線量は低いが，部分的に障害を受けても臓器全体としてその機能が温存されればよいという考えで，部分肝照射なら高線量投与が可能な臓器であるとした[5]．Emamiら[6]は5％の放射線肝炎（＝RILD）のリスクがある線量は3分の1，3分の2，そして肝全体でそれぞれ50 Gy，35 Gyと30 Gy，と報告した．Lawrenceら[7]はLymanのnormal tissue complication probability（NTCP）モデルを用いて5％の放射線肝炎（＝RILD）リスクがある線量を評価し，肝の3分の1照射で75 Gy，肝の3分の2で45 Gy，そして肝全体で35 Gyであった．このモデルによれば，正常肝の照射範囲を適切に限局できた場合，90 Gy以上の

30. 放射線肝炎

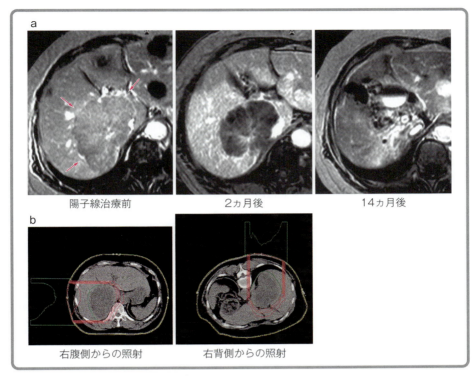

図1 放射線肝炎のMRIでの見え方：1
　長径8 cmの肝細胞癌（矢印）に陽子線治療で81 Gy/27回を照射した後の経過（a）．2ヵ月後には腫瘍は造影されなくなり，肝炎を生じた部位は照射部位（b）に一致して強い造影効果を認める．その後，徐々に腫瘍は縮小し，消失に至る．照射された正常肝も萎縮するが照射野外の肝臓は代償性肥大して肝機能は保たれる．

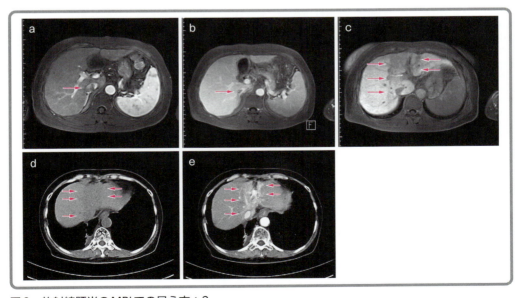

図2 放射線肝炎のMRIでの見え方：2
　下大静脈腫瘍栓を伴う肝細胞癌に放射線治療で60 Gy/30回を照射した時の経過．
　治療前にはガドリニウム造影MRIにて，淡く造影される陰影欠損（矢印）として下大静脈内に充満する腫瘍栓を認める（a）．60 Gyを照射した後1ヵ月後には腫瘍の著明な縮小（矢印）を認め（b），肝炎を生じた部位はT1強調画像にて帯状の低信号域（矢印）として認められ，これは照射部位に一致する．

● 419 ●

線量が照射されても放射線肝炎（＝RILD）は発生しないとされる．Dawson ら[8]も 204 人の患者データから放射線肝炎（＝RILD）の危険度をNTCPモデルを用いて検討した．肝転移に照射した場合，5％の危険度で放射線肝炎（＝RILD）を生じる線量は，肝全体の2/3が照射された場合に 54 Gy，1/3 の場合は 100 Gy 以上と更に高い耐容線量を提唱している．肝硬変を持つ肝細胞癌の場合は耐容が低下するが，それでもそれぞれ 47 Gy，93 Gy と報告している．Liang ら[9]は照射容積が 500 mL 以上の場合は放射線肝炎（＝RILD）のリスクが高いと報告しており，線量からみた場合の照射容積上限は，5 Gy しか照射しない場合は肝臓全体の 86 ％まで照射可能，10 Gy で 68 ％，20 Gy で 49 ％，30 Gy で 28 ％であると報告している．Schefter ら[10]は，正常肝機能の肝転移に対して 36 Gy/3 回の定位放射線治療を施行し，線量が 15 Gy 未満の肝臓容積が 700 mL 以上になるように照射すると放射線肝炎（＝RILD）の発生がなかったと報告している．

以上から，肝臓の耐容線量は照射体積に強く依存し，定位放射線治療，強度変調照射，陽子線治療や炭素線治療などの高精度な最新放射線治療を用いて非癌肝組織の照射体積を減らすことにより安全に高線量投与ができると考えられる（図3）[11,12]．

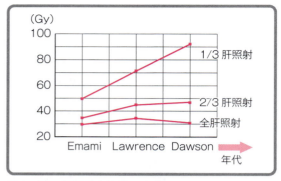

図3　肝の部分耐容線量の変遷
部分肝照射の5％の危険率で放射線肝障害を生じる線量は研究が進むにつれて高いことが判明し，肝硬変を持つ肝細胞癌の場合でも1/3肝照射なら93 Gyに達することが明らかになってきた．

文献

1) Fajardo LF et al：Pathogenesis of veno-occlusive liver diease after radiation. Arch Pathol Lab Med 1980；**104**：584-588
2) Dawson LA et al：Analysis of radiation-induced liver disease using the Lyman NTCP model. Int J Radiat Oncol Bion Phys 2002；**53**：810-821
3) Koay EJ et al：Radiation-Induced Liver Disease and Modern Radiotherapy. Semin Radiat Oncol 2018；**28**：321-331
4) Ingold JA et al：Radiation Hepatitis. Am J Roentgenol Radium Ther Nucl Med 1965；**93**：200-208
5) Withers HR et al：Treatment volume and tissue tolerance. Int J Radiat Oncol Biol Phys 1988；**14**：751-759
6) Emami B et al：Tolerance of normal tissue to therapeutic irradiation. Int J Radiat Oncol Biol Phys 1991；**21**：109-122
7) Lawrence TS et al：The use of 3-D dose volume analysis to predict radiation hepatitis. Int J Radiat Oncol Biol Phys 1992；**23**：781-788
8) Dawson LA et al：Escalated focal liver radiation and concurrent hepatic artery fluorodeoxyuridine for unresectable intrahepatic malignancies. J Clin Oncol 2000；**18**：2210-2218
9) Liang SX et al：Hypofractionated three-dimensional conformal radiation therapy for primary liver carcinoma. Cancer 2005；**103**：2181-2188
10) Schefter TE et al：A Phase I trial of sterotactic body radiation therapy (SBRT) for liver metastases. Int J Radiat Oncol Biol Phys 2005；**62**：1371-1378
11) Chiba T et al：Proton beam therapy for hepatocellular carcinoma：a retrospective review of 162 patients. Clin Cancer Res 2005；**11**：3799-3805
12) Sugahara S et al：Proton beam therapy for large hepatocellular carcinoma. Int J Radiat Oncol Biol Phys 2010；**76**：460-466

31 Reye症候群

到達目標
●Reye症候群について理解し，適切に診断と管理ができる．

1 病因・病態・疫学

　Reye症候群は，急性脳症と肝細胞の中心核性微小脂肪滴が沈着するという特徴を示す．全身性のミトコンドリア機能不全がその病態である．

　1963年にオーストラリアの病理学者Reyeらが報告し，Reye症候群と呼ばれるようになった[1]．その後，1974年に米国で400例の報告があり注目された．Reye症候群の発生率はウイルスの流行と関連して増加しており，特にインフルエンザB型および水痘の流行と関連していた．その後の疫学調査では，水痘とインフルエンザでのアセチルサリチル酸の使用とReye症候群の間に高い関連性が示された[2]．ミトコンドリア機能不全の病因としては，サリチル酸系薬剤がミトコンドリアの酸化的リン酸化の阻害や，長鎖脂肪酸のβ酸化阻害，アセチル-CoA生成阻害，クエン酸回路の阻害などを介して，ミトコンドリア損傷に関与すると考えられている[3]．サリチル酸系薬剤のほかにも制吐薬など様々な薬剤の使用，およびウイルス感染などが原因として示唆されている（表1）[4]．Reye症候群のほとんどの症例は4〜12歳にみられ，発症率に性差はない．

　世界各国で，小児のインフルエンザや水痘でのサリチル酸系薬剤投与を禁止する勧告が出されたのち，Reye症候群は激減した．日本でも1982年に厚生労働省（当時の厚生省）がサリチル酸系薬剤の小児への投与の注意喚起を行い，1998年には15歳未満の水痘，インフルエンザ患者に対する投与を禁止する措置が取られた．さらに1999年にはアリール酢酸系のジクロフェナクにも小児ウイルス性疾患患者への投与を原則禁止とする措置が取られた．

2 症候・身体所見

　Reye症候群は，熱性疾患，上気道炎または水痘発症後，5〜7日以内に，突然の頑固な嘔吐，せん妄，闘争的行動および昏迷がみられる．神経症状が，発作，昏睡，および死亡へと急速に進行することもあるが，局所的な神経症状がみられないことが特徴である．肝機能異常を伴う軽症から中等度の肝腫大を認めるが，黄疸はきたさない．臨床症状はNational Institutes of Health（NIH）による5段階分類が用いられて

表1　Reye症候群に関与する因子

ウイルス	薬剤	素因
インフルエンザA，B 水痘 帯状疱疹 パラインフルエンザ 風疹 麻疹 アデノ コクサッキー エコー サイトメガロ Epstein–Barr HIV 肝炎 ロタ	アセチルサリチル酸 フェノチアジン メフェナム酸 ジクロフェナク バルプロ酸 ピバンピシリン テトラサイクリン ジドブジン 抗腫瘍薬	脂肪酸代謝障害 尿素サイクル障害 アセチル-CoA障害 カルニチンサイクル障害
細菌		
マイコプラズマ クラジミア		
微生物毒素		
アフラトキシン		

(Pugliese A et al：Cell Biochem Funct 2008；26：741-746[4]より引用)

II章　肝疾患／E．疾患

表2　Reye症候群のStage分類

	Ⅰ	Ⅱ	Ⅲ	Ⅳ	Ⅴ
意識レベル	傾眠，言語命令がわかる	闘争的，昏迷，言語不明瞭	昏睡	昏睡	昏睡
肢位	正常	正常	除皮質肢位	除脳肢位	弛緩
痛覚刺激への反応	明瞭	明瞭または不明瞭	刺激で除皮質	刺激で除脳	反応なし
対光反射	直ちに反応	鈍い反応	鈍い反応	鈍い反応	反応なし
眼球・脳反射（人形の目）	正常	共同偏視	共同偏視	不定または欠	欠

(J Okla State Med Assoc 1982 ; **75** : 118-123[5])より引用)

表3　Reye症候群の診断基準

1. 急性非炎症性脳症：脳脊髄液細胞数≦8mm，または非炎症性（髄膜または血管周辺の炎症を欠く）の脳浮腫
2. 血清AST：正常の3倍以上の上昇，血清アンモニア：正常の1.5倍以上の上昇
3. 脂肪肝：生検または剖検
4. 除外：神経・肝障害を説明できる要因がない

確定的Reye症候群：1＋2＋3＋4
臨床的Reye症候群：1＋2＋4

(Corey L et al : Pediatrics 1977 ; **60** : 702-708[8])より引用)

いる（**表2**）[5].

表4　臨床的・病理的にReye症候群に類似する疾患

代謝性疾患
- 有機酸尿症
- 酸化的リン酸化異常
- 尿素回路障害（カルバモイルリン酸合成酵素，オルニチントランスアミナーゼ）
- 脂肪酸酸化代謝障害
- アシルCoAデヒドロゲナーゼ欠損症
- 全身性カルニチン欠損症
- 肝臓カルニチンパルミトイルトランスフェラーゼ欠損症
- 3-OH，3-メチルグルタリルCoAリアーゼ欠損症

中枢神経系の感染または中毒（髄膜炎，脳炎，中毒性脳障害）
脳症を伴う出血性ショック
薬物または毒物の摂取（サリチル酸塩，バルプロエート）

CoA : coenzyme A

3 診断・検査

　血液検査では肝臓や筋肉由来の酵素であるAST，ALT，LDH，CPKが上昇し，血漿遊離脂肪酸高値，高アンモニア血症，低血糖，低プロトロンビン血症がみられる．ビリルビン，ALPはほぼ正常範囲内であることが多い．Reye症候群の肉眼的病理学的特徴は，黄色ないし白色の肝臓であり，これはトリグリセリドの高い含有量を反映している．光学顕微鏡での病理学的主所見は，びまん性の小滴性脂肪沈着である[6]．肝小葉の中心静脈周囲（zone 3）では，ほかの部位に比べて，脂肪滴がより小さい．肝細胞の核の細胞辺縁への脂肪による圧排はない．肝臓以外にも，腎臓や心臓にも脂肪沈着がみられる．肝細胞の壊死や胆汁うっ滞，炎症細胞浸潤はないか，みられても軽度である．しばしば凝固異常を呈するため肝生検の適応時期の判断が難しいが，治療方針決定や代謝性肝疾患または中毒性肝障害を除外するために可能な限り肝生検による肝組織診断をすべきである．なお，脳症発症から24時間以内では，肝臓の小滴性脂肪沈着が病理組織学的に確認できないことが多いため，生検の時期は非常に重要である．電子顕微鏡では，肝細胞のミトコンドリアに最も大きな変化がみられる．ミトコンドリアの腫大や多形化，クリスタの減少や消失が特徴である[7]．肝細胞の小滴性脂肪沈着は様々な薬剤や毒物による肝障害でも同様に認められるが，これらの肝障害とReye症候群では，ミトコンドリアにみられる電顕所

見が異なることが診断の助けになる．

　鑑別診断には，髄膜炎，脳炎，糖尿病，薬物性，毒物，腎不全，肝不全，先天的な代謝障害があげられる．著明な肝機能障害を呈し，Reye症候群の診断基準（**表3**）[8]の一部を満たすが，特徴的な組織学的異常を認めないものをReye様症候群（Reye like syndrome）と呼び，背景に様々な先天的な代謝性異常が隠れている可能性が高いため，注意深い鑑別診断が必要である（**表4**）．若年者でウイルス感染症状出現後に突然発症する脳症で，髄膜炎などの炎症所見なく，脳浮腫や頭蓋内圧亢進を示す場合には，Reye症候群を疑う．

4 治療・予後

　経過からReye症候群が疑われる場合には，ICU管理が可能な施設にて全身管理を行う．治療は対症療法が中心となるが，適切な治療を早期に行うことで良好な予後が期待できる．一般的に，グリコーゲンが枯渇するので，まずブドウ糖液（10〜15％）の静脈内投与を行う．脳浮腫による頭蓋内圧上昇は主要な致死因子であるので，その管理も必要になる[9]．脳圧軽減のためにマンニトールや副腎皮質ステロイドが使用される．グリセロールは肝で代謝され，脂肪代謝に影響を及ぼすため禁忌である．凝固異常に対しては新鮮凍結

血漿やビタミンKが投与される．高アンモニア血症に対してはラクツロースが使用されるが，血漿交換が必要になることもある．ジクロフェナクやメフェナム酸などの非ステロイド系の抗炎症薬は病状を悪化させる可能性があるため禁忌である．

　小児のReye症候群では死亡率は約21％であり，生存例でも重篤な神経系の後遺症が約30％にみられる．2歳以下の小児では重篤な後遺症が残りやすい．予後に関連する因子としては，昏睡の程度，アンモニア値，病理学的所見などがあげられる[10]．

　近年，遺伝子診断や酵素活性測定の進歩により，様々な代謝性肝疾患がReye症候群を呈していることが判明した．真のReye症候群の発生頻度は激減している．

文献

1) Reye RD et al：Encephalopathy and fatty degeneration of the viscera：a disease entity in childhood. Lancet 1963；**2**（7311）：749-752
2) Pinsky PF et al：Reye's syndrome and aspirin：evidence for a dose-response effect. JAMA 1988；**260**：657-661
3) Snodgrass PJ, DeLong GR：Urea-cycle enzyme deficiencies and increased nitrogen load producing hyperammonemia in Reye's syndrome. N Engl J Med 1976；**294**：855-860
4) Pugliese A et al：Reye's and Reye's-like syndromes. Cell Biochem Funct 2008；**26**：741-746
5) National Institutes of Health Consensus development Conference Statement：The diagnosis and treatment of Reye's syndrome March 2-4, 1981. J Okla State Med Assoc 1982；**75**：118-123
6) Bove KE et al：The hepatic lesion in Reye's syndrome. Gastroenterology 1975；**69**：685-697
7) Partin JC et al：Mitochondrial ultrastructure in Reye's syndrome（encephalopathy and fatty degeneration of the viscera）. N Engl J Med 1971；**285**：1339-1343
8) Corey L et al：Diagnostic criteria for influenza B-associated Reye's syndrome：clinical vs. pathologic criteria. Pediatrics 1977；**60**：702-708
9) Dezateux CA et al：Recognition and early management of Reye's syndrome. Arch Dis Child 1986；**61**：647-651
10) Belay ED et al：Reye's syndrome in the United States from 1981 through 1997. N Engl J Med 1999；**340**：1377-1382

Ⅱ章　肝疾患／E. 疾患

32 肝内結石症

到達目標
● 肝内結石の成因と病態背景を理解する.
● 肝内結石の症候と診断手法ならびに治療と予後を説明できる.

1 病因・病態・疫学

　胆石症は存在部位により, 胆嚢結石, 総胆管結石, 肝内結石に分類される. 胆石はその主成分からコレステロール結石, 色素結石に分類される. 肝内結石の多くは色素結石であり, ビリルビンを主成分とするビリルビンカルシウム石である. ビリルビンカルシウム石は, 胆汁中の抱合型ビリルビンが胆道内感染で細菌性β–グルクロニダーゼにより非抱合型となり, これに胆汁中のイオン化カルシウムが結合し難溶性のビリルビンカルシウムが析出することが成因となる.

　肝内結石は結石が存在する胆管部位によって肝内型(Ⅰ型), 肝内外型(IE型), 肝葉・区域によって左葉(L型)・右葉(R型)・両葉(LR型)などに分類される(表1). 全胆石に占める肝内結石の割合は, 1998年の全国調査では1.7%であったのに対して, 2006年には0.6%と減少傾向にあったが, 2011年の調査では1.8%

と増加に転じている. 加えて高齢化の傾向を認めた(表2). 病型ではⅠ型が半数以上を占める(60.2%). 結石存在葉としては, L型32.8%, LR型18.7%, R型34.1%(2011年集計)である[1].

2 症候・身体所見

　1989〜1992年の厚生省特定疾患肝内結石症調査研究班による全国調査では, ①腹痛(右季肋部痛, 心窩部痛)66.4%, ②発熱31.4%, ③黄疸8.6%(その他の消化器症状1.7%, 不定愁訴4.8%), 一方, ④無症状は16.1%である. 無症状肝内結石は長期経過中に10%が有症状化する. IE型に黄疸, 腹痛, 発熱が多く, Ⅰ型では症状発現頻度は低い[2].

表1　肝内結石症の病型分類(肝内結石症の病型分類・画像診断指針2008)

(1) 結石の存在する肝内胆管・肝外胆管による分類 ○肝内型：肝内胆管のみに結石が存在しているものをいう(I). ○肝内外型：肝内および肝外胆管に結石が存在しているものをいう(IE). ○肝内肝外型：肝内胆管により多く存在するものをいう(IE). ○肝外肝内型：肝外胆管により多く存在するものをいう(IE).
(2) 結石の存在する肝葉・区域による分類 ○左型：左肝内胆管系のみに結石があるものをいう(L). ○右型：右肝内胆管系のみに結石があるものをいう(R). ○両葉型：左・右肝内胆管系に結石があるものをいう(LR). ○尾状葉形：尾状葉胆管系のみに結石があるものをいう(C). ○区域による結石存在部位の記載：肝内亜区域の区分に従って結石存在部位を記載する.
(3) 胆嚢結石についての付記 ○胆嚢結石あり：Gc, Gb, Go, G(x)と記載する. 　▶Gc：コレステロール石 　▶Gb：ビリルビンカルシウム石 　▶Go：その他の結石, 結石の種類を記載する. 　▶G(x)：不明な結石, ただし画像から推定できる場合は不明とせず種類を記載し(画像所見)と記載する. ○胆摘後：GB(−)と記載する. 　▶既往手術時の胆嚢結石：Gc, Gb, Go, G(x)と組み合わせ, GB(−)Gcのように記載する.
(4) 胆管狭窄, 胆管拡張, 肝萎縮についての付記 ○胆管狭窄の有無とその部位によるもの：肝内亜区域胆管の区分に従って狭窄存在部位を記載する. ○胆管拡張の有無とその部位によるもの：肝内亜区域胆管の区分に従って拡張存在部位を記載する. ○肝萎縮の有無による分類：臨床上明らかに肝萎縮を認める区域を記載する.

(厚生労働省「難治性の肝・胆道疾患に関する調査研究」班(編)：肝内結石症の診療ガイド, 文光堂, 東京, 2011[2]より引用)

表2 肝内結石の特徴の変遷

調査回数	調査年度	施設数	症例数	平均年齢	男女比	全胆石症に占める肝内結石の割合 (%)
1	1975-1984	380	4191	55	1：1.2	3.0
2	1985-1988	286	1813	58	1：1.16	2.3
3	1989-1992	1437	1841	59	1：1.3	2.2
4	1993-95	224	467	60	1：1.2	1.7
5	1998	1518	473	63	1：1.16	1.7
6	2006	319	336	63	1：0.95	0.6
7	2011	94	299	64	1：0.91	1.8

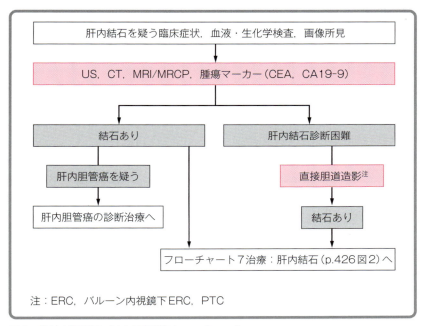

図1 肝内結石症に対する診断フローチャート
(日本消化器病学会(編)：胆石症診療ガイドライン2021(改訂第3版), 南江堂, p.xix, フローチャート4, 2021[3])より許諾を得て転載)

3 診断・検査

1) 診断

各種画像検査により胆石の診断自体は比較的容易であるが，感度・特異度・侵襲性などの検査特性を理解し，効率よく診断することが望まれる．肝内結石症では，胆石の存在診断・質的診断に加えて，胆道感染症や肝内胆管癌などの合併症の評価が治療方針を決めるうえで重要である．特に緊急処置を要する合併症の併発を念頭に置き，検査を行うことが肝要である．

2) 検査

a) 血液生化学検査

一般に，白血球数増加，CRP上昇，肝(AST, ALT)・胆道系酵素(ALP, γ-GTP)の上昇，高ビリルビン血症(特に直接ビリルビン優位)が高頻度に認められる．約20％に高アミラーゼ血症，胆管癌を合併すると，CEA，CA19-9などの腫瘍マーカー高値を伴うことがある．

b) 画像検査法

種々の画像検査法により肝内胆管に胆石の存在を確認することが重要である(図1)[3]．その手法は多彩であるが，主として一般の医療機関では拾い上げ診断のために一次検査法として，①腹部超音波検査(US)，

Ⅱ章 肝疾患／E. 疾患

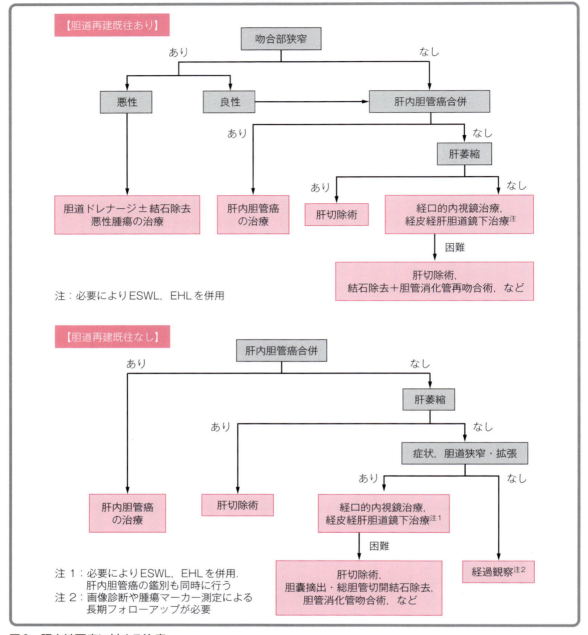

図2 肝内結石症に対する治療
(日本消化器病学会(編):胆石症診療ガイドライン2021(改訂第3版),南江堂,p.xxii,フローチャート7,2021[3])より許諾を得て転載)

②MRにおけるT2強調画像を活用するMRC,③CTを行う.存在診断に引き続いて,主として地域中核病院で行うべき二次検査法として,④超音波ドプラ法,⑤造影MRI,⑥DIC-CTなどを行い肝内結石の部位診断,治療の要否,癌合併の有無を診断する.そのうえで,基幹病院では治療を前提とする侵襲的な3次検査法として,⑦ERC,⑧PTC,⑨IDUSなどを行う[2].

4 治療・予後

1) 治療法とその選択

日本消化器病学会による「胆石症診療ガイドライン2021(改訂第3版)」(2021年)の肝内結石症治療のフローチャート(図2)によれば,胆管手術の既往,肝萎縮(あるいは胆管癌合併)や胆管狭窄の有無により治

療法を選択する[3]．そして症状の有無により治療介入と経過観察に対応が分かれるが，いずれの治療も高度な技能が要求される．2011年の厚生労働省特定疾患肝内結石症調査研究班による全国調査の集計では肝内結石299例に行われた積極的治療の内訳として，肝切除などの外科手術単独は28.9％，非手術的治療単独は66.7％，外科手術と非手術的治療の両方は4.4％であり，非手術的治療が著しく増加している[1]．

肝内結石を除去する内視鏡的治療は，経皮経肝的胆道鏡下結石除去術（PTCSL）と経乳頭的内視鏡治療（ERC），経十二指腸乳頭的胆道鏡下結石除去術（POCSL）に大別される．内視鏡的治療は外科的治療に比較して，低侵襲であるうえに結石再発時に再治療が可能であるとともに，治療時に正確に胆管狭窄や胆管癌の診断が行える．近年はERC関連手技の発達によりERCによる治療の増加が目覚ましく，最も多く行われている治療モダリティである[1]．薬物療法［スタチン，フィブラート，ウルソデオキシコール酸（UDCA），茵蔯蒿湯，システイン］や体外衝撃波結石破砕療法（ESWL）を組み合わせることで治療効果が高まる．一方，外科的治療には，肝切除術や総胆管切開・結石除去術，胆管消化管吻合などがある．そのなかでは肝切除術が最も多く，43例（14.4％）を占める．その利点は結石とともに病変肝の病的胆管や胆管癌を一塊として除去するため結石再発が少ないことである．

2) 予後

肝内結石の長期予後は肝内胆管癌の合併，胆道感染症（胆管炎，肝膿瘍），胆汁性肝硬変に伴う肝不全により規定される．2011年の厚生労働省特定疾患肝内結石症調査研究班による全国調査の集計では，内視鏡的治療は結石再発や遺残結石が外科手術に比べ多いことがわかった[1]．一方，結石除去後のUDCA投与により発癌リスクは低下することが報告されている[1]．

文献

1) Hepatolithiasis：a Japanese nationwide surveys over a period of 40 years. J Hepatobiliary Pancreat Sci 2014；**21**：617-622
2) 厚生労働省「難治性の肝・胆道疾患に関する調査研究」班（編）：肝内結石症の診療ガイド，文光堂，東京，2011
3) 日本消化器病学会（編）：胆石症診療ガイドライン2021（改訂第3版），南江堂，東京，2021

Ⅱ章　肝疾患／E. 疾患

33 全身疾患と肝

1 甲状腺疾患

到達目標
●甲状腺機能異常では，肝疾患がなくても肝機能検査に異常が生じる場合があることを知る．
●肝硬変や自己免疫性肝疾患，脂肪肝では，甲状腺疾患合併が多い．
●肝疾患に対して用いる薬物により甲状腺機能異常が誘発される場合もある．

1 病因・病態・疫学

甲状腺ホルモンは肝臓でT4からより活性の高いT3に変換される．甲状腺ホルモンが血液中で結合する蛋白［サイロキシン結合グロブリン，トランスサイレチン（プレアルブミン），アルブミン］は肝臓で合成される．甲状腺ホルモンの調整は視床下部-下垂体にて調整されるが，肝でもその代謝は行われており，甲状腺と肝の関連は深い．

肝硬変では，free T4（FT4），free T3（FT3）が正常人より低く，TSHが高いことが知られている．FT4，FT3はともにICGR15（％）と逆相関し，プロトロンビン時間（PT）（％），アルブミン（g/dL）と相関することが知られている[1]．すなわち肝硬変では甲状腺機能は低下状態にあると考えたほうがよい．肝硬変での甲状腺機能低下状態が症状，特に腹水，脳症を悪化することもあり，注意が必要な病態となる場合がある．

また，甲状腺疾患が肝機能異常を引き起こすこともある．

亜急性甲状腺炎は一過性の甲状腺の炎症で，甲状腺が破壊され甲状腺機能は亢進から低下まで変動し正常化する（破壊性甲状腺炎，無痛性甲状腺炎など）．40〜50歳代の女性が多いことが知られている．病態はthyrotoxicosisであるが肝障害の原因は十分わかっていない．肝障害の頻度は15〜25％であり，発症早期に肝障害はピークを迎えることが多い[2]．逆に甲状腺機能低下症では代謝機能障害関連脂肪肝炎（MASH）が起こることが知られている．甲状腺ホルモン不足状態はインスリン抵抗性から糖尿病が起き，コレステロール値が上昇し，体重も増加する．これらの因子によりMASHが引き起こされる[3]．

自己免疫疾患は全身の疾患であり，肝と甲状腺，両方に存在することも多い．自己免疫性肝炎（AIH）では甲状腺疾患合併が10％にみられ橋本病が7.2％で最も多い．なお，AIHに合併する自己免疫性疾患は甲状腺疾患が最も多い[4]．甲状腺疾患に合併する自己免疫性肝疾患は原発性胆汁性胆管炎（PBC）が最も多いと思われているが，PBCと原発性硬化性胆管炎（PSC），代謝機能障害関連脂肪性肝疾患（MASLD）における甲状腺機能異常合併率を調べた検討では[5]，PBC 13％に対して，PSC 11％，MASLD 25％であり，有意差は認めていない．甲状腺疾患が通常7％程度の比率で認められるので[3]，AIH，PBC，PSC，MASLDでの合併率は高率と考えられる．MASLDは前述した理由で甲状腺機能低下症に多く合併し，自己免疫性肝疾患は自己免疫性甲状腺疾患の合併を注意する必要がある．

かつてC型肝炎に対して用いられてきたインターフェロン（IFN）による甲状腺疾患発症（interferon induced thyroiditis：IIT）が良く知られていたが，最近ではB型肝炎の限られた症例で用いられるのみとなっている．一方で，近年肝細胞癌に対して用いられる頻度が増加してきたチロシンキナーゼ阻害薬では一定の頻度で甲状腺機能異常が発症することが知られており，注意が必要である．

2 症候・身体所見

肝疾患に合併する甲状腺疾患による症候に注意が必要である．

甲状腺機能亢進状態では，甲状腺腫，発汗，頻脈，体重減少，が重要であり，ときに致死性の不整脈が認められることがある．眼球突出も重要な症状である．

機能低下状態では，甲状腺腫を認めない場合もあり，浮腫，体重増加などの症状のほか，心不全や脳症に至る重症例もある．

破壊性甲状腺炎，亜急性甲状腺炎では，発熱，頸部痛，そしてそのときの甲状腺機能に応じた症状が認められる．頸部痛がはっきりしない症例もあり不明熱に肝障害が伴う状態では，破壊性甲状腺炎，亜急性甲状腺炎との鑑別が必要である．

③ 診断・検査

　肝疾患（脂肪肝，HCV，AIH，PBC，PSC）は甲状腺異常の合併が多いことを常に念頭に置く必要があり，肝硬変に至ると甲状腺機能異常の合併が増える．

　甲状腺疾患の診断のためには，抗甲状腺抗体と甲状腺機能の評価が重要である．抗甲状腺抗体では抗甲状腺ペルオキシダーゼ（TPO）抗体と抗サイログロブリン（TG）抗体があり，甲状腺機能はTSHとFT4，FT3を測定する．IFN治療症例や腹水や脳症を合併する例では積極的に測定すべきである．甲状腺ホルモン高値，TSH低値，抗TSH受容体抗体陽性，放射性ヨウ素の取り込み上昇がGDの診断となる．破壊性甲状腺炎では，抗TSH受容体抗体陰性，放射性ヨウ素の取り込み低下がGDとの鑑別点となる．甲状腺機能低下症では，抗甲状腺抗体陽性，甲状腺ホルモン低値，TSH高値となる．

④ 治療・予後

　肝疾患に合併する甲状腺機能異常の治療は通常と同じである．

　甲状腺機能低下症の場合，甲状腺ホルモンを補充する．甲状腺機能が正常化すれば2〜3ヵ月ごとTSH，FT4の経過をみる．特に肝硬変での難治性腹水や脳症例では補充療法を積極的に行うと，腹水，脳症が軽減することがある[6]．甲状腺機能低下症はメタボリックシンドロームとなり動脈硬化の進行がみられる．補充療法は長期予後を改善するためにも十分に行う必要がある．

　甲状腺機能亢進症の場合にも基本的な治療（抗甲状腺薬，RI治療，手術）を検討する．抗甲状腺薬の使用は薬物性肝障害の頻度が高いため，慎重になるべきである．また，破壊性甲状腺炎（亜急性甲状腺炎，無痛性甲状腺炎）では，β遮断薬を使用する．

文献

1) Takahashi H, Yamada S：Studies on changes of thyroid hormones in various liver diseases：usefulness of free thyroid hormones as liver function test. Jpn J Med 1989；**28**：297-302
2) Nishihara E et al：Clinical characteristics of 852 patients with subacute thyroiditis before treatment. Intern Med 2008；**47**：725-729
3) Liangpunsakul S et al：Is hypothyroidism a risk factor for non-alcoholic steatohepatitis？ J Clin Gastoroenterol 2003；**37**：340-343
4) Teufel A et al：Concurrent autoimmune diseases in patients with autoimmune hepatitis. J Clin Gastoroenterol 2010；**44**：208-213
5) Silveira MG et al：Thyroid dysfunction in primary biliary cirrhosis, primary sclerosing cholangitis and non-alcoholic fatty liver disease. Liver Int 2009；**29**：1094-1100
6) Khairy RN, Mullen KD：Hypothyroidism as a mimic of liver failure in a patient with cirrhosis. Ann Intern Med 2007；**146**：315-316

Ⅱ章　肝疾患／E. 疾患

33 全身疾患と肝

2 肝腎症候群

【到達目標】
● 肝腎症候群の病因と病型を理解し，適切な予防・治療ができる.

1 病因・病態・疫学

　肝腎症候群（hepatorenal syndrome：HRS）は，主に非代償性肝硬変に合併する進行性の明らかな腎組織の変化を伴わない機能的腎不全であり，肝硬変患者の重要な予後因子の一つである. 腹水を有する肝硬変患者のHRS発症率は1年間で18％，5年間で39％と報告されており，特発性細菌性腹膜炎を発症した肝硬変患者では，33％と高率に発症する.

　HRSの発症には，様々な因子が関与している. 肝硬変により，①血管内血管抵抗の増強，②有効循環血漿量の減少，③血管収縮系の亢進と進行し，最終的には腎皮質動脈の攣縮が原因と考えられている. 近年では，血行動態のみならず，全身性の炎症，酸化ストレス，胆汁酸塩などによる尿細管損傷もHRSの発生に大きく関与していること報告されている.

2 症候・身体所見

　HRSを発症する患者の多くは非代償性の肝硬変である. そのため，全身倦怠感，食欲不振などの様々な症状と腹水，黄疸，クモ状血管腫などの身体所見を認める. またHRSが進行すると，悪心，嘔吐，口渇を認める. さらに傾眠傾向を認めることもあるが，肝性脳症との鑑別が困難な場合がある.

3 診断・検査

　International Club of AscitesによってHRSの分類は近年改定され，従来の1型HRSはHRS-AKI（acute kidney injury：AKI）に，2型HRSはHRSの基準を満たすがAKIの基準を満たさない腎機能障害でHRS-NAKI（non-AKI）とされた（**表1**，**表2**）[1〜4].

　なお腎動脈の収縮がHRSの発症に関与しているため，ドプラ超音波検査による腎血管抵抗の評価は肝腎症候群発症リスクの予測に有用[5]である.

表1　HRSの診断基準

・肝硬変，急性肝不全，acute on chronic肝不全
・血清クレアチニン値が1.5 mg/dL以上
・少なくとも2日間の利尿薬の中止とアルブミン製剤（1 g/kg/日）による循環血漿量の補充を行っても改善がない.
・ショックがない
・現在または直近に腎毒性のある薬剤（NSAIDs，アミノグリコシド系抗菌薬，ヨード造影剤など）の使用がない.
・以下の基準を満たし腎実質性の腎障害を示す徴候がない.
・500 mg/日を超える蛋白尿がない.
・50個/HPFを超える尿潜血がない.
・腎超音波検査で異常がない.

（文献1〜4より作成）

表2　HRSのサブタイプと診断基準

HRS-AKI		以下のいずれかを満たす 48時間以内の血清クレアチニン値の0.3 mg/dL以上の上昇 尿量が0.5 mL/kg体重以下の状態6時間以上 血清クレアチニン値が入院前3ヵ月以内の基礎値より1.5倍以上に上昇
HRS-NAKI	HRS-AKD	3ヵ月間他の原因がなくeGFRが60 mL/min/1.73/m² 未満 血清クレアチニン値が入院前3ヵ月以内の基礎値より1.5倍未満に上昇
	HRS-CKD	3ヵ月間他の原因がなくeGFRが60 mL/min/1.73/m² 以上

HRS：hepatorenal syndrome, AKI：acute kidney injury, NAKI：non-AKI）, AKD：acute kidney disease, CKD：chronic kidney disease
　（Angeli P et al：J Hepatol 2019；**71**：811-822[2]を参考に作成）

表3 肝硬変患者におけるAKI病期分類
【病期】

Stage 1A	血清クレアチニン値が1.5 mg/dL未満
Stage 1B	血清クレアチニン値が1.5 mg/dL以上
Stage 2	血清クレアチニン値が基礎値の2-3倍に上昇
Stage 3	以下のいずれかを満たす ・血清クレアチニン値が基礎値の3倍以上に上昇 ・血清クレアチニン値が4.0 mg/dL以上で0.3 mg/dLの急上昇 ・腎代替療法の開始

【病期の進展】

進展	より高い病期への移行あるいは腎代替療法の開始
改善	より低い病期への移行

【治療効果判定】

不応	AKIの改善がない
部分反応	血清クレアチニン値が基礎値から0.3 mg/dLの上昇はあるが病期の改善
完全反応	血清クレアチニン値が基礎値の0.3 mg/dL以内の上昇に改善

AKI：acute kidney injury
（J Hepatol 2018；**69**：406-460[1]）を参考に作成）

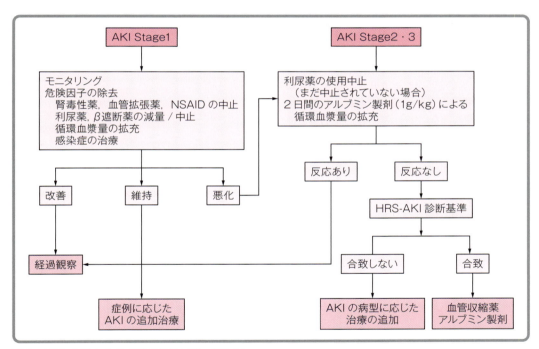

図1 HRS-AKIを含むAKIの治療アルゴリズム
HRS：hepatorenal syndrome　AKI：acute kidney injury
（文献1，3，4より作成）

4 治療・予後

1) 予防

HRSは致死率の高いことから予防が重要となる．特発性細菌性腹膜炎は肝腎症候群のリスクであり，HRSの発症予防に抗生剤に加えアルブミン製剤の投与が推奨されている．欧米のガイドラインでは，SBP患者に対して診断時に1.5 g/kgのアルブミン製剤を投与し，さらに3日目に1.0 g/kgのアルブミン製剤を追加投与することが推奨されている[6,7]．

Ⅱ章　肝疾患／E. 疾患

また，大量の腹水穿刺排液時にも HRS 発症を抑制するのでアルブミン製剤を投与すべきである．欧米[6,7)] および日本のガイドライン[8)] やでは，5 L 以上の腹水排液時は 6〜8 g/L のアルブミン投与が推奨されている．

2) 治療

a) HRS-AKI の治療

HRS-AKI の治療は AKI の治療の延長にある（**表3**，**図1**）[1)]．治療の原則は，有効循環血漿量の確保であり，腎局所での腎血流量を維持するために 1 g/kg のアルブミン製剤を 2 日間投与する．これでも改善がみられない場合には，アルブミン製剤とともに血管収縮薬を投与する．血管収縮薬としては，α 交感神経作動薬（ミドドリン），ソマトスタチン合成アナログ（オクトレオチド）の有用性が報告されているが，日本では保険適用がない．またバソプレシン V1a 受容体アナログ（テルリプレシン）は欧州肝臓学会で推奨されているが，日本では保険未認可である．現状日本では，$\alpha\beta$ 交感神経作動薬であるノルアドレナリンとアルブミン製剤の併用が第一選択[9)] となる．

また，門脈圧亢進症や難治性腹水などに行われる TIPS（transjugular intrahepatic portosystemic shunt）も一部の HRS への有用性が報告されているが，日本では TIPS 自体の手技が保険未認可である．海外では肝移植が HRS の根本的な治療と位置付け（一部の症例で肝腎同時移植の対象）られており，透析療法は肝移植までの過渡的治療と位置づけられている．移植後の 5 年生存率は約 70％程度[10)] と報告されている．

b) HRS-NAKI の治療

HRS-NAKI に対する治療は確立されておらず，腹水・難治性腹水の治療に準ずる．血管収縮薬の適応については現地点では明らかではない．また一部の症例では肝腎同時移植の対象となる場合がある．

文献

1) European Association for the Study of the Liver：EASL Clinical Practice Guidelines for the management of patients with decompensated cirrhosis. J Hepatol 2018；**69**：406-460

2) Angeli P et al：News in pathophysiology, definition and classification of hepatorenal syndrome：A step beyond the International Club of Ascites（ICA）consensus document. J Hepatol 2019；**71**：811-822

3) Angeli P et al：Diagnosis and management of acute kidney injury in patients with cirrhosis：revised consensus recommendations of the International Club of Ascites. J Hepatol 2015；**62**：968-974

4) Angeli P et al：Diagnosis and management of acute kidney injury in patients with cirrhosis：revised consensus recommendations of the International Club of Ascites. Gut 2015；**64**：531-537

5) Platt JF et al：Renal duplex Doppler ultrasonography：a noninvasive predictor of kidney dysfunction and hepatorenal failure in liver disease. Hepatology 1994；**20**：362-369

6) European Association for the Study of the Liver. EASL clinical practice guidelines for the management of patients with decompensated cirrhosis. J Hepatol 2018；69：406-460

7) Biggins SW, et al：Diagnosis, Evaluation, and Management of Ascites, Spontaneous Bacterial Peritonitis and Hepatorenal Syndrome：2021 Practice Guidance by the American Association for the Study of Liver Diseases. Hepatology 2021；74：1014-1048.

8) 日本消化器病学会・日本肝臓学会（編）：肝硬変診療ガイドライン 2020（改訂第 3 版），南江堂，東京，2020

9) Goyal O et al：Noradrenaline is as Effective as Terlipressin in Hepatorenal Syndrome Type 1：A Prospective, Randomized Trial. J Assoc Physicians India 2016；**64**：30-35

10) Okamura Y et al：Influence of hepatorenal syndrome on outcome of living donor liver transplantation：A single-center experience in 357 patients. Hepatol Res 2017；**47**：425-434

33 全身疾患と肝

3 循環不全

到達目標
- 虚血性肝炎とうっ血肝の発症機序，データ変化を理解し，その診断ができる．

　肝臓は門脈と肝動脈の2つの血管支配を受けることで全身の循環系と密に統合されており，心拍出量の約25%の血流を受けている．また高い代謝活性を有していることもあり，循環障害に対しては脆弱である．わが国における全国調査では，肝炎以外の急性肝不全の成因として最も多いものは循環不全である．

1 虚血性肝炎

　突然の肝血流の低下により肝障害をきたす場合があり，従来"虚血性肝炎"や"ショック肝"と呼ばれてきた．より生理的な定義として，"低酸素性"肝障害と呼ぶ場合もある．虚血性肝炎の定義は以下の3つの診断基準に基づいている．即ち，①急性心不全または急性循環不全，あるいはその両方が背景にあること，②可逆的な血清トランスアミナーゼの著明な増加があること，③他の急性肝障害が除外できること，である．

1) 発症機序

　外傷に伴う全身性の低血圧またはショック状態では，虚血性肝炎に認められるような肝障害を起こすことは少ない．虚血性の肝障害は，肝血流の低下による肝前性障害と，中心静脈圧の上昇に伴って肝うっ血をきたす肝後性障害の臨床的な組み合わせによって惹起される（図1）．肝前性障害は，心拍出量低下のため内臓への血流が減少し，その結果として肝血流の総量が低下することでもたらされる．代償的に分泌されるアンジオテンシンとバソプレシンにより腸管膜動脈が収縮すると，さらに障害は増強する．一方，小葉中心のうっ血と肝細胞壊死とが互いに連携して肝後性障害を惹起するが，成因のほとんどが低酸素性障害である．低酸素状態において発生する活性酸素種（reactive oxygen species：ROS）は細胞障害性を有しており，虚血後再灌流では増加していることが予想される．それを裏づけるように，虚血性肝炎患者の血清中の酸化ストレスマーカーは，肝障害を示さない循環ショックの患者よりはるかに増加している[1]．このようにうっ血性心不全は低酸素性肝障害の発症準備状態と考えられ，時に臨床的に明らかな血圧低下や低酸素血症を認識できずに発症する場合もある．

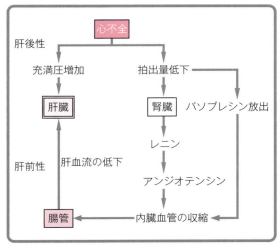

図1　心不全における肝前性と肝後性の肝障害
(Laing ST et al：The Textbook of Hepatology, Vol2, 3rd Ed, p1609-1615, 2007[1] を参考に作成)

2) 病理

　炎症を伴わない小葉中心性の壊死がみられる．同時に多少なりとも小葉中心性のうっ血を伴っており，うっ血と壊死は互いに関連している．この病理像は，とりわけ肝後性障害を表しているものと考えられる．

3) 検査所見

　トランスアミナーゼとLDH値の上昇は高度だが，いったん循環動態が安定すると速やかに回復することが特徴である．黄疸は軽度だが，ASTとALTはウイルス性肝炎と同程度まで，LDHはウイルス性肝炎以上に増加することが多い．また，多くの場合LDH値のほうがトランスアミナーゼより先に極値に達する．蛋白合成能低下や黄疸は認められても軽度であるが，プロトロンビン時間のみ高度の延長がみられる例もある．ウイルス性肝炎や薬剤性肝炎ではトランスアミナーゼの高値が遷延するのに対して，虚血性肝炎の場合は循環不全が一過性のものであれば通常1週間以内には正常レベルにまで低下するため，時間経過に伴うトランスアミナーゼの変化が鑑別診断において重要である．

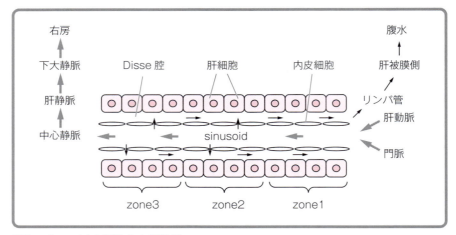

図2　sinusoidの構造と血行動態

2 うっ血肝

収縮性心内膜炎，僧帽弁狭窄症，三尖弁閉鎖不全症，肺性心，心筋炎など，すべての右心不全の原因は肝うっ血をきたしうる．とりわけ右房圧は肝静脈に直接伝わるため，特に三尖弁閉鎖不全症は重度の肝うっ血と関連している．近年では，先天性心疾患術後（Fontan手術など）の長期経過後にうっ血性肝硬変に至る例を目にする機会もある．

1) 臨床所見

通常，うっ血肝の患者は無症状であるが，肝機能異常のみがうっ血を示唆する場合がある．右上腹部痛の頻度は様々で，これは肝被膜が伸ばされることによるため，急性うっ血肝でより頻繁に認められる．肝腫大は肝下縁が臍に達することもあり，肝辺縁は硬いが，表面は整である．うっ血性心不全患者のほぼ1/3に臨床的な腹水がみられる．腹水中のLDH値と赤血球数が肝硬変患者の腹水中の値より高いとの報告もある[2]．肝静脈のうっ血を検査するには，カラードプラやパルスドプラ超音波検査による肝静脈の逆流や波形解析が有用である．

2) 発症機序

うっ血は肝臓の血行動態に変化をもたらし，sinusoidの拡張とsinusoid通過時間の延長を惹起する．結果として肝の酸素抽出は増加して，血行動態的に最も下流に位置するzone 3での酸素利用率は低下する．肝静脈圧上昇の結果として，間質の組織液の圧縮を反映してDisse腔への血漿の移動が起こる．しかしながらリンパ系を介したDisse腔のドレナージ量が優り，液体が肝被膜側へと移動すると腹水が増加する（図2）．この変化は腹水中の蛋白質濃度が高いことと矛盾しない．

3) 病理

うっ血肝の肉眼所見は割面の類似性から伝統的に"ナツメグ"様と称される．様々な程度の壊死を伴ったうっ血が優位であり，肝線維化は少なく，炎症性の壊死はさらに少ない．うっ血が高度の場合には，出血と壊死あるいは萎縮が起こる．毛細胆管内の胆汁うっ滞はわずかに認められる．結節性再生性過形成がみられることがあり，肝硬変は非常にまれである．

4) 生化学検査

血液生化学上の変化は小さく，心不全の重症度と比例する．黄疸はまれで，血清ビリルビン3.0 mg/dL程度までの軽い上昇は約80％にみられ，間接型ビリルビン優位である．ALP上昇は軽度にとどまり，血清ビリルビンまたはトランスアミナーゼとは相関を示さない．PT延長は多くみられ，ビタミンK投与に対する反応が悪い場合は肝細胞の機能不全が考えられる．アルブミン値は30〜50％の患者で低下し，多くは2.5〜2.9 g/dLである[1]．

5) 治療

うっ血性心不全が制御可能となれば，肝臓の状態も改善する．ある種の薬剤では肝臓における代謝に遅延がみられ，特にキニジン，ワルファリン，ジゴキシン，リドカイン，メキシレチン，プロカインアミド，テオフィリンの使用には注意が必要である[3]．

文献

1) Laing ST et al：The liver in cardiovascular disease. The Textbook of Hepatology：from Basic Science to Clinical Practice Rodes J et al（eds）, Vol2, 3rd Ed, Blackwell Publishing, p1609-1615, 2007

2) Dunn GD et al：The liver in congestive failure：a review. Am J Med Sci 1973：**265**：174-189

3) Kuntz E, Kuntz HD：Liver metastases. Hepatology, Principles and Practice, Springer, p746, 2002

Ⅱ章　肝疾患／E. 疾患

33　全身疾患と肝

4　自己免疫疾患（膠原病）

到達目標
● 各膠原病における肝障害の原因と特徴を理解できる.

　膠原病は全身の炎症性疾患であり，肝臓にも種々の病変が出現する．その発症には自己免疫的な機序が関与しているが，肝障害の原因として膠原病自体によるもの，治療に使用した薬剤による障害などがある．各々の疾患により肝障害の原因や程度も様々であり[1~4]（表1），各膠原病における肝障害の特徴を十分に認識しておく必要がある．各種膠原病における肝障害の特徴について以下に概説する.

1　関節リウマチ（RA）

　関節リウマチ（rheumatoid arthritis：RA）に合併する肝機能障害の頻度は約40％程度で，おもに胆道系酵素が上昇する．治療に用いられる抗リウマチ薬による薬物性肝障害が多く，メトトレキサート（MTX）による肝障害は多彩な病態を呈するが，代謝機能障害関連脂肪性肝疾患（MASLD）を発症することもある．原病による場合はRAの活動性を反映するとされ，自己免疫性肝炎（AIH）や原発性胆汁性胆管炎（PBC）の合併例も報告されているが，RA自体による肝障害の場合，その病理学的所見として門脈域に非特異的なリンパ球浸潤を伴う非特異的反応性肝炎（NSRH）や脂肪浸潤などが認められる.

　現在RA治療では生物学的製剤が標準治療に位置づけられており，その使用に関連した de novo B型肝炎の発症例の報告も散見されており，ガイドラインに則ったウイルスのモニタリングや核酸アナログによる

肝炎の予防が不可欠である．本邦における免疫抑制治療中の累積HBV再活性化率は治療開始6ヵ月で3.2％，48ヵ月で4.7％である[5]．一方，HCV感染者の2割で関節痛や関節炎を有し，C型慢性肝炎は関節リウマチの発症にも関与する.

2　全身性エリテマトーデス（SLE）

　全身性エリテマトーデス（systemic lupus erythematosus：SLE）症例の約30～60％に肝機能障害が認められる．SLE自体による肝障害（ループス肝炎）やステロイド治療に伴う脂肪肝，合併する感染症治療による薬物性肝障害が原因として特定されることが多い．RA同様，免疫抑制治療に伴う de novo B型肝炎に注意する．免疫抑制治療の経過中にHBc抗体やHBs抗体が消失する場合があり，B型肝炎マーカーが陰性でも de novo B型肝炎には留意が必要である．一方，SLEはAIHを合併する場合があり，両者は血清学的特徴が類似していることから，AIHとループス肝炎の鑑別が問題となる．この場合，肝組織検査が鑑別に重要であり，AIHでは門脈域の interface hepatitis が特徴であるのに対し，ループス肝炎では門脈域の炎症が軽微でNSRHが特徴とされる．血液検査では，中枢神経ループスと関連のある抗リボソームP抗体がループス肝炎の場合に高頻度で陽性となる．また，AIH合併症例では，ループス肝炎と比べトランスアミナーゼや血清IgG値が高値となる.

表1　膠原病における肝障害の頻度と原因

疾患	肝障害の頻度（%）	肝障害の原因（%）				
		原疾患	薬剤	脂肪肝	AIH	PBC
関節リウマチ	35.9～77.4	2.5～29	33～40.5	5～14	1.3～9.7	3.8～6.3
全身性エリテマトーデス	8.6～59.7	5～48	17～41.4	0～17.8	2.7～5	2.7～10
成人Still病	35.7～89.3	100				
多発性筋炎/皮膚筋炎	30～51.9	22～64.3	7.1～11	0～22	0～7.1	0～14.3
血管炎症候群	48～54	58.3～71	8.3～29	0	0～2.7	0～0.9
全身性強皮症	1.1～44.7	4.8～20	4.8～30	0～20	0	10～70.6
Sjögren症候群	7.0～55.2	0～30	0～5	0～14	9～10	20～70
Behçet病	27.9	16.7	33.3	16.7	0	0
混合性結合組織病	33.3～72.1	0	42.9	14.3	0～9.1	0～9.1

3 成人Still病（AOSD）

　肝機能異常は36～89％と高頻度で認められ，成人Still病（adult onset Still's disease：AOSD）の診断基準の項目のひとつとなっている．肝障害の原因は経過中に処方される解熱鎮痛薬や抗菌薬またウイルス感染と原病による肝障害が鑑別となるが，AOSDによる肝障害はインターロイキン18の肝での発現が亢進し病勢を反映する．一般にAOSDによる肝障害は軽度で，組織学的な特異所見はない．しかし，重症化例では中心静脈周囲や肝小葉内の肝細胞壊死像や非特異的肝炎像を呈する場合がある．また，AOSDではステロイド減量の際に再燃することがあり，再燃時には初発時より肝障害は重篤になる．さらに，急性肝不全に至る症例もあり注意が必要である．

4 多発性筋炎/皮膚筋炎

　トランスアミナーゼの上昇は高頻度に認められるが筋原性由来であることも多く，肝障害を直接反映しているとは限らず注意を要する．多発性筋炎で筋組織と同様に肝組織にもCD8を主体とするリンパ球浸潤が確認されており，筋炎と肝炎の発症に共通の免疫学的機序が存在する可能性も示唆されている．

5 血管炎症候群

　約50％の頻度で肝障害を認め，原因のほとんどが原病に伴うものである．肝組織にも血管炎所見が高率に証明され，結節性再生性過形成（nodular regenerative hyperplasia：NRH）や肝内胆管の障害も報告されている．肝障害の程度は血管炎の活動性を反映し，肝障害のパターンとしてはγ-GTPやALPなどの胆道系優位の肝機能障害が特徴である．

6 全身性硬化症

　1～45％で肝障害を認める．全身性硬化症は皮膚硬化が全身に及ぶ汎発型と手指に限局する限局型に分類され，さらに限局型の亜型としてCREST症候群（Calcinosis, Raynaud's phenomenon, Esophageal dysmotility, Sclerodactylia, Telangiectasia）がある．CREST症候群ではPBCの合併が多く，肝障害を認めた場合，PBCの合併について考慮する必要がある．PBC/CREST重複症候群ではPBC単独群に比して抗核抗体や抗セントロメア抗体の陽性率が高く，肝不全に進行する割合が低い

7 Sjögren症候群

　7～55％で肝障害を認め，肝障害の原因としてはPBCやAIHなどの自己免疫性肝疾患の合併が多い．AIH合併例では肝臓と唾液腺の両方にCD3陽性T細胞を主体としたリンパ球浸潤が認められ，また，Sjögren症候群に合併した肝障害例での肝組織の浸潤B細胞にclonalityが確認されており，本症の肝障害には特有な自己免疫異常が関与している可能性が考えられている．肝障害と関連する腺外病変として，肺，血液，腎病変，皮膚，中枢神経病変などがある．

8 混合性結合組織病（MCTD）

　混合性結合組織病（mixed connective tissue disease：MCTD）における肝障害の頻度にはばらつきがあり，原因として薬物性がほとんどであるが，AIH，PBCが合併することもある．

9 Behçet病

　Behçet病自体では肝障害の頻度は少ないと考えられ，頻度についてのまとまった報告はない．血管Behçetの動脈病変は大動脈での頻度が高く，肝組織での動脈炎は証明されていない．一方，血栓性の静脈炎は肝静脈にも起こりBudd-Chiari症候群の背景疾患のひとつとされている．Behçet病における肝障害は薬物性がまず考慮される．

文献

1) Matsumoto T et al：The liver in collagen diseases：pathologic study of 160 cases with particular reference to hepatic arteritis, primary biliary cirrhosis, autoimmune hepatitis and nodular regenerative hyperplasia of the liver. Liver 2000；**20**：366-373

2) Kojima H et al：Clinical features of liver disturbance in rheumatoid diseases：clinicopathological study with special reference to the cause of liver disturbance. J Gastroenterol 2002；**37**：617-625

3) 古谷敬三，前田智治：臓器病変と鑑別診断―肝臓，胆のうおよび膵臓．病理と臨 2005；**23**（臨増）：147-154

4) Takahashi A et al：Clinical features of liver dysfunction in collagen diseases. Hepatol Res 2010；**40**：1092-1097

5) Mochida S et al：Nationwide prospective and retrospective surveys for hepatitis B virus reactivation during immunosuppressive therapies. J Gastroeuterol 2016；**51**：999-1010

Ⅱ章　肝疾患／E. 疾患

33　全身疾患と肝

5　血液疾患

到達目標
- 血液疾患に関連した肝障害の病態を理解できる.

1　血液疾患に伴う肝病変

　肝臓には, 細網内皮系, 骨髄およびリンパ球系細胞に分化可能な多分化能を持つ造血前駆細胞が存在している. したがって, 肝臓はこれらの細胞の関与する全身性疾患および悪性疾患の影響を受けやすく, 特に血液疾患ではしばしば肝障害を合併する[1]. 血液疾患に伴う肝障害の原因としては, 血液悪性腫瘍の肝浸潤, 輸血後肝炎（ウイルス性）やヘモクロマトーシスといった輸血による肝障害, 造血幹細胞移植や化学療法に伴う肝障害があげられる（**表1**）. 最近, HBs抗原陰性でHBc抗体もしくはHBs抗体陽性のB型肝炎ウイルス（HBV）既往感染者において, 化学療法または移植療法後に, HBVが再活性化する de novo B型肝炎が報告されており, 特にB細胞リンパ腫に対するリツキシマブ投与例では8.3％と高率にHBV再活化が起こると報告されている[2].

2　血液疾患における肝障害の病態

1) 血液悪性腫瘍における肝浸潤

a) 白血病 (leukemia)

　白血病には骨髄性とリンパ性があり, いずれにおいても肝腫大がみられるが, 肝機能障害は軽度のことが多い. 肝浸潤, すなわち組織学的に門脈域や類洞に白血病細胞が浸潤し, 進展するとトランスアミナーゼ, 胆道系酵素が上昇する. まれに肝実質細胞が白血病細胞に広範に置換されると, 急性肝不全を呈することもある.

b) 悪性リンパ腫 (malignant lymphoma)

　悪性リンパ腫では約40％程度に肝障害を認め, 腫瘍細胞の肝浸潤に伴うものもまれではない. 肝浸潤の形態としては, びまん性浸潤, 局所的な腫瘍様病変, 門脈領域の細胞浸潤など様々で, まれに急性肝障害のような発症形式を呈する場合もある. 血清LDH値は病勢を反映し, トランスアミナーゼおよび胆道系酵素の上昇がみられる. リンパ節腫大による胆道閉塞で黄疸を認める場合や, まれではあるが肝原発のリンパ腫も報告もされている.

c) 多発性骨髄腫 (multiple myeloma)

　多発性骨髄腫の肝浸潤は比較的軽度で, 門脈域と類

表1　血液疾患に伴う肝障害

1. 血液悪性腫瘍の肝浸潤
2. 輸血（血液製剤を含む）による肝障害 　　輸血後肝炎（ウイルス性）やヘモクロマトーシス
3. 造血幹細胞移植に伴う肝障害
4. 化学療法に伴う肝障害

洞に骨髄腫細胞がみられる. 肝腫大や腹水を認めることがあり, アミロイド沈着も数％にみられ, 肝細動脈系を障害することがある. これらの血液悪性腫瘍の肝浸潤では, 頻回の輸血による二次性ヘモクロマトーシス, 抗がん薬および抗菌薬などによる薬物性肝障害, 免疫不全に伴うウイルス性肝炎を鑑別することが重要で, 肝生検による確定診断が必要となることもある.

2) 輸血による肝障害

a) ヘモクロマトーシス

　ヘモジデローシスは鉄が主として細網内皮系に沈着した病態で, ヘモクロマトーシスは鉄が実質細胞に沈着し, 種々の臓器障害をきたす病態である. 再生不良性貧血などの重症の慢性貧血では, 頻回の輸血によってヘモジデローシスをきたしやすく, 二次性ヘモクロマトーシスとなることがある. 血清フェリチンの上昇, 肝障害および糖尿病の合併があれば, 診断可能である[3]. 治療は貧血のために瀉血が実施できなければ, デフェロキサミン非経口投与による鉄の排出を行う.

3) 造血幹細胞移植に伴う肝障害

a) 移植片対宿主病
（graft-versus-host disease：GVHD）

　造血幹細胞移植に伴う肝障害では, GVHDが代表的である. GVHDとは, 移植片の宿主に対する免疫学的反応によって引き起こされる病態である. 急性GVHDは, 移植後100日以内に発症する古典的（classical）急性GVHDと, 100日以降に発症する非典型的急性GVHDに分類されるが, 非典型的急性GVHDで慢性GVHDの症候を伴っている場合は, 慢性GVHDと診断される[4]. 肝臓はGVHDにおける標的臓器のひとつである. 通常, 直接ビリルビン優位の黄疸が主体

●**438**●

で，AST，ALTの上昇は軽微とされているが，AST，ALTの上昇が主体となる "hepatitic" variant liver GVHDも報告されている．移植後早期（1ヵ月以内）に他臓器にGVHDの症状がみられない場合には，急性GVHDよりも前処置毒性やveno-occlusive disease（VOD，あるいはsinusoidal obstruction syndrome：SOS）などを鑑別として考える[5]．また，腹水や凝固能異常はGVHDに伴う肝障害のみではまれである．GVHD予防目的にメトトレキサート，シクロスポリンA，タクロリムスが投与され，一方，治療法としてはステロイド増量，またはステロイドにシクロスポリンA，タクロリムスを併用する．

文献

1) 戸田剛太郎ほか（編）：肝臓病学 Clinical Science，医学書院，東京，1998
2) Kusumoto S et al：Monitoring of hepatitis B virus（HBV）DNA and risk of HBV reactivation in B-cell lymphoma：a prospective observational study. Clin Infect Dis 2015；**61**：719-729
3) 杉本恒明ほか（編）：内科学，第8版，朝倉書店，東京，2003
4) 日本造血細胞移植学会（編）：日本造血細胞移植ガイドライン，2008
5) 小俣政男ほか（編）：シャーロック肝臓病学，第11版，西村書店，東京，2004

Ⅱ章 肝疾患／E. 疾患

33 全身疾患と肝

6 消化器疾患

到達目標
●肝疾患と関連する消化器疾患の臨床像を理解する.

肝疾患と関連する消化器疾患を表1に示す.
「肝の病態が消化器病変の原因となるもの」については,他項で詳細な解説があるのでそちらを参照されたい.本項では,そのほかの疾患について解説する.

1 潰瘍性大腸炎と原発性硬化性胆管炎

1) 病因・病態・疫学

炎症性腸疾患(inflammatory bowel disease:IBD)の腸管外病変として,肝疾患では原発性硬化性胆管炎(primary sclerosing cholangitis:PSC)が高率にみられるが,頻度は1.2〜2.5％と報告されている.一方,PSCに合併するIBDの頻度は35％であり,その70〜80％が潰瘍性大腸炎である.Crohn病は2％以下と低率である.

潰瘍性大腸炎を合併したPSCは,非合併例に比して若年者が多い.PSCの年齢分布は40歳代を境に二峰性を示すが,合併例は約70％が40歳以下である.男性に若年者が多く,女性は40〜50歳代になだらかなピークがある.

病因は自己免疫あるいは細菌や胆汁酸の毒性に関連する腸肝循環の関与が考えられているが,明確にされていない.最近,潰瘍性大腸炎の関連遺伝子(IL2,CARD9など)がPSCとも共通するとの報告がみられる.

2) 臨床所見・診断

PSCを伴う潰瘍性大腸炎の特徴は,PSC非合併例と異なり,病変は右側大腸優位であり,散在性に分布する.終末回腸炎を伴う頻度が高く,直腸炎は軽微である.長期寛解例が多く,炎症は概して軽度で自覚症状はほとんど認めない.しかし,大腸癌の発生率はPSC非合併例に比して高率と報告され,右側結腸に多い.したがってPSC症例では,無症状であっても潰瘍性大腸炎合併を確認するための大腸内視鏡検査が必要である.

潰瘍性大腸炎を合併するPSCでは,肝胆道系酵素(ALT,ALP)上昇の程度や画像所見において非合併例と差を認めない.罹患部位も肝内・肝外胆管ともに病変を認める症例が多く,合併の有無で差を認めない.PSCの胆道癌発生頻度は7.5％,IBD合併例では

表1 肝疾患と関連する消化器疾患

1. 肝の病態が消化器病変の原因となるもの ○肝硬変(門脈圧亢進症)による食道静脈瘤,消化管粘膜病変,胆石症など 2. 消化器疾患が肝病変の原因となるもの ○消化吸収障害に伴う脂肪肝:Crohn病,短腸症候群,膵頭十二指腸切除術など ○腸管の炎症に伴う肝膿瘍:虫垂炎,憩室炎,炎症性腸疾患,アメーバ赤痢など 3. 同一機序の関与が考えられる関連疾患 ○潰瘍性大腸炎と原発性硬化性胆管炎

2％である.

3) 治療・予後

潰瘍性大腸炎の治療は,PSC非合併例と同様に病期に応じて行う.

肝移植例では,IBD合併は移植後再発PSCの高リスクであることが報告されている.

2 消化吸収障害と脂肪性肝疾患 (steatotic liver diseases:SLD)

消化吸収障害をきたす疾患では心血管イベント危険因子を合併した脂肪性肝疾患(代謝機能障害関連脂肪性肝疾患:MASLD)やアルコール関連肝疾患(alcohol associated liver diseases:ALD)とは別の機序でSLDが合併する場合がある(特定成因脂肪性肝疾患:specific aetiology SLD).

1) Crohn病

a) 病因・病態・疫学

IBDに生じるSLDの頻度は0.5〜0.8％と報告されている.Crohn病におけるSLDとして,ステロイドの使用,中心静脈栄養や成分栄養による過剰栄養に起因する心血管リスク因子を合併したMASLD以外に,長期低栄養状態や広範な小腸切除術による吸収障害から発症したspecific aetiology SLDも認められる.

b) 臨床所見・診断

脂肪化の診断は超音波検査や単純CTで行われるが,線維化の詳細をみるには肝生検が必要である.肝

生検施行が困難な場合は，肝線維化マーカーなどを参考に評価を行う．

c）治療・予後

Crohn病に伴うSLDは病態に応じた対症療法でコントロールされる．しかし，消化吸収障害に伴って発症したSLDで，まれに急激な肝病態の悪化をきたす症例がある．腸管不全（短腸症候群）発症後平均8年の経過観察で，肝機能異常は32％，肝不全死は2％に認められたと報告されており，経過中の肝障害には留意すべきである．

2）膵頭十二指腸切除術

a）病因・病態・疫学

消化管切除術後生じるSLDは，特に膵頭十二指腸切除後，高率に認められる（23〜37％）．胃全摘出術後にも体重減少は生じるが，SLDの合併は少なく，本症は膵切除（膵内外分泌機能低下）と再建術に伴う消化吸収障害や腸内細菌叢の変化などで生じるとされ，膵外分泌機能低下による脂肪吸収障害はひとつの大きな要因と考えられている．また，膵線維化の程度にも影響される．

b）臨床所見・診断

膵頭十二指腸切除後のSLDの特徴は，低体重で，血中アルブミン値，総コレステロール値の低下を呈する低栄養状態に伴うspecific aetiology SLDであり，通常は心血管イベント危険因子を伴わない．術後1〜3ヵ月の早期より約30％の症例にSLDが認められると報告されており，定期的な肝機能検査および画像診断が必要である．

c）治療・予後

大量の膵酵素補充療法にて，SLDの改善が認められる．

③ 下部消化管の炎症と肝膿瘍

虫垂炎，憩室炎，Crohn病，アメーバ赤痢などが原因となり，経門脈性の感染経路にて肝膿瘍を形成する（第Ⅱ章-E-17-①「肝膿瘍（細菌性，アメーバ性）」参照）．

文献

1) 西野隆義ほか：炎症性腸疾患の合併からみた原発性硬化性胆管炎の病態．胆と膵 2010：**31**：737-741
2) Tanaka A et al：Nationwide survey for primary sclerosing cholangitis and IgG4-related sclerosing cholangitis in Japan. J Hepatobiliary Pancreat Sci 2014：**21**：43-50
3) 佐々木巌：クローン病の術後長期経過例における intestinal failure についての調査研究と対策．厚生労働科学研究費補助金難治性疾患克服研究事業分担研究報告書 2011，p70-71
4) Kato H et al：Development of nonalcoholic fatty liver disease（NAFLD）and nonalcoholic steatohepatitis（NASH）after pancreaticoduodenectomy. J Hepatobiliary Pancreat Sci 2010：**17**：296-304

Ⅱ章　肝疾患／E. 疾患

33　全身疾患と肝

7　血球貪食症候群（HPS）

到達目標
●肝障害の原因のひとつとして血球貪食症候群の病態を理解し，診断・治療に結びつけることができる.

1　病因・病態・疫学

1）病因，病態

　血球貪食症候群（hemophagocytic syndrome：HPS）は，種々の原因でリンパ球とマクロファージが過剰に活性化して制御不能な高サイトカイン血症に陥り，組織球による血球貪食や網内系組織での組織球増殖を認める症候群である．特に小児科領域では，hemophagocytic lymphohistiocytosis（HLH）の呼称が用いられるが，現在，HPSとHLHは同義語として使用される．マクロファージ活性化症候群（macrophage activation syndrome：MAS）は，マクロファージの異常活性化により汎血球減少や凝固異常，多臓器不全をきたす病態である．一般的に膠原病やリウマチ疾患を背景として生じた二次性HPS/HLHをMASと称する.

　HPSは原発性と続発性に分類される（**表1**）[1]．原発性は遺伝性疾患でFamilial hemophagocytic lymphohistiocytosis（FHL），X連鎖リンパ増殖症候群（XLP），先天性免疫不全，代謝異常症などで認められる．FHLの発症は通常乳児期であるが，思春期や成人でも報告されている[1]．続発性HPSの基礎疾患としては，感染症，膠原病，悪性疾患，薬物性，造血幹細胞移植後が知られている．FHLでは，細胞傷害性顆粒の産生から分泌過程の異常で活性化した免疫細胞が制御されず，また，感染細胞の排除障害によってリンパ球およびマクロファージの活性化が持続する．一方，EBウイルス関連HPS（EBV-HPS）では，EBV感染CD8[+]T細胞がクローン性に増殖し，EBV特異的LMP1を発現する．これがNF-κBを介してTNF-αの産生を誘導して血管内皮を障害するとともに，TNF-α受容体1を介して感染細胞自身のアポトーシスを抑制し，感染T細胞の持続活性化をきたす．FHL，EBV-HLHのいずれも，活性化CD8[+]T細胞がIFN-γを過剰に産生して高サイトカイン血症が誘導される[1].

2）疫学

　HPSのうち原発性は約4％にすぎず，多くは続発性である．続発性HPSのうちウイルス関連HPS（virus associated HPS：VAHS）が約40％と最も多く，EBV

表1　血球貪食症候群の分類

原発性
1. 家族性HPS（familial HPS：FHL）
　FHL1：9番染色体連鎖，FHL2：PRF1変異，
　FHL3：UNC13D変異，FHL4：STX11変異，
　FHL5：STXBP2
2. X連鎖リンパ増殖症候群（XLP）
3. 免疫不全，代謝異常症
　Chediac-Higashi症候群，Griscelli症候群，
　Hermansky-Pudlak症候群など

続発性
1. 感染症
　①ウイルス
　　Herpes virus infection（EBV，CMV，HHV-6，
　　HHV-8，VZV，HSV），HIV，Parvovirus，
　　Adenovirus，Hepatitis virus
　②真菌
　③細菌
2. 膠原病
　SLE，SOJRA（systemic onset juvenile rheumatoid arthritis）
3. 悪性疾患
　悪性リンパ腫，悪性腫瘍
4. 薬物性
　脂肪製剤，抗痙攣薬，抗がん薬
5. 造血幹細胞移植後

（渡邉栄三：日集中医誌 2011：**18**：13-16[1]を参考に作成）

感染によるものが多い．VAHSは小児例に多くみられるが，続発性の約20％を占めるリンパ腫関連HPS（lymphoma associated HPS：LAHS）は，その多くが成人例である．そのほか，自己免疫関連HPS，ウイルス以外の感染症関連HPS，基礎疾患不明がそれぞれ約10％，リンパ腫以外の悪性腫瘍関連HPSが約5％にみられる[2,3]．肝炎ウイルスによるVAHSは，A型肝炎ウイルス感染によるものが4例[4〜6]，E型肝炎ウイルス感染によるものが1例[7]，報告されている．HPSの年齢分布は15歳以下の小児が53％と過半数を占め，15〜29歳10％，30〜59歳18％，60歳以上19％である[2,3]．成人LAHSにおける診断時年齢（中央値）は，T/NK細胞性LAHS（T/NK-LAHS）49歳に比較して，B細胞性LAHS（B-LAHS）は63.5歳と高齢である[8]．B-LAHSの多くは血管内リンパ腫（intravascular lymphoma：IVL）で，T/NK-LAHSではANKL（aggressive NK-cell leukemia），節外性NK/T細胞リンパ腫，鼻型ENKL（extranodal NK/T cell lympho-

442

ma），hepa-tosplenic T-cell lymphoma，SPTCL（subcutaneous panniculitis-like T-cell lymphoma）などがある[8]．

2 症候・身体所見

不明熱，肝脾腫，皮疹，リンパ節腫大，出血傾向がみられれば，HPSを鑑別にあげる．特徴的な症候として，高熱，汎血球減少，肝脾腫，肝機能障害（AST＞ALT），高LDH血症，高フェリチン血症，高トリグリセリド血症を認める．

3 診断・検査

重症HPSは致死的であり，診断のスピードが予後を左右するため早急に精査を行う必要がある．診療ガイドライン（HLH-2004）を表2に示す．これは，Histiocyte Societyによる治療研究プロトコールの診断基準で，「18歳未満でHLH-2004の診断ガイドラインを満たすHLH症例」が対象となっているが，近年成人のHLH症例の診断についても高い有効性が報告されており，最も国際的，かつ普遍的な診断基準として広く用いられている[9,10]．ウイルス感染症を原因とするものでは各種抗体検査を行うが，免疫不全では陰性となることも多く，末梢血や組織中のウイルス定量検査も必要である．HPSでは，空包化した成熟組織球と血液貪食組織球が網内系，末梢血や脳脊髄液に出現する．血液貪食組織球は骨髄スメア標本1枚あたり少なくとも2個以上，成熟組織球は骨髄有核細胞の3％または2,500細胞/mL以上が有意とされるが，定量的評価は難しい[1]．肝生検では，鉄沈着を伴うびまん性のKupffer細胞の過形成や血球貪食像，肝炎像，アポトーシス，まれには胆管障害・破壊が認められる[11]．さらに免疫染色，染色体検査，遺伝子解析を行う．病初期に血球貪食像が確認されなくても，臨床症状と特徴的な検査所見からHPSが疑われる場合は，治療介入を優先し，同時に原発性あるいは続発性を鑑別する[2]．LAHS症例では，骨髄生検で60～70％にリンパ腫細胞の明らかな浸潤を認める．一方，肝生検では90％以上の症例で確定診断が得られるため，骨髄検査で確定診断がつかない場合には血小板や凝固因子の補充を行い，速やかに肝生検を施行する必要がある[8]．また，LAHSでは[18]F-FDG-PETの有用性が報告されている[8]．

4 治療・予後

1) 治療

基本方針は，①血球減少や凝固異常への対処，日和

表2　HLH-2004の診療ガイドライン

以下の (1) または (2) を満たせばHLHと診断する．
(1) FHLの遺伝子異常を有する．
(2) 以下の8項目のうち5項目を満たす．
・発熱
・脾腫
・血球減少（末梢血3系統のうち少なくとも2系統の減少）：Hb 9 g/dL以下（4週以下の乳児では10 g/dL以下），血小板<10×10⁴/μL，好中球<1,000/μL
・高トリグリセリド血症（空腹時≧265 mg/dL）または低フィブリノゲン血症（≦150 mg/dL）
・NK細胞活性低値または消失
・血清フェリチン≧500 ng/mL
・可溶性IL-2受容体≧2,400 U/mL
・骨髄，脾臓，リンパ節に血球貪食像あり，悪性所見なし

付記1）：当初，血球貪食像が証明されない場合にも，さらなる精査が推奨される．
付記2）：診断基準には含まれないが，診断に有用な所見：(a) 髄液中細胞数増多（単核球）または髄液中蛋白上昇，(b) 肝生検で慢性肝炎に類似した病理像
付記3）：診断の参考になるほかの所見：脳，脊髄症状，リンパ節腫大，黄疸，浮腫，皮疹，肝酵素上昇，低蛋白血症，低ナトリウム血症，VLDL値上昇，HDL値低下

（文献2，11，12を参考に作成）

表3　続発性HPSの治療

軽症（発熱や血球減少の程度が軽度，全身状態比較的良好：EBV感染以外の感染症関連HPや，macrophage activation syndrome（MAS）以外の自己免疫性関連のHPS）
・無治療，あるいはプレドニゾロン，ガンマグロブリン大量療法，シクロスポリンなどの単剤あるいは2剤併用療法
中等症（高熱の持続，重度の血球減少やLDH高値，フェリチン高値，全身状態の悪化がみられる場合）
・免疫化学療法（プレドニゾロン＋シクロスポリン＋エトポシドの3剤併用）
重症（免疫化学療法に抵抗性を示す場合や再燃を繰り返す場合：LAHSや一部のEBV-HPS）
・多剤併用化学療法，血漿交換，血液透析（polymethyl-methacrylate膜hemofilterを用いた血液持続濾過透析など），造血幹細胞移植

（文献1，3を参考に作成）

見感染予防，②原疾患に対する治療，③ステロイドや免疫抑制薬によるTリンパ球やマクロファージの異常活性化の抑制である[12]．

原発性HPSに対する治療は同種造血幹細胞移植である[2]．続発性HPSに対する治療は臨床的重症度，原疾患に応じて選択される（表3）．軽症であれば経過観察あるいはステロイド単剤またはシクロスポリンとの併用で軽快する場合もある．重症化例では，多剤併用化学療法や血液透析，血漿交換，造血幹細胞移植が必要となる．免疫化学療法に抵抗性を示す場合や再燃を繰り返す場合は生命予後不良である[13]．

Ⅱ章　肝疾患／E. 疾患

2) 予後

　原発性HPSでは同種造血幹細胞移植で良好な成績が得られている．LAHS以外の続発性HPSの5年生存率は80％以上で，感染症による続発性HPSでは，無治療で軽快するものもある．しかし，重症例の生命予後は不良で，LAHSにおける5年生存率は，B-LAHS 48.2％，T/NK-LAHS 18.4％と不良である[3]．

文献

1) 渡邉栄三：血球貪食症候群の診断と治療．日集中医誌 2011；**18**：13-16
2) 大賀正一：血球貪食症候群．治療 2010；**92**：2401-2406
3) 河 h世：血球貪食症候群の新たな展開．綜合臨 2009；**58**：1759-1763
4) Ishii E et al：Nationwide survey of hemophagocytic lymphohistiocytosis in Japan. Int J Hematol 2007；**86**：58-65
5) Ishii H et al：Hemophagocytic syndrome associated with fulminant hepatitis A：a case report. Keio J Med 2003；**52**：38-51
6) Onaga M et al：A case of acute hepatitis A with marked hemophagocytosis in bone marrow. Hepatol Res 2000；**17**：205-211
7) Watanabe M et al：Hepatitis A virus infection associated with hemophagocytic syndrome：report of two cases. Intern Med 2002；**41**：1188-1192
8) 上平幸史ほか：著明な血小板減少を呈したE型急性肝炎の一例．日消誌 2008；**105**：841-846
9) 尾畑由美子ほか：悪性リンパ腫に伴う血球貪食症候群─病態と診断．血液・腫瘍科 2008；**57**(Suppl 6)：162-169
10) La Rosée P et al：Recommendations for the management of hemophagocytic lymphohistiocytosis in adults. Blood 2019；**133**：2465-2477.
11) 津田弘之：血球貪食症候群の診断基準─成人．血液・腫瘍科 2008；**57**(Suppl 6)：63-69
12) Henter JI et al：HLH-2004：Diagnostic and therapeutic guidelines for hemophagocytic lymphohistiocytosis. Pediatr Blood Cancer 2007；**48**：124-131
13) Lefkowitch JH：SCHEUER'S Liver Biopsy Interpretation, 8th Ed, Saunders Elservier, p315, 2010

33 全身疾患と肝

8 IgG4 関連疾患

到達目標
- IgG4関連疾患の定義と病型，特にIgG4関連硬化性胆管炎を理解し，診断ができる．
- PSCや悪性腫瘍との鑑別を念頭に置き，ステロイド治療ができる．

1 病因・病態・疫学

IgG4関連疾患（IgG4関連硬化性疾患）は，全身諸臓器にCD4ないしCD8陽性Tリンパ球とIgG4陽性形質細胞の密な浸潤を呈し，膵，胆道系，唾液腺，後腹膜などに線維化を起こす疾患である（図1）[1]．しかし本疾患が広く臨床医の関心を集めるようになってから，いまだ20年程度である．IgG4関連疾患の端緒は，2001年の自己免疫性膵炎（AIP）における血清IgG4高値とIgG4陽性形質細胞浸潤の報告である[2]．AIPとは，自己免疫機序によって起こると考えられる膵炎であり，膵腫大や膵管狭細像などの特徴的な画像所見，血清IgG，IgG4の上昇や自己抗体の出現，LPSP（lymphoplasmacytic sclerosing pancreatitis）で特徴づけられる膵組織像[3]，良好なステロイドへの反応性などを特徴とする．さらに多彩な膵外病変（硬化性唾液腺炎，硬化性涙腺炎，後腹膜線維症，硬化性胆囊炎，炎症性偽腫瘍）が認められ，AIPと同様な病理組織像を呈し，ステロイド治療により改善する．IgG4関連疾患は，これらを包括する全身性疾患として提唱されている[4]．AIPの診断においては，2011年に国際コンセンサス診断基準が提唱され，本邦では，これに準拠した「自己免疫性膵炎臨床診断基準2011」が提唱されている[5]．

肝胆道病変に関しては，IgG4関連疾患全体の13%程度でみられ，硬化性胆管炎，胆囊炎，炎症性偽腫瘍，慢性活動性肝炎があげられる[6〜10]．このなかで最も多いのが硬化性胆管炎である．IgG4関連硬化性胆管炎（IgG4-SC）は壁全層性の炎症を特徴とし，類似した胆管像をきたす疾患として原発性硬化性胆管炎（PSC）や胆管癌があり，治療法や予後が異なるため鑑別が必要である．臨床的特徴としては高齢の男性に好発し，閉塞性黄疸を発症することが多い．全国調査によって集積されたIgG4-SCの報告では，45歳以上の発症，IgG4高値，下部胆管が主な罹患胆管，AIP合併が多く，ステロイド治療が良好などが本疾患の特徴として指摘されている[11]．下部胆管病変は，膵による締め付け狭窄と考えるか，胆管壁の炎症性肥厚によるかは一定の見解が得られていない（図2a）．肝門部病変は，肝門部胆管癌との鑑別が画像所見のみからは困

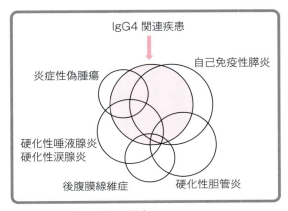

図1　IgG4関連疾患の概念

難なことが多く，血液検査所見，細胞診，胆管生検を参考にして診断する必要がある（図2b）．炎症性偽腫瘍は肝門部に好発し，肝門部の結合組織が硬化性炎症により拡大する．慢性活動性肝炎は，門脈域のリンパ球・形質細胞浸潤，インターフェース肝炎といった自己免疫性肝炎と類似の組織像を呈する．胆囊炎は硬化性胆管炎に比べると報告は少ないが，IgG4-SCの50%程度に胆囊にも炎症の波及がみられる．

また，IgG4関連疾患の病態としては，IgG4が炎症性に作用しているのか，抗炎症性に作用しているのかはまだ明確になっていない．IgG4が局所の炎症を抑えるために二次的に誘導されていること，または，IgG4が自己抗体と作用することなどが考えられている．免疫応答については，T細胞の反応ではTh2優位であり，CD4+CD25+Foxp3+の制御性T細胞（Treg）活性化の関与あるいは機能異常が注目されている．Th2やTregから産生されるIL-4とIL-10がB細胞に作用しIgG4クラススイッチが誘導され，IgG4陽性細胞の増殖分化促進に関与し，さらにTGF-βが病変局所での線維増生に関連している可能性が報告されている[12〜13]．

また，IgG4-SC患者では，ケモカインであるCCL1が胆管付属腺上皮や血管内皮に発現し，その周囲にケモカインレセプターであるCCR8陽性のリンパ球が認

445

Ⅱ章　肝疾患／E.　疾患

められ，CCL1とCCR8の反応が局所のTh2やTregの誘導を促している可能性が報告されている[14]．

2 症候・身体所見

　初発症状はIgG4-SCでは黄疸で発症する症例が大部分であり，全身倦怠感，瘙痒感など閉塞性黄疸に伴う症状，上腹部痛などがみられる．

3 診断・検査

1) 診断

　原発性硬化性胆管炎（PSC）や胆管癌との鑑別が重要であり，また原因が明らかな二次性硬化性胆管炎を除外する必要がある．血中IgG4値の上昇，胆管壁の線維化とIgG4陽性形質細胞の著しい浸潤などを特徴とする．狭窄部位では全周性，対称性の壁肥厚を認め，胆管像において狭窄を認めない部位にも同様の変化がみられることが多い．1型ACPを高率に合併し，IgG4関連涙腺・唾液腺炎，IgG4関連後腹膜線維症，IgG関連腎臓病などを合併する症例もあるが，単独で発症する場合もある．IgG4-SCの診断は「IgG4関連硬化性胆管炎臨床診断基準2020」による（表1）．Ⅰ．肝内・肝外胆管狭窄像，Ⅱ．胆管壁肥厚像，Ⅲ．血清高IgG4血症（135 mg/dL以上），Ⅳ．特徴的な病理所見，Ⅴ．胆管外病変の合併，Ⅵ．ステロイド治療の効果により確診，準確診，疑診に分類される[15]．IgG4-SCの胆管像を，鑑別すべき疾患を想定して4つのタイプに分類すると報告されている[16]．Type 1は下部胆管のみに狭窄をきたすタイプで，膵癌による締め付けまたは下部胆管癌との鑑別を要する．Type 2は下部胆管のみならず，肝内胆管に狭窄が多発するタイプでPSCとの鑑別を要する．Type 2はさらに2つのタイプに分類され，上流胆管の単純拡張を伴う症例をType 2aとし，単純拡張を伴わない症例はType 2bとなる．Type 3は下部胆管と肝門部胆管に狭窄をきたすタイプで胆管癌との鑑別を要する．Type 4は肝門部胆管のみに狭窄をきたすタイプで胆管癌と鑑別を要する（図3）[15]．各々のタイプの頻度は2015年の厚生労働省研究班の全国調査ではtype 1が64％，type 2aが5％，type 2bが8％，type 3が10％，type 4が10％であった．

　PSCとIgG4-SCの胆管像の比較では，PSCは全周性の輪状狭窄（annular stricture），数珠状変化（beaded appearance），短い狭窄（band-like stricuture），憩室様突出（diverticulum-like outpouching），肝外胆管の毛羽立ち像（shaggy appearance），肝内胆管の減少（pruned-tree appearance）などが認められる．一方，IgG4-SCは下部胆管狭窄を高率で認め，肝内胆管の

表1　IgG4関連硬化性胆管炎臨床診断基準2020（IgG4関連硬化性胆管炎臨床診断基準2012改訂版）

【診断基準】
A.　診断項目
Ⅰ.　肝内/肝外胆管狭窄像
　a.　ERC
　b.　MRCP
Ⅱ.　胆管壁肥厚像
　a.　EUS/IDUS
　b.　CT/MRI/US
Ⅲ.　血清学的所見
　　高IgG4血症（≧135 mg/dl）
Ⅳ.　病理所見
　a.　ⅰ），ⅱ），ⅴ）を認める．
　b.　ⅴ）を認める．
　c.　ⅰ），ⅱ），ⅴ）の全てとⅲ），ⅳ）の少なくとも一つを認める．
　　ⅰ）高度のリンパ球，形質細胞の浸潤と，線維化
　　ⅱ）強拡1視野当たり10個を超えるIgG4陽性形質細胞浸潤
　　ⅲ）花筵状線維化（storiform fibrosis）
　　ⅳ）閉塞性静脈炎（obliterative phlebitis）
　　ⅴ）腫瘍細胞を認めない．
Ⅴ.　胆管外病変
　a.　1型自己免疫性膵炎
　b.　IgG4関連涙腺・唾液腺炎（Mikulicz病），IgG4関連後腹膜線維症，IgG4関連腎臓病
Ⅵ.　ステロイド治療の効果
　　専門施設においては，膵癌や胆管癌を除外後に，ステロイドによる治療効果を診断項目に含めることもできる．悪性疾患の鑑別が難しい場合胆管生検や胆汁細胞診は必須で，病理学的な悪性腫瘍の除外診断なく，ステロイド投与による安易な治療的診断は避けるべきである．したがってⅥはⅣbを包括している．
　　ステロイド治療開始後2週間以内にERCまたはMRCPにて1回評価を行い，効果が得られなければ，病理診断を含めて再検査を考慮する．
B.　診　断
　　確診，準確診をIgG4関連硬化性胆管炎とする．
Ⅰ.　確診
　①Ⅴaあり
　　胆管像分類Types 1，2　　　　　Ⅰa/b＋Ⅱa/b＋Ⅲ/Ⅵ
　　胆管像分類Types 3，4　　　　　Ⅰa＋Ⅱa＋Ⅳb＋Ⅲ/Ⅵ
　②Ⅴaなし
　　胆管像分類Types 1，2，3，4　　Ⅰa＋Ⅱa＋Ⅲ＋Ⅳa/Ⅵ
　③病理組織学的確診
　　Ⅳcを認める．
Ⅱ.　準確診
　①Ⅴaあり
　　胆管像分類Types 1，2　　　　　Ⅰa/b＋Ⅱa/b
　　胆管像分類Types 3，4　　　　　Ⅰa＋Ⅱa＋Ⅳb
　　　　　　　　　　　　　　　　　Ⅰa/b＋Ⅱb＋Ⅵ
　②Ⅴaなし
　　胆管像分類Types 1，2，3，4　　Ⅰa＋Ⅱa＋Ⅳa
　　　　　　　　　　　　　　　　　Ⅰa＋Ⅱa＋Ⅲ＋Ⅳb
　　　　　　　　　　　　　　　　　Ⅰb＋Ⅱa＋Ⅲ＋Ⅵ
Ⅲ.　疑診
　①Ⅴaあり
　　胆管像分類Types 3，4　　　　　Ⅰa/b＋Ⅱa
　　　　　　　　　　　　　　　　　Ⅰb＋Ⅱb＋Ⅲ
　②Ⅴaなし
　　胆管像分類Types 1，2，3，4　　Ⅰa＋Ⅱa＋Ⅲ/Ⅴb/Ⅵ
　　　　　　　　　　　　　　　　　Ⅰb＋Ⅱb＋Ⅲ＋Ⅵ

＋；かつ，/；または
＊胆管像分類Type 1，2，3，4は解説の1cを参照のこと．

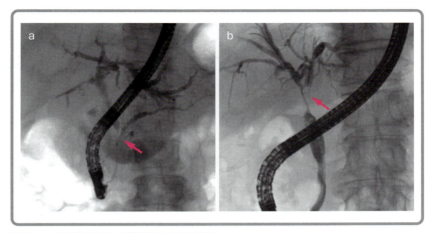

図2 IgG4関連硬化性胆管炎のERCP像
　a：下部胆管病変，AIP合併
　b：肝門部病変

狭窄も比較的長く，末梢胆管の拡張を伴っていることが多い[17]．

2）検査

血液検査所見では，血清総ビリルビン，IgGおよびIgG4が上昇することが特徴である．画像ではERCPやMRCPで下部胆管の病変を認める頻度が高い．また個々の胆管狭窄の長軸範囲が比較的長い．腹部超音波（US），腹部CT，腹部MRI，超音波内視鏡（EUS），管腔内超音波（IDUS）にて胆管狭窄部に全周性の壁肥厚所見を認め，内膜面，外膜面は平滑で内部は均一である．病理組織所見では胆管における著明なリンパ球浸潤，線維化，IgG4陽性形質細胞浸潤，閉塞性静脈炎などが特徴的な所見である（図4）．IgG4関連硬化性胆管炎臨床診断基準2020では，ⅰ）高度のリンパ球，形質細胞の浸潤と，線維化 ⅱ）強拡1視野当たり10個を超えるIgG4陽性形質細胞浸潤 ⅲ）花筵状線維化（storiform fibrosis） ⅳ）閉塞性静脈炎（obliterative phlebitis） ⅴ）腫瘍細胞を認めない　の5項目のうち，ⅰ），ⅱ），ⅴ）のすべてとⅲ），ⅳ）の少なくとも1つを認めると組織学的確診となる．

4 治療・予後

1）治療

a）ステロイド治療

IgG4-SCはAIPと同様にステロイド治療が奏効する．ステロイドの投与法に関しては，AIPの治療法に準じ，初期治療として経口プレドニゾロン（PSL）を30～40 mg/day（0.6 mg/kg/day）から開始し，2～4週間投与後，IgG，IgG4値などの血液検査所見，画像検査所見を参考に，3～6ヵ月を目安に維持量まで漸減する．維持量は，2.5～5 mg/dayのPSLを投与する．画像的にも血清学的にも十分な改善が得られた症例では，ステロイド投与の中止が可能であるが，中止後も再燃に対して慎重な経過観察が必要である．

b）胆管ドレナージ

閉塞性黄疸を認める例が多く，胆管ドレナージを必要とする場合がある．ドレナージ法としては低浸襲な内視鏡的胆管ステンティングが推奨される．原則乳頭切開は行わないほうがよいとされている．

2）予後

AIPおよびIgG4-SCは，ステロイド治療により短期的には良好な転帰が期待できる．IgG4-SCの長期予後は一般的に良好であるが，AIPの長期の予後に関しては，再燃，悪性腫瘍併発など不明な点が多い．AIPの場合，再燃のほとんどは3年以内とされている．IgG4-SCの再燃の検討では，診断時IgGの値が2,000 mg/dL以上の高値例にステロイドを投与しなかった場合，高率に再燃していることが報告されている[18]．

文献

1) Kamisawa T et al：A new clinicopathological entity of IgG4-related autoimmune disease. J Gastroenterol 2003；**38**：982-984
2) Hamano H et al：High serum IgG4 concentrations in patients with sclerosing pancreatits. N Engl J Med 2001；**344**：732-738
3) Kawaguchi K et al：Lymphoplasmacytic sclerosing pancreatitis with cholangitis：a variant of primary sclerosing cholangitis extensively involving pancreas. Hum Pathol 1991；**22**：387-395

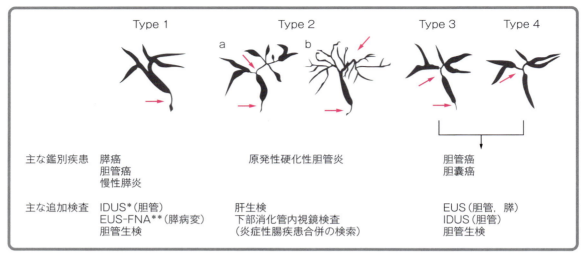

図3 IgG4関連硬化性胆管炎の胆管像の分類
＊IDUS：Intraductal ultrasonography
＊＊EUS-FNA：Endoscopic ultrasound-guided fine needle aspiration
(胆道 2012；26：59-63[15])を参考に作成)

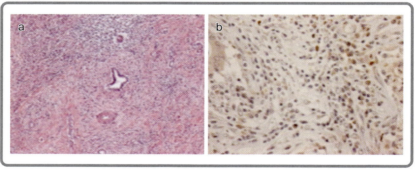

図4 IgG4関連硬化性胆管炎の1例(78歳, 男性)
 a：細胆管周囲性に線維増生, リンパ球, 形質細胞の浸潤が認められる.
 b：IgG4陽性形質細胞浸潤が認められる.

4) IgG4関連全身硬化性疾患の診断法の確立と治療方法の開発に関する研究班, 新規疾患, IgG4関連多臓器リンパ増殖性疾患(IgG4＋MOLPS)の確立のための研究班：IgG4関連疾患包括診断基準2011. 日内会誌 2012；101：795-804
5) Shimosegawa T et al：International consensus diagnostic criteria for autoimmune pancreatitis：guidelines of the International Association of Pancreatology. Pancreas 2011；40：352-358
6) 全 陽：IgG4関連肝疾患. 肝臓 2015；56：497-505
7) Zen Y et al：IgG4-related sclerosing cholangitis with and without hepatic inflammatory pseudotumor, and sclerosing pancreatitis-associated sclerosing cholangitis：do they belong to a spectrum of sclerosing pancreatitis？ Am J Surg Pathol 2004；28：1193-1203
8) Zen Y et al：Pathological classification of hepatic inflammatory pseudotumor with respect to IgG4-related disease. Mod Pathol 2007；20：884-894
9) Umemura T et al：Immunoglobin G4-hepatopathy：association of immunoglobin G4-bearing plasma cells in liver with autoimmune pancreatitis. Hepatology 2007；46：463-471
10) Umemura T et al：IgG4 associated autoimmune hepatitis：a differential diagnosis for classical autoimmune hepatitis. Gut 2007；56：1471-1472
11) 硬化性胆管炎についての共同ワーキンググループ, 原因不明の硬化性胆管炎の分類と治療の指針. 厚生労働科学研究費難治性の肝・胆道疾患に関する調査研究, 平成19年度総括・分担研究報告書, 2008
12) Zen Y et al：Th2 and regulatory immune reactions are increased in immunoglobin G4-related sclerosing pancreatitis and cholangitis. Hepatology 2007；45：1538-1546
13) 中沼安二ほか：IgG4関連硬化性疾患の病因・病態. 病理と臨床 2009；27：17-24
14) Zen Y et al：Possible involvement of CCL1-CCR8 interaction in lymphocytic recruitment in IgG4-related sclerosing cholangitis. J Hepatol 2013；59：1059-1064

15) 中沢貴宏ほか：IgG4関連硬化性胆管炎臨床診断基準 2020 （IgG4関連硬化性胆管炎臨床診断基準 2012改定版）．胆道 2021；**35**：593-601

16) Nakazawa T et al：Schematic classification of sclerosing cholangitis with autoimmune pancreatitis by cholangiography. Pancreas 2006；**32**：229

17) 中沢貴宏ほか：自己免疫性膵炎に合併する胆管病変と原発性硬化性胆管炎の鑑別．肝胆膵（50）：635-644，2005.

18) Nakazawa T et al：Clinival course and indications for steroid therapy of sclerosing cholangitis associated with autoimmne pancreatitis. Hepatogastroenterology 2009；**91**：584-588

33 全身疾患と肝

9 HIV感染症

> **到達目標**
> ● HIV/HBVおよびHIV/HCV重複感染例の病態・治療選択に関する知識を習得する
> ● 必要に応じてHIV専門医と連携を取り，診療にあたることができる

1 病因・病態・疫学

　HIV感染者はしばしば肝機能障害を呈し，その原因は多岐にわたる．HIV感染者とAIDS患者をあわせた年間新規報告は2013年の1,590件をピークに減少に転じた[1]（図1）．2020年以降は新型コロナウイルスの感染拡大による検査控えも影響している．

　2020年から2022年までの3年間のHIV新規感染者のうち，多くが男性で，約7割を男性同性愛者（Men who have Sex with Men：MSM）が占めた（表1）．

　日本における（特に都市部において）HIV/HBV重複感染例は少なくとも6〜10％前後と推定されている[2]．一方HIV感染者のHCV感染率は2010年の時点で4％であった．DAAによる抗HCV療法の進歩で，HIV/HCV重複感染率は低下していくものと考える．

　近年の抗レトロウイルス療法（anti-retroviral therapy：ART）の進歩によって，HIV感染者の生命予後が著しく改善されたことを考えると，延べ「HIV感染者＋AIDS患者」数は数万人と予想され，外来で診る機会は今後も増えるだろう．

2 症候・身体所見

　AIDSを発症するまでは，HIV感染症に特異的な症状はない．

3 診断・検査

　まずHIV-1/2スクリーニング検査法を行い，確認検査としてHIV-1/2抗体確認検査法およびHIV核酸増幅検査（RT-PCR）を行う．HIVの感染経路はHBVやHCV感染のリスクがあるため，HBs抗原とHCV

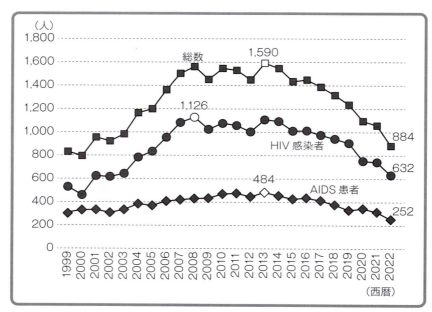

図1　新規HIV感染者・AIDS患者報告数の年次推移
※白抜きの記号は過去最高値を示す．
（エイズ動向委員会報告，エイズ予防情報ネット（AIDS Prevention Information Network, API-Net）[1]より引用）

表1 2020-2022年における新規HIV感染者数と性別・感染経路の特徴

	2020年	2021年	2022年	2020-2022年 3年間の総数
新規HIV感染者数	750	742	632	2,124
男性の数（頻度）	712 (94.9%)	712 (96.0%)	609 (96.4%)	2,033 (95.7%)
感染経路が同性間の 性的接触※数（頻度）	543 (72.4%)	531 (71.6%)	443 (70.1%)	1,517 (71.4%)

※ 両性間性的接触を含む

抗体を測定する.

4 治療・予後

1) ARTメニュー

　HIV感染症は全員治療の時代になったため，早晩ARTが導入されるか，すでにARTが導入されているかであろう．最新のガイドライン[2]で推奨される初回ARTは，HIVを抑制する効果がより強力な「キードラッグ」1剤と，キードラッグを補足しウイルス抑制効果を高める役割を持つ「バックボーン」として核酸系逆転写酵素阻害薬2剤を組み合わせる3剤併用が一般的である．この核酸系逆転写酵素阻害薬2剤で頻用されるのが，主にTAF/エムトリシタビン（FTC），残りがアバカビル（ABC）/ラミブジン（LAM[#]）である．最近，キードラッグのドルテグラビル（DTG）1剤とバックボーンである核酸系逆転写酵素阻害薬LAM 1剤の2剤併用も支持されるようになった.

　ARTの進歩により，HIV感染者の平均余命は非感染者と変わらないと報告された[3].

[#]：HIV治療でラミブジンはLAMではなく，3TCと略される場合が多い.

2) HBVとの重複感染

　HIV・HBV重複感染ならTAF/FTCを含むメニューを選択することが望ましい．抗HBV作用も持つFTCはLAMと類似の構造を持ち（図2），耐性プロフィールも同様である．したがって，耐性プロフィールの異なるTAF/FTCはHBV増殖を強力に抑えることができる．TAF/FTCが使えない場合は，別のARTメニューにエンテカビル（ETV）を併用する．もしLAM耐性であった場合はETVを倍量投与する．HIV・HBV感染者はHBV genotype Aのことが多いうえHBVの感染期間が短いことが多く，強力な抗HBV活性を有するARTを行うとHBs抗原が陰性化する症例も珍しくない.

　免疫再構築症候群（immune reconstitution inflammatory syndrome）はART開始後から16週程度までにみられる．TAF/FTCを含むARTを導入し，HBV

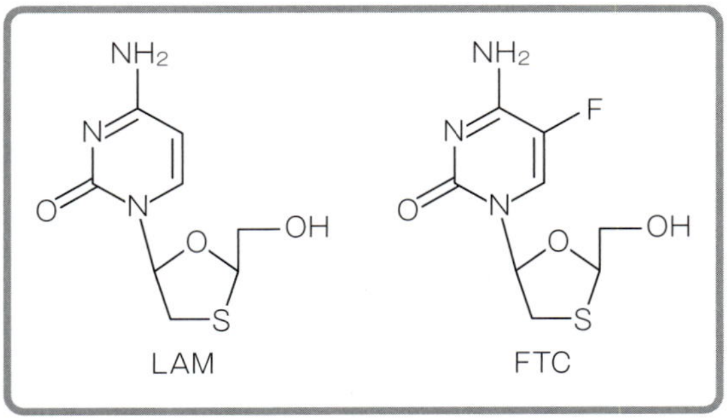

図2 LAMとFTCの化学構造

増殖が十分に抑制されていないうちに免疫力が回復した場合，HBVに対する細胞性免疫が作動し，肝細胞障害を起こす.

　HIVとの重複感染を知らずにB型肝炎に対しLAMを単独投与した場合，HIVにLAM耐性変異であるM184Vを生じることが多い．またHIV感染を確認せずB型肝炎に対しETVを単独投与した場合もLAMの耐性変異M184Vを惹起することが示されている．HIVの逆転写酵素領域にもYMDDモチーフは存在し，このHIVの耐性変異M184VはHBVの耐性変異M204Vに相当する．このように抗HBV薬の単剤投与でHIVにM184V変異を起こすと抗HIV薬の選択肢をせばめてしまう．TAFを単独投与した場合も，HIVにK65Rなどの耐性変異を引き起こす恐れがある.

　以前はARTを早期に導入しなかったため，ART未施行のHIV感染者にB型急性肝炎を起こすことがあった．しかし，ARTが早期に導入されるようになったこと，ARTメニューにTAF/FTCという強力な抗HBV活性を有する薬剤が用いられることから，HIV感染者のB型急性感染は少なくなった．しかし，HIV感染が判明時点でHBV未感染の場合およびHBVの既感染パターンでもHBs抗体が低力価（＜10 mIU/mL）の場合には，HBワクチンの接種が推奨されている．ただHBワクチンの標準投与（0，1，6ヵ月の3回投与）では抗体獲得率は低く，少数例の報告であるが2倍量投与も試みられている[2].

Ⅱ章 肝疾患／E. 疾患

3) HCVとの重複感染

HIV感染経路はHCV感染のリスクも有する．C型急性肝炎の場合，まずHCV RNAが陽性になってから，HCV抗体が陽性化する．したがって，HCV感染の超急性期には「HCV RNA陽性，HCV抗体陰性」という時期がある．HIV感染者ではHCV抗体の陽性化時期が遅れることがしばしばある．したがってHIV感染者でAST/ALT上昇の肝機能障害を認め，リスク行動の病歴が聴取できた際，HCV抗体が陰性でもHCV RNAのチェックを心がけるべきである．

HCVはHIV感染の有無にかかわらず，キャリア化しやすい．HIV感染合併C型肝炎では肝線維化の進展速度が1.5倍速いことが報告されている[4]．ARTの進化によってHIV感染者の死因でAIDSが減り，肝疾患関連や心血管疾患関連，最近ではCOVID-19によるものが課題となっている[5,6]．HIV/HCV重複感染例ではDAA治療を積極的に行い，HCV排除に努めるべきである．DAA治療薬の適応に関しては，HIV非感染例と同じである．DAAと抗HIV薬にはお互い併用禁忌/注意の薬剤があるため，治療に際してはHIV専門医にコンサルトすることが望ましい．HIV感染者にはHBV既感染パターンも多く，DAA治療の際はHBVの再活性化に注意する．

4) HAV感染

A型肝炎は4年に1度の頻度で小流行していたが，2018年にはMSMを中心にアウトブレイクを認め，多くがHIV感染を合併していた．例年100〜300例の発症数（2015年243例，2016年272例，2017年285例）に対し，2018年は926例であった．① 2015年から2017年までと② 2018年の傾向を比較すると，男性の割合① 61％ vs. ② 90％，推定感染経路で経口感染① 74％ vs. ② 38％，性的接触① 4％ vs. ② 53％であった[7]．MSMの限られたコミュニティのなかで糞口感染した結果のアウトブレイクで，首都圏を中心に発生し，その後に大阪，名古屋，福岡に広がった．

2018年の流行以降，肛門性交や口腔性交によるHAVの糞口感染の認識は深まった．HIVとHAVの同時初感染はまれで，MSMのHIV感染者がHAVに初感染することが多いので，HAワクチンによる予防を検討したい．

5) HIV初感染時の肝機能障害

HIVに初感染して医療機関を受診する際の最初の臨床症状がAST/ALT上昇であることがある．頻度は21％という報告があり，その多くが伝染性単核球症様の症状で発症している．

様々な抗HIV薬のなかには薬物性肝障害を起こすものがあり，HIV感染者における肝障害には幅広い知識が必要である．必要ならHIV専門医と連携をとり，診療にあたりたい．

謝辞：原稿に関しアドバイスを頂戴しました大阪医療センター感染症内科の渡邊大先生に深謝します．

文献

1) エイズ動向委員会報告，エイズ予防情報ネット（AIDS Prevention Information Network，API-Net）
2) 四本美保子，渡邊 大：抗HIV治療ガイドライン．令和4年度厚生労働行政推進調査事業費補助金エイズ対策政策研究事業HIV感染症および血友病におけるチーム医療の構築と医療水準の向上を目指した研究班
3) Trickey A et al：Life expectancy after 2015 of adults with HIV on long-term antiretroviral therapy in Europe and North America：a collaborative analysis of cohort studies. Lancet HIV 2023；**10**：e295-e307
4) Benhamou Y et al：Liver fibrosis progression in human immunodeficiency virus and hepatitis C virus coinfected patients. The Multivirc Group. Hepatology 1999；**31**：1054-1058
5) Smith CJ et al：Trends in underlying causes of death in people with HIV from 1999 to 2011（D：A：D）：a multicohort collaboration. Lancet 2014；**384**：241-248
6) Sellier P et al：Updated mortality and causes of death in 2020-2021 in people with HIV：a multicenter study in France. AIDS 2023；**37**：2007-2013
7) 国立感染症研究所 病原微生物検出情報IASR Vol. 40, p.150-151，2019年9月号

34 新生児肝炎

到達目標
● 新生児肝炎は除外診断であり，特に胆道閉鎖症と鑑別ができる．

1 病因・病態・疫学

　1952年にCraigとLandingは胆道閉鎖症とは病態は異なるが，黄疸が生後数ヵ月にわたり遷延する20例を新生児肝炎（neonatal hepatitis）として報告した[1]．これらの特徴は黄疸の出現が生後1～2ヵ月以内であり，肝組織では胆汁うっ滞と炎症所見がある．その後，このような病態を示すのは画一原因でなく，多くの原因によるものであることが判明した．現在では原因不明例に限り，特発性新生児肝炎症候群（idiopathic neonatal hepatitis syndrome）と呼ばれることが多い．

　1976年に厚生省心身障害児研究「小児難治性肝疾患の病因，早期診断，治療に関する研究班」は新生児肝炎（乳児肝炎）の暫定的な診断基準として，「新生児期から続いていると推定される肝内胆汁うっ滞で，胆道閉鎖症，溶血性疾患，敗血症，尿路感染症，梅毒，代謝性疾患，その他の全身疾患などに伴ったものを除いた疾患」とした[2]．ただし，①黄疸は原則として生後2ヵ月以内に気づかれたもの，②灰白色便（または淡黄色便）と濃黄色尿を伴い，顕性黄疸は1ヵ月以上にわたり持続する，③組織学的には巨細胞性肝炎像をみることが多いが，これを診断の必須条件とはしない，という3点が診断基準の補足事項になっている[3]．

　本症の頻度に関しては，かつては胆道閉鎖症とほぼ同じで出生1万人に1人とされていた．当初は原因として肝炎ウイルスやそのほかのウイルスが想定されたが，ウイルス学や遺伝子診断の発達で多くの原因が新生児肝炎から独立していった（表1）．

　本症は生後2～3ヵ月以内の抱合型高ビリルビン血症をきたす．多くの例では全身状態は良好である．そのほか，顕性黄疸，肝腫大，脾腫が認められる．灰白色便や濃黄色尿がみられる．胆汁うっ滞により脂肪吸収能が低下すると，脂溶性ビタミンA，D，E，Kの欠乏症すなわち眼症状，くる病，発達遅滞，凝固能異常などをきたす．

2 診断・検査

　一般的な検査で感染症（特に敗血症，細菌感染症）や代謝異常を否定すること，胆道閉鎖症を否定するこ

表1　新生児肝炎症候群の原因（鑑別）

感染症
　細菌感染：敗血症，梅毒，リステリアなど
　ウイルス感染：CMV，HCV，EBV，エンテロウイルスなど
　原虫：トキソプラズマ
胆道閉鎖症以外の胆道系の構造的な異常を伴う疾患
　先天性胆道拡張症，原発性硬化性胆管炎，ducatal plate malformation，アラジール症候群，非症候性肝内胆管低形成症など
先天性代謝異常症
　進行性家族性肝内胆汁うっ滞症，シトリン欠損症，α_1-アンチトリプシン欠損症，嚢胞線維症，糖質代謝異常（ガラクトース血症，遺伝性果糖不耐症，糖原病など），アミノ酸代謝異常（チロジン血症など），尿素サイクル異常症（オルニチントランスカルバミラーゼ欠損症など），リピドーシス（Nieman-Pick病など），新生児ヘモクロマトーシス，胆汁酸代謝異常症，ミトコンドリア異常症など
染色体異常
　21トリソミー，18トリソミーなど
内分泌疾患
　脳下垂体機能低下症，甲状腺機能低下症など
悪性腫瘍
　新生児白血病，肝芽腫，神経芽細胞腫，histiocytosis Xなど
循環異常
　Budd-Chiari症候群，心不全，新生児仮死など
そのほか
　完全静脈栄養関連胆汁うっ滞（TPN肝症），血球貪食症候群など
原因不明
　狭義の新生児肝炎

とが最も重要である．注意すべきことは本症候群は「肝炎」であるが必ずしもAST，ALTが異常高値を呈さない例もある点である．胆道シンチグラフィーでは胆道閉鎖症では排泄がみられないが，新生児肝炎症候群でも極期には排泄が認められないことがあるので注意すべきである．最も重要な検査は肝組織検査であり，本症候群では巨細胞性変化を伴う炎症所見がみられることが多い（図1）．

3 治療・予後

　本症は原因不明なので特異的な治療法はない．胆汁うっ滞のため体重増加不良のある例では，吸収に胆汁を必要としない中鎖脂肪酸（MCT）ミルクを使用する．

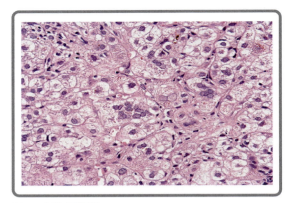

図1 新生児肝炎
HE染色，強拡大．肝細胞の膨化，巨細胞性変化がみられる．

胆汁うっ滞を改善させる目的でウルソデオキシコール酸（10～20 mg/kg/日）が使われる．また，脂溶性ビタミン欠乏が予想される場合にはビタミンA（1,000～10,000 U/kg/日），ビタミンD（0.1 μg/kg/日），ビタミンE（50～100 mg/kg/日），ビタミンK（2～10 mg/kg/日）を投与する．特にビタミンK欠乏による凝固能低下がみられる場合は，ビタミンK 5 mg静注を連日行い凝固能の改善を確認する[3]．

本症の予後は一般的には良好であり90％以上は治癒する．診断技術の向上や新しい疾患の発見により予後不良な疾患が鑑別可能となった．予後不良因子として高度の胆汁うっ滞，本症の家族歴を有する，高度の炎症所見などが知られている．

文献

1) Craig JM, Landing BH：Form of hepatitis in neonatal period simulating biliary atresia. AMA Arch Pathol 1953；**54**：321-333
2) 小児の難治性肝疾患の暫定診断基準（案）[http://www.niph.go.jp/wadai/mhlw/1975/s5005054.pdf]
3) 小松陽樹：新生児肝炎．別冊日本臨牀 新領域別症候群シリーズ13，日本臨牀社，大阪，p571，2010

35. 小児肝疾患の移行期医療

35 小児肝疾患の移行期医療

到達目標
- 移行期医療，および成人移行支援の概念を理解できる
- 成人移行支援において何が重要なのか理解し実践できる

1 移行期医療

近年，小児期に発症する慢性疾患の予後は病態解明や治療の発展により著しく改善し，多くの患児が治療を続けながら成人期に達するようになった．小児期には小児期独特の，そして成人期には成人期に特有の，様々な身体的・社会的問題がある．成人患者の場合，生活習慣病，虚血性心疾患，脳梗塞など，小児科医が診る機会の少ない疾患の合併を常に念頭に置くべきであるし，悪性腫瘍の発症もまれではない．さらに，女性の場合は妊娠・出産の管理も必要となる．したがって，小児期に発症した慢性疾患を有する患児が成人期に達した際は，小児診療科から成人診療科へシームレスにバトンタッチする，あるいは小児診療科と成人診療科とが連携して診療を行うのが本来あるべき姿である．しかし，現状では様々な問題により，成人期に達したのちも成人診療科への移行ができず，必ずしも患者の意思に基づかないまま小児診療科での診療が継続されているケースが少なくない．

2014年，日本小児科学会は「小児期発症疾患を有する患者の移行期医療に関する提言」を発表し，小児期に発症した疾患を有する患者が成人期に向かい，小児期医療から成人期医療へ移行する間で，これら2つの医療の担い手が連携して円滑な移行期医療を提供することが期待される，と述べている[1]．ここでは移行期医療のあり方として，①完全に成人診療科に移行する，②小児科と成人診療科の両方にかかる，③小児科に継続して受診する，という3つが示されている．患者に対し本人の望まない成人診療科への転科を勧めることがあってはならず，患者の自己決定原則に立脚して，患者が年齢と成熟度，理解力および判断力に応じた説明を受け，決定しまたは意見を表明するための仕組みや専門家の役割が重要であることが強調されている．

2 移行期医療，そして成人移行支援

この提言に続き，日本小児科学会は2023年「小児期発症慢性疾患を有する患者の成人移行支援を推進するための提言」を発表した[2]．この提言では，移行期医療は改めて「小児期発症の慢性疾患を持つ患者が小児期医療から個々の患者に相応しい成人期医療への移り変わりに対して提供されるべき適切で良質な医療」と定義され，その医療的側面が強調されている．一方，小児期に慢性疾患を発症した患者が成人期を迎えるにあたって必要なのは医療だけではなく，健康や福祉というより広い視野から，就学・就労も含めた生活全般における自律・自立を支援していく必要があり，この観点から新たに「成人移行支援」という概念が新たに提唱された．すなわち，「成人移行支援」とは小児期発症の慢性疾患を持つ患者が成人期を迎えるにあたり，本来の持てる能力や機能を最大限に発揮でき，その人らしい生活を送れることを目的とした支援であり，医療だけではなく健康・福祉という広い視点から提供される[2]．この考え方に基づき成人移行支援を推進するため，基本姿勢として4項目，生涯を見据えた包括的支援として6項目，転科支援として6項目，体制整備およびその他の必要な対応として4項目，計20項目の具体的な提言が示されている（**表1**）．

表1 成人移行支援を推進するための提言

I 基本姿勢
自己決定権の尊重
医療連携
多職種によるチーム支援
制度などの理解
II 生涯を見据えた包括的支援
自律・自立支援
移行準備
保護者への支援
医療の継続
性および妊娠・出産に関する支援
社会参加への支援
III 転科支援
患者の納得
転科時の連携
転科の時期
医療サマリー
救急や入院時の対応
転科時のフォロー
IV 体制整備およびその他の必要な対応
学会の役割
財務支援
知的障がい・発達障がい（神経発達症）患者の移行支援
研究とフィードバック

（日本小児科学会雑誌 2023；**127**：61-78[2]より引用）

Ⅱ章　肝疾患／E. 疾患

3 肝臓専門医として成人移行支援に取り組むために

　以上を踏まえたうえで，肝臓専門医として成人移行支援に取り組むうえで重要なのは以下の3点に集約できよう．

1) 小児期に発症する肝・胆道慢性肝疾患への理解

　小児期に発症する肝・胆道慢性肝疾患は小児に特有な疾患と成人にも発症する疾患とに分類できる．このうち，小児に特有な疾患についてはあまりなじみがないという肝臓専門医も多いかもしれない．多くの疾患についてはこの肝臓専門医テキストで解説されており，知識を深めていただきたい．

　ただ，これらの一見なじみのない疾患の診療も実はシンプルであると筆者は考えている．診療にあたって重要なことは，とにかく肝硬変・門脈圧亢進症への進展防止およびそれらへの対応，および肝・胆道腫瘍の早期発見と治療であり，原因疾患が何であっても肝硬変と癌という2点に尽きる．成人で発症する肝疾患もウイルス性から脂肪性，自己免疫，血流障害と多様だが，生命に危機を及ぼす重大な結果を招くのは原疾患にかかわらず急性肝不全，肝硬変・門脈圧亢進症，それに悪性腫瘍の合併であり，その点は小児に発症する多様な肝・胆道疾患でも同様である．急性肝不全のリスクはWilson病以外では低く，結局のところは腹水や肝性脳症，静脈瘤，肝・胆道悪性腫瘍のマネジメントに徹底することが重要である．そう割り切ってしまえば，小児期に発症する肝・胆道慢性肝疾患診療に対するハードルも下がるのではないだろうか．

2) 小児診療科医と成人診療科医との顔の見える関係の構築

　移行期医療を進めようとしても受け入れ先の成人診療科医が見つからない，という悩みは多くの小児診療科医が実感していることである．成人診療科医にとってなじみのない病名を記載した診療情報提供書をどこへ送ればよいのか．長い間診療してきたこの患児・患者をあの病院の忙しそうな先生は果たして受け入れてくれるか．また，せっかく受け入れ先をみつけ送り出しても，受け入れ先の成人診療科医が「この疾患は見たことがなく私には診療できない」と言って受け入れを断る，送り出した患児・患者と保護者が「あの先生は冷たい感じで嫌，やはり今まで通いなれたこの病院がいい」と言って戻ってきてしまう，という話もよく耳にする．

　まずはそれぞれの施設，それぞれの置かれた地域で，小児診療科医と成人診療科医とが顔の見える関係を構築すべきである．院内や地域で小児診療科と成人診療科がいっしょに研究会を行い，率直な意見交換の場を持つ，などが必要だろう．考えてみれば，これも病診連携の場では日常的に行われていることである．

3) 発症してから患者・家族が辿ってきた経過への想像力と理解

　最後に，受け入れ先である成人診療科医にとっておそらく最も重要なのは，紹介されてきた患者・家族が今までたどってきた経過への想像力と理解である．今，目の前に座っている患者・家族は，小児期に疾患を発症してから少なくとも10年，場合によると20年という月日が経っている．その間，小児科医・小児外科医と並走しつつ長期にわたって身体的にも心理的にも経済的にも楽ではない治療や手術を続け，様々なイベントや浮き沈みを経験し，そして今，長らく診療を受けてきた小児診療科から離れる決意をして，こうして成人診療科を受診しているのである．患者の思いはもちろん，同席しているかもしれない家族の思いも十分に汲み取る必要がある．成人診療科の医師は親が同席するのに慣れておらず，ともすると患者だけを相手にして対応しがちだが，初診時に患者だけでなく家族の思いも十分に聞き取ることによって，患者や家族との間に十分な信頼関係を構築することの重要性は，いまさらここに記載する必要もないだろう．

　信頼関係の構築が十分になされない場合，紹介元の小児診療科へ戻ってしまうこともあるだろうし，さらに患者の受診中断，アドヒアランス不良や怠薬による病状の悪化さえ招きかねない．成人診療科医師にとって，当該疾患に対する知識不足よりもむしろ患者・家族への想像力・理解や信頼関係の欠如のほうが，患者に危害を及ぼしかねないことを十分意識すべきである．

文献

1) 日本小児科学会移行期の患者に関するワーキンググループ. 小児期発症疾患を有する患者の移行期医療に関する提言. http://wwwjpedsorjp/modules/guidelines/indexphp?content_id=54
2) 日本小児科学会移行支援に関する提言作成ワーキンググループ委員会. 小児期発症慢性疾患を有する患者の成人移行支援を推進するための提言. 日本小児科学会雑誌 2023；**127**：61-78

36. 妊娠と肝

36 妊娠と肝

到達目標
● 妊娠中の肝機能障害を鑑別できるようにする.

1 正常妊娠における生理学的変化・身体所見

妊娠時の子宮増大，血液量増加・希釈などの体液変化，性ステロイドなどの作用による生理学的・身体所見の変化を以下に示す[1~4].

1) 生理学的変化
① 血行動態：末梢血管拡張・血管抵抗減少，心拍出量・心拍数の増加，血液量（血漿・赤血球量）の増加，腎血液量・糸球体濾過量増加がみられるが，肝血流量に変化はない．子宮の圧迫による下大静脈流量の低下・奇静脈流量の増加もみられる.
② 凝固亢進状態
③ 消化管の生理学的変化：プロゲステロン増加により平滑筋の運動能に変化が生じたり，弛緩する．また，食道下部括約筋緊張低下（胸焼け），消化管蠕動低下，胆囊容量増大が認められる.
④ 胆汁の変化：妊娠中のホルモン変化により，胆汁合成と動態の変化に伴い胆汁生成因子が増加する.

2) 身体所見
妊娠中期に血圧低下がみられることがあるが，その後正常化（妊娠初期と同程度）する．また，エストロゲンの増加によりクモ状血管腫や手掌紅斑が認められることがある.

2 妊娠に伴う肝機能異常

肝機能検査のなかで，トランスアミナーゼを主体とした妊娠中の変化を表1に示す．これらは，前述のように妊娠中の循環血液量の増加や女性ホルモンを中心としたステロイドホルモンの増加，胎盤で産生される様々な物質による影響が考えられる[4]．特に大きな上昇を認めるのはALPであり，非妊娠時に比較して2~4倍程度上昇するが，これは胎盤由来のALPによる上昇であることを念頭に置くべきである．また，血中α-フェトプロテイン（AFP）も胎児の肝臓由来のAFPが胎盤の透過性の亢進に伴い増加する．この変化は妊

表1 正常妊娠における肝機能検査値の変化

	変化	変化のピーク
AST	不変	
ALT	不変	
総ビリルビン	軽度上昇	後期
総蛋白	減少 (20%)	中期
アルブミン	減少 (20%)	中期
γ-グロブリン	軽度低下	後期
α・β-グロブリン	軽度上昇	後期
LDH	軽度上昇	後期
ChE	軽度上昇	後期
ALP	著明に上昇	後期
γ-GTP	不変	
LAP	著明に上昇	後期
血清胆汁酸	軽度上昇	中期
フィブリノゲン	著明に上昇 (1.5倍)	中期
AFP	著明に上昇	後期

表2 妊娠中における肝障害の分類

① 妊娠に特異的な肝障害
　妊娠悪阻，妊娠性肝内胆汁うっ滞症，急性妊娠脂肪肝
　妊娠中毒・子癇，HELLP症候群，特発性肝破裂
② 妊娠中偶発的に起こった肝障害
　急性ウイルス性肝炎，薬物性肝障害，胆石
③ 慢性肝障害を合併した妊娠
　慢性ウイルス性肝炎，肝硬変，自己免疫性肝炎

娠8週ごろからみられるようになり，一般的には妊娠32週ごろにピークとなり，その後分娩時までに漸減する.

3 肝臓超音波検査

正常妊娠において，超音波輝度や肝内胆管の拡張の度合いに変化は認めない[5].

4 妊娠中の肝障害診断へのアプローチ

1) 妊娠中における肝障害の分類
妊娠中に肝機能障害を認める頻度は全妊娠中の3~5%程度であり，表2に示すように，①妊娠に特異的

457

Ⅱ章　肝疾患／E. 疾患

表3　妊娠中肝機能異常を示す疾患と時期

	胆汁うっ滞	AST，ALT軽度上昇	AST，ALT高度上昇
初期	妊娠悪阻	妊娠悪阻	
中期	妊娠性胆汁うっ滞	正常妊娠	
後期	妊娠性胆汁うっ滞	正常妊娠 妊娠中毒・子癇 急性妊娠性脂肪肝 HELLP症候群	妊娠中毒・子癇 特発性肝破裂

な肝障害，②妊娠中に偶然発症した肝障害，③慢性肝障害を合併した妊娠の主に3つに分類される[6]．

2) 妊娠中における肝機能障害の状態と発症時期

妊娠中の肝疾患は，その発症時期によって鑑別可能なことがある（表3）．妊娠中に偶発的に起こる肝機能障害は，妊娠中のいずれの期間でも起こりうるが，妊娠末期に発症する肝機能障害は，母児の予後を左右する妊娠特異的な疾患が多い．これらには妊娠を終えることにより改善するものもあり，妊娠管理のポイントとなる[7]．

5 妊娠悪阻による肝機能障害

妊娠悪阻は一般的には妊娠9週以前に症状が出現し，20週ごろまでに改善し，約半数でAST，ALTの上昇を認める．その他の偶発的に合併した肝障害の除外のため，腹部超音波検査や血液検査による鑑別が重要である．

6 妊娠性肝内胆汁うっ滞症

一般的に妊娠中期から後期にかけて発症するが，まれに妊娠7週ごろから症状が認められることもある．手掌および足底を中心に全身に広がる瘙痒感を認め，特に夜間に症状が増悪しやすい．約25％の頻度で黄疸を合併する．また，AST，ALTの上昇も伴うことがあり，腹部超音波検査でその他の胆道閉塞を起こす疾患との鑑別が必要である．

7 HELLP症候群と急性妊娠脂肪肝（AFLP）

HELLP症候群と急性妊娠脂肪肝（acute fatty liver of pregnancy：AFLP）は，妊娠中後期〜産褥期に発症することがある重大な合併症である．いずれも肝機能障害とLDH上昇を示し，病態の進行とともに血液凝固異常を認めるようになる．発生頻度は低いものの急激に状態が悪化する場合が多く，早期の診断と治療が行われない場合には母児ともに予後不良となるた

め，妊娠中後期以降の肝機能障害の鑑別疾患の診察にあたっては念頭に置くべきである．

HELLP症候群は血管内脾障害と血管壁へのフィブリン沈着に伴い，微小血管障害性溶結性貧血が起こり，さらに血小板が活性化，消費されることで，溶血と血小板減少を認める．また，肝類洞内のへのフィブリン沈着により類洞の閉塞をきたし血管攣縮から肝虚血が生じた結果，肝機能障害をきたす．HELLP症候群の症状としては強い悪心・嘔吐，心窩部から右季肋部のかけての痛みを認めることが多いが，正常妊娠においては妊娠後期にこれらの症状を認めることはないことからこれらの疾患を念頭に置き検査を進める．血液検査では溶血性貧血による間接ビリルビンの上昇，LDHの上昇が特徴的であり，進行すると播種性血管内凝固（disseminated intravascular coagulation：DIC）をきたす．HELLP症候群は進行するとDICの合併により，母体の周産期死亡率が高くなる．また，子宮内胎児死亡率も高率であるため，基本的には診断後ただちに急速遂娩を行う．

一方，AFLPの原因はミトコンドリアの機能異常によると考えられているが，いまだ明らかではない．発症率が7,000〜20,000妊娠に1例程度とまれな疾患ではあるが，急速に進行するために早期に適切な治療を行わないと母体，胎児ともに予後不良であるため，早期の診断が不可欠である．症状はHELLP症候群と同様，急激に発症する上腹部痛，強い悪心・嘔吐，全身倦怠感を認める．血液検査ではAST，ALTの上昇，総ビリルビンの上昇，血清アンモニア値の上昇，白血球増加，低血糖，急性腎障害またはクレアチニン上昇，凝固異常が認められる．AFLPと診断した場合には，急速に病態が進行し急性肝不全に至るため，胎児の週数にかかわらずに急速遂分を行うべきであり，多臓器不全の管理をしっかりと行うためICUでの管理が望まれる．

HELLP症候群とAFLPの鑑別診断についての国際的コンセンサスが得られた診断基準はいまだ確立されていない．一般的にはAST＞70 IU/L，LDH＞600 IU/L，血小板数＜15万/μLを認める場合にHELLP症候群と診断されることが多いが，この基準を満たす症例のなかにAFLPの症例が含まれる可能性があることに

注意が必要である．また，臨床症状，経過などから両疾患を疑うも必ずしも検査データが揃わない場合にも，検査の反復を行い早期発見に努めることが重要である[8]．

文献

1) Riely CA：Hepatic disease in pregnancy. Am J Med 1994；**96**(Suppl 1A)：18S-22S
2) Schrier RW：Body fluid volume regulation in health and disease：a unifying hypothesis. Ann Intern Med 1990；**113**：155-159
3) 望月眞人，片山和明：性ホルモンと肝．肝胆膵 1987；**15**：1033-1036
4) 熊田博光：肝疾患診断へのアプローチ―肝機能検査の読み方とチェックポイント―異常の時の考え方・対処法．日医師会誌 1999；**122**：S38-S40
5) Bacq Y：Liver diseases unique to pregnancy：a 2010 update. Clin Res Hepatol Gastroenterol 2011；**35**：182-193
6) 金川武司：妊娠と肝障害．別冊日本臨牀 肝・胆道系症候群（第2版）―肝臓編（上），日本臨牀社，大阪，p545-548，2010
7) Knox TA：Evaluation of abnormal liver function in pregnancy. Semin Perinatol 1998；**22**：98-103
8) 日本産婦人科学会/日本産婦人科医会編：産婦人科診療ガイドライン―産科編2017

Ⅲ章

胆道疾患

Ⅲ章　胆道疾患

1 胆石症

到達目標
- 胆石の成因と病態背景を理解する.
- 胆石の部位や性状, 症候に応じた治療選択ができる.

1 病因・病態・疫学

　胆道内に胆汁成分から構成される結石が存在する状態を胆石症といい, その存在部位により胆嚢結石 (78.8%), 総胆管結石 (胆嚢結石合併も含み19.7%), 肝内結石 (1.5%) に分類される[1]. 胆石の主成分と外観・割面の肉眼形態からは, コレステロール結石, 色素結石, まれな結石に大別され, それぞれがさらに詳細に分類される (表1)[2]. コレステロール結石は, 乾燥重量にてコレステロール成分が70%以上を占める胆石を指し, 純コレステロール石, 混成石, 混合石に細分化される. コレステロール結石の成因は, 胆汁中において胆汁酸やリン脂質と混合ミセルを形成し溶存しているコレステロールが, 肥満や脂質異常症などにより相対的に高濃度となり (コレステロール過飽和胆汁), ムチンなどの結晶析出因子が加わることでコレステロール結晶が析出し胆石形成に至る. 色素結石は黒色石とビリルビンカルシウム石に分類され, 前者は全身の非抱合型ビリルビン負荷が要因となり, 溶血性貧血や心臓弁置換術後などに合併することが多い. ビリルビンカルシウム石は, 胆汁中の抱合型ビリルビンが胆道内感染で細菌性β-グルクロニダーゼにより非抱合型となり, これに胆汁中のイオン化カルシウムが結合し難溶性のビリルビンカルシウムが析出することが成因となる. 総胆管内に認められる場合が多い.

　わが国では10人に1人が胆石保有者であると推計されており, 男女比は1:1.4と女性に多く, 40歳代から胆石保有率が高くなる傾向にあるとされていたが, 2013年の日本胆道学会による全国調査では男女比について胆嚢結石や肝内結石で男女比が逆転し (各々1:0.90, 1:0.83), 全体でも男性に多かった (1:0.87) (表2)[3]. その後のわが国の胆石保有率の増減を示すデータはないが, 危険因子である肥満人口の増加も影響していることが推測される. 古典的な胆石の危険因子として5F, すなわち女性 (female), 白人 (fair), 肥満 (fatty), 40歳代 (forty), 多産 (fertile) が有名であるが, 臨床的には様々な病態が胆石生成に寄与する (表3)[3].

2 症候・身体所見

1) 胆嚢結石症

　胆嚢結石では, 全くの無症状のものから右季肋部不快感などの消化器不定愁訴, さらに胆石発作 (胆道痛) まで様々な愁訴を呈する. 明らかな胆石発作を認めない場合, 無症候性胆石症として扱うことが多い. 胆石

表1　胆石の分類

胆石の種類	頻度 (%)
1. コレステロール胆石	59.4
a) 純コレステロール石	13.2
b) 混成石	17.8
c) 混合石	28.4
2. 色素胆石	38.5
a) 黒色石	19.6
b) ビリルビンカルシウム石	18.9
3. まれな胆石	2.1
a) 炭酸カルシウム石	0.8
b) 脂肪酸カルシウム石	0.2
c) ほかの混成石	0.7
d) そのほかの胆石	0.4

(亀田治男ほか:胆道 1990;4:396-404[2] を参考に作成)

表2　胆石症例の内訳 (1997年度との比較)

	症例数	男女比
胆嚢結石症	439例 (74.5%) 77.7%*	1:0.90 1:1.27*
総胆管結石症	151例 (25.6%) 21.0%*	1:0.77
胆嚢or肝内結石合併	86例	1:0.67 1:1.13*
胆嚢or肝内結石なし	65例	1:0.94 1:0.89*
肝内結石症	22例 (3.7%) 1.3%*	1:0.83 1:1.22*
	612例	1:0.87 1:1.22*

　胆石症の内訳である. 重複例も含め胆嚢結石75%・総胆管結石25%・肝内結石3.7%で, 前回調査結果とその割合については著変なかった.
　興味深いことに男女比については, 胆嚢結石・肝内結石で男性が逆転し, 全体でも男性が多い結果となった.
　*:1997年集計 (文献1)

462

表3 胆石形成に寄与する病態

危険因子	病態機序
コレステロール結石	
・加齢	○胆汁中コレステロール分泌↑ ○胆汁中胆汁酸分泌↓
・妊娠/エストロゲン	○肝でのコレステロールの取り込み・合成↑ ○ Cholesterol 7α-hydroxylase 活性↓ ○胆汁中コール酸・デオキシコール酸プール↑ ○胆嚢収縮能↓
・高カロリー・低食物繊維食	○胆汁中コレステロール分泌↑ ○腸内食物の停滞⇒腸内細菌による胆汁酸異化⇒二次胆汁酸比の増加↑
・高炭水化物食	○肝でのコレステロール合成↑ ○胆汁酸再吸収↓ ○インスリン抵抗性
・肥満	○肝でのコレステロール合成↑
・急激な体重減少	○肝でのコレステロール取り込み↑ ○胆汁酸合成↓ ○胆汁中ムチン分泌↑
・脂質異常症	○胆汁中コレステロール分泌↑
・膵機能不全	○コレシストキニン生産↓⇒胆嚢収縮能↓
・フィブラート系薬剤	○胆汁中コレステロール分泌↑
ビリルビンカルシウム石	
・胆管炎	○細菌由来酵素によるビリルビンの脱抱合
黒色石	
・Crohn 病による回腸機能不全	○大腸でのビリルビン吸収↑ ○ビタミンB_{12}吸収不全
・完全静脈栄養	○胆嚢収縮能↓ビリルビンの腸肝循環↑
・ビタミンB_{12}/葉酸欠乏	○無効造血
・溶血性疾患	○ビリルビン負荷↑
・肝硬変	○胆汁酸産生能↓ ○胆汁酸再吸収↓⇒大腸でのビリルビン吸収↑ ○胆嚢収縮能↓ ○慢性溶血
・嚢胞性線維症	○ビリルビンの腸肝循環↑ ○胆汁 pH↓⇒胆汁中β-glucuronidase 活性↑ ○粘液層形成
・セフトリアキソン（抗菌薬）	○胆嚢内沈殿の形成

(Tazuma S et al：J Hepatobiliary Pancreat Sci 2015；**22**：392-395[3)])を参考に作成)

保有者の60〜80％は生涯にわたり無症状に経過するが，いったん胆石発作を認めた症例では再発率が高い．胆石発作は右季肋部から心窩部にかけての激しい疝痛で，通常30分から数時間持続することが多い．脂肪の過剰摂取や過食などが誘引となり，胆石が胆嚢頸部や胆嚢管に嵌頓するために生じる．右肩や胸部への放散痛や，悪心・嘔吐を認めることもある．

2) 総胆管結石症

総胆管結石においても無症状のものから軽度の消化器症状，胆汁流出障害に伴う右季肋部痛，発熱，黄疸などの重篤な症状まで様々な症状を認める．無症状の場合でも，急性閉塞性化膿性胆管炎や胆石膵炎など重篤な併発症の可能性があり，治療適応となる．

3 診断・検査

1) 診断

各種画像検査により胆石の診断自体は比較的容易であるが，感度・特異度・侵襲性などの検査特性を理解し，効率良く診断することが望まれる[4)]．胆嚢結石では，存在診断に加えて胆石の質的診断と胆嚢機能の評

Ⅲ章　胆道疾患

価が治療方針を決める上で重要である．総胆管結石では緊急処置を要する合併症の併発を念頭に置き検査を行う．

2）検査

a）血液生化学検査

胆嚢結石では肝機能検査値は正常である場合が多い．胆石発作時には肝（AST，ALT）・胆道系酵素（ALP，γ-GTP）の一過性上昇を認めることがあり，胆嚢炎を合併すると白血球増加や急性期蛋白の上昇を認める．総胆管結石では，胆汁流出障害があれば胆道系酵素の上昇や直接ビリルビン優位の黄疸を認め，胆道閉塞による肝逸脱酵素の上昇を伴うこともある．十二指腸乳頭部への胆石の嵌頓をきたすと，血清膵酵素の上昇を認める．総胆管結石に炎症反応の亢進を伴う場合，急性閉塞性化膿性胆管炎を念頭に置く．

b）US，EUS，IDUS

腹部超音波検査（US）は胆石が疑われる症例では，まず行うべき検査である．結石は可動性のある音響陰影を伴う高エコー域として描出され，胆嚢内結石はほぼ100％存在診断ができる．さらに胆石のエコーパターンは質的診断にも有用である[5]．総胆管結石では，結石の描出率は50％程度にとどまるが，胆管拡張が間接所見として重要である．超音波内視鏡（EUS）および管腔内超音波検査（IDUS）は，解像度が高く小結石の診断に優れるため，ほかの検査で診断がつかない場合や総胆管結石に対する内視鏡治療後の遺残結石の診断に有用である．

c）腹部CT

結石のカルシウム含有量が1％以上の場合は診断可能で，胆嚢結石で70〜80％，総胆管結石で80〜90％に描出される．USでは胆石の音響陰影のため，胆嚢壁の描出が困難な場合があり，胆嚢癌や慢性胆嚢炎の評価に有用である．胆嚢結石のCT値は治療方針上重要で，CT値が50〜60 HU以下の場合には胆嚢温存術も考慮される．胆道排泄性造影剤を併用したCT（DIC-CT）は空間分解能に優れており，総胆管結石の診断や胆嚢結石に対する術前検査に有用である．

d）胆嚢機能検査

胆嚢機能の評価には排泄性胆道造影（DIC）が有用で，胆嚢機能が温存されている場合には胆嚢が良好に造影される．

e）ERC，MRCP

内視鏡的逆行性胆道造影（ERC）は明瞭かつ詳細な胆管像が得られるが，比較的侵襲が大きく膵炎などの偶発症の問題から胆石の診断目的のみで行うことは少なく，総胆管結石に対する治療手技としての要素が強い．術者の熟練度にもよるが，胆管の造影が不成功に終わることもある．一方，MRCPは低侵襲で総胆管結石を描出できるものの，解像度がやや劣り5 mm以下の小結石の診断が不良である．

4　治療・予後

1）胆嚢結石の治療・予後

胆石発作の既往のない無症候性胆嚢結石は，胆嚢癌などの合併症併発に注意して経過観察を行う．胆石症患者の胆嚢癌合併率は0.02％/年程度であり，胆嚢癌を疑う所見がない場合，予防的胆嚢摘出術は推奨されない．有症状例では，胆石発作時の対応と長期的視点での治療に大別される．胆石発作時は絶食，補液を基本としてNSAIDsや鎮痙薬による疼痛コントロールを行う．一度胆石発作をきたした症例では再発が多いことから，発作予防のための根治療法について検討を行う（図1）[6]．

a）（開腹・腹腔鏡下）胆嚢摘出術

根治的であり胆嚢結石症に対する標準治療である．術後に何らかの消化器症状を訴える胆嚢摘出後症候群を約10％に認めるが，一過性で軽微なものが多い．一般的に妊娠例を除き，侵襲が少なく入院期間の短い腹腔鏡下胆嚢摘出術が行われるが，3.6〜8％が開腹術に移行する[6]．

b）経口胆石溶解療法

経口的に胆汁酸を補充し，胆汁中コレステロール飽和度を低下させ胆石を溶解させるものである．胆汁酸としてウルソデオキシコール酸が用いられる．胆嚢機能の保たれた非石灰化純コレステロール結石が治療対象となり，胆石のCT値が60 HU未満，DICでは胆嚢の造影が良好な浮遊結石の完全溶解率が高い．適応となる症例は胆嚢結石症全体の10％以下で完全溶解まで時間を要するが，診療施設を選ばない点で優れる．

c）体外衝撃波結石破砕術（ESWL）

尿路結石治療に用いられる体外衝撃波破砕装置を用い，胆嚢結石に物理的な衝撃波を当て破砕する治療法である．破砕片が胆嚢から排出される必要があるため，胆嚢機能が保たれた症例で，石灰化のないコレステロール結石が適応になる．低侵襲で外来でも施行可能な治療法であるため，高リスク例や高齢者における治療法の選択肢となりうる．

2）総胆管結石の治療・予後

総胆管結石は，胆石膵炎や急性閉塞性化膿性胆管炎など予後不良な病態を引き起こすことがあるため，無症状であっても原則として結石除去などの治療を要する．その治療選択は内視鏡的治療が主体となるが，その手技には多様性があり，術者の経験・実績や診療施設の環境に応じて臨機応変に対応することが望まれる（図2）[6]．

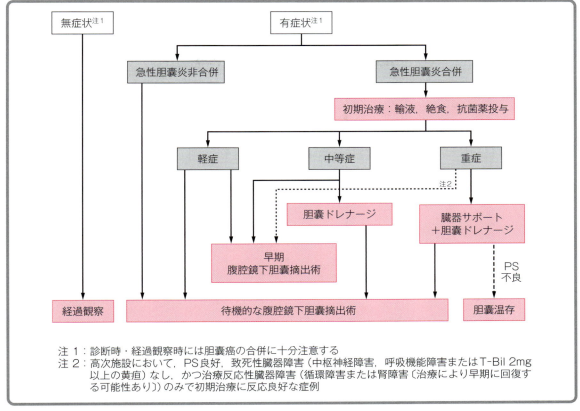

図1　胆嚢結石症に対する治療
(日本消化器病学会（編）：胆石症診療ガイドライン2021（改訂第3版），南江堂，p.xx，フローチャート5，2021[6]）より許諾を得て転載)

a) 経乳頭的内視鏡治療

経乳頭的に結石を除去する内視鏡的結石摘出術が第一選択とされている．主乳頭に対する前処置として乳頭括約筋切開術（EST）とバルーン拡張術（EPBD）があり，施設により選択基準が異なる．EPBDの特徴として，出血傾向を有する例にも比較的安全に施行でき，乳頭括約筋機能が比較的温存される利点を有するが，術後の膵炎の発生率が高い．一方，ESTは手技的にEPBDよりやや煩雑だが，乳頭開口部を確実に大きく開くことが可能で，大結石や多発結石例に適する．結石の除去は，結石のサイズや個数などにより，バスケット鉗子や機械式砕石バスケット鉗子などの処置具を選択して行う．ESWLや電気水圧式砕石法（EHL）などを併用する場合もある．

b) 経皮経肝的治療

胃全摘後Roux-en-Y再建例や巨大結石例など経乳頭的アプローチが困難な例では，経皮経肝胆道ドレナージ（PTBD）ルートを介した治療を行う．多量の腹水を認める例や出血傾向がある場合は禁忌である．侵襲性がやや高く，瘻孔を拡張する必要があるため治療期間が長くなる．

c) 外科的治療

開腹手術による総胆管結石治療は減少傾向にあるが，Mirizzi症候群や胆嚢胆管瘻合併例，さらに1年以内の上腹部手術既往例では選択されることがある．腹腔鏡下総胆管結石手術は，経胆嚢管的または総胆管切開の2つのアプローチ法に大別され，両者とも開腹移行率は0.5～13％と比較的良好な成績を示すが，術者の熟練度に依存する部分も大きい．

5　胆石症の長期予後～死亡率と死因～

米国から2011年に発表された胆石の死因に関する疫学研究では，胆石患者は非胆石保有者に比較して死亡率は高いが（図3），その死因は心血管疾患と糖尿病であり，前者は胆摘術にてリスクは低下するものの，後者は胆摘にてリスクが高まることが示された（図4）[7]．その後の調査でも同様の結果が出ており[8]，国

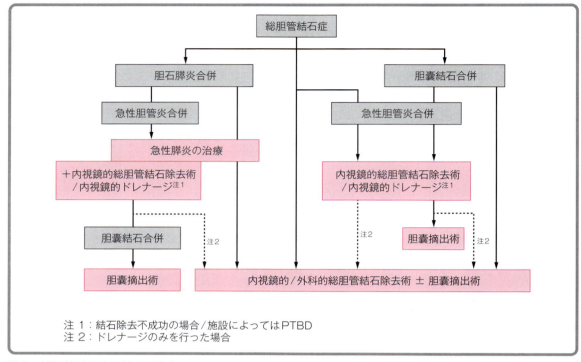

図2 総胆管結石症に対する治療
(日本消化器病学会(編):胆石症診療ガイドライン2021(改訂第3版),南江堂,p.xxi,フローチャート6,2021[6]より許諾を得て転載)

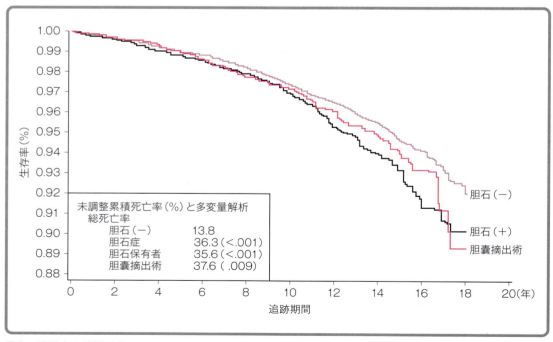

図3 胆石症の長期予後
(Ruhl CE et al:Gastroenterology 2011;140:508-516[7]を参考に作成)

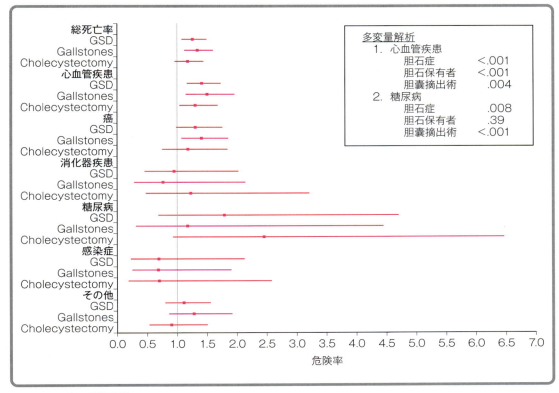

図4　胆石症の長期予後
（Ruhl CE et al：Gastroenterology 2011；140：508-516[7]）を参考に作成）

や人種，保険制度の相違による検討など今後に残された課題はあるものの新たな話題提供として注目される．また，肥満と癌死リスクの疫学研究も看過できない内容を報告しており，肥満女性における胆嚢癌，膵癌，肥満男性の膵癌による癌死リスクは当該領域の生活習慣病との因果関係という視点を示している[7]．

文献

1) 谷村 弘ほか：全国胆石症1996年度調査結果報告．胆道 1997；**11**：133-140
2) 亀田治男ほか：日本胆道学会胆石調査委員会報告．胆道 1990；**4**：396-404
3) Tazuma S et al：Report on the 2013 national cholelithiasis survey in Japan. J Hepatobiliary Pancreat Sci 2015；**22**：392-395
4) 乾 和郎ほか：胆管結石の診断．胆道 2010；**24**：239-244
5) 土屋幸浩ほか：超音波による胆石の種類の診断．胆と膵 1986；**7**：1483-1491
6) 日本消化器病学会（編）：胆石症診療ガイドライン2021（改訂第3版），南江堂，東京，2021
7) Ruhl CE et al：Gallstone disease is associated with increased mortality in the United States. Gastroenterology 2011；**140**：508-516
8) Shabanzadeh DM et al：Gallstone disease and mortality：a cohort study. Int J Public Health 2017；**62**：353-360

Ⅲ章　胆道疾患

Advanced

● 胆石症とコレステロール吸収阻害薬エゼチミブと長期投与の影響

　生体内のコレステロールは，1）肝臓における生合成，2）小腸からの吸収，3）胆汁酸への異化と胆汁中への排泄，のバランスで成り立っている．Niemann-Pick C1-like 1（NPC1L1）は小腸上皮細胞刷子縁に局在するコレステロール吸収輸送担体で，この特異的阻害薬であるエゼチミブは腸管からの食事性・胆汁性コレステロール吸収を抑制するため，高コレステロール血症治療薬として臨床的に用いられている．マウスなどのげっ歯類とは異なり，ヒトにおいてNPC1L1は肝臓にも高発現しており，エゼチミブは胆汁中からのコレステロール再吸収を抑制し，胆汁中コレステロール濃度が上昇することにより胆石形成の要因になることが危惧された．これに対し，エゼチミブは短期的投与（3ヵ月間）および長期投与（1年間）にてヒト胆汁脂質組成に明らかな影響を与えないことが短期投与でも長期投与でも判明している[a, b]．

［文献］

a)　Kishikawa N et al：Long-term administration of a Niemann-Pick C1-like 1 inhibitor, ezetimibe, does not worsen bile lithogenicity in dyslipidemic patients with hepatobiliary diseases. J Hepatobiliary Pancreat Sci 2016；**23**：125-131

b)　Kishikawa N et al：Clinical evaluation of ezetimibe on bile lithogenicity in humans：Use of transnasal endoscopy for bile sampling. Hepatol Res 2015；**45**：693-697

2. 胆道感染症

2 胆道感染症

到達目標
- 胆道感染症の成因と病態背景を理解する.
- 胆道感染症の症候と診断手法ならびに治療と予後を説明できる.

1 病因・病態・疫学

胆道感染症とは, 胆嚢あるいは胆管系に, 細菌感染が生じて発症する急性および慢性炎症をいう. そのなかで臨床上問題になることが多いのは, 胆嚢あるいは胆管結石の嵌頓により生じた胆道系の胆汁うっ滞に, 腸内細菌の上行性感染が合併した急性胆道炎である. 急性胆道炎は, 炎症の部位によって, 急性胆嚢炎と急性胆管炎に分類される.

急性胆嚢炎の主な原因は, 胆嚢結石の頸部あるいは胆嚢管への嵌頓で, 胆嚢壁のうっ血・浮腫, 出血・壊死に感染が加わり化膿性胆嚢炎に至る. 急性胆管炎の主な原因も, 胆管結石の嵌頓であり, 胆管系の胆汁うっ滞に, 細菌感染が合併した病態である. 結石に比べ, 頻度は高くないが, 胆嚢癌, 胆管癌, 膵癌などの悪性腫瘍が原因で胆道系閉塞をきたし, 急性胆道炎を発症することもあり, 注意が必要である. 胆管系における閉塞機転により生じた膿性胆汁の貯留は, 胆管内圧上昇とともに胆管静脈逆流を惹起し, 胆汁中の細菌やエンドトキシンが循環系に進入して菌血症やエンドトキシン血症を招来して, 多臓器不全や播種性血管内凝固症候群 (DIC) へと進展する.

胆嚢結石症の70〜80％は無症状に経過するが, 経過観察中に約20％の症例で有症状化し治療が必要となる. 胆管結石症の場合は, 急性胆管炎を発症して, はじめて結石の存在を指摘されることも多い.

急性胆道炎の起炎菌としては, *Escherichia coli*, *Klebsiella*, *Enterobacter* などの好気性グラム陰性桿菌が多く, まれに *Clostridium*, *Bacteroides* などの嫌気性菌も検出されるが, 混合感染が比較的多く, 注意が必要である (**表1**)[1].

高齢者では胆汁分泌量低下やOddi括約筋の機能低下, さらには胃液酸度の低下もあって, 逆行性感染によるビリルビン結石形成や, それに伴う急性胆管炎の発症頻度が増加する傾向にある. さらに, 加齢による生体反応の低下 (精神的機能低下や各臓器の生理的機能低下) を伴うため比較的容易に重症化して, 急性閉塞性化膿性胆管炎へと進展することが多い.

表1 急性胆道炎症例の胆汁分離菌

胆汁分離菌	分離金の割合 (%)
グラム陰性菌	
Escherichia coli	31〜44
Klebsiella spp.	9〜20
Pseudomonas spp.	0.5〜19
Enterobacter spp.	5〜9
Acinetobacter spp.	—
Citrobacter spp.	—
グラム陽性菌	
Enterococcus spp.	3〜34
Streptococcus spp.	2〜10
Staphylococcus spp.	0*
嫌気性菌	4〜20
その他	—

(Tokyo Guidelines 2013 (TG 13) 表1より引用)
(高田忠敬 (編): 急性胆管炎・胆嚢炎診療ガイドライン2018, 医学図書出版, p129, 2018[2] より許諾を得て転載)

2 症候・身体所見

急性胆嚢炎では右季肋部を中心とした腹痛・背部痛および発熱を伴う場合が多い. 他覚的には右季肋部の圧痛や腫大胆嚢を触知する. 急性胆管炎では右上腹部痛, 悪寒を伴う発熱, 黄疸 (Charcotの3徴) がみられ, さらに意識障害などの神経症状とショックを伴えば急性閉塞性化膿性胆管炎の症候 (Reynoldsの5徴) とされ, 内視鏡的あるいは経皮経肝的胆道ドレナージなどの緊急処置を要する. 高齢者では, 発熱は軽度の場合もある.

3 診断・検査

検査データでは白血球増多, CRP上昇のほか, 胆道系酵素, トランスアミナーゼ, 血清ビリルビンの上昇を認めることがある. 急性胆嚢炎では, 腹部超音波検査や腹部CTで胆嚢腫大, 胆嚢壁肥厚を認める. 急性胆管炎では, 胆管系の拡張を認めることが多い. 急

469

Ⅲ章　胆道疾患

表2　急性胆囊炎の診断基準

TG 18/TG 13急性胆囊炎診断基準
A　局所の臨床徴候 　　(1) Murphy's sign[*1]，(2) 右上腹部の腫瘤触知・自発痛・圧痛 B　全身の炎症所見 　　(1) 発熱，(2) CRP値の上昇，(3) 白血球数の上昇 C　急性胆囊炎の特徴的画像検査所見[*2]
疑診：Aのいずれか＋Bのいずれかを認めるもの 確診：Aのいずれか＋Bのいずれか＋Cのいずれかを認めるもの
注）ただし，急性肝炎や他の急性腹症，慢性胆囊炎が除外できるものとする.

[*1]　Murphy's sign：炎症のある胆囊を検者の手で触知すると，痛みを訴えて呼吸を完全に行えない状態.
[*2]　急性胆囊炎の画像所見：
・超音波検査 (US)：胆囊腫大 (長軸径＞8 cm，短軸径＞4 cm)，胆囊壁肥厚 (＞4 mm)，嵌頓胆囊結石，デブリエコー，sonographic Murphy's sign (超音波プローブによる胆囊圧迫による疼痛)，胆囊周囲浸出液貯留，胆囊壁 sonolucent layer (hypoechoic layer)，不整な多層構造を呈する低エコー帯，ドプラシグナル.
・CT：胆囊壁肥厚，胆囊周囲浸出液貯留，胆囊腫大，胆囊周囲脂肪組織内の線条高吸収域.
・MRI：胆囊結石，pericholecystic high signal，胆囊腫大，胆囊壁肥厚.

(高田忠敬 (編)：急性胆管炎・胆囊炎診療ガイドライン2018，医学図書出版，p86，2018[1]) より許諾を得て転載)

性胆管炎の場合，腹部超音波検査や腹部CTでは，詳細が明らかにならないことが多く，直接的胆道造影を含めた画像診断が不可欠である．特に，胆道造影検査は上昇した胆道内圧を減圧する治療的意義も兼ねるが，造影剤の注入量は必要最小限に控えることが肝要である．2005年に発表された急性胆道炎診療ガイドラインは2013年，2018年に改定され，新たに急性胆囊炎 (表2) と急性胆管炎の診断基準 (表3)，ならびに重症度判定基準 (表4，表5) が報告された[1].

4 治療・予後

急性胆囊炎では，原則として胆囊摘出術を前提とした初期治療 (十分な補液，抗菌薬投与) を行う．黄疸例や全身状態不良例では一時的な胆囊ドレナージも考慮するが，重症例では十分な全身管理のもとに緊急手術を行う (図1)．中等症では初期治療とともに迅速な手術や胆囊ドレナージの適応を検討する．軽症でも初期治療に反応しない場合は同様である．急性胆管炎では，原則として胆道ドレナージを前提とした初期治療 (十分な補液，抗菌薬投与) を行う．重症例では適切な呼吸循環管理とともに，緊急胆道ドレナージにて上昇した胆道内圧を減圧することが必要になる．急性閉塞性化膿性胆管炎への進展を阻止することが重要であり，急性期を離脱できれば原因疾患の治療を行う (図2).

1) 初期治療 (全身管理)

発熱や腹痛のため，脱水傾向になっていることが多く，十分な補液と抗菌薬投与を行う．使用する抗菌薬は，胆

汁への移行が良好で起炎菌に対する感受性が高いものを選択するが，起炎菌が不明の場合は，逆行性感染の際に高頻度に検出される好気性グラム陰性桿菌 (E.coli, Klebsiella, Pseudomonas) や嫌気性菌 (Enterococcus, Bacteroides, Clostridium) を想定して選択する．軽症の場合は，広域スペクトラムの合成ペニシリンや第一，第二世代のセフェム系抗生物質が第一選択として使用されるが，中等症から重症の症例ではSulbactam Cefoperazone (スルペラゾン®)，Panipenem Bectamipron (カルベニン®)，Doripenem (フィニバックス®) が用いられる．抗菌薬の臨床効果に関するエビデンスは主に海外からの100症例未満の小規模試験に基づく報告であったが，わが国からCiprofloxacin (シプロキサン®) とImipenem (チエナム®) の多施設RCTが200症例以上の多数例検討として有効性が報告されている[2].

胆道内圧上昇に伴う疼痛対策として，鎮痛・鎮痙薬を使用する．ペンタゾシン (ペンタジン®) はオピオイド受容体に作用して麻薬と同様に強い中枢性鎮痛作用を発揮するが，Oddi括約筋を収縮させるため，硫酸アトロピンを併用する．DICを合併すれば，抗凝固療法なども必要になるが，胆道ドレナージを急ぐべきである.

2) 胆道ドレナージ (図3)

症例に応じて内視鏡的の乳頭的あるいは経皮経肝的ルートを選択する．前者には内視鏡的経鼻的胆管ドレナージ (endoscopic naso-biliary drainage：ENBD)，同胆囊ドレナージ (ENGBD)，内視鏡的胆管ドレナージ (endoscopic biliary drainage：EBD) などがある．内視鏡的ドレナージは非観血的で出血傾向例や腹水貯留

2. 胆道感染症

表3　急性胆管炎の診断基準

A. 全身の炎症所見
A-1. 発熱 (悪寒戦慄を伴うこともある) A-2. 血液検査：炎症反応所見

B. 胆汁うっ滞所見
B-1. 黄疸 B-2. 血液検査：肝機能検査異常

C. 胆管病変の画像所見
C-1. 胆管拡張 C-2. 胆管炎の成因：胆管狭窄，胆管結石，ステント，など

疑　診：Aのいずれか，ならびにBもしくはCのいずれか 確　診：Aのいずれか＋Bのいずれか＋Cのいずれか

注：A-2：白血球数の異常，血清CRP値の上昇，他の炎症を示唆する所見
　　B-2：血清ALP：Alkaline Phosphatase，γ-GTP (GGT)：γ-glutamyltransferase，
　　AST：Aspartate aminotransferase，ALT：Alanine aminotransferase
　　他に，急性胆管炎の診断に有用となる所見として，腹痛 (右上腹部 (RUQ) 痛もしくは上腹部痛)
　　と胆道疾患の既往 (胆嚢結石の保有，胆道の手術歴，胆道ステント留置など) が，あげられる．
　　一般的に急性肝炎では，高度の全身炎症所見がみられることはまれである．急性肝炎との鑑別が
　　困難な場合にはウイルス学的，血清学的検査が必要である．

閾値：	A-1	発熱		BT>38℃	
	A-2	炎症反応所見	WBC (×1,000/μL)	<4, or>10	
			CRP (mg/dL)	≧1	
	B-1	黄疸		T-Bil≧2 (mg/dL)	
	B-2	肝機能検査異常	ALP (IU)	>1.5×STD*	
			γ-GTP (IU)	>1.5×STD*	
			AST (IU)	>1.5×STD*	
			ALT (IU)	>1.5×STD*	

*STD：各施設での正常上限値
　(高田忠敬 (編)：急性胆管炎・胆嚢炎診療ガイドライン2018，医学図書出版，p58，2018[1] より許
　諾を得て転載)

表4　急性胆嚢炎の重症度判定基準

重症急性胆嚢炎 (Grade Ⅲ)
急性胆嚢炎のうち，以下のいずれかを伴う場合は「重症」である． ・循環障害 (ドーパミン≧5 μg/kg/min，もしくはノルアドレナリンの使用) ・中枢神経障害 (意識障害) ・呼吸機能障害 (PaO_2/FiO_2比<300) ・腎機能障害 (乏尿，もしくはCr>2.0 mg/dL) * ・肝機能障害 (PT-INR>1.5) * ・血液凝固異常 (血小板<10万/mm³) *

中等症急性胆嚢炎 (Grade Ⅱ)
急性胆嚢炎のうち，以下のいずれかを伴う場合は「中等症」である． ・白血球数>18,000/mm³ ・右季肋部の有痛性腫瘤触知 ・症状出現後72時間以上の症状の持続[a] ・顕著な局所炎症所見 (壊疽性胆嚢炎，胆嚢周囲膿瘍，肝膿瘍，胆汁性腹膜炎，気腫性胆嚢炎などを 　示唆する所見)

軽症急性胆嚢炎 (Grade Ⅰ)
急性胆嚢炎のうち，「中等症」，「重症」の基準を満たさないものを「軽症」とする．

*肝硬変，慢性腎不全，抗凝固療法中の患者については注1参照．
急性胆嚢炎と診断後，ただちに重症度判定基準を用いて重症度判定を行う．
非手術的治療を選択した場合，重症度判定基準を用いて24時間以内に2回目の重症度を判定し，以
後は適宜，判定を繰り返す．

(高田忠敬 (編)：急性胆管炎・胆嚢炎診療ガイドライン2018，医学図書出版，p112，2018[1] より
　許諾を得て転載)

Ⅲ章　胆道疾患

表5　急性胆管炎の重症度判定基準

重症急性胆管炎 (Grade Ⅲ)
急性胆管炎のうち，以下のいずれかを伴う場合は「重症」である． ・循環障害 (ドーパミン≧5 μg/kg/min，もしくはノルアドレナリンの使用) ・中枢神経障害 (意識障害) ・呼吸機能障害 (PaO$_2$/FiO$_2$比＜300) ・腎機能障害 (乏尿，もしくはCr＞2.0 mg/dL) ・肝機能障害 (PT-INR＞1.5) ・血液凝固異常 (血小板＜10万/mm^3)
中等症急性胆管炎 (Grade Ⅱ)
初診時に，以下の5項目のうち2つに該当するものがある場合には「中等症」とする． ・WBC＞12,000，or＜4,000 mm^3 ・発熱 (体温≧39℃) ・年齢 (75歳以上) ・黄疸 (総ビリルビン≧5 mg/dL) ・アルブミン (＜標準値×0.73 g/dL) 上記の項目に該当しないが，初期治療に反応しなかった急性胆管炎も「中等症」とする．
軽症急性胆管炎 (Grade Ⅰ)
急性胆管炎のうち，「中等症」，「重症」の基準を満たさないものを「軽症」とする．
注1) 肝硬変，慢性腎不全，抗凝固療法中の患者については別途参照． 注2) 急性胆管炎と診断後，診断から24時間以内，および24〜48時間のそれぞれの時間帯で，重症度判定基準を用いて重症度を繰り返し評価する．(*Cholangitis Bundle* #3)

（高田忠敬（編）：急性胆管炎・胆嚢炎診療ガイドライン2018，医学図書出版，p74，2018[1]）より許諾を得て転載）

例でも安全に施行できる．一方，経皮経肝的胆管ドレナージ（percutaneous transhepatic cholangiodrainage：PTCD）や経皮経肝的胆嚢ドレナージ（percutaneous transhepatic gallbladder drainage：PTGBD）は観血的で超音波ガイド下に腫大した胆嚢や拡張した肝内胆管や腫大した胆嚢を穿刺してドレナージチューブを留置する．急性胆嚢炎ではチューブを留置せず穿刺吸引のみを行う場合もある（percutaneous transhepatic gallbladder aspiration：PTGBA）．

3) 予後

　急性胆嚢炎の死亡率は0〜10％で，高齢者や糖尿病の合併がリスクを高める．一方，急性胆管炎の死亡率は1980年以降2.5〜27.7％で原因は多臓器不全，心不全，肺炎である．重症度を早期に判定し，胆道ドレナージが必要な症例では速やかに行うことが予後の改善に重要である．

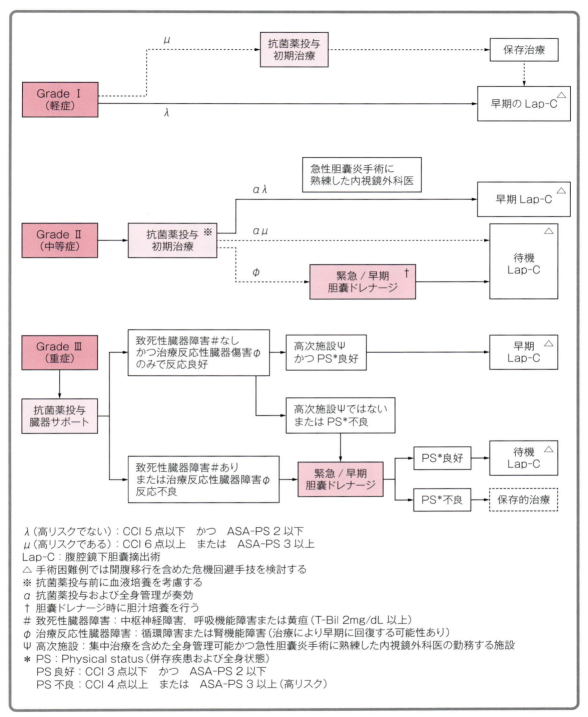

図1 急性胆嚢炎治療のフローチャート
(高田忠敬(編):急性胆管炎・胆嚢炎診療ガイドライン2018, 医学図書出版, p192-194, 2018[1])より許諾を得て転載)

Ⅲ章 胆道疾患

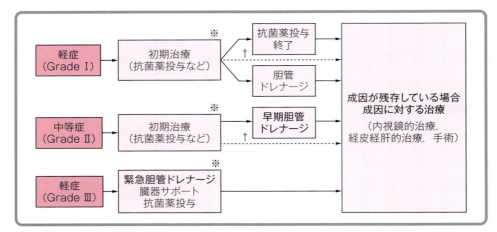

図2 急性胆管炎に対する診療フローチャート
※抗菌薬投与開始前に血液培養の採取を考慮する．ただし中等症（Grade Ⅱ）・重症（Grade Ⅲ）例には，血液培養は必須である．なお，胆管ドレナージの際には胆汁培養を行うべきである．
†急性胆管炎の治療の原則は抗菌薬投与，胆管ドレナージ，成因に対する治療であるが，総胆管結石による軽・中等症例に対しては，胆管ドレナージと同時に成因に対する治療を行ってもよい．
（高田忠敬（編）：急性胆管炎・胆囊炎診療ガイドライン2018，医学図書出版，p54，2018[1])より許諾を得て転載）

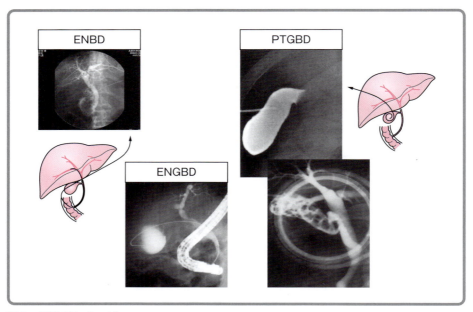

図3 胆道ドレナージ

文献

1) 高田忠敬（編）：急性胆管炎・胆囊炎診療ガイドライン2018，医学図書出版，東京，2018
2) Tazuma S, et al：Clinical efficacy of intravenous ciprofloxacin in patients with biliary tract infection：a randomized controlled trial with carbapenem as comparator. J Gastroenterol 2009；**44**：781-792

3 胆嚢腺筋腫症

到達目標
●胆嚢腺筋腫症の成因を理解し，画像診断上の特徴を把握する．

1 病因・病態・疫学

　胆嚢腺筋腫症(adenomyomatosis)は，過形成性胆嚢症(hyperplastic cholecystosis)と呼称される，正常組織成分の過形成を特徴とする一連の胆嚢病変に分類される疾患である．

　組織学的には，Rokitansky-Aschoff sinus(RAS)と胆嚢上皮，平滑筋，線維組織の増生により，胆嚢壁のびまん性あるいは限局性の肥厚を呈する過形成性変化である．Jutras[1]は，通常の3〜5倍の壁肥厚を呈するものと定義し，武藤[2]は，組織標本で胆嚢壁1cm内に5個以上のRASの増生と，3mm以上の胆嚢壁肥厚を認めるものと定義している．

　胆嚢の生理的特徴として，肝で生成された胆汁を蓄え，水分の吸収を行って胆汁の濃縮を行い，迷走神経を介しての刺激や消化管ホルモン(コレシストキニン)に反応し，胆嚢内の胆汁を消化管内に排泄し，脂質の吸収に寄与する．また，胆嚢粘膜からは，糖蛋白であるムチン(mucin)を分泌している．胆嚢壁は，粘膜層，筋層，漿膜層からなるが，病理学的特徴として筋層が比較的菲薄であり，胆嚢腺筋腫症にみられる筋層内へ胆嚢粘膜が嵌入し洞状を成すRASの増殖が頻繁に認められる．本疾患の病因として，①胆嚢内圧上昇説，②慢性炎症性刺激説，③増殖退行性病変説などが提唱されているが，いずれも本疾患の成因を十分に説明しうるものではない．

　胆嚢腺筋腫症の発見の契機は，ほとんどがUS(ultrasonography)による．日本の集団検診などにおける発見頻度は，男性で0.61%，女性で0.28%とされ，男性に多く，年齢増加とともに頻度は上昇すると報告されている[3]．

2 症候・身体所見

　胆嚢腺筋腫症と診断される多くの症例では，同疾患に基づく症状を欠いている．しかしながら，胆石発作に類似した腹痛を訴える症例を認める．これは，壁内結石の胆嚢内腔への落下や胆嚢収縮異常による胆嚢内圧の上昇に起因すると推測されている．腹痛は疝痛発作ではなく，長時間に及ぶ鈍痛が多い．

3 診断・検査

1) 病型分類

　胆嚢腺筋腫症は，壁肥厚の部位により以下の3型に分類される(図1)．
①胆嚢底部に限局して存在する底部型(fundal type)
②胆嚢頸部または体部，あるいは両方にまたがって存在する分節型(segmental type)
③胆嚢全体にびまん性に存在するびまん型(diffuse type)

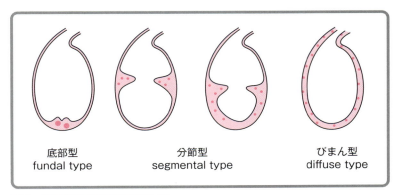

図1　胆嚢腺筋腫症の形態分類

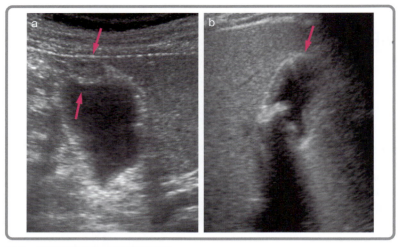

図2　胆嚢腺筋腫症の超音波画像
　a：fundal type．胆嚢底部壁内のhypoechoic area（RASの拡張）
　b：segmental type．胆嚢体部のcomet sign（壁内結石の存在）．胆石を伴う．

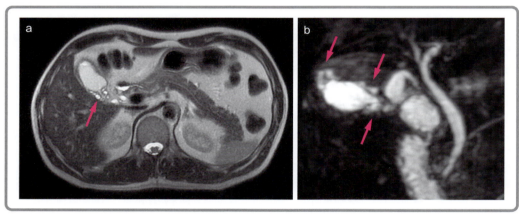

図3　胆嚢腺筋腫症のMRI・MRCP像
　a：T2強調画像．胆嚢頸部壁内の高信号（RASの拡張）
　b：MRCP所見．胆嚢頸部と底部に高信号のspot（壁内のRASの拡張）

2）診断

診断は，画像診断が中心で，US，DIC（drip infusion cholangiography），EUS（endoscopic ultrasonography），CT，MRI，ERCPなどがあげられる．多くの診断法があるが，①US，②EUS，③CT，④MRIによる情報が診断に有用で，優先順位が高い．それぞれの検査におけるポイントを以下に記す．

a）US（図2）

肥厚した胆嚢壁の所見とともに壁内にRASの拡張の反映としてhypoechoicなmicrocystic areaが描出される．また，壁内に小結石の存在や結石に伴うacoustic shadow（comet sign）が認められる．

b）EUS

EUSにおいては，USと同様の所見を認めるが，胆嚢近傍の消化管から高周波で観察可能となるため，精度の高い検査となる．

c）CT

CTにおいては，US，EUSに比べて空間分解能は劣るものの，胆嚢全体を把握することが可能となり診断に寄与する．

d）MRI（図3）

T2強調像もしくは，それをもとに作成されたMRCP像において，拡張したRAS内の胆汁成分が高信号のspot（pearl necklace sign）として描出される．

3) 鑑別診断

　胆嚢腺筋腫症と鑑別を要する疾患は，胆嚢癌である．画像上，表面不整，不均一な壁肥厚などの所見を認める場合は，慎重に対処する必要がある．しばしば，診断が困難な場合があり，癌の疑われる症例では，ERCPを利用した胆嚢内ドレナージを行い，胆汁細胞診を行うなどの試みが行われている．

４ 治療・予後

　胆嚢腺筋腫症の予後は，胆石や胆嚢癌の合併がない限り，良好である．

　しかしながら，同疾患において，胆石の合併率が高いと報告されており[4]，疝痛や胆嚢炎を合併する場合は，胆嚢摘出術の適応となる．胆嚢癌の合併頻度は，高いとする報告[5]と否定的な報告[6]がなされており，一定の見解は得られていないが，定期的に経過観察を行う必要がある．胆嚢癌が否定できない症例，癌の合併が疑われる症例においては，胆嚢摘出の方針で対処するべきであるが，予防的な胆嚢摘出の適応はない．

文献

1) Jutras JA：Hyperplastic cholecystoses：Hickey lecture, 1960. Am J Roentgenol Radium Ther Nucl Med 1960；**83**：795-827
2) 武藤良弘：Rokitansky-Aschoff Sinus（RAS）．胆嚢疾患の臨床病理，医学図書出版，東京，p141-160，1985
3) 乾 和郎ほか：集団検診―人間ドックにおける胆嚢腺筋腫症．胆と膵 2007；**28**：851-854
4) Nishimura A et al：Segmental adenomyomatosis of the gallbladder predisposes to cholecystolithiasis. J Hepatobiliary Pancreat Surg 2004；**11**：342-347
5) Nabatame N et al：High risk of gallbladder carcinoma in elderly patients with segmental adenomyomatosis of the gallbladder. J Exp Clin Cancer Res 2004；**23**：593-598
6) Aldridge MC et al：Adenomyomatosis of the gallbladder：a premalignant lesion? Surgery 1991；**109**：107-110

Ⅲ章　胆道疾患

4 胆囊胆道腫瘍

到達目標
● 胆囊胆道腫瘍の成因を理解し，画像診断上の特徴を把握する．

　胆囊胆道腫瘍の治療の第一選択は外科的切除であるが，近年，化学療法，放射線療法の治療成績も改善してきた[1]．特にがん遺伝子パネル検査の普及とともに，胆道癌で治療標的となりうる遺伝子異常が確認されており，その所見に応じた薬剤の選択が可能となりつつある．また免疫チェックポイント阻害薬が一部で保険収載されている．

1 疫学

　罹患，死亡数ともに増加傾向である．部位と性別の関係では，女性では胆囊癌，胆管癌の頻度がほぼ等しいのに対し，男性では後者が多い．危険因子は糖尿病，妊娠，の他に，胆管癌の危険因子として，膵・胆管合流異常，原発性硬化性胆管炎，肝内結石，ジクロロメタン，1,2ジクロロプロパンなどの化学物質，肝吸虫などが報告されている．胆囊癌の危険因子として，膵・胆管合流異常，胆石，感染症などがあげられている[2]．また，肝炎ウイルスは肝内胆管癌との関係が推測されている．

2 症候・身体所見

　黄疸，右上腹部痛が主な症状であるが，初期では無症状の場合も多い．
　Courvoisier徴候は，閉塞性黄疸に伴う無痛性胆囊腫大で，これがあると総胆管の閉塞または狭窄が疑われる．

3 診断・検査

1) 血液生化学的検査

　肝胆道系酵素の上昇を認めたとき，胆道癌を念頭に置き検査を行う．アルコールなどのほかの誘因がある場合，見逃すことがあるので，腫瘍マーカーの検索を行うとともに画像診断を行う．一方，胆囊癌は初期の段階では血液生化学的検査では診断は困難な場合が多い．

2) 体外式腹部超音波検査 (US)

　胆囊は，隆起性病変はもとより粘膜の軽度の肥厚や陥凹に注意して観察する．膵胆管合流異常および，胆道内膵液逆流症では膵液の逆流による胆汁との混和の結果引き起こされる胆囊粘膜の障害により，粘膜内層が肥厚している場合があり留意する．
　胆管癌の場合，肝内胆管の拡張を確認でき，狭窄部位の同定が可能である．高度進行癌の場合，周囲への浸潤および肝転移，リンパ節転移の診断も可能である．
　血液生化学的検査にて胆道系酵素上昇例やsilent stoneで経過観察中の胆石患者は頻繁にUSを施行することが重要である．
　USは即座に施行できるように外来診察台横に常設することが重要で，しかも短時間で観察できる技量を持ち合わせていることが望ましい．
　近年，造影超音波による診断が発達した．さらなる診断能の向上が期待される．

3) 超音波内視鏡検査 (EUS)，胆管腔内超音波検査 (IDUS)

　胆管癌においては，EUSやIDUSは胆管壁内の垂直方向や壁外方向への進展の診断に有用である．また，胆管壁内水平方向への進展の診断にも有用ではあるが，炎症性肥厚との鑑別は困難な場合があり，その診断能は直視下生検には劣る．
　胆囊癌においてもEUS，IDUSは有用である．USと組み合わせることにより，より正確な診断が可能となる．

4) CT

　CTによる画像診断法の進歩も著しく，腫瘍描出は格段に向上している．胆道癌の胆囊，胆管壁外方向への進展やリンパ節転移，遠隔転移の診断に有用である．しかし，アレルギーなどの理由で造影剤が使えない場合は単純CTしか施行できず，情報量は少なくなり診断能は著しく低下する．
　また近年3D-CT[3]により低侵襲で血管の情報などが得られるようになったため，今後診断能の向上が期待される．

5) MRI

　近年，magnetic resonance cholangiopancreatogra-

●478●

phy（MRCP）の精度が向上した．MRCPの最大の利点は，非侵襲的であること，造影剤が不要であること，胆管が閉塞している場合でも，その末梢の胆道の情報が得られること，膵管の情報および胆管との関連を同時に描出できることである．3D-MR angiographyは，血管の情報を低侵襲で得られる有用な検査である．

6) 直接胆管造影

直接胆管造影による良質な画像で進展度を診断することは重要である．さらにドレナージチューブを留置することで減黄処置が可能となる．胆道ドレナージのアプローチとして，経皮経肝ルート（PTBD）と内視鏡的ルートがある．胆汁の細胞診（ときに擦過細胞診）にて胆道癌の確診を得ることが可能となる．

ただし胆管閉塞が認められる場合，内視鏡的逆行性胆管造影（ERC）では逆行性胆管炎が危惧されるので，ERC直後にドレナージが必要となる．近年は，超音波内視鏡を用いて消化管を経由した胆道ドレナージが保険収載され，次第に増加傾向にある[2]．

胆道癌の治療の第一選択は外科的切除であるが，高度進行癌や合併症により切除適応外であることが判明した場合，胆道ドレナージと同時にステントを留置（一期的ステント留置）し，化学療法，放射線療法ないしは緩和・支持療法を検討することが重要である[4]．ステントはプラスチック型と自己拡張型に分類されるが，症例の年齢，閉塞部位，併用する治療の内容などを考慮して使い分ける[2]．

7) DIC

間接胆管造影の代表であるが，閉塞により胆汁排泄能が不良な場合，良好な画像が得られないことが欠点であり，近年ではほとんど用いられない．胆道系酵素の軽度上昇例に施行するスクリーニング検査としては有用な場合がある．

またCTと組み合わせて三次元処理を加えることにより，胆道の立体画像が得られる[3]．

8) 血管造影

血管への癌浸潤範囲の診断に有用であり，血管の情報はEUSやIDUSより優れている．血管への癌浸潤範囲の診断は手術適応の決定に重要であり，また血管走行の把握は手術の安全性向上につながる．しかし，正面像のみでは正確な診断は難しく回転アンギオを用いてより正確な診断に努めることも重要である[5]．近年では，CT画像の進歩により，CT-angiographyが代用される場合もある．

9) 胆道内視鏡

経皮経肝的アプローチ（PTCS）と経口的アプローチ（POCS）がある．胆管内の水平伸展範囲の評価に有用である[2]．内視鏡所見と生検結果から最終診断を行う．

以上，胆嚢胆道腫瘍について述べた．早期診断には，胆管癌では胆道系酵素上昇例に，胆嚢癌では胆石症例にUSを頻回に施行することが有用である．迅速で正確な進展度診断にて手術適応の有無を早期に決定することが治療成績向上につながる．

4 治療・予後

胆嚢胆道腫瘍の唯一の根治療法は外科切除であるが，施設間での手術適応に大きな差異があるため，その成績は一定しない．

また，近年の化学療法の発達により，その生命予後は飛躍的に改善中である．特に切除不能胆道癌の化学療法には，ゲムシタビン，シスプラチン，S-1などが用いられており，S-1は術後補助化学療法としての有用性も報告されている[2,6]．標準治療が困難となった場合，マイクロサテライト不安定性を有する症例では抗PD-1抗体阻害薬が有効な場合がある[2]．また，近年，化学療法後に増悪したFGFR融合遺伝子陽性の切除不能胆道癌に対するFGFR阻害薬や，切除不能胆道癌に対する化学療法＋免疫チェックポイント阻害薬が保険収載された．

文献

1) Tajiri T et al：Diagnosis and initial management of cholangiocarcinoma with obstructive jaundice. World J Gastroenterol 2008；**14**：3000-3005

2) 日本肝胆膵外科学会・胆道癌診療ガイドライン作成委員会編，胆道癌診療ガイドライン改訂第3版，医学図書出版，東京，2019.

3) Endo I et al：Role of three-dimensional imaging in operative planning for hilar cholangiocarcinoma. Surgery 2007；**142**：666-675

4) Yoshida H et al：One-step palliative treatment method for obstructive jaundice caused by unresectable malignancies by percutaneous transhepatic insertion of an expandable metallic stent. World J Gastroenterol 2006；**12**：2423-2426

5) Kumazaki T：Development of rotational digital angiography and new cone-beam 3D image：clinical value in vascular lesions. Comput Methods Programs Biomed 1998；**57**：139-142

6) Nakachi K et al：Adjuvant S-1 compared with observation in resected biliary tract cancer（JCOG1202, ASCOT）：a multicentre, open-label, randomised, controlled, phase 3 trial. Lancet 2023；**401**：195-203

Ⅲ章　胆道疾患

5 膵・胆管合流異常

到達目標
● 膵・胆管合流異常の定義を理解し，診断ができる．
● 膵・胆管合流異常での発癌の特徴を理解できる．

1 病因・病態・疫学

2013年に改訂された日本膵・胆管合流異常研究会の診断基準（表1）によると，膵・胆管合流異常（以下，合流異常）は，"解剖学的に膵管と胆管が十二指腸壁外で合流する先天性の形成異常"と定義される[1]．

1) 分類

合流異常は，肝外胆管の拡張形態によって，拡張型と非拡張型に分類される．拡張型は先天性胆道拡張症とも呼ばれ，幼少期に発見されることが多く，非拡張の大部分は成人で発見されることが多い．拡張型の確立された定義はないが，総胆管最大径が成人では10 mm以上，小児では5 mm以上とすることが一般的である．先天性胆道拡張症との関係では，一般的に戸谷Ⅰa型・Ⅰc型（肝外胆管のみの拡張），Ⅳ-A型（肝外胆管・肝内胆管の拡張）は合流異常を伴い，それ以外

の型では合流異常を合併しない[2]（図1）．

2) 疫学

合流異常は，アジア諸国，特に，日本，韓国，台湾などで多く報告されており，拡張型（先天性胆道拡張症）の頻度は，欧米では200万人の出生に対して約1人の割合との報告があるが，アジア諸国ではこれよりも数倍以上高く，男女比は1：3～4と女性に多い．一方，非拡張の合流異常に関しては，欧米からの報告はほとんどみられない．この理由としては，欧米では合流異常に対する認識がほとんどないこと，診断のためのERCPがあまり行われないことなどがあげられる[3]．

3) 病態

機能的に十二指腸乳頭部括約筋（Oddi筋）の作用が合流部に及ばず，膵液と胆汁の相互混入（逆流）が常に起こるが，通常は膵管内圧が胆管内圧より高く，合

表1　膵・胆管合流異常診断基準

（定義）
　膵・胆管合流異常とは，解剖学的に膵管と胆管が十二指腸壁外で合流する先天性の形成異常をいう．
（病態）
　膵・胆管合流異常では，機能的に十二指腸乳頭部括約筋（Oddi筋）の作用が膵胆管合流部に及ばないため，膵液と胆汁の相互逆流が起こり，胆汁や膵液の流出障害や胆道癌など胆道ないし膵にいろいろな病態を引き起こす．
（診断基準）
　膵・胆管合流異常の診断は，画像または解剖学的検索によって行われ，以下のいずれかを満たせばよい．
　1．画像診断
　1) 直接胆道造影（ERCP，経皮経肝胆道造影，術中胆道造影など）またはMRCPや3D-DIC-CT像などで，膵管と胆管が異常に長い共通管をもって合流するか，異常な形で合流することを確認する．
　　ただし，共通管が比較的短い例では，直接胆道造影で乳頭部括約筋作用が膵胆管合流部に及ばないことを確認する必要がある．
　2) EUSまたはmultidetector-row CT（MD-CT）のmulti-planar reconstruction（MPR）像などで，膵管と胆管が十二指腸壁外で合流することを確認する．
　2．解剖学的診断
　　手術または剖検などで，膵胆管合流部が十二指腸壁外に存在するか，または膵管と胆管が異常な形で合流することを確認する．
（補助診断）
　つぎのような所見は，膵・胆管合流異常の存在を強く示唆しており，有力な補助診断となる．
　1．高アミラーゼ胆汁
　　開腹直後または内視鏡的あるいは経皮的に採取した胆管内または胆嚢内の胆汁中膵酵素が異常高値を示す．
　　しかし，膵・胆管合流異常例でも血清濃度に近い例や，それ以下の低値例も少なからずある．また，膵胆管合流部に乳頭部括約筋作用が及ぶ例でも，胆汁中膵酵素が異常高値を呈し，膵・胆管合流異常と類似する病態を呈する例もある．
　2．肝外胆管拡張
　　膵・胆管合流異常には，胆管に拡張を認める例（先天性胆道拡張症）と胆管に拡張を認めない例（胆管非拡張型）がある．
　　肝外胆管に嚢胞状，紡錘状，円筒状などの拡張がみられるときには，膵・胆管合流異常の詳細な検索が必要である．
　　なお，胆管拡張の診断は，年齢に相当する総胆管径の基準値を参考にする．

（日本膵管胆道合流異常研究会，日本膵・胆管合流異常研究会診断基準検討委員会：膵・胆管合流異常の診断基準2013．胆道2013：27；1-3.[1]より引用）

● *480* ●

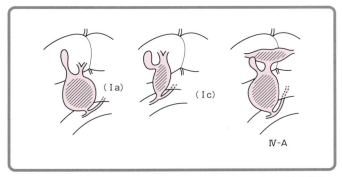

図1　膵・胆管合流異常症を伴う先天性胆道拡張症（戸谷分類）
（戸谷拓二：胆と膵 1995；16：715-717[2]）を参考に作成）

流異常では容易に膵液が胆道内に逆流する．これに感染やエンテロキナーゼの作用などが加わると，活性化膵酵素や二次胆汁酸などの組織障害物質が生成される．これらに長期曝露された胆道粘膜は，様々な上皮の変化やDNAダメージがもたらされると推測されている．合流異常の胆囊粘膜には，過形成（hyperplasia），化生（metaplasia），異形成（dysplasia）など種々の病理組織学的所見が認められるが，最も特徴的な変化は過形成であり，39～63％にみられ，特に非拡張型では91～100％と高率に認められる[4]．化生性変化は，通常の胆嚢癌の発癌に関する重要な病変であるが，合流異常での出現頻度は10％未満と少ない．また，合流異常の胆囊癌患者の非癌部上皮における異形成の頻度は，通常の胆嚢癌患者に比べて2倍以上認められている．以上の所見から，合流異常の癌化過程にはhyperplasia-dysplasia-carcinoma sequenceが関与することが示唆されている[4,5]．胆道粘膜上皮の遺伝子変化は，癌遺伝子であるK-rasと癌抑制遺伝子であるp53の異常が証明されている．また，非癌部においても遺伝子変化が存在することも報告されている[6]．また胆管炎や長い共通管が胆石嵌頓や蛋白栓などで閉塞した場合，胆汁が膵管内に逆流し，急性膵炎，膵石など，種々の病態を引き起こす場合がある．

2 症候・身体所見

腹痛，黄疸，腹部腫瘤が特徴的であるが，3徴が揃うことはまれであり，10％未満とされる．小児では，黄疸，腹部腫瘤，成人では腹痛が主訴となる傾向があるが，検診などで無症候で発見される場合も多い．

3 診断・検査

膵・胆管合流異常の診断基準2013に基づいて診断する[1]．乳頭括約筋の作用の判定はときに困難であり，現時点では，内視鏡的逆行性胆・膵管造影（ERCP），経皮経肝胆道造影，術中胆道造影などで，膵管と胆管が異常に長い共通管を介して合流することで確認され，一般的には成人で10 mm以上，小児では5 mm以上とされる．異常なかたちで合流する症例も合流異常と診断される（図2a）．近年，MRIの診断能が向上し，ERCPに代わって，MRCPが膵・胆道系のルーチン検査として行われるようになり（図2b），DIC併用マルチスライスCTによって膵・胆道系の3D画像構築が可能となり，合流異常は比較的容易に診断可能となった（図2b）．また，DIC-CTでは，主膵管も造影されることにより，胆汁の主膵管への逆流が描出可能となる（図2c）．超音波内視鏡検査（endoscopic ultrasonography：EUS）では，膵管・胆管合流部の直接的観察のみならず，胆囊病変の評価も可能である．Multidetector-row CT（MD-CT）のmulti-planar reconstruction（MPR）像で，胆管・膵管がそれぞれ別に十二指腸固有筋層を貫いていることが確認できれば合流異常は否定される．ERCP時に施行可能な管腔内超音波検査（intraductal ultrasonography：IDUS）なども診断に有用であり，合流部を膵実質内に描出できれば合流異常と診断できる．腹部超音波検査（US）では，粘膜の過形成を反映する粘膜内層のびまん性肥厚が特徴的である．胆嚢壁肥厚を認めた2.9％に合流異常が認められたとのprospective studyによる報告もある[7]．ERCPや経皮経肝胆道ドレナージを施行した際に採取された胆汁中の膵酵素測定も間接的な診断法である．

4 治療・予後

日本膵・胆管合流異常研究会の全国登録集計によると，合流異常全体では2561例における胆道癌の合併率は，先天性胆道拡張症で21.6％，胆管非拡張型で42.4％であり，割合は，先天性胆道拡張症において，

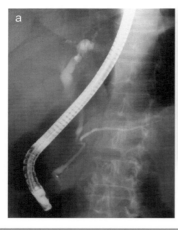
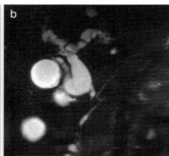
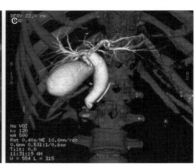

図2 膵・胆管合流異常症の画像診断
　a：ERCP．膵管と胆管の長い共通管を認める．
　b：MRCP．より低侵襲にERCPと同様所見が得られる．
　c：DIC-CT．主膵管が造影される．

胆嚢癌62.3％，胆管癌32.1％，両者の併存4.7％で，胆管非拡張型で胆嚢癌88.1％，胆管癌7.3％，両者の併存4.1％と胆嚢癌は最も高率であった[8]．

　合流異常の標準治療は，癌を合併している場合には，癌の進行度に応じた手術を行い，拡張型の癌非合併例では，癌化を予防する分流手術（胆嚢摘出＋肝外胆管切除）が基本である．近年では，女性に多いこともあり，美容上に優れ，低侵襲である腹腔鏡下手術での治療が試みられている．胆管の切除範囲に関しては，できる限り胆管を残さないことが基本であるが，分流手術を行っても，遺残胆管（肝管，肝内胆管，膵内胆管）や膵臓に発癌する報告が徐々に増えている[9]．これは，手術前から存在する胆管や胆管粘膜の遺伝子異常の蓄積が原因と考えられる．また，胆管消化管吻合術自体が発癌リスクを持っており，術後長期の経過観察が必要となる．また，非拡張型の癌非合併例では，発癌の約9割が胆嚢であること，胆嚢摘出のみの症例で遺残胆管に発癌した報告がほとんどないことから，胆嚢摘出のみ施行されることが多いが，胆外胆管切除を付加すべきかどうかについては一定のコンセンサスは現在のところない．今後，症例の蓄積と長期の経過観察によるエビデンスの確立が望まれる．また，合流異常術後の肝内結石症，術後長期経過後の胆管癌発癌が報告されており，生涯にわたる経過観察が必要である[10]．

文献

1) 日本膵管胆道合流異常研究会，日本膵・胆管合流異常研究会診断基準検討委員会：膵・胆管合流異常の診断基準2013．胆道 2013；**27**：1-3
2) 戸谷拓二：先天性胆道拡張症の定義と分類．胆と膵 1995；**16**：715-717
3) Funabiki T et al：Pancreaticobiliary maljunction and carcinogenesis to biliary and pancreatic malignancy. Langenbecks Arch Surg 2009；**394**：159-169
4) Hanada K et al：Pathology and cellular kinetics of gallbladder with an anomalous junction of the pancreaticobiliary duct. Am J Gastroenterol 1996；**91**：1007-1011
5) Tsuchida A, Itoi T：Carcinogenesis and chemoprevention of biliary tract cancer in pancreaticobiliary maljunction. World J Gastrointest Oncol 2010；**2**：130-135
6) 森根裕二ほか：疫学と臨床的特徴―膵・胆管合流異常の特徴．胆道 2011；**25**：133-140
7) 水谷佐世子ほか：膵・胆管合流異常の診断学的検討―特に胆管拡張と胆嚢壁肥厚に注目して．膵臓 1996；**11**：443-448
8) 森根裕二ほか．全国集計からみた先天性胆道拡張症，膵・胆管合流異常の胆道癌発生率とその特徴．胆と膵 2010；**31**：1293-1299．
9) Tsuchida A et al：High risk of bile duct carcinogenesis after primary resection of a congenital biliary dilatation. Oncol Rep 2003；**10**：1183-1187
10) 森　泰寿ほか：先天性胆道拡張症と膵・胆管合流異常の病態と治療．胆道 2022；**36**：599-609

6 先天性胆道拡張症

到達目標
● 先天性胆道拡張症の疾患概念と診断，治療方針を理解できる．

1 病因・病態・疫学

先天性胆道拡張症(congenital biliary dilatation)は，先天性に胆道系が様々な程度の拡張を呈し，種々の病態を呈する胆道奇形であり，1852年にDouglasによりはじめて報告され，1906年にはArnoldsにより本疾患と膵・胆管合流異常の関連が指摘された．日本では1916年に木積，児玉が膵・胆管合流異常を合併した先天性胆道拡張症を日本ではじめて報告した[1]．世界的には1959年にAlonso-Lejの報告により疾患概念が確立した．その後，種々の分類が提唱されてきたが，現在はAlonso-Lej分類に肝内胆管拡張の有無を考慮した戸谷らの分類が多く用いられている[2] (図1)．Ia型，Ic型，ⅣA型では合流異常を合併する．

I型は総胆管に限局した囊状拡張を呈するのが特徴であり，Ib型以外ではほぼ全例に合流異常を合併する．胆管拡張の形態からIa型(囊状あるいは囊胞状)とIc型(紡錘上あるいは円筒状)が，また拡張の部位からIb型(胆囊管合流部以下のみの拡張)に分けられる．Ⅱ型は憩室型とも呼ばれ，その頻度は極めてまれとされ，合流異常を合併しない．Ⅲ型はcholedochoceleとも呼ばれ，十二指腸内の総胆管末端部が拡張するまれな型であり，慢性膵炎との関連が示唆されている．Ⅳ型は肝外胆管と肝内胆管が拡張するⅣA型と肝外胆管の2部分以上が拡張するⅣB型に分類される．ⅣA型はI型と同様の臨床症状を呈し，ほぼ全例で合流異常を合併している．ⅣB型は極めてまれで合流異常は合併しないとされる．Ⅴ型では肝内胆管のみが拡張して

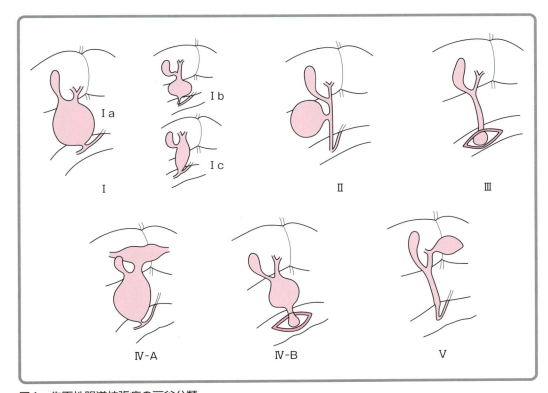

図1 先天性胆道拡張症の戸谷分類
(Todani T et al：J Hepatobiliary Pancreat Surg 1994；1：219-221[2]を参考に作成)

おり、単発と多発に分類される。多発例はカロリー病と呼ばれる。

日本では1983年に古味らが日本膵・胆管合流異常研究会を創設し、1990年には現在の合流異常の診断基準を発表した。現在の合流異常診断の定義は、「膵管と胆管が十二指腸壁外にて合流する先天奇形」で、膵液と胆汁の混和を防いでいるOddi括約筋機能が及ばないこととしている[2]。合流異常はその形態によりType A（総胆管が主膵管に合流），Type B（主膵管が総胆管に合流），Type C（複雑な合流形態）の3種類に分類される。また、全国集計（1990～2007年）によると、合流異常における胆管形態は拡張型：非拡張型＝77：23と報告されている[3]。

先天性胆道拡張症は小児慢性特定疾患であり、多くは学童前に発症し、1：3で女児に多いが、ときに成人近くなって発症することもある。原因としては、本疾患が高頻度に膵・胆管合流異常を合併することから、先天性胆道拡張症と膵・胆管合流異常症は同義ではないものの、密接な関連が知られている。膵・胆管合流異常の定義は、解剖学的に膵管と胆管が十二指腸壁外で合流する先天性の形成異常であり、機能的に十二指腸乳頭部括約筋（Oddi筋）の作用が膵胆管合流部に及ばないため、膵液と胆汁の交互逆流が起こり、胆汁や膵液の流出障害や胆道癌など胆道ないし膵に種々の病態が惹起される[4]。1969年にBabbitらが膵・胆管合流部の直接造影から、「胆管拡張は膵液の胆管内逆流に起因する」との疾患概念を提唱したが、その後の動物実験や胆管拡張を伴わない膵胆管合流異常症例も多いことから、近年では胆管拡張が膵液の胆管内逆流によるとの説は否定的とされており、現時点でいまだその理由は明らかにされていない。

2 症候・身体所見

3大主症状として、腹痛、黄疸、腹部腫瘤が知られるが、そのほかの症状として発熱、間欠的灰白色便などがある。多くは4歳未満で発症する。

3 診断・検査

診断法としては、非侵襲的検査としてエコー、CT、MRI（特にMRCP）検査があり、肝外ならびに肝内胆管の拡張の確認を行う。侵襲的な検査法としてはERCPがあり、直接造影により解剖学的な膵・胆管合流異常の診断や胆汁アミラーゼ測定による膵液逆流の診断などを行う。合併症として胆管癌・胆嚢癌の発生、胆管炎、穿孔性胆汁性腹膜炎、急性膵炎などがある。

4 治療・予後

1）治療

年齢を経るにつれて胆道癌の合併率が増加するため、外科的治療が絶対適応である。拡張部を含む総胆管・胆嚢が癌の発生母地となることから、拡張胆管と胆嚢を膵管との合流部付近まで切除し、胆道再建を行う。切除に際しての肝側胆管ならびに膵側胆管の切離線の決定に際しては、いずれの側も拡張胆管を残さないことが重要である。分流手術における胆道再建の標準術式は肝門部胆管を空腸に吻合する肝管空腸吻合（Roux-en-Y）である（図2）。ほかの胆道再建法とし

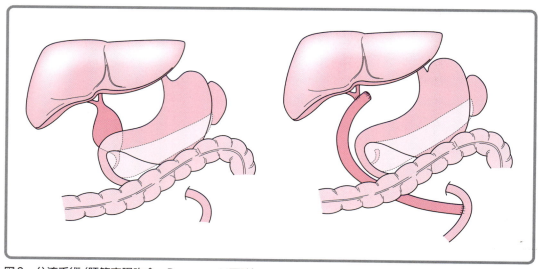

図2 分流手術（肝管空腸吻合，Roux-en-Y再建）

て肝管十二指腸吻合，有茎空腸間置肝管十二指腸吻合
があるが，これらは胆汁の流れが生理的である反面，
肝管十二指腸吻合では十二指腸内容の逆流による胆管
炎や発癌の可能性があり，有茎空腸間置はその手技が
複雑で間置空腸内の胆汁うっ滞などが発生しうる．

　上記の分流手術により，膵・胆管合流異常が存在し
ても，膵液の胆道系への流入あるいは逆に胆汁の膵管
への流入が絶たれる．胆管炎や膵炎を合併し，発熱，
黄疸，高アミラーゼ血症を合併する場合は，感染胆汁
をドレナージし，症状が改善してから手術を行う．

2) 予後

　肝内に狭窄部を残さず胆道を切除し胆汁と膵液の分
流が行われれば良好である．ただし，術後長期的に膵
内胆管，あるいは肝内に一部拡張肝管が残存した場合

の発癌への留意，ならびに肝管空腸吻合部狭窄による
肝内結石症，急性胆管炎などを念頭に置いた定期的な
フォローが必要である．

文献

1) 竹下信啓ほか：肝外胆管（胆管，胆嚢管，総胆管）先天異常
　　―先天性胆道拡張症，先天性胆管拡張症．日本臨牀別冊
　　肝・胆道系症候群（第2版）Ⅲ．肝外胆道編，日本臨牀社，
　　大阪，2011
2) Todani T et al：（JSPBM Committee for diagnostic criteria）
　　Diagnostic criteria of pancreaticobiliary maljunction. J
　　Hepatobiliary Pancreat Surg 1994；**1**：219-221
3) 森根裕二ほか：膵・胆管合流異常の特徴．胆道2011；**25**；
　　133-140
4) 日本膵・胆管合流異常研究会診断基準検討委員会：膵・胆
　　管合流異常の診断基準2013．胆道2013；**27**：785-787

IV章

腹腔疾患

Ⅳ章 腹腔疾患

1 特発性細菌性腹膜炎

到達目標

● 特発性細菌性腹膜炎の定義と病態を理解し，的確に診断できる．
● 易感染宿主に合併した予後不良な感染症であることを理解し，腹水コントロールを含めた全身管理を厳密に行える．

1 病因・病態・疫学

特発性細菌性腹膜炎（spontaneous bacterial peritonitis：SBP）は，非代償性肝硬変に合併する腹膜炎で，消化管穿孔など腹腔内に感染病巣が認められないものと定義される．腹水を有する非代償性肝硬変の7〜20％に併発し，アルコール性肝硬変では網内系機能が損なわれているため特に高率に併発する[1]．SBPの成立には腸管におけるbacterial translocationや腸管蠕動の低下，門脈–大循環シャントによる網内系機能の低下が関与している．肝硬変では門脈圧亢進および低栄養によって腸管粘膜に萎縮や浮腫が生じ，腸内細菌は容易に門脈血中や腹腔内へと移行する．これらの細菌は，通常，好中球が殺菌的に作用し，さらに肝類洞でKupffer細胞が貪食することで排除されるが，肝硬変では網内系機能が低下し，Kupffer細胞の生物学的フィルターが十分に機能しないために特発性菌血症となり，リンパ行性にSBPへと移行する．また，好中球やマクロファージの感染防御作用に必要な補体のオプソニン活性は蛋白濃度と相関しており[1]，腹水蛋白濃度が低値，特に1 g/dL以下の肝硬変はSBPの高リスク群である．

2 症候・身体所見

一般に，黄疸，発熱，腹痛，肝性脳症，反跳痛，麻痺性イレウス，下痢などがみられる（表1）[2]．しかし，SBPでは腹腔内での免疫応答，炎症反応が軽微であるため，発熱，腹痛などの症状が軽度にとどまることもある．自覚症状や身体所見の増悪を伴わず，腹水試験穿刺で偶然診断される場合もある．また，エンドトキシン血症が原因で下痢を呈することもあり，肝硬変で下痢をきたした場合には腸管感染症に加えてSBPの合併も鑑別疾患となる．肝不全の急激な進行や腹水治療中に腎機能が増悪する場合，また腹水の管理に難渋する場合などにおいても，身体所見に乏しくてもSBPの合併の可能性があるため腹水試験穿刺を考慮する[3]．

表1　SBPで認められる身体所見や症状

バイタルサインの異常	
38℃以上の発熱	67%
36.5℃未満の低体温	11%
低血圧	27%
肝不全の増悪	
黄疸の増悪	81%
肝性脳症	57%
腹部症状	
腹痛	60%
腹部圧痛	50%
反跳痛	42%
腸蠕動音の低下	42%
下痢	34%

(Hoefs JC, Runyon BA：Dis Mon 1985；31：1-48[2]より引用)

3 診断・検査

1）診断

腹水の鑑別には，癌性腹膜炎などの肝硬変以外の原因による腹水を除外し，SBPの有無を判断することが重要である．SBPの診断には腹水試験穿刺が必須で，腹水中好中球数250/μL以上，細菌培養が陽性で，続発性腹膜炎（消化管穿孔などによる腹膜炎など）が除外されたものをSBPと診断する．腹水中の好中球数が500/μL以上だが細菌培養陰性の場合にはculture negative neutrocytic ascites（CNNA），腹水中の好中球数が250/μL未満で細菌培養陽性の場合はbacterascitesという．また，肝性胸水中にSBPと同様の細菌感染が認められるものを特発性細菌性胸膜炎（spontaneous bacterial empyema：SBEM）と呼ぶ．

2）検査所見

腹水中の好中球数を計測することが重要である．腹水検査の際には，腹水細胞数，細胞分類，総蛋白，血清腹水アルブミン較差を測定する．さらに腹水乳酸値（≧33 mg/dL），腹水pH（≦7.31），血液と腹水のpH

● 488 ●

較差（0.07以上あるいは0.1以上）なども診断に有用とされる．従来，SBPにおいて細菌培養の検出感度が低いこと（50％未満）が問題だったが，腹水の細菌培養に血液培養用のカルチャーボトルを使用することでその検出率が80％程度まで改善する[3]．一方，腹水中の好中球の半減期は36〜48時間であり，治療開始2日後には再度腹水試験穿刺を行い，治療効果を判定することが望ましい．頻回の穿刺による感染も懸念されるが，皮膚の常在菌であるブドウ球菌が起因菌となる頻度は低く，腹腔穿刺や廃液の際の逆行性感染のリスクは小さい．

表2　特発性細菌性腹膜炎の起因菌

グラム陽性菌	
連鎖球菌	26%
ブドウ球菌	2%
腸球菌	3%
グラム陰性菌	
大腸菌	43%
クレブシエラ菌	8%
緑膿菌	2%
その他	16%

(Hoefs JC, Runyon BA：Dis Mon 1985；31：1-48[2]より引用)

4 治療・予後

1）治療

SBPの治療の際には，感染症と腹水に対する治療を併行することが必要である．腹水に対する治療は，減塩などのナトリウム制限，高蛋白食などの食事療法，利尿薬の投与などである．過度の利尿薬の投与は腎機能を増悪させるため注意が必要であるが，アルブミン製剤の併用は腎障害を軽減する[4]．AASLDのガイドラインでは，血清クレアチニン>1 mg/dL，BUN>30 mg/dLまたは血清T-Bil>4 mg/dLの症例でSBPが疑われた際には，アルブミン1.5 g/kgを6時間以内に経静脈投与し，3日目にアルブミン1.0 g/kgを追加投与することを推奨している[3,5]．

SBPの起因菌は，腸内細菌であるグラム陰性桿菌（特に大腸菌）が多いが，グラム陽性球菌が起因菌である症例も約30％存在する（表2）[2]．細菌培養結果が出るまでは，第3世代以降のセフェム系抗菌薬（セフトリアキソン，セフォタキシム）の経静脈投与を第一選択とする[3]．多剤耐性菌の問題でセファロスポリンの有効性は落ちており，初期投与の抗生剤が起因菌をカバーしていなかった場合の致死率は10倍上昇する．重篤なSBPの患者ではカルバペネムを第一選択とすることで死亡率を低下させることができる[3]．培養結果が得られ次第，適切な抗菌薬への変更が必要である．

2）予防

SBPを発症した肝硬変患者は予後不良であり，SBP予防目的の経口抗菌薬として，欧米ではノルフロキサシンが一般的に用いられてきた．腹水合併肝硬変患者に消化管出血が合併した場合は7日間のノルフロキサシンの予防投与が奏功していたが，耐性菌の出現により現在はセフトリアキソン1 g/24 hrs静注で，7日以内に終了することが推奨されている．SBPからの回復症例には長期間のノルフロキサシン予防内服が奏功してきたが，やはり耐性菌の出現によってその効果が減弱しつつある[3]．ノルフロキサシン以外の2次予防（再発抑制）目的の抗菌薬としてはシプロフロキサシンの経口投与を検討する[3]．腹水蛋白濃度<1.5 g/dLでかつ，①血清クレアチニン>1.2 g/dL，②BUN>25 mg/dL，③血清ナトリウム<130 mEq/L，④血清T-Bil>3 mg/dLでChild-Pugh>9点のうち，1項目以上満たす症例でシプロフロキサシンの予防投与を考慮してもよい[3]．また，本邦では2016年9月に肝性脳症における高アンモニア血症に対して，リファキシミンが保険収載され使用可能となった．SBP予防目的でのリファキシミン投与は保険適応外であるが，近年，欧米ではメタ解析でリファキシミンのSBP予防効果が報告されている[6]．一方で，感染を併発した非代償性肝硬変患者の約半数で細菌培養陽性であり，そのうち29〜38％に多剤耐性菌が認められることが報告されており，従来のエビデンスが適用できないことに注意が必要であり，耐性菌を考慮した治療戦略の構築が望まれている[7]．

3）予後

SBPを合併した非代償性肝硬変例の予後は不良で，その死亡率は30〜50％に達する．また，いったん軽快しても，約70％の症例が1年以内に再発し，特に肝腎症候群を併発した症例の生命予後は極めて不良である．肝腎症候群合併症例や，SBP再発症例においては肝移植も積極的に検討する必要がある．

文献

1) Runyon BA：Patients with deficient ascitic fluid opsonic activity are predisposed to spontaneous bacterial peritonitis. Hepatology 1988；**8**：632-635
2) Hoefs JC, Runyon BA：Spontaneous bacterial peritonitis. Dis Mon 1985；**31**：1-48
3) Biggins SW et al. Diagnosis, Evaluation, and Management of Ascites, Spontaneous Bacterial Peritonitis and Hepatorenal Syndrome：2021 Practice Guidance by the American Association for the Study of Liver Diseases. Hepatology 2021 Aug；**74**：1014-1048.

IV章　腹腔疾患

4) Sort P et al：Effect of intravenous albumin on renal impairment and mortality in patients with cirrhosis and spontaneous bacterial peritonitis. N Engl J Med 1999；**341**：403-409

5) Runyon BA：Management of adult patients with ascites due to cirrhosis：an update. Hepatology 2009；**49**：2087-2107

6) Goel A et al：Systematic review with meta-analysis：rifaximin for the prophylaxis of spontaneous bacterial peritonitis. Aliment Pharmacol Ther 2017；**46**：1029-1036

7) Fernandez J et al：Multidrug-resistant bacterial infections in patients with decompensated cirrhosis and with acute-on-chronic liver failure in Europe. J Hepatol 2019；**70**：398-411

V章

行政と肝疾患診療

A. 肝疾患診療に関する病診連携

Ⅴ章　行政と肝疾患診療／A. 肝疾患診療に関する病診連携

1 肝疾患診療連携拠点病院ならびに肝疾患診療ネットワーク

到達目標
● 肝疾患診療レベルの標準化のために，どのような仕組みが全国で構築されているかを理解できる.

1 肝疾患診療ネットワーク構築の背景と肝疾患診療連携拠点病院の指定

　2002年から2006年までの5年間，国と自治体を中心として，全国でウイルス肝炎節目健診，節目外検診が行われた. 厚生労働省より公開された結果[1]によれば（http://www.mhlw.go.jp/houdou/2007/10/h1003-1.html），B型肝炎ウイルス検診はのべ8,704,587人が受検し，100,983人（1.16%）が陽性と判定，C型肝炎ウイルス検診はのべ8,634,509人が受検，99,950人（1.16%）が「現在C型肝炎ウイルスに感染している可能性が極めて高い」と判定された. しかし結果は検診受検者に通知されたにもかかわらず，二次精検を受けたのは3～4割にとどまったと推定された.

　2011年の厚生労働省政策研究班（田中班）の推定では，日本には肝炎ウイルスキャリアが約210万～280万人存在し，110万～125万人がB型肝炎，100万～150万人がC型肝炎にり患していると推定された. そのうち31万～80万人は通院していると推察されているが，肝炎ウイルス検査を行わず自分がり患していることを知らないキャリアが78万人（B型肝炎48万人，C型肝炎30万人），り患していることを知っていても医療機関に通院していないキャリアが53万～120万人存在すると推定され，治療が必要な患者を適切な診療に導くことが喫緊の課題とされた.

　一方，肝臓学会認定肝臓専門医数の人口比率は自治体ごとに大きくばらついており，全国的な肝疾患診療体制は均てん化されておらず，地域医療格差の是正も大きな問題となっていた. これらの問題に対処するため，2007年1月に「都道府県における肝炎検査後肝疾患診療体制に関するガイドライン」が厚生労働省により取りまとめられ，さらに2009年に「肝炎対策基本法」[2]，2011年に「肝炎対策の推進に関する基本的な指針」[3]が制定・発行され，これらをもとに全国で肝炎診療体制が整えられた. この肝疾患診療体制では患者を支える枠組みとして医療機関や行政を含めたネットワーク構築が求められ，かかりつけ医のサポートとして二次医療圏ごとに専門医療機関が，さらに地域の肝疾患診療の中核となる肝疾患診療連携拠点病院（以下拠点病院）を都道府県ごとに原則1ヵ所指定されることとなった. 2011年には全47都道府県で拠点病院

の指定が完了し，2024年2月現在，全国で72病院が拠点病院として稼働している. これら全国に点在する拠点病院を支えることを目的に肝炎情報センターが国立国際医療研究センターに設置され，国全体の肝疾患行政のかじ取りを担い，地方行政をサポートする厚生労働省肝炎対策室とともに都道府県肝疾患診療ネットワークをサポートしている. 図1に肝疾患診療ネットワークに関するスキーム図を示す.

2 肝疾患診療連携拠点病院の事業内容

　現行の肝炎対策事業は2008年3月31日付健発0331001号厚生労働省健康局長通知「感染症対策特別促進事業」の別添4「肝炎患者等支援対策事業実施要綱（2017年6月21日一部改正）」に則り，「都道府県，保健所設置市，及び特別区」が実施主体となって行う事業である. 拠点病院事業はこれに含まれるものであり，地方自治体が実施主体である. 拠点病院が積極的に関与している事業には大きく分けて，患者支援事業，研修事業，啓発事業の3種類があり，患者支援事業には肝疾患相談センターの設置や肝臓病教室の開催，治療と仕事との両立支援を含めた就労支援，肝炎コーディネーター養成など，研修事業としては肝疾患診療連携拠点病院等連絡協議会の設置と一般・肝炎専門医療従事者の研修会開催など，そして啓発事業には市民公開講座やイベントの開催，リーフレットの作成などがあげられる. 拠点病院に特徴的な事業としては肝疾患相談センターの設置，肝疾患診療連携拠点病院等連絡協議会の設置，肝炎専門医療従事者研修会開催があげられる.

　（1）肝疾患相談センター

　患者，キャリア，家族などからの相談に対応するほか，肝炎に関する情報収集を行うため，肝疾患相談センターが各拠点病院に設置されている. 各センターには相談員（医師，看護師など）がおり，上記対応を行っている.

　（2）肝疾患診療連携拠点病院等連絡協議会

　かかりつけ医と専門医との連携のあり方などの検討を行い，適切な肝炎治療が行われるように地域医療の連携を図るため，年1回以上協議会の開催が行われている.

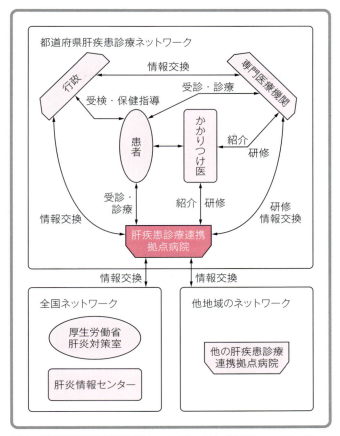

図1 都道府県肝疾患診療ネットワークと全国ネットワーク

(3) 肝炎専門医療従事者の研修

地域での適切な肝炎への医療提供体制が確保されることを目的に、医療従事者（医師、看護師、薬剤師など）に対し、原因ウイルスの相違、患者の病態に応じた診療における留意点など、肝炎に関して必要な事項についての研修を行っている。

後述するが肝炎診療を取り巻く状況は常に変化しており、拠点病院はほかの拠点病院や都道府県の担当局・課、肝炎情報センター、厚生労働省肝炎対策室と連携しながら様々な事業を行っている。

3 拠点病院の活動の現状

肝炎情報センターは2009年から継続して拠点病院事業の現状について調査を実施している。図2に全国の拠点病院肝疾患相談センターが受けた相談件数の年次推移、図3に相談内容毎の件数の推移を示す[4]。C型肝炎に対するインターフェロン・フリー治療が導入された2015年度に最も相談件数が多く、全国で30,000件近くの相談対応が行われた。相談内容として近年増加しているのは医療費助成制度に関する相談であり、ウイルス肝炎に対する治療の啓発および普及状況を反映していると考えられる。また肝炎訴訟に関する相談件数も近年増加している。しかし差別・偏見に関する相談も数は少ないが寄せられ続けており、医療機関で受けた差別に関する相談も絶えておらず、まだまだ啓発が必要であることを示している[5]。

患者に対する支援として全国拠点病院の約7割で肝臓病教室が行われている。また、近年の新しい試みとして一部拠点病院で、治療と仕事との両立支援の一環として就労支援事業・イベントが行われ、医者や看護師だけでなくより患者の身近な立場から無理のない支援を行う肝炎コーディネーター養成事業も広がりをみせている。ほとんどの拠点病院が市民公開講座を開講しており、イベント開催やリーフレットや新聞広告などの啓発活動を行っている拠点病院もある。このような拠点病院の活動状況は肝炎情報センターのホームページで確認することができる。

Ⅴ章　行政と肝疾患診療／A. 肝疾患診療に関する病診連携

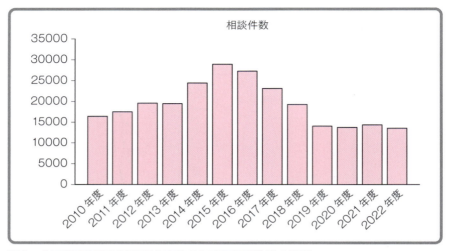

図2　全国肝疾患診療連携拠点病院の年度毎相談件数の推移
（2023年度肝炎情報センターまとめ，一部改変）

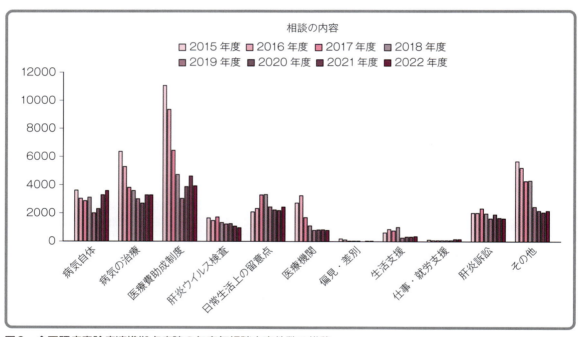

図3　全国肝疾患診療連携拠点病院の年度毎相談内容件数の推移
（2023年度肝炎情報センターまとめ，一部改変）

4 肝疾患診療ネットワークにおける肝炎情報センターの役割

　各都道府県における肝疾患診療ネットワークの整備と並行して，2008年10月1日付けで肝炎情報センターが国立研究開発法人 国立国際医療研究センター肝炎・免疫研究センターに設置された．2008年の設置以来，肝炎情報センターは，①肝疾患医療に関する診療ガイドライン，肝炎診療をめぐる国内外の情報などのインターネットなどを用いた最新情報提供，②肝疾患診療連携拠点病院で構成する協議会組織の事務局機能を担うなど拠点病院間情報共有の支援，③肝疾患診療連携拠点病院などの医療従事者に対する研修の企画・立案・推進などの研修機能を主な役割とし，わが

国の肝疾患診療体制の推進において一定の役割を担ってきた．また2015年からは拠点病院の支援体制を大幅に強化するとともに，地域単位での肝疾患診療のネットワークを強化することで，地域における肝炎診療の質の向上を図り，肝疾患診療体制をより強化する取り組みが行われている．現在，肝炎情報センターでは下記の事業が行われている[6]．

（1）ホームページなどを通じた情報提供

情報提供は主にホームページ（URL：http://www.kanen.ncgm.go.jp/index.html）を通じてなされており，その対象は，①一般国民および患者，②労働者，産業保健関係者，③保育あるいは高齢者施設関係者，④一般医療関係者，⑤肝疾患診療連携拠点病院関係者，と広範にわたる．またその内容は，①肝疾患についての一般的な知識および最新情報，②医療・福祉制度，サービス，③各都道府県の拠点病院，肝疾患相談支援センターの案内（連絡先など），④肝炎情報センター，拠点病院，都道府県・市町村それぞれの肝炎対策に関する取り組み（支援，啓発，研修活動の内容），⑤関連主要通知，診療ガイドライン，などである．このほか，災害時などの医療費助成取り扱いや新規に保険適用となった肝炎治療に関する製剤についての情報など早急な通知を要する事項については各都道府県の拠点病院担当者にe-mailにて伝達を行っている．

（2）拠点病院間の情報共有支援

肝炎情報センターは，都道府県肝疾患診療連携拠点病院間連絡協議会を年2回開催している．連絡協議会は肝疾患診療に関連する事項や患者支援について協議を行い，拠点病院間の連携を強化することを目的としている．また，2016年度からは全国の拠点病院を地域ごとに6ブロックに分類し，各ブロックにおいて肝炎対策地域ブロック戦略会議を開催している．同会議には拠点病院担当者，各自治体担当者，厚生労働省（肝炎対策推進室），肝炎情報センターが参加し，それぞれの地域での肝炎対策に係る課題解決や連携協力体制構築を図っている．

（3）研修機能

肝炎情報センターでは，医師・拠点病院責任者向けの研修会や看護師・相談員向けの研修会を定期的に開催している．研修会においては肝炎治療や肝炎対策についてのトピックスや肝炎医療コーディネーターの活用，患者支援などをテーマに肝炎患者およびその家族に資する教育，提言を行っている．

5 今後の肝疾患診療ネットワークの方向性

インターフェロン・フリー治療の普及によりC型肝炎はもはや難病ではなくなり，今後はB型肝炎治療も進歩が見込まれている．肝炎ウイルス新規感染を予防するため，疾患知識の普及啓発は今後も不断の努力が必要である．また，自己の感染を知らない潜在患者を掘り起こし，治療への導くため，検診未受検者の検診勧奨などの措置が急務となっている．現在，職域検診でのウイルス肝炎検診普及や，妊婦検診陽性者へのアプローチなど，全国で様々な試みが拠点病院を中心として行われ始めている．肝炎ウイルス検査を行った結果を本人が知らされていない場合があることから，重複受検を避け医療費を抑制する目的でも，厚生労働省局長通知や診療報酬改定などにより肝炎検査結果告知（陽性の場合のみならず陰性であったとしても）の必須化が促されているほか，電子カルテにウイルス肝炎検査結果アラートシステムが組み込まれている施設が増加している．また，都市部とへき地をはじめとした医療過疎地域との医療格差を埋める取り組みとして肝疾患診療においてもICT（情報通信技術）を取り入れる動きが進みつつある．肝疾患診療ネットワークの強化に向けて，遠隔診療や診療情報共有などICTの有効活用を考えていく必要がある．肝炎診療を取り巻く環境の変化は日進月歩であり，それに対応すべく肝炎情報センターが主催する全国肝疾患診療連携拠点病院間連絡協議会が年2回行われ，全国の拠点病院関係者が集まり活発な討議が行われている．また，同じく肝炎情報センター主催の拠点病院責任医師や相談員を対象とした研修会も開催されている．今後も患者への適切な治療や経過観察，きめ細やかな支援のため，柔軟なネットワークの活用が求められている．

文献

1) 厚生労働省 報道発表等資料 URL：https://www.mhlw.go.jp/houdou/2007/10/h1003-1.html（2024年1月20日アクセス）
2) 厚生労働省ホームページ「肝炎総合対策の推進」より URL：http://www.mhlw.go.jp/bunya/kenkou/kekkaku-kansenshou09/hourei_01.html（2024/1/20アクセス）
3) 厚生労働省ホームページ「肝炎総合対策の推進」より URL：http://www.mhlw.go.jp/bunya/kenkou/kekkaku-kansenshou09/pdf/hourei-27.pdf（2024/1/20アクセス）
4) 肝炎情報センターホームページ「肝疾患診療連携拠点病院の現状調査結果」より URL：https://www.kanen.ncgm.go.jp/content/state_of_the_present_from_h21_to_r4.pdf（2024/1/20アクセス）
5) Setoyama H et al：Nationwide survey on activities of regional core centers for the management of liver disease in Japan：Cumulative analyses by the Hepatitis Information Center 2009-2017. Hepatol Res 2020 **50**：165-173
6) Oza N et al：Current activities and future directions of comprehensive hepatitis control measures in Japan：The supportive role of the Hepatitis Information Center in building a solid foundation. Hepatol Res 2017 **47**：487-496

Ｖ章　行政と肝疾患診療／Ａ．肝疾患診療に関する病診連携

2

肝疾患治療パス

到達目標

● 地域における病診連携を推進し，質の高い，均てん化された医療を提供する．またそれを達成のために連携パスを活用する．
● 専門医療機関とかかりつけ医が一体となって，地域の実情に合わせた連携を行い，効果の高い肝疾患対策を実践する．

1 地域連携・病診連携の重要性

　肝疾患はウイルス性肝炎やアルコール関連肝疾患（ALD）に加えて，近年では糖尿病や肥満などの代謝異常を背景とした代謝機能障害関連脂肪性肝疾患（MASLD）が増加している．MASLDは日本においても人口の25％以上が罹患していると推定される．したがって慢性肝疾患は日常臨床で頻繁に遭遇する疾患であり，肝臓専門医のみならず，かかりつけ医との協力で，予防，治療にあたっていくことが重要である．肝炎対策基本法を基に，各都道府県では肝疾患診療連携拠点病院が設置され，肝疾患の啓発，予防，治療に重要な役割を果たしている．しかし，慢性肝疾患は非常に多くの患者が存在するため，肝疾患診療連携拠点病院のみならず，肝臓専門を問わずかかりつけ医と連携してくことが重要である．また肝疾患の病診連携において，切れ目のない，適切な医療を提供するためには，肝疾患治療パス・連携パスの活用が重要である．また日本全国の肝疾患診療の均てん化にもこれらの連携パスを活用することが期待される．

2 肝疾患患者の拾い上げから専門医療機関への連携

1）ウイルス性肝炎

　慢性肝疾患患者は日常臨床で頻繁に遭遇する疾患であり，その症例の拾い上げにはかかりつけ医の果たす役割が非常に大きい．Ｃ型慢性肝炎は近年の治療薬の進歩によってDAAによる内服治療で95％以上の患者でウイルスの排除を得ることができるようになった．また慢性肝炎や代償性肝硬変だけでなく，非代償性肝硬変にも適応できる薬剤や重度腎障害を持つ症例にも適応できる薬剤が臨床応用され，日本のガイドラインにおいても基本的にはHCV陽性者は全例が治療対象となるとされている[1]．しかし，Ｃ型肝炎ウイルスの感染にまだ気づいていない患者や感染を知っていながら病院に受診していない患者も多く存在する．これらの症例に適切に医療が提供できない場合，重大な健康

上の不利益となる可能性があり，これらの症例のウイルス肝炎検査の受検，また専門医療機関への受診勧奨にはかかりつけ医の果たす役割が重要である．Ｂ型慢性肝炎も近年の核酸アナログ製剤の進歩によって，安全にウイルス制御を得ることが可能となっている．しかし，依然として肝硬変に進展してから発見される症例もいる．また，Ｂ型慢性肝炎に由来する肝硬変・肝癌が減っていないことからも，治療が必要とされる症例の適切な拾い上げが十分に達成されていない状況も考えられる[2]．したがってかかりつけ医でのウイルス性肝炎の拾い上げから専門医療機関への橋渡しが重要であり，円滑な病診連携の推進に地域連携パスの活用が重要である．

　連携パスは各地域の実情や特性によって作成，運用されることが重要である．ここでは一例として東京都におけるＣ型慢性肝炎患者に対するクリニカルパス（肝臓手帳）を紹介する（図1）．肝臓手帳の大きな目的は2つあり，1つはＣ型慢性肝炎と診断された患者が専門医療機関を受診し適切に治療を受けるために活用される．また，もうひとつの目的としてはＣ型肝炎のウイルス排除後であっても適切な肝癌サーベイランスを提供し，癌の見落しがないようにすることが目的となる．かかりつけ医でＣ型肝炎患者を診断した場合，専門医療機関に紹介する．紹介をうけた専門医療機関では，肝臓手帳を発行する．これによってかかりつけ医では病院に受診したことを確認することができる．肝臓手帳が発行されていない症例では，専門医療機関を受診していないことが考えられるため，かかりつけ医において適切な受診勧奨を行うことが期待される．また，肝臓手帳には血液データを記載するページもあり，かかりつけ医において現在の治療の状況などもリアルタイムにフィードバックできるように作られている．

2）脂肪性肝疾患（SLD）

　糖尿病や肥満を背景としたMASLDから肝硬変，肝癌に進展する症例が近年増加している．またALDは以前より最も重要な肝疾患の原因のひとつであり，そ

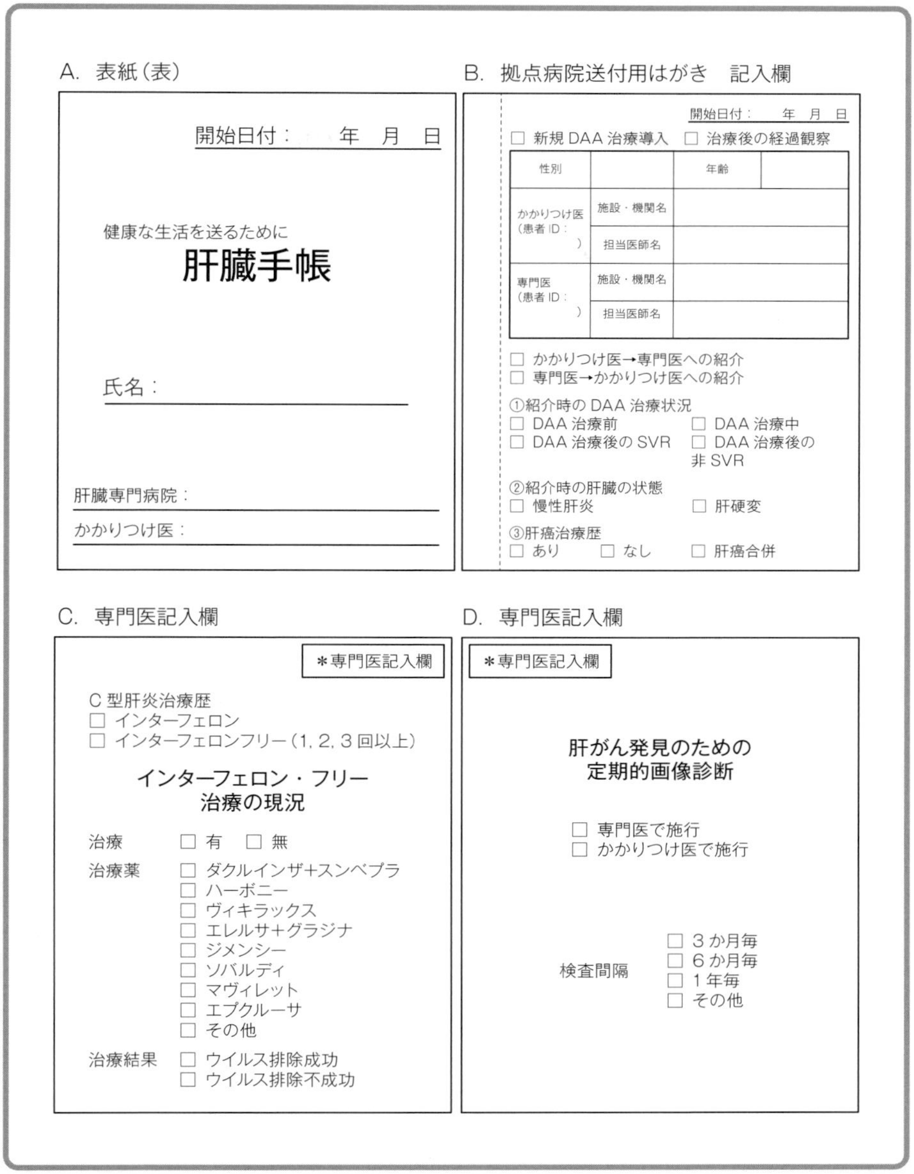

2. 肝疾患治療パス

A. 表紙（表）

開始日付：　　年　月　日

健康な生活を送るために
肝臓手帳

氏名：＿＿＿＿＿＿＿＿＿＿

肝臓専門病院：＿＿＿＿＿＿＿

かかりつけ医：＿＿＿＿＿＿＿

B. 拠点病院送付用はがき　記入欄

開始日付：　　年　月　日

□ 新規 DAA 治療導入　　□ 治療後の経過観察

性別		年齢	
かかりつけ医 （患者 ID：　　）	施設・機関名		
	担当医師名		
専門医 （患者 ID：　　）	施設・機関名		
	担当医師名		

□ かかりつけ医→専門医への紹介
□ 専門医→かかりつけ医への紹介

①紹介時の DAA 治療状況
□ DAA 治療前　　　　　□ DAA 治療中
□ DAA 治療後の SVR　 □ DAA 治療後の
　　　　　　　　　　　　　　非 SVR

②紹介時の肝臓の状態
□ 慢性肝炎　　　　　　□ 肝硬変

③肝癌治療歴
□ あり　　　□ なし　　　□ 肝癌合併

C. 専門医記入欄

＊専門医記入欄

C 型肝炎治療歴
□ インターフェロン
□ インターフェロンフリー（1，2，3 回以上）

インターフェロン・フリー 治療の現況

治療　　　□ 有　□ 無

治療薬　　□ ダクルインザ＋スンベプラ
　　　　　□ ハーボニー
　　　　　□ ヴィキラックス
　　　　　□ エレルサ＋グラジナ
　　　　　□ ジメンシー
　　　　　□ ソバルディ
　　　　　□ マヴィレット
　　　　　□ エプクルーサ
　　　　　□ その他

治療結果　□ ウイルス排除成功
　　　　　□ ウイルス排除不成功

D. 専門医記入欄

＊専門医記入欄

肝がん発見のための 定期的画像診断

□ 専門医で施行
□ かかりつけ医で施行

検査間隔
□ 3 か月毎
□ 6 か月毎
□ 1 年毎
□ その他

図1　東京都が発行する肝臓手帳
（東京都「健康な生活を送るために 肝臓手帳」より抜粋して引用）

の数は依然として多いのが現状である．これらをまとめた脂肪性肝疾患は日本においても数千万人存在すると考えられ，全例専門医療機関で検査，治療することは不可能である．そのためこの領域でも病診連携を推進することが重要である．MASLD や ALD において，肝線維化が肝癌・肝不全といった合併症の発生リスクや予後リスクと強く相関している．したがって，線維化進展が疑われる症例をかかりつけ医で一次スクリーニングを行い，肝線維化進展の疑いのある症例について

ては専門医療機関によって精査を行うという 2 段階スクリーニングが推奨される．

　より具体的な連携の流れを日本消化器病学会・肝臓学会による NAFLD/NASH 診療ガイドライン 2020 の線維化進展例の絞り込みフローチャートを参考にしながら解説する[3]（図2）．まずはかかりつけ医で線維化進展例の可能性のある症例の一次スクリーニングを行う．検診などで脂肪肝が指摘された症例や糖尿病，肥満，脂質異常症，高血圧などの代謝性危険因子を有

● **497** ●

Ⅴ章　行政と肝疾患診療／A. 肝疾患診療に関する病診連携

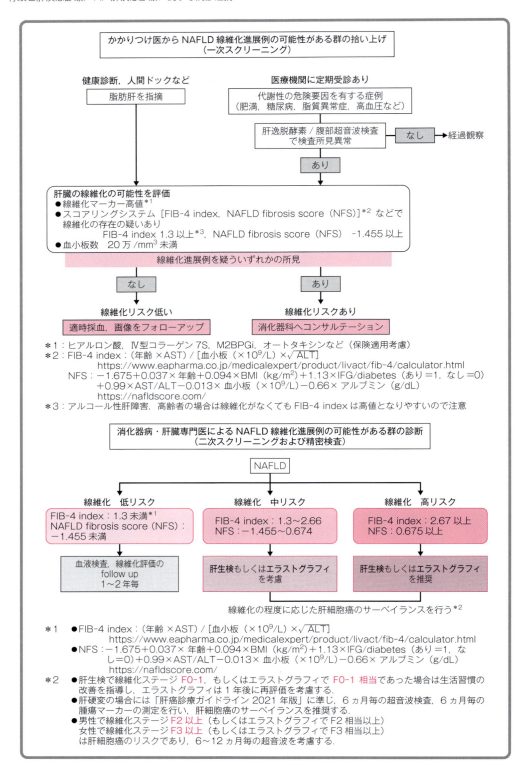

図2　肝線維化進展例の絞り込みフローチャート
（日本消化器病学会・日本肝臓学会（編）：NAFLD/NASH診療ガイドライン2020（改訂第2版），南江堂，p.xx-xxi，2020より転載）
※追補内容反映済み

2. 肝疾患治療パス

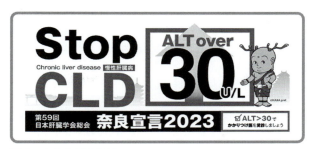

図3　奈良宣言2023

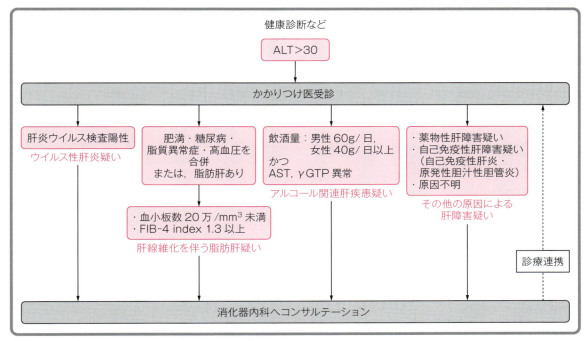

図4　奈良宣言2023における慢性肝疾患の早期発見へのフローチャート

し，肝障害を指摘された症例などを対象として一次スクリーニングを行う．一次スクリーニングの手法としては，簡便にどこでも施行可能な血液検査によるスクリーニングが適している．非侵襲的肝線維化予測式であるFIB-4や保険適用となっている肝線維化マーカーであるM2BPGi，オートタキシンやELFスコアなどを用いて肝線維化診断を行う．肝線維化進展疑いの閾値以上であった症例は専門医療機関に紹介する．専門医療機関では肝生検やエラストグラフィを用いて肝線維化診断を行い，高度線維化進展例や肝硬変例を診断することで，適切な医療の提供と合併症のサーベイランスを行う．

このように大規模な脂肪性肝疾患患者からハイリスク症例を拾い上げて診断し，適切な医療を提供するには病診連携が重要である．病診連携にあたって連携パスを活用することで，適切な拾い上げ，フォローアップが可能となり，また全国で均てん化された医療を提供することが可能となる．連携パスは各地域の実情に応じたパスを構築し運用することが望ましく，各都道府県の肝疾患診療連携拠点病院と地域のかかりつけ医が協力しながらパスを作成，運用していくことが重要である．

3) 奈良宣言2023

日本において脂肪性肝疾患が年々増加している．また，ウイルス性肝炎の治療の進歩によって早期発見による治療は大きなメリットとなる．そこで日本肝臓学会では慢性肝疾患の早期発見・早期治療のきっかけと

Ⅴ章　行政と肝疾患診療／A．肝疾患診療に関する病診連携

して奈良宣言2023を宣誓し啓発活動を行っている[4]（図3）．一般的に知られている肝機能検査値であるALTを指標として，ALT：30 IU/Lを超える症例では肝疾患の検査を行うことを推奨している．ALT＞30 IU/Lの症例ではまずかかりつけ医を受診し，各慢性肝疾患の有無を確認する．具体的にはウイルス性肝炎の検査，糖尿病や肥満などの代謝性危険因子を持ちMASLDが疑われる症例では血液検査を用いて線維化進展例の拾い上げを行う，飲酒量のチェックをしてALD患者を診断する，また薬剤性や自己免疫性肝障害などその他の原因がないかを診断する（図4）．これらの中からリスクの高いと考えられる症例や治療の必要な症例では専門医療機関に紹介し，精査，治療を進める．この一連診療においてもかかりつけ医と専門医療機関における連携が重要となる．今後，奈良宣言を活用した地域連携パスが作成され，各地域・医療機関において利用され，慢性肝疾患の早期発見・治療に活用されることが期待される．

③ 専門医療機関での治療中・治療後のかかりつけ医との連携

1) ウイルス性肝炎

C型肝炎は内服治療によってほぼすべての患者が治癒可能となった．C型肝炎ウイルスの排除によって発がんリスクは著明に減少するが，依然として発癌例がなくなるわけではないことに注意が必要である．特に治療前に高度線維化がある症例や肝硬変症例では，発がんリスクがある．欧米のガイドラインでもこれらの症例は定期的な発がんのサーベイランスを行うことが推奨されている．また高齢者も発がんリスクが高く，線維化が進展していない症例であって高齢者では発癌をきたすことがある．欧米のガイドラインでは肝線維化が進展していない症例はサーベイランス不要とされているが，高齢者の多い日本においては，肝線維化が進展していなくても高齢者などでは引き続きのサーベイランスが必要と考えられる．C型肝炎ウイルスの排除後に，適切なサーベイランスが行われなかった場合，発癌した症例では，発見時のステージが進行し，予後が悪化することも報告されている．東京都のC型慢性肝炎患者に対する肝臓手帳では，ウイルス排除後の肝癌の早期発見も重要な目的のひとつである．症例ごとの発がんリスクを勘案し，かかりつけ医もしくは専門医療機関で定期的な画像検査を行うことを推奨している（図1）．これによって発がんしてしまったとしても，肝癌を早期に発見することで予後の改善につながると考えられる．また肝臓手帳を活用することで，専門医療機関，かかりつけ医，患者の3者が情報・目的を共有することで，治療・検査の目標を明確に共有

できるメリットもある．地域連携パスを活用することで，肝炎治療後の肝癌早期発見に努めることが重要である．

C型肝炎，B型肝炎ではウイルス排除後，抑制後であっても，糖尿病や発がんなどの代謝関連危険因子を持つ症例では発がんリスクが高いことが知られている．これらの生活習慣病のコントロールは主にかかりつけ医でのコントロールが中心となる．したがって，かかりつけ医での生活習慣病のコントロールと専門医療機関での定期的な癌のサーベイランスといった病診連携を行っていく必要があり，そのためには地域連携パスを作成し，活用していくことが望ましい．

2) 脂肪性肝疾患 (SLD)

数千万人いると考えられる脂肪性肝疾患の予防・診断・治療には病診連携が必須である．NAFLD/NASH診療ガイドラインで示されているようにリスクが高いと考えられる症例は専門医療機関での精査を受ける．高度線維化症例や肝硬変症例は専門医療機関での定期的な合併症のサーベイランスを行っていく必要がある．それと同時に糖尿病や脂質異常症などの合併症を適切にコントロールすることで，病気の進行を軽減することができる[5]．そのためにはかかりつけ医における生活習慣病のコントロールが重要である．また一部の患者は発癌し，専門医療機関において肝癌に対する治療を行うことになるが，その際にも基礎となる生活習慣病のコントロールをかかりつけ医で適切に行っていくことが予後改善につながる．このため適切な病診連携を行っていくことが脂肪性肝疾患の病態進展抑制にも重要である．

ウイルス性肝炎や脂肪性肝疾患など慢性肝疾患は非常に多くの患者が存在する．慢性肝疾患の予防・診断・治療にはかかりつけ医と専門医療機関の連携が極めて重要である．かかりつけ医において肝疾患のスクリーニングを行い，リスクの高い症例や治療の必要な症例は専門医療機関に紹介する．専門医療機関では肝炎や肝がんの治療を行い，また合併症のサーベイランスを行う．その間にもかかりつけ医では基礎疾患の治療を継続して行う．このような連携をとることが肝疾患者の予後改善に重要である．また，その連携を円滑に進めるために，各地域に応じた連携パスを作成し活用することが期待される．

文献

1) Japan Society of Hepatology guidelines for the management of hepatitis C virus infection：2019 update. Hepatol Res 2020；**50**：791-816
2) Enomoto H et al：The transition in the etiologies of

hepatocellular carcinoma-complicated liver cirrhosis in a nationwide survey of Japan. J Gastroenterol 2021；**56**：158-167

3) Tokushige K et al：Evidence-based clinical practice guidelines for nonalcoholic fatty liver disease/nonalcoholic steatohepatitis 2020. Hepatol Res 2021；**51**：1013-1025

4) 日本肝臓学会
https://www.jsh.or.jp/medical/nara_sengen/.

5) Tamaki N et al：Glycemic control target for liver and cardiovascular events risk in metabolic dysfunction-associated steatotic liver disease. Hepatol Res 2024

V章

行政と肝疾患診療

B. 肝疾患診療に関連する法律，制度

V章　行政と肝疾患診療／B．肝疾患診療に関連する法律，制度

1 B型肝炎母子感染防止対策

到達目標
● B型肝炎ウイルスの母子感染の重要性と予防法が理解できる．

1 HBV母子感染の疫学と病態

　HBVの母子感染は，妊娠後期にB型急性肝炎に罹患した妊婦から生まれた児への感染と，HBVキャリアの母から生まれた児への感染に大別される．日本では後者が主体である．妊婦がキャリアの場合，約25％の出生児がキャリアとなる．出生児の感染状況はキャリア妊婦のHBe抗原・抗体系が関連しており[1]，キャリア妊婦がHBe抗原陽性であれば出生児の約85％はキャリアになる．一方，HBe抗体陽性であると出生児がキャリアになることはほとんどないが，約10％はHBVマーカーの変動から一過性感染が証明される[2]．一過性感染のなかにはまれではあるが急性肝不全例も存在する．

　HBV母子感染経路には，子宮内，出生時の経胎盤・産道，出生後の母乳などを介する可能性がある．予防処置をしない場合，出生児がはじめてHBs抗原陽性となるのは多くは生後1～3ヵ月であり，生後1週以内や生後4ヵ月以降に陽転化するのはまれである．したがって，潜伏期を考慮すればHBV感染時期は通常は出生時と考えられる．母乳中にもHBVが存在するが，母乳栄養児と完全人工栄養児との間に感染率に有意差がないこと[3]，HBs抗原陽転時が乳児期早期であること，などからHBV感染経路として母乳は重要でないことが明らかになった．HBV母子感染機序は明らかでないが，母親の血清HBV DNA量が最も重要な要因であり，経胎盤あるいは経産道により母体血が出生児（胎児）に移行すると考えられている．

2 B型肝炎母子感染防止の歴史と現況

　HBVの持続感染は周生期の感染によることが判明したため，日本では1980年ごろからHBe抗原陽性妊婦から出生する児を対象に抗HBsヒト免疫グロブリン（HBIG）を用いた受動免疫による予防法が試みられた．しかし，生後1回投与のみではほとんど効果がなく，2～3ヵ月ごとの投与を行っていると，その間はHBs抗原陰性を保てるが，HBIGをやめるとHBs抗原が出現することから，出生時にHBVはすでに児の肝細胞に達しており，受動免疫のみでは血中のHBV感染性ウイルス粒子を中和することが可能であっても，

肝細胞内に存在するHBVを排除できないと推定された．母子感染の防止には受動免疫のみでは限界があり，能動免疫が必要と考えられた．そして旧厚生省B型肝炎ワクチン開発協議会の主導のもと血漿由来のワクチン（プラズマHBワクチン）が開発され，その後，遺伝子組換えHBワクチンが開発された．1981年ころからHB母子感染防止を目的とした臨床試験が開始され，1985年から「B型肝炎母子感染防止事業」が始まった．これはハイリスク群であるHBe抗原陽性のキャリア妊婦から出生する児を対象として，HBIGの2回投与とHBワクチンの3回接種を公費負担で行い，予防接種法の対象範囲から除外した．その後「B型肝炎母子感染防止事業」は1995年3月に改訂され，以降は妊婦のHBs抗原検査のみが公費負担で行われ，そのほかの妊婦の検査，出生児の感染防止処置はすべて健康保険給付対象に移管された[2,4]．同時に感染防止処理の対象になる児はHBe抗原陽性HBVキャリア妊婦からの出生児のみならず，HBe抗原陰性HBVキャリア妊婦からの出生児にまで拡大された[5]．

　本事業により全妊婦の約95％はHBs抗原検査を受けており，HBVキャリア妊婦から生まれた児の97～98％は感染防止処置を受けている．事業前後の成果を白木は[4]，事業前には母子感染によるHBVキャリア率は0.26％が0.024％と約1/10に低下したと推定している[4]．このように母子感染によるHBVキャリア化は減少しており，今後，母子感染によるB型慢性肝疾患は激減すると期待されている．

　現在行われている旧厚生省方式はプロトコールを完遂すれば優秀な予防法である．HBe抗原陰性の母親から出生した児にみられた一過性感染はほぼ完全に予防ができており，HBV母子感染による急性肝不全は皆無となった．一方，HBe抗原陽性の母親から生まれた児に関する国家的なコホート調査は行われておらず正確な予防成功率は不明であるが，アンケート調査などからほぼ10％が予防不成功と推察されている．この不成功の要因は，胎内感染と考えられる早期HBs抗原陽性例の存在，HBワクチン低反応例，いわゆるescape mutantの出現，予防プロトコールの人為的ミスによる予防不成功例の4つに大別される．

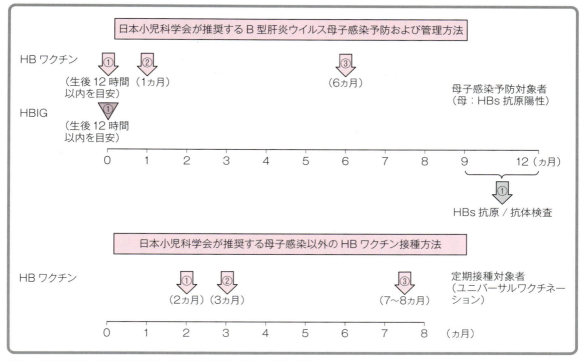

図1 母子感染と母子感染以外（定期接種対象者）の予防方法

3 今後の課題

　HBVキャリア妊婦から出生した児にHBIGを投与する方法を適用しているわが国以外のすべての国と地域は，出生直後（遅くとも24時間以内）にHBIGとHBワクチンを接種しその有効性は確立されている[5]．HBIGを出生後48時間以内に投与するわが国が1985年から開始した母子感染防止対策事業は，世界的には受け入れられなかった．この点に関して2013年10月18日付けで，日本小児栄養消化器肝臓学会と日本産婦人科学会からの公知申請が承認され，HBs抗原陽性の母親から出生した児に対して，出生後12時間以内のHBIGとHBワクチン接種が可能となり，母子感染防止についてはやっと世界標準となった（図1）．
　世界的にはHBV感染予防法には，①全出生児を対象にHBワクチンを接種するuniversal vaccination（UV）と，②感染リスクのハイリスク群に限り予防をするselective vaccinationの方法がある．世界的視野からすると集団免疫を獲得させHBV感染を撲滅する考えの国が多いが，各国でキャリア率，衛生環境，感染経路，経済的要因などで予防法を決めている．日本では母子感染はほぼ制圧したが，父子感染を中心とする水平感染，若年成人を中心とする性感染症（sexually transmitted infections：STI）としての感染が問題に

なっており，UV化あるいはハイリスク群の拡大の必要性について議論されてきた．
　B型肝炎の対策として，2015年1月15日，厚生労働省の分科会は，すべての0歳児を対象として，B型肝炎ワクチンを3回接種する方針を決めた．財源やワクチンの供給量を検討した結果，2016年10月から予防接種法に基づく定期接種として公費で接種を受けることが可能となった（図1）[6]．わが国でも，B型肝炎ウイルスの根絶への具体的な対策が始まった．
　HBIGとHBワクチンの併用だけでは母子垂直感染を防止できない症例が少数ながら存在する．その多くは胎内感染例であり，海外ではTDFを用いた感染阻止の報告がある[7]．日本でも臨床試験が行われ，有効性が示された[8]．

文献

1) Okada K et al：e Antigen in mother's serum as an indicator of vertical transmission of HBV. N Engl J Med 1976；**294**：746-749
2) Shiraki K et al：Acute hepatitis B in infants born to carrier mothers with the antibody to hepatitis B e antigen. J Pediatr 1980；**97**：768-770
3) Beasley RP et al：Evidence against breast-feeding as a mechanism for vertical transmission of hepatitis B. Lancet 1975；**2**（7938）：740-741
4) 白木和夫：B型肝炎母子感染防止対策の追跡調査及び効果

Ⅴ章　行政と肝疾患診療／B.　肝疾患診療に関連する法律，制度

判定に関する研究報告書．平成7年度厚生心身障害児「小児の心身障害・疾患の予防と治療に関する研究」分担研究，1996

5) http://www.jaog.or.jp/japanese/jigyo/boshi/hbs/ tebikid. htm

6) http://www.mhlw.go.jp/file/05-Shingikai-10601000-Daijinkanboukouseikagakuka-Kouseikagakuka/

0000113332.pdf

7) Pan CQ et al：Tenofovir to Prevent Hepatitis B Transmission in Mothers with High Viral Load. N Engl J Med 2016；**374**：2324-2334

8) Suoh M et al：The Administration of Tenofovir Disoproxil Fumarate for Pregnant Japanese Women with Chronic Hepatitis B. Intern Med 2020；**59**：205-210

2 肝炎対策基本法

到達目標
● 現行の肝炎対策が法律に基づいて進められていること，および，その歴史的背景についても理解できる.

2009年11月30日に「肝炎対策基本法」が議員立法として国会で成立し，2010年1月1日から施行されている. その意義として，まず2つの点を強調しておきたい. 第一に，当時わが国では約350万人の国民がB型ないしC型肝炎ウイルスに感染していたことから，その対策が国民の生命および健康にとって極めて差し迫った課題であることを再認識させている点である. 第二に，肝炎対策を総合的に推進するための基本理念と基本指針を定めることにより，国，地方公共団体，医療保険者，国民および医師などの，すべての立場における関係者の責務を明らかにするよう求めている点である. この法律は極めて包括的かつ総合的な内容を含んでいるが，特に，その前文において，「B型肝炎及びC型肝炎に係るウイルスへの感染については，国の責めに帰すべき事由によりもたらされ，又はその原因が解明されていなかったことによりもたらされたものがある. 特定の血液凝固因子製剤にC型肝炎ウイルスが混入することによって不特定多数の者に感染被害を出した薬害肝炎事件では，感染被害者の方々に甚大な被害が生じ，その被害の拡大を防止し得なかったことについて国が責任を認め，集団予防接種の際の注射器の連続使用によってB型肝炎ウイルスの感染被害を出した予防接種禍事件では，最終の司法判断において国の責任が確定している.」と述べられていることからわかるように，本邦における肝炎ウイルス感染拡大の原因の一部には，肝炎対策の遅れがあったということを公に認めたという点でも評価されるべきと思われる.

1 肝炎対策基本法成立の歴史的背景

先に述べたように，この法律成立の背景には薬害肝炎事件（C型肝炎）と予防接種禍事件（B型肝炎）が存在する. 薬害肝炎事件とは，不十分な滅菌処理を受けた凝固因子製剤（フィブリノゲン，第IX因子）によるC型肝炎ウイルス感染被害のことで，推定患者数は約1万人以上と試算されている. 2002年10月東京原告13名と大阪原告3名が損害賠償を求めて提訴したことに端を発し，その翌年4月以降，福岡，名古屋，仙台でも提訴が行われ，計5地裁で争われることになった. 被告は国と製薬会社3社である. その後，国の責任の

明確化と患者の救済範囲に関しての議論が積み重ねられた結果，国は2008年1月16日に「特定フィブリノゲン製剤及び特定血液凝固第IX因子製剤によるC型肝炎感染被害者を救済するための給付金の支給に関する特別措置法（平成20年法律第2号）」を公布し，感染被害者救済のための給付金支給を開始している. 平成20年12月14日に最終的な和解が成立し，6年にわたる集団訴訟は全面的に終結した[1]. なお，本給付金はC型肝炎訴訟の解決を立法によって図ろうとしたものであるため，給付金支給の対象となる製剤は訴訟対象となっていたものに限られている. すなわち，「特定フィブリノゲン製剤」とは，①フィブリノーゲン–BBank（昭39.6.9製造承認），②フィブリノーゲン–ミドリ（昭39.10.24製造承認），③フィブリノゲン–ミドリ（昭51.4.30製造承認），④フィブリノゲンHT-ミドリ（昭62.4.30製造承認），一方，「特定血液凝固第IX因子製剤」とは，⑤PPSB–ニチヤク（昭47.4.22製造承認），⑥コーナイン（昭47.4.22輸入販売承認），⑦クリスマシン（昭51.12.27製造承認），⑧クリスマシン–HT（昭60.12.17輸入販売承認）である（なお，④と⑧については，ウイルスを不活化するために加熱処理のみが行われたものに限定）. 製剤によって補償対象期間が異なるなど，極めて複雑な内容を有しているが，厚生労働省はホームページ上でこれらの製剤が納入された医療機関に関する情報を随時更新しつつ掲載し，国民への情報提供に努めている
（https://www.mhlw.go.jp/stf/seisakunitsuite/bunya/0000068791.html）.

一方の予防接種禍事件とは，集団予防接種など（予防接種およびツベルクリン反応検査）の際の注射器の連続使用によって，B型肝炎ウイルスの水平感染を招いたとされる事案のことである. B型肝炎訴訟の経緯について略記すると，先行訴訟として，1989年にB型肝炎患者ら5名が「集団予防接種における注射器連続使用によってB型肝炎ウイルスに感染した」として国を提訴し，2000年一審では国側勝訴，2004年高裁判決では，国側一部敗訴となり，2006年6月最高裁判決において国の損害賠償責任が認められた. これと同様の状況にあるとして，2008年3月以降，全国10地裁で727名が国への集団訴訟を提訴した. 2011年1月以降，札幌地裁から和解案が提示され，双方が受け入れ

V章　行政と肝疾患診療／B．肝疾患診療に関連する法律，制度

を表明したことにより，2011年6月28日に「基本合意書」の締結および「政府基本方針」の表明がなされるに至った．補償対象は，予防接種法が施行された1948年7月1日から，「予防接種等の接種器具の取り扱いについて」と題する通達が発出された1988年1月27日の期間に満7歳未満で集団予防接種を受けたことがB型肝炎ウイルス持続感染の原因であると立証しうる者（一次感染者）および，これら一次感染者から母子感染により感染したことが立証しうる者（二次感染者）で，推定患者数は約40万人と試算されている．厚生労働省ホームページ上に「B型肝炎訴訟について」の詳細な資料が掲載されているので参照されたい（https://www.mhlw.go.jp/stf/seisakunitsuite/bunya/kenkou_iryou/kenkou/b-kanen/index.html）．

2 肝炎対策推進協議会

　肝炎対策基本法は包括的かつ総合的な内容であることから，その具体的な指針を策定するために，①肝炎患者等及びその家族又は遺族を代表する者，②肝炎医療に従事する者，③学識経験者等からなる肝炎対策推進協議会が厚生労働大臣により設置され，2010年6月17日以降定期的に協議会が開催されている．

　議論の主要課題をまとめると，1）肝炎の予防及び肝炎医療推進の基本的な方向性：①肝炎ウイルス検査の更なる促進，②適切な肝炎医療の推進，③肝炎医療をはじめとする研究の総合的な推進，④肝炎に関する正しい知識の更なる普及啓発，⑤肝炎患者等及びその家族等に対する相談支援や情報提供の充実，2）国が今後行うべき調査・研究のあり方：①肝炎ウイルス検査の受検率の現況調査，②肝炎，肝硬変，肝癌など病態別の実態把握，③新医薬品の開発に資する研究，④感染者に対する偏見や差別の実態（被害防止のためのガイドライン策定），さらに，3）若手研究者の育成，ウイルス検査後のフォローアップや受診勧奨などを行う地域の中心的な人材の育成，などであった．これらの議論を踏まえて，2011年5月16日に「肝炎対策の推進に関する基本的な指針」が厚生労働省告示第160号として発出された．

3 肝炎対策の推進に関する基本的な指針

　本指針は全9章からなっており，今後の国の行うべき肝炎対策のあり方が細かく盛り込まれている．すなわち，肝炎予防のための施策，肝炎検査の実施体制・検査能力の向上，肝炎医療を提供する体制の確保，人材育成，肝炎に関する調査研究，新規医薬品の開発に加えて，肝炎に関する正確な知識の普及・啓発事業，肝炎患者等の人権尊重に関する取り組みにまで言及されている．なお，2008年度以降国主導で推進されてきた肝炎総合対策が一定の成果を挙げ得たこと，ウイルス性肝炎治療の急速な進歩により治療成績が大幅に改善したこと，今後解決されるべき行政的な課題が明確化したこと，などに対応すべく，2016年6月30日指針改正が行われ[2]，さらに，2022年3月7日に2回目の指針改正が行われた[3]．直近の主な変更点は，①「B型・C型肝炎の完全な克服」を目指すこと，②肝炎ウイルス検査及び肝炎医療の均てん化について，関係者は地域の実情や特性に応じた取組を推進すること，③肝炎ウイルス検査未受検者に対して効果的な広報に取り組むこと，④地方公共団体は国，拠点病院等と連携して，肝炎医療コーディネーターの育成，ならびにその活動しやすい環境整備に努めること，⑤「肝炎研究推進戦略」に基づく肝炎研究を推進すること，⑥国は肝炎ウイルス感染者及び患者家族等に対する偏見・差別を解消するために，様々な関係者と連携し取組を進めること，などがあげられる．

文献

1) 伊藤曉子. 肝炎対策の経緯と今後─B型肝炎訴訟・C型肝炎訴訟を中心に─. 調査と情報-ISSUE BRIEF-No. 702，国立国会図書館，2011年2月22日.
2) 肝炎対策の推進に関する基本的な指針 平成28年6月30日改正. （https://www.mhlw.go.jp/bunya/kenkou/kekkaku-kansenshou09/pdf/hourei-27.pdf）
3) 肝炎対策の推進に関する基本的な指針 令和4年3月7日改正. （https://www.mhlw.go.jp/bunya/kenkou/kekkaku-kansenshou09/pdf/hourei-29.pdf）

3. 肝炎治療特別促進事業（医療費助成制度）

3 肝炎治療特別促進事業（医療費助成制度）

到達目標
● 医療費助成制度を熟知することにより，患者への時宜を得た医療の提供，ならびに，その負担軽減が可能となることを理解する．

近年における肝炎治療の進歩は実にめざましい．まず，B型肝炎については，2000年にラミブジンが核酸アナログ製剤のトップバッターとして登場し，ラミブジン耐性出現時のレスキュー薬剤として2004年アデホビル，その後，ファーストライン薬剤として2006年にエンテカビル，2014年にテノホビル・ジソプロキシルフマル酸塩が承認され，さらにはその十二分の一用量で同等の効能が得られ有害事象も軽減するテノホビル・アラフェナミドフマル酸塩が上市された．また，それまで若年者へのファーストライン薬剤であったインターフェロン（IFN）製剤の効果を凌駕するペグインターフェロンα2a製剤が2011年に承認されたことで，HBe抗原の有無にかかわらずB型慢性肝炎の治療が可能になり，特に，核酸アナログ製剤の長期継続投与を回避したい若年者や挙児希望者の福音となった．一方，C型肝炎治療薬薬として，リバビリンが2001年に登場し，その後，ペグインターフェロン製剤としてα2aが2003年，α2bが2004年に承認されたことにより，わが国に多い1b型・高ウイルス量の患者においても50％の著効率が期待できる状況となり，さらに，2011年9月にはプロテアーゼ阻害薬テラプレビルが承認され，3剤併用療法の時代に入った．治療期間が従来の48〜72週間から24週間に短縮されたにもかかわらず，著効率が70％以上と向上する時代を迎えた．その後プロテアーゼ阻害薬としてシメプレビル（2013年9月），バニプレビル（2014年9月）が加わり，1型・初回治療例での著効率は85％前後に上昇した．さらに，2014年以降にはインターフェロンフリー経口薬治療が導入され，1型に対するアスナプレビル・ダクラタスビル24週間（2014年7月）を皮切りに表1に示すような様々な経口薬が矢継ぎ早にラインアップされ，2017年には遺伝子型を問わないグレカプレビル・ピブレンタスビル配合薬8週間が承認され，著効率も95％以上が期待される時代を迎えた．一方で，これら新規薬剤は薬価がかなり高額であることも事実である．たとえば，B型のテノホビル・アラフェナミドフマル酸塩では3割負担の場合でも月額（28日分）7,950円，C型のグレカプレビル・ピブレンタスビル配合薬では3割負担の場合でも月額（28日分）459,678円となる．しかし，これらの抗ウイルス療法

が奏効すれば，患者の生命予後を左右する肝硬変・肝細胞癌への進展が有意に抑制されることから，適応のある患者を一人でも多く治療すべきであることはいうまでもない．

このような背景のもとに，2008年以降医療費助成制度の拡充が肝炎治療特別促進事業の一環として図られている（表1）．なお，本事業の主体はあくまで都道府県であり，自治体と国が1：1で負担するというコンセプトのもとに進められている．

1 医療費助成制度の実際

B型・C型肝炎の抗ウイルス療法では，かなり高額の医療費が必要であることはすでに述べた．大部分の自治体は，前年度の課税所得に応じて自己負担額の上限を1万円ないし2万円に設定している（2010年4月改定）が，非課税所得者の場合に自己負担をゼロとする東京都のような自治体も存在する．医療費助成の対象となる項目として，抗ウイルス療法を行うために必要となる初診料，再診料，入院料，および肝炎関連の治療薬剤，血液検査，腹部超音波・CT・MRIなどの画像診断がある．ただし，入院時の食費や生活費，副作用等により抗ウイルス療法を中止した場合以降の検査，および副作用の治療に係る費用等は助成対象とされていない．B型肝炎に対する核酸アナログ製剤の場合，安易に中止することはかえって肝炎の増悪を惹起するため，基本的には内服治療を継続する必要がある．そのため，医療費助成に関しても1年毎の更新が認められている．一方，B型・C型肝疾患に対するIFN治療，インターフェロンフリー経口薬治療の場合は，治療薬剤の種類によって医療費助成期間に制限があるが，一定の条件を満足する場合には，再治療や期間延長に対しても医療費助成が認可される．これら抗ウイルス療法に対する医療費助成の認定基準を表2に示す．なお，C型慢性肝炎・肝硬変のインターフェロンフリー治療に対する医療費助成制度の運用については図1にフローチャートを示すので活用されたい．

V章　行政と肝疾患診療／B. 肝疾患診療に関連する法律，制度

表1　肝炎治療特別促進事業による医療費助成制度の推移

2008年4月	B型・C型肝疾患に対するインターフェロン治療
2009年4月	インターフェロン医療費助成の運用変更 ①助成期間の延長（72週投与への対応）　②所得階層区分の認定に係る例外的取扱い
2010年4月	肝炎医療費助成の拡充 ①自己負担限度額の引下げ：所得に応じ，1，3，5万円→原則1万円（上位所得階層2万円） ②B型肝炎の核酸アナログ製剤治療への助成開始 ③インターフェロン治療に係る利用回数の制限緩和 ④身体障害者福祉法における肝臓機能障害の追加（非代償性肝硬変の一部が該当）
2011年7月	C型代償性肝硬変に対するペガシス＋コペガス併用療法
2011年9月26日	B型慢性肝炎に対するペガシス単独療法
2011年12月22日	C型代償性肝硬変に対するペグイントロン＋レベトール併用療法
2011年12月26日	1型・高ウイルス量のC型慢性肝炎へのペグイントロン＋レベトール＋テラプレビル3剤併用療法
2013年12月4日	1型・高ウイルス量のC型慢性肝炎へのペグインターフェロン＋リバビリン＋シメプレビル3剤併用療法
2014年5月23日	B型慢性肝炎に対するテノホビル・ジソプロキシルフマル酸塩錠による内服治療
2014年9月19日	2型のC型慢性肝炎へのペグイントロン＋レベトール＋テラプレビル3剤併用療法
	1型のC型慢性肝炎，代償性肝硬変（Child-Pugh A）に対するインターフェロンフリー治療（アスナプレビル＋ダクラタスビル併用療法）
2014年11月25日	1型・高ウイルス量のC型慢性肝炎へのペグインターフェロン＋リバビリン＋バニプレビル3剤併用療法
2015年6月9日	2型のC型慢性肝炎，代償性肝硬変（Child-Pugh A）に対するインターフェロンフリー治療（ソホスブビル＋リバビリン併用療法）
2015年9月10日	1型のC型慢性肝炎，代償性肝硬変（Child-Pugh A）に対するインターフェロンフリー治療（レジパスビル・ソホスブビル配合剤）
2015年11月26日	1型のC型慢性肝炎，代償性肝硬変（Child-Pugh A）に対するインターフェロンフリー治療（オムビタスビル水和物・パリタプレビル水和物・リトナビル配合剤）
2015年12月1日	インターフェロンフリー治療不成功後のインターフェロンフリー治療（再治療）
2016年9月28日	セログループ2（ジェノタイプ2）のC型慢性肝炎に対するインターフェロンフリー治療（オムビタスビル水和物・パリタプレビル水和物・リトナビル配合剤及びリバビリン（レベトールカプセル200ミリグラムに限る．）併用療法）
2016年11月18日	セログループ1型のC型慢性肝炎に対するインターフェロンフリー治療（エルバスビル及びグラゾプレビル併用療法）
2017年2月15日	B型慢性肝疾患に対するテノホビル・アラフェナミドフマル酸塩錠による内服治療 セログループ1（ジェノタイプ1）のC型慢性肝炎又はChild-Pugh分類AのC型代償性肝硬変に対するインターフェロンフリー治療（ダクラタスビル塩酸塩・アスナプレビル・ベクラブビル塩酸塩配合錠による治療）
2017年3月24日	セログループ1（ジェノタイプ1）又はセログループ2（ジェノタイプ2）のいずれにも該当しない場合のC型慢性肝炎又はChild-Pugh分類AのC型代償性肝硬変に対するインターフェロンフリー治療（ソホスブビル・リバビリン併用療法）
2017年11月22日	C型慢性肝炎及びChild-PughAの代償性肝硬変に対するインターフェロンフリー治療（グレカプレビル水和物/ピブレンタスビル配合剤による治療）
2018年2月16日	セログループ2（ジェノタイプ2）のC型慢性肝炎及びChild-PughAの代償性肝硬変に対するインターフェロンフリー治療（レジパスビル・ソホスブビル配合錠による治療）
2018年4月1日	B型慢性肝疾患に対するインターフェロン治療について，認定基準が変更
2019年2月26日	C型慢性肝疾患に対するインターフェロンフリー治療（ソホスブビル/ベルパタスビル配合錠）：前治療歴を有するC型慢性肝炎及び代償性肝硬変（リバビリン併用し24週間），C型非代償性肝硬変（リバビリン併用せず12週間）
2019年8月22日	12歳以上の小児のC型慢性肝炎及びC型代償性肝硬変に対するインターフェロンフリー治療（グレカプレビル水和物/ピブレンタスビル配合剤による治療）

2 医療費助成交付件数の推移

　国と地方自治体は2008年度以降，B型・C型肝疾患に対するIFN公費助成を推進しており，2017年度分までの交付件数が厚生労働省から公表されている．インターフェロンフリー経口薬治療が開始された2014年度までの受給者証交付件数の推移を図2aに示す．これによると，初年度が43,536人と最も多く，その後減少したが26,595人，28,797人とほぼ横ばいで推移した．2011年度1〜3月は上市されたテラプレビル

3剤併用療法でいったん増加したが，その後2012年度は次第に漸減し，2013年度1〜3月（2014年）は上市されたシメプレビル3剤併用療法で再び増加した．2014年度以降はインターフェロンフリー経口薬治療に本格的に移行したため，2022年度末までの年次推移を図2bに示す．肝炎IFN治療は激減しているのに対し，C型肝炎インターフェロンフリー経口薬治療は2015年度に約9万人まで急増し，以後漸減したが，2022年度末までにのべ約27万人が受給した．一方，B型肝炎に対する核酸アナログ製剤治療は1年毎の更新が必要

3. 肝炎治療特別促進事業（医療費助成制度）

表2　B型・C型慢性肝疾患に対する医療費助成の認定基準

1. B型慢性肝疾患
(1) インターフェロン治療について
　　HBe抗原陽性でかつHBV DNA陽性のB型慢性活動性肝炎でインターフェロン治療を行う予定，又はインターフェロン治療実施中の者のうち，肝がんの合併のないもの（ただし，ペグインターフェロン製剤を用いる治療に限っては，HBe抗原陰性のB型慢性活動性肝炎も対象とする．）
　　※上記において助成対象は2回目の治療までとするが，これまでにインターフェロン製剤（ペグインターフェロン製剤を除く）による治療に続いて，ペグインターフェロン製剤による治療を受けて不成功であったものは，再度ペグインターフェロン製剤による治療を受ける場合において，その治療に対する助成を認める．
(2) 核酸アナログ製剤治療について
　　B型肝炎ウイルスの増殖を伴い肝機能の異常が確認されたB型慢性肝疾患で核酸アナログ製剤治療を行う予定，又は核酸アナログ製剤治療実施中の者

2. C型慢性肝疾患
(1) インターフェロン単剤治療並びにインターフェロン及びリバビリン併用治療について
　　HCV RNA陽性のC型慢性肝炎又はC型代償性肝硬変でインターフェロン治療を行う予定，又はインターフェロン治療実施中の者のうち，肝がんの合併のないもの．
　　※1 上記については，2.（2）に係る治療歴のある場合，副作用等の事由により十分量の24週治療が行われなかったものに限る．
　　※2 上記において2回目の助成を受けることができるのは，以下の①，②のいずれにも該当しない場合とする．
　　①これまでの治療において，十分量のペグインターフェロン及びリバビリン併用療法による48週投与を行ったが，36週目までにHCV RNAが陰性化しなかったケース
　　②これまでの治療において，ペグインターフェロン及びリバビリン併用療法による72週投与が行われたケース
(2) インターフェロンフリー治療について
　　HCV RNA陽性のC型慢性肝疾患（C型慢性肝炎若しくはChild-Pugh分類AのC型代償性肝硬変又はChild-Pugh分類B若しくはCのC型非代償性肝硬変）で，インターフェロンを含まない抗ウイルス治療を行う予定，又は実施中の者のうち，肝がんの合併のないもの．
　　※1 上記については，C型慢性肝炎又はChild-Pugh分類AのC型代償性肝硬変に対しては原則1回のみの助成とし，Child-Pugh分類B又はCのC型非代償性肝硬変に対しては1回のみの助成とする．ただし，インターフェロンフリー治療歴のある者については，肝疾患診療連携拠点病院に常勤する日本肝臓学会肝臓専門医によって他のインターフェロンフリー治療薬を用いた再治療を行うことが適切であると判断される場合に限り，改めて助成の対象とすることができる．なお，インターフェロンを含む治療歴の有無を問わない．
　　※2 上記については，初回治療の場合，原則として日本肝臓学会肝臓専門医が「肝炎治療受給者証の交付申請に係る診断書」を作成すること．ただし，自治体の実情に応じて，各都道府県が適当と定める医師が作成してもよい．
　　※3 上記については，再治療の場合，肝疾患診療連携拠点病院に常勤する日本肝臓学会肝臓専門医の判断を踏まえた上で，原則として日本肝臓学会肝臓専門医又は自治体の実情に応じて各都道府県が適当と定める医師が「肝炎治療受給者証の交付申請に係る診断書」を作成すること．

（令和5年7月時点における認定基準を示す）

なため，初回交付分と合わせて9万人弱で推移した．
　医療費助成には多額の公費（国民の税金）が投じられているわけで，その制度運用は適正になされるべきである．それと同時に，本事業のアウトカムに関する十分な検証作業が極めて重要である．

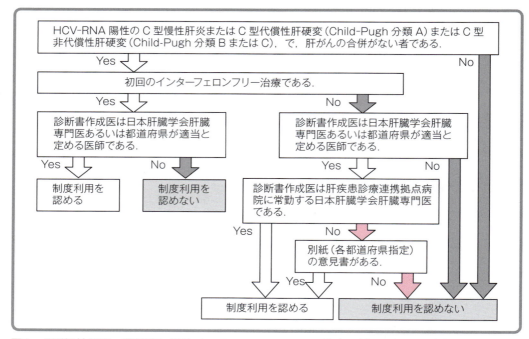

図1 C型慢性肝炎・肝硬変に係るインターフェロンフリー治療に対する医療費助成制度のフローチャート

3. 肝炎治療特別促進事業（医療費助成制度）

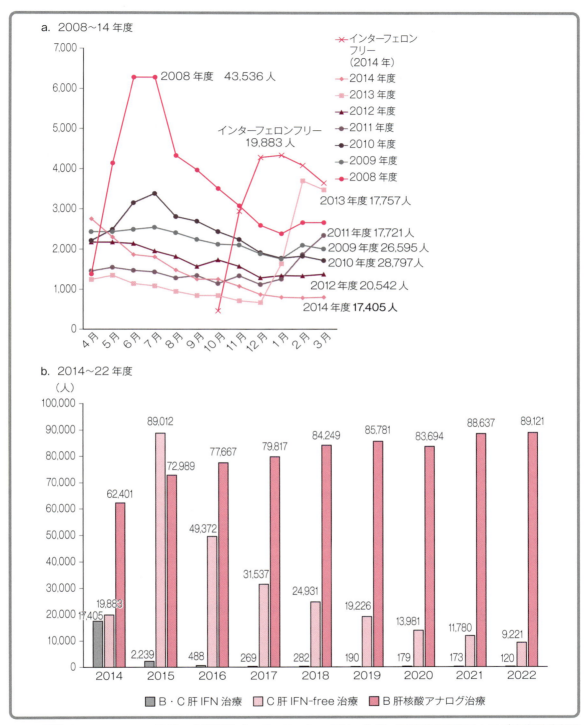

図2 肝炎インターフェロン治療，C型肝炎インターフェロンフリー治療，B型肝炎核酸アナログ治療受給者証交付件数の推移
（厚生労働省ホームページデータを参考に作成）

Ⅴ章　行政と肝疾患診療／B．肝疾患診療に関連する法律，制度

4 改正臓器移植法

到達目標

● 脳死下臓器提供の法的要件が理解できる．
● 臓器の移植に関する法律（臓器移植法）の旧法から改正法への改正点について理解できる．

1 臓器移植法

　日本において，死体から臓器を摘出することについて規定する法律は，1948年の「角膜移植に関する法律」（昭和23年法律64号）にさかのぼる．その後1979年に「角膜及び腎臓の移植に関する法律」（昭和54年法律第63号）が施行された．これは，「角膜移植術による視力障害者の視力の回復及び腎臓移植術による腎臓機能障害者に対する腎臓機能の付与に資するため，死体から眼球または腎臓を摘出すること等につき必要な事項を規定」するものであった．1997年7月の「臓器の移植に関する法律」（以下臓器移植法，平成9年法律第104号）の成立をもって，前述の法は廃止された．臓器移植法が取り扱う「臓器」とは，「人の心臓，肺，肝臓，腎臓その他厚生労働省令で定める内臓及び眼球」と規定されている（第5条）．臓器移植法施行の後初の脳死下臓器提供は1999年2月に実施された．この臓器移植法では，生前の書面による脳死下臓器提供の意思表示とともに家族の同意が必須であった．臓器移植法の制定から12年を経た2009年7月，「臓器の移植に関する法律の一部を改正する法律」（平成21年法律第83号）が制定され，2010年1月17日から親族への優先提供が可能となり，また2010年7月17日からはこの改正臓器移植法（以下，改正法）が施行された．臓器移植関連法令については，厚生労働省のホームページからアクセスして参照可能である[1]．

2 臓器移植法の改正のポイント

　以下，改正について7項目に要約する．

1) 臓器提供の要件

　旧臓器移植法（以下，旧法）では，本人が生前に臓器を提供する意思を書面により表示している場合であって，遺族がこれを拒まないときまたは遺族がないときに限定されていた（旧法第6条第1項）．改正法では上記に加えて本人の臓器提供の意思が不明の場合であっても，遺族がこれを書面により承諾する場合も臓器提供が可能となった（第6条第1項）．

2) 法的脳死判定の法的要件

　法改正により，本人が「臓器を移植術に使用されるために提供する意思を書面により表示している場合」であって，家族が「当該臓器の摘出を拒まないときまたは遺族がないとき．」さらに，かつ「臓器提供の意思がないことを表示している場合以外の場合」であり，本人が「脳死判定に従う意思がないことを表示している場合以外の場合」であって，家族が脳死判定を行うことを書面により承諾するときに，移植にかかわる脳死判定を行うことができるようになった（第6条第3項）．

3) 脳死の法的定義

　旧法では，「脳死した者の身体」について，「その身体から移植術に使用されるための臓器が摘出されることとなる者であって脳幹を含む全脳の機能が不可逆的に停止するに至ったと判定されたものの身体をいう」と規定されていた（旧法第6条第2項）．改正法では，下線部分が削除され，脳死の医学的な定義がそのまま法律上の規定となった．これにより，「法的脳死判定」を実施したにもかかわらず臓器提供を行わない場合に法的な死とならない，という事態は解決された．しかし，前述の法的脳死判定の法的要件を満たした場合のみに法的脳死判定を実施できるもので，「治療方針の決定等のために行われる一般の脳死判定について」定めている法律ではない（指針第7項）．

4) 親族への優先提供

　臓器を親族に優先提供する意思については，旧法に記載はなく，旧法の指針にて「提供先を指定する意思表示を行った者に対する法に基づく脳死判定及びその者からの臓器の摘出は見合わせる」とされた．改正法では臓器提供の「意思の表示に併せて，親族に対し当該臓器を優先的に提供する意思を書面により表示することができる．」（第6条の2）とされた．

　臓器を優先的に提供する意思表示に関して，「親族の範囲は配偶者，子及び父母」とされる（指針第2項の1）．なお，配偶者はいわゆる法律婚に限り，事実婚は含まない．また，子及び父母には，特別養子縁組による養子及び養父母が含まれる．

● 514 ●

5) 小児の取り扱い

旧法では本人の生前の書面による意思表示が必要であったことから，旧法の指針では「15歳以上の者の意思表示を有効なものとして取り扱う」こととされた（旧指針第1条）．改正法でも，15歳以上の者の意思表示を有効なものとして取り扱うことは同様であるが，家族の書面による承諾により15歳未満の方からの臓器提供が可能となった．一方，「臓器を提供する意思がないことまたは法に基づく脳死判定に従う意思がないこと」については書面によらないものであっても有効である．そのため，「年齢にかかわらず，臓器を提供する意思がないことを表示した者からの臓器摘出及び脳死判定に従う意思がないことを表示した者に対する法に基づく脳死判定は行わない」ことと記されている（指針第1条）．

6) 被虐待児への対応

旧法において特に規定はなかった．改正法では検討事項として，政府は「虐待を受けた児童が死亡した場合に当該児童から臓器が提供されることのないよう，移植医療に係る業務に従事する者がその業務に係る児童について虐待が行われた疑いがあるかどうかを確認し，及びその疑いがある場合に適切に対応する」必要がある旨が規定された（附則第5項）．

7) 普及・啓発

旧法では，臓器移植についての普及・啓発活動についての具体的な規定はなかった．改正法では，「国及び地方公共団体は，移植術に使用されるための臓器を死亡した後に提供する意思の有無を運転免許証及び医療保険の被保険者証等に記載することができることとする等，移植医療に関する啓発及び知識の普及に必要な施策を講ずるものとする」（第17条の2）と規定された．

3 臓器提供を受ける者について

臓器移植法の基本的理念として，移植術がそれを「必要とする者に対して適切に行わなければならない」「移植術を受ける機会は，公平に与えられるよう配慮されなければならない」と規定されている（第2条第3および第4項）．臓器提供を受ける者への臓器分配は，公平で透明性の高い方法で行われる必要がある．（社）日本臓器移植ネットワークは日本で唯一，臓器提供者から臓器提供を受ける者へのあっせんを行う機関である．臓器提供を受ける者は，あらかじめ（社）臓器移植ネットワークに移植希望登録を行っていることが必要である．臓器移植に関する様々な情報については，厚生労働省ならびに（社）日本臓器移植ネットワークのホームページにて提供されている[1,2]．

尚，2021年11月29日に「肝臓移植希望者（レシピエント）選択基準」が一部改正されている．主に，優先順位に関する変更がなされており，肝臓専門医として一読すべきである[3]．

4 法改正後の臓器移植の動向

改正法施行後約14年が経過し，それまで年間10件程度であった脳死臓器提供は約9倍に増加し，年間約90件に達し，2023年9月末時点で総数984件である．このうち18歳未満からの小児脳死下臓器提供は76件あり，年齢別では6歳未満28件，6歳以上10歳未満8件，6歳以上18歳未満24件，10歳以上15歳未満10件，15歳以上18歳未満6件であった．年別件数では2017年5件，2018年7件，2019年18件，2020年7件，2021年4件，2022年9件，2023年（9月末まで）11件と増加がみられている．

一方で心停止後の臓器提供数は以前の年間80～100件から30件程度に激減し，さらに，2020年以降の新型コロナウイルス感染症蔓延以降は年間10件程度に落ち込んでいる[4]．2023年9月末時点で移植希望登録者数は心臓876名，肺568名，肝臓366名，腎臓14,102名，膵臓151名，小腸9名，合計15,909名であることから，総じて，法整備はなされるものの，絶対的なドナー不足は解消されておらず，今後も臓器移植推進に向けた多方面からの活動が必要である．

文献

1) 厚生労働省ホームページ．臓器移植関連情報
https://www.mhlw.go.jp/bunya/kenkou/zouki_ishoku/index.html から
臓器の移植に関する法律．平成九年，法律第百四号：平成二十一年七月一七日，法律第八十三号
臓器の移植に関する法律施行規則
臓器の移植に関する法律の運用に関する指針（ガイドライン）
2) （社）日本臓器移植ネットワークホームページ
https://www.jotnw.or.jp/
3) 肝臓移植希望者（レシピエント）選択基準．
https://www.mhlw.go.jp/content/000857517.pdf
4) NEWS LETTER．第27巻，2023年．公益社団法人日本臓器移植ネットワーク．
https://www.jotnw.or.jp/files/page/datas/newsletter/doc/nl27.pdf

V章　行政と肝疾患診療／B．肝疾患診療に関連する法律，制度

5　身体障害者福祉法

到達目標
● 身体障害者福祉法の理念を理解し，肝機能障害の認定基準に従って，肝疾患患者の障害度を適切に判定できる．

1　理念

すべての国民が，障害の有無にかかわらず，基本的人権を享有する個人として尊重されるべきとの理念に従って，障害者の自立および社会参加の支援等のための施策に関する障害者基本法が，1970年に制定された．同法で規定する「障害」とは，身体障害，知的障害，発達障害を含む精神障害およびその他の心身の機能障害であり，肝機能障害は身体障害に含まれる．同基本法に先行して，身体障害者の福祉の増進を図ることを目的として，1950年4月1日に施行されたのが身体障害者福祉法[1]である．これによって，身体障害者の自立と社会経済活動への参加を促進するための援助と必要な保護（更生援護）を総合的に実施することは，国および地方自治体の責務と規定されるに至った．身体障害者福祉法は2005年に制定された障害者自立支援法と相まって，障害者基本法の理念を実現することが可能となる．

身体障害者福祉法で規定された障害は，視覚障害，聴覚障害，平衡機能障害，音声・言語機能障害，そしゃく機能障害，肢体不自由，心臓機能障害，じん臓機能障害，呼吸器機能障害，ぼうこう・直腸機能障害，小腸機能障害，ヒト免疫不全ウイルスによる免疫機能障害の12種類であったが，2010年度からこれに肝臓機能障害が加わった．当初はChild-Pugh分類（表1）で10点以上のクラスCの患者のみが，肝臓機能障害の認定対象であった．しかし，7〜9点のクラスBでも日常生活（quality of life：QOL）が制限されている患者が多く，特にクラスBでも8点以上の場合は，クラスCと大きな差異はないことが指摘された．そこで，2015年度に肝臓機能障害の認定基準が見直され，2016年度からは対象が拡大して運用することになった．ただし，はじめて肝臓機能障害の認定を行うクラスBについては，1年以上5年以内の期間内に再認定を実施する必要がある．

2　肝臓機能障害の認定基準

肝臓機能障害はChild-Pugh分類でgrade B，すなわち合計点で7点以上の状態が永続し，アルコール摂取が認められない場合に認定され，日常生活の障害度によって1級から4級に分類される（表2）．なお，肝性脳症の診断は犬山分類に準拠し，腹水は体重の増減，廃液量を勘案して推定量が1L以上を軽度，3L以上を中等量とするが，体重が概ね40Kg未満の小児などは薬物によるコントロールが可能な場合は軽度，

表1　肝臓機能障害に用いられるChild-Pugh分類と付随項目

	1点	2点	3点
肝性脳症	なし	軽度（Ⅰ・Ⅱ）	昏睡（Ⅲ以上）
腹水	なし	軽度	中程度以上
血清アルブミン値	3.5 g/dL超	2.8〜3.5 g/dL	2.8 g/dL未満
プロトロンビン時間	70%超	40〜70%	40%未満
血清総ビリルビン値	2.0 mg/dL未満	2.0〜3.0 mg/dL	3.0 mg/dL超

＜付随項目＞
a．血清総ビリルビン値が5.0 mg/dL以上
b．血中アンモニア濃度が150 μg/dL以上
c．血小板数が$5 \times 10^4/\mu$L以下
d．原発性肝癌治療の既往
e．特発性細菌性腹膜炎治療の既往
f．胃食道静脈瘤治療の既往
g．現在のB型肝炎又はC型肝炎ウイルスの持続的感染
h．1日1時間以上の安静臥床を必要とするほどの強い倦怠感および易疲労感が月7日以上ある
i．1日に2回以上の嘔吐あるいは30分以上の嘔気が月に7日以上ある
j．有痛性筋痙攣が1日に1回以上ある

● 516 ●

表2　肝臓機能障害の等級

1級	肝臓の機能の障害により日常生活がほとんど不可能なもの
2級	肝臓の機能の障害により日常生活が極度に制限されるもの
3級	肝臓の機能の障害により日常生活が著しく制限されるもの （社会での日常生活活動が著しく制限をされるものを除く）
4級	肝臓の機能の障害により社会での日常生活活動が著しく制限されるもの

困難な場合は中等量以上と診断する.

肝臓の障害度は原則的に90日以上180日以内の連続する2回の検査値，身体所見を基に診断する．また，アルコールは夫々の検査日より180日にわたって摂取していないことを，血清γ-GTP値および身体基準を参考にして，医師が確認する必要がある．薬物療法を含めた対症療法は積極的に実施し，それにもかかわらず，肝移植以外に改善が期待できないと医師が診断することで認定の対象となる.

等級表1級ないし2級に相当する障害は，Child-Pugh分類が7点以上であり，腹水または肝性脳症を含む3項目以上が2点以上の状態が，90日以上の間隔をおいて持続することが条件となる．一方，3級ないし4級に相当する障害は，Child-Pugh分類が7点以上であり，2点以上の項目に限定はない．また，付随項目に関しては，1級では5項目以上，2級および3級はaからgまでの1つを含む3項目以上，4級は全体で1項目以上を満たすことが求められる．尚，Child-Pugh分類B（合計点数が7点から9点）の場合，1年以上5年以内に再認定が必要となる.

3 第15条指定医師

身体障害者手帳の申請に必要な診断書は，身体障害者福祉法第15条の規定に基づいて，勤務する所属機関の所在地の都道府県知事ないしは政令市，中核市の市長の認定した医師のみが作成できる．第15条指定医師は障害の種類ごとに指定され，診断書を作成する領域を変更，追加する場合および異なる地域の医療機関に転職する場合は，新たに認定を受けるための申請が必要である．なお，第15条指定医師になるための要件は自治体によって異なっている．経験年数については「主として標ぼうする診療科名について，医師免許を取得した後，大学病院又はそれに準ずる病院（医師法第16条の2第1項の規定による臨床研修を行う病院等）の当該診療科で，5年以上の臨床経験を有する者とする．」は共通しているが，当該領域における具体的な診療実績，業績目録，あるいは関連する学会による専門医等の認定状況についての記載を求める自治体が多い．第15条に基づいた指定申請があった場合には，社会福祉審議会等の意見を聴いた上で知事が指定を行う.

4 肝移植患者の対応

肝移植を行った患者は，免疫抑制療法を要しなくなるまでは障害が除去ないし軽減したとは見なされず，当該療法を実施しないと仮定して，1級に該当するものと診断される．このため，肝移植後に手帳の変換ないし再認定の必要はないが，免疫抑制療法を要しなくなった症例では，改めて認定基準に該当する等級で再認定する場合がある．なお，肝移植を予定している患者および移植後に免疫抑制療法を受けている患者は，2009年4月以降は医療費の負担を軽減するために自立支援医療（更生医療・育成医療）を申請することが可能になった．申請には身体障害者手帳の写しとともに，指定自立支援医療機関の医師の診断書が必要である.

文献

1) 身体障害者福祉法（昭和二十四年法律第二百八十三号）．
https://elaws.e-gov.go.jp/document?lawid=324AC1000000283_20240401_504AC0000000066

V章　行政と肝疾患診療／B．肝疾患診療に関連する法律，制度

6 肝がん・重度肝硬変治療研究促進事業

到達目標

● 本制度を熟知することにより，患者への適切な医療の提供，ならびにその医療費負担の軽減が可能となることを理解する．

　肝がんの5年再発率は70〜80％と他のがんと比較して高く，加えて背景肝疾患の進行や治療に伴う肝予備能の低下に起因し，根治無再発が達成可能な他のがんの5年以降の生存率の低下が緩やかとなるのに対して，肝がんは5年後に生存している者のその後の5年生存率は40％未満であり，生存率の低下は長期間継続する[1,2]．また重度肝硬変（非代償性肝硬変）は，3年生存率が約30％であり，肝がんと同様に予後不良であり，基本的には不可逆的な病態と考えられている[3]．肝がんは再発率が高く，長期的に治療を繰り返すため患者の累積医療費負担は高くなる．また，重度肝硬変では，肝性脳症，食道・胃静脈瘤，特発性細菌性腹膜炎等の合併症の治療を繰り返し要する．さらに肝がんや重度肝硬変に進展する以前から慢性肝炎や肝硬変を長期にわたって患っていることを考慮すれば，生涯の医療費負担はさらに高額であると推測される．

　そこでわが国は平成30年12月から，B型・C型肝炎ウイルスに起因する肝がん・重度肝硬変（非代償性肝硬変）患者の特徴を踏まえ，患者の医療費の負担軽減と，レジストリ研究に基づいた，予後や生活の質の向上を目的とした診療ガイドラインの作成を2つの柱とした，肝がん・重度肝硬変を対象とした医療費助成と治療研究を促進するための事業を実施している．

　医療費助成の概要は，令和6年4月1日現在，B型・C型肝炎ウイルスに起因する肝がん・重度肝硬変の患者（年収約370万円以下の者）を対象に，肝がん・重度肝硬変の入院治療又は肝がんの通院治療に係る医療費が助成対象となる月を含み過去24ヵ月で2月以上高額療養費算定基準額を超えた場合に，高額療養費算定基準額を超えた2月目以降の医療費について，患者の自己負担額が1万円となるよう助成される．本事業で，患者が医療費の助成を受けるためには，住民票のある都道府県の知事が指定する「指定医療機関」で入院関係医療又は外来関係医療を受ける必要がある．また，当該都道府県に申請して，参加者証の交付を受ける必要がある．なお，本制度に関する最新の情報は，厚生労働省のウェブサイトから厚生労働省健康・生活衛生局がん・疾病対策課肝炎対策推進室長通知「肝がん・重度肝硬変治療研究促進事業の実務上の取扱いについて」が随時更新されるため内容を確認する必要が

ある．同通知には，肝がん・重度肝硬変の診断・判定基準（別添1），病名の判定基準（別添2），対象となる治療目的の入院と判断するための医療行為の例示（別添3），肝がん外来医療に該当する医療行為（別添4），参加者証交付申請書や臨床調査個人票などの必要書類も掲載されている．肝がん・重度肝硬変の診療に従事する医師は，本制度を熟知し，対象となる患者の把握と制度の案内を行い，患者の求めに応じて臨床調査個人票（診断書）を作成して交付する必要がある．また，患者が肝がん・重度肝硬変に関する通院・入院医療を受ける際には，その都度，指定医療機関や薬局へ参加者証と医療記録票を提出し，必要事項を記載してもらう必要がある．このため，指定医療機関では医師のみならず医事課や肝疾患相談支援センターのスタッフ，肝炎医療コーディネーターなど多職種が本制度を習熟し，連携して対応することが望ましい．

　事業開始当初は，助成対象は肝がん・重度肝硬変に対する入院医療のみであり，助成が開始されるのは高額療養費の限度額を超えた月が過去12ヵ月で4月目からであったため，対象者が限定的であり制度の利用者数は全国的に伸び悩んでいた（図1）．令和3年4月の見直しでは肝がんの通院治療（分子標的薬を用いた化学療法等）も対象医療に含められ，助成開始月は過去12ヵ月で3月目からと短縮されたことから，主に分子標的治療薬や免疫チェックポイント阻害薬による外来化学療法を実施している患者を対象とした助成件数が増加した．令和5年度からはさらに外来医療に粒子線治療（陽子線治療，重粒子線治療）が対象に加えられた．なお前述のように，令和6年4月の見直しで，助成開始月は過去24ヵ月で2月目からとさらに条件が緩和されることになった（表1）．肝がんに対する切除術やラジオ波焼灼術などの根治的な治療を受けた患者でも，24ヵ月以内であれば再発して治療を受ける可能性があり，本事業における医療費助成を受ける対象患者が増加することが見込まれる．

　肝炎情報センターが主催する肝疾患診療連携拠点病院間連絡協議会・研修会等では，厚生労働省から本事業の利用が進んでいる拠点病院の取り組みが紹介されている[4]．利用実績が増えている拠点病院に共通して，病院内の医療従事者や，医事課を含む事務担当者

● **518** ●

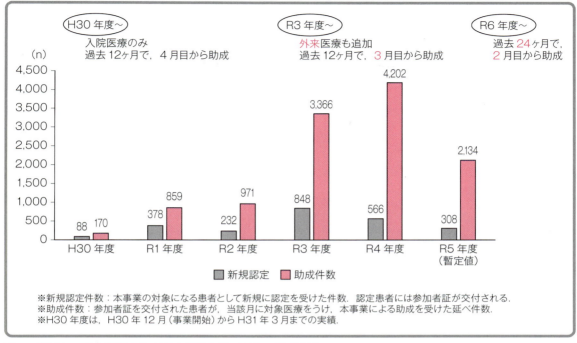

図1 肝がん・重度肝硬変治療研究促進事業の認定，助成実績
(令和4年度末，令和5年度10月分までの助成実績を都道府県からの報告を基に，令和6年1月1日現在で集計)
(第32回肝炎対策推進協議会資料2厚生労働省肝炎対策推進室資料より著者作成)

表1 肝がん・重度肝硬変治療研究促進事業の助成対象となる主な要件

- B型・C型肝炎ウイルスが原因の肝がん・重度肝硬変と診断されていること．
- 年収約370万円以下であること．
- 肝がん・重度肝硬変の入院治療又は肝がんの通院治療(分子標的薬を用いた化学療法等※)を受けていること．
  ※詳細は「肝がん・重度肝硬変治療研究促進事業の実務上の取扱いについて」別添4を参照
- 上記の治療に係る医療費について，高額療養費算定基準額を超えた月が助成月を含め過去24ヵ月で2月以上あること．

高額療養費算定基準額を超える2月目以降の医療費について，患者の自己負担額が1万円となるように助成される．
なお，2月目以降(助成が行われる月)については，都道府県が指定する指定医療機関で治療を受けている必要がある．

への制度の周知が行き届いており，また患者への周知も活発に行われていた．医療従事者，医事課，肝疾患相談支援センター，肝炎医療コーディネーターらがそれぞれの役割を分担して連携し，対象患者の抽出から情報提供，申請サポート，申請後のフォローアップの仕組みが構築されていた．厚生労働省は本制度を周知するためのポスターやリーフレットを作成しており，ホームページで公開している．また厚生労働省が実施する政策研究班では，本制度の利活用を促進するための資材や告知用動画が作成・公開されているので，適宜活用いただきたい．

文献

1) 肝がん白書　一般社団法人日本肝臓学会
2) 肝癌診療ガイドライン2021年版　一般社団法人日本肝臓学会
3) 日本消化器病学会・日本肝臓学会(編)：肝硬変診療ガイドライン2020(改訂第3版)，南江堂，東京，2020
4) 2023年7月21日　令和5年度 第1回都道府県肝疾患診療連携拠点病院間連絡協議会・連絡協議会参加者(医師・事業/事務担当者)向け研修会　厚生労働省健康局 がん・疾病対策課肝炎対策推進室発表資料
https://www.kanen.ncgm.go.jp/archive/conference/council/02kourou1.pdf

索 引

欧文索引

A

A型肝炎　298
A型肝炎ウイルス　34
A型肝炎ワクチン　214
acid sphingomyelinase（ASM）　416
acute fatty liver of pregnancy（AFLP）　458
acute liver failure（ALF）　41
acute-on-chronic liver failure（ACLF）　330
adaptive immunity　30
adenomyomatosis　475
adult onset Still's disease（AOSD）　437
Albumin-bilirubin（ALBI）grade　79
alcohol associated（related）liver disease（ALD）
　358
alcohol dehydrogenase（ADH）　23
aldehyde dehydrogenase（ALDH）　354
α-フェトプロテイン（AFP）　106
α₁-アンチトリプシン（α₁-AT）　85
ALP（alkaline phosphatase）　81
ALPアイソザイム　81
ALT（alanine aminotransferase）　81
angiomyolipoma（AML）　377
anomalous portal tract syndrome　375
anti-mitochondrial antibodies（AMA）　102
anti-nuclear antibody（ANA）　101
anti-retroviral therapy（ART）　450
anti-smooth muscle antibody（ASMA）　102
area under the curve（AUC）　180
aspartate-gultamate carrier（AGC）　417
AST（aspartate aminotransferase）　81
autoimmune hepatitis（AIH）　321
autosomal dominant polycystic kidney disease
　（ADPKD）　369
autosomal dominant polycystic liver disease
　（ADPLD）　369
autosomal recessive polycystic kidney disease
　（ARPKD）　369

B

B型肝炎　31, 299
B型肝炎ウイルス　33, 37, 186
B型肝炎母子感染防止対策　504
B型肝炎ワクチン　215
B型慢性肝炎　308
balloon-occluded retrograde transvenous obliteration
　（BRTO）　259
balloon-occluded retrograde transvenous
　venography（BRTV）　259
balloon-occluded transarterial chemoembolization

（B-TACE）　229
Behçet病　437
benign recurrent intrahepatic cholestasis（BRIC）
　338
bile duct wall　7
biliary atresia　343
biliary epithelial cells　7
biliary microhamartoma　371
bio-electrical impedance analysis（BIA）　173
BMI（body mass index）　173
branched-chain amino acids（BCAA）　199, 275
Brisbane分類　3
Budd-Chiari症候群　66, 401

C

C型肝炎　32, 182, 193, 300
C型肝炎ウイルス　33
C型慢性肝炎　313
C-ペプチド　175
CA19-9　112
canalicular surface　7
capillarization of sinusoids　8
carbamoyl phosphate synthetase（CPS）　415
Caroli disease（CD）　373
Caroli syndrome（CS）　373
cavernomatous transformation of the portal vein
　（CTPV）　399
CEA　110
Charcotの3徴　469
ChE（cholinesterase）　82
Child-Pugh score（分類）　78
cholangiocytes　7
cholangiolocellular carcinoma　380, 387
choledochal cyst　371
clonorchiasis　364
coil-assisted retrograde transvenous obliteration
　（CARTO）　261
combined hepatocellular and cholangiocarcinoma
　380, 388
congenital biliary dilatation　483
congenital hepatic fibrosis（CHF）　373
continuous glucose monitoring（CGM）　175
continuous hemodiafiltration（CHDF）　246
Couinaud分類　3
CREST症候群　437
Crigler-Najjar症候群　346
Crohn病　440
CRP　88
cryptogenic SLD　358
CT　122
culture negative neutrocytic ascites（CNNA）　488

cytochrome P450（CYP）　20, 23
Cytomegalovirus（CMV）　99, 318
cytotoxic T lymphocyte（CTL）　210

D

D型肝炎　300
D型肝炎ウイルス　33
de novo B型肝炎　37
dendritic cell（DC）　210
dengue virus　318
Disse腔　7
drip infusion cholecystocholangiography（DIC）　126
drug-induced liver injury（DILI）　349
drug lymphocyte stimulating test（DLST）　102
dual balloon occluded embolotherapy（DBOE）　263
Dubin-Johnson症候群　346
ductal plate malformations（DPMs）　369
dynamic elastography　142

E

E型肝炎　32, 300
E型肝炎ウイルス　34
E型肝炎ワクチン　219
elasticity imaging　142
endoscopic biliary drainage（EBD）　226, 241
endoscopic injection sclerotherapy（EIS）　252
endoscopic nasobiliary drainage（ENBD）　241
endoscopic papillary balloon dilation（EPBD）　241
endoscopic papillary large balloon dilation（EPLBD）　241
endoscopic retrograde cholangiopancreatography（ERCP）　241
endoscopic sphicterotomy（EST）　241
endoscopic ultrasound-guided biliary drainage（EUS-BD）　226
endoscopic variceal ligation（EVL）　256
epithelioid hemangioendothelioma　388
Epstein-Barrウイルス（EBV）　99, 318
extrahepatic portal obstruction（EHO）　66, 399

F

FALD関連肝細胞癌（FALD-HCC）　408
fascioliasis　364
ferroptosis　52
fibrolamellar carcinoma　388
fibrosing cholestatic hepatitis（FCH）　295
Fitz-Hugh-Curtis症候群　366
focal nodular hyperplasia（FNH）　375
Fontan associated liver disease（FALD）　405

G

γ-GTP（γ-glutamyl-transpeptidase）　81
Gaucher病　416
Gd-EOB-DTPA造影MRI　147
genome-wide association study（GWAS）　62

Gilbert症候群　346
Glisson系脈管群　4
graft-versus-host disease（GVHD）　438

H

HA抗体　90
HAV RNA　90
HbA1c　87
HBcコア関連抗原　92
HBc抗体　92
HBe抗原　35, 91
HBe抗原セロコンバージョン　35
HBe抗体　92
HBs抗原　91
HBs抗体　91
HBV遺伝子型　93
HBV再活性化　39, 42
HBV DNA　93
HBV genotype　31
HCV遺伝子型　94
HCVコア抗原　94
HCV抗体　94
HCVタイピング　94
HCV RNA　94
HDV抗体　95
HDV RNA　95
Healey & Schroy分類　3
HELLP症候群　458
hemodiafiltration（HDF）　246
hemophagocytic lymphohistiocytosis（HLH）　442
hemophagocytic syndrome（HPS）　442
hepatic cords　7
hepatic sinusoids　8
hepatic stellate cells　9
hepatitis B immune globulin（HBIG）　220
hepatoblastoma　380, 388
hepatocellular adenoma（HCA）　376
hepatocellular carcinoma（HCC）　380
hepatojugular reflux　405
hepatorenal syndrome（HRS）　430
herpes simplex virus（HSV）　318
HEV抗体　96
HEV RNA　96
HIV感染症　450
HOMA-IR（homeostasis model assessment of insulin resistance）　175
HOMA-β（homeostasis model assessment of beta cell function）　176
human herpes virus（HHV）　318
hyperplastic cholecystosis　475

I

ICG試験　86
idiopathic neonatal hepatitis syndrome　453
idiopathic portal hypertension（IPH）　66, 397

IFN フリー治療　193
IgA-HEV 抗体　96
IgG-HEV 抗体　96
IgG4関連疾患　445
IgM-HA 抗体　90
IgM-HBc 抗体　92
IgM-HEV 抗体　96
immune complex（IC）　103
immuno-reactive insulin（IRI）　175
indirect immunofluorrescence（IIF法）　101
inflammatory bowel disease（IBD）　440
inflammatory pseudotumor　378
innate immunity　29
interferon induced thyroiditis（IIT）　428
intrahepatic cholangiocarcinoma（ICC）　380
intrahepatic cholestasis　338
intrahepatic large bile duct　7
intrahepatic portovenous shunt　268
intrahepatic small bile duct　7
ISDR（interferon sensitivity determining region）　94

K
Kassabach-Merrit 症候群　375
Kupffer 細胞　8

L
LAP（leucine aminopeptidase）　81
late evening snack（LES）　178
lateral surface　7
LDH（lactate dehydrogenase）　81
LDH アイソザイム　81
liver cirrhosis（LC）　66, 325

M
M2BPGi（Mac-2結合蛋白糖鎖修飾異性体）　89, 115
macrophage activation syndrome（MAS）　442
major histocompatibility complex（MHC）　210
MASLD and increased alcohol intake（MetALD）　358
measles virus　318
MELD score　79
metabolic dysfunction associated steatohepatitis（MASH）　358
metabolic dysfunction associated steatotic liver disease（MASLD）　358
microsomal ethanol oxidizing system（MEOS）　23
microwave ablation（MWA）　236
mixed connective tissue disease（MCTD）　437
MRA（magnetic resonance angiography）　150
MRCP（magnetic resonance cholangiopancreatography）　148
MRI　146
MRI 拡散強調画像　146
MR エラストグラフィ　144, 150
mucinous cystadenocarcinoma　380, 387

N
N-acetylglutamate synthetase（NAGS）　415
natural killer（NK）細胞　210
necroptois　52
neonatal hepatitis　453
neonatal intrahepatic cholestasis caused by citrin deficiency（NICCD）　417
Nieman-Pick病　416
nodular regenerative hyperplasia（NRH）　375, 398

O
Oddi 括約筋　19
ornithine transcarbamylase（OTC）　415
overwhelming postsplenectomy infection（OPSI）　273

P
partial nodular transformation（PNT）　375, 398
partial splenic embolization（PSE）　272
parvovirus　318
PEG-IFNα　187
percutaneous ethanol injection（PEI）　234
percutaneous transhepatic biliary drainage（PTBD）　226
percutaneous transhepatic gallbladder drainage（PTGBD）　226
percutaneous transhepatic obliteration（PTO）　263
percutaneous transhepatic portography（PTP）　263
peribiliary cyst　371
peroral cholangioscopy（POCS）　154
PET（positron emission tomography）　134
pit cells　9
PIVKA-II　108
plasma exchange（PE）　246
Point Shear Wave Elastography（pSWE）　144
polycystic liver disease（PLD）　369
portal hypertension　393
primary biliary cholangitis（PBC）　331
primary graft non-function　293
primary sclerosing cholangitis（PSC）　335, 440
progressive familial intrahepatic cholestasis（PFIC）　338
pyroptosis　52

R
radiation hepatitis　418
radiation-induced liver disease（RILD）　418
radiofrequency ablation（RFA）　238
rapid turnover protein　84
Real-time Tissue Elastography（RTE）　144
real time virtual sonography（RVS）　125
Reye 症候群　421
Reynolds の5徴　469
rheumatoid arthritis（RA）　436
Rokitansky-Aschoff sinus（RAS）　475

Rotor症候群　346
rubella virus　318

S

schistosomiasis japonica　364
Sengstaken-Blakemore tube（S-Bチューブ）　250
severe fever with thrombocytopenia syndrome
　（SFTS）　318
sieve plate　8
simple cyst　369
single nucleotide polymorphism（SNP）　62
sinusoidal endothelial cells　8
sinusoidal obstruction syndrome（SOS）　403
sinusoidal surface　7
Sjögren症候群　437
small-for-size graft syndrome　293
specific aetiology SLD　358
SPIO造影MRI　147
spontaneous bacterial empyema（SBEM）　488
spontaneous bacterial peritonitis（SBP）　171, 488
static elastography　142
steatotic liver disease（SLD）　358, 440
systemic inflammatory response syndrome（SIRS）
　43
systemic lupus erythematosus（SLE）　436

T

transcatheter arterial chemoembolization（TACE）
　229
transcatheter arterial embolization（TAE）　229
transcatheter arterial infusion（TAI）　229
transileocolic portography（TIP）　263
transjugular intrahepatic portosystemic shunt（TIPS）
　266

U

UDCA　198
undifferentiated carcinoma　380

V

varicella-zoster virus（VZV）　318
vascular plug-assisted retrograde transvenous
　obliteration（PARTO）　261
veno-occlusive disease（VOD）　403
Vibration-Controlled Transient Elastography（VCTE）
　144
von Meyenburg complex　371

W

wedge hepatic venous pressure（WHVP）　398
Weil病　365
Wilson病　413

Y

yellow fever virus　318

Z

zonation　9

和文索引

あ

亜急性甲状腺炎　428
亜区域　2
亜区域切除　280
悪性リンパ腫　438
アザチオプリン　206
アシアロ肝シンチグラフィ　133
アスパラギン酸・グルタミン酸輸送体　417
アセトアルデヒド　24
アデホビル　187
アポトーシス　49
アミノ酸代謝　11
アメーバ性肝膿瘍　362
アラジール症候群　340
アルコール関連肝疾患　354, 358
アルコール性肝硬変　327
アルコール代謝　23
アルコール脱水素酵素　23
アルデヒド脱水素酵素　354
アルブミン　82
アルブミン製剤　200
アンチトロンビン（AT）　84
アンモニア代謝　12, 53

い

移植肝早期無機能　293
移植片対宿主病　438
一塩基多型　62
医療費助成制度　509
インスリン抵抗性　60
インスリン抵抗性改善薬　212
インターフェロン治療　186

う

ウイルス肝炎　28, 31
うっ血肝　434
右葉切除術　280
ウルソデオキシコール酸　198
ウロビリノーゲン　118

え

栄養療法　178
エゼチミブ　468
炎症性偽腫瘍　378
炎症性腸疾患　440
エンテカビル　187

お

黄疸　74

黄熱ウイルス　318
オートタキシン　115
オルニチントランスカルバミラーゼ　415

か

改正臓器移植法　514
解剖　2
海綿状血管増生　399
核医学検査　133
核酸アナログ治療　187
過形成性胆嚢症　475
カタラーゼ　23
化膿性肝膿瘍　362
カボザンチニブ　208
カルニチン　88
カルバミルリン酸合成酵素　415
カロリー症候群　373
カロリー病　373
肝アミロイドーシス　411
肝移植　286
肝移植合併症　293
肝炎対策基本法　507
肝炎対策推進協議会　508
肝炎治療特別促進事業　509
肝炎ワクチン　214
肝外胆管　17
肝外胆汁うっ滞　75
肝外門脈閉塞症　66, 399
がん化学療法　243
肝芽腫　380, 388
肝がん・重度肝硬変治療研究促進事業　518
肝寄生虫症　364
肝機能検査　78
肝吸虫症　364
肝頸静脈逆流　405
肝結核　367
肝血管筋脂肪腫　377
肝血管腫　375
肝硬度評価法　142
肝硬変　66, 325
肝再生　44
肝再生不全　43
肝細胞　7
肝細胞癌　380
肝細胞索　7
肝細胞死　49
肝細胞傷害機序　49
肝細胞増殖因子（HGF）　84
肝疾患診療ネットワーク　492
肝疾患診療連携拠点病院　492
肝疾患治療パス　496
肝障害度分類　79
肝静脈　5
肝腎症候群　430
肝星細胞　9, 56

肝性脳症　42, 53, 275
癌性腹水　171
肝性ポルフィリン症　414
間接蛍光抗体法　101
肝切除術　282
関節リウマチ　436
肝線維化　56
肝前駆細胞　9
肝腺腫　376
肝臓手帳　497
癌胎児性抗原　110
肝胆道シンチグラフィ　133
肝中心静脈閉塞症　403
肝蛭症　364
肝動脈　4
肝動脈化学塞栓療法　229
肝動脈化学療法　229
肝動脈塞栓療法　229
肝内大型胆管　7
肝内結石症　424
肝内小型胆管　7
肝内胆管　17
肝内胆管癌　380, 385
肝内胆汁うっ滞　75, 338
肝内門脈-肝静脈シャント　268
肝嚢胞　369
肝膿瘍　362
肝発癌　46, 222
肝庇護療法　198
肝包虫症　364
がん免疫療法　210
肝良性腫瘍　374
肝類洞　8
肝類洞閉塞症候群　403

き

急性肝炎　298
急性間欠性ポルフィリン症　414
急性肝不全　41, 303
急性胆管炎　471
急性胆嚢炎　470
急性妊娠脂肪肝　458
強力ネオミノファーゲンシー　198
虚血性肝炎　433

く

区域　2
区域切除術　280
クラミジア　366
グリコアルブミン　87
グリチルリチン製剤　198

け

経回結腸静脈的門脈造影　263
経頸静脈的肝内門脈大循環短絡路　266

経口胆道鏡　154
経口糖負荷試験　175
経静脈性（点滴）胆道造影　126
経皮経肝胆管ドレナージ　226
経皮経肝胆囊ドレナージ　226
経皮経肝的肝内門脈塞栓術　263
経皮経肝的門脈造影　263
経皮経肝的門脈塞栓術　263
経皮的エタノール注入　234
経皮的シャント塞栓術　268
経皮的膿瘍ドレナージ　228
血液疾患　438
血液濾過透析　246
結核性腹膜炎　171
血管炎症候群　437
血球貪食症候群　442
血漿交換　246
血漿遊離アミノ酸　83
血清コレステロール　83
血清脂質　87
血清総蛋白　82
血清胆汁酸　83
血清ビリルビン　82
結節性再生性過形成　375, 398
血中アンモニア　83
血中インスリン濃度　175
血糖曲線下面積　180
血糖値　175
ゲノムワイド関連分析法　62
限局性結節性過形成　375
原発性肝癌　380
原発性硬化性胆管炎　335, 440
原発性胆汁性胆管炎　331

こ
コアプロモーター変異　93
抗 liver-kidney microsome（LKM）抗体　102
抗アルドステロン薬　202
抗核抗体　101
膠原病　436
甲状腺疾患　428
高ビリルビン血症　74
抗平滑筋抗体　102
抗ミトコンドリア抗体　102
高力価抗HBsヒト免疫グロブリン　220
抗レトロウイルス療法　450
コレステロール代謝　13
混合型肝癌　380, 388
混合性結合組織病　437
混合石　462
混成石　462

さ
細菌性肝膿瘍　362
細胆管細胞癌　380, 387

サイトカイン変動　44
サイトメガロウイルス　99, 318
細胞傷害性T細胞　210
左葉切除術　281
サルコペニア　329
Ⅲ型プロコラーゲンN末端ペプチド（PⅢP）　114
三区域切除術　281
酸性スフィンゴミエリナーゼ欠損症　416

し
シクロスポリン　206
自己免疫性肝炎　321
脂質代謝　12
脂質蓄積症　416
自然免疫　29
持続血糖測定　175
シトリン欠損による新生児肝内胆汁うっ滞　417
篩板　8
脂肪酸代謝　12
脂肪性肝疾患　358, 440
瀉血療法　278
重症熱性血小板減少症候群　318
就寝前補食　178
手術療法　279
樹状細胞　210
主要組織適合遺伝子複合体　210
腫瘍マーカー　106
循環不全　433
純コレステロール石　462
消化器疾患　440
常染色体優性多発性囊胞腎　369
常染色体劣性多発性囊胞腎　369
小児肝疾患の移行期医療　455
新犬山分類　314
新型コロナウイルス　318
進行性家族性肝内胆汁うっ滞症　338
滲出性腹水　170
新生児肝炎　453
身体障害者福祉法　516

す
膵・胆管合流異常　480
膵頭十二指腸切除術　441
水痘・帯状疱疹ウイルス　318
ステロイド治療　205
スピロノラクトン　202
スピロヘータ　365

せ
成因不明脂肪性肝疾患　358
成人Still病　437
生体インピーダンス法　173
生体肝移植　291
静的エラストグラフィ　142
セルロプラスミン（Cp）　84

線維化関連マーカー　114
全身性エリテマトーデス　436
全身性硬化症　437
先天性肝線維症　373
先天性胆道拡張症　483
先天性胆道閉鎖症　343
線毛性前腸嚢胞　371

そ
臓器移植法　514
創傷治癒　56
総胆管結石症　463
総胆管嚢胞　371
組織弾性イメージング法　142
組織メタプロテアーゼ阻害物質　116
ソナゾイド　140
ソラフェニブ　207

た
体質性黄疸　346
代謝機能障害アルコール関連肝疾患　358
代謝機能障害関連脂肪肝炎　358
代謝機能障害関連脂肪性肝疾患　358
タクロリムス　206
多嚢胞性肝疾患　369
多発性筋炎/皮膚筋炎　437
多発性骨髄腫　438
胆管　5, 17
胆管空腸吻合　284
胆管周囲嚢胞　371
胆管十二指腸吻合　284
胆管上皮細胞　7
胆管胆管吻合　285
胆管板奇形　369
胆管微小過誤腫　371
胆管壁　7
胆汁うっ滞　75
胆汁酸代謝　15
胆汁分泌機構　25
単純性肝嚢胞　369
単純ヘルペスウイルス　318
胆石症　462
胆道　17
胆道感染症　469
胆道鏡検査　153
胆道再建法　284
胆道閉鎖症　343
胆嚢　18
胆嚢結石症　462
胆嚢腺筋腫症　475
胆嚢胆道腫瘍　478
蛋白代謝　11
蛋白分画　82

ち
チアゾリジン誘導体　212
地域連携　496
超音波エラストグラフィ　142
超音波検査　137
超音波内視鏡下胆道ドレナージ　226
超音波誘導下穿刺・生検　151
直接胆道穿刺法　127

て
低ナトリウム血症　72
適応免疫　30
鉄制限食　182
テノホビルアラフェナミド　187
テノホビルジソプロキシルフマル酸塩　187
転移性肝癌　390
デングウイルス　318

と
糖原病　410
同時性バルーン閉鎖下塞栓術　263
糖代謝　12
動注化学療法　232
動的エラストグラフィ　142
特定成因脂肪性肝疾患　358
特発性細菌性胸膜炎　488
特発性細菌性腹膜炎　171, 488
特発性新生児肝炎症候群　453
特発性門脈圧亢進症　66, 397
ドナー適応基準　291
トランスポーター　21
トルバプタン　202

な
内視鏡的逆行性膵胆管造影　241
内視鏡的硬化療法　252
内視鏡的静脈瘤結紮術　256
内視鏡的乳頭バルーン拡張術　241
内視鏡的乳頭ラージバルーン拡張術　241
ナチュラルキラー細胞　210
奈良宣言　499

に
日本住血吸虫症　364
尿素サイクル（代謝）異常症　415
尿ビリルビン　118
妊娠　457

ね
ネクロトーシス　52
粘液嚢胞腺癌　380, 387

の
脳死肝移植　289
脳浮腫　42

嚢胞性包虫症　371

は

排泄性胆道造影　126
梅毒　368
パイロトーシス　52
バソプレシンV2受容体拮抗薬　202
発癌予防薬　222
白血病　438
バルーンタンポナーデ　250
バルーン閉塞下肝動脈化学塞栓療法　229
バルーン閉塞下逆行性経静脈的塞栓術　259
パルボウイルス　318
晩発性皮膚ポルフィリン症　414

ひ

非B非C型肝炎　316
ヒアルロン酸　115
ピオグリタゾン　212
非症候性肝内胆管減少症　340
脾臓摘出術（脾摘）　273
ビタミン　85
ビタミンC　212
ビタミンE　212
ピット細胞　9
脾摘後重症感染症　273
ヒトヘルペスウイルス　318
肥満度　173
病診連携　496
病理診断　160
微量元素　85
ビリルビンカルシウム石　424
ビリルビン産生　74
ビリルビン代謝　13

ふ

風疹ウイルス　318
空腹時血糖　87
フェリチン　85
フェロトーシス　52
腹腔鏡検査　156
腹腔内遊離ガス　120
腹水　71, 170
腹水穿刺　168
腹部血管造影　129
腹部単純X線　120
部分切除　280
部分的結節性形成性変化　375, 398
部分的脾動脈塞栓術　272
プレアルブミン　84
プレコア変異　93
プログラム細胞死　52
フロセミド　202
プロドラッグ　21
プロトロンビン時間（PT）　84

分割食　180
分岐鎖アミノ酸製剤　199, 275
分子標的治療薬　207

へ

閉塞肝静脈圧　398
閉塞性黄疸　345
ペグインターフェロン　187
ベザフィブレート　212
ヘパプラスチンテスト（HPT）　84
ヘモクロマトーシス　412, 438
ペルオキシソーム　23

ほ

放射線肝炎　418
放射線肝障害　418
放射線治療　248
補体　103

ま

マイクロ波焼灼療法　236
マクロファージ活性化症候群　442
麻疹ウイルス　318
慢性肝炎　308

み

ミクロソーム・エタノール酸化系　23
ミコフェノール酸モフェチル　206
ミトコンドリア経路　49
未分化癌　380
脈管構造　4

め

免疫グロブリン　82, 220
免疫チェックポイント阻害薬　30, 211
免疫複合体　103
免疫抑制薬治療　206

も

毛細胆管面　7
門脈　4
門脈圧亢進症　66, 250, 393
門脈域形成異常症候群　375

や

薬剤リンパ球刺激試験　102
薬物性肝障害　21, 349
薬物相互作用　20
薬物代謝　20

よ

葉切除術　280
Ⅳ型コラーゲン　114
Ⅳ型コラーゲン7S　114

528

ら

ライソゾーム病　416
ラクチトール　275
ラクツロース　275
ラジオ波焼灼療法　238
ラミブジン　187
ラムシルマブ　208

り

利尿薬　202
リファキシミン　276
粒子線治療　248
良性反復性肝内胆汁うっ滞症　338
淋菌　366
リンパ球表面マーカー　105

る

類上皮血管内皮腫　388
類洞内皮細胞　8
類洞面　7
ループ利尿薬　202

れ

レクチン結合型 AFP　106
レゴラフェニブ　208
レチノール結合蛋白　84
レプチン　87
レンバチニブ　207

ろ

漏出性腹水　170

肝臓専門医テキスト（改訂第4版）

2013 年 3 月 30 日　第 1 版第 1 刷発行	編集者　日本肝臓学会
2015 年 10 月 20 日　第 1 版第 4 刷発行	発行者　小立健太
2016 年 11 月 15 日　第 2 版第 1 版発行	発行所　株式会社 南 江 堂
2019 年 5 月 15 日　第 2 版第 2 刷発行	☏113-8410 東京都文京区本郷三丁目 42 番 6 号
2020 年 11 月 15 日　第 3 版第 1 刷発行	☎(出版)03-3811-7198　(営業)03-3811-7239
2024 年 11 月 15 日　改訂第 4 版発行	ホームページ https://www.nankodo.co.jp/
	印刷・製本　真興社

Textbook of Hepatology, 4th Edition
© The Japan Society of Hepatology, 2024

定価はカバーに表示してあります．
落丁・乱丁の場合はお取り替えいたします．
ご意見・お問い合わせはホームページまでお寄せください．

Printed and Bound in Japan
ISBN978-4-524-21159-3

本書の無断複製を禁じます．

JCOPY〈出版者著作権管理機構 委託出版物〉
本書の無断複製は，著作権法上での例外を除き禁じられています．複製される場合は，そのつど事前に，
出版者著作権管理機構(TEL 03-5244-5088，FAX 03-5244-5089，e-mail: info@jcopy.or.jp)の許諾
を得てください．

本書の複製（複写，スキャン，デジタルデータ化等）を無許諾で行う行為は，著作権法上での限られた例外
（「私的使用のための複製」等）を除き禁じられています．大学，病院，企業等の内部において，業務上
使用する目的で上記の行為を行うことは私的使用には該当せず違法です．また私的使用であっても，代行
業者等の第三者に依頼して上記の行為を行うことは違法です．